当代中医专科专病诊疗大系

针灸科疾病诊疗全书

主审　石学敏　高树中　杨 骏

主编　曹 奕　储浩然　高 楠　董昌武
　　　史榕荟　蔡圣朝　肖 伟　张闻东

中国健康传媒集团

中国医药科技出版社

内 容 提 要

本书共分为基础篇、临床篇和附录三部分，基础篇主要介绍了针灸科常见疾病的相关理论知识，临床篇详细介绍了针灸科常见病种的中西医认识、诊治、预后转归、预防调护等内容，附录包括临床常用检查参考值、开设针灸科专病专科应注意的问题。全书内容丰富，言简意赅，重点突出，具有较高的学术价值和实用价值，适合中医临床工作者学习阅读参考。

图书在版编目（CIP）数据

针灸科疾病诊疗全书 / 曹奕等主编 . — 北京：中国医药科技出版社，2024.1
（当代中医专科专病诊疗大系）
ISBN 978-7-5214-4179-6

Ⅰ . ①针…　Ⅱ . ①曹…　Ⅲ . ①针灸疗法　Ⅳ . ① R245

中国国家版本馆 CIP 数据核字（2023）第 200782 号

美术编辑　陈君杞
版式设计　也　在

出版　**中国健康传媒集团** | 中国医药科技出版社
地址　北京市海淀区文慧园北路甲 22 号
邮编　100082
电话　发行：010-62227427　邮购：010-62236938
网址　www.cmstp.com
规格　787×1092mm $\frac{1}{16}$
印张　36 $\frac{3}{4}$
字数　1082 千字
版次　2024 年 1 月第 1 版
印次　2024 年 1 月第 1 次印刷
印刷　三河市万龙印装有限公司
经销　全国各地新华书店
书号　ISBN 978-7-5214-4179-6
定价　**328.00 元**

获取新书信息、投稿、为图书纠错，请扫码联系我们。

《当代中医专科专病诊疗大系》
编 委 会

朱恪材	朱章志	朱智德	乔树芳	任　文	刘　明
刘　洋	刘　辉	刘三权	刘仁毅	刘世恩	刘向哲
刘杏枝	刘佃温	刘建青	刘建航	刘树权	刘树林
刘洪宇	刘静生	刘静宇	闫金才	闫清海	闫惠霞
许凯霞	孙文正	孙文冰	孙永强	孙自学	孙英凯
纪春玲	严　振	苏广兴	李　军	李　扬	李　玲
李　洋	李　真	李　萍	李　超	李　婷	李　静
李　蔚	李　慧	李　鑫	李小荣	李少阶	李少源
李永平	李延萍	李华章	李全忠	李红哲	李红梅
李志强	李启荣	李昕蓉	李建平	李俊辰	李恒飞
李晓雷	李浩玮	李燕梅	杨　荣	杨　柳	杨　楠
杨克勤	连永红	肖　伟	吴　坚	吴人照	吴志德
吴启相	吴维炎	何庆勇	何春红	冷恩荣	沈　璐
宋剑涛	张　芳	张　侗	张　挺	张　健	张文富
张亚军	张国胜	张建伟	张春珍	张胜强	张闻东
张艳超	张振贤	张振鹏	张峻岭	张理涛	张琼瑶
张攀科	陆素琴	陈　白	陈　秋	陈太全	陈文一
陈世波	陈忠良	陈勇峰	邵丽黎	武　楠	范志刚
林　峰	林佳明	杭丹丹	卓　睿	卓进盛	易铁钢
罗　建	罗试计	和艳红	岳　林	周天寒	周冬梅
周海森	郑仁东	郑启仲	郑晓东	赵　琰	赵文霞
赵俊峰	赵海燕	胡天赤	胡汉楚	胡穗发	柳忠全
姜树民	姚　斐	秦蔚然	贾虎林	夏淑洁	党中勤
党毓起	徐　奎	徐　涛	徐林梧	徐雪芳	徐寅平
徐寒松	高　楠	高志卿	高言歌	高海兴	高铸烨
郭乃刚	郭子华	郭书文	郭世岳	郭光昕	郭欣璐
郭泉滢	唐红珍	谈太鹏	陶弘武	黄　菲	黄启勇
梅荣军	曹　奕	崔　云	崔　菲	梁　田	梁　超
寇绍杰	隆红艳	董昌武	韩文朝	韩建书	韩建涛
韩素萍	程　源	程艳彬	程常富	焦智民	储浩然

曾凡勇　曾庆云　温艳艳　谢卫平　谢宏赞　谢忠礼

靳胜利　雷　烨　雷　琳　鲍玉晓　蔡文绍　蔡圣朝

臧　鹏　翟玉民　翟纪功　滕明义　魏东华

编　　委（按姓氏笔画排序）

丁　蕾　丁立钧　于　秀　弓意涵　马　贞　马玉宏

马秀萍　马青侠　马茂芝　马绍恒　马晓冉　王　开

王　冰　王　宇　王　芳　王　丽　王　辰　王　明

王　凯　王　波　王　珏　王　科　王　哲　王　莹

王　桐　王　夏　王　娟　王　萍　王　康　王　琳

王　晶　王　强　王　稳　王　鑫　王上增　王卫国

王天磊　王玉芳　王立春　王兰柱　王圣治　王亚莉

王成荣　王伟莉　王红梅　王秀兰　王国定　王国桥

王国辉　王忠志　王育良　王泽峰　王建菊　王秋华

王彦伟　王洪海　王艳梅　王素利　王莉敏　王晓彤

王银姗　王清龙　王鸿燕　王琳樊　王瑞琪　王鹏飞

王慧玲　韦　溪　韦中阳　韦华春　毛书歌　孔丽丽

双振伟　甘陈菲　艾春满　石国令　石雪枫　卢　昭

卢利娟　卢桂玲　叶　钊　叶　林　田丽颖　田静峰

史文强　史跃杰　史新明　冉　靖　丘　平　付　瑜

付永祥　付保恩　付智刚　代立媛　代会容　代珍珍

代莉娜　白建乐　务孔彦　冯　俊　冯　跃　冯　超

冯丽娜　宁小琴　宁雪峰　司徒小新　皮莉芳　刑益涛

邢卫斌　邢承中　邢彦伟　毕宏生　吕　雁　吕水林

吕光霞　朱　保　朱文胜　朱盼龙　朱俊琛　任青松

华　刚　伊丽娜　刘　羽　刘　佳　刘　敏　刘　嵘

刘　颖　刘　熠　刘卫华　刘子尧　刘红灵　刘红亮

刘志平　刘志勇　刘志群　刘杏枝　刘作印　刘顶成

刘宗敏　刘春光　刘素云　刘晓彦　刘海立　刘海杰

刘继权　刘鹤岭　齐　珂　齐小玲　齐志南　闫　丽

闫慧青　关运祥　关慧玲　米宜静　江利敏　江铭倩

3

汤建光	汤艳丽	许亦	许蒙	许文迪	许静云
农小宝	农永栋	阮志华	孙扶	孙畅	孙成铭
孙会秀	孙治安	孙艳淑	孙继建	孙绪敏	孙善斌
杜鹃	杜云波	杜欣冉	杜梦冉	杜跃亮	杜璐瑶
李伟	李柱	李勇	李铁	李萌	李梦
李霄	李馨	李丁蕾	李又耕	李义松	李云霞
李太政	李方旭	李玉晓	李正斌	李帅垒	李亚楠
李传印	李军武	李志恒	李志毅	李杨林	李丽花
李国霞	李钍华	李佳修	李佩芳	李金辉	李学军
李春禄	李茜羽	李晓辉	李晓静	李家云	李梦阁
李彩玲	李维云	李雯雯	李鹏超	李鹏辉	李满意
李增变	杨丹	杨兰	杨洋	杨文学	杨旭光
杨旭凯	杨如鹏	杨红晓	杨沙丽	杨国防	杨明俊
杨荣源	杨科朋	杨俊红	杨济森	杨海燕	杨蕊冰
肖育志	肖耀军	吴伟	吴平荣	吴进府	吴佐联
员富圆	邱彤	何苗	何光明	何慧敏	佘晓静
辛瑶瑶	汪青	汪梅	汪明强	沈洁	宋震宇
张丹	张平	张阳	张苍	张芳	张征
张挺	张科	张琼	张锐	张大铮	张小朵
张小林	张义龙	张少明	张仁俊	张欠欠	张世林
张亚乐	张先茂	张向东	张军帅	张观刚	张克清
张林超	张国妮	张咏梅	张建立	张建福	张俊杰
张晓云	张雪梅	张富兵	张腾云	张新玲	张燕平
陆萍	陈娟	陈密	陈子扬	陈丹丹	陈文莉
陈央娣	陈立民	陈永娜	陈成华	陈芹梅	陈宏灿
陈金红	陈海云	陈朝晖	陈强松	陈群英	邵玲玲
武改	苗灵娟	范宇	林森	林子程	林佩芸
林学英	林学凯	尚东方	呼兴华	罗永华	罗贤亮
罗继红	罗瑞娟	周双	周全	周丽	周剑
周涛	周菲	周延良	周红霞	周克飞	周丽霞

周解放　岳彩生　庞　鑫　庞国胜　庞勇杰　郑　娟
郑　程　郑文静　郑雅方　单培鑫　孟　彦　赵　阳
赵　磊　赵子云　赵自娇　赵庆华　赵金岭　赵学军
赵晨露　胡　斌　胡永昭　胡欢欢　胡英华　胡家容
胡雪丽　胡筱娟　南凤尾　南秋爽　南晓红　侯浩强
侯静云　俞红五　闻海军　娄　静　娄英歌　宫慧萍
费爱华　姚卫锋　姚沛雨　姚爱春　秦　虹　秦立伟
秦孟甲　袁　玲　袁　峰　袁帅旗　聂振华　栗　申
贾林梦　贾爱华　夏明明　顾婉莹　钱　莹　徐艳芬
徐继国　徐鲁洲　徐道志　徐耀京　凌文津　高　云
高美军　高险峰　高嘉良　高韶晖　郭士岳　郭存霞
郭伟杰　郭红霞　郭佳裕　郭晓霞　唐桂军　桑艳红
接传红　黄　姗　黄　洋　黄亚丽　黄丽群　黄河银
黄学勇　黄俊铭　黄雪青　曹正喜　曹亚芳　曹秋平
龚长志　龚永明　崔伟峰　崔凯恒　崔建华　崔春晶
崔莉芳　康进忠　阎　亮　梁　伟　梁　勇　梁大全
梁亚林　梁增坤　彭　华　彭丽霞　彭贵军　葛立业
葛晓东　董　洁　董　赟　董世旭　董俊霞　董德保
蒋　靖　蒋小红　韩圣宾　韩红卫　韩丽华　韩柳春
覃　婕　景晓婧　嵇　朋　程　妍　程爱俊　程常福
曾永蕾　谢圣芳　靳东亮　路永坤　詹　杰　鲍陶陶
解红霞　窦连仁　蔡国锋　蔡慧卿　裴　晗　裴琛璐
廖永安　廖琼颖　樊立鹏　滕　涛　潘文斌　薛川松
魏　佳　魏　巍　魏昌林　瞿朝旭

编撰办公室主任　高　泉　王凯锋
编撰办公室副主任　王亚煌　庞　鑫　张　侗　黄　洋
编撰办公室成员　高言歌　李方旭　李丽花　许　亦　李　馨
　　　　　　　　　　李亚楠

5

《针灸科疾病诊疗全书》
编 委 会

坚持中医思维　彰显特色优势
提高临床疗效　服务人民健康

王　序

中医药学是中华民族的伟大创造，是中国古代科学的瑰宝，也是打开中华文明宝库的钥匙，为中华民族的繁衍生息作出了巨大贡献。党和政府历来高度重视中医药工作，特别是党的十八大以来，以习近平同志为核心的党中央把中医药工作摆在了更加突出的位置，中医药改革发展取得了显著成绩。2019 年 10 月 20 日发布的《中共中央　国务院关于促进中医药传承创新发展的意见》指出，传承创新发展中医药是新时代中国特色社会主义事业的重要内容，是中华民族伟大复兴的大事，对于坚持中西医并重，打造中医药和西医药相互补充协调发展的中国特色卫生健康发展模式，发挥中医药原创优势、推动我国生命科学实现创新突破，弘扬中华优秀传统文化、增强民族自信和文化自信，促进文明互鉴和民心相通、推动构建人类命运共同体具有重要意义。

传承创新发展中医药，必须发挥中医药在维护和促进人民健康中的重要作用，彰显中医药在疾病治疗中的独特优势。中医专科专病建设是坚持中医原创思维，突出中医药特色优势，提高临床疗效的重要途径和组成部分。长期以来，国家中医药管理局高度重视和大力推动中医专科专病的建设，从制定中长期发展规划到重大项目、资金安排，都将中医专科专病建设作为重要任务和重点工作进行安排部署，并不断完善和健全管理制度与诊疗规范。经过中医药界广大专家学者和中医医务工作者长期不懈的努力，全国中医专科专病建设取得了显著的成就。

实践表明：专科专病建设是突出中医药特色优势，遵循中医药自身发展规律和前进方向的重要途径；是打造中医医院核心竞争力，实现育名医、建名科、塑名院之"三名"战略的必由之路；是提升临床疗效和诊疗水平的重要手段；是培养优秀中医临床人才，打造学科专科优秀团队的重要平台；是推动学术传承创新、提升科研能力水平、促进科技成果转化的重要途径；是各级中医医院、中西医结合医院提升社会效益和经济效益的有效举措。

事实证明：中医专科专病建设的学术发展、传承创新、经验总结和推广应用，对建设综合服务功能强、中医特色突出、专科优势明显的现代中医医院和中医专科医院，建设国家中医临床研究基地，创建国家和区域中医（专科）诊疗中心及中西医结合旗舰医院，提升基层中医药特色诊疗水平和综合服务能力等方面都发挥着不可替代的基础保障和重要支撑作用。

《中共中央 国务院关于促进中医药传承创新发展的意见》对彰显中医药在疾病治疗中的优势，加强中医优势专科专病建设作出了规划和部署，强调要做优做强骨伤、肛肠、儿科、皮科、妇科、针灸、推拿以及心脑血管病、肾病、周围血管病、糖尿病等专科专病，要求及时总结形成诊疗方案，巩固扩大优势，带动特色发展，并明确提出用 3 年左右时间，筛选 50 个中医治疗优势病种和 100 项适宜技术等任务要求。2022 年 3 月国务院办公厅发布的《"十四五"中医药发展规划》也强调指出，要开展国家优势专科建设，以满足重大疑难疾病防治临床需求为导向，做优做强骨伤、肛肠、儿科、皮肤科、妇科、针灸、推拿及脾胃病、心脑血管病、肾病、肿瘤、周围血管病、糖尿病等中医优势专科专病。要制定完善并推广实施一批中医优势病种诊疗方案和临床路径，逐步提高重大疑难疾病诊疗能力和疗效水平。可以说《当代中医专科专病诊疗大系》（以下简称《大系》）的出版，是在促进中医药传承创新发展的新形势下应运而生，恰逢其时，也是贯彻落实党中央国务院决策部署的具体举措和生动实践。

《大系》是由享受国务院政府特殊津贴专家、全国第六批老中医药学术继承指导老师、全国名中医，第十三届和十四届全国人大代表庞国明教授发起，并组织全国中医药高等院校和相关的中医医疗、教学科研机构 1000 余名临床各科专家学者共同编著。全体编著者紧紧围绕国家中医药事业发展大局，根据国家和区域中医专科医疗中心建设、国家重点中医专科建设，以及省、市、县中医重点与特色专科建设的实际需要，坚持充分"彰显中医药在疾病治疗中的优势"，坚持"突出中医思维，彰显特色主线，立足临床实用，助提专科内涵，打造品牌专科集群"的编撰宗旨。《大系》共 30 个分册，由包括国医大师和院士在内的多位专家学者分别担任自己最擅长的专科专病诊疗全书的主审，为各分册指迷导津、把关定向。由包括全国名中医、岐黄学者在内的 100 多位各专科领域的学科专科带头人分别担任各分册主编。经过千余名专家学者异域同耕，历尽艰辛，寒暑不辍，五载春秋，终于成就了《大系》。《大系》的隆重出版不仅是中医特色专科专病建设的一大成果，也是中医药传承精华，守正创新进程中的一件大事，承前启后，继往开来，难能可贵，值得庆贺！

在 2020 年"全国两会"闭幕后，庞国明同志将《大系》的编写大纲、体例及《糖尿病诊疗全书》等书稿一并送我，并邀我写序。我不是这方面的专家，也未能尽览《大系》的全稿，但作为多年来推动中医专科专病建设的参与者和见证人，仅从大纲、体例、样稿及部分分册书稿内涵质量看，《大系》坚持了持续强化中医思维和中医专科专病特色优势的宗旨，突出了坚持提高临床疗效和诊疗水平及注重实践、实际、实用的原则。尽管我深知中医专科专病建设仍然不尽完善，做优做强专科专病依然任重道远。但我相信，《大系》的出版必将为推动我国的中医专科专病建设和进一步彰显中医药在疾病治疗中的独特优势，为充分发挥中医药在维护和促进人民健康中的重要作用，产生重大而深远的影响。

故乐以此为序。

国家中医药管理局原局长
第六届中华中医药学会会长

2023 年 3 月 18 日

陈　序

　　由我国优秀的中医学家、全国名中医庞国明教授等一批富有临床经验的中医药界专家们共同协力合作，以传承精华、守正创新为宗旨，以助力国家中医专科医学中心、专科医疗中心、专科区域诊疗中心、优势专科、重点专科、特色专科建设为目标，编撰并将出版的这套《当代中医专科专病诊疗大系》丛书（以下简称《大系》），是在 2000 年、2016 年由中国医药科技出版社出版《大系》第一版、第二版的基础上，以服务于当今中医专科专病建设、突出中医特色、强化中医思维、彰显中医专科优势为出发点和落脚点，对原书进行了修编补充、拾遗补阙、完善提升而成的，丛书名由第一版、第二版的《中国中西医专科专病临床大系》更名为《当代中医专科专病诊疗大系》。其内容涵盖了内科、外科、妇科、儿科、急诊、皮肤以及骨科、康复、针灸等 30 个学科门类，实属不易！

　　该丛书的特点，主要体现在学科门类较为齐全，紧密结合专科专病建设临床实际需求，融古贯今，承髓纳新，突出中医特色，既尊重传统，又与时俱进，吸收新进展、新理论和新经验，是一套理论联系实际、贴合临床需要，可供中医、中西医结合临床、教学、科研参考应用的一套很好的工具书，很是可贵，值得推荐。

　　今国明教授诚邀我在为《大系》第一版、第二版所写序言基础上，为新一版《大系》作序，我认为编著者诸君在中华中医药学会常务理事兼慢病分会主任委员、中国中医药研究促进会专科专病建设工作委员会会长庞国明教授的带领下，精诚团结、友好合作，艰苦努力多年，立足中医专科专病建设，服务于临床诊疗，很接地气，完成如此庞大巨著，实为不可多得，难能可贵，爱乐为之序。

中国科学院院士
国医大师　陈可冀

2023 年 9 月 1 日

王 序

传承创新发展中医药，是新时代中国特色社会主义事业的重要内容，《中共中央 国务院关于促进中医药传承创新发展的意见》明确指出"彰显中医药在疾病治疗中的优势，加强中医优势专科建设"。因此，对中医专科专病临床研究进行系统整理、加以提高，以窥全貌，就显得十分重要。

2000 年，以庞国明主任医师、林天东国医大师等共同担任总主编，组织全国 1000 余位临床专家编撰的《中国中西医专科专病临床大系》发行海内外，影响深远。二十年过去，国明主任医师再次牵头启动《大系》修编工程，以"传承精华，守正创新"为宗旨，以助力建设国家、省、市、县重点专科与特色专科为目标，丰富更新了大量内容和取得的成就，反映了中医专科研究与发展的进程，具有较强的时代性、实用性，并将书名易为《当代中医专科专病诊疗大系》，凡三十个分册，每册篇章结构，栏目设计令人耳目一新。

学无新，则无以远。这套书立意明确，就其为专科专病建设而言，无疑对全国中医、中西医结合之临床、教学、科研工作，具有重要的参考意义。编书难，编大型专著尤难，编著者们在繁忙的医疗、教学、科研工作之余，倾心打造的这部巨著必将功益杏林，更希望这部经过辛勤汗水浇灌的杏林之树（书）"融会新知绿荫蓬，今年总胜去年红"。中医之学路迢迢，莫负春光常追梦，当惜佳时再登高。

中国工程院院士
国医大师
北京中医药大学终身教授 王琦

2023 年 7 月 20 日于北京

打造中医品牌专科　带动医院跨越发展

——代前言

"工欲善其事，必先利其器。"同样，肩负着人民生命健康和健康中国建设重任的中医、中西医结合工作者，也必当首先要有善其事之利器，即过硬的诊疗技术和解除亿万民众病痛的真本领。《当代中医专科专病诊疗大系》丛书（以下简称《大系》），就是奉献给广大中医、中西医结合专科专病建设和临床诊疗工作者"利器"的载体。期望通过她的指迷导津、方向引领，把专科建设和临床诊疗效果推向一个更加崭新的阶段；期望通过向她的问道，把自己工作的专科专病科室，打造成享誉当地乃至国内外的品牌专科，实施品牌专科带动战略、促助医院跨越式发展，助力中医药事业振兴发展。

专科专病科室是相对于传统模式下的大内科、大外科等科室名称而言的。应当指出的是，专科专病科室亦不是当代人的发明，早在《周礼·天官冢宰》就有"凡邦之有疾病者……则使医分而治之"。"分而治之"就是让精于专科专病研究的医生去分别诊疗。因此，设有"食医""疾医""疡医"等专科医生，只不过是没把"专科专病"诊疗分得那么细和进行广泛宣传罢了。从历代医家著述和学术贡献看，亦可以说张仲景、华佗、叶天士等都是专科专病的诊疗大家。因仲景擅伤寒、叶天士擅温病、华佗擅"开颅术"等，后世与近代的医学家们更是以擅治某病而誉满华夏，如焦树德擅痹病、任继学擅脑病等。因此，诸多名医先贤大家们多是专科专病诊疗的行家里手。

那么，进入 21 世纪以来，为什么说加强中医专科专病建设的呼声一浪高过一浪呢？究其原因大致有四：

首先是振兴中医事业发展、突出中医特色优势的需要。20 世纪 80 年代以后的中医界提出振兴中医的口号，国家也制定了相应的政策，中医事业得到了快速发展。但需要做的事还有很多很多。通过专科专病建设，可以培育、造就一大批高水平的中医、中西医结合专业人才，突出中医特色，总结实用科学的临床经验，推动中医、中西医结合专科专病的深入研究，助力中医药事业振兴发展！

第二是促进中西医协同、开拓医疗新领域的需要。中医、西医、中西医结合是健康中国建设中的三支主要力量，尽管中西医结合在某些领域和某些课题的研究方面取得了一些重大成就和进展，但仍存在着较浅层次"人为"结合的现象，而深层次的基础医学、临床医学等有机结合方面还有大量工作要做。同时，由于现在一些医院因人、财、物等条件的限制，也很难全面开展中西医结合的研究和临床实践。而通过开展专科专病建设，从某些病的基础、临床、药物等系统研究着手，或许将成为开展中西医协同、中西医结合的突破口，逐步建立起基于实践、符合实际的中西医协同、中西医结合的诊疗新体系，以开拓中医、中西医结合临床、教学、科研工作的新领域，实现真正意义上的中西医协同、中西医结合。

第三是服务于健康中国建设和人民大众对中医优质医疗日益增长新要求的需要。随着经济社会的发展和现代科学技术的进步，传统的医疗模式已满足不了人民群众医疗保健的需要，广大民众更加渴望绿色的、自然的、科学的、高效的和经济便捷的传统中医药。因此，开展中医专科专病诊疗，可以引导病人的就医趋向，便于病人得到及时、精准、有效的诊治；专科专病科室的开设，易于积累临床经验、聚焦研究方向、多出研究成果，必将大大促进中医医疗、医药、器械研发的进程，加快满足人民群众对中医药日益增长的医疗保健需求的步伐。

第四是提高两个效益的需要。目前有不少中医、中西医结合医院，尤其是市、县（区）级中医院，在当代医疗市场的激烈竞争中显得"神疲乏力"、缺少建设与发展中的"精气神"，竞争不强的原因虽然是多方面的，但没有专科特色、没有品牌专科活力是其重要的原因之一。"办好一个专科，救活一家医院，带动跨越发展"，已被许许多多中医、中西医医院的实践所证实。可以说，没有品牌专科的医院，是不可能成为快速发展的医院，更不可能成为有特色医院的。加强专科专病建设的实践表明：通过办好专科专病科室，能够快速彰显医院的专业优势与特色优势；能够快速提高医院的知名度，形成品牌影响力；能够快速带动医院经济效益和社会效益的提升；能够快速带动和促进医院的跨越式发展。

有鉴于上述四点，《大系》丛书，应运而生、神采问世，冀以成为全国中医、中西医结合专科专病建设工作者的良师益友。

《大系》篇幅宏大，内容精博，内涵深邃，覆盖面广，共 30 个分册。每分册分基础篇、临床篇和附录三大部分。基础篇主要对该专科专病国内外研究现状、诊疗进展以及提高临床疗效的思路方法等进行了全面阐述；临床篇是每分册的核心，以病为纲，分列条目，每个病下设病因病机、临床诊断、鉴别诊断、临床治疗、预后转归、预防调护、专方选要、研究进展等栏目，辨证论治、理法方药一线贯穿，使中医专科专病的诊疗系统化、规范化、特色化；附录介绍临床常用检查参考值和专科建设的注意事项（数字资源），对读者临床诊疗具有重要参考价值。

《大系》新全详精，实用性强。参考国内外书籍、杂志等达十万余册，涉及方药数万种，名医论点有出处，方药选择有依据，多有临床验证和研究报告，详略有序，条理清晰，充分反映了当代中医、中西医结合专科专病的临床实践和研究成果概况，其中不乏知名专家的精辟论述、新创方药和作者的独到见解。为了保持其原貌，《大系》各分册中所收集的古方、验方等凡涉及国家规定的稀有禁用中药没有做删改，特请读者在实际使用时注意调换药物，改换替代药品，执行国家有关法规。

本《大系》业已告竣，她是国内 1000 余位专家、学者、编者辛苦劳动的成果和智慧的结晶。她的出版，必将对弘扬祖国中医药学，开展中医、中西医结合专科专病建设，深入开展中医、中西医结合之医疗、教学、科研起到积极的推动作用，并为中医药事业的传承精华、守正创新和人类的医疗卫生保健事业做出积极贡献。

鉴于该《大系》编著带有较强的系统性、艰巨性、广泛性以及编者的认知差别，书中难免存在一些问题，真诚希望读者朋友不吝赐教，以便修订再版。

庞国明

2023 年 7 月 20 日于北京

编写说明

  针灸学作为中医学学科体系中一门独特的优势学科，2000 多年前就形成了完整的理论体系和独特的治疗方法，为中华民族的繁衍生息乃至世界人民的健康均作出了重要贡献。21 世纪以来，针灸医学受到国际医学界越来越多的关注和重视，世界范围内不断掀起针灸应用与研究热潮。

  针灸学有着系统的理论体系，该理论体系的建立是理论与实践、自然与社会紧密结合的产物，中医整体观、辨证论治和经络腧穴是中医学的精华所在。随着现代科学技术不断发展，针灸学也面临传承、创新的严峻挑战，加快中医药事业的发展，实现中医学现代化是振兴中医的关键。临床上，应重视运用中医学的精髓，审证求因，辨证论治，立足整体观；同时，引进西医学现代成果为己用，使疾病的诊断与疗效判断更具科学化、规范化，尽可能克服中医在疾病定位、定性诊断上的局限性，发挥中医在疾病发展过程中对人体整体反应及动态变化高度重视的优势，努力使中医学与西医学有机融合，以提高临床疗效，提高生活质量，保障健康。为进一步总结中医针灸治疗内、外、妇、儿等各科疾病的研究成果，促进中医针灸学术交流，加快中医针灸事业的健康发展，我们在国家临床重点专科——安徽中医药大学第二附属医院针灸专科的牵头组织下，对目前针灸学科优势病种的诊疗方案进行了梳理总结，前后历时近十载，数易其稿，终于成稿付梓印刷。

  本书是在全国各地大力加强专病专科建设大潮中顺势而生的一本有关针灸专业的学术专著，其汇集古今贤达在针灸治疗内、外、妇、儿疾病等方面的智慧结晶于一体，对针灸科常见病、多发病的发病机制、临床治疗、专科建设等内容作了详细的阐述。全书共分为基础篇、临床篇、附录三部分。基础篇全面系统地阐述针灸研究现状及前景、治病方法与思路、治疗法则与用药规律、提高临床疗效的思路与方法等内容；临床篇重点介绍针灸科常见病种，每种疾病从中西医认识、诊治、预后转归、预防调护等方面进行阐述，着重突出中医针灸特色；附录包括临床常用检查参考值、开设针灸科专病专科应注意的问题。全书以突出针灸特色、临床实用为目的，力求明确易懂、方便实用，是针灸临床医师、大学教师、中医院校学生、社区医务人员的工具书。让本书真正成为广大读者的良师益友，是全体编者的初衷。

本书的编著得到了国医大师石学敏教授、首届岐黄学者高树中教授、全国名中医杨骏教授的关心与支持，在百忙中予以审稿、指导，在此深表谢意！虽然编者在编写过程中以严谨、认真、求实的态度做了大量工作，并经过反复推敲和修改，但难免存在疏漏或欠妥之处，恳请各位读者谅解并提出宝贵意见。

编委会
2023 年 6 月

目　录

基础篇

临床篇

附录

数字资源

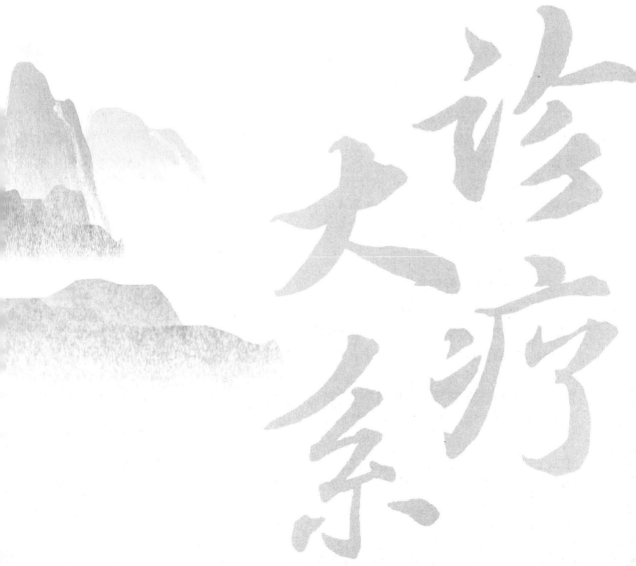

基础篇

第一章 研究现状及前景

针灸作为中医学学科体系中一门独特的优势学科，2000多年前就形成了完整的理论体系和独特的治疗方法，并在1000多年前传入国外，为中华民族的繁衍生息和世界人民的健康作出了重大贡献。近年来，为了进一步探索针灸的作用机制，国内针灸学者严格按照现代研究方法，运用新技术开展了临床试验疗效评价研究，取得了一定的成果，受到世界许多国家学者的高度关注。尤其是进入21世纪以来，针灸医学越来越受到国际医学界的广泛关注和重视，世界范围内不断掀起针灸应用与研究热潮。纵观全球，学者们主要从针灸作用特点、作用机制和临床疗效等方面对针灸这一古老的学科进行了深入的研究。

一、针灸作用特点研究进展

与药物不同，针灸通常不直接作用于病原体，也很少直接作用于患病的组织和器官。研究针灸作用的基本特点，对于了解针灸治病的机制、掌握针灸治疗规律、合理认识和应用针灸疗法从而提高临床疗效具有非常重要的意义。针灸疗效的基本特点如下。

（一）调节作用的双向性和整体性

针灸刺激是一种非特异性刺激。通过针灸，并运用一定的手法，刺激体表的特定部位，刺激或诱导体内固有的调节系统功能，使异常的生理生化过程恢复正常。所有的《实验针灸学》教材都讨论了"针灸的基本特点"，如汤德安编写的《实验针灸学》教材认为，针灸作用特点的本质在于调节机体的生理病理过程；林文注主编的《实验针灸学》从镇痛、增强免疫防御、

调节功能等方面论述了针灸的作用，这些实际上都是针灸调节的结果；邓春雷编写的教材中认为针灸是基于整体反应和自我稳定调节的一种自然疗法；李忠仁版《实验针灸学》中认为，针灸主要是通过刺激身体内部的生理调节机制，达到阴阳平衡，稳定治疗时间。虽然有不同的解释，但可以证实针灸可发挥调节作用。

针灸的这种调节作用是双向的、整体的，得到了大量临床和实验研究的支持。针灸双向调节的特点是指针灸穴位可以产生兴奋或抑制等双向作用，作用方向取决于机体的功能状态，如针灸内关穴可降低高血压患者血压，休克急救时升高血压，但对正常血压影响不明显。整体性是指针灸可以对身体进行多层次、多靶点的调节，如在胃溃疡和十二指肠溃疡的治疗中，针灸通过调节交感神经和迷走神经的张力，调节胃肠动力和胃酸分泌，保护胃肠黏膜，从而达到治疗目的。针灸对身体的作用是敏感的，这种感觉刺激首先会刺激穴位感应装置，然后通过神经–体液–内分泌网络传导和整合针灸信息，最后作用于效应器官产生治疗效果。

（二）质量调控和自限性调控

针灸除了良性的双向调控和全局调控外，还具有质量调控和自限性调控的特点，这是药物作用所不能达到的。所谓质量调节特性，是指针灸提高体内各种调节系统的质量，增强自身调节能力，维持生理生化参数稳定的作用。调节系统的质量是衡量系统调节能力的一个参数，针灸的质量调控拓展了针灸功能特征的内涵，既解释了为什么针灸对生理功能障碍具有双向调

节和全局调节作用，又解释了为什么针灸对正常机体能表现出疾病预防和保健作用，表明后续致病因素引起的机体功能障碍偏离程度明显降低。

针灸的自限性调节是指针灸的调节功能具有一定的限度。针灸的功能调节必须依赖于相关组织结构的完整性和潜在的功能储备。超出生理调节的范围，针灸就不会发挥作用，比如针刺麻醉镇痛不完全。了解针灸调控的有限基础，有利于在临床实践中合理认识和应用针灸疗法，从而提高临床疗效。人体内存在一系列复杂的调节系统来维持内环境生理生化参数的相对稳定，主要是神经－内分泌－免疫调节系统，它能对影响内环境稳定的各种因素作出积极的调节反应。针灸通过对体内这些调节系统进行不同程度的刺激或诱导，可以调动机体固有的调节潜能，提高机体的调节质量，使异常功能正常化。针灸治疗在调节功能方面起着重要的作用，比药物更符合生理规律。因此，掌握针灸的基本特点，可以更好地探索和完善针灸相关研究的思路，从而更好地提高临床疗效。

二、针灸作用机制研究进展

针灸作用是指针灸对人体生理病理过程的影响，以及这种影响在体内引起的反应。对这种生物反应的起始、过程和结果的研究称为针灸原理的研究。针灸防治机制的研究是针灸科学与现代思想技术相结合的产物，其目的是鉴别针灸的生物学现象和生物学效应。研究针灸的生物过程，寻求针灸的规律以及所代表的生物过程的相应规律和机制，从而将传统针灸提升为科学针灸。

50多年来，实验针灸研究人员、临床针灸医师和相关学科研究人员运用现代科学技术和研究方法，对针灸治疗和预防的疗效和机制进行了系统的临床观察和实验研究，基本定义了针刺镇痛和针刺麻醉，针灸对免疫系统和人体各系统的多方位、多环节、多靶点的调节及其机制。针刺镇痛和针刺麻醉的基础和临床研究成果丰富了疼痛领域的研究，在世界医学界引起了极大的关注和重视。上世纪末，生命科学"十年脑"的实践研究在针灸对中枢神经系统的功能调节和中枢神经系统疾病的治疗研究方面取得了很大进展。研究针灸调节免疫功能的临床规律及机制，对总结针灸作用规律具有指导价值。针灸对脏腑功能的调节及其机制相关研究，以及脏腑相关理论的阐发，也促进了针灸治疗各种脏腑疾病。

大量临床和实验研究证明，针灸对各系统的调节，很大程度上是通过调节"神经－内分泌－免疫"网络来实现的。以下简要介绍针灸对神经、内分泌、免疫、呼吸、循环、消化、泌尿生殖等系统的调节作用及机制相关研究。

1. 针灸对神经系统功能的调节

人体功能的调节包括神经调节、体液调节和自身调节，其中神经调节是人体最重要的调节方式，因此神经系统是人体生理功能的主要调节系统。针灸可以对人体各系统的功能起到调节作用。在探讨其作用机制时，发现神经调节是针灸实现人体功能调节的主要途径。

大量研究表明，针灸可促进受损周围神经功能的恢复。临床研究表明，针刺后坐骨神经痛患者，针刺后5、30、45分钟局部神经血流量较针刺前明显增加，而对照组无变化，提示针刺的治疗效果确实与改善周围神经血液循环有关。采用平补平泻法针刺地仓、颊车、阳白、下关、合谷等穴治疗周围性面瘫，肌电观察显示，针刺可使肌电原有的病理改变随着临床症状的改善而改善，使肌纤维失去的神经支配重新得到支配，使受损的神经功能逐渐恢复，这可能与针灸的抗炎镇痛作用和促进神经纤维再生有关。

针灸还能促进脊髓损伤功能的恢复。有学者观察针灸治疗 500 例外伤性截瘫患者的疗效，有效率为 83.4%，基本治愈率为 15.2%，所选穴位主要为胃经腧穴。也有报道取督脉百会、风府、大椎、陶道、身柱、神道、至阳、筋缩、脊中等穴电针治疗。研究表明，针灸可以促进损伤脊髓功能的恢复，显著增加损伤脊髓局部的血流量，改善损伤部位的循环和组织代谢。针灸可以调节大脑皮层的条件反射活动、大脑皮层的生物电活动、大脑皮层局部血流量等。

针刺对脑血管疾病的作用，主要是通过改善脑氧代谢和脑血流量，降低患者总胆固醇，增加高密度脂蛋白，预防或改善动脉粥样硬化，减少红细胞和血小板的聚集，降低全血黏度，扩张脑血管并促进脑血管侧支循环的建立，改善甲皱微循环，提高患者体内超氧化物歧化酶的活性，调节体内神经紊乱的递质，减少氧自由基对神经细胞的损害等途径实现。

2. 针灸对内分泌系统功能的调节

针灸对内分泌系统的调节作用，是指针灸对人体的刺激，使内分泌器官功能及相应的生物活性物质在一定时间内发生变化，引起机体一系列生理病理改变。研究证实，针灸对人体内分泌系统有广泛的调节作用。针灸对身体的各种作用，往往与调节内分泌系统的功能有关。针灸影响内分泌腺或内分泌细胞分泌激素和激素从产生到发挥作用的每一个环节，从而协调激素对机体的调节功能。然而，针灸在调节内分泌系统方面与神经系统密切相关，神经系统的一些机制在这里起着重要的作用。

研究表明，针刺和艾灸对内分泌系统中内分泌腺的功能有不同的调节作用。研究成果主要集中在针刺对下丘脑、垂体、胰腺、甲状腺、肾上腺、性腺等方面的作用，具体体现在糖尿病、甲状腺疾病、性腺疾病等内分泌紊乱或失调相关疾病的防治规律和机制上。

针刺对糖尿病患者的胰腺功能有调节作用，可以改善 β 细胞的分泌功能，增加胰岛素的分泌量，从而改善糖尿病患者的高血糖状态。针刺对甲状腺功能的调节作用可使血中偏低的 T3、T4 含量增加，偏高的 T3、T4 含量降低。针刺对促甲状腺激素（TSH）也有调节作用，改善了 T3 和 T4 对 TSH 的反馈调节作用。同时，通过调节促甲状腺激素受体，可使垂体 – 甲状腺轴异常的功能恢复正常。

针刺对肾上腺髓质的调节主要表现为血浆肾上腺素和去甲肾上腺素的变化，如电针兔"足三里"穴位，可抑制束缚、冷刺激或热刺激等应激状态下肾上腺皮质激素的过度分泌。而在持续注射可的松引起的肾上腺皮质功能延迟大鼠中，弱电针刺双侧肾俞穴可显著增强肾上腺皮质功能，提高血浆皮质醇含量。

针灸对下丘脑 – 垂体系统也有明显的调节作用。电针家兔"足三里"后，脑干组织切片显示垂体后叶染色略有加深，毛细血管扩张，分泌纤维增多，细胞体比非针刺组大，细胞核比非针刺组大，且更偏离中心。

3. 针灸对免疫系统功能的调节

大量的临床观察和实验证明，针灸可以调节机体的免疫功能。针灸是促进防御、调节免疫的重要方法之一，可显著调节免疫球蛋白、补体、细胞因子、白细胞、吞噬细胞、B 淋巴细胞、T 淋巴细胞、自然杀伤细胞、抗原提呈细胞、红细胞免疫功能。

针灸对非特异性免疫反应的调节主要体现在以下几个方面：①针灸可提高吞噬细胞的数量及功能；②针灸可促进体内细胞因子的合成、分泌和生物学活性；③针灸可提高血清补体含量和效价；④针灸可提高 NK 细胞数量，亦能提高 NK 细胞的活性。针灸对特异性细胞免疫的影响主要体现在三个方面：第一，可以在反应过程中调节细胞因子的合成和分泌，从而调节细胞免疫反应；第二，能促进 T 细胞的克隆和扩增；第三，提高 CD4$^+$ T 细胞 /CD8γ T 细胞比值。针灸对特异性体液免疫的调节主要体现在以下几个方面：第一，针灸可促进辅助性 T 淋巴细胞分泌细胞因子；第二，针灸能调节各种免疫球蛋白的分泌和合成；第三，针灸能促进细胞的活化、增殖和分化。

4. 针灸对呼吸系统功能的调节

针灸对呼吸系统功能的调节主要体现在针刺对肺容量、肺通气量、气道阻力、肺顺应性等肺通气方面的影响，对肺通气和组通气的调节，对呼吸运动的调节。针灸治疗支气管哮喘的机制可概括为改善呼吸功能，调节 cAMP/cGMP 平衡，调节 β 肾上腺素能受体，调节免疫功能，调节下丘脑 - 垂体 - 肾上腺皮质轴等。

5. 针灸对循环系统功能的调节

实验研究和临床观察表明，针灸对心脏活动、血管运动和毛细血管通透性有一定的调节作用，从而治疗循环系统疾病。针灸对心率、心律、心功能以及心脏本身的营养过程都有双向良性调节作用。其对血管运动的调节作用与针刺传入冲动在各级脑干及脊髓内同一或相似神经节的血管舒缩中枢所引发的变化有关，其中既涉及神经反射调节，也涉及体液调节。针刺对毛细血管通透性亦有双向良性调节作用。针刺对循环系统的调节作用机制与心脏交感神经的传导、心血管中枢的介入和体液因素的干预有关。

6. 针灸对血液成分的调节

针灸对于调节血液成分和维持身体内部环境的平衡非常重要。研究表明，针灸可以显著调节红细胞、血红蛋白、白细胞和血小板的数量和功能，以及血液中的血浆蛋白质、氨、脂质、血糖、电解质、氧、酶和其他生物活性物质。

7. 针灸对消化系统功能的调节

针灸治疗消化系统疾病具有很好的效果。大量的临床观察和实验研究显示，针灸对消化系统功能具有良好的整体调节作用，表现为对唾液分泌、食管运动以及胃、肝、胆、胰和肠功能活动的调节作用。针灸对身体的刺激信息通过外周神经系统传到中枢神经系统，通过中枢神经系统再将信息经传出神经传递给消化系统的不同器官，大部分可以发挥对消化系统的调节作用。

8. 针灸对泌尿生殖系统功能的调节

针灸可以治疗急慢性肾炎、肾盂肾炎、泌尿系结石、神经损伤所致神经源性膀胱功能紊乱、阳痿、月经失调、不孕不育等疾病，说明针灸对生殖泌尿系统功能有良好的调节作用。其调节作用主要表现在调节肾功能、输尿管运动、膀胱运动功能、女性生殖系统功能、男性生殖系统功能等方面。神经 - 内分泌 - 免疫网络是其作用的主要途径和机制。

9. 针刺麻醉与针刺镇痛研究

针刺麻醉是一种基于经络、脏腑基本理论和针刺镇痛临床经验的麻醉方法，以穴位为主，辅以少量药物，其是针灸理论和实践在现代麻醉学中的应用和发展，亦是中西医结合的成功典范。

针刺麻醉是中国针灸学在现代科学技术条件下的重大发展和新突破。针刺麻醉的研究成果被世界卫生组织（WHO）认可为我国医学科学研究的五大成果之一，也是引发世界"针灸热"和"中医热"的一个火花。其不仅将传统的针灸学推向世界，也进一步使中医学被世界人民接受和认可，而且为针灸疗法的临床应用和学术理论发展开拓了新领域。针刺麻醉的成功不仅为现代外科手术创造了一种非药物性的麻醉方法，而且极大地促进和影响了外科麻醉学和疼痛生理学的研究，促进了现代自然科学中疼痛科学的多学科研究，掀起了疼痛生理学领域的研究高潮，在神经生理学、生物化学、组织化学、神经递质等学科中产生了许多新概念，成为现代世界生命科学研究的重要组成部分。

近50年来，医家、学者从确定穴位的镇痛作用、针灸产生的穴位与气的本质、针刺信号在外周和中枢的传导，以及针刺信号与疼痛信号在丘脑、脊髓、脑干、边缘系统和大脑皮层的相互作用等方面，取得了许多研究进展。这些在脑镇痛系统、中枢递质和吗啡及吗啡样物质在针刺过程中的参与、垂体－下丘脑－肾上腺系统、神经元和神经递质的分子调控等方面的研究，极大地提高了我们对针刺镇痛机制及其生理学的认识。

针刺复合麻醉比传统的药物麻醉更加简便、经济、安全，具有生理干扰少、术后恢复快、患者与手术人员配合更好等优点。然而，随着临床针刺麻醉和针刺镇痛原理研究的深入开展，大量事实证明，针刺麻醉也存在着许多尚未解决的问题：①在取穴方面，研究表明，目前的取穴方法，如经络取穴、针刺麻醉在临床应用中的辨证，节段取穴、局部取穴、经验取穴等方法都有一定的局限性，不能适应手术对组织造成多层、多方位的创伤性刺激的特点；②针刺技术没有统一的标准，在数量上没有可信的参考价值，不利于标准化；③电针参数不统一；④在疗效方面，存在镇痛不完全、肌肉松弛不完全、对器官牵拉反应控制不完全等问题；⑤患者个体差异大；⑥缺乏统一的评判标准进行疗效评价。

基于上述针刺麻醉的优点和存在的问题，为了有效促进针刺麻醉的研究与应用，必须进一步加强针刺麻醉的规范化和标准化，规范有效穴位选择方案，精简取穴，规范针刺手法及操作流程，建立针刺麻醉疗效评价体系。

三、针灸临床研究进展

近二十年来，随着循证医学的兴起和临床医学模式的变化，以及各种先进医学和生物学研究方法和技术的引入，国内的针灸临床工作者在肯定疗效、揭示机制、完善平台、规范操作、扩大范围等方面进行了大量的工作，对针灸适宜病症谱和疗效评价体系进行了有益的探索。对于目前国内针灸临床研究中存在的一些问题，可以通过探索和完善方法学、规范临床研究和国内外学术界的交流与合作来解决一些问题，从而不断推进针灸临床研究的发展。

（一）循证医学对针灸临床研究的影响日渐深入

循证医学从提出以来，对医学界产生了深远的影响，针灸的临床研究也不例外。以往的针灸临床研究多为观察性研究，其中叙述性研究占比较大，20世纪90年代后病例对照研究逐渐增多，但因缺乏规范化的设计，研究结果的可重复性和可比性较差。目前，在按照循证医学的原则和方法对针灸疗效进行系统评价时，文献质量往往不高，无法纳入，从而影响了对针灸疗效的整体评价。例如，从1987年以来的中文期刊全文数据库中检索了300多篇关于针灸治疗失眠的文献，但对针灸治疗失眠的系统评价结果只纳入了6篇随机对照试验文献进行分析，得出针灸治疗失眠症可能有效的结论，由于试验方法学质量不高，无法完全证实，需要高质量的试验来进一步证实其结论。

如今，中国越来越多的针灸临床工作者遵循循证医学的原则和方法进行研究。

根据cochrane协作网工作手册推荐的检索策略对中国生物医学文献数据库进行检索，发现1987年至2000年间，RCT/CCT文献有8000多个，2000年后增加到40000多个。随着循证医学的推广和应用，一大批高质量的针灸临床研究发表在国际期刊，针灸技术在世界范围内得到广泛认可。由于循证医学的系统评价需要不断产生的随机对照试验来更新结论，中国纳入更多高质量的临床研究成果，可能会改变许多针灸疗效的系统评价结论，以世界主流医学所倡导的方法学来确认针灸的临床疗效，从而得到应有的认可和肯定。

（二）针灸临床研究范围不断拓展、技术不断规范、平台不断完善

我国针灸临床研究工作者不断挖掘、总结和提炼临床工作中的经验，使得针灸临床研究范围不断拓展。在1995年WHO颁布《针灸临床研究规范》之后，循证医学兴起，针灸临床科研人员不断更新自己的知识体系，充分学习和整合现代临床流行病学、药品临床试验管理规范、临床科研DME方法，开展针灸临床研究。2003年，以邓良月等首席科学家主持的《中华人民共和国针灸穴典》项目，选取了40个穴位，对过去经验认为有效的疾病和证候进行了63项单穴针灸的大规模临床研究。这一年，国家中医药管理局启动针灸诊疗项目100种研究，开展有特色的100种针灸临床方法、技术和临床方案的研究，一系列独特的针灸疗法操作文本被建立起来。随后，全国多省市医院、高校以及科研机构都开始了对针灸临床优势病种的讨论研究。2006年，"十一五"国家科技支撑计划为了提高针灸治疗常见、疑难疾病的水平，进一步发挥针灸的特色优势，启动了"针灸诊疗方案和评价研究"，围绕着"针灸适宜病症"和"针灸治疗优化方案评价及临

床共性技术"，选择发病率高、西医学疗效欠佳、针灸疗效突出且优势明显的中风后遗症、周围性面瘫、功能性便秘、带状疱疹、颈椎病、抑郁症、偏头痛、原发性痛经等作为研究对象，充分考虑到影响针灸临床疗效的关键因素，结合之前临床和科研基础科学设计，展开了多中心、大样本临床研究，形成了优化治疗方案和实践指南，同时解决了针灸临床治疗中一些共性技术问题。同年，国家重点基础研究发展计划（973计划）启动了"基于临床的经穴特异性基础研究"，具体强调了针灸基础理论研究必须立足临床，即采用临床研究方法去解决针灸的基础理论问题。

针灸的适应证是随着人类疾病谱的变化而发展起来的。近年来，针灸对衰老及相关疾病、代谢性疾病、免疫相关疾病、亚健康状态、精神心理疾病的临床研究不断得到立项资助，从研究成果的报道来看，针灸对上述病症（如痴呆、中风后遗症、糖尿病及并发症、类风湿关节炎、慢性疲劳综合征、抑郁等）均有较好的临床疗效。针对乙肝、肿瘤、艾滋病等重大疑难疾病，一些针灸临床工作者也做了有益的探索。此外，有学者提出了针灸临床病谱的四级分类概念。根据哪些疾病可以独立使用针灸、哪些疾病可以主要使用针灸、哪些疾病只能缓解衍生症状、哪些疾病很少使用针灸治疗来分类，这将为今后针灸临床治疗提供更多的科学参考。

在针灸临床研究范围不断扩大的同时，针灸临床技术操作的规范化也在加强。国家中医药管理局、中国针灸学会标准化工作委员会及时启动了针灸临床技术操作标准化研究。2006年，共完成12项针灸国家标准的研究：针灸临床技术操作的灸法、拔罐疗法、三棱针、透穴刺法、耳针、头针、皮肤针、皮内针、穴位注射、腧穴贴敷、腧穴埋线、毫针针刺手法。2007年，

继续推出国家标准——火针、锟针、芒针、电针、眼针、鼻针、口唇针、腕踝针、腹针、刮痧技术的操作规范。这些国家标准的研究、制定与发布，将为针灸临床的规范化操作提供重要依据。

随着针灸临床研究的快速发展，建立高水平的研究平台成为目前的需求。目前，天津中医药大学第一附属医院全国针灸临床研究中心已相继在各省市成立分中心。并且在2004年，刘保延教授就曾指出，应该建立针灸临床研究管理规范（Acupuncture and moxibustion on good clinical practice，AMGCP）。为此，2004年3月21日，北京市中医管理局"针灸临床研究网络及质量控制平台的方法学研究"项目正式启动，该项目根据针灸临床的特点，在借鉴国际上临床流行病学、循证医学、临床研究规范等临床研究成功经验的基础上，发挥了专家群体的作用，将在三年内建立一个针灸临床研究质量控制平台，建立针灸临床研究评价中心和网络，形成针灸临床研究方法学指南，形成适合针灸临床研究特点并取得国际认可的方法学体系。这标志着中国将建立起一个具有国际质量标准、能被国际学术界广泛接受的针灸临床研究网络和质量控制平台，进一步在世界范围内弘扬针灸这一古老而有效的中医治疗方法。目前，这项工作已取得很大进展。2014年，中国中医科学院刘保延团队发表了《针灸临床研究质量管理规范》，规定了针灸临床研究的基本规则和技术要素，为针灸临床研究的发展提供了指导。2016年，中国成立针灸临床试验注册中心，获得国际卫生组织认可，使得针灸临床研究更加规范。

（三）结合现代高新技术，深入开展针灸作用机制研究

随着现代科学技术的快速发展，更多的医学成像技术被用于研究针灸的作用机制，特别是功能磁共振成像（fMRI）、正电子体层发射扫描（PET）、单光子发射断层成像（SPECT）、基因芯片技术观察等技术。上述现代高新技术在针灸临床研究中的应用，较好地消除了过去动物实验研究中人体经络、腧穴、针灸操作与人体种族差异等方面的缺陷，为解释针灸原理提供了新的途径，也为针灸治病原理的可视化提供了充分的证据。近年来，针灸转化医学发展迅速，针灸临床中发现的问题指导基础研究，基础研究的成果转化运用于临床实践。这促进了针灸临床的快速发展，使针灸基础研究与临床实践紧密结合。

综上所述，近年来，中国针灸临床研究严格遵循循证医学方法，广泛应用现代高新技术，大力开展针灸临床疗效评价研究，深入探讨针灸的作用机制，整体科研质量明显提高。但在我们为取得巨大进步高兴的同时，也应更清醒地认识到，目前我国的针灸临床研究还存在许多不足之处，有待改变和发展。

21世纪医学模式发生巨大变化，包括针灸在内的中医学未来会在人类卫生保健体系中发挥更重要的作用。随着针灸现代化、国际化的发展，更多的新方法、新技术将会渗透到针灸临床研究的每个方面，国内的针灸临床研究将会持续关注建立临床研究基地的问题，培养复合式临床研究人才，建立规范的临床诊疗和评价体系并大力推行规范的临床研究。针灸起源于中国，中国针灸学者有责任推动针灸在国际领先水平发展。一方面，要弘扬传统针灸学中的辨证思想；另一方面，要与时俱进，突破创新，发展针灸学理论，推动针灸现代化、国际化进程，为我国健康事业和社会发展做出更大的贡献。

主要参考文献

[1] 杜元灏. 现代针灸病谱 [M]. 北京：人民卫生出版社，2008.

[2] 白小侠，田小平. 国内针灸临床研究现状与展望 [J]. 长春中医药大学学报，2008，28（4）：732-735.

[3] 刘骁，杨星月. 针灸机制的 fMRI 研究进展 [J]. 中国中西医结合影像学杂志，2013，11（4）：433-436.

[4] 卢圣锋，尹海燕，于美玲. 基因芯片技术在针灸研究中的应用 [J]. 中华中医药杂志，2014，29（1）：198-201.

[5] 吴晓，刘旭光. 针刺操作细节对针刺临床疗效评价客观性影响分析——以四大顶级医学杂志近 10 年发表的针灸临床试验论文为例 [J]. 辽宁中医药大学学报，2017，19（1）：117-121.

[6] 李心怡，杨基举，贺珂，等. 循证医学在针灸学领域的应用与展望 [J]. 中华中医药杂志，2022，37（9）：5047-5050.

[7] 闫世艳，熊芝怡，刘晓玉，等. 2010-2020 年针灸临床研究现状及展望 [J]. 中国针灸，2022，42（1）：116-118+120.

[8] 陈海霞，徐媛，郭义，等. 针灸转化医学发展中的共性研究策略与展望 [J]. 中国针灸，2022，42（12）：1331-1334+1362.

[9] 李一平. 应用于针灸研究的人体穴位模型及针灸模拟检测系统 [D]. 天津大学，2007.

[10] 赵文勇. 人体穴位模拟针灸检测系统 [D]. 天津大学，2007.

[11] 毕明刚，刘运芳，商洪才，等. 2003-2013 年针灸学领域国家自然科学基金资助情况回顾与分析 [J]. 中医杂志，2014，55（12）：991-994.

[12] 李忠正，郭义，郭永明. 浅谈针灸作用的基本特点 [J]. 针灸临床杂志，2012，28（11）：5-6.

[13] 杨永清，陈汉平，王宇. 针灸作用原理的基本规律、特征和优势 [J]. 河南中医学院学报，2008（6）：1-4.

[14] 刘堂义，杨华元，褚立希，等. 针刺麻醉的现状及分析 [J]. 中国针灸，2007（12）：914-916.

[15] 王千怀，王杰，武峻艳. 基于循证医学的针灸临床研究探讨 [J]. 中华中医药学刊，2010，28（11）：2420-2422.

第二章　治病方法与思路

一、诊断方法

针灸临床诊疗过程中所运用的诊治方法，既包括中医临床上的四诊和辨证方法，又有针灸临床独特的方法——经络辨证。辨证论治是中医学的基本特点之一，也是针灸临床必须遵循的基本原则，但针灸疗法属于外治法，与传统的内治法有显著的不同，针灸临床的特色是在经络学说指导下的经络辨证，以及辨经选穴施治规律。因此，中医学的辨证论治理论对于针灸临床具有一定的普适性，而经络辨证更是其临床诊治的核心和特征。本节将从辨病、辨证、辨经三个方面讨论针灸临床的诊治特点。

（一）辨病诊断

1. 中医与西医辨病的区别

中医学的特点是辨证论治，但中医并非不辨病，不论辨证还是辨病，都是中医学对疾病的诊断方法。相对而言，辨证诊断侧重于把握一个病的局部阶段病候特征，以及不同疾病的横向联系和共同规律；而辨病诊断则侧重于一个病的个体特征和发生发展的全貌，与辨证诊断比较，辨病诊断往往需要漫长而完整的观察和探索。如对于肺痨的认识，在《黄帝内经》及《金匮要略》等医籍中并无肺痨病名，大多归属于虚劳、虚损一类病证中。晋代的《肘后备急方》已认识到其传染性，唐代的《备急千金要方》提出"痨热生虫在肺"，明确其病位在肺，为感染"痨虫"所致。因此，辨病是一个逐步深化的过程。

历史条件的局限和中医认识疾病的方法论决定了中医学与西医学在对疾病的认识和命名上的区别。中医不可能像西医那样采用实验室检查作为基础的命名原则来命名，而主要是观察临床表现。因此，中医除有少数的病名与西医具有对应性和特异性外，大部分都是依据临床症状和特点来病名的。但是，由于中医学本身固有的特点和认识疾病的方法学，一直将这些症状类病名当作具体的疾病来看待。一方面，在长期的临床实践中积累了经验；另一方面，在中医理论指导下，逐渐形成了对病因病机、临床特点、鉴别诊断、发展变化、结局和预后的系统认识，并形成了以辨证论治为基础的相应治疗方法和体系。正是通过对这些具体疾病的认识，体现了中医的宝贵经验和丰富的学术思想。长期的临床实践证明，这种以症状和体征命名的疾病，在中医特殊的理论体系中，不仅在疾病概念上具有与西医相同的意义，而且能够有效地指导中医的临床实践。因此，在临床实践中，首先要根据中医学的思维特点和知识来识别和诊断疾病，这对病因病机的分析和辨证论治具有重要的指导意义，是中医特色的具体体现。

2. 辨病因与辨病位

在针灸临床上，按照中医辨病的思维，首先要根据病因分清是外感还是内伤。外感病是由外感六淫所致，以祛除外邪为主，常选肺经、督脉等经穴；内伤病是由七情、饮食劳倦、气血津液输布失常及病理代谢产物等所致而发病，以调理脏腑功能为主，常选背俞穴、募穴、下合穴、原穴等。其次，要按照病位辨别是脏腑病还是头面躯体部经络肢节的病证。一般来说，经络和肌肉在体内的位置较浅，位置清晰。从发病机制上看，躯体病变多为气血经络堵塞，或经筋受损、功能失调，表现为疼痛、麻木、肿胀以及肢体运动障碍等。躯体性疼痛定位明确，呈刀割样、针刺样，常见于骨、软组织的病变，以及以自发的灼烧样、触痛样为特点的神经痛。因此，经络辨证非常适宜，以疏通经络、舒筋活络、活血止痛等为基本的治法。内脏病位置较深，定位模糊，按照中医脏腑、六淫、气血津液等辨证最为适宜。内脏病变多表现出复杂的症状和体征，是内、外因素导致的脏腑功能失调。内脏性疼痛的特点是钝痛、绞痛，定位较模糊，以协调脏腑功能、扶正祛邪等为基本的治法。由于躯体疾病和内脏疾病的发病机制和治疗方法有明显区别，区分躯体病和内脏疾病对于分析病因病机、确定针灸治法和取穴具有重要的指导意义。

3. 中西医双重辨病

由于中医学以症状类命名的病名可能包括多种西医的疾病，其优点是把握共性，异病同治，化繁就简，但其缺点是对每个疾病的个性认识不足。如呕吐、腹痛、胃痛、黄疸等，这些病名包括了多种西医疾病，不同疾病有其自身的发生发展规律和临床证候学的特点，以及不同的预后，因此，辨病是临床上首要的诊疗技能，现代临床上西医的疾病诊断也应该作为中医临床辨病的重要补充。人类对疾病的认识是不断发展的，临床上我们既要有扎实的中医辨病知识和能力，也要吸收西医学的疾病诊断技术，具备中西医双重诊断的能力，这样才能适应临床的需要，对于我们应用针灸治疗疾病有所裨益。例如，面对一个中医诊断为漏肩风的患者，如果经多次针灸治疗毫无效果，我们有必要给患者进行肩关节的 X 线或 CT 等影像学检查，以明确造成肩关节疼痛的具体病因，要排除肺癌等恶性病转移导致的肩关节粘连；又如对于胃痛的患者，要鉴别是单纯性胃痉挛、胃炎还是消化性溃疡，它们的临床特点和病理机制是不同的，更重要的是要排除胃癌，否则不仅针灸疗效不佳，还可能延误患者的病情。因此，我们要具有中西医双重辨病的能力。

（二）辨证诊断

辨证论治是中医学的基本特点之一，中医临床的辨证方法十分丰富，如八纲辨证、脏腑辨证、气血津液辨证等。在中医临床的发展过程中，经络学说也对中医辨证方法产生了深远的影响，如张仲景在《伤寒论》中创立的六经辨证，以及通过体表络脉的形态与色泽变化辨别疾病的虚实寒热等。总体而言，临床上针灸治疗脏腑病多选用脏腑辨证、气血津液辨证等方法。上述辨证方法在中医诊断学中已有详细论述，本节只简要论述八纲辨证对针灸临床的指导意义。

1. 阴阳

阴阳辨证是八纲辨证的总纲，所有疾病都可概括为阴证、阳证两个方面。《伤寒论》中提出病在三阳多用针刺，病在三阴多用灸法。病在三阳者，多系外邪初中、正气未衰的实证或热证，宜用针刺，以泄热邪；病在三阴者，宜用灸法，以温中散寒，回阳救逆。在针灸临床上，一般阳证多用针刺，阴证多用灸法，如果证属阴阳两虚，也多用灸法，正如《灵枢·官能》云："针所不为，灸之所宜……阴阳皆虚，火自当之。"

2. 表里

表里辨证是辨别病位及病邪深浅的纲领。一般而言，表证宜浅刺，里证宜深刺。如扁平疣病位在表皮，局部穴位可浅刺、围刺、透刺；体表的红丝疔可沿红丝线用三棱针点刺出血；而坐骨神经痛病位较深，针刺环跳穴时宜用长针探刺。外感表证初期可选大椎、肺俞等穴位浅表点刺出血；

胃肠疾病等属里证，可深刺中脘、天枢等。正如《素问·刺要论篇》云："病有浮沉，刺有浅深，各至其理，无过其道。"

3. 寒热

寒热辨证是辨别疾病性质的纲领。寒属阴，多用灸法；热属阳，宜用针刺法。《灵枢·经脉》中提到："凡诊络脉，脉色青则寒且痛，赤则热。胃中有寒，手鱼之络多青矣；胃中有热，鱼际络赤。其暴黑者，留久痹也；其有赤有青有黑，寒热气也；其青短者，少气也。"指出观察脉络的色泽变化还可辨别疾病的寒热及虚实属性。

4. 虚实

虚实辨证是辨别疾病正邪盛衰的纲领。实证以邪气盛为主，虚证则以正气不足为临床表现。虚证用补法，实证用泻法。另外，针灸临床上通过观察体表络脉的见与不见、隆起与凹陷情况也有助于辨别疾病的虚实。正如《灵枢·经脉》曰："凡此十五络者，实则必见，虚则必下，视之不见，求之上下，人经不同，络脉所别也。"

（三）辨经诊断

辨经诊断是按照经脉病候临床表现特征或病变部位进行归经，以及辨别经络虚实的临床辨证方法，是经络辨证的核心内容，也是针灸临床上独具特色的辨证方法，因此，对针灸临床具有重要的指导意义。辨经的方法主要包括辨候归经和辨位归经。

1. 辨候归经

经脉病候特征主要是依据《灵枢·经脉》中记载的十二经脉"是动病"和"所生病"以及《难经》中奇经八脉的病候内容进行辨证的。临床上能够根据患者所出现的证候，结合其所联系的脏腑，进行辨证归经。《灵枢·经脉》中提到手太阴肺经病候："是动则病，肺胀满，膨膨而喘咳，缺盆中痛，甚则交两手而瞀，此为臂厥。是主肺所生病者，咳，上气，喘喝，烦心，胸满，臑臂内前廉痛厥，掌中热。气盛有余，则肩背痛，风寒，汗出中风，小便数而欠，气虚则肩背痛寒，少气不足以息，溺色变。"即当患者临床表现为上述证候时可辨为手太阴肺经病。《素问·骨空论篇》曰："冲脉为病，逆气里急。""督脉为病，脊强反折。"这些病候的论述都为督脉、冲脉病证的辨别奠定了基础。另外，《黄帝内经》中还记载了经筋、十五络脉的病候，对于临床辨候归经具有指导意义。

2. 辨位归经

辨位归经就是按照经络循行特点，对病变部位进行辨经。如头痛，痛在前额者多与阳明经有关，痛在两侧者多与少阳经有关，痛在后项者多与太阳经有关，痛在颠顶者多与督脉、足厥阴经有关，这是根据头部经脉分布特点辨证归经。又如当下肢外侧出现疼痛、麻木时可辨为少阳经病证，后侧出现病痛时则归为太阳经病证；腰痛以脊柱正中为主时归为督脉病证，若以脊柱两侧疼痛为主或有明显压痛点时可归为足太阳经病证。临床上部位归经的常用方法包括经络望诊、经络切诊以及经络穴位的电、热测定等。

（1）经络望诊　通过医生直接观察经络所过部位的皮表所发生的各种异常变化，对病变进行归经的方法。经络望诊时要全面观察经络腧穴的色泽或形态变化，如色素沉着、皮疹以及局部隆起、凹陷或松弛等，根据这些特征性变化所在的经脉可进行归经。

（2）经络切诊　在经络腧穴部位上运用按压、触摸等方法来寻找局部的异常反应，如压痛、结节、条索状物或松软、凹陷感等，对病变进行归经的方法。当人体出现疾病时，常在有关经络腧穴按压时出现较敏感的酸、麻、胀或痛感，甚或向远端经络走行方向放射，尤其以压痛最常见，在急性疾病时，其严重程度常和病情呈正相关。皮肤下出现结节或条索状物，称为阳性反应物，反应物有多种形态，其大小、数目也不同，有梭形、球形、扁平形甚或串珠形等，常是疾病的反应点或部位。经络按诊的部位通常在背部穴位、胸腹部的募穴以及四肢部位的原穴、郄穴、下合穴等。经络切诊既有助于病变的归经，又可诊察相关的脏腑病变，同时为针灸临床选穴提供直接的依据。

3. 辨经虚实

辨别经络的虚实有助于判定脏腑的虚实。《灵枢·刺节真邪》云："用针者，必先察其经络之实虚。"在临床上辨别经络的虚实除采用传统的方法（如观察体表络脉的虚实等）外，近年来经络穴位皮肤电、知热感度测定等方法被广泛应用于临床。穴位皮肤电测定是利用经络经穴测定仪检测腧穴部位的电参数，以判断经脉气血盛衰的方法，包括探测经络穴位皮肤导电量的变化和检测经络腧穴上引出电流的大小。测定时多选择各经的原穴，也可同时测井穴、郄穴、背俞穴或募穴。通过对所测的数据分析，可进行经络或脏腑虚实的辨证。知热感度测定是以线香或其他热源刺激十二井穴或背俞穴以诊察疾病的方法，此方法可测定人体腧穴对热刺激的感受度，比较左右差别，分析各经气血的盛衰。如刺激时间长而数值高时出现痛觉，一般属于虚证，反之则属于实证。如果两侧均高或均低，则提示左右经可能俱虚或俱实。

总之，针灸临床上通过辨病、辨证、辨经相结合，才能全面地把握疾病的本质和特征，为制定正确的针灸理、法、方、穴、术奠定基础，从而达到提高临床疗效的目的。

二、诊治思路

辨证论治是中医学的特点和精髓。其在针灸治疗中具有特殊的应用形式，以治疗脏腑气血为基础，以经络治疗为中心，以八纲论治为指导。针灸治疗方法是在整体观念的指导下进行的，运用四诊八纲理论，根据脏腑病、经络病及相应组织和器官病的表现形式，对各种临床证候进行分析、总结和治疗。

人体的一切功能活动都离不开脏腑经络。虽然疾病的发生发展、证候的表现和转化复杂，但其本源无非是脏腑经络功能紊乱。由于各脏腑功能、各经脉分布的异同，反映出不同的疾病变化和证候表现。因此，只要掌握了脏腑病的发展规律和经络病的表现，就很容易区分疾病的病因、病机和部位。这样才能对疾病作出正确的诊断，进行适当的治疗。

在针灸临床实践中，探析疾病的病因病机，总结疾病的病位病性，就是将八纲、脏腑、气血、经络等辨证方法紧密结合起来，分析病性是属寒或属热、属虚或属实、属阴或属阳；确定病位是在表或是里、在经或是络、在脏或是腑。然后确定治疗方法、配穴处方，按方施术——或针或灸，或针灸并用；或补或泻，或补泻兼施。通其经络，调其气血，使脏腑、气血趋于协调，经络、阴阳恢复平衡，从而达到"阴平阳秘，精神乃治"的目的。这是临床针灸以八纲、脏腑、气血、经络辨证为基础论治的全过程。

（一）明辨病症性质

针灸临床要想在辨证论治的基础上收到较好的治疗效果，首先必须分清疾病的性质。辨明病症性质，是要弄清楚病症的阴阳、表里、寒热、虚实，也就是弄清诊断问题。诊断从症状开始，任何症状都属于某种病或证，从而为诊断提供依据。主症不但对诊断非常重要，而且是决定整体病情的重要因素。因为主症是诊断的指导，掌握了主症我们就可以从某些病证分析，从而在复杂的病情中给诊断划定范围，让我们能在一定病证范围内进行思考。诊断以辨证论治为主，辨病使辨证更加全面准确，辨证与辨病相结合是对诊断过程的深化。

中西医是两种不同的医学体系，在诊断上各有千秋。中医有望、闻、问、切的四诊和八纲、脏腑、气血和经络辨证等诊断方法；西医以还原论为基础，有视、触、叩、听的四诊方法。各种理化检查的诊断方法，如实验室检查、X线、B超、CT、心电图（ECG）、脑电图（EEG）、磁共振成像（MRI）等，应成为中西医共用的临床辅助诊断方法。针灸与西医临床在许多方面的联系比其他学科更为广泛和密切。因此，在传承中医辨证论治特色的基础上，针灸治疗将西医的检查诊断方法与解剖、生理、病理知识相结合是十分重要的。如果能在临床实践上将西医的诊断方法与中医辨证相结合，实现辨证与辨病的有机结合，相互借鉴，诊断的准确性将大大提高。随着中西医知识的不断交流和渗透，辨证与辨病必将实现融合，为临床针灸辨证为基础的治疗开辟新思路。

（二）突出经络辨证

经络辨证主要以经络理论为依据，主要根据经络的循行分布（包括经络的交接、交叉、交会）、属络脏腑、关联器官、生理功能、疾病特点等来确定疾病的经络归属，从而选择相应的经络进行治疗。

与脏腑相比，经络有深入浅出的循行方式，分布在四肢的某些部位，与某些组织器官相关联，具有浅行体表的特点。因此，经络辨证适用于体表肌肉、关节、组织器官的病变。经络学说是针灸医学的核心理论，针灸临床辨证论治也必须突出以经络辨证为核心。《灵枢·卫气》记载："能别阴阳十二经者，知病之所生，候虚实之所在者，能得病之高下。"《灵枢·官能》曰："察其所痛，左右上下，知其寒温，何经所在。"《灵枢·经脉》将不同的病候按照十二经脉系统进行分类，这是《黄帝内经》中经络辨证的最早体现。东汉张仲景的《伤寒杂病论》提到关于六经辨证的创立，进一步发展和完善了《黄帝内经》的学术思想。金元时期的医家窦汉卿的《针经指南·标幽赋》云："既论脏腑虚实，须向经寻。"明代张三锡的《经络考》记载："脏腑阴阳，各有其经，四肢筋骨，各有其主，明其部以定经。"以经络辨证为基础，对复杂证候进行分类，可以有针对性地指导经络穴位的选择，大大提高疗效。

（三）注重整体观念

中医注重整体观念，运用脏腑经络理论，分析复杂证候的病因病机、病征，进行具有较强通用性的辨证论治。针灸治疗要注重整体观念，善于处理局部与整体的关系。因为身体某个部位的局部病症往往是整体疾病的一部分，如头痛、目赤肿痛多与肝火上炎有关；口舌生疮、小便短赤多由心、小肠有火导致；脱肛、子宫脱垂是由于中气不足。因此，窦汉卿的《针经指南·标幽赋》曰："观部分而知经络之虚实。"针灸治病只有从整体观念出发，辨证施治，才不会出现头痛只治头、脚痛只治脚的片面倾向。

人体是一个有机整体，通过经络联系脏腑和四肢关节，有机地将整个机体联系起来。针灸治疗的特点是刺激局部的经穴而产生治疗效果。针灸除了影响局部外，还可以通过经络对机体产生整体性的影响，甚至对全身产生广泛的影响。四肢肘、膝关节以下的腧穴和躯干部的俞募穴等，除了能治疗局部及邻近病变外，还可防治头面、躯干、脏腑等全身的病变。部分腧穴如合谷、太冲、足三里、三阴交、大椎、百会、气海、关元等，还可防治全身性疾病。

整体治疗还包括疾病的病因治疗，如外感发热、咳嗽，取合谷、外关、列缺以发汗解表、宣肺止咳；对肝阳上亢引起的头痛、眩晕，取太溪、太冲透涌泉以补益肝肾、滋补阴阳等。

（四）分清标本缓急

针灸治疗疾病应该分标本主次、轻重缓急。治病分标本缓急，就是要抓住疾病的主要矛盾。标本是一个相对的概念，代表了事物的现象与本质、原因与结果以及病变过程正邪矛盾双方的主次关系。《素问·至真要大论篇》记载："病有盛衰，治有缓急。"对于任何一种病症，都是根据病情的轻重，选择先治标、先治本或标本一起治。

标本施治在临床上运用的原则是急则治标，缓则治本。当标本俱急或俱缓时，则应标本同治。一般情况下，本是主要矛盾，当先治本；若标急于本，当先治标。《素问·标本病传论篇》云："病有标本，刺有逆从奈何……知标本者，万举万当，不知标本，是谓妄行。"如果能合理应用标本理论指导针灸临床，病情就不会被延误。

在临床实践中，标本之间的关系非常复杂，并不是一成不变的，而是在一定条件下能够互相转化。因此，在临床诊断中要注意掌握标本转化规律，才能始终把握疾病的主要矛盾，予以适当的治疗。

（五）做到三因制宜

三因制宜，即因人、因地、因时制宜，根据治疗对象、地理环境和不同季节、具体时间制定相应的治疗方案。

因人制宜是根据患者的性别、年龄、体质、体形等不同特点制定治疗方案，这是三因制宜的决定性因素。不同性别、年龄，生理功能和病理特征都不相同，尤其是女性患者、老人和婴幼儿童，应谨慎对待。老人气血衰弱，不宜强刺；幼儿气血未充，难以配合，故针刺宜浅且不宜留针；女性患者有经、带、胎、产、乳等特殊生理情况，治疗时应充分全面了解，权衡考虑。

由于各地的气候条件和人们的生活习惯不同，人体的生理活动和发病特点也不一样，因此需要医务工作者在治疗方法的选择上因地制宜。

四季气候的变化也会对人体的生理功能和病理机制产生一定的影响。春夏气候由温转热，阳气升发，人体气血趋于浅表，病邪也多在浅表，针刺宜浅，少用灸法；秋冬气候由凉变寒，阴气渐盛，人体气血潜藏于内，病邪多在深部，故针刺宜深，多用灸法。在一天之内，人体气血流注会随着时间的变化呈现出相应的规律，如果针灸能注意取穴与时辰的关系，选择合适的时间治疗，就能增强治疗效果。此外，准确把握针灸治疗对一些复发性疾病的有效时间，也是条件适宜的体现。治疗可以因时制宜，治疗效果就能得到很大的提高。

主要参考文献

［1］吴勉华. 中医内科学［M］. 9版. 北京：中国中医药出版社，2012.

［2］王启才. 针灸治疗学［M］. 6版. 北京：中国中医药出版社，2003.

［3］罗志远，蔡晓雯，张治楠，等. 针灸门诊实习中学生创业能力培养的实践［J］. 高教学刊，2020（17）：26-28.

［4］徐毅，王守富，李秋凤. 陈阳春研究员学术思想略论［J］. 中医研究，2014，27（5）：46-48.

［5］杜元灏. 针灸疗法本质特征与治疗规律思考［J］. 中国针灸，2018，38（6）：650-654.

［6］唐山茶. 基于切按法经络脏腑辨证针灸治

疗偏头痛的临床疗效观察［D］. 广西中医药大学, 2018.

［7］曹琳. 针刺配合耳穴对改善 COPD 急性加重期患者活质量及肺功能的临床研究［D］. 新疆医科大学, 2012.

［8］王启才, 王伟佳. 启才针灸治疗心悟［M］. 北京: 人民军医出版社, 2011.

第三章　治疗法则与用穴规律

一、治疗法则

（一）常规治疗

1. 辨病治疗

随着西医学的发展和普及，中医临床所面对的不再是那些模糊笼统的病名，而是西医学所能找到的具有明确诊断和有一定病理变化的疾病群。如何认识西医学理化检查中发现的病理生理变化，如何充分发挥宏观整体演绎归纳的思维优势，辨病论治西医学疾病，已经成为中医不可回避的现实问题。西医学疾病有其独特的病理演变过程和发展规律，疾病发展到一定阶段，两者的病理变化基本一致，临床症状亦大致相同。如冠心病心绞痛发作时，基本病理改变为冠状动脉粥样硬化狭窄、痉挛、微血栓形成，突出症状为心前区压榨性疼痛、绞痛、闷痛。这些都体现在中医辨病论治上，也应该有区别于其他疾病的治疗特点。中医辨病治疗的关键就是如何运用中医理论来认识西医学疾病某一发展阶段所反映出来的共性。

中医辨病论治应注重疾病的病理变化和疾病的演变规律，可以弥补单一辨证施治的缺陷。某些疾病的潜伏期、初期或无症状期可能没有任何不适，这时中医治疗因无证可辨，施治也比较困难，而通过理化检查就可以发现异常，通过辨病亦可治疗。如慢性肝炎，在疾病的静止阶段，临床可无任何症状，而理化检查可发现肝功异常，通过疏肝健脾、活血解毒等治疗方法，可以促进肝功能的恢复，甚或达到治愈的目的；慢性肾炎、哮喘及慢性支气管炎患者，早期未出现肾阳虚症状，通过理化检查可以发现肾上腺、甲状腺、性腺等多靶腺功能紊乱，通过微观辨证可确定轻微或潜在的肾阳虚证，施以温肾补阳法进行治疗，可以预防疾病的季节性发作，而且可以改善其内分泌和免疫功能。这些无法辨证的疾病，如果不进行辨病，就不能对疾病作出早期诊断和治疗。

辨病侧重于对疾病病理变化全过程的认识，强调疾病内部生理病理变化的规律。辨证重点是对某一阶段疾病状态的全面认识，它着重于每一个患病机体的功能状态及其所处环境的差异。然而，这些因素往往会使疾病内在的病理变化被掩盖。有时，虽然经过治疗，疾病症状可以减轻或消失，但疾病可能无法痊愈。如病毒性肝炎，辨证治疗后，腹胀、恶心、纳呆等症状减轻或消失，但肝细胞变性坏死、肝功能异常持续存在。在辨证施治原则指导下，有"同病异治"和"异病同治"，从辨证发展来说，这是一种比较完善的方法。疾病有其内在的发展规律，在其发展过程中，由于各种因素的影响，可能会出现各种不同的证，但这些不同的证总是受到疾病基本病理变化过程和病情演变规律的限制和影响。

2. 辨证治疗

证是机体在疾病发展过程中某一阶段出现的一系列临床表现的概括，它反映病变部位、原因和性质，所以能够全面地表达疾病的状态。疾病的本质和属性，是通过证的形式表现于临床的，临床常见同病异证和异病同证的情况。辨证就是从整体观念出发，通过望、闻、问、切四诊方法得到各种资料，对疾病进行综合分析、归纳、推理、判断，从而获得对疾病某一阶段病情的综合认识。根据病因、脏腑病位、气血津液等病理变化，按证候属性，决定治疗方法，应用相应药物，这就是辨证施治。辨证施治是中医认识、治疗疾病的特点和精华，综合认识疾病的临床表现和动态变化，能够体现中医证、因、脉、治、理、法、方、药的系统性，能够突出中医思路的个性化。

通过辨证论治的方法，了解证候，分析疾病。综合分析症状，确立主要证候后，再采取论证的方法，确定治疗疾病的适当手段与方法，消除证候引起的主要症状和体征。辨证论治强调以人为本，既不同于对症治疗，也不同于西医的辨病治疗，它联系着人体的内在关系和疾病的发展变化规律。可以说，辨证论治就是病因疗法。辨证方法很多，各有特点，但都是相互联系、相辅相成的。阴阳是辨证论治的总原则，包括八纲、脏腑、六经和卫气营血辨证等。宏观、整体、灵活地辨证施治是中医的临床特色，在功能性疾病和部分慢性疾病中具有一定优势。

3.病证结合治疗

在中医治病的过程中，辨识疾病病位、病性的两种必不可少的方法是辨病和辨证，两者是相互联系、相辅相成的。辨病有助于辨证，有助于从整体和宏观的角度把握疾病的位置、趋势和发展；辨证则可为辨病提供分析、认识疾病病理生理演变规律的方法和指导。从这个意义上讲，辨病是在中医辨证基础上的发展。以临床上所治疗的病证为主轴，总结疾病辨治的规律，发现疾病在发生发展各个阶段的病情特点和相应的治疗方法，可以积极促进中医临床疗效和中医针灸学的发展。

针灸临床要想准确地辨证论治，首先要分清病症性质。分清病症性质，是要弄清病症的阴阳、表里、寒热、虚实，也就是要明确诊断。诊断重在辨证和辨病，辨病使辨证更加全面和准确，辨证与辨病相结合是诊断过程的深化。中医和西医在诊断方面有各自的方法，是两种不同的医学体系。古代的中医发展过程中没有得到现代科技的支撑，但到了当今社会，中医辨证与辨病均应借助现代科技的进步，借助西医学的先进诊断方法，从而实现中医的现代化。如果我们在临床上能把现代科技的诊断方法与中医辨证融为一体，做到辨证与辨病的有机结合，取长补短，自然会大大提高诊断的准确率。随着中、西医知识的不断发展与交流，辨证与辨病也定能相互融合，为针灸临床辨证论治开拓新思路。

（二）新进展与新疗法

近十几年来，随着现代科学技术的发展，针灸疗法与电、磁、光、声等技术相结合，各种针灸器材被开发出来并广泛应用于临床，传统的针灸疗法得到了进一步的发展。现代针灸设备不仅是针灸医学的物质基础，也是医疗器械的重要组成部分。"工欲善其事，必先利其器"，近几年中医诊疗设备不断朝着数字化、客观化、标准化及智能化方向发展，各种针灸器材不断更新，表现出明显的时代特征。目前临床常见的治疗仪，如电针仪、针疗仪、红外灸疗仪、激光腧穴治疗仪、微波治疗仪、经络导平治疗仪、超声波腧穴治疗仪、腧穴离子导入治疗仪、腧穴磁疗仪等，在针灸科临床治疗中发挥着重要的作用。

二、用穴规律

（一）辨病取穴

针灸处方是在分析病因病□□明确辨证立法的基础上，选择适当的腧□刺灸、补泻方法组合而制定的，是针灸□□的关键步骤。针灸辨病取穴，主要是针主症进行针灸治疗的一种方法。主症是病证本质的客观表现，是在病证的诊断过程中起决定作用的症状。腧穴的适当选择和处方的合理组成直接关系到治疗效果。因此，针灸穴位的处方必须以中医学基础理论和针灸治疗原则为指导，根据经脉的循行分布、交叉交会和腧穴的分布、功能及腧穴的特异性，结合疾病涉及的脏腑和病情的标本缓急进行组方结合。如咳嗽、咯血属肺系疾病，可以选择肺经的尺泽、鱼际；胃脘痛属胃系疾病，可以选取胃经的足三里穴，同时可选脾经的公孙穴，如果有必要还可以选取内关穴；急性腰痛取人中和通督脉的后溪等；心悸取内关、阴郄、郄门、心俞、厥阴俞；便秘取内关、支沟、天枢、大横、足三里。

（二）辨证取穴

辨证取穴是指针对某些全身症状或疾病的病因病机的取穴，也称随证取穴或对症取穴。这一取穴原则是根据中医理论和腧穴主治功能提出的。临床上有很多疾病，如发热、晕厥、虚脱、失眠、健忘、多梦、贫血、月经不调等属于全身性病症。临床应该根据疾病的性质进行辨证分析，将病症归属于某一脏腑或经络，然后根据经络选穴。如失眠症患者，若心肾不交，则归心经、肾经，可以在心经、肾经选穴；若属心胆气虚，应该归心经、胆经，则在心经、胆经选穴；若是肝胃不和，则归肝经、胃经，在肝经、胃经选穴。又如月经不调，因肝气郁结所致者，归属肝经，在肝经、任脉选穴；因脾气虚弱所致者，归属脾经，在脾经、任脉选穴。

（三）针药结合

从古至今，针灸和药物相结合的方法一直都是中医治病的重要方法，唐代医家孙思邈提出"若针而不灸，灸而不针，非良医也……针而不药或药而不针者，尤非良医也"；杨继洲在《针灸大成》里也明确提出"药与针灸，不可缺一者也"。每种疾病，宜针则针，宜药则药，应该灵活掌握用针用药的具体时间和方法，或针药并用，或先药后针或先针后药。如《伤寒论》记载："太阳病，初服桂枝汤，反烦不解者，先刺风池、风府，却与桂枝汤则愈。"有些疾病以针灸治疗为主，药物治疗为辅；有些疾病以药物治疗为主，针灸治疗为辅，这样可以扩大针灸治疗疾病的种类且能提高临床疗效。针灸治疗临床疗效好，也能提高针灸的学术地位。一名合格的针灸临床人才，精通各科疾病的针灸治疗是远远不够的，还要熟悉各科疾病的中药、西药治疗，使用针药结合的治疗方法，充分发挥中、西医各自的优势，才能更好地提高临床疗效。"疾在肠胃，非药饵不能以济；在血脉，非针刺不能以及；在腠理，非熨烷不能以达，是针、灸、药者，医家之不可缺一者也。"针、灸、药结合能够提高临床疗效，也是中医药的优势所在。作为临床医生，必须精通针、灸、药等方面的临床应用知识，临床治病时才能运用自如，获得良好的临床疗效，更好地治病救人。

（四）特殊用穴方法

近年来，高新科技和医学不断发展，穴位疗法在继承和发扬创新的基础上被赋予了新的内容，形成了各种各样独特的治疗方法，其中包括特殊部位针刺疗法的不断完善，如平衡针疗法、手针疗法、耳针疗法、眼针疗法、头针疗法、鼻针疗法、面针疗法、腕踝针疗法、舌针疗法、足针疗法等。这些特殊针法，拓宽了针灸治疗疾病的适应范围，提高了针灸的临床疗效，并推动了针灸学发展，值得我们进一步探索和研究。

主要参考文献

[1] 王启才. 针灸治疗学 [M]. 北京: 中国中医药出版社, 2003.

[2] 石学敏. 针灸学 [M]. 北京: 中国中医药出版社, 2017.

[3] 彭勇. 中医辨病辨证治疗学在临床中的运用 [J]. 中国中西医结合杂志, 2016, 36 (7): 882-884.

[4] 张丽君, 李峰, 戴良因, 等. 影响中医临床辨证思维的因素 [J]. 中医教育, 2009, 28 (1): 77-79.

[5] 滕政杰, 崔庆荣, 金华, 等. 曹玉山主任医师学术经验 [J]. 中医研究, 2011, 24 (5): 69-72.

[6] 刘淑杰, 张振平, 徐世龙. 中医病、症状、证概念辨析 [J]. 中医药学报, 2005 (2): 65.

[7] 徐建良. 盛国光教授诊疗慢性肝病的学术思想与临床经验研究 [D]. 湖北中医药大学, 2015.

[8] 王加伟. 慢性阻塞性肺疾病中医辨证治疗效果观察 [J]. 中国卫生产业, 2013, 10 (16): 184+186.

[9] 杨永晖, 魏福良. 魏福良针灸学术思想探析 [J]. 中医药临床杂志, 2011, 23 (3): 219-221.

[10] 孙小明. 江西JM药业的大规模定制模式研究 [D]. 南昌大学, 2010.

[11] 陈如泉. 李今庸老师辨病与辨证相结合的学术思想浅探 [J]. 湖北中医学院学报, 2004 (4): 32-36.

[12] 郭长青, 陆寿康. 新世纪全国中医药院校规划教材《刺法灸法学》中相关术语的表述 [J]. 中医教育, 2005 (4): 61-62.

[13] 杨华元, 马忆南. 现代针灸治疗仪器的研究现状 [J]. 中国医疗设备, 2011, 26 (4): 46-49.

[14] 智勇, 于苗, 刘智艳.《通玄指要赋》浅悟 [J]. 针灸临床杂志, 2013, 29 (11): 53-54.

[15] 王洁, 黄香妹, 陈默, 等. 耳穴贴压对气虚血瘀型脑卒中患者上肢运动功能的影响 [J]. 中华护理教育, 2018, 15 (2): 97-100.

[16] 岳慧平, 马铁明, 刘建平. 基于单片机的数字化中医穴位疗法治疗仪的功能与原理 [J]. 中国医疗设备, 2012, 27 (5): 94-95+101.

[17] 倪光夏, 李玉堂. 试谈提高针灸临床疗效的思路 [J]. 江苏中医药, 2002 (6): 26-27.

[18] 管遵惠. 提高针灸临床疗效必须辨证论治 [J]. 针灸临床杂志, 2008 (6): 7-9.

[19] 管遵惠, 管薇薇, 管傲然, 等. 管氏经络辨证针灸法概要 [J]. 中华中医药杂志, 2021, 36 (8): 4775-4778.

[20] 郭翠萍, 丁丽玲. 学习管遵惠老师经络辨证经验体会 [J]. 云南中医中药杂志, 2002 (2): 1-2.

第四章　提高临床疗效的思路方法

随着西医学快速发展，传统针灸治疗方法也越来越受到人们的欢迎和广泛认同。针灸疗法历经千年而不衰，最重要的原因是其具有独特的治疗优势。但是我们应清楚地认识到，针灸延续千年所孕育的内核还有待揭示，针灸在临床治疗中的潜能也还需要继续发挥。进一步提高针灸疗效，使针灸学科保持可持续发展，这是所有针灸工作者需要解决的重大问题。

针灸疗效受到多方面因素影响，具体包括以下几点：①诊断准确性；②治疗恰当性；③患者的功能状态；④是否有适宜的治疗环境；⑤能否恰当应用针灸科学研究成果。因此，为了提高针灸治疗效果，需要注重以下几个方面。

一、提高临床诊断能力，构建针灸临床辨证体系

辨证是认识疾病，论治是针对病症采取治疗措施。治疗的前提是辨证，治疗的手段是论治，准确地辨证才能确保正确的施治方法。

经络在人类生命活动中发挥着重要的意义，不仅具有明确的生理和病理意义，而且在辨证论治方面也具有明确的意义，就像《灵枢·经脉》中提到的："经脉者，所以决死生，处百病，调虚实，不可不通。"但是，目前针灸的临床实践中很少提到经络辨证，这样不仅会削弱针灸理论的独特性，也会影响到针灸的临床疗效。所以，临床工作者要把握住针灸的理论核心，构建适合针灸临床实践的辨证体系，这也是提高针灸临床疗效很重要的一个环节。

（一）经络辨证为主

临床针灸，尤其要注意经络辨证，临床诊治应该以循经辨证、病候辨证为主，还应包括奇经辨证和皮部、经筋等有关理论，与脏腑辨证、八纲辨证等紧密结合，灵活使用辨证方法。

1. 循经辨证为纲

（1）本经自病，调其本经　按照经脉的循行分布，发生疾病的部位属于某条经脉，就取某经的腧穴进行治疗。"经脉所过，主治所及"，这是循经辨证施治的基本准则。《灵枢·终始》记载："故阴阳不相移，虚实不相倾，取之其经。"意思是一条经脉的经气失调，还没有传到他经时，只要选取这条经脉的穴位治疗即可。如手阳明经脉"入下齿中，还出挟口"，因此如果下牙疼痛，可以取合谷穴进行治疗；足厥阴肝经"布胁肋"，肝气横逆造成的胁痛可取章门穴进行治疗。

在循经取穴时还可以结合运用本经子母穴，如痛在颞侧的"少阳头痛"，可以取侠溪（母穴）以壮水，针阳辅（子穴）以泻火，补泻同施于一经，补其不足又夺其有余，调整经络气机，就能达到缓解疼痛的效果。

（2）某经病证，表里经同治　十二经脉中的每一条经脉都有与他互为表里的经脉，手之三阴经与手之三阳经相表里，足之三阴经与足之三阳经相表里。阴经属脏络腑，阳经属腑络脏。表里之间，关系密切，其在体腔有属络关系，在四肢有脉气交接关系，经别的"出入离合"能加强体内深部联系，"别络"又能沟通加强外经脉气联系。因此，循经辨证施治的重要方法

之一是本经有病，表里经同治，如胃气虚寒，取足三里穴配公孙穴；脾虚泄泻，取阴陵泉穴配足三里穴。

（3）本经有病，兼调子母经　根据病变的位置，先确定病变的经脉，在调节本经气血的基础上，按照"虚则补其母，实则泻其子"的原则，调节原经的子母经，也是循经辨证的范畴。

2. 病候辨证为纬

《灵枢·经脉》记载了十二条经脉"是动所生"的病候。十二经病候各有外经病候与脏腑病候两部分，各经病候是对各条经脉循行部位和所联系脏腑器官在病理情况下出现的证候群的总结。病候与本经腧穴的关系，可以看作是经穴主治范围的归纳和总结，它是经络学说的重要组成部分，是经络辨证的重要依据。

（1）分析症状　对于单一症状，可根据十二经病候进行鉴别，并分经论治。如以气短为特征的哮喘，甚至口肩张开，从症状上看手太阴和足少阴病等均可产生呼吸困难的症状，运用两经病候理论辨别喘证，前者主要是肺气不宣引起的实喘；而后者是肾不纳气，咳逆气短而引起的虚证之喘息。前者多见于支气管哮喘、支气管扩张患者；而后者多见于慢性支气管炎、肺气肿、心功能不全的患者。分经论治的前提是要辨证清楚。前者取穴以肺俞、膻中、尺泽、列缺为主，针刺用泻法，不灸；而后者取穴则以肾俞、气海、肺俞、膏肓、足三里、太溪、太渊为主，针刺用补法，加灸。明确十二经病候，可以使我们更好地掌握病位，从而分经论治。

（2）归纳证候　单纯性消化不良临床主要表现为腹泻、蛋水便，或带黄绿色，混有少量黏液，常伴呕吐、发热、食欲不振、消瘦等症状。这些证候，以十二经病进行辨别，一般是属于足太阴脾经。因为足太阴"是动则病舌本强，食则呕，胃脘痛，腹胀，善噫，得后与气则快然如衰，身体皆重，是主脾所生病者"，因此消化不良可以按照脾经病证进行论治。根据脾胃的表里关系，治疗的原则应是健脾运胃。取穴可以根据经脉循行及穴位特性，循经取穴或配取背俞穴、募穴、会穴等，再根据辨证论治决定或针或灸，或补或泻。

（二）奇经、络脉等辨证理论为补充

1. 奇经八脉辨证

奇经八脉在经络系统中起着缓冲、调节的作用，即"正经之脉隆盛，则溢于奇经"。奇经八脉辨证主要根据奇经八脉的生理功能、循行路线和病候为依据进行，如督脉、任脉、冲脉皆起于会阴，一源三歧，头项脊柱的病症、胸腹部病症，如冲气喘息、腹痛引阴，还有天癸病变都和以上三条经脉紧密联系。《素问·骨空论篇》曰："任脉为病，男子内结七疝，女子带下瘕聚。"因此，月经不调、痛经、崩漏、带下、早产等妇科疾病应该从奇经辨证论治。

2. 络脉辨证

虽然络脉病候大部分都包含在经脉证候之内，但络脉的一些病证仍与十二正经病证有所不同，临证当仔细进行辨别。如手太阳络脉病的实证表现为与经脉循行有关的"节弛肘废"，其虚证则出现"生疣"，又和经脉的病证不同，临证时应当注意观察络脉的病候。

3. 经别、经筋、皮部辨证

经别、经筋、皮部不仅弥补了十二经脉循行的不足，而且扩大了十二经的主治范围。经别、经筋、皮部辨证是经脉辨证的补充，在针灸临床辨证中也有着很重要的作用。如十二经筋以其独特的散聚形式，行走于四肢，内养脏腑，外连百骸，形成经络系统中的筋肉系统，具有连缀百骸、维系周身的作用。十二经筋的病候表现有阳经和阴经之别。阳经经筋性刚，分布在手足项背，沿着附骨直行，本病与肌肉、筋膜、骨节间的疼痛、转筋、口眼歪斜等有关；阴经经筋性柔，分布于胸腹头面支别横络，发病为息贲、伏梁、痛、疼等急症。因此，经筋辨证可以用于某些特定疾病，如局部筋肉松弛、拘挛疼痛、全身痉挛等。

（三）辨病与辨证相结合

一个完整的中医诊断过程应该包括辨病和辨证。随着时代的进步，西医的快速发展，尤其是西医诊断技术的发展，为我们深入、全面揭示疾病的本质开创了新的思路，所以要在辨证论治的基础上重视西医，这是提高针灸临床疗效的另一个重要环节。西医注重局部微观概念的辨证，通过影像学和实验室检查诊断疾病。西医的检查手段可以看作是中医四诊的延伸和发展，可以为中医辨证提供更多的参数和依据，它要求我们不仅要辨明经络、腑脏、寒热、虚实，还要结合西医的诊断知识，指导临床针灸取穴、开方，或针灸与其他方法综合治疗，这对于全面认识疾病和准确辨证是有很大帮助的。

如头痛一病，如果位置比较明确，治疗时应结合经脉沿线选穴，如前额痛可取阳明经的上星、合谷等穴，侧头痛可以选取少阳经的风池、侠溪等穴，枕后痛可以选择针刺太阳经的风池、天柱、后溪、昆仑等穴，颠顶痛可以选取厥阴经的太冲等穴，但是如果用现代技术诊断头痛的病因，如神经血管性头痛、颅内占位性病变引起的头痛等，再进行综合治疗，疗效往往会得到很大的提高。

二、掌控针灸治疗全过程，保证治疗方法恰当

（一）把握针灸治疗的最佳时机

针灸疗法和其他治疗方法一样，也注重时间因素对疗效的影响。重视针灸治疗的干预时间、留针时间和疗程等，把握针灸治疗中的时间因素，对提高针灸的临床疗效具有重要的现实意义。

1.顺时治疗

针灸治疗的干预时机，首先要"顺天之时"才能"病可与期"，意思是针灸治疗的时机要根据季节的变化和人体气血的涨落来选择。如"天灸疗法"，就是基于自然界春夏阳气旺盛而人体阳气同时也旺盛，再加上艾灸或温热助阳药之阳，"三阳合一"就能够有效地祛除体内阴邪以治疗冬季虚寒病。

2.早期治疗

重视疾病的早期治疗已经在临床医务工作者中达成了共识，针灸也不例外。特别是对于一些急症或疼痛证候，应立即进行针灸治疗，这样既有利于"扶正"，也有利于"祛邪"。如对于中风患者，发病1个月之内接受针灸治疗，疗效最佳，其次是在发病后1个月至3个月之间开始治疗，而发病6个月之后才治疗则效果最差，甚至无效。因此，早期进行针刺治疗，可以有效预防病情继续发展，加速自然恢复过程，缩短病程。

3.择期治疗

人类的生理功能是有节奏地变化的，疾病的发生和发展也是分阶段的。因此，针灸在不同时间进行治疗，所产生的疗效也会节律性变化，所以在早期治疗的前提下，应该根据人体生理、病理的节律性选择最佳治疗时机。如疟疾在发病前1~2小时针刺，痛经在月经来潮前3~7天针灸治疗，而不孕症在排卵期针灸能达到最好的效果。

（二）重视腧穴的特异性及拮抗作用

1.腧穴特异性

不同腧穴有不同的治疗效果，一些穴

位除了具有近治和远治的作用之外，还具有一些特殊的功用，即腧穴特异性。因此，掌握好腧穴的位置、归经和特异性，明确穴位的功能和主治，也是提高针灸临床疗效的重要前提。《难经·六十八难》："井主心下满，荥主身热……合主逆气而泄。"《灵枢·邪气脏腑病形》："荥输治外经，合治内府。"《四总穴歌》："肚腹三里留，腰背委中求，头项寻列缺，面口合谷收。"都说明了五输穴、原穴、络穴、下合穴、背俞穴、募穴等具有其特殊的治疗效应，应当合理选取腧穴进行针刺治疗。

临床上，在明确主要证候的基础上，一些并发证候可选择临床上适当有效的穴位治疗，如痰多选取丰隆穴、热盛选取大椎穴、便秘取支沟穴、湿盛取阴陵泉、胎位不正取至阴穴、头痛取太阳、小儿疳积取四缝、经筋之病多取阳陵泉等，往往可以获得很好的疗效。

2.腧穴配伍的拮抗作用

腧穴配伍具有协同效应和拮抗效应。腧穴之间的拮抗效应是指一个穴位对同一身体上另一个穴位的削弱作用。研究证实，功效相同的腧穴配伍可能无效或有拮抗作用，如内关、神门、心俞三穴单独使用可以治疗心律失常，作用相近且疗效显著，但合用后疗效无显著改善或下降；内关与脾俞配合能减弱灌服油脂后小鼠胃肠推进功能的下降，但加用足三里后减弱效应不明显，说明内关、脾俞、足三里三穴配伍亦有一定的拮抗效应。因此，在临床选穴时为了提高针灸疗效，应该尽量避免腧穴拮抗现象的发生。

（三）选择合适的针灸治疗方法

针灸疗法作为一种外治法，包括针刺、艾灸、拔罐等，针灸按照所使用的针和针刺部位划分，有体针、头针、电针、腕踝针、眼针、耳针、腹针、皮肤针、小针刀等治疗方法。这些方法的效果也有不同的侧重，如小针刀对关节粘连的松解作用优于其他针灸方法，三棱针点刺大椎穴放血退热作用优于体针等。艾灸按刺激量的不同分为直接灸和间接灸，直接灸又按照治疗目的不同分为化脓灸和非化脓灸，如化脓灸治疗哮喘会有良好的效果。火罐根据治疗目的不同分为走罐、拔罐、闪罐等，其治疗的效应也不完全相同。因此，临床应根据患者的体质、年龄和疾病种类、病位深浅、病情轻重而灵活合理地运用各种方法，或用针或用灸，或针灸并用，或针药、针罐并用等。将各种方法有机地结合起来，相互取长补短，才能更好地发挥针灸的临床效应。

一些阳气衰弱的疾病，如果只用针法，效果往往不明显，配合使用灸法之后，则疗效显著。如多发性腰椎间盘突出症，急性期选用针刺配合艾条灸，恢复期腰部肌肉结节针刺、痉挛部拔血罐，可有效解除患者的肌肉痉挛。

（四）正确运用补泻手法

根据"虚则补之，实则泻之"的治疗原则，针刺的补泻手法能达到补虚泻实、扶正祛邪、调和营卫、宣通气血的目的。

临床操作时须根据病症的虚实正确地运用补泻手法，才能达到提高疗效、治愈疾病的目的，尤其在治疗内脏疾病时更为重要。如眩晕，在辨证施治时必须注意气血不足、肝阳上亢、痰湿中阻的区别，气血不足以培补脾胃为主，毫针刺用补法；肝阳上亢以清潜肝阳为主，毫针刺用泻法；痰湿中阻以运脾化痰为主，毫针刺用平补平泻法。

《灵枢·邪气脏腑病形》曰："补泻反则病益笃。"由于补泻操作不同，在同一个腧穴处方中可起到完全相反的作用。如临床上补合谷、泻三阴交有行气活血、通经化瘀之效，用以治血滞经闭而列为孕妇之禁忌；反之，泻合谷、补三阴交则有理气养血固经之效，而治疗月经过多或崩漏之疾。这都是由于补泻施术不同所产生的治疗效果差异。针刺补泻手法直接关系到疗效，如果临证时辨证不正确，补泻不分，必然导致不良后果。

此外，手法的力度、幅度和频率都会对临床疗效产生不同的影响。临床研究证实，所谓捻转幅度小、用力轻是指捻转时进行小幅度高频率捻转，其限度为 1/2 转，频率在 120 次 / 分以上，才会达到补的作用；而捻转幅度大、用力重是指大幅度低频率的捻转，其限度为 1 转以上，频率在 50~60 次 / 分，才能达到泻的作用。临床针灸治疗时，要根据患者证候和治疗要求，注意发力的方向和大小，达到事半功倍的作用。在实施补法时，要形成有节奏的捻转频率，缓慢激发经气，可以增强针灸治疗效果。因此，临证时既要选择手法，又要结合手法的力度和手法的频次来提高疗效。

（五）设计合理的针灸疗程

在传统教材中，针灸疗程规范为急症、新病 3~5 次为 1 个疗程，慢病、旧病 7~10 次 1 个疗程。在临床实际中，常见疾病可以遵循这一规律，而针对大多数慢性疾病，需要在一段时间内进行多次针灸治疗，以积累和保持针灸的效果，并逐渐修复病变。一方面，医生所需要的针灸效果不断积累和维持；另一方面，不必要的针灸耐受效果也开始出现。为了在不发生针刺耐受性的情况下达到针灸疗效的最佳积累和维持，需要确定合理的治疗长度和间隔时间。《灵枢·九针十二原》记载："刺之而气不至，无问其数，刺之而气至……气至而有效，效之信，若风之吹云，明乎若见苍天，刺之道毕也。"如针灸治疗痛经与月经周期有关，临床治疗一般以 1 个周期为 1 个疗程，需要 3 个疗程及以上。因此，针对各种疾病、不同病患设计个体化的针灸治疗方案和疗程，必将提高针灸的临床疗效。

三、根据患者状态，选择合适的针灸治疗方案

（一）患者的体质因素

1. 以外察内，了解临床多面反应

《灵枢·终始》指出："凡刺之法，必察其形气。"体内阴阳气血活动会表现于外部的形体特点，察外知内，即通过对形体肥瘦、年龄长幼、性格举止等特征的观察，了解到体内的本质差别，从而采取相应的治疗方法。

2. 辨明经络气血的盛衰滑涩

《黄帝内经》指出每个人在气血的多少、滑涩、清浊上都会有差别，这种差别是形成外在形体、气质特点的生理基础。《灵枢·逆顺肥瘦》提到"瘦人者……其血清气滑"，肥胖者"其血黑以浊，其气涩以迟"，常人"血气和调"，壮年人"血气充盈"。因此，机体气血阴阳的活动状况可以从经气的盛衰滑涩表现出来。如重阳之人因"阳气滑盛而扬""其气易往"，即阳气偏盛、经气易行且针刺反应敏感；阴阳和调之人因"阴阳和调而血气淖泽滑利，故针入而气出，疾而相逢也"，意思是这种人阴阳平衡、气血和调，针感适时而至；多阴少阳之人，由于"其气沉而气往难"，即阴气偏盛，经气运行迟涩，所以针刺反应出现较慢。针刺反应的速度和强度直接关系到治疗效果，而针灸的治疗效果取决于气血经络的功能活动。因此，只有调整针刺手法，以适当的刺激量来激发经气，才能达到调和身体阴阳之气的目的，产生良好的治疗效果。

（二）患者的心理状态

《黄帝内经》把"治神"放在了重要的位置。"治神"是针刺疗效的关键，贯穿于针刺的每一个环节。人体之神有人神和精神活动双重含义，其中人神是人身的主宰，对人体在生理和病理状态下的各种功能都有调节作用，所以治神主要是对患者的人神的治理。"神归其室"则病愈，"神不使"则无效。

1. 强调心理治疗

"神"还包括医患的心理意识思维活动。医者之神体现在操作过程中，精神集中、专注地体会针下的感觉和观察患者的反应，以及施针技术、方法的应用和操作的熟练程度。医生认真热情的态度可以引导和带动患者进入积极配合治疗的心理状态。患者之神是指患者对自身精神状态和机体变化的体验，长期遭受身体病痛，过度关注对身体影响较大的病变部位或症状而伴有抑郁焦虑，以及对医生的态度、治疗过程担忧等。二者中医生起着主导作用，医者思想集中，集中精力在针刺上，用自己的神调动患者的神，获得医患在心理上的配合，可使针灸的生理和心理效应共同发挥作用，以加强针灸的疗效。

2. 加强医患交流

《黄帝内经》中提到"按摩勿释，出针视之，曰我将深之。适人必革，精气自伏，邪气自乱"，意思是要通过诱导和暗示法令患者集中注意力，从而促进医生和患者的心理交流，提高针灸疗效。所以，在针刺时医生的思想高度集中，意念在针，专心在针刺的部位，才能充分调动患者的精神心理活动，并通过针刺影响患者，与针刺生理效应共同发挥治疗作用。

3. 转变患者心态

在应用针灸治疗疾病的过程中，患者的心理状态会直接影响治疗效果。到针灸科就诊的患者心理状态是复杂多变的，良好的精神状态有利于提升针灸的治疗效果，而不良的心理状态则不利于针灸的疗效。在临床上，经常会遇到这种情况，如果医者的手法不好，第一针让患者感到疼痛，后来即使每针都很好，患者也会感到疼痛不适，这种反应就是心理作用的结果。第一针疼痛的经历形成兴奋灶，心理处于相对的不良状态，因此之后的每一针本来应该不痛，患者也同样会感到疼痛，说明不同的心理活动对病理刺激会产生不同的反应。实践证明，情绪稳定的患者治疗效果比情绪紧张的患者好。针灸要结合心理上的暗示和安慰，这样会比单纯施针效果更好。

四、提供舒适环境，保证针灸治疗效果

由于针灸治疗的需要，患者一般要在治疗室留针半小时或更长时间。在这么长的时间里，患者所处的环境必然会影响其情绪。一个安静、舒适的治疗环境可以使患者安静放松，从而增加感传的发生率，也有助于医生集中精神进行针刺治疗，而恶劣的环境必然会降低针灸的临床疗效。

目前，针灸治疗的环境还没有得到太多的重视。由于患者数量多，治疗空间有限，只能解决基本的医疗环境。但是，随着我国经济发展，政府对中医特色发展的重视及投入日益增加，针灸治疗环境的建设应该得到重视。

针灸的治疗环境应该包括一个单独的接诊室，医生在接诊室进行诊断、处方，还要有独立的治疗室，医生在治疗室施术，治疗室也应该分为相互隔离的小隔间，以尽量减少对患者的干扰。仿照一些大型商场的做法，在针灸室内播放轻松舒缓的背景音乐，诱导患者从进入诊室开始安静下来，更重要的是使患者在留针过程中不感

到无聊，亦可抑制忧病等杂念的产生，达到气功镇静的效果。这与《黄帝内经》中提到的治神所要求的患者神志专一也是一致的。诊室墙壁应该采用淡绿、淡蓝色，会比白色更利于平静心情，而挂一些赏心悦目的国画、风景画也会比经络图的效果更好。

五、加强针灸科学研究，成果应用于临床以提高疗效

针灸治疗方法与药物治疗方法、现代物理治疗方法有明显的区别。因此，在现代针灸研究中，不应该沿袭现代药物疗法和现代物理疗法的研究方法，应该根据针灸的临床特点，以中国传统针灸理论为指导，从针灸的本质特征出发，开展理论和临床研究，并将研究结果应用于临床工作中，指导临床治疗，提高疗效。

首先，对于临床疗效明确的病种，用现代科学的语言来讲解针灸疗效的发生机制，使针灸的基础理论不断进步发展，使其更加便于理解、简便易学。其次，从解决和控制疾病发生发展过程中的某些症状入手，肯定针灸对疾病症状的疗效，进行针药结合、中西医结合的治疗，从多方面提高疗效。再者，建立符合针灸作用特点的疗效评价标准，从临床疗效确切、特异疗效明显、可解释疾病并广泛应用等方面进行科学设计，制定统一的治疗效果评价机制，验证针灸治疗效果。最后，开展疑难杂症的科学研究，扩大针灸治疗的病种，扩大针灸适用证型范围，努力提高针灸的治疗水平和治疗效果。

综上所述，有很多方法都能提高针灸的治疗效果，但关键是在针灸治疗过程中遵循中医基本原则，即辨证施治、合理取穴、恰当配伍，这是提高其临床疗效的保障和前提。

主要参考文献

[1] 杜元灏，石学敏. 中华针灸临床诊疗规范 [M]. 南京：江苏科学技术出版社，2007.

[2] 王金海，路连香，易韬，等. 关于提高针灸临床疗效的思路与方法 [J]. 甘肃中医学院学报，2011，28（1）：28-30.

[3] 沙岩. 提高针灸临床诊断水平的重要性及其方法的思考 [J]. 中国针灸，2007，27（9）：691-694.

[4] 于彦平. 针灸手法对针灸疗效影响的探讨 [J]. 陕西中医，2012，33（3）：328-330.

[5] 钟峰，曾芳，郑晖，等. 腧穴配伍拮抗作用的研究现状 [J]. 中国针灸，2011，31（12）：1093-1095.

[6] 杨骏，储浩然. 针灸研究应依从于临床实践 [J]. 中国针灸，2010，30（1）：3-5.

[7] 闫滨. 精神因素与心理调节对针刺疗效的影响 [J]. 昆明医学院学报，2008（5）：208-209.

[8] 朱杰. 影响针灸疗程的因素 [J]. 云南中医中药杂志，2009，30（10）：63-64.

[9] 段颖华. 合俞会配穴法治疗肝纤维化的探讨及实验研究 [D]. 广州中医药大学，2010.

[10] 杨亚莉，吕选民. 试论医患心理因素在针灸治疗中的作用 [J]. 现代中医药，2008（5）：74-75.

[11] 朱晓平，李显生. 论针灸施术环境设置 [J]. 针灸临床杂志，2001（12）：44.

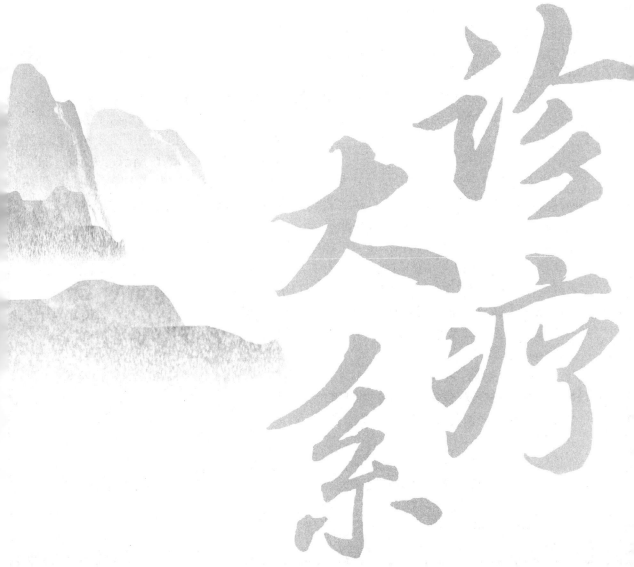

临床篇

第五章 内科病症

第一节 痹证

痹证是因风、寒、湿、热等外邪侵袭人体，闭阻经络，气血运行不畅而导致的以肌肉、筋骨、关节等部位酸痛、麻木、重着、屈伸不利，甚或关节肿大灼热等为主要临床表现的病证。轻者病在四肢关节肌肉，重者可内舍于脏腑，具有渐进性或反复发作的特点。痹证的发生，与体质的盛衰以及气候条件、生活环境等因素有关。痹证初起，不难获愈，晚期病程缠绵。

古代痹证的概念比较广泛，包括内脏痹和肢体痹，本节主要讨论肢体的痹证。西医学中的类风湿关节炎、强直性脊柱炎、骨关节炎、痛风、颈椎病、坐骨神经痛、肌纤维组织炎等出现痹证临床表现时，均可参照本节辨证论治。

一、病因病机

痹证的成因，多是正气不足、卫气不固，腠理空疏，以致风、寒、湿、热之邪乘虚侵入，导致经络气血痹阻，或痰浊瘀血，阻于经隧，深入关节筋脉，发为风寒湿热痹。正如《灵枢·五变》曰："粗理而肉不坚者，善病痹。"《济生方·痹》记载："皆因体虚，腠理空疏，受风寒湿气而成痹也。"其急性发作者多以邪实为主，病位在肢体皮肤经络。

（1）风寒湿邪，侵袭人体 由于久居潮湿、涉水冒寒、气候剧变、汗出当风等，以致风寒湿邪乘虚侵袭人体，注入经络、留于关节，使气血痹阻而为痹证。由于感邪偏盛的不同，临床表现也有所差别。正如《素问·痹论篇》所云："风寒湿三气杂至，合而为痹也。其风气胜者为行痹，寒气胜者为痛痹，湿气胜者为着痹也。"以风性善行数变，故疼痛游走不定而成行痹；寒气凝涩，气血凝滞不通，疼痛剧烈而成痛痹；湿性黏滞重着，使肌肤、关节麻木、重着，痛有定处而成着痹。

（2）感受热邪，或郁久化热 感受风热之邪，与湿相并，而致湿热合邪为患。素体阳盛或阴虚有热，感受外邪之后易从热化，或因风寒湿痹日久不愈，邪留于经络关节，郁而化热，以致出现关节红肿热痛、发热等症。如《金匮翼·热痹》曰："热痹者，闭热于内也……脏腑经络，先有蓄热，而复遇风寒湿气客之，热为寒郁，气不得通，久之寒亦化热，则痛痹熻然而闷也。"

痹证日久，容易出现以下三种病理变化：一是风寒湿痹或热痹日久不愈，气血运行不畅日甚，瘀血痰浊痹阻经络，可出现皮肤瘀斑、关节周围结节、关节肿大、屈伸不利等症；二是病久使气血耗伤，呈现不同程度的气血亏虚证候；三是痹证日久不愈，复感于邪，邪由经络而病及脏腑，出现脏腑痹的证候。历代医家认为，导致风湿痹证发生发展的因素非常复杂，《素问·评热病论篇》云："风雨寒热，不得虚，邪不能独伤人。"《类证治裁·痹症》更明确指出："诸痹……由营卫先虚，腠理不密，风寒湿乘虚而袭，正气为邪气所阻，不能宣行。因而留滞。气血凝滞，久而成痹。"

二、临床诊断

（一）辨病诊断

痹证相当于西医学中多种以关节、肌

肉疼痛为主要表现的疾病，首先应根据患者的临床表现及相关检查，辨别其属何种疾病。

（二）辨证诊断

1. 行痹

（1）临床证候　肢体关节酸痛，游走不定。关节屈伸不利，或见恶风发热。苔薄白，脉浮。

（2）辨证要点　肢体关节酸痛，游走不定。苔薄白，脉浮。

2. 痛痹

（1）临床证候　肢体关节疼痛较剧，痛有定处，得热痛减，遇寒痛增，关节不可屈伸，局部皮肤不红，触之不热。苔薄白，脉弦紧。

（2）辨证要点　疼痛较剧，痛有定处，得热痛减，遇寒痛增，局部皮肤不红，触之不热。苔薄白，脉弦紧。

3. 着痹

（1）临床证候　肢体关节重着、酸痛，或有肿胀，痛有定处，手足沉重，活动不便，肌肤麻木不仁。苔白腻，脉濡缓。

（2）辨证要点　肢体关节重着、酸痛，或肿胀，肌肤麻木不仁，阴雨天加重。苔白腻，脉濡缓。

4. 热痹

（1）临床证候　关节疼痛，局部灼热红肿，得冷稍舒，痛不可触，可病及一个或多个关节，多兼有发热、恶风、口渴、烦闷不安等全身症状。苔黄燥，脉滑数。

（2）辨证要点　关节疼痛，局部灼热红肿，痛不可触，多兼有发热、恶风等全身症状。苔黄燥，脉滑数。

5. 尪痹

（1）临床证候　肢体关节疼痛，屈伸不利，关节肿大、僵硬、变形，甚则肌肉萎缩，筋脉拘急，肘膝不得伸，或尻以代踵、脊以代头而成废人。舌质暗红，脉细涩。

（2）辨证要点　肢体关节疼痛，关节肿大、僵硬、变形，甚则肌肉萎缩。舌质暗红，脉细涩。

6. 气血亏虚证

（1）临床证候　四肢乏力，关节酸沉，绵绵而痛，麻木尤甚，汗出畏寒，时见心悸，纳呆，颜面微青而白，形体虚弱。舌质淡红欠润滑，苔黄或薄白，脉多沉虚而缓。

（2）辨证要点　四肢乏力，关节酸沉，绵绵而痛。舌质淡红欠润滑，苔黄或薄白，脉沉虚而缓。

三、鉴别诊断

痹证应当与痿证相鉴别，两者的病位均在肢体、关节。痹证以筋骨、肌肉、关节的酸痛、重着、屈伸不利为主要症状，有时也兼有麻木不仁或肿胀，但无瘫痪表现；痿证则以肢体痿弱不用、肌肉瘦削为特点，肌肉、关节一般不痛。疼痛与否是两者的鉴别要点。其次，要观察肢体的活动障碍情况，痿证是无力运动，痹证则是因痛而影响活动。再者，部分痿证病初即有肌肉萎缩，而痹证则是由于疼痛甚或关节僵直不能活动，日久废而不用导致肌肉萎缩。

四、临床治疗

（一）提高临床疗效的要素

针灸作为中医学预防和治疗疾病的方法和手段，其有效性与多种因素有关，其中，正确的辨证论治、合理的针灸处方是最重要的因素。要以脏腑、经络理论为指导，掌握脏腑、经络的辨证机制，结合患病脏腑及其所属的经络、表里关系，腧穴的功能、特点，进行配穴处方。另外，采用合理的针刺手法，多种疗法有机结合，早期治疗与择期治疗相结合，也是影响针灸疗效的因素。

（二）辨病治疗

痹证相当于西医学中多种以关节、肌肉疼痛为主要表现的疾病，首先应辨别其属何种疾病，不同的疾病治法不同。对于痛证，在对因治疗的同时，可选用非甾体抗炎药对症治疗。口服这些药物时，需注意识别和处理过敏反应和消化性溃疡。

（三）辨证治疗

针灸疗法治疗痹证，临床疗效确切。《灵枢·九针十二原》指出："以微针通其经脉，调其气血。"针刺对痹证的治疗作用主要是通过改善血液流变学和微循环，提高痛阈，释放镇痛物质等而实现的。治疗过程中，因其病因病性不同，配穴刺法不同；病位深浅不同，针刺深浅亦不同。应根据病性辨证取穴，在使用各种方法时，也应把辨证放在首位。艾灸的作用效果主要是通过艾炷燃烧的热渗透作用、艾叶燃烧时发热产生的光谱效应而产生的。其燃烧的能谱主要在近红外波段，能穿透皮肤及深层组织，使局部各种分子的平均动能增加，因而具有疏经活络、化瘀止痛的疗效，尤其对风寒湿痹具有显著疗效。因此，针刺、艾灸均能对痹证起到有效的治疗作用。关于痹证的分型，历代医家均有寒热之分，其中寒型又分为风寒湿三型。清代叶天士认为，各类痹证中，以热胜型较为多见，在叶案痹证中约占30%以上，这在痹证分型论治中是个很大的创见和发展。

目前临床对于痹证分型，有人认为，痹证只需分寒、热二型，因风、寒、湿往往兼而有之，但综观其具体治法，在寒型中，仍然存在风、寒、湿以何者为主的问题。多数医家主张风、寒、湿、热四型，或风、寒、湿、热、瘀、痰、肝肾不足、气血亏损八型。这两种分类法，都能较确切地反映疾病的性质、状态。其中，后者对临床治疗更有指导意义。

1. 辨证论治

治法：通痹止痛。

处方：阿是穴、局部经穴。

（1）辨证取穴　行痹者，加膈俞、血海；痛痹者，加肾俞、关元；着痹者，加阴陵泉、三阴交；热痹者，加大椎、曲池。

（2）局部取穴

①上肢：肩髃、肩髎、巨骨、曲池、手三里、外关、合谷。

②下肢：环跳、居髎、阳陵泉、梁丘、犊鼻、委中、悬钟、昆仑、殷门、太冲。

操作：毫针常规刺，病在筋骨可深刺，可用电针。风寒湿痹可加用灸法，热痹局部可点刺出血。

方义：病痛局部取穴及循经选穴可疏通经络气血，使营卫调和而风寒湿热等邪无所依附，经络通畅，痹痛遂解，达"通则不痛"之效。

2. 成药应用

追风透骨丸

用法：每次9g，每日3次。

功效主治：祛风除湿，通经活络，散寒止痛。用于风寒湿痹，肢节疼痛，肢体麻木。

制剂规格：每10丸重1g。

注意事项：不良反应主要表现为颜面、四肢、胸腹部潮红、皮疹、瘙痒，范围及程度不一，或伴颜面、下肢浮肿。组成中地龙含异体蛋白，特异体质患者服用后容易出现不良反应。由于不同机体的反应性不同，所以症状轻重不一。不宜久服，属热痹者及孕妇忌服。

（四）其他疗法

1. 刺络拔罐法

用皮肤针重叩肌肉、关节病痛部位，

使出血少许，肌肉丰厚处加拔火罐。

2. 穴位注射法

穴位注射法是在经络、腧穴或压痛点、皮下阳性反应点上，适量注射液体药物，以防治各类疾病的方法，是针刺穴位与药物相结合的一种方法。通过针刺和药物的双重作用，改善血液循环，促使经络气血通畅，从而调理局部组织代谢，激发经络功能，消除病理状态。其作用原理，既同于中医传统针刺通过经络的作用达到治病的目的，又结合现代医药学原理，通过神经传导、体液调节而发挥效能。其应用范围几乎扩大到临床各科的各类疾病，所用药物也几乎扩大到所有可用于注射的中西药。采用具有舒筋通络、行气活血、祛风除湿、消肿止痛等作用的中药制剂，如当归、川芎、防风、牛膝、丹皮酚、威灵仙等注射液，选择注射入病痛部位附近腧穴，每穴注入 0.5~2ml，注意勿注入关节腔及血管内。每隔 1~3 日注射 1 次。疼痛严重者可用 2% 盐酸普鲁卡因或 1%~2% 利多卡因配合醋酸泼尼松、维生素 B_{12} 等局部肌内注射。

3. 电针法

选择上述处方穴位，针刺得气后，接通电针，先用连续波 5 分钟，后改疏密波，通电 10~20 分钟。

4. 壮医药线灸法

左手固定病变周围皮肤或穴位，右手食指和拇指持药线一端，线头露出 1cm 左右，将药线点燃，轻甩手腕，去除火焰，将带火星的线头对准穴位，顺应腕和拇指屈曲动作，稳重而敏捷地将其点按在穴位上，如雀啄食，一触即起，此为 1 壮。一般 1 个穴位点灸 1~3 壮，10 次为 1 个疗程，间隔 2~3 天再进行下 1 个疗程。

（五）医家诊疗经验

现代针灸名医陆瘦燕先生认为，凡是气机闭塞不通的疾患均可称之为痹证，其对经脉痹阻、气血不通，导致局部疼痛、酸麻、运动障碍等症状作了详尽的阐述。陆老通过整理，总结出痹证发生的原因：一是起居失调，劳伤气血而致经脉空虚，外邪乘机入侵；二是涉水冒寒、汗出当风、坐卧湿地，感受风寒湿邪；三是酒浆无度、失饥伤饱，痰湿内生而流注经络；四是嗜欲不节，精血耗伤，血不养筋；五是七情郁结，气滞血瘀；六是跌仆挫闪，瘀血凝滞，由外伤转成。上述六因均致经络壅塞、血气不和，于是经气不达而致痹证。

陆老结合《黄帝内经》的论述与后世医家的补充，根据不同分类方法归纳出痹证的分类，按病因分为行痹、痛痹、着痹、热痹；按疼痛游走情况分为周痹、众痹；按受邪部位分为皮痹、肉痹、脉痹、筋痹、骨痹；按其表现特征分为历节风、白虎风、鹤膝风、环跳风、腿股风、鞋带风、草鞋风、漏肩风、曲池风、阳池风、鸡爪风、颊车风、竹节风、腰痹。

陆老治疗慢性关节疼痛，十分注重切诊，在针刺之前，必须先运用切诊，以指导针刺的选穴和补泻手法。主要包括两种方法，一是切按经脉、腧穴部位，审视经脉的虚实和经络的血结现象，脉虚而空陷者需用补法，寒凝而气不通者需用温灸或温运的方法，其筋和脉契急者，必须用针引导其气使之纵缓，经络郁血者必刺络出血。根据"以痛为输"理论，陆老认为治疗筋肉的痹痛，可取用压痛点作为施治腧穴。其二是切脉，陆老根据临床实际，归纳了痹证的脉象，如浮缓为风邪偏盛，浮数为风热，浮紧为风寒，浮濡为风湿，浮紧兼数为寒邪化热，洪大而数为湿热，弦滑为挟痰之证等。

在选穴方面，陆老遵循《素问·痹论篇》中"循脉之分，各有所发，各随其过"的观点，"视病变所在，沿着经脉所过，循经取穴"，并根据患者的具体情况，选用一些局部穴位。同时，陆老还十分重视在整体辨证的指导下选穴，认为"若针灸治疗不从整体出发辨证施治，而只从局部出发，胶柱鼓瑟，则针灸的作用，将无异于理疗"。因此，陆老常结合患者具体的病因和脏腑气血虚实情况加用其他穴位以调节气血、祛邪扶正，如关节痹痛伴遗精便溏者，加太溪、肾俞、脾俞、足三里以健脾益肾。陆老还总结了针对不同病因的主治穴位，如祛风选外关、合谷、风池、风门，除寒选然谷、大椎、关元，燥湿选阴陵泉、足三里、复溜，清热选大椎、合谷、曲池、阳陵泉，解郁选内关、神门、行间，化痰选内关、丰隆，益精选志室、太溪、关元等。

陆老详细归纳总结《黄帝内经》治痹的各种刺法以及元明时期的一些复式手法，选用多种针刺手法，以捻转补泻为主，灵活运用于慢性关节疼痛，疗效显著。

五、预后转归

本病预后与感邪的轻重、患者体质的强弱、治疗是否及时以及病后颐养等因素密切相关。一般来说，病程短、全身状况好者，预后良好；痹病反复不已、全身状况差者，治疗较难；若关节变形，肌肉萎缩，或伴见心悸、浮肿等脏腑痹症状者，多预后不良。《温病条辨·中焦》云："寒痹势重而治反易，热痹势缓而治反难，实者单病躯壳易治，虚者兼病脏腑夹痰饮腹满等证，则难治矣。"

痹证起病一般不明显。疼痛呈游走性或有定处，有的为刺痛，或麻木，或肿胀。但部分患者起病有发热、汗出、口渴、咽痛等症，继之出现关节症状。本病初起，以邪实为主，病位在肢体皮肤经络。此时正气尚未大虚，病邪轻浅，采取及时有效的治疗，多可痊愈。

若虽初发而感邪深重，或痹证反复发作，或失治、误治等，往往可使病邪深入，由肌肤而渐至筋骨脉络，甚至损及脏腑，病情缠绵难愈，久则正虚邪恋，瘀阻于络，或虚实夹杂，出现气血不足及肝肾亏虚的证候。继续发展则病位深入脏腑，导致脏腑痹，出现脏腑损伤等病理变化，预后较差。

针刺、推拿、熏洗等疗法对痹证有较好的疗效，而某些病情缠绵的顽痹、尪痹等，则疗效欠佳，非一时能获效。

六、预防调护

本病发生多与气候和生活环境有关，平素应注意防寒、防潮，避居潮湿之地，以免风寒湿之邪侵入人体。一旦受寒、冒雨应及时治疗，如服用姜汤、午时茶等以祛邪，有助于预防本病。汗出勿当风，劳动或运动后不可乘身热汗出入水洗浴等。同时，应加强个体调摄，如房事有节、饮食有常、劳逸结合、起居作息规律化等，积极参加各种体育运动，加强锻炼，提高机体对外邪的抵抗力。不宜多食寒凉之品。

病后调护方面，患者需做好防寒保暖工作；注意保护病变肢体，提防跌仆等以免受伤；视病情适当对患处进行热熨、冷敷等，可配合针灸、推拿等进行治疗。此外，医生需鼓励和帮助患者对病变肢体进行功能锻炼，有助痹证康复。

主要参考文献

[1] 石学敏. 针灸学［M］. 北京：中国中医药出版社，2017.

[2] 高新彦，焦俊英，冯群虎，等. 丹溪心法评注［M］. 西安：三秦出版社，2004.

[3] 吴绍德，王佐良，徐玉声，等. 陆瘦燕针灸论著医案选［M］. 北京：人民卫生出版社，2006.

[4] 朱文，汪悦.《临证指南医案》痹症诊疗

特色分析［J］. 中国中医基础医学杂志,
2019, 25（10）: 1358-1359+1480.
［5］舒遵华, 丁庆刚, 孙牧, 等. 痹症的中医
治疗规范［J］. 世界最新医学信息文摘,
2019, 19（77）: 183-184.

第二节　腰痛

腰痛是指由于感受外邪, 或跌仆闪挫, 或肾虚导致腰部气血不能正常运行, 或失于濡养引起的以腰部单侧或双侧疼痛为主要表现的一类病证。西医学中的脊柱疾病、脊柱旁软组织疾病、神经系统疾病及某些内脏疾病等以腰痛为主要症状时, 均属本病范畴, 可参照本节辨证论治。

一、病因病机

（一）西医学认识

腰痛表现为腰部单侧或两侧酸痛, 甚至脊椎疼痛, 男女均可发病。腰部骨折、椎管肿瘤、腰部的急慢性外伤或腰肌劳损、强直性脊柱炎、腰椎骨质增生、腰椎间盘突出症都会导致腰痛。腰背部是身体最容易发力的地方, 许多慢性腰痛的患者都伴有慢性骨筋膜间隔综合征, 究其原因, 可能是骨筋膜间隔内压力增高, 腰背部筋膜下间隙的消失所致, 肌肉血流量减少, 疏松脂肪组织发生变性。因腰部受此伤害, 导致患者长期保持姿势, 不管是走路、坐卧, 腰部均有酸痛现象。

（二）中医学认识

腰痛首见于《黄帝内经》,《素问·刺腰痛论篇》中就对各类腰痛的特征及对应针灸治疗方法进行了探讨。《素问·脉要精微论篇》中指出"腰痛, 肾之府, 转摇不能, 肾将惫矣", 提示腰痛和肾有密切的关系。东汉张仲景率先对腰痛进行辨证论治, 如《金匮要略·五脏风寒积聚病脉证并治》曰: "肾著之病, 其人身体重, 腰中冷, 如坐水中……腰以下冷痛, 腹重如带五千钱, 甘姜苓术汤主之。"隋唐时期医家对于腰痛病因病机的认识较为完善, 正如巢元方在《诸病源候论·腰背病诸候》中所认为的那样, 腰痛和肾有密切关系, 肾虚为致病的根源, 就证候分类而言, 提出了急慢性腰痛分类。孙思邈在《备急千金要方·腰痛》中记载了应用补肝肾、祛风湿之独活寄生汤治腰痛, 目前仍为临床上治疗腰痛之名方。宋、金、元诸家也都以《黄帝内经》和唐前医家对腰痛病因病机的探讨为依据, 深化对于肾虚腰痛、湿热腰痛、寒湿腰痛、瘀血腰痛的认识。陈无择的《三因极一病证方论·腰痛叙论》主张: "夫腰痛, 虽属肾虚, 亦涉三因所致。在外则脏腑经络受邪, 在内则忧思恐怒, 以至房劳坠堕, 皆能致之。"朱丹溪的《丹溪心法·腰痛》提出腰痛病因有"肾虚、瘀血、湿热、痰积、闪挫", 首次提出"湿热、痰饮留滞, 气血不通, 引起腰痛"。

明清时期张介宾在《景岳全书》中提出腰痛辨证治疗要分清虚实, 并且延续《黄帝内经》中脏腑病变和情志内伤可导致腰痛的思想, 提出肝脾病变也可导致腰痛。秦景明在《症因脉治》中提出"湿热岁气"可引起腰痛。吴谦在《医宗金鉴》中, 用歌诀概括出腰痛的9种原因。李用粹在《证治汇补》中提出治疗应辨明"标本缓急"。黄元御的《四圣心源》指出: "肾水寒, 则脾土必湿, 脾土湿则肝木郁, 郁则阳气陷, 陷而不已, 而致腰痛发作。"

现将腰痛的病因病机概括如下。

（1）感受寒湿　多因居处湿润, 或冒着大雨涉水过河, 或劳汗当风、穿着潮湿寒冷, 腰府失于保护, 寒湿之邪乘虚而入。寒为阴, 其性凝滞而收引, 伤卫阳而损营阴, 以致腰府经脉被阻、络脉被绌; 湿邪

黏腻沉重，留筋骨肌肉以闭阻气血。寒湿留着，导致腰府经脉阻滞，气血运行不畅，则腰酸背痛。

（2）感受湿热　秽气湿热当使，或夏季较长时湿热交蒸，或因湿蕴生热而滞于腰府，壅遏经脉，导致腰痛。

（3）气滞血瘀　跌仆外伤、暴力扭转等，或姿势不端正、腰用力不合适、屏气闪挫等，或长期患病，腰部经络气血不能正常运行，气血受阻，瘀血留滞后出现疼痛。

（4）肾亏体虚　先天禀赋缺陷，加上劳累太过，或久病体虚，或年老体衰，或房事不节令肾精亏损，腰府失养，故腰痛不止。正如《景岳全书·杂证谟·腰痛》言："腰痛之虚证十居八九，但察其既无表邪，又无湿热，而或以年衰，或以劳苦，或以酒色斫丧，或七情忧郁所致者，则悉属真阴虚证。"

二、临床诊断

（一）辨病诊断

临床上患者常以腰部单侧或双侧疼痛为主诉，痛感往往向腿部放射，常伴外感或内伤的症状。腰椎、骶髂关节的 X 线、CT、MRI 及其他检查对腰椎病的诊断有一定帮助。血常规、尿常规、抗链球菌溶血素"O"、红细胞沉降率、类风湿因子检查等对风湿免疫类疾病的诊断有一定帮助。肾脏影像学检查及尿常规化验对肾脏疾病的诊断有一定帮助。妇科检查可以帮助排查妇科疾病导致的腰腿痛。

1. 望诊

留意皮肤的颜色、是否有斑点、是否有脓肿和窦口以及腰椎弯曲的状况。从患者一侧观察腰椎的生理曲度，从背后观察腰椎是否有侧弯。腰椎运动检查，观察其前屈、后伸、左右侧屈、左右旋转等情况。

2. 触诊

第 4、5 腰椎间隙在两侧髂嵴顶部的高度，检查腰椎后方棘突，逐一触诊，注意有无压痛、畸形。

3. 特征试验

（1）直腿抬高试验　患者双下肢伸直仰卧，检查者一手握住患者的膝部，让膝关节伸直，另一只手抓住踝部，慢慢地抬起来，直到患者有下肢放射痛，记录下肢和床面在这个时刻的夹角，也就是直腿抬高角度。正常人通常高达 80°左右，没有放射痛。基于此，可开展直腿抬高强化实验，也就是检查者把患者的下肢提升至最大程度之后，放下大约 10°，忽然把脚背屈，如果能导致下肢放射痛，则呈阳性，阳性以坐骨神经痛多见。

（2）"4"字试验　患者平卧，单侧下肢伸直，另一侧下肢呈"4"字形，置于伸直的下肢靠近膝关节的位置，检查者一手压膝关节，另一手压在对侧髂嵴，双手同时向下按压。下压时骶髂关节疼痛，且屈曲侧膝关节不能触及床面为阳性，阳性者可见于骶髂关节病变、腰椎间盘突出症、股骨头坏死，强直性脊柱炎和膝关节疾病等。

（二）辨证诊断

1. 寒湿腰痛

（1）临床证候　腰部寒冷疼痛重着、转侧不畅，虽静卧，疼痛不减，阴雨天或腰部感寒时加重。舌淡红，苔白，脉沉缓。

（2）辨证要点　发病较急且伴外感寒湿者，阴雨天或腰部感寒则加剧。

2. 湿热腰痛

（1）临床证候　腰部疼痛，疼痛处伴热感，暑湿阴雨天加重，活动量大或可缓解，尿短赤。苔黄，脉濡数或弦数。

（2）辨证要点　发病较急且伴外感湿热，疼痛处伴热感，暑湿阴雨天恶化，活动过后或可缓解者为表实。

3. 瘀血腰痛

（1）临床证候　腰痛似刺，疼痛部位固定，痛处拒按，白天轻，晚上重，轻者俯仰不便，重者不能转侧。舌紫暗或有瘀斑，脉沉涩。

（2）辨证要点　疼痛部位固定，夜间加剧，有些患者有外伤、劳损病史，属表实。

4. 肾虚腰痛

（1）临床证候　腰腿隐痛、酸软，喜欢揉捏和按压，双腿膝部乏力，遇劳累加重，静卧时缓解，经常复发。偏阳虚者，少腹拘急，面白肢冷，少气，舌淡红，脉细数；偏阴虚者，心烦不寐，口干咽燥，面赤，手足心发热，舌质红，苔少，脉细数。

（2）辨证要点　发病缓慢，腰酸腿疼，常复发，伴脏腑虚损，其证候为里虚。

三、鉴别诊断

1. 淋证

石淋、热淋和血淋的患者，时有剧烈的腰痛，且大多伴有尿频及小便短涩、滴沥和刺痛等症状，腰痛的患者大多无此症状。

2. 肾痹

肾痹表现为腰背强直弯曲、不能屈伸，行动不便，多因骨痹日久而成。

四、临床治疗

（一）提高临床疗效的要素

针灸治疗腰痛的疗效显著，针后腰部要做好保暖措施。需要根据自身情况进行一些轻微的活动，但必须适量，不可过度运动。

（二）辨病治疗

西医学发展至今，对腰痛的治疗方法多样，分为手术治疗及非手术治疗。非手术治疗包括一般疗法、封闭疗法、药物治疗（如非甾体抗炎药、营养神经类药、肌肉松弛药等）、物理疗法（如中高频脉冲电治疗、红光治疗、电磁疗法等）、康复疗法（如运动疗法、牵引、相关体操等），具有一定的疗效。

（三）辨证治疗

腰痛之辨证，必先辨外感和内伤，辨清表里虚实之不同性质。若由感受外邪而引起，大多发病较急且腰痛显著，伴外感症状，其证属表实，治疗以祛邪通络为主，视寒湿、湿热之别，则分别予温散或清利之法。外伤引起的腰痛，发病急骤，痛处固定，瘀血证候显著，其证为实，治疗以活血祛瘀为主，通络止痛为要。若是肾虚内伤引起的腰痛，则发病缓慢，腰酸腿疼，多为复发，伴脏腑虚损之证，其证为里虚，治疗以补肾固本、兼顾肝脾为原则。虚实兼见，宜分清轻重缓急，标本兼顾。

历代中医文献中可见大量关于针刺治疗腰痛的记载，现对古代腰痛的针刺疗法作一总结。①补益肾气法：适用于肾气虚弱型腰痛，穴取肾俞、命门、关元、太溪等，采用针刺补法，且可配灸法。②补血益气法：适用于气血两虚型腰痛，穴取脾俞、胃俞、足三里、三阴交，采用针刺补法，且可配灸法。③疏风解表法：适用于外感风、寒、热诸邪引起的外感腰痛，穴取风池、合谷、列缺等，采用针刺泻法治疗。④理气豁痰法：适用于痰湿型腰痛，穴取天突、膻中、合谷、丰隆等，采用针刺泻法。⑤活血化瘀法：适用于血瘀型腰痛，穴取曲泽、委中、十二井穴、膈俞等，采用针刺泻法，且可配刺络拔罐法。⑥补益肾阴法：适用于肾阴虚型腰痛，穴取关元、尺泽、肾俞等，采用针刺补法。⑦温经通络法：适用于阳虚寒凝型腰痛，取阿是穴或按痛处循经取穴，均可采用灸法、留针法或温针灸。⑧疏肝行滞法：适用于肝郁气滞型腰痛，穴取期门、太冲、三阴交等，采用针刺泻法。

1. 辨证论治

治法：舒筋活络，通经止痛。取足太阳、督脉经穴为主。

主穴：肾俞、大肠俞、委中、夹脊、阿是穴。

配穴：寒湿配风府、腰阳关；劳损配伍膈俞、次髎；肾虚配命门、志室、太溪；瘀血配伍膈俞。

操作：根据证型的虚实情况，适当毫针补泻或平补平泻或针与灸并用。

方义：肾脉贯脊，取肾俞能调肾气，灸之可以祛寒湿。夹脊抵于腰络肾，循经远取委中，以通调足太阳经气。夹脊穴、阿是穴属于近部取穴法的一种，能疏理局部经筋、脉络中的气血，阿是穴与大肠俞同用可以疏导局部经筋脉络之气血。取风府的目的在于祛风散寒，它和腰阳关同为督脉，共为宣导阳气之功。膈俞是血之会通，委中是血郄，合次髎，疏膀胱经气，消络中瘀滞，腰肌劳损等症适宜。灸命门、补志室等，为补肾中之真阳。太溪是足少阴经的原穴，为脏病取原义。腰痛突然发作，痛势较剧的，可在委中用三棱针刺血。

2. 成药应用

（1）跌打丸

用法：每次1丸，每日2次。

功效主治：活血散瘀，消肿止血。适用于跌打损伤，瘀血阻滞所致的腰腿疼痛。

（2）三七伤药片

用法：每次3片，每日3次。

功效主治：舒筋活血，散瘀止痛。适用于瘀血型腰痛。

（四）其他疗法

1. 灸法

灸法亦为腰痛常用外治法，它的取穴原则等同于针刺疗法，并常搭配使用。历代文献中对腰痛灸法的治疗也有不少记载，如宋代窦材的《扁鹊心书·扁鹊灸法》曰："腰俞二穴，在脊骨二十一椎下。治疗久患风腰痛，灸五十壮。"《扁鹊心书·窦材灸法》云："中年以上之人，腰腿关节作痛，乃肾气虚惫也。风邪所乘之证，灸关元三百壮。"

2. 熨腰法

熨腰法有温经通络、祛寒除湿之功效，可用来治疗寒湿或肾虚腰痛，此法常被古代医家所采用。元代朱震亨云："寒湿作痛者用摩腰膏治疗。"又云："摩腰膏治老人虚人腰痛。"明代李梴的《医学入门》中亦载有此法。

3. 导引法

汉代，练功导引作为一种治病手段开始出现。著名医家华佗创"五禽之戏"，进一步阐述了练功导引防病治病之法。据《三国志·魏书·方技传》载："是以古之仙者，为导引之事，熊颈鸱顾，引挽腰体，动诸关节，以求难老。"可以推测该法对防治腰痛具有一定的作用。《诸病源候论》《备急千金要方》《仙授理伤续断秘方》中有直接应用于腰腿痛的导引方法的记载。

4. 取嚏法

考诸文献，原腰痛之治尚有取嚏之法。金代张从正的《儒门事亲·腰痛气刺》云："夫一切男子妇人，或因咳嗽一声，或因悲哭啼泣，抬舁重物，以致腰痛气刺，不能转侧及不能出气者，可用不卧散嚏之，汗出痛止。"

5. 中药外敷法

（1）寒湿腰痛　附子、川乌、南星、朱砂、细辛、干姜各3g，雄黄、樟脑、丁香、麝香各1.5g，鸡血藤、透骨草各5g。共研为细末，用生姜汁调成糊状，稍加烘热即可，贴于患处。

（2）肾虚腰痛　续断、杜仲、宽筋藤、牛膝、当归、丹参、羌活、海桐皮、姜黄各30g，防己、赤芍各20g，细辛10g。用白醋调拌，外敷贴于痛处。

（五）医家诊疗经验

杨骏教授总结针灸治疗腰椎间盘突出症的临证经验，认为合理调配活血与补肾为大法。腰部突然出现疼痛，多是突然感受暴力所致，或由于腰部活动姿势不正确，用力过度，或搬运重物时肌肉配合不协调而出现。如《金匮翼》载："瘀血腰痛者，闪挫及强力举重得之。盖腰者，一身之要，屈伸俯仰，无不由之，若一有损伤，则血脉凝涩，经络壅滞，令人卒痛不能转侧，其脉涩，日轻夜重者是也。"疼痛时应该活血，血行则经脉通，通则不痛。《素问·脉要精微论篇》曰："腰者肾之府，转摇不能，肾将惫矣。"所以，腰椎间盘突出症与风寒湿邪侵袭及腰部急、慢性损伤等因素有关，但其根本原因在于肾虚。肾虚，使得筋骨不健，复受劳损扭挫，经络闭阻，不通则痛。

临证时，杨骏教授采用杨氏补肾活血针灸治疗法。取穴：肾俞、大肠俞、命门、腰阳关、夹脊穴（L$_3$~S$_1$）、昆仑、申脉、委中、血海、百会、大椎、腰痛穴。将补肾与活血相结合，收效更佳。同时，杨师考虑到不同患者，其瘀和虚又有主次之分，所以在应用活血止痛和补益肝肾时，要求"合理调配"。也就是说，活血与补肾兼顾的同时，应根据不同患者的体质，侧重于活血或补肾，往往能取得较好的疗效。运用该法时应注意变通，把握补肾与活血之间的关系，同时应辨证取穴。

五、预后转归

虽然腰痛的治疗手段多样化，但防胜于治。总体而言，本病预后良好。

六、预防调护

（一）预防

日常生活中要注意坐卧得当，劳逸适量，不能强力负重，忌腰部跌仆闪挫，忌坐卧湿地；暑季湿热郁蒸，忌夜宿户外、贪凉喜冷；涉水冒雨或身体出汗后，要立即擦身，更换衣物，或饮生姜红糖茶等发散风寒湿邪之剂。

（二）调护

急性腰痛，要及时处理，愈后重在休息调养、巩固疗效。慢性腰痛，除药物治疗外，要注意腰部保暖，或加腰托固护，以免腰部受伤。日常生活中，忌劳欲过度，防止感受外邪；常活动腰，或者进行腰部自我按摩、太极拳或其他医疗体育活动，帮助腰痛康复。

主要参考文献

[1] 周仲瑛. 中医内科学［M］. 北京：中国中医药出版社，2007.

[2] 石学敏. 针灸治疗学［M］. 北京：人民卫生出版社，2011.

[3] 赵永华. 杨骏学术思想与临床经验总结及补肾活血针法治疗腰椎间盘突出症临床研究［D］. 南京中医药大学，2015.

第三节　坐骨神经痛

坐骨神经痛是指沿坐骨神经分布区域，以臀部、大腿后侧、小腿后外侧、足背外侧为主的放射性疼痛，与《黄帝内经》记载的"随脉以上，随脉以下，不能左右"

相符合。它是由多种疾病引起的一种症状，多发生于单侧，以男性青壮年多见。患者首先感到下背部酸痛和腰部僵直感，或于发病前数周，在走路和运动时，下肢有短暂的疼痛，以后逐步加重而发展为剧烈疼痛，疼痛由腰部、臀部或髋部开始，向下沿大腿后侧、腘窝、小腿外侧和足背扩散，在持续性疼痛的基础上，有一阵阵加剧的烧灼样或针刺样疼痛，夜间更严重。中医学将坐骨神经痛归属于"痹证""腰腿痛"等范畴。

一、病因病机

坐骨神经来自腰 4~5 神经根和骶 1~3 神经根，途经骨盆，并从坐骨大孔穿出，抵达臀部，然后沿大腿后面下行到足。支配大腿后侧及小腿、足部所有肌肉群的感觉、反射，是全身最粗大的神经。坐骨神经痛的病因，一般分为原发性和继发性两类。

原发性坐骨神经痛临床比较少见，多由感染或中毒、神经间质炎症等直接损伤坐骨神经所致，以单侧发病多见。主要病因包括寒冷、潮湿及扁桃体炎、前列腺炎等其他炎症感染，有的同时还有肌炎或肌纤维组织炎。

继发性坐骨神经痛是由于邻近组织病变而压迫或刺激坐骨神经而引起的疼痛，原因较复杂。以其继发受损部位的不同，可分为根性和干性坐骨神经痛，其受压部位分别是在神经根和神经干。

根性坐骨神经痛病变位于椎管内脊神经根处，病因以腰椎间盘突出最多见，常在用力、弯腰或剧烈活动等诱因下，急性或亚急性起病，少数为慢性起病。其次有腰椎管狭窄、椎管内肿瘤、脊柱炎、脊柱裂、腰椎结核、腰骶神经根炎等病因。临床上多表现为沿坐骨神经通路及其分布区疼痛，即在臀部、大腿后侧、小腿外侧和足外侧呈放射性疼痛。

干性坐骨神经痛的病变主要是在椎管外坐骨神经行程上，病因常为神经干周围组织损伤或炎症，如坐骨神经本身的局限性损伤（如刺伤或弹片伤）、骶髂关节炎、髋关节炎、盆腔内肿瘤、妊娠子宫压迫、臀部外伤、梨状肌综合征、神经纤维瘤、下肢血管瘤、臀肌注射刺激性药物以及糖尿病等。

二、临床诊断

（一）辨病诊断

1. 根性坐骨神经痛

根性坐骨神经痛常在用力、弯腰或剧烈活动等诱因下，急性或亚急性起病，少数为慢性起病。疼痛常自腰部向一侧臀部、大腿后、腘窝、小腿外侧及足部放射，呈烧灼样或刀割样疼痛，咳嗽及用力时疼痛可加剧，夜间痛甚。患者为避免神经牵拉、受压引起疼痛，常取特殊的减痛姿势，如睡时卧向健侧，髋、膝关节屈曲；站立时重心着力于健侧，日久造成脊柱侧弯，多弯向健侧；坐位时臀部向健侧倾斜，以减轻神经根的受压。牵拉坐骨神经可诱发疼痛，或使疼痛加剧，凯尔尼格征（Kernig 征）阳性，直腿抬高试验（Lasegue 征）阳性，坐骨神经通路可有压痛，如腰旁点、臀点、腘点、踝点及跖点等，患肢小腿外侧和足背常有麻木及感觉减退，臀肌张力松弛，伸拇及屈拇肌力减弱，跟腱反射减弱或消失。

2. 干性坐骨神经痛

干性坐骨神经痛起病缓急随病因不同而异。如受寒或外伤诱发者多急性起病。受累部位在椎间孔以外，以盆腔出口处最为多见。患者常感患肢沿坐骨神经的某一段呈现放射性疼痛，疼痛常从臀部向股后、小腿后外侧及足外侧放射。压痛点在臀点以下，棘突旁无明显压痛，咳嗽、打喷嚏、大小便等腹压增加的动作时疼痛不明显，行走、活动及牵拉坐骨神经时疼痛加重。直腿抬高试验阳性，凯尔尼格征多阴性，脊椎侧弯多弯向患侧以减轻对坐骨神经干的牵拉。

根据疼痛的部位及放射方向、加剧疼痛的因素、减痛姿势、牵引痛及压痛点等因素，本病诊断不难。实验室检查可见血沉增快，抗链球菌溶血素"O"、类风湿因子可有异常。腰穿脑脊液（CSF）检查蛋白多升高。脊柱、腰骶椎、骶髂关节X线摄片可见局部病变，腰椎CT、MRI等可有相应的改变，如椎管内占位病变等。必要时可行椎管造影明确诊断。

（二）辨证诊断

1. 风寒湿痹阻证

临床证候：疼痛较剧，有电击感，有游走性，时甚时缓，得热则减，或肌肉胀痛，重着麻木，可因风寒湿邪外侵而诱发，雨天疼痛发作或加重，静卧时腰痛不减或加重，阴虚、阳虚症状不明显。舌淡，苔白腻，脉沉而迟缓或沉弦紧。

2. 湿热蕴郁证

临床证候：发病急，疼痛剧，患处发热肿胀，得热痛甚，遇凉痛减，小便短赤，甚或大便结。舌红，苔黄腻，脉滑数。

3. 气滞血瘀证

临床证候：有腰椎骨质增生、椎间盘突出等腰椎病变，或患肢损伤史，常有慢性腰痛，腰痛固定不移，起卧时痛甚，患肢有电击感、麻木感，腰痛如刺，轻症则俯仰不利，重症则痛剧固定不能转，拒按。舌紫暗或有瘀斑，脉沉细涩。

4. 肝肾亏虚证

临床证候：疼痛时间较长，反复发作，痛喜按揉，伴腰膝酸软无力，绵绵作痛，手足不温，喜揉按，遇劳则甚，卧则痛减。

舌苔少，脉虚细弱。偏阳虚者，舌淡，脉沉弱；偏阴虚者，舌红，脉弦细数。

肾为先天，脾为后天，二脏相济，温运全身。若肾虚日久，不能温煦脾土，或久行久立，常致脾气亏虚，甚则下陷，除见肾虚证候外，可兼见气短乏力，语声低微，食少便溏或肾脏下垂。

三、鉴别诊断

根据疼痛的部位及放射方向、加剧疼痛的因素、减痛姿势、牵引痛及压痛点等因素，本病诊断不难，但鉴别病因十分重要。

（1）腰椎间盘突出症　患者常有较长期的反复腰痛史，或重体力劳动史，常在一次腰部损伤或弯腰劳动后急性发病。除典型的根性坐骨神经痛的症状和体征外，常伴有腰肌痉挛、腰椎活动受限，椎间盘突出部位的椎间隙可有明显压痛和放射痛。X线片可见受累椎间隙变窄，CT检查可确诊。

（2）马尾肿瘤或囊肿　起病缓慢，逐渐加重，病初常为单侧根性坐骨神经痛，逐渐发展为双侧，夜间疼痛明显加剧，并出现括约肌功能障碍及鞍区感觉减退。腰椎MRI可确诊。

（3）腰椎管狭窄症　多见于中年男性，早期常有"间歇性跛行"，行走后下肢疼痛加重，但弯腰行走或休息后症状减轻或消失。当神经根或马尾受压严重时，也可出现一侧或两侧坐骨神经痛症状及体征。病情呈进行性加重，卧床休息或牵引等治疗无效。腰骶椎X线摄片或CT可确诊。

（4）腰骶神经根炎　因感染、中毒、营养代谢障碍或劳损、受寒等而发病，一般起病较急，且受损范围常常超出坐骨神经支配区域，表现为整个下肢无力、疼痛，轻度肌肉萎缩，除跟腱反射外，膝腱反射也常减弱或消失。

另外，还需考虑腰椎结核、腰椎转移瘤等病因。干性坐骨神经痛时，应注意有无受寒或感染史，以及骶髂关节、髋关节、盆腔和臀部的病变，除腰骶椎X线摄片外，必要时还可行骶髂关节X线摄片、直肠指检、妇科检查以及盆腔脏器B超等检查以明确其他病因。

四、临床治疗

（一）提高临床疗效的要素

针灸治疗坐骨神经痛一般可取得良好的疗效，是非手术疗法中重要的方法。为提高针灸治疗疗效，应重视以下因素。

（1）必须针对病因治疗。针灸治疗坐骨神经痛，选择适应证尤为重要，不同病因引起的坐骨神经痛疗效有所不同。对寒胜型坐骨神经炎，往往可一针而愈，坐骨神经本身的局限性损伤及周围组织损伤或炎症，收效较快；对因腰椎间盘突出而继发根性坐骨神经痛者，若影像学检查确诊，应首选腰牵、按摩复位，配合针灸治疗可加速病情康复；其他原因如肿瘤、结核、梨状肌综合征、糖尿病等，需治疗原发病才能奏效。

（2）交替使用其他疗法协同施治，可提高疗效。若单一使用针灸一种疗法，则获效较缓慢。

（3）重视辨证选穴、针刺手法、针下得气感。某些病情复杂，经反复针刺或气血虚损者，为避免病侧穴位久刺致损，可选用健侧相应经穴，并适当配伍调理肝肾之剂，可收捷效。

（4）关注患者本身因素，如年轻、初次发作、病程短、休息后可缓解、无椎管狭窄，则疗效较佳。

（二）辨病治疗

（1）首先应针对病因治疗。肿瘤压迫者首选外科手术治疗，腰椎间盘突出急性期宜卧硬板床休息1~2周。

（2）疼痛严重者，可用非甾体类消炎镇痛药，肌肉痉挛可口服安定或巴氯芬片。营养神经类药物，如维生素B族可辅助治疗。可口服短程类固醇皮质激素，如泼尼松，严重病例可用地塞米松静脉滴注，或1%~2%普鲁卡因或加泼尼松各1ml椎旁封闭，或地塞米松5ml加普鲁卡因2ml、维生素B_{12} 100μg注射局部痛点。疗效不佳时可用骨盆牵引或泼尼松龙硬脊膜外注射，个别无效或慢性复发病例可考虑手术治疗。

（3）理疗有辅助意义，急性期可用超短波疗法、红斑量紫外线照射等，慢性期可用短波疗法、直流电碘离子导入。

（三）辨证治疗

针灸治疗坐骨神经痛，疗效确切，相对于药物治疗，针灸更具优势。针刺取穴多选取痛点，采用循经取穴和交经取穴相结合的原则，以患侧为主，健侧为辅，也可加用电针，以增强针感和循经感传导。

1.辨证论治

治法：通络止痛。

主穴：大肠俞、腰夹脊、环跳、委中、阳陵泉、悬钟、丘墟、秩边。

辨证取穴：寒湿腰腿痛者，加腰阳关、阴陵泉；瘀血腰腿痛者，加足三里、三阴交、太冲；湿热腰腿痛者，加次髎、大肠俞、阴陵泉；肾虚腰腿痛者，加肾俞、命门、志室。

兼症取穴：兼大便干或便溏，加大肠俞、肾俞；小便黄赤，加膀胱俞；腰肌拘急，加中膂俞。

操作及手法：大肠俞直刺0.8~1寸，或向下平刺2~2.5寸；腰夹脊穴直刺0.3~0.5寸；环跳穴针尖略向下方斜刺2.0~3.0寸；委中穴直刺1~1.5寸；阳陵泉直刺或斜向下刺1~1.5寸；悬钟直刺1~1.5寸；丘墟直刺

0.5~0.8寸；秩边直刺1.5~2寸。均施以平补平泻法。其余配穴均常规针刺。

2. 成药应用

目前治疗腰腿痛的中成药和膏药很多，大多数含有祛风湿、止痹痛药物，适用于寒湿腰腿痛，如独活寄生合剂、祛风止痛胶囊、金天格胶囊、奇正消痛贴等。湿热腰腿痛者，可选用四妙丸；瘀血腰腿痛者，可选用云南白药胶囊/喷雾剂/止痛膏、三七伤药片、伤科七味片、伤痛宁片、红花油、速效跌打膏等。

（四）其他疗法

1. 耳针疗法

取患侧腰骶椎、肾、神门，以毫针针刺，或揿针埋藏，或王不留行籽按压。

2. 电针疗法

根性坐骨神经痛取腰4~5夹脊、阳陵泉或委中，干性坐骨神经痛取秩边、阳陵泉或委中。针刺得气后接通电针仪，用密波或疏密波，刺激量由中度到强度。

3. 拔罐疗法

可在疼痛部位拔罐、闪罐、走罐等，或刺络拔罐，以皮肤针扣刺后，加拔火罐。

4. 艾灸疗法

艾灸疗法包括温针灸、艾盒灸、铺灸等。

5. 穴位注射疗法

选用具有舒筋通络、行气活血、祛风除湿、消肿止痛等作用的中药制剂，如当归、川芎、防风、牛膝、丹皮酚、威灵仙等注射液，选择注射入病痛部位附近腧穴，每穴注入0.5~2ml，注意勿注入关节腔及血管内。每隔1~3日注射1次。疼痛严重者，可用2%盐酸普鲁卡因或1%~2%利多卡因配合醋酸泼尼松、维生素B_{12}等局部肌内注射。

6. 康复治疗

康复治疗的目标是利用一切康复手段减轻或消除疼痛，提高患者的生活质量。坐骨神经痛急性期应避免负重、卧硬板床，并抬高患肢，以减轻疼痛、控制炎症；亚急性期应积极进行运动疗法，即主、被动关节活动度的训练；慢性期可采取肌力和肌耐力训练，预防肌力下降并纠正畸形。另外，多种物理因子疗法，如超短波、红外线、磁疗、电疗等温热疗法，能够增强局部组织的血液循环和淋巴回流，改善病变组织的供氧，有利于组织营养代谢，促使炎症渗出物吸收，也加速了蓄积在局部的致痛化学介质的清除，从而减轻疼痛。

（五）医家诊疗经验

1. 武连仲教授针灸治疗坐骨神经痛经验

"三阳"为委阳、飞扬、跗阳三穴的合称，分别隶属于郄穴、络穴、合穴。三穴合用，通过提插捻转手法，取其窜、动、抽针感，以疏导经气为主，疏通太阳、少阳经脉，驱邪外出，通经活络，治疗因风寒湿邪痹阻经脉以及跌仆闪挫致气血瘀滞，经络受损，继而造成气血运行不畅所致的腰腿疼痛、肌萎无力，有针到病除、否极泰来之效，谓之"三阳启泰"法。武老常说：选穴如用药，有主穴，也有配穴。配穴：腰背阿是穴（压痛点）。臀骶、股后、腘窝、踝下疼痛，痛向外踝放射，病在太阳经者，配秩边、委中、承山、昆仑；髀枢股外疼痛，痛向外踝前放射，病在少阳经者，配环跳、阳陵泉、悬钟、丘墟；足背疼痛麻木，痛向足背或胫前内侧放射，病在阳明经者，配髀关、足三里、丰隆、解溪。疏通脉络，振奋阳气，能使肢体灵活矫健，治疗下肢疼痛，收效迅速。

2. 王秀珍针灸治疗坐骨神经痛临证经验

老中医王秀珍认为，刺血主要适用于痛证、实证、热证，止痛作用突出。坐骨神经痛归属于痹证中"筋痹"范畴，系风寒湿三气侵袭人体，闭阻经脉，气血凝滞，导致不通则痛。刺血旨在疏通经络，流畅血行，祛除瘀滞，散寒止痛。所治病例采用殷门、腰俞、承扶、委中、悬钟、丘墟等穴，数次而愈。

五、预后转归

坐骨神经痛属于临床常见病，原发性坐骨神经痛临床比较少见，多由感染或中毒等直接损伤坐骨神经所致，病情较为复杂，严重者可致残。

继发性坐骨神经痛是其他疾病的并发症，若能够积极治疗原发病，则预后可，但是病情易反复，迁延缠绵。

六、预防调护

（1）避免久居寒湿、湿热的生活、工作环境，注意保暖。

（2）急性发作期宜硬板床休息，可坚持做床上体操。

（3）适当参加各种体育活动，运动后要注意保护腰部和患肢，防止受凉、受风。

（4）纠正不良姿势和体位，忌在床上斜靠，平时少睡软床。

（5）忌烟酒，多食维生素和纤维素。

（6）腰部用力应适当，不可强力举重，不可负重久行，若需做腰部用力或弯曲的工作时，应定时做松弛腰部肌肉的体操。注意避免跌仆闪挫。

（7）保持生活规律、劳逸适度，节制房事。

主要参考文献

[1]陈全新. 坐骨神经痛辨证及疗效评价［C］// 广东省针灸学会第九次学术交流会暨"针灸治疗痛症及特种针法"专题讲座论文汇编，2004.

[2]石学敏. 针灸学［M］. 北京：中国中医药出版社，2017.

[3]高甲，武连仲. 武连仲教授运用"三阳启泰"法治疗坐骨神经痛经验介绍［J］. 针灸临床杂志，2011，27（4）：52.

[4]王峥，马雯. 中国刺血疗法大全［M］. 合肥：安徽科学技术出版社，2019.

第四节　痿证

痿证是指肢体痿弱无力，不能随意运动，或伴有麻木、肌肉萎缩的一类病证。本病以下肢痿弱较多见，故又称"痿躄"。西医学中的多发性神经炎、早期急性脊髓炎、小儿麻痹后遗症、肌营养不良症、周期性麻痹和癔病性瘫痪等属本病范畴，可参照本节辨证论治。

一、病因病机

（一）西医学认识

西医学认为，由运动神经元病、全身营养障碍、废用、内分泌异常而引起的肌肉变性、肌肉结构异常，以及遗传、中毒、代谢异常、感染、变态反应等多种原因均可引起肌无力、肌肉萎缩等。

（二）中医学认识

痿证是指肢体筋脉弛缓，软弱无力，不能随意运动，或伴有肌肉萎缩的一种病证。临床以下肢痿弱较为常见，亦称"痿躄"。《素问·痿论篇》指出本病的主要病机是"肺热叶焦"，肺燥不能输精于五脏，因而五体失养，肢体痿软。在治疗上，《素问·痿论篇》提出"治痿独取阳明"的基本原则，其理论依据是"阳明者，五脏六腑之海，主润宗筋，宗筋主束骨而利机关也"。冲、任、督、带脉皆络合于阳明，故"阳明虚则宗筋纵，带脉不引，故足痿不用也"。"独取阳明"成为指导临床治疗痿证的重要原则。

隋唐至北宋时期，医家将痿列入风

门，较少进行专题讨论。直到金元时期，张子和的《儒门亲事·风痹痿厥近世差互说》把风、痹、厥与痿证进行了鉴别，强调"痿病无寒"，认为痿证的病机是"由肾水不能胜心火，心火上灼肺金"。

明清以后，痿证的辨证论治日趋完善。《景岳全书·痿证》指出，痿证实际上并非尽是阴虚火旺，认为"元气败伤则精虚不能灌溉，血虚不能营养者，亦不少矣，若概从火论，则恐真阳衰败，及土衰水涸者有不能堪，故当酌寒热之浅深，审虚实之缓急，以施治疗，庶得治痿之全"。

张安玲认为，痿证的病因有外感致疾、内伤致疾、饮食失节、劳欲所伤、思虑过度、年老体衰、外伤致疾、体位不正、先天病疾、发育异常等。病机往往虚实兼见，多见肝肾不足兼夹瘀滞的表现。常富业分析了痿证毒损络脉的机制，认为在其发病过程中，毒是重要病因，毒损络脉是重要的病机之一，痿证的基本病机乃邪气损伤络脉，气血津液不能养营筋脉。

二、临床诊断

（一）辨病诊断

1.临床表现

（1）肢体筋脉弛缓不收，下肢或上肢，一侧或双侧，软弱无力，甚则瘫痪，部分患者伴有肌肉萎缩。

（2）由于肌肉痿软无力，可有睑废、视歧、声嘶低暗、抬头无力等症状，甚则影响呼吸、吞咽。

（3）部分患者发病前有感冒、腹泻病史，部分患者有神经毒性药物接触史或家族遗传史。

2.相关检查

西医学中神经肌肉系统的许多疾病可归属于痿证范畴。检测血液中天门冬氨酸氨基转移酶（AST）、丙氨酸氨基转移酶（ALT）、乳酸脱氢酶（LDH）、醛缩酶、肌酸磷酸肌酶（CPK）的含量以及尿中肌酸排泄量，有助于鉴别痿证肌肉萎缩的病因；脑脊液检查、肌电图检查、肌肉活组织检查等，有助于神经系统疾病的定位、定性诊断。

（二）辨证诊断

痿证辨证，重在辨脏腑病位，审标本虚实。痿证以虚为本，或本虚标实。感受温热毒邪或湿热浸淫者，多急性发病，病程发展较快，属实证。热邪最易耗津伤正，故疾病早期就常见虚实错杂。内伤积损，久病不愈，主要为肝肾阴虚和脾胃虚弱，多属虚证，但又常兼夹郁热、湿热、痰浊、瘀血，而虚中有实。跌打损伤，瘀阻脉络或痿证日久，气虚血瘀也属常见。

1.肺热津伤证

（1）临床证候　发病急，病起发热，或热后突然出现肢体软弱无力，可较快发生肌肉瘦削，皮肤干燥，心烦口渴，咳呛少痰，咽干不利，小便黄赤或热痛，大便干燥。舌质红，苔黄，脉细数。

（2）辨证要点　起病较急，症见发热、咳嗽、咽痛，或在热病之后出现肢体软弱不用。

2.湿热浸淫证

（1）临床证候　起病较缓，逐渐出现肢体困重，痿软无力，尤以下肢或两足痿弱为甚，兼见微肿，手足麻木，扪及微热，喜凉恶热，或有发热，胸脘痞闷，小便赤涩热痛。舌质红，苔黄腻，脉濡数或滑数。

（2）辨证要点　肢体困重，喜凉恶热，或有发热，胸脘痞闷，小便赤涩热痛。

3.脾胃虚弱证

（1）临床证候　起病缓慢，肢体软弱无力逐渐加重，神疲肢倦，肌肉萎缩，少气懒言，纳呆便溏，面色㿠白或萎黄无华，面浮。舌淡，苔薄白，脉细弱。

（2）辨证要点 四肢痿软，食少便溏，面浮，下肢微肿，纳呆腹胀。

4. 肝肾亏损证

（1）临床证候 起病缓慢，渐见肢体痿软无力，尤以下肢明显，腰膝酸软，不能久立，甚至步履全废，腿胫大肉渐脱，或伴有眩晕耳鸣，舌咽干燥，遗精或遗尿，或女性月经不调。舌红，少苔，脉细数。

（2）辨证要点 下肢痿软无力明显，甚则不能站立，腰膝酸软，头晕耳鸣，遗精，月经不调，咽干目眩。

5. 脉络瘀阻证

（1）临床证候 久病体虚，四肢痿弱，肌肉瘦削，手足麻木不仁，四肢青筋显露，可伴有肌肉活动时隐痛不适。舌痿不能伸缩，舌质暗淡或有瘀点、瘀斑，脉细涩。

（2）辨证要点 四肢青筋显露，可伴有肌肉活动时隐痛不适。舌痿不能伸缩，舌质暗淡或有瘀点、瘀斑，脉细涩。

三、鉴别诊断

1. 痹证

痿证应当与痹证相鉴别，两者的病位均在肢体、关节。痿证以肢体痿弱不用、肌肉瘦削为特点，肌肉、关节一般不痛；痹证则以筋骨、肌肉、关节的酸痛、重着、屈伸不利为主要症状，有时也兼有麻木不仁或肿胀，但无瘫痪表现。疼痛与否是两者的鉴别要点。其次，要观察肢体的活动障碍情况，痿证是无力运动，痹证则是因痛而影响活动。再者，部分痿证病初即有肌肉萎缩，而痹证则是由于疼痛甚或关节僵直不能活动，日久废而不用导致肌肉萎缩。

2. 偏枯

偏枯临床表现为一侧肢体不用，即一侧的上下肢同时不用，或左或右，且常伴有口舌㖞斜、语言謇涩、肢体麻木、突然昏仆等症状；而痿证为四肢不用，左右肢体同时不用，尤以双下肢不用为多见。

四、临床治疗

（一）辨病治疗

根据痿证的发病机制，西医治疗包括药物治疗（胆碱酯酶抑制剂、肾上腺皮质激素以及免疫抑制剂）、血浆置换、静脉注射免疫球蛋白等。

（二）辨证治疗

针刺可以疏通经络，调和阴阳，扶正祛邪，具有良性的双向调节作用，痿证初起多与热、实证有关，故使用针法较灸法可以更好地祛邪通经。正如《针灸集成》谓："湿病禁艾灸，惟湿痹及湿热脚气、痿证宜施针，以通经络之气为佳。"但是在痿证慢性病变过程中，实邪伤正，因实致虚，脏气日损，尤其病变后期元气不足，气阳虚，阴阳皆虚，经脉陷下，而灸法多温经散寒，对于虚寒证、阴阳皆虚、经脉陷下者尤宜。诚如《灵枢·官能》云："阴阳皆虚，火自当之……经陷下者，火则当之。"另外，痿证常常病久缠绵难愈，针刺已经难达病所，有必要配合灸法治疗。如《灵枢·官能》曰："针所不为，灸之所宜。"因此，针法、灸法各有优势，古代医家针灸并用，提示要依据病情虚实、缓急，利用各自优势来酌情使用，值得借鉴。

1. 辨证论治

治法：取阳明经穴为主，上肢多取手阳明，下肢多取足阳明（参阅中风半身不遂治法）。属于肺热及湿热者，单针不灸，用泻法，或兼用皮肤针叩刺；肝肾阴亏者，针用补法。

主穴：上肢取肩髃、曲池、合谷、阳溪，下肢取髀关、梁丘、足三里、解溪。

配穴：肺热者，配尺泽、肺俞、大椎；

湿热者，配阴陵泉、脾俞；肝肾阴亏者，配肝俞、肾俞、悬钟、阳陵泉。

操作：上肢肌肉萎缩，手阳明经排刺；下肢肌肉萎缩，足阳明经排刺。余穴均常规针刺。

方义：本方根据《素问·痿论篇》中"治痿独取阳明"的治则，取手足阳明经穴轮换使用。以阳明为多气、多血之经，又"主润宗筋"，宜用泻法，以清其热，热退后，方可用灸法或针灸并施。配尺泽、肺俞、大椎清宣肺热，配阴陵泉、脾俞化湿热，以清上源，健中州，使热清湿化。肝肾阴亏，当取肝俞、肾俞二穴，调益二脏精气以补肝肾；肝主筋，故取筋会阳陵泉；肾主骨髓，故取髓会悬钟。四穴相配，有坚强筋骨的功效。

2. 成药应用

（1）六味地黄丸

药物组成：地黄、山药、牡丹皮、泽泻、山茱萸、茯苓。

用法：每次6g，每日2次。

适应证：用于肝肾亏虚者。

（2）健步壮骨丸

药物组成：骨碎补、血竭、当归、土鳖虫、续断等。

用法：每次1丸，每日2次。

适应证：用于肝肾不足，筋骨软弱不用者。

（三）其他疗法

1. 穴位注射

上肢选肩髃、曲池、外关、合谷，下肢选环跳、委中、阳陵泉。每日选1~2个穴位，每个穴位注射当归注射液0.5~1ml，10日为1个疗程。适用于肢体痿软者。

2. 推拿

（1）上肢　拿肩井筋，揉捏臂臑、手三里、合谷部肌筋，点肩髃、曲池等穴，搓揉臂肌来回数遍。

（2）下肢　拿阴廉、承山、昆仑筋，揉捏伏兔、承扶、殷门等肌筋，点按环跳、足三里、委中、犊鼻、解溪、内庭等穴，搓揉股肌来回数遍。适用于痿证各型。

（四）医家诊疗经验

张虹教授临床治疗痿证，基于五脏虚损均可致痿的病因病机，提出在虚实夹杂、以虚为主的病因基础上治以"扶阳通督"法。扶阳、通督均重在补虚，使机体虚弱得补、气血得充则四肢得养，关节得利则痿废得健。在常规选穴针刺基础上，张虹教授常采取华佗夹脊穴盘龙刺扶阳通督，循古重阳明，临证细斟酌，重灸扶正通络，疗效甚佳，对针灸治疗痿证具有一定的临床指导意义。

在临床中，对于正虚的疾病，张虹教授比较推崇在针灸治疗前选取华佗夹脊穴盘龙刺以激发人体正气以抗邪，寓即"邪去则正安"。华佗夹脊穴的出处，始见于《肘后备急方》，位于T1~L5脊椎棘突间两侧，旁开0.5寸处，左右共34穴。"盘龙针法"即选取1~1.5寸针灸针，沿着脊柱两侧，从左至右，从上至下，交错针刺，针刺过程得气后便出针，宛如盘旋的飞龙，故曰"盘龙针法"，意在扶阳通督，疏通膀胱、督脉二经经络，鼓舞正气以驱邪外出。华佗夹脊穴的临床应用广泛，研究表明，华佗夹脊穴在神经调节、镇痛、免疫调节方面具有较强的辅助作用。在神经调节方面，夹脊穴能激发机体功能，促进机体恢复，益气补血，调和阴阳；在镇痛方面，夹脊穴能升高小鼠痛阈，降低伤害性热刺激的疼痛敏感性。

张虹教授主张先用屈曲食指、中指指间关节，使之成钳状，从大椎穴两侧沿着脊柱自上而下至腰阳关两侧推按，至皮肤轻微红润为度，以激发夹脊穴经气效应，为后续盘龙刺奠定基础。继而严格消毒后选取 1~1.5 寸针灸针针刺，进针时徐徐刺入，针刺过程中强调治神（患者治神及医者治神），先针刺至天部，继而人、地部，患者有酸、麻、胀、重等感觉后视为得气，得气后轻微捻转，拇指向前用力重，向后用力轻，随即快速出针。整个过程行针手法均采用补法，意在与治则扶阳通督相呼应，继而单手空拳沿脊柱走形从上至下轻微拍打数次，意在促进经气散行，促进五脏经气气血流通，补虚扶正，驱邪外出。

五、预后转归

痿证患者的预后与感邪的轻重和正气的强弱有密切关系。以感受病邪为主的痿证，发病较快，但通过治疗，邪气逐渐祛除，正气得以恢复，经数周或数月，机体可获得痊愈或基本痊愈。若经数月治疗仍不恢复，治疗更加困难，痊愈的可能性变小。以正气虚弱为主的痿证，发病缓慢，经治疗可中止病情发展或可望机体痊愈，但病程一般较长，须坚持治疗，方能取效。

疾病各证候常可兼夹转化。肺热津伤日久不愈，热盛伤津，可致肺胃阴虚，又可伤及于肾，致肺肾阴亏之候；湿热浸淫，邪延日久，累及于肝，可形成肝经湿热之候；湿热日久不除，又可损伤脾胃，致脾胃虚弱之候，亦可湿热下注，伤及肝肾，成虚实夹杂之候；脾胃虚弱日久伤及肝肾，致脾肾两亏之候；肝肾不足，阴亏日久，可阴损及阳出现阳虚证候或阴阳两虚之候，日久伤及五脏，亦可出现脾肺气绝之危候；久病入络，痿证日久又可致瘀阻脉络之候。

六、预防调护

痿证的发生常与久居湿地、感受温热湿邪有关，因此，避居湿地，防御外邪侵袭，有助于痿证的预防和康复。另外，注意精神调养，清心寡欲，锻炼身体，增强体质，避免过劳，保持生活规律，饮食宜清淡、富有营养，忌油腻辛辣，对促进痿证康复亦具重要意义。

病情危重，卧床不起，吞咽呛咳，呼吸困难者，要常翻身拍背，鼓励患者排痰，以防止痰湿壅肺和发生褥疮。对瘫痪者，应注意患肢保暖，保持肢体功能体位，防止肢体挛缩和关节僵硬，有利于日后功能恢复。由于肌肤麻木，知觉障碍，在日常生活与护理中，应避免冻伤或烫伤。

痿证患者常因肌肉无力，影响肢体功能活动，坐卧少动，气血运行不畅，加重肌肉萎缩等症状。因此，应嘱患者适当锻炼，生活自理者，可打太极拳、做五禽戏；病情较重者，可经常用手轻轻拍打患肢，以促进肢体气血运行，有利于康复。

主要参考文献

［1］周仲瑛. 中医内科学［M］. 北京：中国中医药出版社，2007.

［2］石学敏. 针灸治疗学［M］. 北京：人民卫生出版社，2011.

［3］王丽慧，周国琪.《内经》痿证与现代痿证之比较［J］. 吉林中医药，2005，25（1）：5-6.

［4］周俊，叶蔚. 浅谈李东垣对痿证的认识［J］. 江西中医药大学学报，2014，26（2）：25-26.

［5］王中琳.《内经》痿证理论钩玄［J］. 中国中医基础医学，2010，16（8）：648-649.

［6］邹勇，秦可菁，宋敏灵，等. 张虹"扶阳通督法"治疗痿证经验［J］. 中医药临床杂志，2020，32（4）：636-639.

第五节　中风

中风别名脑卒中，是中医学对急性脑血管疾病的统称。它是一种脑部血液循环障碍所导致的疾病，主要表现为突然昏迷、口角歪斜、语言不通，具有发病率高、死亡率高、致残率高以及并发症多的特点。因发病急骤，病症多端，病变迅速，与风的特点相似，故名中风、卒中。其发病年龄趋向年轻化，常留有后遗症，是威胁人类生命和生活质量的重大疾患。

一、病因病机

（一）西医学认识

1.病因

许多因素和疾病都与中风的首次发病和复发有着紧密的联系，这就是所谓的"中风风险因子"。中风的危险因素有很多，不可控制的危险因素有高龄（大于60岁）、种族、家族遗传史等；可以控制的危险因素有高血压、糖尿病、高脂血症、心脏病、肥胖、吸烟或一过性脑缺血发作史等。

（1）高血压　高血压是脑梗死的主要风险因子，对其进行有效的治疗，可以有效地减少中风的发病率。仅仅是控制收缩压，就能降低中风发病率的三分之一。

（2）糖尿病　糖尿病不仅可诱发和加速脑动脉粥样硬化，还可通过多种途径增加脑血栓和栓塞的风险。因此，定期检查空腹血糖、餐后血糖是非常必要的。

（3）心脏病　多数心脏病都可引起卒中，如房颤、心梗、左心室肥大等。医生可以根据脉搏、心跳听诊来判断是否存在心律不齐。心电图或心脏超声可进一步确诊。

（4）吸烟　吸烟人群患中风的风险是非吸烟人群的2倍，应该完全戒烟。

（5）动脉粥样硬化或脑血管病史　颅内动脉粥样硬化，颈动脉管腔变窄或硬化斑块脱落，从而引起中风。有中风或一过性脑缺血病史者，其再发中风的概率显著增加。对以上患者，要积极控制血压，调整血脂，对没有禁忌证的患者进行抗血小板治疗。

（6）短暂性脑缺血发作（TIA）　TIA属于缺血性卒中的分型，也可能是其先兆或前驱征象。

（7）血液流变学紊乱　尤其是在全血黏度升高时，脑血流量明显降低，而红细胞比积升高、纤维蛋白原升高是引起缺血性卒中的重要原因。

（8）肥胖　肥胖和超重都是脑卒中的高危因子。

（9）年龄和性别　随着年龄的增长，动脉粥样硬化的发病风险也越来越高。总体而言，女性的卒中发生率比男性低。

2.病理变化

脑卒中的主要病理变化包括血管壁病变、心脏病及侧支循环代偿功能不全等。

（1）血管壁病变　引起血管壁病变的主要原因如下。

①高血压性动脉硬化：高血压是中风的基础，也是最重要的病因。在高压下，血管壁会膨胀，形成微小的动脉瘤，从而导致脑损伤，这是出血的第一原因。高血压还可在大血管分叉处形成动脉瘤，动脉粥样硬化患者易发生梭形动脉瘤，都是蛛网膜下腔出血的常见原因。

②脑动脉粥样硬化：脑动脉粥样硬化是脑卒中的重要原因，主要发生在供应大脑的大动脉和中动脉，管壁增厚，管腔变窄，内膜增厚，斑块形成。在血流动力学的作用下，斑块可破裂、溃烂、出血、形成血栓，引起动脉闭塞和供血区脑梗死。

③各种感染和非感染性静脉炎是缺血性脑卒中的主要病因。

④血液疾病、肿瘤、糖尿病、结缔组织疾病、淀粉样血管病等血管壁病变也可引起出血性或缺血性中风。

（2）心脏病　心源性脑栓塞的病因包括风湿性心瓣膜病、先天性心脏病、细菌性心内膜炎、心房颤动等。

（3）侧支循环代偿功能障碍　如先天

性脑内动脉环发育不全，对脑梗死的发病和严重程度有很大影响。

（4）一小部分中风患者的发病机制不明。

（二）中医学认识

1. 病因

（1）内伤积损　阳盛火旺、风火易炽，或是年老体弱、肝肾阴虚、肝阳偏亢等，导致阴虚阳盛，气血不畅，进而引起心力交瘁。如《景岳全书·非风》所言："卒倒多有昏愦，本皆内伤积损颓败而然。"

（2）劳欲过度　过度劳累，容易导致阳气上涌，气血上涌，阻塞脑窍；纵欲过度，性交不节，也可引起心火亢盛，耗损肾水，若水不能生火，则阳亢风动。

（3）饮食不节　喜食辛辣之物，或酗酒过多，脾脏不能正常运转，化生痰湿，痰湿生热，燥热生风，最终导致风火痰热，堵塞经络。此即《丹溪心法·论中风》所言："湿土生痰，痰生热，热生风也。"

（4）情志所伤　五志过极，心气过盛，则会引起内风，导致中风，尤其是肝气郁结。郁闷、烦躁，而致肝气郁结，肝阳过盛，心火上涌，导致脑部堵塞，从而昏迷。或是长时间的劳累，精神压力大，虚火不侵，阴精暗伤，久而久之，就会出现肝肾阴虚。另外，素体阳盛，肝气旺盛的青年，也有阴气郁结，阳气旺盛，从而突然发作的情况。

（5）气虚邪中　气血不足，经脉空虚，尤其是在天气骤然变化的时候，风寒入体，导致气血不畅，或者痰湿过多，痹阻经络，也可导致本病发生。

2. 病机

虽然中风病因众多，究其根本仍是阴阳不调、气血逆乱。病位在心、脑，与肝、肾关系密切。病理因素主要为风、火、气、痰、瘀，其形成与脏腑功能紊乱有关，可互相影响或兼见同病，如痰瘀互结、风火相煽等。严重时阻于脑窍，横窜经络，出现眩晕昏仆、半身不遂、言语不利。

病理特征多属本虚标实。肝肾阴虚、气血亏虚为本，风、火、气、痰、瘀为标，二者可相互影响。初起风痰邪气炽盛，气血上冲于脑，故以标实为主；如遇病情变化，病邪攻势剧烈，正气迅速衰败，可以正虚为主，甚则正气虚脱；后期因邪气久羁而正气虚衰，可留有后遗症。

根据病位浅深、病情轻重，可分为中经络和中脏腑。中经络者轻，中脏腑者重。中经络病机为肝风夹痰，横窜经络，瘀阻脉络，气血不畅，机体失养，则见中经络之证，表现为半身不遂，口眼歪斜，但无意识障碍；中脏腑的病机为风痰邪气炽盛，气血上冲于脑，则见中脏腑之证，络损血溢，瘀阻脑络，而致猝然昏倒，不省人事。因邪正虚实的不同，而有闭、脱之分及由闭转脱的演变。闭证中腑者，多因肝阳暴亢或痰热腑实，风痰上扰，见喎僻不遂，神志不清，大便不通；中脏者，风痰邪气上阻神窍，瘀阻脑络，则见昏仆，不省人事，肢体拘急。阳闭者，因于痰火瘀热；阴闭者，因于痰浊瘀阻。若痰火炽盛，耗阴损精，阴损及阳，阴竭阳亡，阴阳离决，则出现脱证，表现为突然昏仆、不省人事、目合口开、鼻鼾息微、手撒肢冷、汗多、大小便失禁、肢体软瘫、舌体软弱、伸卷无力、脉细弱或脉沉欲绝等。由此可见，中风的发生，虽病机复杂，但归纳起来不外乎虚、风、火、气、痰、瘀六端。

由于中风的病因千姿百态，其病理改变的机制也是十分复杂的，因此，历代医家根据临床经验，对其进行观察、分析，归纳出本病的病机。

（1）风邪入侵，中于经络，脉络瘀阻，筋脉失于濡养。近代医家张山雷指出："古之中风皆是外因，治必温散解表。"同时，现代学者研究上呼吸道感染与脑卒中的关系发现，突发波动的天气，尤其在冬季，最容易发生本病。在低温条件下，脑卒中的发病率明显增加，而风寒是脑卒中的主要原因，也是其发生的重要危险因素。

（2）痰瘀痹阻，蒙蔽清窍。中医证候研究表明，中风危险因素以痰为主，痰是脑卒中的主要病理产物，也是导致脑卒中的主要原因。近年来，随着人们对脑卒中之病因病机的更多了解，痰瘀对脑卒中的影响也越来越引起人们的重视。

（3）肝风内动，气血逆乱。张山雷的《中风斠诠》云："肝胆火升，风阳陡动，扰乱神志，成为暴仆昏厥，或为目瞑耳聋、强直猝死诸般症状，皆有气血并走于上，冲击入脑，震动神经而失去其知觉运动之机制。"阐明了肝风内动的机制，指出中风的患者是不省人事的。

（4）气虚血瘀，脉络瘀阻。研究发现，血液流变学改变、血栓形成有关的血小板活化因子含量的改变与血瘀脉络的关系最为密切。

（5）肝肾不足，阴阳失调。中风好发于中年人，多是因为人到中年，气血衰弱，肾精亏空，髓海空虚，导致血液循环受阻，从而发生中风。王新志教授指出，中风多是因为肝肾两虚，肝阳上亢，内风上涌，造成脑部经络不通，血气外泄，从而蒙蔽了脑窍。

二、临床诊断

（一）辨病诊断

1. 辨病要点

（1）一般根据病史、年龄、发病情况及明显的脑神经定位症状可以作出初步诊断。

（2）初步区分出血性或缺血性脑血管疾病。一般活动中或情绪过激中起病者，多为出血性；安静中起病，病程发展相对缓慢者，多为缺血性。

（3）颅脑 CT 或 MRI 检查可以确诊。

（4）考虑急性脑血管疾病而无条件行 CT 或核磁共振检查，或不宜搬动的患者，可以行腰椎穿刺术，做脑脊液检查可以确诊。压力高，呈均匀血性者，为出血性；压力不高，且脑脊液无改变者，为缺血性。

（5）症状突然发作，在 1 分钟内达到高峰，一般时间不超过 15 分钟，个别可达 2 小时，症状持续不超过 24 小时，发作停止后体征与症状完全消失，不遗留后遗症，为急性脑血管短暂缺血。

2. 相关检查

卒中与急性脑梗死类似，可通过脑脊液检查、眼底检查以及 CT、MRI 等检查加以鉴别。MRI 对原发性蛛网膜下腔出血的诊断尚不够准确，无 CT 条件下，可谨慎进行脑脊液检查。

（二）辨证诊断

1. 辨中经络、中脏腑

中经络者，虽然有肢体瘫痪，口眼歪斜，语言障碍，但神志清醒；而中脏腑者，则是昏迷不醒，或昏昏沉沉，四肢无力。

（1）中经络

①肝阳暴亢证

临床证候：四肢无力，舌强舌弱，口眼歪斜，头晕头痛，面红耳赤，烦躁易怒，口苦咽干，小便黄。舌淡，苔黄或干燥。

辨证要点：四肢无力，头晕头痛，面红耳赤，烦躁易怒。舌淡，苔黄或干燥。

②风痰阻络证

临床证候：四肢无力，舌体歪斜粗大，语言迟钝，四肢麻木僵硬，头晕。苔白或黄腻，脉弦滑。

辨证要点：四肢无力，舌体歪斜，语言迟钝，四肢麻木僵硬。苔白或黄腻，脉弦滑。

③痰热腑实证

临床证候：半身不遂，口舌歪斜，舌强不语，痰多口黏，腹胀便秘。舌红，苔黄腻或灰黑，脉弦滑大。

辨证要点：半身不遂，痰多，腹胀便秘。舌红，苔黄腻或灰黑，脉弦滑大。

④气虚血瘀证

临床证候：半身不遂，四肢无力，偏身麻木，舌歪语謇，手足肿胀，面色淡白，乏力气短，心悸自汗。舌暗淡，苔薄白或白腻，脉细缓或细涩。

辨证要点：半身不遂，舌歪语謇，乏力气短，自汗。舌暗淡，脉细缓或细涩。

⑤阴虚风动证

临床证候：四肢无力麻木，舌强语弱，心烦意乱，头昏耳鸣，四肢痉挛或蠕动。舌红，苔薄或有光泽，脉细数。

辨证要点：四肢无力，耳鸣，四肢痉挛或蠕动。舌红，苔薄或有光泽，脉细数。

（2）中脏腑　根据邪正盛衰，中脏腑分为闭证和脱证。闭证属实，以邪实内闭为主；脱证属虚，以元阳暴脱为主。

1）闭证

①风火闭窍证

临床证候：突然晕厥，双眼斜视赤红，四肢僵硬，口噤不开，手指僵硬，双手紧握，甚则弯曲。舌质发红，苔黄干涩，脉弦数。

辨证要点：突然晕厥，双眼斜视赤红，四肢僵硬，口噤不开，双手紧握。舌质发红，苔黄干涩，脉弦数。

②痰火闭窍证

临床证候：突然晕厥，口渴烦躁，四肢僵硬，呼吸急促，双眼直视，发热。舌红，苔黄，脉滑。

辨证要点：突然晕厥，四肢僵硬，呼吸急促，双眼直视，发热。苔黄，脉滑。

③痰湿蒙窍证

临床证候：突然昏仆，四肢麻木，面色苍白，痰涎壅盛，手脚冰凉。舌质淡，苔薄，脉细或缓。

辨证要点：突然昏仆，痰涎壅盛。舌质淡，苔薄，脉细或缓。

2）脱证

临床证候：头晕目眩，脸色苍白，双目无神，四肢无力，二便不能行，呼吸急促，多汗，皮肤多寒。舌质淡黄，脉象细弱。

辨证要点：头晕目眩，脸色苍白，双目无神，呼吸急促，多汗。舌质淡黄，脉象细弱。

2. 中脏腑辨闭证与脱证

闭证实为邪气内闭，穴窍闭阻所致，症状为神志不清，牙关紧闭，口噤不言，双手紧握，四肢强痉。脱证是虚证，是五脏六腑的阳气衰竭，阴阳失衡的征兆，表现为精神恍惚，目合口开，四肢无力，手撒肢冷，汗多，二便自遗，鼻息低沉。另外，阴阳枯竭也是可以联系在一起的。闭证是突发性的，脱证是闭证的恶变。同时，还可出现内闭外脱的症状。

3. 闭证当辨阳闭和阴闭

阳闭表现为痰热，面红，气粗鼻鼾，痰声如锯，便秘，舌苔黄腻，脉弦滑；阴闭表现为寒痰湿盛，四肢冷，苔白腻，脉沉滑等。

4. 辨病期

根据病情表现，可以将其分为三个阶段：急性期在发病后两周内，中脏腑可持续一个月；恢复期是在发病后两周或一个月到六个月内；后遗症期是指发病时间超过六个月。

三、鉴别诊断

（一）西医学鉴别诊断

1. 缺血性中风

缺血性中风通常在安静的时候发生，

突然发作，没有明显的头痛、呕吐等先兆，有椎-基底动脉或颈动脉系统的征象和症状，脑动脉造影表现为脑动脉狭窄、闭塞或畸形。颈部应包含在内造影摄片内。在脑缺血 24~48 小时内，CT 能发现脑缺血病变。MRI 显示血管系统狭窄、阻塞。局部脑血流检测可以显示局部脑缺血的损害。

2. 出血性中风

出血性中风患者有高血压和动脉硬化的病史，表现为突发性的意识丧失和瘫痪。CT 显示有高密度影区，并有可能在脑室内破裂。出血性卒中的分级主要依据患者是否意识清醒、是否昏迷、偏瘫程度等，分为三级。

（二）中医学鉴别诊断

1. 口僻

口僻俗称吊线风，主要症状是口眼歪斜，常合并有耳后疼痛、口角流口水、说话含糊，但没有半身不遂、精神失常等症状，多是因为正气不足，风邪侵入经脉，导致气血瘀滞，各年龄段皆可发病。

2. 厥证

厥证也可见突然昏倒、昏迷不醒的症状，一般情况下，晕厥的时间很短，发作的时候会感到手脚冰凉，活动后会自己醒来，醒来后不会出现肢体僵硬、口眼歪斜、说话困难等症状。

3. 痉证

痉证的主要症状是四肢抽搐，项背僵硬，甚至是角弓反张。痉证的神昏一般是在抽搐后发生的，而中风患者则一开始就会神志不清，其后会出现抽搐。痉证的发作持续时间较长，而中风发作的时间较短。痉证的患者不会出现肢体瘫痪、口眼歪斜等情况。

4. 痿证

痿证可见肢体瘫痪、四肢乏力等症状，而中风后半身不遂日久不能恢复者，亦可见肌肉瘦削，筋脉弛缓，两者应予以鉴别。痿证一般起病缓慢，肌肉萎缩、双下肢或四肢瘫痪多见；而中风起病急骤，肢体瘫痪迅速，且以偏瘫为主。痿证起病时意识清楚，而中风常有不同程度的意识障碍。

5. 痫病

痫病发病迅速，突然晕倒，类似于中风，两者应予以鉴别。痫病是一种精神失常的病证，发作时患者经常会发出猪、羊的叫声，四肢抽搐，口吐白沫，而中风后不会出现肢体抽搐、口吐唾沫等症状。痫病发作的时间很短，发作后可自行恢复，醒后和正常人一样，但也可能再次发作；而中风患者晕倒在地，会出现很严重的昏迷，而且会持续很长一段时间，很难自己醒来，且中风常伴有口眼斜视、半身不遂等症状。

四、临床治疗

（一）提高临床疗效的要素

脑梗死急性期尽可能挽救缺血半暗带，避免或减少原发性脑损伤。一般处理包括吸氧和通气支持、心脏监测和心脏疾患的处理、体温控制、血压及血糖的调控、营养支持治疗等。康复治疗应根据中风的发病特点，个体化选择适合患者的康复训练内容，及早地康复训练，辨证施护，减少并发症。

（二）辨病治疗

1. 脑梗死

脑梗死的治疗主要针对两个方面，一是原发性的脏器病变，二是脑栓塞。治疗脑梗死的目的是改善脑组织的循环，减少因缺血、缺氧引起的脑损伤。因其容易出现梗死后出血，因此应谨慎使用抗凝剂，这是在进行治疗时需要重视的问题。

（1）一般处理　①卧床休息，给予镇

静治疗；②保持呼吸道畅通，保证心律正常；③注意营养素水平，保证电解质和水分的均衡；④注意护理，预防肺炎、泌尿系感染、褥疮等并发症。

（2）脱水降颅压　其主要目的是减少脑水肿，预防脑疝，降低死亡率。根据病情选用：①甘露醇（常用的脱水剂）；②人血白蛋白（可明显升高血浆胶体渗透压，达到渗透性利尿作用，与呋塞米联合应用可取得较好的利尿效果）；③甘油果糖。

（3）血管扩张药　如果出现意识障碍、颅内压升高、脑脊液中有红细胞等情况，建议使用血管扩张药物。本品不可用于病程超过24小时或心脏功能不全的患者。临床上常用的药物有罂粟碱、烟酸、碳酸氢钠、山莨菪碱（654-2），间歇式二氧化碳吸入和口服桂利嗪（脑益嗪）、双氢麦角碱（海特琴）、桂利嗪（肉桂哌嗪），以促进侧支循环，提高局部缺血区的血液容量，急性期不宜使用。

（4）抗血小板聚集剂　常用阿司匹林和氯吡格雷。

（5）抗凝及溶栓治疗　严格观察出血时间、凝血时间、凝血酶原活动度等因素，可以选择肝素钙，也可以选择新双豆素，并随时调整剂量，目的在于防止血栓扩展和新血栓形成。常用低分子肝素：①速避凝；②法安明。

（6）颈星状交感神经节封闭　部分专家认为，颈星状交感神经节封闭能减轻脑栓塞的症状。

（7）神经保护剂　神经保护药物主要有钙通道阻滞剂、氨基酸受体拮抗剂、自由基清除剂、神经营养素、神经节苷脂等。

（8）亚低温治疗　在病情允许的情况下，在急性期可以考虑早期进行亚低温治疗。

（9）康复治疗　建议及早治疗，在病情稳定后，应加强对患者的康复知识及常规训练教育，以帮助患者树立康复的信心，并配合医生按摩、理疗，以减少病残率，改善患者生活品质。

（10）其他治疗　调整血压、抗感染、处理气栓等。

2.脑出血

脑出血的治疗原则为安静卧床，脱水降颅压，调整血压，防止继续出血，加强护理，防治并发症，以挽救生命，降低死亡率、残疾率和减少复发。

3.脑动脉硬化

脑动脉硬化的综合治疗要做到劳逸结合，保持规律的生活，避免情绪激动，适当运动。对患有痴呆、精神障碍、行走困难的患者，要进行日常护理。

4.短暂性脑缺血发作

（1）积极治疗危险因素　如心脏病、糖尿病、高血压、高血脂、脑动脉硬化等。

（2）抗血小板聚集　可选用阿司匹林或氯吡格雷等。

（3）改善脑微循环　如尼莫地平、桂利嗪（脑益嗪）等。

5.蛛网膜下腔出血

（1）绝对卧床休息　至少4~6周，避免激动、过分用力咳嗽和排便，防止再出血。

（2）服用镇静止疼剂　用20%甘露醇、速尿等降低颅内压。

（3）大剂量止血剂　6-氨基己酸一次8~12g，一天一次，连用7~10天后逐渐减量，疗程为3周（肾功能损害者慎用）。

（三）辨证治疗

中经络的治疗主要以平肝息风、祛痰化瘀、活血化瘀为法。中脏腑为闭证者，治以清热解毒、疏痰通窍、通腑排毒之法；脱证应以保阴回阳固脱为主；对于内闭外泄的证候，要用醒神开窍和扶正固脱两种方法。恢复期和后遗症的治疗，以补虚为主，既要兼顾标本，又要平肝息风、化痰祛瘀、滋补肝肾、益气养血。

1. 中经络

（1）肝阳暴亢证

治法：平肝潜阳，疏通经络。取督脉、手厥阴和足少阳经穴为主。

主穴：三阴交、水沟、内关、太冲、曲池、极泉、外关、环跳、阳陵泉。

配穴：舌强、言语不利者，加金津、玉液、廉泉。

操作：针用泻法。金津、玉液用三棱针点刺出血。

方义：三阴交兼以滋补肝肾，疏通经络，标本兼治。水沟属督脉，督脉"入属于脑"，内关属心包经络穴，可开窍醒神。太冲平肝潜阳，清泻肝火。曲池、极泉、外关、环跳、阳陵泉局部取穴，疏通经络。

（2）风痰阻络证

治法：利湿化痰，疏通经络。取督脉、足太阴经和足少阳经穴为主。

主穴：水沟、三阴交、环跳、阳陵泉、极泉、曲池、外关、足三里、阴陵泉、丰隆。

配穴：胸闷痞满者，加中脘、内关；言语不利者，加金津、玉液。

操作：针用泻法。

方义：水沟、三阴交如前所述。丰隆、足三里、阴陵泉相配，健运脾胃，利湿化痰。余穴疏通局部经络。

（3）痰热腑实证

治法：通腑清热，疏通经络。取督脉、足阳明经和足少阳经穴为主。

主穴：上巨虚、天枢、丰隆、水沟、三阴交、环跳、风市、阳陵泉、极泉、曲池、外关。

配穴：口干、口臭者，加内庭、劳宫。

操作：针用泻法。

方义：上巨虚为大肠的下合穴，天枢为大肠募穴，丰隆为通便要穴，三穴相配，共奏通腑清热之效。余穴如前所述。

（4）气虚血瘀证

治法：补益脾肾，疏通经络。取督脉、足阳明经和足少阴经穴为主。

主穴：足三里、气海、肾俞、大椎、水沟、三阴交、环跳、风市、阳陵泉、极泉、曲池、外关。

配穴：便溏、纳呆者，加天枢、中脘。

操作：针用平补平泻法，或加灸。

方义：脾胃为后天之本，足三里健脾益胃，益气行血，灸之疗效更著。气海、肾俞补益元气。大椎为阳经之汇，助阳止汗。余穴如前所述。

（5）阴虚风动证

治法：滋阴潜阳，息风通络。取督脉、足少阴经和足厥阴经穴为主。

主穴：肾俞、太溪、太冲、神门、大陵、水沟、三阴交、极泉、曲池、环跳、阳陵泉。

配穴：咽干、便秘者，加照海、廉泉、天枢。

操作：针用补法。

方义：肾内藏元阴元阳，故以肾俞、太溪滋补肾阴而治其本。太冲为肝经原穴，可平肝潜阳，治疗眩晕耳鸣。神门、大陵为心与心包经原穴，调心安神，配伍滋肾阴之穴，可交通心肾，治疗心烦失眠。余穴如前所述。

2. 中脏腑

（1）闭证

①风火闭窍证

治法：清肝息风，开窍醒神。取督脉、手厥阴经穴为主。

主穴：水沟、十宣、内关、风池、太冲。

配穴：抽搐甚者，加合谷、阳陵泉。

操作：针用泻法。十宣用三棱针点刺出血。

方义：水沟属督脉，督脉"入属于脑"，可开窍醒神。十宣放血为急救常用之法，通调十二经脉气血以开关通窍。内关为心包经之络穴，心包既可代心受邪，也可代君行令，心主神明，故针内关可开窍醒神。风池、太冲可清肝息风。

②痰火闭窍证

治法：开窍醒神，豁痰清热。取督脉、手厥阴经和足阳明经穴为主。

主穴：水沟、内关、十宣、丰隆、天突。

配穴：尿闭者，加中极、合谷。

操作：针用泻法。十宣用三棱针点刺出血。

方义：脾为生痰之源，丰隆为足阳明胃经络穴，可以蠲化痰浊，通便清热，配天突可增强豁痰之效。余穴如前所述。

③痰湿蒙窍证

治法：开窍醒神，豁痰息风。取督脉、手厥阴经和足阳明经穴为主。

主穴：水沟、十宣、内关、足三里、三阴交、丰隆、气海。

配穴：排痰不爽者，加天突。

操作：针用平补平泻法，十宣点刺出血。气海、足三里可针灸并用。

方义：足三里、三阴交相配可健脾益胃，另加丰隆，共同温化痰浊。气海可温通阳气，治疗四肢不温，又可助行脾胃之气，增强化痰之功。

（2）脱证

治法：回阳固脱。取任脉、督脉穴为主。

主穴：关元、神阙、足三里、水沟、内关。

配穴：烦躁不安者，加四神聪。

操作：艾炷灸关元、神阙，不限壮数，以症状为佳。足三里可针灸并施。水沟、内关用平补平泻法。

方义：关元为足三阴经与任脉的交会穴，且联系命门真阳，阴中有阳；神阙位于脐中，为生命之根，真气所系，故取任脉的关元、神阙两穴重灸，以回阳救逆。足三里可益气养血。水沟、内关开窍醒神。

（四）其他疗法

1. 头针

头针适用于中风后遗半身不遂的患者。选对侧运动区为主，并可配足运感区，失语者加语言区。

2. 耳针

耳穴选取肾、肝、心、皮质下、脑干、枕、额，以毫针刺入后，行针产生酸胀感，留针40分钟，期间每隔10分钟捻转行针1次。

3. 电针

可在头、上肢、下肢处根据瘫痪部位各选择两处，毫针行针得气后再接电针，选择密度波，以肌肉轻微颤动为宜，每次20分钟。

4. 中药包热敷

该疗法既有中药的药效，也有热疗的作用。洪敏巧等以康复训练为基础，应用中药包热疗法对中风后肩部疼痛进行治疗，取得了较好的疗效。

（五）医家诊疗经验

正所谓"正气存内，邪不可干，邪之所凑，其气必虚"，在针刺手法上，古代医家多以"疏经通络、风取三阳"为法，行针手法多以"补"为要。石学敏院士立足于中风病机之"窍闭神匿"及"启闭开窍"，在针刺法的基础上，倡导行针施法以"泻"为旨，对配方组穴从进针方向、深度、手法和刺激量均作出了明确的规定。如内关穴：取双侧，采用提插捻转相结合的泻法，直刺1~1.5寸，施术1~3分钟；人中：采用雀啄泻法，至眼球湿润为度；三阴交：取患侧，提插补法，针尖向后斜刺45°，进针1~1.5寸，至患侧下肢连续抽动3次为度；极泉：取患侧，用提插泻法，沿经下移1~2寸，在肌肉丰厚的位置取穴，直刺1~1.5寸，以上肢连续小幅度抽动3次为度。

石学敏院士在治疗中风主症的同时，通过配穴，开展了应用该针法治疗中风之合并症、并发症的研究。如吞咽困难，加完骨、天柱、风池、翳风；中枢性呼吸衰竭，加气舍；便秘，加外归来、外水道、丰隆；小便不利，加中极、关元、曲骨；肩周炎，加肩中俞、肩外俞、肩贞。

五、预后转归

中风的预后转归与下列因素有关。

（1）与阻塞的血管大小有关　如果是小血管堵塞，脑缺血面积小，容易形成侧支循环，则恢复快，预后好；如果是大血管堵塞，则脑部缺血面积大，会造成严重的损伤，预后不良。

（2）与发病速度有关　缓慢而渐进起病，侧支循环较容易形成，脑缺血可逐渐得到补偿，预后较好；急性起病，侧支循环不能建立，预后较差。

（3）与梗死的次数和数量有关　第一次发病，预后良好；发生两次以后，预后较差。梗死部位愈多，预后愈差。单纯梗死灶的患者，其预后良好。

（4）与栓子的性质有关　若栓子松动，随着血液循环而破裂，流向血流末端，堵塞血管，则预后良好；至于脂肪栓子、空气栓子、细菌栓子，其预后要比心脏栓子严重得多。由心源性栓塞所致的脑脓肿，预后不佳。

（5）与局灶定位症状轻重有关　偏瘫失语等定位症状较轻的患者，预后较好；反之，偏瘫失语程度较重者，预后较差。

（6）与昏迷程度有关　患者昏迷时间和程度会影响预后，若意识一直保持清醒，则预后良好。

（7）与有无合并症有关　如合并有糖尿病、冠心病、心律失常、心衰等，则预后不佳；没有并发症的患者，预后良好。

（8）与患者年龄有关　老年患者的身体状况不佳，预后不佳；年轻患者的身体状况良好，预后良好。

（9）与用药情况有关　采用道地药材的现代大复方中药预后较好，尤其是双效药物，疗效显著。

六、预防调护

日常生活中，要注意识别中风的征兆，并及早采取措施，防止中风的发生。饮食上要注意选择清淡、容易消化的食物，忌食辛辣刺激性食物，忌烟酒；要保持良好的精神状态，保持生活规律，注意节制，不要过度劳累，以免中风。

既有疾病，要注意护理。若遇五脏昏厥，应密切关注病情变化，注意面色、呼吸、汗出等，以免转变为闭塞。注意口腔卫生，及时排痰，口服或鼻内含中药时，要分次多用。在康复期间，要加强对偏瘫患者的被动运动，多做一些功能锻炼，配合针灸、推拿、理疗、按摩等。严重的偏瘫患者，要避免因压迫导致的肢体变形。语言能力差，则应加强语言教学。长期卧床的患者，要注意保护局部的皮肤，避免褥疮的发生。

主要参考文献

［1］周仲瑛. 中医内科学［M］. 北京：中国中医药出版社，2007.

［2］石学敏. 针灸治疗学［M］. 北京：人民卫生出版社，2011.

［3］孙宸伟，彭屹峰. 中风病因病机现代发微［J］. 中医文献杂志，2017，35（3）：68-69.

［4］沈王明，李志强. 从痰论治中风探析［J］. 中华中医药学刊，2012，30（7）：1675.

［5］盛增秀，庄爱文. 古代名家辨体辨证结合治疗中风医案说解［J］. 浙江中医杂志，2017，52（8）：557-559.

［6］洪敏巧，沈雪琴，元国芬. 中药热敷联合穴

位按压治疗脑卒中后肩痛的效果观察［J］.
护理与康复，2012，11（6）：568-570.

［7］季德江，冶尕西，关淑婷，等. 石学敏院
士针灸治疗中风病经验辑要［J］. 中医药临
床杂志，2019，31（2）：217-219.

［8］张雪，王昭，丁文涛. 从古代医学哲学思
想看中风的预防［J］. 中医药导报，2016，
22（21）：13-14+17.

第六节　面瘫

面瘫是以口眼㖞斜为主要症状的一种
疾病，中医又称"口㖞""卒口僻""口眼
㖞斜"，属于西医学中周围性面神经麻痹的
范畴。本病在夏季与秋冬季多发，可发生
于任何年龄段，以20~40岁者居多，男性
比女性发病率高，面部左右两侧的发病率
大体一致。

一、病因病机

（一）西医学认识

本病的发病机制未完全阐明。由于骨
性面神经管仅能容纳面神经通过，面神经
一旦发生炎性水肿，必然导致面神经受压。
风寒、病毒感染（如带状疱疹）和自主神
经功能不稳等，可引起局部神经营养血管
痉挛，导致神经缺血水肿。

面神经炎早期病理改变为神经水肿和
脱髓鞘，严重者可出现轴索变性。目前主
要有两种学说。

1. 脱髓鞘学说

有学者认为特发性面神经麻痹（Bell麻
痹）主要是由病毒引起。病毒在体内如何
损伤面神经目前尚不完全清楚。单纯疱疹
病毒可能是Bell麻痹的重要病因，由此可
以推测Bell麻痹的病理生理机制。

病毒潜伏在三叉神经节、其他脑神经
如膝神经节和脊神经感觉神经节，经过尚

不清楚的方式，病毒被激活，在神经节内
复制，并避开了循环抗体的攻击。病毒复
制中对神经节的损伤引起神经功能降低，
临床上出现面部、咽部、头部和颈部的感
觉迟钝。然后病毒进入到轴突，引起脊神
经根炎，并上行到脑干引起局部脑膜脑炎，
这种变化可由脑脊液蛋白增高和淋巴细胞
增多证明。此炎症反应通过Gadolinium增
强的MRI检查亦可以看到。

在受累的神经中病毒感染了Schwann
细胞，引起炎症反应，病毒积聚在神经细
胞的纤维蛋白鞘内，当病毒经细胞膜破出
时，出现神经细胞膜受损的自身免疫反应，
导致髓磷脂断裂、脱髓鞘和面神经核细胞
的染色质溶解，然后淋巴细胞浸润周围神
经纤维。在炎症和自身免疫反应消除后，
这些神经细胞虽然受损，但可以修复，重
新形成髓鞘，神经肌肉功能恢复的程度取
决于损伤的程度。

2. 嵌压学说

有学者认为，面神经麻痹是由于炎症
引起了面神经炎，使面神经管内的面神经
充血肿胀，由于面神经管是一种骨性的管
道，肿胀的面神经在固定的空间内受到面
神经管的挤压，引起面神经嵌压性损伤。

面神经减压术的基本理论就是从嵌顿
压力中释放面神经及其血管。无论损伤的
病因如何，由于神经内水肿，受损神经肿
胀。神经水肿增加了神经管内的压力，导
致面神经在面神经管内嵌压。在Bell麻痹，
出现表情肌麻痹，这是神经嵌压的临床症
状之一。Sunderland指出静脉回流阻滞是
神经损伤的第一阶段，早期解除这种压力
对面神经的恢复很重要，手术中的发现支
持这种嵌压学说。Fisch和Esslen在术中观
察到面神经病理性肿胀，嵌压在内听道的
底部。这项研究提示面神经麻痹起源于炎
症性病变，在狭窄的管道内面神经肿胀使
得病变复杂，继之脱髓鞘。面神经炎也可

发生于吉兰－巴雷综合征（Guillain-Barré syndrome，GBS）。

（二）中医学认识

本病以口眼歪斜为主要表现，《灵枢》称之为"僻""卒口僻""口㖞"，《金匮要遗》称之为"㖞僻"，宋代《三因极一病证方论》开始有"口眼歪斜"一说。此后的中医学著作中延续"口眼歪斜"这一称谓，或称"口僻"。在近代的中医著作中，面瘫多被列入中风之中经络的范畴。

中医学多数医家认为，面瘫是由于人体气血不足，风邪乘虚侵袭，导致风痰夹瘀，痹阻经络，经络壅滞，筋脉失养，则发生口眼歪斜。因此，虚、风、痰、瘀四者为基本的病理基础。正气不足、气血两虚、营卫失调、表阳不固是其内因，六淫之邪乘虚而入（多为风寒之邪侵袭头面经络，尤其是熟睡当风）是其外因。

王毅刚认为，面神经麻痹是由外感风邪夹湿毒，突袭头面三阳经脉，络脉气机阻滞所致，并非"内风"范畴。《圣济总录·诸风门·口㖞》云："足阳明、手太阳二经俱受寒气，筋急引颊，令人㖞僻。"清代陈士铎的《辨证录》曰："偶尔出户为贼风所袭，觉右颊拘急，口㖞于右，人以为中风之证也，而余以为非中风也。"从发病因素和受损经络部位分析，受凉而病，微恶风寒，耳后及颈项部不适应为外风无疑；而病害突然致瘫，造成面额、颞及口眼周围半侧肌肉瘫痪不能动弹，是病邪深重而毒害经络所致。病形涉及少阳、阳明及太阳之经。中邪后，病势缠绵，瘫痪迁延半月或数月以上，亦是湿毒粘连的征象。其病情轻者容易恢复，若处理失当或延误，则瘫痪难以痊愈。病久则入络，化为痰瘀而致面肌板滞，甚或抽搐，铸成后遗症。因此，本病早期属外感邪毒，而后期入络，方才化为内风。

古代医家认为，风邪侵袭面部脉络是该病的主要病因，然而也要考虑气虚邪中的因素，重视患者内在体质的调理，扶正以达邪。所以，在得病初期，治疗多以泻法为主，以疏风散邪；待表邪散尽之后，再着重疏经通络；对于病程日久者，可补泻兼施，补益气血与疏风散邪并用。故而，在疾病的不同阶段，治疗方法与用药应有所区别，针灸穴位的选取与刺灸法的应用亦应有所体现。外邪侵袭致病者，区分寒、湿、热邪的不同，选择不同穴位或药物。辨证为热邪者更应鉴别，其热是邪气壅滞的结果还是湿热之邪，前者宜轻宣行气，以疏导为主，后者则须清利湿热。

二、临床诊断

（一）辨病诊断

1. 临床表现

多数患者面瘫为一侧性，较少见双侧，发病急，通常于清晨洗脸、漱口时出现口角歪斜。患病初期，可有下颌角或耳后疼痛，症状在数小时或1~2天内达到高峰。痛侧面肌完全瘫痪，前额皱纹消失，眼裂扩大，鼻唇沟平坦，口角下垂，露齿时口角歪向健侧。病侧不能做皱额、蹙眉、闭眼、鼓气和噘嘴等动作。闭目时，瘫痪侧眼球向上外方转动，露出白色巩膜，称为贝尔现象。鼓颊和吹口哨时，因患侧口唇不能闭合而漏气。进食时，食物残渣常滞留于病侧的齿颊间隙内，并常有口水自该侧滴下。泪点随下睑外翻，使泪液不能按正常引流而外溢。病侧的眼轮匝肌及反射减弱或消失，眼睑震颤明显减弱。起病1~2周后开始恢复，1~2个月内症状明显好转。大约3/4的患者可完全恢复。如6个月以上未见恢复，则完全恢复的可能性不大。恢复期可见患侧面肌痉挛及鳄泪征。

除上述症状外，还可因在面神经管中

的被侵部位不同而出现一些其他症状，如面神经受损在茎乳孔以上而影响鼓索神经时，则有病侧舌前2/3味觉障碍；如在发出镫骨肌分支上受损，则有味觉和听觉过敏；膝神经受累时，除有上述症状外，还有病侧乳突部疼痛及耳廓部和外耳道感觉迟钝，外耳道或鼓膜出现疱疹，即所谓的 Hunt 综合征；膝状神经节以上损害时，岩浅大神经受侵，除可出现 Hunt 综合征（此时无耳道内或鼓膜上的疱疹）外，尚有病侧的泪液分泌减少，病侧面部出汗障碍。

2. 分期

（1）急性期　发病 15 天以内。

（2）恢复期　发病 16 天至 6 个月（发病半月至面肌连带运动出现）。

（3）联动期和痉挛期　发病 6 个月以上（面肌连带运动出现以后）。

3. 相关检查

必要的有选择性的检查：①血常规、血电解质一般无特异性改变，起病时血象可稍偏高；②血糖、免疫项目、脑脊液检查如出现异常，则有鉴别诊断意义。

其他辅助检查：以下检查项目如出现异常，则有鉴别诊断意义。

（1）脑电图　面瘫患者脑电图阳性率较高，多以中心高电位 δ 波活动呈弥漫性发放占优势。

（2）颅底摄片　颅底摄片可观察颅底骨折损伤颅神经而引起迟发性面瘫者，由于颅底骨层重叠，无移位的线形骨折很难被发现。

（3）CT 及 MRI 等检查　颞骨高分辨率 CT（HRCT）对面瘫患者健、患侧面神经骨管各节段解剖数据测量，患侧面神经骨管的各节段直径、膝状神经节截面积明显大于健侧，同时贝尔面瘫在发病 5 个月内，患侧乳突段直径与发病时间有显著相关性。面瘫患者面神经 MRI 示患侧神经节段性增强和轻微变粗。

（二）辨证诊断

1. 急性期

本期中医辨证多为脉络空虚，风痰阻络。临床常见突然口眼歪斜，患侧面部表情动作消失，局部发僵，前额无皱纹，眼裂扩大，鼻唇沟变浅，口角流涎，可有耳后乳突疼痛或见外耳道有疱疹，舌苔白腻，脉弦滑。

（1）风邪袭络证

①临床证候：寒热象均不明显，属轻微的面瘫。口眼㖞斜，患侧眼睑闭合不全，迎风流泪，鼻唇沟消失或变浅，不能做皱眉、皱额动作，口角歪向健侧。苔薄白，脉浮。

②辨证要点：口眼㖞斜，患侧眼睑闭合不全，迎风流泪。苔薄白，脉浮。

（2）肝阳上亢证

①临床证候：口眼㖞斜，伴头晕目眩，头痛，以两太阳穴跳痛为主，项强，失眠，大便秘结。舌苔黄腻，脉弦。

②辨证要点：口眼㖞斜，伴头晕目眩，头痛，以两太阳穴跳痛为主。舌苔黄腻，脉弦。

（3）痰热腑实证

①临床证候：口眼㖞斜，伴胸脘满闷，不思饮食，口臭，口干喜饮，或有牙眼肿痛，或伴头晕，大便不通，小便黄。舌苔黄厚腻，脉滑数有力。

②辨证要点：口眼㖞斜，伴胸脘满闷，大便不通，小便黄。舌苔黄厚腻，脉滑数有力。

（4）肝胆湿热证

①临床证候：口眼㖞斜，患侧耳后疼痛肿胀，耳廓或周围有疱疹，伴烦躁，口苦，面赤，大便秘结，小便黄。苔黄厚腻，脉弦数。

②辨证要点：口眼㖞斜，患侧耳后疼痛肿胀，耳廓或周围有疱疹，口苦，小便

黄。苔黄厚腻，脉弦数。

（5）肝郁气滞证

①临床证候：多因情志不畅复感风邪而发病。口眼㖞斜，伴急躁易怒，口苦咽干，两胁胀痛，女性月经不调，便秘。舌红，苔薄黄，脉弦数。

②辨证要点：口眼㖞斜，伴急躁易怒，两胁胀痛，女性月经不调。舌红，苔薄黄，脉弦数。

（6）脾虚湿盛证

①临床证候：头重体倦，头晕失眠，胸闷泛恶，纳呆腹泻，口淡不渴，失眠，大便溏薄。苔白腻，脉濡缓。

②辨证要点：口眼㖞斜，胸闷泛恶，纳呆腹泻，口淡不渴，大便溏薄。苔白腻，脉濡缓。

2. 恢复期或后遗症期

恢复期患者面部瘫痪情况开始好转，患侧额纹逐渐增多、变深，鼻唇沟加深，眼裂变小或完全闭合，但闭不紧，口角歪斜逐渐矫正。后遗症期患者多属于病久失治、误治或虽经治疗但仍未完全恢复，本期中医辨证多为痰瘀互阻，痹阻经络；临床常见患者仍口眼歪斜，患侧面部发僵或有面部肌肉抽搐，额纹变浅或消失，眼裂扩大，鼻唇沟变浅，口角流涎，舌质暗，苔薄腻或厚腻，脉弦滑。

三、鉴别诊断

1. 中枢性面瘫

中枢性面瘫表现为对侧下面部表情肌的瘫痪，即病变对侧鼻唇沟变浅，示齿时口角低，但皱额尚好，闭目力量可以较弱，同时常伴有同侧的偏瘫。

2. 急性感染性多发性神经根神经炎

由本病所致的外周性面神经麻痹多为双侧性的，发病前多有前驱感染病史，同时伴有对称性的肢体运动和感觉障碍，四肢下运动神经元性瘫痪，脑脊液检查可见蛋白质增加而细胞数不增加的蛋白质细胞分离现象。

3. 腮腺炎、腮腺肿瘤及颌后的化脓性淋巴结炎

上述病变均可累及面神经而引起外周性面瘫，但根据腮腺及局部的体征可以与面神经炎鉴别。

4. 后颅窝病变

后颅窝病变所致的面神经麻痹多伴有其他颅神经受损及各种原发病的特殊表现。

四、临床治疗

（一）影响针灸疗效的要素

（1）病性 导致面瘫的因素直接关系着面神经的损伤性质，如果面瘫由感受风寒，单纯的血管痉挛所致，则疗效好；如果由细菌、病毒所致或外伤所致等，则疗效较差。

（2）病位 面瘫损害的平面不同，治疗的效果也不同。

（3）病情的严重程度 如果面神经仅仅是水肿状态，则预后好；如果面神经出现变形，则预后差。

（4）病程 病程短者较病程长者的治愈率更高。

（二）辨病治疗

1. 药物治疗

（1）激素 在急性期（1~2 周以内），为了减轻神经水肿、减轻神经受压，大多数学者认为应给予 1 个疗程的肾上腺皮质激素治疗。

（2）B 族维生素 维生素 B_1 每次 100mg，肌内注射，每日 1 次；或每次 10~20mg，口服，每日 3 次。维生素 B_{12} 每次 250~500μg，肌内注射，每日 1 次。

（3）地巴唑、新斯的明。

（4）加兰他敏。

2. 理疗

急性期可以在耳后茎乳突孔附近进行热敷、红外照射，或短波照射，以改善局部血液循环，消除水肿，减轻或缓解局部疼痛症状。恢复期可予碘离子透入治疗。

3. 功能锻炼

早期面部表情肌的功能锻炼对于缩短疗程有着重要的意义，应尽早进行皱眉、抬额、闭眼、露齿、鼓腮、吹口哨等动作的训练，每日可进行数次，每次持续数分钟。

（三）辨证治疗

面瘫的病程在以前大约为25~30天，近几年面瘫的病程有延长趋势。其中的原因还不明确，据笔者临床统计，现在面瘫的病程大约为40天。也就是说，从发病到痊愈，大多数患者需要40天左右的时间。治疗再及时，效果再好，也要经过20多天的一个过程。这个过程是从面神经受到损伤，经过物理治疗、药物治疗，慢慢得到修复的一个过程。这个时间是必须有的，在治疗上不可操之过急。

局部针刺治疗时，应当注意刺激的强度，以局部不出现发僵、发紧感为宜，以免影响面瘫的恢复，导致面肌痉挛的出现。

1. 辨证论治

（1）急性期

①风邪袭络证

治法：祛风固表，活血通络。取手、足阳明经穴为主。

处方：风池、合谷、阳白、牵正、地仓、颧髎、四白、迎香。均取患侧。

操作：风池穴直刺，针尖向对侧眼球或鼻尖，进针深度为0.8~1.2寸，行提插捻转手法，使针感强烈，传至眼眶、头部最好；合谷穴直刺0.5~0.8寸，强刺激有酸胀感；余为局部取穴，浅刺0.2~0.3寸，用捻转浅刺法。留针30分钟，每日1次。配以神灯（TDP）照射或红光照射，15~20分钟。

起针后可在面部闪罐或在颈部翳风穴、风门穴留罐。

方义：风池穴为足少阳胆经穴，位居头项部，又为足少阳经与阳维脉交会穴，故内能平肝息风，外能解表祛风，内外风兼治，为治风之要穴；合谷为手阳明经原穴，与手太阴相表里，具有清热解表作用，且手阳明经上走头面部，"面口合谷收"，此为循经远取，故合谷可治疗头面部疾患。此二穴共为主穴，皆有祛风、解表、通络之功。余穴为局部取穴，以疏调面部经气，通经活络（促进血液循环）。阳白、颧髎、四白、地仓为局部取穴以治疗面部疾病，牵正通经活络，迎香可治口角歪斜。

②肝阳上亢证

治法：平肝潜阳，活血通络。取足厥阴、少阳经穴为主。

处方：风池、太阳、合谷、太冲、阳白、四白、牵正、地仓。阳白、四白、牵正、地仓为患侧取穴，风池、太阳、合谷、太冲为双侧取穴。

操作：局部穴轻刺0.3寸左右，轻捻转；风池直刺1.2寸，强刺激，使针感上传至头目；太阳穴，斜刺，针尖向下关或率谷方向，透刺1~1.2寸，有酸胀感即可；合谷、太冲用泻法。留针30分钟，每日1次。可于面部拔罐，也可在背部肝俞、胆俞沿两肋走罐，以疏肝利胆，清泄上亢之肝阳。

方义：风池，清泻肝胆上亢之阳，止晕明目；太阳，为经外奇穴，功善清肝胆之热，疏内外之风，镇痛止晕明目；太冲，为足厥阴经原穴、输穴，"足厥阴之脉，连目系，上出额，与督脉会于巅"，若肝阳上亢，循经上扰，则头晕目眩，取其原穴太冲泻之，以平肝潜阳；合谷，手阳明大肠经原穴，内清阳明之热，外解风邪表证，与太冲相配，为四关穴，一上一下，共奏清热息风、镇惊潜阳之功。四穴合用，配以局部取穴，共达平肝潜阳、活血通络的目的。阳白、四白、地仓、牵正局部取穴以通经活络。

③痰热腑实证

治法：清热化痰通腑，兼活血通络。取手、足阳明经穴为主。

处方：内庭、迎香、阳白、牵正、地仓、颧髎、天枢、丰隆、曲池、合谷、风池。头面部穴位取患侧，天枢及四肢穴位均取双侧。

操作：除局部穴浅刺轻刺外，远端穴均用泻法，以达清泄肠胃痰热之效。针后可以于面部拔罐。留针30分钟，每日1次。

方义：曲池、合谷同为阳明经穴，清泻阳明之热；风池为胆经腧穴，专泻肝胆及头面之热；天枢为胃经腧穴，又为大肠经募穴，能调理气机，交通肠胃上下，既能调胃通便，又能理脾止泻，具有双向调节作用；丰隆、内庭均为足阳明经穴，丰隆为治痰要穴，内庭为足阳明经的荥穴，具有泻肠胃郁热的作用，二穴合用具有清热化痰、宁心安神之功。五穴均为手、足阳明经穴，"同气相求"，共起清热化痰通便作用。余穴阳白、牵正、地仓、颧髎为局部取穴，以活血通络，疏调局部。

④肝胆湿热证

治法：清热利湿，疏肝利胆。取手、足少阳经穴为主。

处方：风池、合谷、液门、牵正、地仓、颧髎、中渚、足临泣、阳白、翳风。中渚、足临泣双侧取穴，余穴均取患侧。

操作：局部穴浅刺轻刺，远端穴强刺激，用泻法。翳风穴沿耳后完骨与下颌骨后缘之间深刺0.8~1寸，轻捻转，勿提插，至局部有酸胀感；中渚、足临泣直刺0.5寸，用泻法。留针30分钟，每日1次。

可在耳垂前下、耳后，用三棱针点刺放血，或丛刺拔罐放血。

方义：风池与翳风为局部取穴。风池功善清热祛风，尤清肝胆之热；翳风为手少阳经穴，位于耳后，取"以痛为输"之意，有清热利湿、聪耳明目之功，专治耳部疾患。液门为荥穴，荥主身热。中渚与足临泣，一为手少阳经穴，一为足少阳经穴，同气相应，功效相近，一上一下，一远一近，共奏清热利湿、祛湿止痛之功。余穴牵正、地仓、颧髎、阳白为局部取穴，以调理局部经气，通经活络。

⑤肝郁气滞证

治法：疏肝理气，兼以通络。取足少阳、足厥阴经穴为主。

处方：风池、合谷、阳白、牵正、地仓、颧髎、四白、颊车、太冲、阳陵泉。太冲、阳陵泉双侧取穴，余穴均取患侧。

操作：局部穴轻刺浅刺，阳陵泉、太冲、合谷、风池用泻法。留针30分钟，每日1次。可于面部拔罐，亦可在背部肝俞、胆俞沿两肋走罐，疏肝利胆。

方义：风池为少阳经头项部穴，与阳维脉交会，功善清热疏风；阳陵泉为足少阳之合穴，"合主逆气而泻"。两穴相合，共达清利少阳之热、解散肝胆之郁的效果。太冲为肝经原穴，能疏肝解郁，调理气血，与合谷相配，为"四关穴"，具有疏肝解郁、清热镇惊的作用，如《百症赋》所云"太冲泻唇以速刺"，太冲有治疗口角歪斜的作用。牵正穴为治面瘫效穴。余阳白、地仓、颧髎、四白、颊车局部穴能疏通局部气血，缓解局部症状。

⑥脾虚湿盛证

治法：健脾化湿，活血通络。取足太阴、足阳明经穴为主。

处方：风池、合谷、阳白、牵正、地仓、颧髎、阴陵泉、足三里、内关、中脘。阴陵泉、足三里、内关取双侧，余穴均取患侧。

操作：局部轻刺浅刺，阴陵泉、足三

里用补法，中脘、内关平补平泻；足三里或阴陵泉可行温针灸；面部拔罐，亦可在背部脾俞、胃俞穴留罐。留针30分钟，每日1次。TDP照射耳垂前面颊部，15~20分钟。

方义：此证为脾胃虚弱，湿浊不化，阻于中焦之证。取穴当以脾胃经为主。阴陵泉、足三里为脾胃二经之合穴，互为表里经，具有健脾益气、利水渗湿的作用；内关为手厥阴心包经络穴，主治胃、心、胸之疾，尤善开胸理气、化湿止呕；中脘，为任脉穴，居于上腹中央，为胃之募穴，八会穴之腑会，功善和胃健脾、通降腑气，专治脾虚导致的各种症状，如《玉龙歌》所云"若还脾败中脘补"，且中脘位居中焦，为三焦之枢，开关之门户，能起到交通上下、通利三焦之作用，使精气上承，浊气下降，脾胃畅达，脏腑相合。四穴相配，共奏健脾和胃、化湿祛浊之功。局部阳白、牵正、地仓、颧髎等穴可活血通络，调理面部经气。

（2）停滞期

治法：祛邪通络。

处方：风池、合谷、阳白、四白、上关、迎香、下关、牵正、地仓、颊车、口禾髎、夹承浆。以上穴位均取患侧。

操作：地仓透颊车、阳白透鱼腰、口禾髎透巨髎、夹承浆透地仓，以上均用1.5寸针，平刺1~1.2寸，轻轻捻转；余穴直刺捻转，使每针均有较强针感。留针30分钟，隔日1次。也可选两个穴为一组，最常用的是地仓和颊车或地仓和下关，接通电针仪。

方义：风池为足少阳胆经穴，清头面之风，散头面之热，具有通头面经络之功；合谷为手阳明经穴，专治头面五官疾病。二穴与局部阳白、四白、上关、迎香、下关、牵正、地仓、颊车、口禾髎、夹承浆等穴位相合，共奏疏经祛邪、活血通络

之功。

（3）恢复期

治法：补益气血，活血通络。取足阳明胃经穴为主。

处方：阳白、四白、颧髎、合谷、地仓、颊车。全部穴位均取患侧。

若患者出现患侧面部肌肉松弛、下垂，面颊两侧不对称，伴疲倦乏力，纳差，苔厚腻，脉缓无力，为脾气虚弱，加取足三里、阴陵泉、气海；若患者出现失眠多梦，盗汗，为阴血亏虚，加取内关、神门、三阴交、太溪。

操作：局部穴直刺，不宜过深，轻轻捻转，刺激量不宜过大，不宜使用电针。远端取穴可用补法。留针30分钟，隔日1次。可在面部拔罐，亦可在背部脾俞、肝俞、肾俞留罐5分钟。

方义：局部阳白、四白、颧髎、地仓、颊车穴具有疏通经络之效，能调理面部经脉，改善局部症状，促进局部肌肉功能的恢复；合谷为手阳明经原穴，"面口合谷收"，能调动阳明经之气血，鼓邪外出。足三里、阴陵泉为足阳明、足太阴之合穴，互为表里经，两穴共享，具有调理脾胃、补益气血之功，且足阳明经上循至面部，针刺足三里，能疏调阳明经气，调整面部气血，有利于面部恢复；气海为任脉穴，主治"脏器虚惫，真气不足，一切气疾久不瘥"，为补气之要穴，与足三里、阴陵泉合用，能益气健脾，治疗脾虚气亏诸证。肾阴不足，阴血亏虚，心神失养，故有失眠多梦、盗汗。此病位在心肾，内关为手厥阴心包经的络穴，八脉交会穴之一，通于阴维脉，有维系、联络全身阴经的作用，阴维为病在脏，故内关善治内脏疾病，尤善治心胃疾患，并能宁心安神；神门为心经的原穴，长于补心安神；三阴交为足三阴之交会穴，具有滋阴养血、调补肝肾的作用；而太溪为足少阴之原穴，能补肝肾，

益精血。四穴合用，起到滋补肝肾、养血安神的作用。

2.成药应用

（1）本病有寒象者，服大活络丹。药物组成：白花蛇、乌梢蛇、威灵仙、两头尖（俱酒浸）、草乌、天麻（煨）、全蝎（去毒）、何首乌（黑豆水浸）、龟甲（炙）、麻黄、贯众、甘草（炙）、羌活、肉桂、藿香、乌药、黄连、熟地黄、大黄（蒸）、木香、沉香（用心）各60g，细辛、赤芍（去油）、没药（去油）、丁香、乳香（去油）、僵蚕、天南星（姜制）、青皮、骨碎补、白豆蔻仁、安息香（酒熬）、附子（制）、黄芩（蒸）、茯苓、香附（酒浸焙）、玄参、白术各30g，防风75g，葛根、虎胫骨（炙）、当归各45g，血竭21g，地龙（炙）、犀角、麝香、松脂各15g，牛黄、冰片各4.5g，人参90g。每服1丸，每日2~3次。

（2）本病有热象者，服牛黄清心丸。药物组成：黄连、黄芩、山栀仁、郁金、辰砂、牛黄。每服1丸，每日2~3次。功效：清热解毒，开窍安神。

（四）其他疗法

1.艾灸

将艾条的一端点燃，先靠近穴位皮肤，再缓慢提高，以患者感觉温热舒适而无灼痛感为度（一般距皮肤2~3cm处），每个腧穴熏熨10~15分钟，面部腧穴交替选用，直至局部皮色红晕为止。

2.耳针

耳穴选取面颊、眼、目1、目2。

3.火针

患者取坐位，将一枚消毒的硬币放入口中，紧贴患侧颊黏膜处，并用手指将硬币固定于口腔内，面部消毒后，将在酒精灯上烧红的三棱针垂直刺入面颊部（地仓穴的外上方），以碰到硬币为止。针刺时，注意进针要稳、准、快，每3天1次。本

治疗方法应慎用。

4.电针

为了加大对局部的刺激量，可以在体针治疗的基础上，加脉冲电流刺激，每次10~20分钟。通电量以患者感到舒适，不出现面肌痉挛为宜。

5.穴位注射

用维生素B_1、维生素B_{12}或硝酸一叶萩碱等药物进行穴位注射。可选取患侧地仓、颊车、下关和健侧的合谷穴，每穴注射0.2~0.5ml，每周2~3次，5次为1个疗程。

（五）医家诊疗经验

1.武连仲教授治疗面瘫临证经验

武连仲教授认为，本病定位在经筋，病在经络系统中的外属部分，病因为外感风寒，或兼湿热、疫毒，另有不内外因——机械性损害，位置浅，在人体的表层，一般预后较好。临床上可分为3个阶段。①早期（急性期）：此期属外感风寒兼夹他邪，客于少阳、阳明两经的经筋，引起经气阻滞，位在经络系统的表层，有表证的特点，治以疏风散邪之法。②中期（恢复期）：此期属热郁阳明期，阳明经多气、多血，主肌肉，循行于面部，面瘫也属于痿，如《素问·痿论篇》所云"治痿独取阳明"，手足阳明经筋皆布于面部。治以清阳明郁热、疏通少阳之法，循经取穴为主。③后期（后遗症期）：久病其气必虚，营卫失和，虚中夹实，筋惕肉瞤，倒错痉挛，局部干涩拘紧，表情肌萎缩塌陷。治以调和营卫、养血柔筋之法，局部毛刺（浅刺多针）。

2.王健教授治疗面瘫临证经验

王健教授认为，本病以正气不足，营血亏虚，络脉空虚为本；寒热之邪乘虚侵袭阳明、少阳脉络，致气血痹阻，经筋失养，面部肌肉弛缓不收为标，以此进行辨证分型。在本病的治疗中，王教授指出，

分期针刺的疗效优于常规针刺，并强调注重整体观念，调和气血阴阳，选穴与方法并重，使"气至病所"，以有效地提高临床疗效。

五、预后转归

本病大多在发病1~2周后即开始好转，1~2个月内症状明显改善。大约有2/3的患者可完全自愈。有的文献认为，本病的自愈率可高达85%~90%，面瘫轻者预后较好，面瘫重者及老年有严重并发症者预后较差。面瘫4天后，镫骨肌反射存在者预后较好，消失者预后较差。面瘫持续时间越长，预后越差。面瘫恢复后，个别患者仍可复发，根据文献记载，复发间隔时间最长可达20年。

六、预防调护

（一）预防

生活规律，保持适当的睡眠和休息，避免过度劳累，避免局部遭受风寒之邪侵袭。

（二）调护

1. 心理护理

患者多为突然起病，难免会产生紧张、焦虑、恐惧的情绪，有的患者会担心面容改变而羞于见人以及治疗效果不好而留下后遗症，这时要根据患者不同的心理特征，耐心地做好解释和安慰疏导工作，缓解其紧张情绪，使患者情绪稳定，身心处于最佳状态来接受治疗与护理，以提高治疗效果。

2. 眼部护理

由于眼睑闭合不全或不能闭合，瞬目动作及角膜反射消失，角膜长期外露，易导致眼内感染，损害角膜，因此眼睛的保护是非常重要的，减少用眼，外出时戴墨镜保护，同时滴一些有润滑、消炎、营养作用的眼药水，睡觉时可戴眼罩或盖纱块保护。

3. 局部护理

热敷祛风：以生姜末局部敷于面瘫侧，每日1/2小时；温湿毛巾热敷面部，每日2~3次，并于早晚自行按摩患侧，按摩时力度适宜、部位准确；只要患侧面肌能运动就可自行对着镜子做皱额、闭眼、吹口哨、示齿等动作，每个动作做2个八拍或4个八拍，每天2~3次，对于防止麻痹肌肉的萎缩及促进康复是非常重要的。此外，面瘫患者应注意不能用冷水洗脸，避免直接吹风，注意天气变化，及时添加衣物，防止感冒。

主要参考文献

[1] 陈力行，钟正，黄泳. 针刺配合热砭锥疗法治疗恢复期周围性面瘫的临床观察 [J]. 针灸临床杂志，2014（3）：23-26.

[2] 花红兵. 夏治平老师诊治面瘫验案举隅 [J]. 按摩与康复医学，2011，02（4）：27-28.

[3] 丁敏，冯葬，李健，等. 杜晓山治疗面瘫的学术思想与临床经验 [J]. 上海针灸杂志，2013，32（3）：162-163.

[4] 梁爱枝. 逐风通痹汤加减治疗周围性面瘫36例 [J]. 中国中医急症，2009，18（4）：632.

[5] 曲丽卿. 芍药钩藤木耳汤治疗面瘫 [J]. 山东中医药杂志，2008，27（7）：440.

[6] 陈艳红，陈雅民. 补气养血荣肌汤治疗周围性面瘫后遗症 [J]. 河北中医药学报，2009，24（2）：27.

[7] 唐艳，郑莉娟，殷丽莉. 武连仲教授面瘫经验拾粹 [J]. 中国针灸，2009（8）：643-644.

[8] 陈冬. 针灸治疗面瘫 [M]. 北京：人民卫生出版社，2009.

第七节 三叉神经痛

三叉神经痛以三叉神经分布区的周期性阵发性疼痛为特征，是一种常见的神经功能障碍。该病以中老年人为主，全国平均发病率为0.56%。单侧疼痛多见，右侧患病者尤甚。疼痛多见于Ⅱ支和Ⅲ支分布区，在疼痛发生时常有单个触发点，可通过疼痛的典型特征来诊断。三叉神经痛可分为继发性和原发性，前者是指由明确的器质性病变导致的疼痛发作。

一、病因病机

（一）西医学认识

三叉神经痛的病因比较复杂，至今仍有争议。临床上，其病因主要以神经自身的脱髓鞘改变，使异常电兴奋在核内传导的病理改变为主。

1. 血管因素

Dandy在1934年的报告中指出，有60%的三叉神经疼痛都是由各种压迫造成的，且认为造成三叉神经疼痛的主要原因是血管压迫。20世纪中期，Garder认为，三叉神经被大脑下动脉的非正常分支压迫是三叉神经痛的重要病因之一。Jannetta于1967年尝试三叉神经减压，用一块海绵置于血管及被压迫的神经根之间，极大改善了疼痛，于此对微血管减压概念进行首次阐述，即神经纤维间假性突触的产生，与小脑脑桥角三叉神经根脱髓鞘化息息相关，又称作短路，并且其造成了三叉神经痛的产生。微血管减压技术是对责任血管进行移除，并将间隔物植入三叉神经根与血管间。自20世纪70年代以来，相继有许多学者采用微血管减压治疗三叉神经痛，取得了较好的疗效，故大多数学者认为三叉神经痛的病因主要为血管压迫。在三叉神经进入脑桥前后1cm左右的一段，传入神经纤维的髓鞘由外周型结构转变为中枢型结构，此部位髓鞘不是由Schwann细胞组成，而是由胶质细胞组成，它的郎飞节处没有交错的胶质细胞的突起和基质，有较宽的细胞外间隙。因此，三叉神经出脑干区，即其被压迫部位。

2. 非血管因素

岩骨抬高、骨孔狭小、岩上窦变异、局部蛛网膜的增厚及粘连亦是本病的重要原因。还有学者提出，颅底凹陷症可导致三叉神经痛。Garder对130例三叉神经痛患者和200个正常人的颅底进行测量，发现患者组齿状突比同龄对照组高，其颅底宽度亦较同龄对照组狭窄。国内部分研究报告亦支持此观点。部分不支持血管压迫学说的学者认为，出脑干区的血管压迫是一种普遍的现象，很多没有三叉神经痛的患者，在术时的后颅窝内观察到出脑干区的血管压迫，且与三叉神经痛的患者并无过多不同。

（二）中医学认识

三叉神经痛相当于中医学中的头痛、面痛，中医学认为，它是因为风寒侵袭于阳明经脉，寒凝经脉，导致经络堵塞，或是因为风热之毒侵袭头面，导致经脉气血运行有碍所致。

二、临床诊断

（一）辨病诊断

临床表现：于三叉神经分布区突然出现的阵发性、剧烈、短暂的刺痛，持续时间不定，从数秒至数分钟不等，常见于中老年人，女性多见，疼痛具有周期性，间歇期没有症状，刺激颜面颌部"扳机点"后，出现疼痛，以上颌支和下颌支的发作多见，单侧发病为主，也可能双侧并发。

根据疼痛的发作性、部位、缓解期、诱发因素、神经系统症状等判断，诊断并不困难。对于继发性三叉神经痛，一般可用 CT 或磁共振进行辅助诊断。

（二）辨证诊断

三叉神经痛是由风热或风寒等外邪侵入头面经脉，导致经脉闭塞，血行不畅，或长期受寒，或由外伤所导致。肝气郁结，郁而化火，火热动风，风火上炎，上扰头窍则清阳不舒。头为诸阳之会，痰阻血行，气血凝滞，经脉阻塞，即为"不通则痛"。

1. 风寒外袭证

（1）临床证候　常由受风受凉等因素诱发。发作时头侧面呈刀割样剧痛，面肌紧束，畏惧风寒刺激，局部喜暖，遇凉则痛剧，口淡不渴。舌苔薄白，脉浮紧。

（2）辨证要点　由受风受凉等因素诱发，凉则痛剧，口淡不渴。舌苔薄白，脉浮紧。

2. 风热上犯证

（1）临床证候　常由遇风及热等因素诱发。其疼痛势如火灼，或胀且痛，遇热加重，得凉稍舒，口干喜冷，大便干，小便黄。舌边尖红，苔薄黄，脉浮数或浮弦。

（2）辨证要点　常由遇风及热等因素诱发，其疼痛势如火灼，遇热加重，得凉稍舒。舌边尖红，苔薄黄，脉浮数或浮弦。

3. 胃火上冲证

（1）临床证候　常由进食辛热炙煿食物诱发。面颊呈阵发性剧痛，痛如火灼，或伴牙龈肿痛，口气热臭，口渴喜冷饮，大便干结。舌质鲜红，苔黄厚，脉洪数。

（2）辨证要点　常由进食辛热炙煿食物诱发，面颊痛如火灼。舌质鲜红，苔黄厚，脉洪数。

4. 肝火上炎证

（1）临床证候　常由忧思愤怒等情志刺激而诱发。患侧面部突作阵发性灼热疼痛，或电击样疼痛，伴面红目赤，烦躁易怒，夜寐不宁，胁肋胀痛，口苦咽干，溲赤便秘。舌质红，苔黄，脉弦数。

（2）辨证要点　常由情志刺激而诱发，面部突作阵发性灼热疼痛，伴面红目赤，烦躁易怒，胁肋胀痛。舌质红，苔黄，脉弦数。

5. 痰火上攻证

（1）临床证候　常因进食而发作，多见于体丰形胖的患者。患侧头面呈胀闷剧痛，局部喜冷，口干不欲饮，头昏头重，胸脘痞闷，口吐痰涎。舌苔黄厚而腻，脉弦滑。

（2）辨证要点　患侧头面呈胀闷剧痛，局部喜冷，胸脘痞闷，口吐痰涎。舌苔黄厚而腻，脉弦滑。

6. 阴虚阳亢证

（1）临床证候　常由睡眠不足或守夜、劳倦诱发。患侧头面抽掣样剧痛，伴两颧红赤，五心烦热，或失眠健忘，头晕耳鸣，腰疲乏力。舌红少苔，脉弦细数。

（2）辨证要点　患侧头面抽掣样剧痛，伴两颧红赤，五心烦热，腰疲乏力。舌红少苔，脉弦细数。

三、鉴别诊断

1. 牙髓炎

牙髓炎的疼痛性质为突发的剧烈跳痛，部位在牙周或口内；程度为轻度到中度，没有不应期；一般不超过 6 个月；可由冷热刺激诱发。

2. 颞下颌关节紊乱

颞下颌关节紊乱的疼痛性质为钝痛，使人不得安宁，有时突发剧痛，部位为耳前区，辐射至下颌、颞部、耳廓后或颈部；程度为轻度到重度，没有不应期，持续数小时；发病过程及缓解过程漫长，可能持续数年。

3. 神经性头痛

神经性头痛的疼痛性质为烧灼样或针刺样，疼痛剧烈，部位在眶周，但可能会影响三叉神经上颌支分布区；持续5~240秒；许多患者可以完全进入缓解期。

4. 阵发性偏头痛

阵发性偏头痛的疼痛性质为让人心烦的跳痛或针刺样痛，部位在眶周或颞部；持续2~30分钟，1~40次/天；可以完全进入缓解期。

四、临床治疗

（一）提高临床疗效的要素

（1）避免可能出现的诱因，原发性三叉神经痛临床病因不明，常由说话、刷牙、洗脸等面部运动触及扳机点诱发，应避免刺激。对于继发性三叉神经痛，首先应积极对症处理病因（如肿瘤、创伤、炎症等）。

（2）中西医结合治疗以提高疗效，原发性三叉神经疼痛治疗包括中、西医口服药物治疗，中医传统外治疗法（如针灸等），心理治疗，局部注射及手术治疗，放射治疗。及早发现，及时就医，配合治疗。日常生活中，需注意防风防寒。

（二）辨病治疗

1. 口服药物治疗

卡马西平（初始每次0.1g，每日2~3次；第二日后每日增加0.1g，直到出现疗效为止；维持量：根据疗效调整至最低有效量，分次服用；每日最大剂量不超过2g）属于一线药物，疗效好，但副作用明显。通常疗程越长，副作用越明显。

奥卡西平（初始剂量为每日300mg，以后可逐渐增量至每日900~3000mg，分3次服用）、莫三嗪（初始剂量为25mg，每日1次，连服两周；随后用50mg，每日1次，连服两周。此后，每隔1~2周增加剂量，最大增加量为50~100mg，直至达到最佳疗效）和巴氯芬（初始每次5mg，每日3次，每隔3日增加剂量，每次增加5mg，直至所需剂量）被列为临床治疗的二线药物。

2. 手术治疗

手术方式众多，基本以降低输入感觉为主，故为破坏性或消融的，不造成神经功能损伤的仅有三叉神经微血管减压这种手术方式。手术治疗一般作用在以下区域。

（1）扳机点处神经区的治疗 包括冷冻治疗、神经撕脱术、射频、注射治疗（无水乙醇、激素、利多卡因、苯酚、链霉素、维生素B_{12}、肉毒杆菌毒素等）。

（2）三叉神经节水平区域的治疗 该区域的治疗都需在麻醉作用下经卵圆孔在该部位进行插管，包括但不限于热凝、球囊减压、注射甘油等。证据较为有限。此种手术治疗方案的主要评价结果：病情导致的疼痛可减轻，但对于生活质量方面的影响暂不清楚，研究较少。

（3）颅后窝三叉神经根进入脑干的位置区的治疗 Gamma刀（GKS）是一种消融的治疗方式，通过Gamma射线按照一定的剂量准确定位于该区域。最初的报道认为这种治疗方式损伤小、几乎零副作用，较为推崇。

（4）微血管减压术 该手术是唯一不破坏神经但损伤性最大的治疗方法。为使三叉神经充分暴露，需要在耳廓后切开颅骨，从而剥离血管与神经。

（三）辨证治疗

治法：疏通经脉，祛风止痛。取手阳明大肠经、足阳明胃经穴为主。

主穴：额部痛，取攒竹、阳白、头维、率骨、合谷、解溪；上颌痛，取四白、颧髎、上关、迎香、合谷；下颌痛，取承浆、颊车、下关、翳风、内庭、夹承浆。

配穴：有表证者，可加风池；气滞血瘀者，加太冲、三阴交。

操作：可用泻法。部分患者因面痛病程较为久远，遭受折磨较甚，致纳不香、夜寐差、精神涣散，最终出现虚弱的证候。此时刺灸方法应遵循"静以久留"的原则，施行一定的补法，补虚以终达扶正祛邪、真人之境。

方义：阳白、攒竹、颧髎以疏风清热；针合谷，为循经远取法，以清泻阳明；针内庭，为循经远取法，以清泻阳明邪热。余穴为局部取穴以疏通经络，活血止痛。

（四）其他疗法

1. 耳针

可选择颊、颌、额、神门等部位，强刺激其中的2~3穴，每穴行气5分钟，留针半小时左右。

2. 穴位注射

先确定压痛点，做标记，每次选用1~2点，用维生素 B_{12} 或 B_1 注射液，或1%普鲁卡因注射液注射，每点约0.5ml。每点需隔2~3日才可再次注射。

3. 推拿

先取仰卧位，使用一指禅、点、按、揉、抹、直推等手法，施于阿是穴、阳白、鱼腰、太阳、上关、下关、颧髎、颊车等穴，各2分钟；随后取坐位，使用拿法，施于风池、天柱、合谷，各2分钟。属风热者，可在手阳明、手少阳肘以下循行线上施擦法；属肝阳上亢者，可在足厥阴经膝下循行线上施擦法；属虚火上炎者，在足少阴膝以下部位施以擦法。左右擦法均以透热为度。

（五）医家诊疗经验

杨骏教授认为，三叉神经痛属于西医痛症范畴，杨师化繁为简，从疾病的本质思考，头面部浅感觉传导的基本过程为头面部皮肤和口、鼻腔黏膜等感受器受到刺激产生神经冲动，经过周围突传至三叉神经节胞体，之后传至脑桥核和三叉神经脊束核，经过纤维交叉到对侧背侧丘脑腹后内侧核胞体，最后投射到中央后回下1/3，产生相应的感觉回。杨师认为，可通过针刺调节头面部感觉传导通路的异常传导信号，从而抑制痛觉的产生。因此，临床上结合三叉神经的解剖结构与经典医籍，选取顶颞后斜线下2/5（对侧）、上关、下关、鱼腰、颧髎、水沟、承浆等穴位。头针的应用基于大脑皮层定位，采用针刺头皮，进而影响相对应的皮质功能。顶颞后斜线区相当于感觉中枢在头皮的投影，其下2/5能够控制对侧头面部感觉，调节中枢对于脸部痛觉的整合。上关、下关位于面颊部，分别为足少阳与足阳明的腧穴，两穴相配具有行气止痛、舒经活络之功。

采用双针互透法，上关透下关，下关透上关，可直接刺激局部，将神经纤维的兴奋传导到它所支配的器官和大脑中枢，以起到直接抑制疼痛的作用。刺激量是决定针灸疗效的关键因素，透刺并深刺，增强局部刺激，使针感强烈并扩散到整个面部。诸法合用，可达行气血、调虚实、通经络之功。

五、预后转归

三叉神经痛病程较长，自愈率低。发作次数、时间长短等均可随着时间的推移而增加，间歇期则渐渐缩短，甚者可为持续性的长时间发作。

六、预防调护

（1）饮食有节，宜选择质软的食物。若患者因咀嚼食物发生疼痛，需改为流食，对于油炸、刺激性、过酸或过甜、温度高的食物均要谨慎；平时应进食富含维生素、清热解毒之品，如新鲜水果、蔬菜及豆制品类，以清淡饮食为主。

（2）平时吃饭、漱口、张口、刷牙、洗脸等动作应轻柔缓慢，避免引起疼痛；注意头、面部保暖，使用温水洗头、洁面。

（3）平时应保持乐观、积极向上的心态，不宜激动；保持精神愉悦，减少刺激。

（4）尽量避免触及扳机点；起居室应温暖适当，室内环境应安静、整洁，保持空气新鲜；忌疲劳熬夜，宜保持睡眠充足、精力充沛；适当健身，以增强体质。

主要参考文献

[1]周仲瑛.中医内科学[M].北京：中国中医药出版社，2007.

[2]石学敏.针灸治疗学[M].北京：人民卫生出版社，2011.

[3]张万林，查必祥，季荣，等.杨骏教授针灸治疗三叉神经痛经验撷要[J].浙江中医药大学学报，2022，46（1）：74-77.

第八节 头痛

头痛是指位于头顶上半部，即眉弓以上至枕下部为止的范围内的各种疼痛，是临床常见的主诉。它可以是疲劳、紧张、休息不足时的一般表现，也可以是某些严重疾病，如脑肿瘤、高血压脑病等的一种信号。本节所论述的头痛，是指外感和内伤杂病中以头部疼痛为特征的病证。《黄帝内经》中有"眩风""首风"之名。头痛剧烈，经久不愈，呈发作性者，称为"头风"。清阳不升，气血逆乱，脉络瘀阻，脑失所养是头痛的主要病机。

一、病因病机

（一）西医学认识

头痛是最常见的临床症状之一。据报道，有近90%的男性和95%的女性都曾有过头痛的经历。大多数头痛不经过特殊治疗即可缓解。头痛从总体上可分为原发性和继发性。原发性头痛最常见的类型主要包括紧张性头痛、偏头痛和丛集性头痛。头痛患者中约90%以上的是原发性，继发性由其他疾病所致，如感染或颅内肿瘤导致颅内压升高等，占头痛的10%以下。据统计，头痛有近150种不同的诊断类型，非常复杂。头面部疼痛可分为两大类，即功能性头痛和症状性头痛。功能性头痛包括偏头痛、紧张性头痛、丛集性头痛、慢性阵发性单侧头痛以及其他非器质性头痛；症状性头痛包括颅外伤性头痛，血管性头痛，非血管性颅内疾病引起的头痛，某些药品的应用和戒断引起的头痛，非颅脑感染引起的头痛，代谢性疾病引起的头痛，颅骨、颈、眼、耳、鼻、鼻窦、牙齿、口腔及头面部组织所引起的头颈或面部痛，神经干痛，传入神经阻滞性头痛以及不可分类的头痛。

现将头痛的发生机制概括如下。①血管病变：血管被牵拉、挤压；各种因素所致的血管扩张；血管炎症；各种因素导致的颅内小血管收缩、痉挛等。②脑膜受刺激：如炎症、出血直接刺激脑膜；脑水肿、颅内高压等牵拉脑膜。③肌肉异常收缩：如精神因素、炎症、外伤等导致头面部、肩胛部肌肉异常收缩引起的紧张性头痛。④神经病变：含有痛觉纤维的脑神经、颈神经受刺激、牵拉、压迫等。⑤血中致痛物质的异常变化。⑥其他因素：大脑皮质功能减退、痛阈降低，如自主神经功能紊乱、癔症、抑郁症等；中枢神经系统的异常放电，如癫痫发作可致头痛。

（二）中医学认识

本病发生的原因，历代医籍论述颇多，最早可见于秦汉前，头痛之因主要责之于外风，因寒邪侵犯头脑而致。在《素问·风论篇》中有"脑风""首风"之名，将头痛责之于外来之邪，因风寒之气侵犯头脑而致头痛。《素问·五脏生成篇》还提出："是头痛巅疾，下虚上实。"《伤寒论》仅在太阳、阳明、少阳、厥阴四经中提出头痛，在《东垣十书》中，又根据《黄帝内经》和《伤寒论》的学术思想，加以发挥，补充了太阴头痛和少阴头痛，至此按六经分证对头痛的辨证治疗始趋完备。《东垣十书》将头痛分为内伤头痛和外感头痛两类，根据症状和病因的不同又有伤寒头痛、湿热头痛、偏头痛、真头痛、气虚头痛、血虚头痛、气血俱虚头痛、厥阴头痛之别。《丹溪心法·头痛》认为："头痛多生于痰，痛甚者火多，有可吐者，可下者。"在《证治准绳》中又以病程新久将其分为头痛、头风二门："浅而近者名头痛，其痛卒然而至，易于解散速安也。深而远者为头风，其痛作止不常，愈后遇触复发也。皆当其邪所从来而治之。"综合历代各家之说，本病的病因病机，概论之不过外感、内伤两类。

1. 外感六淫

本病多因起居不慎，坐卧当风，感受风、寒、湿、热等外邪，且以风邪为主。所谓"伤于风者，上先受之""巅高之上，唯风可到"，故外邪自表侵袭于经络，上犯颠顶，清阳之气受阻，气血不畅，阻滞络道，而致头痛。又风为百病之长，多夹时气而发病，若夹寒邪，寒凝血滞，络道被阻，而为头痛；若夹热邪，风热上炎，侵扰清窍，而为头痛；若夹湿邪，湿蒙清窍，清阳不展，而致头痛。

2. 内伤不足

"脑为髓之海"，主要依赖肝肾精血濡养及脾胃水谷精微输布上充于脑，故内伤头痛的发病与肝、脾、胃三脏有关。因于肝者，一因情志所伤，肝失疏泄，郁而化火，上扰清窍，而为头痛；因于肾者，多由禀赋不足，肾精久亏，脑髓空虚而致头痛；或饮食不节，嗜酒肥甘，脾失健运，痰湿内生，上蒙清窍，阻遏清阳，而致头痛。

二、临床诊断

头痛是许多疾病的常见症状，不一定由中枢神经系统疾病引起，如急性发热性疾病，常伴有不同程度的头痛，且症状随疾病的好转而减轻或消失，无明显的特异性。头痛也可作为某些疾病的主要表现，如偏头痛、三叉神经痛等，此类头痛有显著的特异性，对提示诊断有重要意义。头痛有时是某些特殊情况的信号，如高血压动脉硬化患者突然发生剧烈头痛时，提示可能有脑血管意外发生。头痛往往是患者十分关注并且会引起焦虑的症状。对于原因未明的头痛，必须全面、细致和系统地进行有关的病史询问和各项检查以明确诊断。

（一）辨病诊断

头痛患者应详细询问病史，并做全面的体格检查。注意血压是否增高，心肺功能是否正常，体温有无升高。疑有颅脑疾病的还应做详细的神经系统检查及眼底检查，必要时测定眼压，以除外青光眼。检查头颅有无外伤、瘢痕，颈项有无强直等。依据不同临床特点及实验室辅助检查手段，明确诊断一般不难。

1. 辨病要点

（1）发病情况　急性起病并有发热者常为感染性疾病所致。急剧的头痛，持续不减，并有不同程度的意识障碍而无发热者，提示颅内血管性疾病（如蛛网膜下腔出血）。长期反复发作的头痛或搏动性头痛，多为血管性头痛（如偏头痛）或神经官能症。慢性进行性头痛并有颅内压增高的症状（如呕吐、缓脉、视盘水肿）应注意颅内占位性病变。青壮年慢性头痛，但无颅内压增高，常因焦急、情绪紧张而发生，多为肌收缩性头痛（或称肌紧张性头痛）。

（2）头痛部位　弄清头痛部位是单侧或双侧、前额或枕部、局部或弥漫、颅内或颅外，对病因的诊断有重要价值。偏头痛及丛集性头痛多在一侧。颅内病变引起的头痛常为深在性且较弥散，颅内深部病变的头痛部位不一定与病变部位相一致，但疼痛多向病灶同侧放射。高血压引起的头痛多在额部或整个头部。全身性或颅内感染性疾病引起的头痛，多为全头部痛。蛛网膜下腔出血或脑脊髓膜炎除头痛外尚有颈痛。眼源性头痛为浅在性且局限于眼眶、前额或颞部。鼻源性或牙源性也多为浅表性疼痛。

（3）头痛的程度与性质　头痛的程度一般分轻、中、重度，但与病情的轻重并无平行关系。三叉神经痛、偏头痛及脑膜刺激的疼痛最为剧烈。脑肿瘤的痛多为中度或轻度。高血压性、血管性及发热性疾病的头痛，往往带搏动性。有时神经功能性头痛也颇剧烈。神经痛多呈电击样或刺痛，肌肉收缩性头痛多为重压感、紧箍感或钳夹样痛。

（4）头痛发生的时间与持续时间　某些头痛可发生在特定时间。如颅内占位病变引起的头痛往往清晨加剧，鼻窦炎的头痛也常发生于清晨或上午，丛集性头痛常在夜间发生，女性偏头痛常与月经期有关，脑肿瘤的头痛多为持续性，可有长短不等的缓解期。

（5）加重、减轻或诱发头痛的因素　咳嗽、打喷嚏、摇头、俯身可使颅内高压性头痛、血管性头痛、颅内感染性头痛及脑肿瘤性头痛加剧。丛集性头痛在直立时可缓解。颈肌急性炎症所致的头痛可因颈部运动而加剧。慢性或职业性颈肌痉挛所致的头痛，可因活动、按摩颈肌而逐渐缓解。偏头痛应用麦角胺后可获缓解。

2. 相关检查

（1）体格检查　每一个头痛患者均应进行全面的躯体及神经系统检查，包括精神状态检查、头颅部位的检查以及为排除局部压痛和活动度改变所致的颞下颌关节和颈椎的疼痛而进行的触诊。神经系统检查包括小脑功能试验，运动、感觉功能，脑神经及视神经乳头的详细观察。心肺功能应随生命体征一并检查，大多数患者体检及神经系统检查无阳性发现。

（2）辅助检查

①实验室检查：血生化、电解质及细胞学检查可了解血液细胞及生物化学的改变及其与头痛的关系。脑脊液检查对蛛网膜下腔出血及颅内炎症等疾病的诊断有重要意义。

②影像学检查：根据具体情况做脑电图、脑超声、放射性核素脑扫描、脑血造影等检查。

（二）辨证诊断

1. 辨证要点

（1）辨外感内伤　一般来说，外感头痛起病较急，常伴有外邪束表或犯肺的症状，应区别风、寒、湿、热之不同。《类证治裁·头痛》云："因风者恶风，因寒者恶寒，因湿者头重……因火者齿痛，因郁热者烦心，因伏暑者口干。"内伤头痛，其痛反复发作，时轻时重，应分辨气虚、血虚、肾虚、肝阳、痰浊、瘀血之异。气虚者脉大，血虚者脉芤，肾虚者腰膝酸软，肝阳亢者筋惕肢麻，痰浊者头眩恶心，瘀血者痛如锥刺。

（2）辨头痛部位　头为诸阳之会，手足三阳经均循头面，厥阴经亦上会于颠顶，由于脏腑经络受邪之不同，头痛的部位亦异。大抵太阳头痛，多在头后部，下连于项；阳明头痛，多在前额及眉棱等处；少阳头痛，多在头之两侧，并连及耳部；厥阴头痛，则在颠顶部位，或连于目系。

2. 辨证分型

（1）外感头痛

①风寒头痛

临床证候：头痛连及项背，恶风畏寒，遇风尤剧，头痛喜裹，常喜裹头，口不渴。苔薄白，脉浮或浮紧。

辨证要点：头痛连及项背，恶风畏寒，常喜裹头。苔薄白，脉浮或浮紧。

②风热头痛

临床证候：头痛而胀，甚则如裂，发热或恶风，面红目赤，口渴喜饮，大便不畅，溲赤。舌尖红，苔黄，脉浮数。

辨证要点：头痛而胀，甚则如裂，口渴喜饮。舌尖红，苔黄，脉浮数。

③风湿头痛

临床证候：头重如裹，肢体困重，胸闷纳呆，小便不利，大便溏薄。舌淡，苔白腻，脉濡。

辨证要点：头重如裹，肢体困重。舌淡，苔白腻，脉濡。

（2）内伤头痛

①肝阳头痛

临床证候：头痛而眩，两侧为重，心烦易怒，面红口干，或兼胁痛。舌红，苔薄黄，脉弦或弦细带数。

辨证要点：头痛而眩，两侧为重，心烦易怒。舌红，苔薄黄，脉弦或弦细带数。

②气虚头痛

临床证候：头痛，痛势绵绵，时发时止，遇劳益剧，倦怠乏力，畏寒少气，口淡乏味，胃纳不佳。舌淡苔薄，脉大无力。

辨证要点：头痛，痛势绵绵，倦怠乏力，畏寒少气。舌淡苔薄，脉大无力。

③血虚头痛

临床证候：头痛而晕，面色少华，心

悸怔忡。舌质淡，苔薄，脉细。

辨证要点：头痛而晕，面色少华。舌质淡，苔薄，脉细。

④肾虚头痛

临床证候：头痛且空，每兼眩晕，畏寒肢冷，耳鸣，腰膝酸软，遗精带下。苔薄，脉沉细无力。

辨证要点：头痛且空，耳鸣，腰膝酸软。苔薄，脉沉细无力。

⑤痰浊头痛

临床证候：头痛昏蒙沉重，胸脘痞闷。纳呆呕恶。舌淡，苔白腻，脉滑或弦滑。

辨证要点：头痛昏蒙沉重，胸脘痞闷，舌淡，苔白腻，脉滑或弦滑。

⑥瘀血头痛

临床证候：头痛经久不愈，痛处固定不移，痛如锥刺，或有头部外伤史。舌质紫暗，舌有瘀斑，脉细或细涩。

辨证要点：头痛经久不愈，痛处固定不移。舌质紫暗，舌有瘀斑，脉细或细涩。

三、鉴别诊断

头痛与中风

中风以突发半身不遂、肌肤不仁、口舌歪斜、言语不利，甚则突然昏仆、不省人事为主要表现，可伴有头痛等症，但头痛无半身不遂等见症。

四、临床治疗

（一）影响针灸疗效的要素

影响针灸疗效的要素主要是头痛的原因和类型，引起头痛的原因非常复杂，功能性头痛的针灸疗效优于症状性头痛。肌肉异常收缩所致的头痛针灸疗效最好；神经、血管因素引起的头痛针灸疗效次之；血肿所致的头痛再次之；脑膜刺激或占位性病变所致的头痛针灸疗效最差。

（二）辨病治疗

治疗原则：①积极处理和治疗原发病；②对焦虑烦躁者可酌情加用安定剂或镇静剂，对有抑郁表现者可加用抗抑郁剂；③针对发病机制进行治疗，如高颅压者给予脱水利尿剂，低颅压者给予静推低渗液；扩张性头痛给予麦角制剂；松弛收缩的肌肉给予按摩、热疗、痛点普鲁卡因封闭等；表浅神经痛可采用封闭治疗等。

1. 偏头痛

偏头痛发作时口服麦角胺咖啡因0.1~0.2g（一日总量≤0.6g），肌内注射麦角新碱0.2~0.5mg，有妊娠、动脉硬化、心脑血管疾病者禁用；扩张的颞动脉周围予0.5% 普鲁卡因皮下封闭；对病程长、发作频繁、药物治疗效果差者可行颞浅动脉结扎手术。

2. 丛集性头痛

丛集性头痛发作时使用麦角制剂。

3. 颈性偏头痛

颈性偏头痛给予颈椎牵引，服用扩血管药物尼莫地平（每次 30mg，3 次/日）、氟桂利嗪（每晚 5~10mg）、卡马西平（每次 0.1g，3 次/日）、泼尼松（每次 20mg，1 次/日）或封闭星状神经节，治疗并存的颈胸神经根炎。

4. 肌收缩性头痛

肌收缩性头痛给予按摩、热敷及服用安定剂和镇静剂，在肌肉压痛点处用 2% 利多卡因 2~5ml 封闭。颈椎增生或损伤者应行颈椎牵引。

5. 神经炎头痛

神经炎头痛可在颅表神经部位，如风池穴（枕大神经痛）、眶上切迹（眶上神经痛）等处用 2% 利多卡因 2~5ml 封闭，也可口服卡马西平（每次 0.1g，3 次/日）或苯妥英钠（每次 0.1g，3 次/日）治疗。

（三）辨证治疗

头痛的辨证，应根据病史、症状以及头痛的部位、久暂、性质特点等辨别头痛属外感或内伤、虚证还是实证。一般而言，病程短暂，痛势较剧，痛无休止，并伴有其他外感症状，多属实证，治以疏散为主；而内伤头痛，病程较久，痛势较缓，时作时止，多与肝、脾、肾三脏的病变及气血失调有关，病情有虚有实，须根据具体情况，采取相应的治疗措施。

1. 外感头痛

（1）风寒头痛

治法：疏风散寒。取足太阳、足少阳经穴为主。

处方：风池、太阳、头维透率谷、风门、昆仑。

操作方法：风池向对侧眼睛方向斜刺，进针 1~1.5 寸，施捻转泻法，针感达前额，施术 1 分钟。太阳斜刺进针 1~1.5 寸，施捻转提插泻法。头维平刺透至率谷，进针 2~2.5 寸，施捻转提插泻法。风门向棘突方向斜刺，进针 1~1.5 寸；昆仑直刺 1~1.5 寸，均施捻转泻法。

方义：阳维脉主阳主表，风池为足少阳与阳维脉之会穴，可散风解表，镇头痛，祛寒热。头维为足阳明与足少阳的交会穴，有升清降浊之功。太阳为经外奇穴，是止头痛之效穴。风门、昆仑疏调太阳经气，散风寒，解表邪。诸穴共奏疏风散寒止痛之功效。

（2）风热头痛

治法：疏风清热。取督脉、足少阳经穴为主。

处方：大椎、外关、风池、太阳、头维透率谷。

操作方法：大椎穴常规消毒后用三棱针点刺 3~5 点，取大号玻璃罐用闪火法拔之，出血 5ml 左右。外关施提插泻法，余穴操作同前。

方义：大椎疏散阳邪而解热。外关为手少阳之络，通于阳维，与风池、太阳、头维相配以疏散在表之邪，散风热止头痛。

（3）风湿头痛

治法：祛风胜湿。取足太阴、足少阳经穴为主。

处方：风池、太阳、头维透率谷、中脘、丰隆、三阴交。

操作方法：风池、太阳、头维透率谷操作同前。中脘直刺，进针1~1.5寸，施呼吸泻法。丰隆、三阴交均直刺，进针1~1.5寸，施捻转泻法。

方义：中脘为胃之募穴，又为腑会；丰隆为胃经之络穴，与三阴交相配，可健运中焦以化水湿，佐风池、太阳、头维三穴祛风胜湿，使上扰清窍之浊邪下行，则头痛自愈。

2.内伤头痛

（1）肝阳头痛

治法：平肝潜阳。取足厥阴、足少阳经穴为主。

处方：太冲、太阳、风池、阳辅、中封、头维。

操作方法：太冲直刺0.5寸，施呼吸泻法。阳辅直刺进针1~1.5寸；中封直刺0.3~0.5寸，均用捻转泻法。太阳、风池、头维刺法同前。

方义：太冲为肝经原穴，配经外奇穴太阳和少阳与阳维之会风池，有平肝潜阳、清头目之效。中封、阳辅分别为肝、胆经之经穴，又为清利肝胆之对穴，配足阳明胃与足少阳胆经之交会穴头维，是治疗肝阳上亢头痛的特效穴。

（2）气虚头痛

治法：补肺益气。取手太阴、足少阴、足阳明经穴为主。

处方：头维、太渊、合谷、肺俞、太溪、阿是穴。

操作方法：头维向下或向后平刺0.5~0.8寸，施捻转补法。太渊避开桡动脉，直刺0.3~0.5寸，施捻转补法。合谷、太溪直刺0.5~0.8寸，施捻转补法。肺俞穴斜刺0.3~0.5寸，施捻转补法。

方义：太渊主补肺气兼滋肺阴，合谷补肺气兼理肠气，肺俞纯补肺气少兼理气。太溪补肾气兼滋肾阴，取太溪是因肺气根于肾。全方合用，共奏补肺益气之功。

（3）血虚头痛

治法：气血双补。取督脉、手少阴、足厥阴经穴为主。

处方：百会、神门、太冲、三阴交、足三里。

操作方法：百会平刺0.5~0.8寸，施捻转补法。神门直刺0.3~0.5寸，局部酸胀并可有麻电感向指端放射，施捻转补法。太冲直刺0.5~0.8寸，施捻转补法。三阴交、足三里均直刺，进针1~1.5寸，施捻转补法。

方义：神门为心经气血物质的对外输出之处，为心经俞穴，有补益心气的作用。太冲、三阴交、足三里交相配合，气血双补。

（4）肾虚头痛

治法：滋阴补肾。取足少阴、足少阳经穴为主。

处方：风池、完骨、天柱、肾俞、命门、太溪。

操作方法：风池、完骨、天柱向对侧眼球斜刺0.8~1寸，施小幅度高频率捻转补法，每穴施术1分钟。肾俞向棘突方向斜刺，进针1~1.5寸，施捻转补法。命门直刺，进针1寸；太溪直刺，进针1~1.5寸，均施捻转补法。

方义：风池、完骨、天柱益髓充脑。肾俞、命门、太溪补肾填精，以收滋肾止痛之功。

（5）痰浊头痛

治法：化痰降浊。取足太阴、足阳明、任脉经穴为主。

处方：丰隆、太阳、上星透百会、阴陵泉、中脘。

操作方法：上星平刺2.5~3寸，透向百会，施捻转泻法1分钟。中脘直刺1.5~2寸，施呼吸泻法。阴陵泉、丰隆均直刺1~1.5寸，施捻转泻法。太阳操作同前。

方义：丰隆为胃之络穴，阴陵泉为脾之合穴，中脘为胃之募穴，三穴有健中州、化痰浊之功。上星透百会可醒神清脑，太阳善治偏头痛及昏朦。

（6）瘀血头痛

治法：活血化瘀。取足太阴、足少阳、足厥阴经穴为主。

处方：风池、血海、率谷、三阴交、太冲、太阳、阿是穴。

操作方法：血海直刺1~1.5寸，施捻转泻法。三阴交直刺1~1.5寸，施捻转泻法。率谷斜刺0.5寸，施捻转泻法。风池、太冲操作同前。太阳在常规消毒后，用闪火法拔罐。

方义：太冲、血海、三阴交相配行气活血，风池、率谷通调胆气，阿是穴及太阳刺络拔罐以达活血化瘀止痛之功效。

（四）其他疗法

1. 刺络疗法

取穴：太阳、曲泽、尺泽、鱼尾。

操作：用三棱针点刺诸穴出血数滴，以愈为期。

2. 电针疗法

取穴分两对穴组：风池与阿是穴，合谷与阿是穴（阿是穴均指头痛敏感点）。

操作：任选一对穴，强刺激后，用2~3伏微感应点，通电3~5秒，每日或隔日治疗1次。

3. 穴位注射疗法

取穴：风池、天柱、阿是穴。

操作：触找圆形结节，用3%~5%川芎注射液，或3%~5%防风注射液，刺2~5分，每穴注入0.3~0.5ml，隔日治疗1次。

4. 割治疗法

取穴：手掌割治部位三、手掌割治部位四。

操作：常规消毒，以锋针刺破皮肤0.2~0.4cm，出血20~30滴后用无菌纱布敷盖包扎。

5. 拔罐疗法

取穴：印堂、太阳、曲池。

操作：在以上诸穴拔罐，使罐吸拔15~20分钟后取下。

（五）医家诊疗经验

1. 孙六合教授针灸治疗头痛临证经验

孙六合教授在循经取穴的基础上，进一步把头痛分成不同证型进行辨证取穴。①阳明头痛：a.血瘀证，症见前额刺痛，痛在晚上或不定时，舌质暗紫，脉涩。治疗：取合谷、首面、膈俞、血海、委中穴，重者加内迎香。合谷与首面为辨经取穴，其他为辨证取穴。b.实热证，症见前额部跳痛，口臭，便干，舌红，苔薄黄，脉洪大。治疗：取内庭、合谷。证属阳明实热，取足阳明经荥穴——内庭，一则上病下取，导热下行；二则荥主身热，可以泻阳明邪热。合谷为手阳明经原穴，用泻法，可祛热止痛。上下相配，相得益彰。②少阳头痛：a.血瘀证，症见患者侧头部针刺样疼痛，舌有瘀斑，脉弦或涩。治疗：取足临泣、风池、血海、膈俞。b.痰湿瘀滞证，症见头痛如裹，头晕，或恶心呕吐。治疗：头维透角孙，进针3寸左右，行针使针感放射到整个侧头部。③厥阴头痛（肝肾阴虚证）：症见头顶空痛，头部活动时加重。治疗：取涌泉，配太溪、百会。证属肝肾阴虚，又痛在颠顶之上，故取涌泉。④太阳头痛：太阳头痛多为外感，有风寒和风热之不同。风寒者，可用灸法或刮痧走罐；风热者，泻大椎。对于顽固性后头痛，可针至阴。

2.周道仁老中医治疗外感头痛临证经验

周道仁老中医辨治外感头痛，将其分为3型。①风寒头痛：头痛头胀，畏风恶寒，四肢酸楚，眼睑有抽掣感，有时伴面肌抽动，苔薄白，脉浮。治当疏风散寒，方选川芎茶调散，针灸取风门、风池、合谷、列缺、阿是穴。②风热头痛：头目胀痛，遇风加剧，严重者头痛欲裂，面红目赤，口渴心烦，便秘溲黄，苔黄，脉浮。治当疏风清热，方选芎芷石膏汤加减，轻症可用桑菊饮，针灸取大椎（放血）、曲池、合谷、少商（放血）、商阳（放血）、风池、印堂、太阳。③风湿头痛：头痛如裹，昏沉胀眩，肢体困重，纳呆胸闷，阴雨天症状加重，小便不利，便溏，苔白腻，脉濡缓。治当祛风胜湿，方选羌活胜湿汤加减，针灸取风池、合谷、阴陵泉、商丘、脾俞、头部阿是穴及相关穴位，如印堂、太阳、百会等。

五、预后转归

头痛的预后有较大差异，外感头痛，治疗较易，预后良好；内伤头痛，虚实夹杂，治疗较难，只要辨证准确，精心治疗，也可以使病情得到缓解，甚至治愈。若并发中风、心痛、呕吐等，则预后较差。

证候间的转归，如外感头痛未及时根治，日久耗伤正气可转为内伤头痛；内伤头痛之人再次感邪，也可并发外感头痛。风寒证或风湿证，邪气郁遏化热，也可成为风热证；肾虚证水不涵木，可转化为肝阳证；肝阳证化火伤阴，可转化为肾虚证；痰浊证因痰阻血脉，可转化为痰瘀痹阻证。疾病间的转归，如肝阳头痛日久，可转归

或并发眩晕、目盲、中风等。

六、预防调护

头痛患者应注意休息，保持环境安静，光线不宜过强。外感头痛由外邪侵袭所致，故平时当顺应四时变化，寒温适宜，起居定时，参加体育锻炼，以增强体质，抵御外邪侵袭。内伤所致头痛者，宜情绪舒畅，避免精神刺激，注意休息。肝阳上亢者，禁食肥甘厚腻、辛辣发物，以免生热动风，而加重病情。肝火头痛者，可用冷毛巾敷头部。因痰浊所致者，饮食宜清淡，勿进肥甘之品，以免助湿生痰。精血亏虚者，应加强饮食调理，多食脊髓、牛乳、蜂乳等血肉有情之品。各类头痛患者均应禁烟戒酒。此外，尚可选择合适的头部保健按摩法，以疏通经脉，调畅气血，防止头痛发生。

主要参考文献

［1］顾群，朱文罡.腹针治疗偏头痛的临床观察［J］.光明中医，2009，24（9）：1736-1737.

［2］石忠，朱垚，郭立中.周仲瑛教授辨治头痛经验浅析［J］.福建中医药，2010，41（3）：27-28.

［3］席海霞.孙六合教授治疗头痛经验［J］.河南中医，2000，20（2）：55.

［4］李家邦.中医学［M］.8版.北京：人民卫生出版社，2013.

第九节　眩晕

眩晕，又称"头眩""掉眩""冒眩""风眩"等。"眩"是指眼花或眼前发黑，"晕"是指头晕目眩、视物旋转，二者常同时并见，统称为"眩晕"。轻者闭目即止，重者如坐车船，不能站立，或伴有恶心、呕吐，甚者昏厥。

眩晕为临床常见的一种自觉症状，可见于西医多种疾病，如梅尼埃病、颈椎病、椎-基底动脉系统血管病以及贫血、高血压、神经衰弱等。

一、病因病机

（一）西医学认识

眩晕是因机体空间定位障碍而产生的一种动性或位置性错觉，它涉及多个学科，按其病变部位可分为周围性眩晕和中枢性眩晕。

1. 周围性眩晕

由内耳迷路或前庭部分、前庭神经颅外段（在内听道内）病变引起的眩晕为周围性眩晕，包括急性迷路炎、梅尼埃病等。周围性眩晕的特点：①眩晕为剧烈旋转性，持续时间短，头位或体位改变可使眩晕加重明显。②眼球震颤：眼震与眩晕发作同时存在，多为水平性或水平加旋转性眼震，通常无垂直性眼震，振幅可以改变，数小时或数日后眼震可减退或消失，向健侧注视时眼震更明显。头位诱发眼震多为疲劳性，温度诱发眼震多见于半规管麻痹。③平衡障碍：多为旋转性或上下左右摇摆性运动感，站立不稳，自发倾倒，静态直立试验多向眼震慢相方向倾倒。④自主神经症状：如恶心、呕吐、出汗及面色苍白等。⑤常伴耳鸣、听觉障碍，而无脑功能损害。

2. 中枢性眩晕

中枢性眩晕是指前庭神经核、脑干、小脑和大脑颞叶病变引起的眩晕。中枢性眩晕的特点：①眩晕程度相对较轻，持续时间长，为旋转性或向一侧运动感，闭目后可减轻，与头位或体位改变无关。②眼球震颤粗大，可以为单一的垂直眼震和（或）水平、旋转型，可以长期存在而强度不变。眼震方向和病灶侧别不一致，自发倾倒和静态直立试验倾倒方向不一致。③平衡障碍：表现为旋转性或向一侧运动感，站立不稳，多数眩晕和平衡障碍程度不一致。④自主神经症状不如周围性明显。⑤无半规管麻痹、听觉障碍等。⑥可伴脑功能损害，如脑神经损害、眼外肌麻痹、面舌瘫、肢体瘫痪、高颅压等。

（二）中医学认识

眩晕为临床常见病证之一。中医学认为，本病病位在脑，与忧郁恼怒、恣食厚味、劳伤过度和气血虚弱有关。有因情志不舒，气郁化火，风阳升动，肝阳上亢而发者；有因恣食肥厚，脾失健运，痰湿中阻，清阳不升而发者；有因劳伤过度，肾精亏损，不能上充于脑而发者；病后体虚，气血虚弱，脑失所养亦能发生眩晕。历代医家对眩晕的病因病机都作了较为深入的研究和阐述，为后世积累了丰富的理论和实践经验。

《黄帝内经》中"诸风掉眩，皆属于肝""无虚不作眩""上气不足"等观点奠定了眩晕的病因病机之基础。至汉唐时期，多数医家宗奉《黄帝内经》中肝肾虚损、上气不足、肝阳化风、外邪入侵等观点，对眩晕病证的病因病机理论之探究逐步深化和具体。张仲景首倡"痰饮致眩"之论。巢元方的《诸病源候论》则从风邪立论的角度探讨了眩晕证的发病机制，并提出"由血气虚，风邪入脑"的病源学说。孙思邈在《备急千金要方》中首次立论"风热痰致眩"的观点。两宋时期，医家则更为重视对外因致眩的研究。金元时期，"无虚不作眩"及"无痰不作眩"的思想对后世医家启发颇深。至明清时期，在继承和发扬前贤诸论的基础上，"瘀血致眩"之说开始受到广泛的重视，同时，众医家也更加注重"肝肾阴虚，以肾为本"的学术思想。而当代医家则主要是在古人对眩晕病因病机的研究基础上进一步深入发挥。

古今医家对眩晕病证的病因病机之认识随中医学的发展而逐步深入，各医家对本病的认识虽在不同时代各有侧重，但纵观中医学发展历史，详审历代医家的著作，从中不难看出，眩晕病证的病因病机理论，在历经传承与发展的过程中已逐步形成比较完整的理论体系，对后世临床治疗颇有裨益，值得各医家进一步研究探讨。

二、临床诊断

（一）辨病诊断

1.临床表现

本病以头晕目眩、视物旋转为主要表现。轻者如坐车船，飘摇不定，闭目少顷即可复常；重者两眼昏花缭乱，视物不明，旋摇不止，难以站立，昏昏欲倒，甚则跌仆。可伴有恶心呕吐、眼球震颤、耳鸣耳聋、汗出、面色苍白等症状。

2.相关检查

（1）耳科检查　外耳道检查、前庭功能检查、眼震电图、听力检查等。

（2）神经系统检查　检查与前庭系统相关的部分，行星迹试验、偏指试验、视力和眼底检查。

（3）内科其他疾患引起的眩晕检查　应尽可能做全面体检，如血压、脉搏的测量等。

（4）影像与电生理相关检查　头颅CT、CT血管造影（CTA），脑MRI、数字减影血管造影术（DSA），经颅多普勒超声（TCD），心电图（ECG），脑电图（EEG）等。DSA既能准确地判断血管狭窄的位置，又可以同时进行治疗，是判断血管狭窄程度的金标准。

（5）血液实验室检查　血常规、生化检查等。

（二）辨证诊断

1.风阳上扰证

（1）临床证候　眩晕耳鸣，头目胀痛，烦躁易怒，失眠多梦，面红目赤，口苦。舌红，苔黄，脉弦数。

（2）辨证要点　眩晕耳鸣，头目胀痛，面红目赤。舌红，苔黄，脉弦数。

2.痰浊上蒙证

（1）临床证候　头重如裹，视物旋转，胸闷恶心，呕吐痰涎，口黏纳差。舌淡，苔白腻，脉弦滑。

（2）辨证要点　眩晕，头重如裹，胸闷恶心，呕吐痰涎。舌淡，苔白腻，脉弦滑。

3.气血不足证

（1）临床证候　头晕目眩，面色淡白或萎黄，神疲乏力，心悸少寐，腹胀纳呆。舌淡，苔薄白，脉弱。

（2）辨证要点　眩晕，面色淡白或萎黄，神疲乏力。舌淡，苔薄白，脉弱。

4.肝肾阴虚证

（1）临床证候　眩晕久发不已，视力减退，少寐健忘，心烦口干，耳鸣，神疲乏力，腰膝酸软。舌红，苔薄，脉弦细。

（2）辨证要点　眩晕久发，少寐健忘，心烦口干，耳鸣，腰膝酸软。舌红，苔薄，脉弦细。

三、鉴别诊断

1.眩晕与中风

中风表现为突然昏仆，不省人事，伴半身不遂，口舌歪斜，失语，或不经昏仆，仅见半身不遂，口舌歪斜。中风昏仆与眩晕之甚者症状相似，眩晕所致昏仆无半身不遂、不省人事、口舌歪斜。亦有部分中风患者，往往以眩晕、头痛为先兆症状，故临证应注意区分。

2.眩晕与厥证

厥证以突然昏仆、四肢厥冷、不省人事为主要特征，发作后短时间内随即苏醒；而眩晕甚者也可出现欲仆或仆倒的症状，但无不省人事的表现。

四、临床治疗

（一）提高临床疗效的要素

眩晕患者宜安静休息，避免声光刺激，应减少头位变化以免加重症状。对眩晕症状重或反复发作的患者，眩晕发作停止后，由于精神高度紧张和担心再发，而易形成恐惧性眩晕，若单用药物等疗效欠佳，需辅以精神安慰。

（二）辨病治疗

现代医家多在西医辨病的基础上对眩晕病证进行论治，根据西医学疾病的发病机制及病理特点，结合中医学辨证论治的思想治疗眩晕。常见的眩晕病因依次为椎动脉供血不足、梅尼埃病、颈性眩晕、高血压、脑动脉硬化、高脂血症、前庭神经炎、良性阵发性位置性眩晕等。

西医学在治疗上首先强调对病因的治疗，如控制血压、降血糖、调节脂代谢紊乱、降低高血黏度、治疗颈椎病、调节自主神经功能紊乱等。

（三）辨证治疗

治法：风阳上扰者，平肝潜阳、清利头目，只针不灸，用泻法；痰浊上蒙者，健脾除湿、化痰通络，针灸并用，平补平泻；气血不足者，补益气血、充髓止晕，针灸并用，用补法；肝肾阴虚者，补益肝肾、滋阴潜阳，以针为主，平补平泻。取头部和足少阳经腧穴为主。

主穴：百会、风池、头维、太阳、悬钟。

配穴：风阳上扰者，加行间、太冲、太溪滋水涵木，平肝潜阳；痰浊上蒙者，加内关、中脘、丰隆健脾和中，除湿化痰；气血不足者，加气海、血海、足三里补益气血，调理脾胃；肝肾阴虚者，加肝俞、肾俞、太溪滋补肝肾，培元固本。

操作：针刺风池穴应正确把握进针的方向、角度和深浅；其他腧穴常规针刺；痰浊上蒙者可在百会加灸。重症每日治疗2次，每次留针30分钟至1小时。

方义：眩晕病位在脑，脑为髓之海，无论病因为何，其病机皆为髓海不宁。治疗首选位于颠顶之百会穴，因本穴入络于脑，可清头目、止眩晕；风池、头维、太阳均位于头部，近部取穴疏调头部气机；悬钟乃髓之会穴，充养髓海，为止晕要穴。

（四）其他疗法

1.三棱针

眩晕剧烈时，可取印堂、太阳、百会、头维等穴，三棱针点刺出血1~2滴。

2.耳针

耳穴取肾上腺、皮质下、枕、脑、神门、额、内耳。风阳上扰者，加肝、胆；痰浊上蒙者，加脾、缘中；气血不足者，加脾、胃；肝肾阴虚者，加肝、肾。每次取一侧3~5个穴位，毫针中等刺激，留针20~30分钟，还可用王不留行籽贴压。

3.头针

取顶中线、枕下旁线，中等刺激，留针20~30分钟，每日1次。

4.穴位注射

选针灸处方中2~3个穴位，注入5%葡萄糖液或维生素B_1注射液、维生素B_{12}注射液、当归注射液，每个穴位0.5ml。

（五）医家诊疗经验

孙钰教授采用齐刺后加温针灸的方法治疗颈性眩晕，充分体现出《灵枢·经筋》

中经筋病"治在燔针劫刺，以知为度，以痛为输"之法，此处"燔针"是烧针的意思，可以理解为针上加烧小段艾条的温针，即温针灸。针灸结合疗法具有镇痛、改善脑部氧代谢和脑血流量，从而达到改善微循环等作用。综上，此治疗方法既有继承又有创新，验于临床，疗效确切。

取阿是穴（如有多处压痛点，以最明显者为准）、风池（双侧），在阿是穴和双侧风池穴上行齐刺法，刺入后行提插捻转手法使之得气，然后在阿是穴和风池穴的第一针针尾燃放艾炷，施灸2~3炷。

孙钰教授采用的针、灸结合的治疗方法方便快捷，取穴少，痛苦小，疗效高。齐刺法加以温针灸，二者相互配合，互为补充，使艾炷的温热通过针身深入病所，直达病症之处，既具有针刺舒筋活络、活血化瘀的作用，又具有艾条温经散寒、调和气血的双重作用，因其"简、便、验、廉"，在临床治疗中发挥重要的作用。

五、预后转归

眩晕病情轻者，治疗护理得当，预后多属良好；病重经久不愈，发作频繁，持续时间较长，病情重笃，则难以获得根治。尤其是中年以上的风阳上扰、肝火上炎而眩晕者，不仅影响日常生活和工作，而且由于阴亏阳亢，阳化风动，血随气逆，夹痰夹火，上蒙清窍，横窜经络，可形成中风，轻则致残，重则致命。若眩晕属肝血、肾精耗竭，日久可致失明、耳聋重症。

六、预防调护

眩晕发作时患者痛苦不堪，且有一定的危险性，长期反复发作可影响患者的生活质量。眩晕患者的心理承受能力及生活适应能力均有不同程度的下降，故在药物治疗的同时还应对患者进行必要的防护知识宣传及心理指导。针灸治疗本病效果较好，但应分辨标本缓急。眩晕急重者，先治其标；眩晕较轻或发作间歇期，注意求因治本。

1. 眩晕发作时的对策

当患者眩晕发作时，应立即让其闭目平卧，坐位时头部紧靠在固定椅背或物体上，避免大幅度摇摆，避免头颈部活动及声光刺激，指导患者深呼吸、放松。

2. 眩晕缓解时的预防

向患者详细解释本病的发病原因、临床表现、治疗及预防等方面的知识，使患者加深对本病的了解，更加积极地配合诊疗。同时，应指导患者掌握改变体位宜"三慢"，即抬头转头慢、坐起慢、站起慢，并了解"三慢"的目的。叮嘱患者勿登高、游泳、驾车等，以防发生意外。防重于治，不同病因所致眩晕的发作情况和预后都各不相同，故应针对不同病因所致眩晕患者分别进行宣传与指导，消除高危因素，防微杜渐，如高血压、低血压、颈椎病、脑动脉供血不足、脑动脉硬化症及位置性眩晕病等进行早期有效的治疗，改正烟、酒等不良生活习惯等。另外，经过治疗，眩晕诸症缓解后，应加强治本，以巩固疗效。根据季节气候的变化，让患者调整起居作息，顺应正常情况下的天气，并注意起居室的清洁、通风和冬季的保暖，给予患者温暖、和谐、欢快的生活环境，有利于心理健康、情绪安定，以杜绝再次发病。

3. 心理指导

眩晕发作时患者痛苦不堪，加之其发作的不可预知性等都会对患者的情绪和心理造成负面影响，引起睡眠紊乱和焦虑、抑郁等精神症状。因此，在眩晕的临床诊疗过程中，医师不仅要关注影响身体健康的疾病，同时也要关心患者心理和精神方面的问题，否则临床诊断与治疗会受到干扰，从而影响疾病的康复。

主要参考文献

[1] 周仲瑛. 中医内科学 [M]. 北京：中国中医药出版社，2007.

[2] 王启才. 针灸治疗学 [M]. 北京：中国中医药出版社，2011.

[3] 杨可，江文文，赵亚，等. 孙钰针灸治疗颈性眩晕经验 [J]. 中医药临床杂志，2018，30（3）：430-431.

第十节　原发性高血压

高血压属中医学"眩晕""头痛""肝风"等范畴，是以未使用降压药物情况下，非同日3次诊室血压（BP）值增高（BP：130/80mmHg 或 17.3/10.7kpa 以上）为主要特点的一种常见的慢性疾病。血压明显波动时，会见头痛、失眠、头昏、心悸、头胀、耳鸣、眼花等表现。

根据病因，可将高血压划分成原发性（EH）、继发性（SH）这2类。EH无明确病因，初期缺乏明显表现，大多于体检环节检出。

一、病因病机

（一）西医学认识

高血压发病机制尚未形成统一的认识，其主要血流动力学特征为总外周血管阻力（PVR）绝对或相对上调。由PVR上调入手，目前集中在以下几个方面：交感神经系统亢进、肾性水钠潴留、肾素-血管紧张素-醛固酮系统（RAAS）激活、细胞膜离子转运异常、胰岛素抵抗。EH存在诸多病因，以环境、遗传为主，一般认为遗传因素约占40%，环境因素约占60%。

1. 遗传因素

原发性高血压有家族聚集性，大约六成的高血压患者存在高血压家族史。高血压基因参与遗传的途径：①多基因关联遗传；②主要基因显性遗传。

2. 环境因素

（1）饮食　钠盐的摄入量与高血压患病率和血压水平呈正相关，高蛋白质、脂肪酸/不饱和脂肪酸比值升高为升压因素，而负向相关于钾的摄入值。

（2）超重和肥胖　身体脂肪水平正向相关于血压水平。

（3）个人嗜好　饮酒与高血压发病呈线性相关，对收缩压的影响较大；吸烟可使体内神经递质发生变化，引起血压升高。

（4）精神应激　长时间精神紧张可引发高血压，参与精神紧张度高的工作者更易于发生高血压；听力减退及长期在噪声环境中生活的人群高血压患病率更高。

（5）其他　包括缺乏体力活动、阻塞性睡眠呼吸暂停综合征、长期口服避孕药等。

（二）中医学认识

虽然中医学无"高血压"病名，但有相关古籍描述了本病的病因、病机、表现与防治手段，其中《黄帝内经》将诸风掉眩均归于肝，并提出肾虚会导致髓海不足，头重高摇，见脑转耳鸣症状，提示高血压眩晕症状和肝肾存在紧密联系。同时，基于《千金方》的相关描述可知，头痛与眩晕由肝火上炎，上冲脑络所致。《丹溪心法》曰："无痰不眩，无火不晕。"认为痰、火之邪是该病的重要致病因素。以上都说明中医学对高血压早有认识。

（1）精神因素　长时间精神紧张或忧思恼怒，会导致肝气内郁，长期积郁会化火，使得肝阴受损，阴无法敛阳，肝阳盛，侵犯头目。肝、肾双方存在紧密联系，肝火会对肝肾之阴造成灼伤，出现肝肾阴亏、肝阳过盛之证。

（2）饮食失节　肥甘厚味摄入过多或

过量饮酒，使得湿浊内生，长此以往会化热，热同时会灼津成痰，痰浊造成脉络堵塞，侵犯清窍；低钾膳食使抑制肝阳偏旺的膳食摄入不足，致使血不藏于肝而行于诸经，同样可引发高血压。

（3）内伤虚损 若过于劳伤，或高龄肾亏，因肾阴缺乏，无法充分滋养肝脏，肝阳过盛，内风易动。

由上述各种病因可见，本病可由七情所伤、饮食失节和内伤虚损等因素导致。其病位是肾脏、脾脏与肝脏，主要病机在于肾阴不足、痰饮内滞、肝阳上亢等，三者可单一致病，亦可合并致病。具体病机包括肝阳偏亢或肝火上炎，阳升风动，侵犯脑窍；脾胃不足，无法正常运化，痰饮内生，痰浊随肝风、肝阳侵犯脑窍；长期患病或患重病，使肾受损，肾阴不足，水无法涵木，无法滋养脑窍。

二、临床诊断

（一）辨病诊断

1.临床表现

主症为安静时持续动脉BP上升［收缩压（SBP）为130mmHg及以上与/或舒张压（DBP）为80mmHg及以上］，且病因不明，即可诊断为原发性高血压。临床常见症状有头晕、头痛、头胀、心悸、乏力、失眠等，劳累或紧张后加重，有的休息可自行缓解，可伴有脑、心脏、肾脏及眼底等靶器官损害症状。

2.相关检查

（1）神经系统检查 眼底检查评估有无视网膜病变等。

（2）内科其他疾患的体格检查 血压测量评估血压水平，心脏听诊、胸腹部听诊评估有无其他临床疾患等。

（3）影像与电生理相关检查 颈动脉超声排除动脉病变，踝臂血压指数（ABI）、心脏彩超、心电图、24小时动态血压监测（ABPM）、脉搏波传导速度（PWV）、胸片等了解心、肾等靶器官损伤程度，评价靶器官功能，了解全身动脉硬化程度。

（4）实验室检查 血生化、血常规、尿液分析等。

3.诊断、分级与心血管风险分层

临床应根据症状、体征、相关检查进行诊断，并根据分级及心血管风险分层进一步判断预后。高血压的确诊依据：没有行降压药物干预，同时异日3次血压水平上调（SBP为130mmHg及以上与/或DBP为80mmHg及以上）。单纯性收缩期高血压的确诊标准是SBP ≥ 130mmHg并DBP<80mmHg。如果患者存在高血压经历，正行降压药干预，血压在130/80mmHg以下，也符合高血压标准。基于血压上升程度，把高血压分为1级、2级、3级。

心血管风险分层：高血压与血压水平对于心血管事件（CVE）发生与预后存在显著影响，但不具备唯一性。所以，在诊治高血压方面，不仅要基于血压状况，还应对患者开展心血管风险方面的评估，同时准确分层。根据高血压的防治指南，可按心血管风险水平分为低危、中危、高危和很高危四个层次。

（二）辨证诊断

1.肝火亢盛证

（1）临床证候 口苦，头痛眩晕，惊悸，面红目赤，烦躁不宁，便秘尿赤。脉弦，舌红且苔干黄。

（2）辨证要点 头痛眩晕，面红目赤。脉弦，舌红且苔干黄。

2.阴虚阳亢证

（1）临床证候 记忆力下降，眩晕头痛，失眠，心悸，头重脚轻，五心烦热，耳鸣。脉弦细而数，舌质红，苔薄白。

（2）辨证要点 眩晕头痛，头重脚轻，

五心烦热，耳鸣。脉弦细而数，舌质红，苔薄白。

3. 痰湿壅盛证

（1）临床证候　呕恶痰涎，眩晕头痛，食量下降，头重如裹，心悸，胸闷。脉滑，苔白腻。

（2）辨证要点　呕恶痰涎，眩晕头痛，头重如裹。脉滑，苔白腻。

4. 气虚血瘀证

（1）临床证候　食欲下降，眩晕头痛，唇甲青紫，面色萎黄，乏力气短，心悸。脉细涩，舌见瘀点或舌质紫暗。

（2）辨证要点　眩晕，面色萎黄，乏力气短。脉细涩，舌见瘀点或舌质紫暗。

5. 阴阳两虚证

（1）临床证候　心悸，夜间多尿，头痛眩晕，时见浮肿，面色晦暗，多梦或失眠，耳鸣，腰腿酸软，动则气促，严重时见咳喘。脉细，舌淡且苔白。

（2）辨证要点　眩晕，面色晦暗，多梦或失眠，耳鸣，腰腿酸软。脉细，舌淡且苔白。

三、鉴别诊断

一旦诊断高血压，须鉴别是原发性还是继发性高血压。其中，继发性高血压主要病因包括肾脏病变、药物、内分泌疾病、妊娠、颅脑病变、心血管病变等。

1. 肾实质性高血压

肾实质性高血压的病因包括急慢性肾小球肾炎、慢性肾盂肾炎、糖尿病肾病等。慢性肾脏病早期可有明显的临床表现，随着病程进展，中后期可出现高血压。肾穿刺病理学检查对慢性肾小球肾炎诊断有帮助。静脉肾盂造影和多次尿细菌培养对慢性肾盂肾炎的诊断有价值。糖尿病病史对糖尿病肾病的诊断有极其重要的意义。

2. 肾血管性高血压

继发性高血压还有一个常见病因是肾动脉狭窄。高血压随着病情进展可发展为难治性高血压，表现为舒张压明显升高（＞110mmHg），腹部或肋脊角见连续性或收缩期杂音，血浆内肾素（Renin）活性提升，双侧肾脏大小不同（长径差值在1.5cm以上）。建议通过肾动脉（RA）造影、血浆Renin活性检测、静脉肾盂造影（IVP）、放射性核素肾显像（ECT）、超声等检查以明确诊断。

3. 原发性醛固酮增多症

以下为典型的体征与症状：①轻、中度高血压；②多尿、口渴，尤以尿比重下降、夜尿频繁为主；③瘫痪或发作性肌无力、肌痛或搐搦、上下肢麻木等。高血压患者合并有上述3项表现，除高血钠、低血钾而无其他病因可解释的，疑似本病。实验室检查方面，血浆Renin活性减弱，血与尿醛固酮（ALD）增多，CT、超声、放射性核素可协助诊断。

4. 嗜铬细胞瘤

此类患者呈阵发性或持续性高血压，典型病例表现为不稳定和阵发性高血压发作。发作时血压突然升高，伴有头痛、恶心、多汗、心悸、四肢麻木和冰冷感，有的还表现为胸骨后或上腹疼痛、视力减退等。典型症状的出现可由情绪改变而诱发，如发怒、兴奋、恐惧等。实验室检查可通过儿茶酚胺（血、尿）与其代谢物质检测、可乐定（Clonidine）试验、胰高糖素激发试验（GST）、酚妥拉明（regitine）试验等辅助诊断。

5. 皮质醇增多症

皮质醇增多症又称库欣综合征，常见病因有肿瘤、垂体瘤、肾上腺皮质增生，存在以下临床症状：皮肤细薄、满月脸、向心性肥胖、多毛等，血糖增高，同时实验室检查显示24小时尿游离皮质醇（UFC）与17-酮类固醇（或17-羟）上调，超声检查可见肾上腺占位性病变。

6. 主动脉缩窄

主动脉缩窄多为先天性，少数为大动脉炎所致，表现为上肢血压升高，而下肢血压较低或正常。当患者出现血压异常升高，或胸部可闻及收缩期杂音，可考虑本病。主动脉造影可明确狭窄的部位及范围，CT 和 MRI 检查有助于明确诊断。

四、临床治疗

（一）提高临床疗效的要素

把握辨证论治、辨病论治、辨经论治的要点和相互之间的关系，遵循针灸诊治规律，是提高针灸疗效的关键所在。

（二）辨病治疗

1. 一般治疗

戒烟、控酒；调整饮食结构，建立低钠、低脂、高蛋白、营养均衡的饮食模式；多做运动，调整不良作息习惯；对于体脂率较高的患者实施减脂干预。

2. 药物治疗

合理选用利尿剂、β受体阻滞剂以及钙拮抗剂类等药物。

（1）利尿药 呋塞米每次 20~40mg，每日 1~2 次；螺内酯每次 20~40mg，每日 1~2 次。

（2）β受体阻滞剂 美托洛尔每次 25~50mg，每日 2 次。

（3）钙通道阻滞剂（CCB） 非洛地平缓释剂每次 5~10mg，每日 1 次；氨氯地平每次 5~10mg，每日 1 次。

（4）血管紧张素转换酶抑制剂（ACEI） 每次 2.5~5mg，每日 1 次。

（5）血管紧张素Ⅱ受体阻滞剂（ARB） 缬沙坦每次 80~160mg，每日 1 次。

注意事项：①利尿剂不单独作为一线的降压药物，在使用利尿剂的过程中，需要监测电解质，要根据尿量来避免电解质紊乱。②钙通道阻滞剂：最多见的有苯磺酸氨氯地平片、硝苯地平缓释片这类药物，有的患者服用这些药物后出现牙龈肿痛，同时有踝部水肿的情况，提示需要调整用药。③ACEI 或 ARB 类的药物：如氯沙坦钾、坎地沙坦这类药物，有些患者长期使用依那普利、培哚普利出现干咳，也需要及时就诊调整降压药物。④β受体阻滞剂（酒石酸美托洛尔）及α受体阻滞剂：服用这些药物要对心率进行监测，若出现体位性低血压，即是这种药物并发的副作用，提示需要调整药物的种类或调整药物的剂量。

（三）辨证治疗

本病的基本病机是肾阴不足、肝阳偏亢，故以平肝潜阳、调气和血为治疗大法。由于本病常发生心、脑、肾血管等病变，并发卒中、高血压肾病等，故临床可根据不同病情，选用滋阴潜阳、活血化瘀、祛痰化浊等治法。

1. 辨证论治

治法：平肝潜阳，调和气血。取足厥阴、足少阳经穴为主。

主穴：百会、合谷、曲池、太冲、三阴交。

配穴：若肝火亢盛，加行间、风池平肝泻火；若阴亏阳盛，加肝俞、太溪滋阴潜阳；若痰湿壅盛，加丰隆、足三里利脾清痰；若气虚血瘀，加膈俞、血海益气活血；若阴阳皆虚，加肾俞、关元调补阴阳；若头晕重，加太阳清利头目；若心悸，加内关、神门宁心安神。

操作：若痰湿壅盛、肝火亢盛，针刺时应行泻法；若气虚血瘀、阴亏阳盛、阴阳两虚，针刺行补法；关元、肾俞可加灸法。

方义：百会处在颠顶，是"诸阳之

会"，连通着肝经，对其行针刺，能够平降肝火；曲池、合谷分别是手阳明大肠经合穴、原穴，对两者行针刺，可理气降压、清泻阳明；太冲属于肝经原穴，作用为平抑肝阳、疏肝理气；三阴交是足三阴经交会穴，能够对肝、脾、肾施以有效调补，在治疗此病方面，具备治本功效。

2. 成药应用

中成药必须依据主证及兼证特点辨证选用，按照高血压分级、使用方式等合理应用，同时注意药物的安全性。

（1）松龄血脉康颗粒

药物组成：鲜松叶、葛根、珍珠层粉。

用法：每次1袋，每日3次。

功效主治：平肝潜阳，镇心安神。用于肝阳上亢所致的头痛，眩晕，急躁易怒，心悸，失眠。

（2）牛黄降压丸

药物组成：羚羊角、珍珠、水牛角浓缩粉、人工牛黄、冰片、白芍、党参、黄芪、决明子、川芎、黄芩提取物、甘松、薄荷、郁金。

用法：每次1~2丸，每日1次。

功效主治：清心化痰，平肝安神。用于心肝火旺所致的头痛眩晕，失眠，烦躁不安等。

（3）清肝降压胶囊

药物组成：制何首乌、夏枯草、槐花（炒）、桑寄生、丹参、葛根、泽泻（盐炒）、小蓟、远志（去心）、川牛膝。

用法：每次3粒，每日3次。

功效主治：清热平肝，补益肝肾。用于肝肾阴虚所致的眩晕头痛，腰膝酸软等。

（四）其他疗法

1. 皮肤针法

对于督脉、膀胱经背部经线，应借助皮肤针（或滚刺筒）从上至下低速、轻浅地实施15~20分钟的若干次重复刺激，待

皮肤局部充血呈红疹状结束，应避免进行快且重的压刺处理。对脊柱两侧、乳突部、骶、气管等阳性反应区施以处理时，应通过腕力弹刺，刺激程度保持轻、中度，避免过重，适宜力度为轻微出血或局部潮红。通常每2天进行1次，1个疗程为7~10次。

2. 电针法

作用穴位为曲池＋丰隆或合谷＋太冲这2组，交替使用。待针刺得气，施60秒手法。电针初期，采用泻法，等到血压恢复正常，调整为平补平泻法。接着与电针仪连通，设定为200次/分的频率以及连续波，刺激量方面，患者能够耐受即可。留针时间为20~30分钟。1~2天进行1次，1个疗程为10次，相邻疗程之间设置3~5天的暂停时间。

3. 刺血疗法

主穴是太阳与头维。若患者前额闷胀难受，增上星、印堂与攒竹；若患者合并额顶疼痛，增四神聪与百会；若合并颈项强痛，增大椎、天柱与风池；若血压偏高，增涌泉。对于主穴，每次治疗皆取1个穴位，交替作用于2个穴位，配穴基于症状酌情加减。先行常规消毒处理，对于主穴，点刺的工具为无菌三棱针或弹簧刺血针，取0.2~0.3cm的深度，各穴出血量为6~7滴。若患者出血不顺利，可通过拇、食指行挤压操作。2次/周，1个疗程为10次。对于配穴，嘱患者自己用中指行按摩操作，1分钟/次，1次/天。

4. 耳针法

（1）耳穴压丸法　主穴包括肾上腺、降压沟、肝、交感、神门与心；配穴为枕、心与皮质下。在对主穴进行操作时，每次选4~5个穴位；对于配穴，应基于症状，选择2~3个穴位。取一侧耳，耳廓消毒后，将医用胶布或镇痛膏布剪成0.6cm×0.6cm大小，王不留行籽或磁珠1粒放在胶布中央贴于耳穴上，反复按压3~5分钟，以患

者耳廓发热、发麻为度。嘱患者每日自行按压耳穴3~5次，每次每穴按压1分钟。隔日换贴一次，待血压正常后可改为每周换1次，双耳交替。10次为1个疗程。

（2）耳穴刺血 取耳尖、降压沟，每次选取1个穴位，或只对1个穴位进行操作，或轮流作用于2个穴位。先通过手指对耳廓进行按摩，使耳廓充血，再取患者一侧耳轮最上方的耳尖穴，实施常规消毒处理，一手将耳廓固定住，另一手持一次性针头迅速刺入施术部位1~2mm，随即出针，为了自然出血，对针孔周边进行轻按，接着通过消毒干棉球对针孔进行按压，两耳轮换放血。基于患者体质与病情来确定每次放血多少，通常一侧穴位为5~10滴的放血量。每周3次，12次为1个疗程。

5. 穴位贴敷法

作用穴位是涌泉、神阙。可通过下述5类途径来制备敷药：①脐疗粉。准备等量川芎、吴茱萸，研磨为极细末状态，待用。②脐疗膏。准备适量三棱、川芎与附子等，先研末，再制为膏药，待用。③研磨吴茱萸，使其呈细末状态，待用。④糯米14粒，胡椒7粒，杏仁、桃仁各12g，栀子3g。混合捣烂，待用。⑤准备等量牛膝、川芎与吴茱萸，再混合研磨为末状，密闭存放，待用。每次贴敷，应作用于一个主穴。若选择神阙穴，通常选择脐疗粉或脐疗膏，若为脐疗粉，每次5~10g，置于脐内，外部包扎消毒敷料；若为脐疗膏，将其适量敷至脐内，再通过桑皮纸与医用胶布加以固定。这2个方案皆为2次/周。若选择涌泉穴，应用上述另外3类方法，不管何法皆在每晚临睡时先通过温水将足底部清洗干净，再贴敷，每次对单侧穴区施以治疗，两足交替。若选择方法③，则每次15g，先通过醋调和，再贴敷；若选择方法④，则将其与1个鸡蛋清混合，制为糊状，再贴敷；若选择方法⑤，准备5g药末，与适量白酒、米醋充分混合。借助无菌敷料与医用胶布加以固定，第2天早上取下，1次/天。1个疗程为10~15次，通常进行3~5个疗程的干预。

（五）医家诊疗经验

石学敏院士基于"治病求本"原则，提出气海失司，营运紊乱是其病机，病位为肝、脾。因这两脏和气血存在紧密联系，肝藏血、脾统血，如果两者失和，无法正常介导气海，可使血压异常。临床上，石院士施以"疏肝健脾、活血散风"的针刺疗法，注重捻转补泻手法的应用。以人迎穴为主穴，施以捻转补法，足三里、曲池为辅穴，施以补法，合谷、太冲施以泻法，从而达到疏肝健脾、活血散风、通调气海之效，使血压得以下调。

石学敏院士认为，气海作为宗气所聚之处，发挥统帅一身气血的作用，劳逸失度、情志影响、邪气外侵和禀赋不足等是引发高血压的重要因素，机体气血阴阳失衡，影响气海的调节功能，导致一身气血不和，易导致肝、心、肾及脾等脏腑功能失调，风、火、痰、瘀等病理产物内生，进一步引起气海失司，气血失衡，血压异常。脏腑功能失调是高血压的病理基础，在此基础上，气海调节一身气血的功能一旦受到影响，就会直接导致气血阴阳失调，如阳气亢盛致血行加快，或气虚痰阻致血液凝滞，或升降反作致气血逆乱，这些病理变化均可致血压升高，从而出现原发性高血压中眩晕、头痛等症状，因此气海失司是高血压的主要病机。

取手足阳明经、足厥阴经为主，以人迎穴为主穴，配以曲池、合谷、足三里及太冲。曲池为手阳明大肠经的合穴，足三里为足阳明胃经的合穴，两穴同属阳明经且皆为合穴，阳明经多气多血，"合主逆气而泄"，两穴相配疏通阳明经气，平气和血降逆，加强降压作用；合谷为手阳明大肠经的原穴，太冲为足厥阴肝经的原穴，原穴为脏腑之元气流经与留止之地，元气起自肾间动气，通过三焦，遍布全身，推动人体经络、脏腑等生理活动，调控人体气血之运行，两穴相配疏肝导滞、调气理血。四穴相互为用，共奏平衡阴阳、调畅气血之功。

五、预后转归

原发性高血压属慢性病，治疗目的在于控制血压，减少心、脑、肾等靶器官损害的风险。未见并发症的高血压，预后较好，对生活影响较小。一旦出现并发症，则为不可逆损害，预后较差。

六、预防调护

大部分高血压可防可控，一旦患病则难以治愈。因此，高血压的预防、治疗及系统管理很重要。防治的对象不仅包括已确诊的高血压患者，还包括所有可能患高血压的高危人群。

（1）饮食调护　少食多动，三餐定时定量，忌暴饮暴食；保持低盐、低脂饮食；多食新鲜蔬菜，饮牛奶以补充钙质。

（2）运动锻炼　规律生活，注意劳逸平衡。基于病情，对运动做出合理选择，包括有氧锻炼（含健身操、太极拳、散步等）与音乐治疗。

（3）保持乐观心态　高血压和情绪存在紧密联系。避免情绪大幅度起伏，有助于保持血压平稳。

主要参考文献

[1]高树中，杨骏．针灸治疗学［M］．10版．北京：中国中医药出版社，2016.

[2]娄莹，马文君，王子君，等．中国高血压临床实践指南计划书［J］．中华心血管病杂志，2022，50（7）：671-675.

[3]中华中医药学会心血管病分会．高血压中医诊疗专家共识［J］．中国实验方剂学杂志，2019，25（15）：217-221.

[4]张仁，徐红．汉英对照针灸治疗高血压［M］．上海：上海科技出版社，2007.

[5]《中成药治疗优势病种临床应用指南》标准化项目组．中成药治疗原发性高血压临床应用指南（2021年）［J］．中国中西医结合杂志，2022，42（7）：773-781.

[6]刘巍，杜宇征，孟祥刚，等．石学敏院士治疗高血压病捻转补泻手法浅析［J］．中国针灸，2021，41（10）：1135-1139.

第十一节　白细胞减少症

白细胞减少症是指周围白细胞计数持续下降（持续低于 $4.0 \times 10^9/L$）所引起的一组症状，典型表现为头晕、乏力、肢体酸软、食欲减退、精神萎靡、低热，属中医学"虚劳"范畴。

白细胞减少症原因不明，其可继发于其他疾病，分为原发性和继发性两大类。原发者病因不明，继发者可由急性感染，物理、化学因素，血液系统疾病，伴脾肿大的疾病，结缔组织病，过敏性疾病，遗传性疾病等引起。

一、病因病机

（一）西医学认识

一般白细胞减少的原因有病毒感染、伤寒等，也有服用药物、接触放射线或其他化学毒物等。其病因病机按细胞动力学可分为以下3个方面。

（1）白细胞生成障碍　包括干细胞的增殖减低或再生障碍。

（2）白细胞破坏过多　感染、免疫学因素导致白细胞破坏过多，使外周血中白细胞减少。

（3）粒细胞分布异常 由于各种原因导致边缘池中白细胞增多，循环池中白细胞减少，亦可形成白细胞减少症。

（二）中医学认识

白细胞减少症在中医学中无相应病名，据其乏力、头晕、心悸、易外感发热等表现，可归属于"气血虚""虚劳""温病""诸虚不足"等范畴。中医学认为，白细胞减少症的发生与心、肝、脾、肾四脏有关，其中，与脾、肾两脏的关系尤为密切。本虚（即脾肾两虚）是白细胞减少症的根本原因，脾为后天之本，气血生化之源，五脏六腑赖以滋养，若脾虚气血无以生化则成血虚之证；肾为先天之本，主骨生髓，受五脏六腑之精而藏之，若肾气不足则髓海不充，而精血同源，此时气血生成也会受影响。脾虚，运化水谷精微的滋养功能失常，可导致肾气虚弱；反之，肾阳不足，则不能温煦脾阳，两者相互影响，以致脾肾两虚，营卫气血不足而成本病。此外，热毒侵袭和瘀血凝结也是引起和加重本病的重要原因。热毒（放、化疗）之邪侵犯人体，营阴被劫。大部分患者表现为气阴两虚之证，少数则兼有血热之证。根据中医学"久病必瘀"的传统认识，白细胞减少症患者久治不愈，往往见有血瘀的临床表现。

1.病因

（1）先天不足 因父母体虚，胎气不足，或胎中失养，临产受损等，致使婴儿脏腑不健，生机不旺，损及五脏而患此病。

（2）饮食不节 饮食不节，损伤脾胃，脾胃功能失调，不能化生精微，气血生化乏源而气血不足，脏腑四肢失于濡养，从而出现一派虚损的征象。

（3）毒物损伤 内服药物、毒物或外感毒邪，暴伤人体正气或脏腑，致使肾精亏虚，无以化血；或脾虚土亏，生化乏源。

2.病机

本病病机多以肝、脾、肾及气血亏虚为本。病位在骨髓，与肝、脾、肾关系密切，病性以虚损证候为主，急性者可表现为正虚邪犯之虚实夹杂证。

二、临床诊断

（一）辨病诊断

1.临床表现

白细胞减少症患者常见疲乏、头晕，此外还有食欲减退、四肢酸软、失眠多梦、低热、畏寒、腰酸、心慌等症。若白细胞减少症由感染所致，早期可见扁桃体红肿、咽部黏膜溃疡，稍后可见坏死、水肿，黏膜潮红充血以及颈部淋巴结肿大等体征。

2.相关检查

（1）血常规 白细胞减少症的白细胞总数常在（2.0~4.0）×10⁹/L之间，伴不同程度的中性粒细胞减少；而粒细胞缺乏时白细胞多在2.0×10⁹/L以下，粒细胞明显减少，甚至低至1%~2%或完全消失。粒细胞质内可出现中毒颗粒、空泡、核染色不佳等中毒表现。淋巴细胞、单核细胞、浆细胞和嗜酸性粒细胞可轻度增加。在恢复期，外周血中可出现幼稚粒细胞，呈类白血病反应。血小板及红细胞无明显改变。

（2）骨髓象 白细胞减少症患者的骨髓象多无明显改变。粒细胞缺乏者，红细胞及血小板多无明显变化，粒细胞系可呈以下变化：①成熟受阻，原粒及早幼粒明显增多，其余各阶段均减少。②粒细胞系明显减少，甚至见不到。粒细胞可有中毒现象。淋巴细胞、浆细胞、网状细胞可增多，恢复期原始及早幼粒细胞可增多，类似白血病的骨髓象，应注意鉴别。

（二）辨证诊断

1. 气阴两虚证

（1）临床证候　周身乏力，反复外感，经久不愈，低热，五心烦热，咽干，咽痛，失眠盗汗。舌红苔薄，脉细数。

（2）辨证要点　周身乏力，反复外感，五心烦热，咽干。舌红苔薄，脉细数。

2. 心脾两虚证

（1）临床证候　心悸，失眠，多梦，气短，乏力，头晕，食欲不佳，面色无华。舌淡，苔薄白，脉沉细无力。

（2）辨证要点　心悸，失眠，食欲不佳，面色无华。舌淡，苔薄白，脉沉细无力。

3. 肝肾阴虚证

（1）临床证候　头晕耳鸣，腰膝酸软，手足心热，遗精，眠差，多梦。舌红苔少，脉细数。

（2）辨证要点　头晕耳鸣，腰膝酸软。舌红苔少，脉细数。

4. 肾阳虚证

（1）临床证候　面色苍白，精神萎靡，畏寒肢冷，少气懒言，腰膝酸软，大便溏泄，小便清长。舌胖大，舌质淡，苔白，脉沉。

（2）辨证要点　畏寒肢冷，少气懒言，腰膝酸软。舌质淡，苔白，脉沉。

三、鉴别诊断

1. 低增生性白血病

低增生性白血病临床可见贫血、发热或出血，外周血常呈全血细胞减少，可以见到或不能见到原始细胞。骨髓增生减低，但原始粒细胞＞30%。而白细胞减少症则幼稚细胞数少见，且无出血，无明显贫血现象。

2. 再生障碍性贫血

再生障碍性贫血起病或急或慢，多有出血、贫血表现，白细胞减少，尤以中性粒细胞明显，血小板及网织红细胞均明显减少，骨髓呈三系细胞减少。而粒细胞缺乏症则发病急，无出血，贫血不显，白细胞分类见粒细胞极度减少，甚至完全消失，血小板及网织红细胞均正常，骨髓象呈粒系受抑，成熟障碍。

3. 传染性单核细胞增多症

传染性单核细胞增多症可见溃疡性咽峡炎、粒细胞减少，易与粒细胞减少症混淆，但传染性单核细胞增多症血涂片中可发现较多的异型淋巴细胞，且血清嗜异性凝集试验阳性，不难与粒细胞缺乏症鉴别。

四、临床治疗

（一）辨病治疗

针对白细胞减少症的主要药物如下。

（1）肌苷口服溶液，口服，成人每次200~600mg，每日3次；儿童每次200mg，每日3次。肌苷注射液，肌内注射，每次100~200mg，每日1~2次；静脉注射或滴注，每次200~600mg，每日1~2次。注意事项：过敏体质者、妊娠及哺乳期女性慎用；不能与氯霉素、双嘧达莫、硫喷妥钠等注射液配伍。

（2）氨肽素片　每次1g，每日3次。儿童用药酌减或遵医嘱。注意事项：用药至少4周，有效者可连续服用；妊娠及哺乳期女性尚不明确。

（3）利可君片　每次20mg，每日3次或遵医嘱。注意事项：急、慢性髓细胞白血病患者慎用。

（4）鲨肝醇片　①成人每日50~150mg，分3次服用，4~6周为1个疗程；②儿童每次1~2mg/kg，每日3次。注意事项：临床疗效与剂量相关，应根据个体化寻找最佳剂量，病轻者疗效好，用药期间监测外周血常规。

（二）辨证治疗

本病的治疗侧重于整体调节，中医学认为，本病初期以气血两虚、脾气亏损为主，晚期伤及肝肾，导致肾阴虚、肾阳虚或阴阳两虚，总以脾、胃、肝、肾虚损为本。针灸疗法在益气养血、滋阴助阳的原则指导下治疗本病。

1.气阴两虚证

治法：益气养阴。取背俞穴、足阳明胃经穴为主。

处方：膈俞、膏肓、足三里、气海、三阴交、脾俞、肾俞、悬钟。

操作：针用补法，并灸。每日1次，每次留针30分钟，10次为1个疗程。

方义：足三里、三阴交、脾俞健脾益胃，以化生气血；膈俞、膏肓、气海能益气养血滋阴；肾为先天之本，肾气旺则精血自充，故取肾俞；悬钟为髓会，配合肾俞生精血。

2.心脾两虚证

治法：补益心脾。取背俞穴、足阳明胃经和足太阴脾经穴为主。

处方：心俞、脾俞、膈俞、足三里、三阴交、血海。

操作：针用补法，并灸。每日1次，每次留针30分钟，10次为1个疗程。

方义：心俞、脾俞、膈俞可补益心脾之气，足三里、三阴交、血海可强健脾胃，以滋气血生化之源。

3.肝肾阴虚证

治法：滋养肝肾。取足少阴肾经为主。

处方：肾俞、太溪、三阴交、中极。

操作：针用补法，并灸。每日1次，每次留针30分钟，10次为1个疗程。

方义：肾俞、太溪滋肾补水，三阴交调补三阴而育阴潜阳，中极调补冲任之气血。

4.肾阳虚证

治法：温肾助阳。取背俞穴、督脉经穴为主。

处方：肾俞、命门、关元、三阴交。

操作：针用补法，并灸。每日1次，每次留针30分钟，10次为1个疗程。

方义：肾俞、命门、关元能温补肾阳，三阴交补脾土，强化源以养先天。

（三）其他疗法

1.耳穴疗法

取穴：肝、脾、胃、小肠、内分泌。

方法：车前子压穴，长时间刺激。

2.皮肤针疗法

从肺俞到肾俞，用皮肤针叩刺，反复8~10遍，每日1次。

3.独穴疗法

用5ml注射器抽取5~10mg地塞米松，双侧足三里垂直进针，得气后将药液缓慢注于穴位。

五、预后转归

本病病因较多，明确病因后针对性治疗，早诊断、早治疗是预后良好的关键，再障型预后差。疗效与粒细胞减少的病因及程度、持续时间、进展情况及治疗措施有关。轻、中度者，若不进展则预后较好。粒细胞缺乏症病死率较高，预后取决于能否及时去除病因，控制感染，恢复中性粒细胞数量。

六、预防调护

（一）预防

（1）密切接触放射线或苯的人群（高危人群）应做定期检查。

（2）对服用有可能引起粒细胞减少的药物的患者，要严密随访。

（3）慢性白细胞减少患者，长期随访。

若血象稳定可不必服药。对白细胞数较低而有症状者可选用利血生、沙肝醇、维生素B₄等药物中的1~2种。

（4）起病急骤的粒细胞减少症或缺乏症患者，应送血液科抢救。

（5）避免过度劳累；注意气候的变化，及时增减衣被，防止感受外邪而发病。

（二）调护

1.生活调护

注意气候的变化，及时增减衣被，防止感受外邪而发病；慎重接触可能引起骨髓抑制的各种理化因素（放射线、烷化剂等）；避免过度劳累。

2.饮食调护

饮食宜清淡而富有营养，忌肥甘厚腻，以防生湿困脾。急性粒细胞缺乏的感染期，要慎食温补的食物，如辛辣、羊肉、虾、蟹等发物。临床上，处在慢性白细胞减少期不宜进食生冷。可用作饮食治疗的药物与食物有大枣、黑木耳、瘦猪肉、熟牛肉等。

3.精神调护

应避免精神刺激和劳神过度，因为阳气烦劳则张，不利于身体的恢复。在缓解期间适当参加体育活动如太极拳、智能气功、散步、游泳等，增加肺活量，促进气血流通。

主要参考文献

[1] 甘君学，仇裕丰. 实用针灸独穴疗法 [M]. 南京：江苏科学技术出版社，2008.

[2] 石学敏. 针灸学 [M]. 北京：中国中医药出版社，2006.

[3] 石学敏. 针灸治疗学 [M]. 上海：上海科学技术出版社，2000.

[4] 王富春，王洪峰，徐晓红，等. 临床针方 [M]. 北京：科学技术文献出版社，2004.

第十二节　心悸

心悸是指患者自觉心中悸动，惊惕不安，甚则不能自主的一种病症。病情较轻者为惊悸，病情较重者为怔忡。中医学认为，本病的发生常与平素体质虚弱、情志所伤、劳倦、汗出受邪等有关，常伴胸闷、气短、失眠、健忘、眩晕、耳鸣等症。本病常见于西医学各种原因引起的心律失常以及心功能不全等以心悸为主症者。

一、病因病机

（一）西医学认识

心悸可分为生理性和病理性。生理性者可见于健康人在强烈体力活动或精神过度紧张之时，也可见于大量吸烟、饮酒、饮浓茶或咖啡，或应用某些药物如麻黄素、咖啡因、氨茶碱、肾上腺素类、苯丙胺、阿托品、甲状腺片等的人，且常和摄入量大小及个体敏感性有关。病理性心悸病因如下。

1.心室肥大

后天获得性心脏病，如高血压性心脏病、风湿性主动脉瓣关闭不全、梅毒性或其他原因所致的主动脉瓣关闭不全、风湿性二尖瓣关闭不全等，由于左心室肥大、心收缩力增强，可引起心悸。患脚气病性心脏病时，左、右心室均增大，病情发展快，心悸常明显而强烈。

2.引起心排血量增加的其他病变

贫血、高热、甲状腺功能亢进等均可引起心率加快，心搏动加强而引起心悸。贫血时血液携氧量少，器官与组织缺氧，主要代偿机制是通过加快心率，增加心排出量以保证供氧。急性失血性贫血所致心悸尤为明显。高热时机体基础代谢率增高、组织耗氧量增加，因而通过加快心率以保证供氧，心率加快导致心悸。甲状腺功能亢进时由于基础代谢率增高与交感神经兴奋性增高，也常引起心悸。活动性肺结核患者虽无明显发热也易发生心悸，且作为结核中毒症状之一，主要和交感神经兴奋性增高有关。此外，风湿性心脏病、感染性心内膜炎、布鲁氏菌病、低血糖发作等均易引起心悸。当嗜铬细胞瘤患者发生阵发性血压升高时，可出现心悸，这与血中儿茶酚胺水平突然升高，兴奋交感神经有关。

3. 心律失常

各种原因所致的窦性心动过速、心动过速型心房颤动或心房扑动等，特别是突然发生者，均易出现心悸；心动过缓、高度房室传导阻滞、房室交界性心律、自发性室性心律、病态窦房结综合征、迷走神经兴奋性过高等，由于心率缓慢、舒张期延长、心室充盈度增加，致心搏强而有力，可引起心悸。心悸多见于心率突然转慢之时。心律不齐如期前收缩、心房颤动等，均可引起心悸。偶发性期前收缩通常不引起自觉症状，但患者可因心脏突然跳动而感到心悸，有时也可出现心脏突然停跳的感觉（代偿性间歇）。

4. 心脏神经症

心脏神经症是由自主神经功能失调引起的一种临床综合征，多见于青壮年女性。患者除心悸之外，常有心率加快、心前区刺痛或隐痛、呼吸不畅，并常伴有头痛、头晕、失眠、易疲劳、注意力不集中等神经官能症表现。发病常与精神因素有关，每因情绪激动而发作。

（二）中医学认识

心悸的发病，或由惊恐恼怒，动摇心神，致心神不宁而为惊悸；或因久病体虚，劳累过度，耗伤气血，心神失养，若虚极邪盛，无惊自悸，悸动不已，则成为怔忡。

心悸的病位主要在心，由于心神失养，心神动摇，而悸动不安。其发病亦与脾、肾、肺、肝四脏功能失调相关。如脾不生血，心血不足，心神失养则动悸；或脾失健运，痰湿内生，扰动心神，心神不安而发病。肾阴不足，不能上制心火，或肾阳亏虚，心阳失于温煦，均可发为心悸。肺气亏虚，不能助心以主治节，心脉运行不畅则心悸不安。肝气郁滞，气滞血瘀，或气郁化火，致使心脉不畅，心神受扰，都可引发心悸。

心悸的病性主要有虚实两方面。虚者为气血阴阳亏损，心神失养而致。实者多由痰火扰心、水饮凌心及瘀血阻脉而引起。虚实之间可以相互夹杂或转化，如实证日久，耗伤正气，可分别兼见气、血、阴、阳之亏损，而虚证也可因虚致实，而兼有实证表现，如临床上阴虚生内热者常兼火亢或夹痰热，阳虚不能蒸腾水湿而易夹水饮、痰湿，气血不足，气血运行滞涩而易出现气血瘀滞，瘀血与痰浊又常常互结为患。总之，本病为本虚标实证，其本为气血不足，阴阳亏损，其标是气滞、血瘀、痰浊、水饮，临床表现多为虚实夹杂之象。

二、临床诊断

（一）辨病诊断

1. 临床表现

本病以自觉心中悸动不安，心搏异常，或快速或缓慢，或跳动过重，或忽跳忽止，呈阵发性或持续不解，神情紧张，心慌不安，不能自主为主要表现，可见数、促、结、代、涩、缓、沉、迟等脉象，还可伴有胸闷不舒、易激动、心烦寐差、颤抖乏力、头晕等症。

2. 相关检查

（1）临床症状出现后，依靠各项检查可以确诊，超声心动图可见心内膜增厚，心尖部心室腔闭塞，心肌心内膜结构超声回声密度异常，室壁运动减弱。原发性患者室壁不增厚，浸润性病变室壁可以增厚，舒张早期充盈快，中、后期则极慢。心包膜一般不增厚，临床配合测量血压等有助于明确诊断。

（2）X线检查示心影扩大，可能见到心内膜心肌钙化的阴影。心室造影见心室腔缩小。

（3）心电图检查示低电压，心房或心室肥大，束支传导阻滞，ST-T改变，必要时行动态心电图、阿托品试验等检查。

（二）辨证诊断

1. 心阳不振证

（1）临床证候 心悸动则为甚，头晕，面色苍白，胸闷气短，畏寒肢冷。舌胖大而淡，苔白，脉沉细迟或结代。

（2）辨证要点 心悸，畏寒肢冷，面色苍白，胸闷气短。舌胖大而淡，苔白，脉沉细迟或结代。

2. 心胆气虚证

（1）临床证候 心悸常因惊恐而发，气短自汗，神倦乏力，少寐多梦。舌淡，苔薄白，脉细弦。

（2）辨证要点 心悸，气短自汗，神倦乏力。舌淡，苔薄白，脉细弦。

3. 心脾两虚证

（1）临床证候 心悸不安，失眠健忘，面色淡白，头晕乏力，胸闷气短，自汗，纳差。舌淡，苔薄白，脉弱无力。

（2）辨证要点 心悸失眠，面色淡白，头晕乏力，纳差。舌淡，苔薄白，脉弱无力。

4. 阴虚火旺证

（1）临床证候 心悸不宁，思虑劳心尤甚，五心烦热，少寐多梦，头晕目眩，耳鸣，口干，面颊烘热。舌质红，苔薄黄，脉细弦数。

（2）辨证要点 心悸，五心烦热，少寐多梦，耳鸣，口干，面颊烘热。舌质红，苔薄黄，脉细弦数。

5. 心血瘀阻证

（1）临床证候 心悸怔忡，胸闷心痛阵发，或面唇紫暗。舌有紫气或见瘀斑，脉细涩或结代。

（2）辨证要点 心悸怔忡，面唇紫暗。舌有紫气或见瘀斑，脉细涩或结代。

6. 水气凌心证

（1）临床证候 心悸怔忡不已，胸闷气喘，不能平卧，咳吐大量泡沫痰涎，面浮足肿，尿少。苔白腻或白滑，脉弦滑数。

（2）辨证要点 心悸怔忡，胸闷气喘，不能平卧，咳吐大量泡沫痰涎，面浮足肿，尿少。苔白腻或白滑，脉弦滑数。

三、鉴别诊断

1. 惊悸与怔忡

惊悸发病，多与情绪因素有关，可由骤遇惊恐、忧思恼怒、悲哀过极或紧张而诱发，多为阵发性，病来虽速，病情较轻，实证居多，可自行缓解，不发时如常人。怔忡多由久病体虚，心脏受损所致，无精神等因素亦可发生，常持续心悸，心中惕惕，不能自控，活动后加重，多属虚证，或虚中夹实。怔忡病来虽渐，病情较重，不发时亦可兼见脏腑虚损症状。惊悸日久不愈，亦可渐成怔忡。

2. 心悸与奔豚

心悸为心中剧烈跳动，发自于心；奔豚发作之时，虽觉心胸躁动不安，但气发自少腹，冲气上逆，正如《难经·五十六难》所云："发于小腹，上至心下，若豚状，或上或下无时。"

3. 心悸与真心痛

真心痛除见心慌不安、脉结或代外，必以心痛为主症，多呈心前区或胸骨后刺痛，牵及肩胛两背，常因劳累、感寒、饱餐或情绪波动而诱发，多呈短暂发作，但甚者心痛剧烈不止，唇甲发绀或手足青冷至节，呼吸急促，大汗淋漓直至晕厥，病情危笃。真心痛常可与心悸合并出现。

四、临床治疗

（一）提高临床疗效的要素

1. 避免可能的诱因

心悸常由情志刺激、惊恐、紧张、劳倦过度、饮酒饱食等因素诱发，应尽量避免以上诱因。

2. 中西医结合，提高疗效

大量临床报道显示，在心悸的治疗中，单一疗法往往效果不理想，而综合疗法，尤其是中西医结合，疗效较好。一般而言，针灸治疗心悸疗效较好，但功能性疾病所致心悸疗效优于器质性病变所致的心悸，故应明确病因，针对病因进行中西医结合治疗。

（二）辨病治疗

可用抗心律失常类药物。①普萘洛尔：每日 10~30mg，分 3 次服用，用量根据心律、心率及血压变化而及时调整。②盐酸维拉帕米：开始一次 40~80mg，一日 3~4 次，按需要及耐受情况可逐日或逐周增加剂量，每日总量一般在 240~480mg。

（三）辨证治疗

1. 辨证论治

（1）心阳不振证

治法：温补心阳，安神定悸。取手少阴心经穴、手厥阴心包经穴为主。

主穴：心俞、厥阴俞、内关、神门、关元。

配穴：腹胀、便溏者，加公孙、天枢。

操作方法：主穴常规消毒后，选用直径为 0.30~0.35mm 的毫针，斜刺心俞 0.6±0.2 寸，斜刺厥阴俞 0.6±0.2 寸，直刺内关 0.8±0.2 寸，直刺神门 0.3±0.4 寸，直刺关元 0.8±0.2 寸；配穴常规消毒后，直刺公孙 0.6±0.2 寸，直刺天枢 1.0±0.2 寸。每日治疗 1 次，每次治疗留针 20~30 分钟，留针期间行针 2~3 次。主穴均用捻转补法，捻转幅度为 2~3 圈，捻转频率为每秒 2~4 个往复，每次行针 5~10 秒。其他配穴针用补法，针后加灸。

方义：心俞、厥阴俞相配可助心阳，益心气，奋阳气。内关、神门安神定悸。关元针后加灸，以振奋阳气。

（2）心胆气虚证

治法：益气安神。取手少阴心经穴、手厥阴心包经穴为主。

主穴：心俞、巨阙、间使、神门、胆俞。

配穴：善惊者，加大陵；自汗、气短甚者，加足三里、复溜。

操作方法：主穴常规消毒后，选用直径为 0.30~0.35mm 的毫针，斜刺心俞 0.6±0.2 寸，直刺巨阙 0.5±0.6 寸（向下斜刺），直刺间使 0.8±0.2 寸，直刺神门 0.3±0.4 寸，斜刺胆俞 0.6±0.2 寸；配穴常规消毒后，直刺大陵 0.4±0.1 寸，直刺足三里 1.0±0.4 寸，直刺复溜 0.9±0.1 寸。每日治疗 1 次，每次治疗留针 20~30 分钟，留针期间行针 2~3 次。主穴均用捻转补法，捻转幅度为 2~3 圈，捻转频率为每秒 2~4 个往复，每次行针 5~10 秒。其他配穴针用补法。

方义：心俞、巨阙俞募配穴，功在调补心气，定悸安神。胆俞可壮胆气而定志。间使、神门宁心安神。

（3）心脾两虚证

治法：养血益气，定悸安神。取足阳明胃经穴、背俞穴为主。

主穴：心俞、巨阙、膈俞、脾俞、足三里。

配穴：腹胀、便溏者，加上巨虚、

天枢。

操作方法：主穴常规消毒后，选用直径为0.30~0.35mm的毫针，斜刺心俞0.6±0.2寸，直刺巨阙0.5~0.6寸（向下斜刺），斜刺膈俞0.6±0.2寸，斜刺脾俞0.6±0.2寸，直刺足三里1.0±0.4寸；配穴常规消毒后，直刺上巨虚0.8±0.4寸，直刺天枢1.0±0.2寸。每日治疗1次，每次治疗留针20~30分钟，留针期间行针2~3次。主穴均用捻转补法，捻转幅度为2~3圈，捻转频率为每秒2~4个往复，每次行针5~10秒。其他配穴针用补法。

方义：心俞、巨阙如前所述。血之会膈俞可补血养心。气血的生成，赖于水谷精微所化，故取脾俞、足三里健中焦以助气血化生。

（4）阴虚火旺证

治法：滋阴降火，养心安神。取足少阴肾经穴、手少阴心经穴为主。

主穴：肾俞、太溪、阴郄、神门。

配穴：手足心热者，加劳宫、涌泉。

操作方法：主穴常规消毒后，选用直径为0.30~0.35mm的毫针，直刺肾俞0.9±0.1寸，直刺太溪0.6±0.2寸，直刺阴郄0.4±0.1寸，直刺神门0.3±0.4寸；配穴常规消毒后，直刺劳宫0.4±0.1寸，直刺涌泉0.6±0.2寸。每日治疗1次，每次治疗留针20~30分钟，留针期间行针2~3次。主穴均用捻转平补平泻法，捻转幅度为2~3圈，捻转频率为每秒2~4个往复，每次行针5~10秒。其他配穴针用平补平泻法。

方义：本证源于肾阴不足，水不济火，故取肾俞、太溪滋肾阴而上济心火，以治其本。阴郄、神门养心安神定悸。

（5）心血瘀阻证

治法：活血化瘀，理气通络。取任脉经穴、手厥阴心包经穴和足太阳膀胱经穴为主。

主穴：内关、膻中、心俞、气海、膈俞、血海。

配穴：失眠健忘者，加神门；气短自汗者，加复溜。

操作方法：主穴常规消毒后，选用直径为0.30~0.35mm的毫针，直刺内关0.8±0.2寸，直刺膻中0.4±0.1寸（或平刺），斜刺心俞0.6±0.2寸，直刺气海1.0±0.2寸，斜刺膈俞0.6±0.2寸，直刺血海0.9±0.1寸；配穴常规消毒后，直刺神门0.3~0.4寸，直刺复溜0.9±0.1寸。每日治疗1次，每次治疗留针20~30分钟，留针期间行针2~3次。主穴均用捻转平补平泻法，捻转幅度为2~3圈，捻转频率为每秒2~4个往复，每次行针5~10秒。其他配穴针用平补平泻法，气海加灸。

方义：内关、膻中、心俞可强心定悸止痛。灸气海助阳益气，以助气推血行。血海、膈俞活血化瘀。

（6）水气凌心证

治法：振奋阳气，化气行水。取手少阴心经穴、任脉经穴为主。

主穴：关元、肾俞、内关、神门、阴陵泉。

配穴：伴胸闷气喘甚而不能平卧者，加刺膻中。

操作方法：主穴常规消毒后，选用直径为0.30~0.35mm的毫针，直刺关元0.8±0.2寸，直刺肾俞0.9±0.1寸，直刺内关0.8±0.2寸，直刺神门0.3±0.4寸，直刺阴陵泉0.6±0.2寸；配穴常规消毒后，直刺膻中0.4±0.1寸（或平刺）。每日治疗1次，每次治疗留针20~30分钟，留针期间行针2~3次。主穴均用捻转平补平泻法，捻转幅度为2~3圈，捻转频率为每秒2~4个往复，每次行针5~10秒。其他配穴针用平补平泻法。

方义：关元、肾俞壮肾阳以行水气，内关、神门宁心定悸，阴陵泉健脾以化水饮。

2. 成药应用

珍合灵

成分：每片含珍珠粉 0.1g、灵芝 0.3g。

用法：每次服用 2~4 片，每日 3 次。

功效主治：养心安神，用于心悸、失眠。

3. 单方验方

宁心复脉汤：太子参 20g，益母草 10g，蒲黄（包煎）5g，百合 15g，石斛 10g，大枣 10g，五味子 15g，生龙骨（先煎）15g，生牡蛎（先煎）15g，炙甘草 10g。每剂水煎取汁 300ml，每次 150ml，每日 2 次，口服，分别在早餐前、晚餐后 30 分钟服用。4 周为 1 个疗程，心悸之症自愈。

（四）其他疗法

1. 皮肤针

取气管两侧、颌下部、后颈、骶部以及内关、膻中、三阴交、人迎，中度刺激至局部出现红晕、略有出血点为度。发作时可每日治疗 2 次。

2. 耳针

取心、交感、神门、皮质下、小肠。毫针轻刺激，留针期间行针 2~3 次。每日治疗 1 次。

3. 穴位注射

按常规选穴，用维生素 B_1、B_{12} 注射液，每穴注射 0.5ml。每日治疗 1 次。

4. 刮痧

选穴：心俞、巨阙、膈俞、脾俞、足三里。

在操作部位涂抹适量刮痧油。先刮背部，从心俞穴经膈俞穴一直到脾俞穴，宜用刮板角部从上向下刮拭，应一次到位，中间不要停顿，出痧为度。再刮拭腹部正中线巨阙穴，用刮板角部自上而下刮拭，用力轻柔，出痧为度。最后重刮足三里穴，

30 次，不出痧。

（五）医家诊疗经验

李瑞教授认为，心悸病位虽在心，然究其病因，五脏功能失调皆可导致。因而临证时，必当明辨病因，以辨证为依据，从整体出发，根据病因病机的不同，心悸常从心论治，虚证补心之气血阴阳以养心血、安心神；实证祛逐痰饮、泻火祛瘀以泻实定悸。针灸常取手厥阴心包经、手少阴心经与足太阳膀胱经之穴，临证随机应变，屡获佳效。

五、预后转归

心悸预后转归主要取决于本虚标实的程度、邪实轻重、脏损多少、治疗当否及脉象变化情况。如患者气血阴阳虚损程度较轻，未见瘀血、痰饮之标证，病损脏腑单一，呈偶发、短暂、阵发，治疗及时得当，脉象变化不显著，则病证多能痊愈；反之，脉象过数、过迟、频繁结代或乍疏乍数，反复发作或长时间持续发作者，预后较差，甚至出现喘促、水肿、胸痹心痛、厥证、脱证等变证、坏病，若不及时抢救治疗，预后极差，甚至可能发生猝死。

六、预防调护

注意调节情志，防止喜怒等七情过极。注意休息，少房事。适当参加体育锻炼，如散步、太极拳、体操、气功等，注意预防感冒。心悸患者应保持积极乐观的心态，稳定情绪，坚持治疗，树立信心。生活作息要有规律。饮食有节，宜进食营养丰富而易消化吸收的食物，宜低脂、低盐饮食，忌烟酒、浓茶。轻症患者可从事适当体力活动，以不觉劳累、不加重症状为度，避免剧烈活动。重症心悸患者应卧床休息，还应及早发现变证、坏病先兆症状，做好急救准备。

主要参考文献

[1]谢依璇，李瑞，张旭东. 李瑞教授从五脏原气论治心悸之针灸临床经验[J]. 中医临床研究，2022，14（12）：4-5+17.

第十三节　不寐

不寐，又称"不得眠""不得卧""目不瞑"等，是以经常不能获得正常睡眠为特征的一类病证，主要表现为睡眠时间、深度的不足。轻者入睡困难，或寐而不酣，时寐时醒，或醒后不能再寐，重则彻夜不寐。

不寐可见于西医多种疾病，如神经官能症、围绝经期综合征、慢性消化不良、贫血、动脉粥样硬化等。

一、病因病机

（一）西医学认识

不寐的原因主要有以下几种。

1. 因身体疾病造成的不寐

可造成失眠的身体疾病有哮喘、关节炎、高血压、睡眠呼吸暂停综合征、甲状腺功能亢进症、夜间肌阵挛综合征以及某些心脏、肾脏、胃肠、脑部疾病等。

2. 因生理造成的不寐

环境的改变，会使人产生生理上的反应，如乘坐车、船、飞机时睡眠环境的变化，卧室内强光、噪音、过冷或过热都可能使人失眠。有的人对环境的适应性强，有的人则非常敏感，适应性差，环境一改变就会失眠。

3. 心理、精神因素导致的不寐

心理因素如焦虑、烦躁不安或情绪低落、心情不愉快等，都是引起失眠的重要原因。生活的打击、工作与学习的压力、未遂的意愿及社会环境的变化等，会使人产生心理和生理反应，导致神经系统的功能异常，造成大脑的功能障碍，从而引起失眠。

4. 服用药物和其他物质引起的不寐

服用中枢兴奋药物可导致失眠，如减肥药（苯丙胺等）。长期服用安眠药，一旦戒掉，也会出现戒断症状——睡眠浅，噩梦多。茶、咖啡、可乐类饮料等含有中枢神经兴奋剂——咖啡因，晚间饮用可引起失眠。乙醇可干扰人的睡眠结构，使睡眠变浅，一旦戒酒也会因戒断反应引起失眠。

5. 对不寐的恐惧引起的不寐

有的人对睡眠的期望过高，认为睡得好则百病不侵，睡得不好，身体上易出现各种问题。这种对睡眠的过分迷信，增加了睡眠的压力，容易引起失眠。

（二）中医学认识

人的寤寐，由心神控制，而营卫阴阳的正常运行是保证心神调节寤寐的基础。《灵枢·营卫生会》云："阴阳相贯，如环无端……营卫之行不失其常，故昼精而夜瞑。"凡影响营卫气血阴阳的正常运行，使神不安舍，都会成为不寐的病因病机。

1. 病因

（1）感受外邪　《灵枢·邪客》云："邪气之客人也，或令人目不瞑，不卧出。"外邪中以火热为直接原因较多，其他如阴寒、水湿、风寒等多是形成不寐的间接原因。

（2）情志失常　喜、怒、忧、思、悲、恐、惊等情志过极是不寐常见的直接病因，而思虑劳倦是长期不寐的重要原因。

（3）饮食不节　暴饮暴食是不寐的原发病因。《素问·逆调论篇》云："阳明者胃脉也……胃不和则卧不安。"有些饮品，如酒、咖啡、浓茶也是造成不寐的直接原因，长期嗜食肥甘厚味亦可成为不寐的间接原因。

（4）体虚不足　或因禀赋不足，心胆

虚怯；或因年老体衰，阴阳亏虚，而致不寐。如明代的《证治准绳·杂病·不得卧》云："年高人，阳衰不寐。"

（5）久病　不寐常继发于各种疾病过程中或疾病之后，病久或因耗伤正气而致体虚不足，或因痰火内扰，致心神失舍而不寐。

2. 病机

（1）发病　凡因外感火热之邪，或饮浓茶，或大喜、大悲、大惊、大恐等因素直接影响心神者，发病多较急；凡因体虚不足，或他病之后等以内伤为主者，发病一般较缓。

（2）病位　本病病位在心，总因心神失舍而成，亦与肝（胆）、脾（胃）、肾有关。

（3）病性　总属营卫失和，阴阳不交，心神失守，虚多实少之证。因饮食、火热、痰饮所致者为实，但实中有虚；因气血阴阳亏虚，心神失养，或阴虚火扰所致者为虚，但时有虚中夹实。

（4）病势　本病为心不藏神，神不安其宅，其病势总是由外向内，由其他脏腑向心主发展。

（5）病机转化　本病的根本病机在于外邪侵袭、饮食不节、情志所伤、体虚劳倦等因素造成脏腑功能失调，产生火（实火、虚火）、湿、痰等病邪及气、血、阴阳亏虚，互相联系，相互转化，最终形成邪气扰动心神，或心神失其濡养温煦，致使神不安宅而成为不寐。

二、临床诊断

（一）辨病诊断

1. 临床表现

本病以入睡困难、易醒及醒后难以入睡、早醒、多梦、烦恼为主要表现。轻者入睡困难，或寐而不酣，时寐时醒，或

醒后不能再寐，连续3周以上，重则彻夜不寐。

2. 相关检查

（1）最重要的方法是应用脑电图多导联描记装置进行全夜睡眠过程的监测，因为睡眠不安和白天嗜睡的主诉有各种不同的原因，而脑电图多导联描记对于准确诊断是必不可少的。

（2）在询问病史和重点神经系统查体基础上，为鉴别器质性病变导致的失眠，必要的有选择性的辅助检查项目包括其他影像与电生理相关检查，如CT、MRI、心电图、腹部B超、胸片等。

（3）血、尿液实验室检查　血常规、血电解质、血糖、尿素氮等。

（二）辨证诊断

1. 心脾两虚证

（1）临床证候　多梦易醒，伴心悸，健忘，头晕目眩，神疲乏力，面色不华。舌淡，苔白，脉细弱。可见于外伤或产后失血过多者。

（2）辨证要点　多梦易醒，心悸，健忘，头晕目眩，神疲乏力，面色不华。舌淡，苔白，脉细弱。

2. 心胆气虚证

（1）临床证候　心烦不寐，心悸健忘，多梦易醒，善惊多恐，伴有气短自汗，倦怠乏力。舌淡，苔薄，脉弦细。

（2）辨证要点　心烦不寐，多梦易醒，善惊多恐。舌淡，苔薄，脉弦细。

3. 阴虚火旺证

（1）临床证候　心烦不寐或时寐时醒，心悸不安，腰酸足软，手足心热，头晕耳鸣，健忘，遗精，口干津少，五心烦热。舌红，苔少，脉细数。

（2）辨证要点　心悸不安，手足心热，头晕耳鸣，健忘，遗精，口干津少，五心烦热。舌红，苔少，脉细数。

4. 肝郁化火证

（1）临床证候　心烦不能入睡，烦躁易怒，不寐多梦，甚至彻夜不眠，伴有胸闷胁痛，头痛眩晕，面红目赤，口干而苦，不思饮食，便秘尿黄。舌红，苔黄，脉弦数。

（2）辨证要点　烦躁易怒，不寐多梦，伴有胸闷胁痛，头痛眩晕，面红目赤，口干而苦。舌红，苔黄，脉弦数。

5. 痰热内扰证

（1）临床证候　胸闷心烦不寐，泛恶，嗳气，伴有头重目眩，口苦痰多。舌红，苔黄腻，脉滑数。

（2）辨证要点　心烦不寐，泛恶，嗳气，伴有头重目眩，口苦痰多。舌红，苔黄腻，脉滑数。

6. 心火炽盛证

（1）临床证候　心烦不寐，躁扰不宁，口干舌燥，小便短赤，口舌生疮。舌尖红，苔薄黄，脉数有力或细数。

（2）辨证要点　心烦不寐，躁扰不宁，口干舌燥，小便短赤，口舌生疮。舌尖红，苔薄黄，脉数有力或细数。

三、鉴别诊断

不寐不得卧须与喘息不得卧相鉴别。《伤寒论·辨少阴病脉证并治》所云"少阴病，得之二三日以上，心中烦，不得卧"中的"不得卧"，是指烦躁不眠、辗转反侧的病症。《素问·评热病论篇》之"诸水病者，故不得卧，卧则惊，惊则咳甚也"、《金匮要略·痰饮咳嗽病脉证并治》之"咳逆倚息不得卧"、《金匮要略·胸痹心痛短气病脉证治》之"胸痹不得卧"等疾病，亦可出现不得卧，但所指的"不得卧"均是因其病出现气息不匀、呼吸困难、不能平卧的征象，与不寐有别。

四、临床治疗

（一）辨病治疗

1. 西药治疗

主要用一些镇静安神类的药物来帮助睡眠，如地西泮：5~10mg，睡前服。注意事项：①对苯二氮䓬类药物过敏者，可能对本药过敏。②肝肾功能损害者会延长本药清除半衰期。③癫痫患者突然停药可引起癫痫持续状态。④严重的精神抑郁者服用本类药可使病情加重，甚至产生自杀倾向，应采取预防措施。⑤避免长期大量使用而成瘾，如长期使用应逐渐减量，不宜骤停。⑥对本类药耐受量小的患者起始用量宜小。以下情况慎用：严重的急性乙醇中毒，可加重中枢神经系统抑制作用；重度重症肌无力，病情可能会加重；急性或隐性发生闭角型青光眼可因本品的抗胆碱能效应而使病情加重；低蛋白血症时，可导致嗜睡、难醒；多动症者可有反常反应；严重慢性阻塞性肺部病变，可加重呼吸衰竭；外科或长期卧床患者，咳嗽反射可受到抑制；有药物滥用和成瘾史者。如左乙拉西坦：剂量可增加至每次1500mg，每日2次，注意由于个体敏感性差异，在治疗初始阶段或剂量增加后，会产生嗜睡或其他中枢神经症状。因而，对于需要服用这些药物的患者，不推荐操作需要技巧的机器，如驾驶汽车或操纵机械。

2. 催眠疗法

催眠疗法是应用一定的催眠技术使人进入催眠状态，并用积极的暗示控制患者的心身状态和行为的一种心理治疗方法，通过正性意念来消除焦虑、紧张、恐惧等负性意念。

（二）辨证治疗

1. 心脾两虚证

治法：补益心脾，养血安神。

处方：心俞、脾俞、神门、三阴交。如果有多梦，加魄户穴。

操作方法：常规消毒后，选用直径为0.30~0.35mm的毫针，直刺各个穴位。每日治疗1次，每次治疗留针20~30分钟，留针期间行针2~3次。主穴均用捻转补泻法，捻转幅度为2~3圈，捻转频率为每秒2~4个往复，每次行针5~10秒。

方义：心俞、脾俞补益心脾，神门为心之原穴，可宁心安神，三阴交调补气血。

2. 心胆气虚证

治法：益气镇惊，安神定志。

处方：胆俞、心俞、大陵、丘墟、百会、神门等。

操作方法：常规消毒后，选用直径为0.30~0.35mm的毫针，直刺各个穴位。每日治疗1次，每次治疗留针20~30分钟，留针期间行针2~3次。主穴均用捻转补泻法，捻转幅度为2~3圈，捻转频率为每秒2~4个往复，每次行针5~10秒。

方义：胆俞、心俞为背俞穴，加以大陵调补心胆之气，百会、神门安神定志。

3. 阴虚火旺证

治法：滋阴降火，清心安神。

处方：太溪、大陵、神门、太冲。如果伴有眩晕，加风池穴；伴有耳鸣，则加听宫穴。

操作方法：常规消毒后，选用直径为0.30~0.35mm的毫针，直刺各个穴位。每日治疗1次，每次治疗留针20~30分钟，留针期间行针2~3次。主穴均用捻转补泻法，捻转幅度为2~3圈，捻转频率为每秒2~4个往复，每次行针5~10秒。

方义：神门为心之原穴，可宁心安神；太溪为肾经原穴，可滋补肾阴；大陵镇静

安神，清心通络；太冲穴泻肝火。

4. 肝郁化火证

治法：疏肝泻火，醒脑安神。

处方：行间、足窍阴、风池、神门。如果伴有目赤，加太阳、阳溪穴。

操作方法：常规消毒后，选用直径为0.30~0.35mm的毫针，直刺各个穴位。每日治疗1次，每次治疗留针20~30分钟，留针期间行针2~3次。主穴均用捻转补泻法，捻转幅度为2~3圈，捻转频率为每秒2~4个往复，每次行针5~10秒。

方义：神门为心之原穴，可宁心安神；风池可泄热，醒脑安神；行间、足窍阴疏肝泻火。

5. 痰热内扰证

治法：清热化痰，宁心安神。

处方：内庭、公孙、丰隆、风池、神门等。

操作方法：常规消毒后，选用直径为0.30~0.35mm的毫针，直刺各个穴位。每日治疗1次，每次治疗留针20~30分钟，留针期间行针2~3次。主穴均用捻转补泻法，捻转幅度为2~3圈，捻转频率为每秒2~4个往复，每次行针5~10秒。

方义：公孙与丰隆清热化痰，其中丰隆为"治痰要穴"；风池、神门宁心安神；内庭可泻热。

6. 心火炽盛证

治法：清心泻火，安神宁心。

处方：神门、内关、百会、安眠、丰隆、内庭等。

操作方法：常规消毒后，选用直径为0.30~0.35mm的毫针，直刺各个穴位。每日治疗1次，每次治疗留针20~30分钟，留针期间行针2~3次。主穴均用捻转补泻法，捻转幅度为2~3圈，捻转频率为每秒2~4个往复，每次行针5~10秒。

方义：神门为心之原穴，可宁心安神；内关为心包经络穴，通阴维脉，有宁心安

神之功；安眠为经验取穴，主治失眠；百会位于头顶，调和阴阳；内庭可泻心火。

（三）其他疗法

1. 皮肤针疗法

用皮肤针轻刺印堂、百会、颈项部及腰骶部背俞穴，每次5~10分钟，以局部皮肤潮红为度。每日1次。

2. 耳针疗法

取心、脾、神门、皮质下、交感。每次选2~3穴，轻刺激，留针30分钟。每日1次。

3. 穴位贴敷疗法

夜交藤、珍珠母、合欢花、远志、何首乌、女贞子、黄连等中药制膏，贴敷于双侧三阴交、涌泉、照海、内关穴。

4. 针刺配合透灸法

双侧肺俞、心俞、脾俞、肝俞、肾俞进行针灸，然后将艾灸箱平稳放在针刺部位施灸，每次透灸40分钟，温度控制在45℃以上，维持20分钟，期间不行针。

5. 薄氏腹针疗法

取穴（D为深刺，M为中等深度，S为浅刺）：中脘（M）、上脘（M）、气海（D）、关元（D）、双滑肉门（M）、双外陵（M）、双气旁（M）。肝郁化火者，加右上风湿点（D）（滑肉门右侧旁开5分上5分）、右下风湿点（D）（气海穴右侧旁开2.5寸）；痰热内扰者，加右上风湿点（D）、右下风湿点（D）、左下风湿点（D）（气海穴左侧旁开2.5寸）；心脾亏损者，加双大横（D）、双天枢（D）、左上风湿点（D）（滑肉门左侧旁开5分上5分）；心肾不交者，加双中注（D）、双商曲（D）、双气穴（D）；心胆气虚者，加双上风湿点（D）。患者取仰卧位，暴露腹部，所针穴位皮肤严格消毒，采用0.25×40mm毫针直刺入相应深度，轻刺激，留针30分钟，留针期间每10分钟轻轻捻转针柄行针1次。

6. 热敏化灸疗法

取穴：心俞、厥阴俞、膈俞、肝俞、脾俞、肾俞。按照热敏灸"探感定位，辨敏施灸，敏消量足"的技术要点对上述穴位进行规范操作，选择3~5个热敏穴进行单点或双点温和灸，灸至热敏灸感消失为1次热敏灸。

7. 刮痧疗法

循经取穴：督脉、足太阳膀胱经，重点刮拭百会、风池、风府、大椎。接着刮颈侧至肩井一带。再沿脊柱及脊椎两侧线：从风池、哑门至腰阳关、大肠俞刮拭。最后点按内关、神门、合谷、足三里等穴和按摩百会穴。在辨证加减方面，心肝郁热、火旺者，加刮行间、太冲、三阴交；痰热内扰者，加刮丰隆、足三里；心肾不交、阴虚火旺者，加刮三阴交、涌泉、肾俞、命门；心脾两虚者，加刮神门、内关、心俞、脾俞；气血两虚者，加刮神门、内关、阳陵泉、胆俞、肝俞、心俞。

8. 耳穴贴压

①采用单粒乙醇浸泡过的王不留行籽，用毫针针柄探取穴位压痛点，以胶布粘贴王不留行籽。②根据酸枣仁甘酸，入心、肝二经，具有养心益肝、安神镇静之功，用酸枣仁贴压耳穴法治疗失眠。

（四）医家诊疗经验

王艳君教授认为，不寐责之于"脾胃失和，任督失调"，提出"和脾胃，调任督"的诊疗思路，针刺选取中脘、天枢为主穴，中脘健脾胃以补营阴，天枢畅气机以通壅滞。中脘为任脉之穴，胃之募，腑之会。《循经考穴编》言中脘主"一切脾胃之疾，无所不疗"，刺之具有健运中焦之效。《普济方》言"治心闷，穴中脘"，中焦得运，水谷精微可上达于心，化赤而为血，气血化生充盛，心神得以濡养而寐安。天枢属足阳明胃经，为大肠之募穴，司气机之升降出入，右天枢主胃，左天枢主脾，针刺可斡旋中焦，使升降相因，气血畅达周身。中脘、天枢合刺，既可补益脾气、化生营血，又可健脾祛湿、调畅气机，有恢复脾胃纳运之功，脾胃调和则心神得宁，夜卧能寐。除针刺治疗外，还应嘱咐患者清淡饮食，作息时间规律，忌睡前饮浓茶、酒水、咖啡等兴奋性饮品，忌食辛辣炙煿等刺激性食物，以顾护脾胃，同时注重精神调摄，保持精神放松，避免过度紧张焦虑，保持良好心情，减少抑郁、惊恐等不良情绪刺激。

下针有序，调和气血。下针顺序是影响针灸治疗疗效的重要因素之一，正确的下针顺序对调节患者气血尤为重要。王艳君教授传承高玉瑃教授的临证经验，在临床治疗不寐过程中尤其重视进针顺序，强调先后顺序应符合气机升降出入的时机，做到气随针动，通过调理气血运行起到治疗作用。进针注重调理脾胃，先针刺胃之募穴中脘、足阳明胃经穴天枢，意在激发阳明经气，调补脾胃，补养后天气血，使胃和神安；继而针刺督脉百会、任脉关元，引阳入阴，使阴阳平衡，镇静安神；最后根据患者情况，辨证施治，选择性针刺神门、太冲、太溪等相应原穴，调节脏腑，共奏"调脾胃、和任督"之效。

五、预后转归

不寐一病除部分病程短、病情单纯者治疗收效较快外，大多病程较长，病情复杂，治疗难以速效，而且病因不除或治疗失当，易使病情更加复杂。属心脾两虚证者，如饮食不当，或过用滋腻之品，易致脾虚加重，化源不足，气血更虚，又食滞内停，往往导致虚实错杂。本病的预后一般较好。

六、预防调护

养成良好的生活习惯，如按时睡觉，不熬夜，睡前不饮浓茶、咖啡，不抽烟等，保持心情愉快及加强体质锻炼等对不寐的防治有重要作用。本病因属心神病变，故尤应注意精神调摄，做到喜恶有节，解除忧思焦虑，保持精神舒畅。养成良好的生活习惯，并改善睡眠环境，劳逸结合等，对于提高不寐的疗效，改善体质及提高工作、学习效率均有促进作用。

主要参考文献

[1] 殷翠云. 全息经络刮痧法治疗失眠的体会 [C] // 中华中医药学会脾胃病分会. 中华中医药学会第二十一届全国脾胃病学术交流会暨2009年脾胃病诊疗新进展学习班论文汇编. 江苏省中医院，2009：3.

[2] 常甜，毛玉璇，蔡青城，等. 王艳君教授针刺治疗不寐临证撷英 [J]. 河北中医，2023，45（1）：5-7+12.

附：嗜睡

嗜睡症，又称"多寐""嗜卧""多眠""眼目""嗜寐"，是以不分昼夜，时时欲睡，唤可醒，醒复睡为临床特征的病证。

西医学中嗜睡多见于发作性嗜睡病、神经官能症、某些精神病等。

一、病因病机

（一）西医学认识

嗜睡是一种以睡眠节律紊乱而时时欲睡为特征的病症，可见于西医学的原发性睡眠增多症、发作性睡病等。

近年来，西医学研究证实，去甲肾上腺素和5-羟色胺与睡眠有关，嗜睡症的发病因素还有年龄、遗传、食欲素、意识障碍、接种疫苗、外部环境、心理因素、饮食习惯、药物、自身患病等。

（二）中医学认识

本病属于中医学"多寐""嗜卧"的范畴，表现为经常昏昏欲睡，睡眠较常人明显增多，甚则一日之内可有数次至数十次睡潮来袭，伴有体倦乏力、头晕头痛、记忆力减退等。严重者在清醒时猝倒，出现睡眠性麻痹或入睡后幻觉。

其病机不外乎虚实两端，实证为实邪干扰，困阻清窍；虚证为正气不足，髓海空虚。但无论虚实，均与脾肾功能失调相关，尤以脾虚湿盛为关键。

二、临床诊断

（一）辨病诊断

发作性睡病是指不可抗拒的突然发生的睡眠，并伴有猝倒症、睡眠瘫痪和入睡幻觉。睡眠发作时不能克制，在任何场合，如吃饭、谈话、工作、行走时均可突然发生。单调的工作、安静的环境以及餐后更易发作。睡眠与正常睡眠相似，脑电图亦呈正常的睡眠波形。一般睡眠程度不深，易唤醒，但醒后又入睡。一天可发作数次至数十次不等，持续时间一般为十余分钟。

如果嗜睡症状符合下列特征，即可以诊断。

（1）白天睡眠过多或睡眠发作或清醒时达到完全觉醒状态的过渡时间延长，无法以睡眠时间不足来解释。

（2）至少1个月几乎每天发作，或在更短的时间内反复发作，引起明显的苦恼或影响患者的日常生活。

（3）缺乏发作性睡病附加症状（猝倒、睡眠麻痹、入睡前幻觉）或睡眠呼吸暂停的临床证据（夜间呼吸暂停、典型的间歇性鼾音等）。

（4）不存在可造成这种状况的器质性因素，如神经科或其他内科疾病、精神活性物质使用障碍，或服用某种药物。

（二）辨证诊断

1. 湿浊困脾证

（1）临床证候 终日昏昏欲睡，头目昏沉，少气懒言，身体重着，形体肥胖，时有冷感。舌胖大而淡，边有齿痕，苔白腻，脉濡或细滑。

（2）辨证要点 昏昏欲睡，身体重着，形体肥胖。舌胖大而淡，边有齿痕，苔白腻，脉濡或细滑。

2. 胆经湿热证

（1）临床证候 头晕嗜睡，时时如入梦境，甚则喃喃梦呓，兼见胸闷，口苦，恶心，小便黄赤。舌质红，苔黄腻，脉滑数。

（2）辨证要点 嗜睡，胸闷，口苦，恶心，小便黄赤。舌质红，苔黄腻，脉滑数。

3. 气血亏虚证

（1）临床证候 嗜睡多卧，睡则多梦，眩晕头重，神疲乏力，面色萎黄，动则汗出，爪甲不荣，形体消瘦，唇淡无华。舌淡，脉细弱无力。

（2）辨证要点 嗜睡，眩晕头重，神疲乏力，面色萎黄，动则汗出，爪甲不荣，形体消瘦，唇淡无华。舌淡，脉细弱无力。

4. 肾精不足证

（1）临床证候 昏昏欲睡，神疲乏力，耳鸣目眩，健忘，腰膝酸软，腰骶部发凉，小便频数。舌淡，苔白，脉沉细或弱。

（2）辨证要点 昏昏欲睡，耳鸣目眩，腰膝酸软。舌淡，苔白，脉沉细或弱。

三、鉴别诊断

1. 与昏迷相鉴别

本病患者，整日嗜睡，有时易与昏迷

混淆。但本病之昏睡，呼之能醒，神志清楚，对周围事物有反应，西医神经系统检查示各种生理反射存在，一般情况好。而昏迷的特点是不省人事、神志不清、意识丧失，神经系统的生理反射有不同程度的抑制或消失，病理反射亦有不同程度的阳性。

2. 与厥证相鉴别

厥证是由阴阳失调、气机逆乱所引起，以突然昏倒、不省人事，伴有四肢逆冷，脉微欲绝，一般多有凤因，或正值大病之际，呼之不应为特征。而多寐病患者，则病史较长，虽整日昏睡，但呼之即醒，四肢温暖，无厥证危象。

四、临床治疗

（一）辨病治疗

西医学对于嗜睡症，大多数采用心理疗法，若症状异常显著，多用药物治疗。氟马西尼（0.3~0.6mg，静脉滴注）是一种有效治疗嗜睡症的药物，但是其维持药物的功效时间过短，不能大范围使用。司来吉兰（开始每日5mg，可增至每日10mg，分1~2次服用）是一种中枢兴奋型药物，它能够代谢出甲基苯丙胺及苯丙胺，这两种代谢物可以有效治疗白日过度睡眠，但是进一步的治疗证据有限，安全性评价待评估。匹莫林是中枢兴奋型药物，但是它起效迟、半衰期长，又容易出现头痛、恶心、不思饮食、口干渴，甚者可致肝脏的毒性和致死性情况的发生，因此这种药物已少在临床使用。文拉法辛（开始每次25mg，2~3次／日，逐渐增至每日75~225mg，分2~3次服用）等抑制剂在小剂量时可缓解白日过度睡眠症状。

（二）辨证治疗

治法：理气化痰、调神醒脑，胆经湿热者，只针不灸，用泻法；湿浊困脾、气血亏虚、肾精不足者，针灸并用，用补法或平补平泻。取督脉脑穴为主。

主穴：百会、四神聪、印堂、丰隆、足三里。

配穴：湿浊困脾者，加脾俞、三阴交健脾利湿；胆经湿热者，加胆俞、至阳清利湿热；气血亏虚者，加气海、心俞、脾俞补益气血；肾精不足者，加关元、肾俞补益肾精。

操作：四神聪针刺时针尖都朝向百会，其余腧穴常规针刺。

方义：百会、四神聪位于头颅之巅，为醒脑之要穴，亦为前人治疗昏困多寐的经验穴；印堂位于两目之间，重在调神；丰隆、足三里意在调理中焦、和胃安神。

（三）其他疗法

1. 耳针

取脑点、枕、内分泌、脾、肝、神门。每次选用3~5个穴位，毫针浅刺，留针30分钟；也可用王不留行籽贴压。

2. 穴位注射

根据中医辨证，分别选用丹参注射液、参附注射液或生脉注射液等，也可选用维生素B_1或维生素B_{12}注射液，按常规取2~3个穴位，每个穴位2~4ml。

（四）医家诊疗经验

黄鼎坚教授认为，嗜睡的发生与季节有一定的关系，但总因阳虚阴盛，"阴气盛则阴跷满，不得入于阳则阳气虚，故目闭也"（《灵枢·大惑论》）。嗜睡的病因是大劳大病之后，脾阳虚惫，精神不振，湿热内恋，神志不清，昏迷好睡，亦有饮食不节，脾阳不振，终日欲寐不清。

临床可治以灸法，肝俞3壮，膈俞5壮，百会3壮，二间、三间各1壮，太溪、照海各5壮，厉兑3壮，并服香砂六君子九辅助治疗。

嗜睡的发生主要与心、脾、肾、髓海等脏腑有密切关系，可由脾虚湿困、清阳不展及肝肾亏虚，髓海失充致病。治疗嗜睡通常取百会为主穴，展清阳而充髓海，使脑海得充，而精、气、神充沛。取经外奇穴鼻交，此穴主多睡健忘。取三阴交，此穴为3条阴经的交会穴，补足阴精，阴中求阳。内关为手厥阴心包经的络穴、八脉交会穴，通阴维脉；风池为足少阳与阳维经交会穴，均有良好的醒神及调节睡眠作用；四神聪为经外奇穴，配伍以上穴位，更增强了醒神开窍之功。又取中脘、气海、脾俞、胃俞、足三里、阴陵泉健脾益胃，以达除湿的目的。阴阳跷脉有调整一身阴阳的作用，泻通阴跷脉之照海，补通阳跷脉之申脉，以调整阴阳平衡奏效。如果是少阴虚寒致病，表现为身冷、脉沉细，治宜温阳，可并用灸法。综上所述，针灸治疗嗜睡，首先要辨明病因、证型，之后对症治疗，以取得良好疗效。

五、预后转归

嗜睡症对人体健康影响一般不会太大，但对工作和生活带来一定的影响，一般经过治疗和体育锻炼，预后较好。

六、预防调护

针灸治疗嗜睡的效果显著，但对症状严重者应配合药物治疗并制定个性化的治疗方案，如肥胖患者应鼓励其减肥，在治疗的同时应给予患者及时、适当的解释并鼓励其做一定强度的功能锻炼。

主要参考文献

［1］周仲瑛. 中医内科学［M］. 北京：中国中医药出版社，2007.

［2］石学敏. 针灸治疗学［M］. 北京：人民卫生出版社，2011.

［3］甘君学，仇裕丰. 实用针灸独穴疗法［M］. 南京：江苏科学技术出版社，2008.

［4］王富春，王洪峰，徐晓红，等. 临床针方［M］. 北京：科学技术文献出版社，2004.

［5］朱玉. 针灸治疗嗜睡案例学习心得［J］. 中国医药指南，2014，12（6）：175-176.

第十四节　痴呆

痴呆是慢性全面性的精神功能紊乱，以缓慢出现的智能减退为主要临床特征，包括记忆、思维、理解、判断、计算等功能的减退和不同程度的人格改变，而没有意识障碍。本病多见于起病缓慢、病程较长的脑器质性疾病，如西医学中的阿尔茨海默病、血管性痴呆。

一、病因病机

（一）西医学认识

1. 病因

（1）中枢神经实质性疾病　Alzheimer病、Pick病、Huntington病、Parkinson病、多发性硬化、路易体痴呆。

（2）系统疾病　①内分泌及代谢疾病：甲状腺病、旁甲状腺病、垂体-肾上腺病、低血糖后状态；②肝脏疾病：慢性进行性肝脑病变；③肾脏疾病：慢性尿毒症性脑病、进行性尿毒症性脑病；④心血管疾病：脑低氧或缺氧、血管性痴呆、心律不齐、血管炎性病变；⑤肺脏疾病：肺性脑病。

（3）营养缺乏病　维生素 B_{12} 及 B_1 缺乏、叶酸缺乏。

（4）药物与毒素　乙醇、一氧化碳、重金属。

（5）颅内肿瘤与脑损伤。

（6）感染性疾病　Jakob-Creutzfeldt病、神经梅毒-全身麻痹症、艾滋病、隐球菌性脑膜炎、结核性与霉菌性脑膜炎。

（7）其他　肝豆状核变性、脑积水性痴呆、类肉瘤病、正常压脑积水。

2.发病机制

痴呆的发病机制主要有两种：一是由于淀粉样前蛋白的异常导致蛋白成分漏出细胞膜，导致神经元纤维缠结和细胞死亡，基因位于21号染色体。二是与载脂蛋白Eε-4（ApoE-4）的基因有关，ApoE-ε4的增多能对抗ApoE-ε2或ApoE-ε3的功能。ApoE-ε4使神经细胞膜的稳定性降低，导致神经元纤维缠结和细胞死亡。Apo基因纯合子比杂合子患病概率高。

（二）中医学认识

病因以内因为主，由于七情内伤、久病不复、年迈体虚等致气血不足，肾精亏虚，痰瘀痹阻，渐使脑髓空虚，脑髓失养。其基本病机为髓减脑消，神机失用。其病位在脑，与心、肝、脾、肾功能失调密切相关。其证候特征以气血、肾精亏虚为本，以痰浊、瘀血之实邪为标，临床多见虚实夹杂之证。其病因病机如下。

（1）脑髓空虚　脑为元神之府，神机之源，一身之主。由于年老肾衰、久病不复等，导致脑髓空虚，则神机失用，而使智能、思维活动减退，甚至失常。

（2）气血不足　心为君主之官而主神明。患者多因年迈久病，耗伤气血，或脾胃虚衰，气血生化乏源，导致心之气血虚衰，神明失养而心神涣散，呆滞善忘。

（3）肾精亏损　肾主骨生髓而通于脑，脑为髓海。年老、久病，致肾精亏损，脑髓失充，神机失控，阴阳失司而呆滞愚钝，动作笨拙。

（4）痰瘀痹阻　七情所伤，肝郁气滞，气机不畅则血涩不行，气滞血瘀，蒙蔽清窍，或肝郁气滞，横逆犯脾，脾胃功能失调，不能运化水湿，酿生痰湿，痰蒙清窍；痰郁久化火，扰动心神，均可使神明失用。

或瘀血内阻，脑脉不通，脑气不得与脏气相接，或日久生热化火，神明被扰，则性情烦乱，忽哭忽笑，变化无常。

总之，本病的发生，不外乎虚、痰、瘀，并且三者互为影响。虚指气血亏虚，脑脉失养；阴精亏空，髓减脑消。痰指痰浊中阻，蒙蔽清窍；痰火互结，上扰心神。瘀指瘀血痹阻，脑脉不通；瘀血阻滞，蒙蔽清窍。

二、临床诊断

（一）辨病诊断

1.临床表现

本病多发于老年人，临床表现为一种神志疾病。其轻者可见神情淡漠，寡言少语，反应迟钝，善忘等；重则表现为终日不语，或闭门独居，或口中喃喃，言语颠倒，或举动不经，忽笑忽哭，或不欲食，数日不知饥饿等。

2.相关检查

（1）临床体格检查包括神经系统检查等。通过神经心理评估、各个表浅神经的反应速度和反应程度检查、肌力肌张力检查、视觉听力检查等，评估引起本病的神经系统因素。

（2）影像学与电生理相关检查　神经电生理检测（EEG）、视觉和听觉诱发电位（VEP、BAEP）、运动诱发电位（MEP）、体感诱发电位（SEP）、事件相关电位（ERP）以及头颅CT、头颅MRI、正电子发射断层扫描（PET）、脑电图、颈动脉超声等，可以协助本病的临床诊断。

（3）相关基因突变检测。

（4）神经心理学量表检查有助于本病的临床诊断鉴别。

（5）实验室检查　血常规、尿常规、血纤维蛋白原、血脂、血糖、血尿酸、血清及脑脊液β-淀粉样蛋白和超敏C反应蛋白等。

3. 分型

痴呆常见分型包括 Alzheimer 病、血管性痴呆、额颞痴呆和 Pick 病、路易体痴呆，其诊断标准不同。

（1）Alzheimer 病的诊断标准　①发病年龄为 40~90 岁，多在 65 岁以后；②临床症状确认为痴呆，神经心理测试 MMSE 量表等支持痴呆；③进行性加重的近记忆及其他智能障碍；④必须有 2 种或 2 种以上认知功能障碍；⑤无意识障碍，可伴精神、行为异常；⑥排除可导致进行性记忆和认知功能障碍的脑病。

（2）血管性痴呆的诊断标准　①多有高血压或糖尿病史，病程呈阶梯式进展和斑片状分布的神经功能缺损，痴呆伴随多次脑血管事件后突然发生，每次卒中后症状加重；②认知功能障碍伴局灶性神经功能缺损体征，如失语、轻偏瘫、偏身感觉障碍、偏盲及锥体束征等，提示皮质及皮质下多发性广泛病变；③CT 或 MRI 检查证实多发性梗死，可伴脑白质疏松改变。

（3）额颞痴呆和 Pick 病的诊断　诊断依据为起病较早（50~60 岁），可有家族史，行为障碍较认知障碍明显，CT 及 MRI 显示额叶、前颞叶萎缩等。生前通常不能确诊，须依赖于组织病理学证据，如局限性额颞叶萎缩，神经元及神经胶质发现 tau 蛋白包涵体，Pick 病发现 Pick 小体和细胞，缺乏 AD 特征性神经原纤维缠结和淀粉样斑。

（4）路易体痴呆（DLB）的诊断　DLB 临床诊断必备条件包括进行性认知功能障碍，影响社会及工作能力，具有以下 3 项中的 2 项：①波动性认知功能障碍，注意力和警觉障碍波动最明显；②反复发作的视幻觉；③同时或之后发生帕金森综合征。支持 DLB 诊断条件：反复跌倒；晕厥；短暂性意识丧失；对神经安定剂敏感；其他形式的幻觉。不支持 DLB 诊断条件：提示

脑卒中的局灶性神经系统体征或影像学证据，或其他可能导致类似临床症状的躯体疾病。

（二）辨证诊断

1. 髓海不足证

（1）临床证候　智能减退，记忆力和计算力明显减退，头晕耳鸣，懒情思卧，齿枯发焦，腰酸骨软，步行艰难。舌瘦色淡，苔薄白，脉沉细弱。

（2）辨证要点　记忆力和计算力明显减退，头晕耳鸣，腰酸骨软。舌瘦色淡，苔薄白，脉沉细弱。

2. 肝肾亏虚证

（1）临床证候　记忆力减退，暴发性哭笑，易怒，易狂，伴有头昏眩晕，手足发麻，震颤，失眠，重者发作癫痫。舌质红，苔薄黄，脉弦数。

（2）辨证要点　易怒，易狂，头昏眩晕，手足发麻，震颤。舌质红，苔薄黄，脉弦数。

3. 气血不足证

（1）临床证候　行为、表情失常，终日不言不语，或忽笑忽歌，喜怒无常，记忆力减退甚至丧失，步态不稳，面色淡白，气短乏力。舌淡，苔白，脉细弱无力。

（2）辨证要点　记忆力减退甚至丧失，面色淡白，气短乏力。舌淡，苔白，脉细弱无力。

4. 痰浊闭窍证

（1）临床证候　表情呆板，行动迟缓，终日寡言，坐卧不起，记忆力丧失，二便失禁。舌胖嫩而淡，边有齿印，苔白厚而腻，脉滑。

（2）辨证要点　表情呆板，记忆力丧失。舌胖嫩而淡，苔白厚而腻，脉滑。

5. 瘀血阻络证

（1）临床证候　神情淡漠，反应迟钝，常默默无语，或离奇幻想，健忘易惊。舌

质紫暗，有瘀点或瘀斑，脉细涩。

（2）辨证要点　神情淡漠，健忘易惊。舌质紫暗，有瘀点或瘀斑，脉细涩。

三、鉴别诊断

（一）西医学鉴别诊断

1.轻度认知障碍

轻度认知障碍患者仅有记忆障碍，无其他认知障碍，部分患者可能是阿尔茨海默病的早期表现。

2.抑郁症

早期阿尔茨海默病表现可与抑郁症相似，如抑郁心境、对各种事情缺乏兴趣、记忆障碍、失眠、易疲劳或无力等。

（二）中医学鉴别诊断

1.痴呆与郁证

痴呆的神志异常需与郁证相鉴别。郁证主要是因情志不舒、气机郁滞而致，多在精神因素的刺激下呈间歇性发作，不发作时可如常人，无智能、人格方面的变化，多发于青中年女性，也可见于老年人，尤其中风过后常易并发郁证。而痴呆多见于老年人，以呆傻愚笨为主要特征，且病程迁延，其心神失常症状不能自行缓解，伴有明显的智能、人格方面的变化。

2.痴呆与癫证

癫证属于精神失常性疾患，以沉默寡言、情感淡漠、语无伦次、静而多喜为特征，成年人多见。而痴呆则属智能活动性障碍，是以神情呆滞、愚笨迟钝为主要临床表现的神志异常疾病，以老年人多见。另一方面，痴呆的部分症状可自制，治疗后有不同程度的恢复。而重症痴呆与癫证在症状上有许多相似之处，临床难以区分。

3.痴呆与健忘

健忘是以记忆力减退、遇事善忘为主症的一种病证。而痴呆则以呆傻愚笨、智能低下、善忘等为主要临床表现。二者均有记忆力下降（善忘）表现，但痴呆之不知前事或问事不知等表现，与健忘之善忘前事有根本区别。痴呆根本不晓前事，而健忘则晓其事却易忘，且健忘不伴有智能减退、神情呆钝。健忘可以是痴呆的早期临床表现，日久可转化为痴呆。

四、临床治疗

（一）提高临床疗效的要素

（1）针灸治疗本病早期效果较好，晚期疗效较差。有明确病因者，在针灸治疗的同时还应积极治疗原发病。明确病因很重要，总体而言，血管性痴呆的针灸疗效优于阿尔茨海默病，酒精性痴呆的患者如能戒酒同时进行针灸治疗则能显著地改善痴呆。脑外伤所致痴呆者，一般针灸治疗效果较好。另外，药物中毒、严重感染、脑部可切除的肿瘤、慢性颅内血肿、正常压力脑积水及营养缺乏病等所致的痴呆经相应的治疗后，再结合针灸治疗效果好，部分患者甚至可恢复到病前水平。

（2）戒酒，少用安眠镇静的药物。

（3）智能康复训练　要提高针灸疗效，一定要配合语言或思维的训练，多看、多想、多说，因而临床治疗时务必要取得患者家属的积极配合。

（二）辨病治疗

1.药物治疗

目前临床上使用的抗痴呆药物多为对症治疗（以改善认知功能为主），如胆碱酯酶抑制剂、多肽类、促智药、抗氧化剂等。

2.非药物治疗

如职业疗法、音乐疗法、群体治疗和家庭劝告等。

（三）辨证治疗

1. 辨证论治

（1）髓海不足证

治法：补肾益髓，填精养神。

处方：风池、完骨、天柱、内关、上星、百会、印堂。

操作方法：患者取坐位，常规消毒后，以 0.30mm×40mm 的毫针针刺，主穴针刺深度为 25~30mm，施捻转补法，每穴行手法 1 分钟。配穴内关施提插捻转泻法 1 分钟，上星、百会、印堂沿皮针刺 10~15mm，施平补平泻手法，留针 20~30 分钟，15 次为 1 个疗程。

方义：风池通宫利窍，完骨清脑通窍。上星、天柱、百会、印堂都位于头部，为局部取穴，可填精养神，补肾益髓。

（2）肝肾亏虚证

治法：补益肝肾，填精益髓。

处方：关元、肾俞、命门、太冲、委中、足三里。

操作方法：诸穴均采用毫针，使用捻转补泻法，关元、肾俞、命门、足三里用补法，太冲、委中用泻法。

方义：关元不仅有强壮作用，还有培肾固本、补益元气、回阳固脱之功效，命门具有培元固本、强健腰膝的作用。

（3）气血不足证

治法：补肾健脾，益气生精。

处方：上星、印堂、内关、神门、廉泉、复溜、足三里。

操作方法：上星、印堂、神门施捻转补法 1~2 秒钟，内关、足三里施提插补法，廉泉提插雀啄 1~2 秒钟。每日 1 次，4 周为 1 个疗程。

方义：内关为心包经原穴，神门为心经腧穴，配合补益气血；足三里为胃经合穴，也为下合穴，有调补气血之功；上星、印堂为局部取穴，醒脑开窍。

（4）痰浊闭窍证

治法：健脾化浊，豁痰开窍。

处方：郄门、通里、水沟、丰隆、行间、内庭。

操作方法：郄门、通里、丰隆施提插泻法，水沟、行间、内庭施雀啄泻法 1~2 秒钟。

方义：丰隆化痰，行间疏调气机，郄门归心包，与通里醒神开窍。

（5）瘀血阻络证

治法：活血化瘀，开窍醒脑。

处方：中脘、丰隆、内关、涌泉、人迎、风池。

操作方法：诸穴均采用毫针，使用捻转补泻法，中脘、丰隆、内关用泻法，涌泉、人迎、风池用补法。施术 3 分钟，留针 20 分钟，每日 1 次。

方义：涌泉为肾经井穴，滋肾清热、开窍苏厥，风池通宫利窍、醒脑安神，丰隆化痰醒脑，中脘和胃健脾、化痰开窍。

2. 成药应用

培元通脑胶囊

药物组成：何首乌、熟地黄、鹿茸、肉桂、水蛭、地龙、茯苓、山楂等。

用法：每次 3 粒，每日 3 次，温开水冲服。

适应证：肾虚型痴呆。

（四）其他疗法

1. 头针法

主穴：前颞前斜线（前顶至悬厘）、顶后斜线（百会至曲鬓）、顶旁一线（通天穴沿经向后 1 寸，与正中线平行）、顶旁二线（正营穴沿经向后 1 寸，与正中线平行）。

配穴：语言区、晕听区、百会、风池、四神聪。主穴均取，配穴酌加。头穴沿头皮快速进针至帽状腱膜下，以 200 次 / 分的频率持续捻转 3~5 分钟，留针 5 分钟，重复捻转 2 次出针。百会、四神聪直刺，不捻针；风池刺至得气，用提插捻转补法，留针30分钟。每日1次，10次为1个疗程。

2.电针法

主穴：四神穴、本神、神庭、水沟、风池。配穴：神门、后溪、足三里、太溪、大椎。四神穴位置：百会穴左右、前后各旁开1.5寸。治法：主穴为主，酌加配穴，取28号或30号1.5寸毫针，头部穴采用平刺法，进针0.8~1寸。捻转得气后连接G-6805电针仪，连续波，频率为45次/分，电流强度以患者能耐受为度。留针45分钟，每隔15分钟手法行针1次，施提插捻转手法。每日1次，12次为1个疗程，疗程间隔3天。一般需3个疗程以上。

（五）医家诊疗经验

武连仲教授通过辨证将痴呆分为热浊阻窍型（实）、阴精亏损型（虚）。热浊阻窍型治以清心开窍、降浊通腑之法。取郄门、通里、水沟、丰隆、行间、内庭。其中，郄门、通里、丰隆施提插泻法，使针感向远端放射1~2次，余穴施雀啄泻法1~2秒。阴精亏损型治以滋阴益肾、健脑调神之法。取上星、印堂、内关、神门、廉泉、复溜、足三里。其中，上星、印堂、神门施捻转补法1~2秒，内关、足三里施提插补法，令针感向远端放射1次，廉泉施提插雀啄补法1~2秒。

五、预后转归

痴呆的病程多较长。实证患者，早期有效治疗，待实邪去，部分患者可获愈。虚证患者，若长期积极接受治疗，部分症状可有明显改善，但不易根治。虚中夹实者，往往病情缠绵，疗效欠佳。合并中风、眩晕等病证的老年患者病情进展较快，预后欠佳。治不及时或治不得法的患者，日久易向重症痴呆发展，完全丧失生活自理能力，预后差。

六、预防调护

精神调摄、智能训练、调节饮食起居既是预防措施，又是治疗的重要环节。饮食宜清淡，少食肥甘厚味，戒烟酒，多食具有补肾益精作用的食品。应积极查明痴呆的病因，及时治疗。医护人员应帮助患者正确认识和对待疾病，解除思想顾虑。对轻症患者应耐心细致地进行智能训练，使之逐渐掌握一定的生活及工作技能，多参加社会活动，适当体育锻炼。对重症患者则应注意生活照护，防止患者自伤或伤人，防止长期卧床引发褥疮、感染等并发症。

主要参考文献

[1]石学敏.针灸学[M].北京：中国中医药出版社，2004.

第十五节　癫病

癫病是由于情志所伤，或先天遗传，导致痰气郁结，蒙蔽心窍，或阴阳失调，精神失常，临床表现以精神抑郁、表情淡漠、沉默痴呆、喃喃自语、出言无序、静而多喜少动为特征的一种常见的精神病。本病多见于西医的精神分裂症、抑郁症、强迫症等。

一、病因病机

（一）西医学认识

现代研究表明，本病与大脑结构、遗传、妊娠及后天环境等因素密切相关，因神经递质发生敏感性变质、神经细胞膜结构异常、神经发育障碍、抗原异常导致的免疫反应等，可导致5-羟色胺及多巴胺异常，进而使神经递质活动失衡，最终发病。大部分精神分裂症患者存在不同程度的认知功能障碍，一般表现为思维联想、感知与感觉、情感表达、情绪与行为等多方面出现扭曲，以精神活动与周围环境不协调为主。

（二）中医学认识

早在《黄帝内经》中就有关于本病的临床表现、病因病机及治疗方面的较系统的描述。如《灵枢·癫狂》有"得之忧饥""大怒""有所大喜"等记载，明确了情志因素致病。还有对其症状的描述："癫疾始生，先不乐，头重痛，视举，目赤，甚作极，已而烦心。"为了观察病情变化，首创"治癫疾者，常与之居"的护理方法，至今仍有实际意义。《素问·脉解篇》记载"阳尽在上，而阴气从下，下虚上实，故狂颠疾也"，指出了火邪扰心和阴阳失调而发生癫病、狂病。

癫病的发生与七情内伤、饮食失节、禀赋异常相关，损及脏腑功能，导致阴阳失衡，"重阳者狂，重阴者癫养而发癫"。火热扰窍，神明错乱而发狂；痰气瘀结，蒙蔽脑窍或心肝脾虚，神明失养而癫。

（1）先天不足　因禀赋异常，或胎儿在母腹中有所大惊，胎气被扰，升降失调，阴阳失衡，致使元神虚损，生后一有所触，则气机逆乱，而发为本病。

（2）七情内伤　久郁、久思、大怒等情志因素，一方面，久郁气滞，渐致血行瘀滞，脑气凝滞，元神之府失于充养；另一方面，思虑过度，损伤心脾，生化乏源，气血不能上荣于脑，元神失养而发癫狂。此外，猝受惊恐，损伤肝肾，或大怒伤肝，引动肝火，上冲犯脑，致使元神逆乱，发为癫狂，即《素问·至真要大论篇》所谓"诸躁狂越，皆属于火"。

（3）饮食不节　过食肥甘膏粱之品，损伤脾胃，酿成痰浊，复因心火暴张，痰随火升，蒙蔽心窍；或贪杯好饮，素有内

湿，郁而化热，充斥胃肠，腑热上冲，扰动元神而发病。《景岳全书·癫狂痴呆》云："癫病多由痰气，凡气有所逆，痰有所滞，皆能壅闭经络，格塞心窍。"《素问·宣明五气篇》云："邪入于阳则狂，邪入于阴则痹，搏阳则为癫疾。"

二、临床诊断

（一）辨病诊断

癫病多见于西医的精神分裂症、抑郁症、强迫症等，根据患者的临床表现及相关检查辨别其属何种疾病。

（二）辨证诊断

1. 肝郁气滞证

（1）临床证候　精神抑郁，情绪不宁，沉默不语，善怒易哭，时时太息，胸胁胀闷。舌质淡，舌苔薄白，脉弦。

（2）辨证要点　情绪不宁，沉默不语，时时太息，胸胁胀闷。舌质淡，舌苔薄白，脉弦。

2. 痰气郁结证

（1）临床证候　精神抑郁，表情淡漠，沉默痴呆，出言无序，或喃喃自语，喜怒无常，秽洁不分，不思饮食。舌红，苔腻而白，脉弦滑。

（2）辨证要点　精神抑郁，表情淡漠，沉默痴呆。舌红，苔腻而白，脉弦滑。

3. 心脾两虚证

（1）临床证候　神思恍惚，魂梦颠倒，心悸易惊，善悲欲哭，肢体困乏，饮食锐减。舌淡苔腻，脉沉细无力。

（2）辨证要点　心悸易惊，善悲欲哭，肢体困乏，饮食锐减。舌淡苔腻，脉沉细无力。

4. 气阴两虚证

（1）临床证候　久治不愈，神志恍惚，多言善惊，心烦易怒，躁扰不寐，面红形

瘦，口干舌燥。舌红，少苔或无苔，脉沉细而数。

（2）辨证要点　久治不愈，神志恍惚，面红形瘦，口干舌燥。舌红，少苔或无苔，脉沉细而数。

三、鉴别诊断

1.癫病与谵语、郑声

谵语是因阳明实热或温邪入于营血，热邪扰乱神明而出现神志不清、胡言乱语的重症。郑声是指疾病晚期心气内损，精神散乱而出现神识不清、不能自主、语声低怯、断续重复而语不成句的垂危征象。与癫病之喃喃自语、出言无序有所不同。

2.癫病与郁证

两者均与五志过极、七情内伤有关，临床表现有相似之处。然郁证以心情抑郁，情绪不宁，胸胁胀闷，急躁易怒，心悸失眠，喉中如有异物等自我感觉异常为主，或悲伤欲哭，数欠伸，象如神灵所作，神志清楚，有自制能力，不会自伤或伤及他人。癫病亦见喜怒无常、多语或不语等症，但一般已失去自我控制能力，神明逆乱，神志不清。

四、临床治疗

（一）提高临床疗效的要素

（1）注意癫病的先兆症状。癫病患者在发病前，往往有精神异常的先兆出现。如患者平素性格内向，心情抑郁，遇有志意不遂或猝受惊恐而出现神情淡漠、沉默不语，或喜怒无常、坐立不安、睡眠障碍、夜梦多、饮食变化等症状者，均应考虑癫病的可能，应及时就诊，力争早诊断、早治疗，可避免病情严重进展及避免复发。

（2）注意精神调摄最为关键。重视精神呵护，避免精神刺激。注意幼儿的发育成长，一旦发现有精神异常表现，应尽早找专科医生诊治，早期治疗。严密观察和看护，对打人、骂人、自伤、毁物等行为，及早采取防护措施，将危险品，如刀、剪、绳索、药品等远离患者，防止意外。

（二）辨病治疗

西医学采用药物、经颅磁刺激、手术等方式治疗本病。

典型抗精神病药物，通过阻滞中脑－边缘－皮质DA通路中的D2受体而达到其治疗目的，主要药物有氯丙嗪等；非典型抗精神病药物通过对5HT2受体和多巴胺D2受体的双重阻断来达到其治疗目的，其主要药物有氯氮平（每日100~200mg）。经颅磁刺激（TMS）是通过刺激大脑外部的神经细胞起到影响或改变大脑功能的作用。此外，还可采用心理治疗、行为治疗、工娱治疗等其他治疗方式。

（三）辨证治疗

1.肝郁气滞证

治法：疏肝解郁，行气导滞。

处方：气海、太冲、行间、肝俞、胆俞、内关、神门、太溪。

操作方法：所有腧穴均常规针刺；背俞穴注意针刺的方向、角度和深度，以防伤及内脏。

方义：心主神明，内关为心包经之络穴，可宽胸理气，宁心安神。神门为心之原穴，可调养心神，醒神开窍。肝之原穴太冲，可疏肝理气。肝俞、胆俞为肝胆背俞穴，调气行滞。诸穴合用，共奏理气化痰、调神开窍之功。

2.痰气郁结证

治法：疏肝解郁，理气化痰。

处方：气海、血海、丰隆、水道、水分、三阴交、太冲、合谷、膈俞、肝俞。

操作方法：所有腧穴均常规针刺；背俞穴注意针刺的方向、角度和深度，以防伤及内脏。

方义：丰隆为化痰之要穴，气海、血海疏调气机，水道、水分祛湿化痰，三阴交健脾祛痰，膈俞、肝俞调畅气机，太冲、合谷合用开郁散结。

3.心脾两虚证

治法：健脾养心，调畅气机。

处方：心俞、脾俞、足三里、上巨虚、膻中、膈俞、血海、内关、神门、涌泉。

操作方法：所有腧穴均常规针刺；背俞穴注意针刺的方向、角度和深度，以防伤及内脏。

方义：心俞、脾俞补益心脾，足三里调补气血，膈俞、血海补益气血，内关、神门养心安神，膻中为"气会"，可调畅气机。

4.气阴两虚证

治法：益气养阴。

处方：太溪、三阴交、气海、关元、阴陵泉、大钟、照海、肾俞、心俞。

操作方法：所有腧穴均常规针刺；背俞穴注意针刺的方向、角度和深度，以防伤及内脏。

方义：太溪为肾经原穴，滋补肾阴，气海、关元补气，大钟、照海皆为肾经腧穴，滋阴补肾，三阴交调补肝脾肾，肾俞、心俞调补心肾。

（四）医家诊疗经验

欧阳群教授认为，癫病是一种精神失常性疾病，系由七情内伤、饮食失节、先天禀赋不足而致脏腑功能失调和阴阳失于平秘，进而产生气滞、痰火、血瘀等蒙蔽心窍，致神机逆乱而引起神志失常，其关键病位在心。《素问·灵兰秘典论篇》云："心者，君主之官，神明出焉。"心为神明之脏，主宰精神意识思维及情志活动。以临床经验将穴位分组实行串联通电，取神庭、本神（双）、头维（双）、承光（双）、

百会、后顶、哑门、大椎、筋缩、鸠尾、三阴交（双）、涌泉（双）、足跟中心点（双），以达宁心定志、畅达神机之功。针刺其独特之处在于组穴独特。本神、神庭可改善和修复病态，是与神有关的穴位，对神志精神异常、情感障碍、记忆力减退、智力发育迟缓、认知力差等有显著疗效。取大椎、筋缩、百会、后顶、哑门滋补肝肾，涤痰开窍。足跟中心点为个人经验穴，有安神定志之效。鸠尾调节全身阴经气血。而电针可扩大刺激范围，多刺激、多通道传递信息，以促进脏腑功能平衡，充分调理气机。

五、预后转归

抑郁可发生在任何年龄，其病程可以从轻度抑郁的4~30周到重度抑郁的持续1年，平均病程为6个月。10%~20%的患者为慢性病程，症状可能持续2年以上。大部分患者经历一次抑郁后可能会在日后的生活中复发，复发的病程较短，缓解后有残留症状的患者则更易复发。

针灸治疗本病临床疗效好．尤其对轻中度的抑郁症效果确切。本病预后两极分化较大，较多患者预后较好，而非精神病性抑郁症虽然总体是在逐渐恢复之中，但很少有十分理想的效果。

六、预防调护

癫病多由内伤七情而引起，故注意精神调摄最为关键。应正确对待患者的病态表现，不应讥笑和讽刺患者，鼓励患者参加社会活动，保持心情愉悦。严密观察和看护患者，对重症患者的打人、骂人、自伤、毁物等行为，及早采取防护措施，防止意外。

主要参考文献

[1]梁素萍，张启明.癫狂的中医病因病机研

究概况［J］.湖南中医杂志，2019，35（5）：160-162.

［2］宋珂旭.从气血论抑郁症的病因病机及辨证论治［J］.时珍国医国药，2012，23（10）：2650-2651.

［3］李世安，欧阳群.欧阳群教授电针治疗癫病临证经验［J］.上海针灸杂志，2014，33（2）：95-96.

第十六节　痫病

痫病，又称为"痫证""癫痫""羊痫风"，是以突然意识丧失，发则仆倒，不省人事，强直抽搐，口吐涎沫，两目上视，或口中怪叫，移时苏醒，醒后一如常人为主要临床表现的一种病证。发作前可伴有眩晕、胸闷等先兆，发作后常伴有疲倦乏力等症状，可见于西医学中的癫痫。

一、病因病机

（一）西医学认识

西医学认为，很多原因都可以引起癫痫，特别是大脑皮质的病变，一般认为与下列四种因素有关。

（1）遗传因素　在一些有癫痫病史或有先天性中枢神经系统或心脏畸形的患者家族中容易出现癫痫。

（2）脑损害与脑损伤　在胚胎发育中受到病毒感染、放射线照射或其他原因引起的胚胎发育不良可以引起癫痫。胎儿生产过程中，产伤也是引起癫痫的一个主要原因。颅脑外伤亦可引起癫痫。

（3）颅脑其他疾病　脑肿瘤、脑血管病、颅内感染等。

（4）环境因素　男性患者较女性患者稍多，农村发病率高于城市，另外发热、精神刺激等也是癫痫发生的诱因。

（二）中医学认识

痫病的病因可分为先天因素和后天因素两大类，先天因素主要为先天禀赋异常，后天因素包括情志失调、饮食不节、跌仆外伤或患他病致脑窍损伤等，先天或后天因素均可造成脏腑功能失调，偶遇诱因触动，则气动逆乱，元神失控而发。

1.禀赋异常

痫病之始于幼年者多见，与先天因素有密切关系，所谓"病从胎气而得气"，责之胎儿在母腹时，母亲突受惊恐而致气机逆乱、精伤肾亏，或妊娠期间母体多病、过度劳累、服药不当等原因损及胎儿，使胎气受损，胎儿出生后发育异常，发为本病。另外，父母体质虚弱致胎儿先天禀赋不足，或父母本患痫病而脏器不平，胎儿先天禀赋异常，后天亦容易发生痫病。

2.情志失调

七情中主要责之于惊恐，如《素问·举痛论篇》曰："恐则气下……惊则气乱……"由于突受惊恐，气机逆乱，痰浊随气上逆，蒙蔽清窍；或五志过极化火生风，或肝郁日久化火生病，风火夹痰上犯清窍，元神失控，发为本病。

3.过食不节

过食肥甘厚味，损伤脾胃，脾失健运，聚湿生痰，痰浊内蕴，或气郁化火，火邪炼津成痰，积痰内伏，一遇诱因，痰浊或随气逆，或随火炎，或随风动，蒙蔽元神清窍，发为本病。

4.脑窍损伤

由于跌仆撞击，或出生时难产，或患他病如中风、瘟疫（颅内感染）、中毒等导致脑脉瘀阻或脑窍损伤，而致经脉不畅，脑神失养，猝遇诱因而使神志逆乱，昏不知人，而发为本病。

本病主要为先天或后天因素造成脏腑功能失调，脏气不平，阴阳失衡而致气机逆乱，风火痰瘀等邪闭清窍而发病，其基本病机为气机逆乱，元神失控。病理因素涉及风、火、痰、瘀等，其中尤以痰邪作祟最为重要，《医学纲目·癫痫》所云"癫痫者，痰邪逆上也"即是此意。积痰内伏，每由风火触动，痰瘀互结，上蒙清窍而发病。

本病病位在脑，与心、肝、脾、肾等脏密切相关。病理性质为虚实夹杂。早期以实为主，主要表现为风痰闭阻，或痰火阻窍，或痰瘀互结。后期因病情迁延，正气损伤，多为虚实夹杂，除风、火、痰、瘀等表现外，常有虚证证候，如脾虚不运、心脾两虚、心肾两虚、肝肾阴虚等。幼年即发病者，多为先天禀赋不足，病性多属虚或虚中夹实。痫病发作期多实或实中夹虚，休止期多虚或虚中夹实。休止期仅是逆气暂时消散，风、火、痰、瘀等邪气暂时安静，但由于病因未除，宿痰未净，脏腑功能未能恢复，随时会再次发病。

本病的病机转化取决于正气的盛衰及痰邪深浅。发病初期，痰瘀阻窍，肝郁化火生风，风痰闭阻，或痰火炽盛等，以实证为主，因正气尚足，痰邪尚浅，瘀血尚轻，易于康复；若日久不愈，损伤正气，脏腑功能失调加重，可转为虚实夹杂之证，痰邪深伏难去，痰瘀凝结胶固，表现为虚实夹杂，治愈较难。因本病常时发时止，且时有反复，若久治不愈，必致脏腑瘀虚，痰浊愈结愈深，而成顽痰；顽痰难除，则痫病反复发作，乃成痼疾。

二、临床诊断

（一）辨病诊断

1.临床表现

（1）全身强直-阵挛发作（大发作） 突然意识丧失，继之先强直后阵挛性痉挛，常伴尖叫，面色青紫，尿失禁，舌咬伤，口吐白沫或血沫，瞳孔散大，持续数十秒或数分钟后痉挛发作自然停止，进入昏睡状态，醒后有短时间的头昏，烦躁，疲乏，对发作过程无法回忆。若发作持续不断，一直处于昏迷状态，则称为大发作持续状态，常危及生命。

（2）失神发作（小发作） 突发性精神活动中断，意识丧失，可伴肌阵挛或自动症，一次发作数秒至十余秒，脑电图出现3次/秒棘慢或尖慢波综合。

2.相关检查

在癫痫诊断确定之后，应查明病因。在病史中应询问有无家族史，出生及生长发育情况，有无脑炎、脑膜炎、脑外伤等病史。查体中注意有无神经系统体征、全身性疾病等。然后选择相关检查，如头颅磁共振（MRI）及CT、血糖、血钙、脑脊液检查等，以进一步查明病因。

脑电图、脑电地形图、动态脑电图监测可见明确病理波，棘波，尖波，棘-慢波或尖-慢波。

如为继发性癫痫，应进一步行头颅CT、MRI、MRA、DSA等检查，可发现相应的病灶。

腰椎穿刺脑脊液检查可有相应改变。

（二）辨证诊断

1.风痰闭阻证

（1）临床证候 发病前常有眩晕，头昏，胸闷，乏力，痰多，心情不悦。痫病发作呈多样性，或见突然跌倒，神志不清，抽搐吐涎，或伴尖叫与二便失禁，或短暂神志不清，双目发呆，茫然若失，谈话中断，持物落地，或精神恍惚而无抽搐。舌质红，苔白腻，脉多弦滑有力。

（2）辨证要点 发病前常有眩晕、头昏、胸闷、乏力、痰多等表现。舌质红，苔白腻，脉多弦滑有力。

2.痰火扰神证

（1）临床证候　发作时昏仆抽搐，吐涎或有吼叫，平时急躁易怒，心烦失眠，咳痰不爽，口苦咽干，便秘溲黄，病发后症状加重，彻夜难眠，目赤。舌红，苔黄腻，脉弦滑而数。

（2）辨证要点　发作时昏仆抽搐，吐涎或有吼叫，咳痰不爽。苔黄腻，脉弦滑而数。

3.瘀阻脑络证

（1）临床证候　平素头晕头痛，痛有定处，常伴单侧肢体抽搐，或一侧面部抽动，颜面口唇青紫。多继发于颅脑外伤、产伤、颅内感染性疾患等，或由先天脑发育不全所致。舌质暗红或有瘀斑，舌苔薄白，脉涩或弦。

（2）辨证要点　平素头晕头痛，痛有定处，多伴外伤史。舌质暗红或有瘀斑，舌苔薄白，脉涩或弦。

4.心脾两虚证

（1）临床证候　反复发作，神疲乏力，心悸气短，失眠多梦，面色苍白，体瘦纳呆，大便溏薄。舌质淡，苔白腻，脉沉细而弱。

（2）辨证要点　反复发作，神疲乏力，心悸气短，失眠多梦，纳呆，大便溏薄。舌质淡，苔白腻，脉沉细而弱。

5.心肾亏虚证

（1）临床证候　痫病频发，神思恍惚，头晕目眩，两目干涩，面色晦暗，耳轮焦枯不泽，健忘失眠，腰膝酸软，大便干燥。舌质淡红，脉沉细而数。

（2）辨证要点　痫病频发，面色晦暗，耳轮焦枯不泽，健忘失眠，腰膝酸软。舌质淡红，脉沉细而数。

三、鉴别诊断

（一）西医学鉴别诊断

1.发作性睡病

发作性睡病是一种原因不明的睡眠障碍，是在不该睡眠的时间和场所发生不可克制的睡眠。其睡眠与正常睡眠相同，能被唤醒，多数患者可伴有一种或数种其他症状，包括猝倒症、睡瘫症和入睡性幻觉，也称为发作性睡眠四联征。

2.晕厥

这是由多种原因引起的一时性广泛性大脑供血不足，而导致大脑皮质高度抑制而突然发生短暂的意识丧失的一组症状群。

（二）中医学鉴别诊断

1.痫病与中风

典型发作的痫病与中风均有突然仆倒、昏不知人等症，但痫病有反复发作病史，发作时口吐涎沫，两目上视，四肢抽搐，或作怪叫声，可自行苏醒，无半身不遂、口舌歪斜等症。而中风无口吐涎沫、两目上视、四肢抽搐，或作怪叫等症，醒后常伴有半身不遂等后遗症。

2.痫病与厥证

厥证除见突然仆倒、昏不知人外，还有面色苍白、四肢厥冷，或见口噤、握拳、手指拘急，而无口吐涎沫、两目上视、四肢抽搐，或作怪叫等症，临床上不难鉴别。

3.痫病与痉病

两者都有四肢抽搐等症状，但痫病时发时止，兼有口吐涎沫、病作怪叫、醒后如常人，多无发热。而痉病多见持续发作，伴有角弓反张，身体强直，多不能自止，常伴发热，多有原发疾病的存在。

四、临床治疗

（一）辨病治疗

癫痫患者主要通过服药控制病情，如果病灶位置准确，可以通过手术治疗。如果手术和药物治疗无效，可以使用生酮饮食，也可以通过神经调节来治疗。

癫痫大发作：选用苯巴比妥（每日90~300mg）、丙戊酸钠（每日0.6~1.2g）、卡马西平（每日600~1200mg）等。

复杂部分性发作：苯妥英钠（每日0.2~0.6g）、卡马西平（每日0.2~1.2g）。

失神发作：氯硝西泮（每日5~25mg）、安定（每日7.5~40mg）。

癫痫持续状态：首选地西泮（每次10~20mg，静注）。

（二）辨证治疗

治法：豁痰开窍、息风止痫，实证只针不灸，用泻法；虚证以针刺为主，平补平泻。取督脉腧穴为主。

主穴：水沟、长强、筋缩、鸠尾、丰隆、阳陵泉。

配穴：痰火扰神者，加行间、内关、合谷豁痰开窍，清泻肝火；风痰闭窍者，加本神、风池、太冲平肝息风，豁痰开窍；血瘀阻络者，加百会、太阳、膈俞活血通络，醒神止痫；血虚风动者，加血海、三阴交养血柔筋，息风止痫；心脾两虚者，加心俞、脾俞补益心脾，益气养血；肝肾阴虚者，加肝俞、肾俞、太溪补益肝肾，潜阳安神；病在夜间发作加照海、白昼发作加申脉通调阴阳；眩晕者，加合谷、百会祛风通窍。

操作：水沟向鼻中隔深刺、强刺；长强可点刺出血；针刺鸠尾应掌握正确的针刺方向、角度和深度，以防伤及肝、脾等腹腔脏器；其他腧穴常规针刺。

方义：水沟为督脉要穴，可醒脑宁神；长强属督脉，鸠尾属任脉，两穴乃任督之络穴，合用能交通任督、调整阴阳，是治疗痫病的重要组穴；阳陵泉为筋会，配以筋缩可舒缓肌肉、解痉止搐；丰隆和胃降浊，清热化痰。诸穴合用，共奏豁痰开窍、息风止痫之功。

（三）其他疗法

1. 耳针

取胃、皮质下、神门、心、枕、脑点。每次选2~3个穴位，毫针强刺激，留针30分钟，间歇行针。

2. 穴位注射

取足三里、内关、大椎、风池。每次选2~3个穴位，用维生素B_1注射液，每穴注入0.5ml。

3. 穴位埋线

处方1：大椎、腰奇、脊中、筋缩。处方2：身柱、陶道、心俞（双侧）、太冲（双侧）。患者取俯卧位。穴位皮肤常规消毒，用普鲁卡因在埋线点局麻（先皮试），用手术刀在穴位右侧旁开2~3cm处用刀尖刺一小口（切口深度一般为0.5~1cm），先将血管钳探至埋线的穴位点，再用血管钳将羊肠线送入穴位处（植入羊肠线多少要根据病情、病程及不同年龄而定）。注意操作要灵活、适中。右手用消毒纱布或药棉球将切开的小口压住，这样既可减少出血，又可防止感染。因切口很小，一般不做缝合，只需在刀口上压上碘酒棉球，上面覆盖消毒纱布，再用胶布固定即可。

（四）医家诊疗经验

1. 陈辛生治疗痫病临床经验

陈辛生取背三针、额三针为主穴，用6~15寸不同长度的芒针，循督脉透刺，神道透腰阳关、神道透大椎、腰奇透腰阳关，此为背三针；取双侧眉冲穴沿膀胱经透刺两针，取以此连线为底的等边三角形另一顶点沿督脉经透刺，此为额三针。另昼发配申脉，夜发配照海，背三针用中等频率（120次/分）捻针1分钟，余根据症情采用补泻手法，每天1次，15天为1个疗程。发作时，针人中、涌泉，灸气海、关元。

2. 郭勤英治疗儿童癫痫临床经验

郭勤英等取督脉为主，点穴治疗儿童癫痫小发作，沿督脉点穴，穴位为长强、腰俞、腰阳关、命门、悬枢、脊中、筋缩、至阳、神道、身柱、大椎、哑门、风府、百会，上肢抽搐加指甲根、合谷、曲池。先自长强至大椎穴，由下向上点3遍，再自百会至命门穴，由上向下点3遍，并重扣百会、风穴、大椎、命门、长强穴。每日点穴1次，1个月为1个疗程，症状完全控制后，每周治疗2次，一般治疗3个疗程以上。

五、预后转归

痫病的转归与预后取决于患者的体质强弱、正气盛衰与感邪轻重。本病证有反复发作的特点，病程一般较长，少则一两年，多数患者终身难愈。体质强、正气尚足的患者，如治疗恰当，发作后再予以调理，可控制发作，但难以根治；体质较弱、正气不足、痰浊沉痼者，往往迁延日久，缠绵难愈，预后较差。若反复频繁发作，少数年幼患者智力发育会受到影响，出现智力减退，甚至成为痴呆。发作期痰涎壅盛，痰阻气道，易造成痰阻窒息等危证，必须及时进行抢救。

六、预防调护

痫病发作期，应加强护理。对昏仆抽搐的患者，注意保持呼吸道通畅，凡有义齿均应取出，放置牙垫，以防窒息或咬伤，同时加用床栏，以免翻坠下床。休止期应调理饮食、情志和起居，饮食应清淡，少食肥甘、生冷、辛热等生痰助火之品，应耐心坚持长期服药，以图根治。休止期患者应避免近水、近火、近电、高空作业及驾驶车辆，以免突然发病时发生危险。孕妇在孕期应加强保健，并保证顺利分娩。避免头颅外伤、颅内感染、中风等发生，积极治疗原发病。

主要参考文献

[1]鲍远程. 现代中医神经病学[M]. 北京：人民卫生出版社，2003.

第十七节　郁证

郁证是由于情志不舒，气机郁滞所引起的一类病证。临床表现为心情抑郁，情绪不宁，胸胁胀痛，或易怒善哭，以及咽中有异物梗阻、失眠等各种复杂症状。西医学中精神抑郁证及围绝经期综合征等疾病，有以上表现者，可参照本证辨证论治。

一、病因病机

（一）西医学认识

1. 遗传因素

大样本人群遗传流行病学调查显示，与患病者血缘关系越近，患病概率越高。一级亲属患病的概率远高于其他亲属，这与遗传疾病的一般规律相符。

2. 生化因素

儿茶酚胺假说：主要指抑郁症的发生可能与大脑突触间隙神经递质5-羟色胺（5-HT）和去甲肾上腺素（NE）的浓度下降有关。由于很多抗抑郁剂，如选择性5-羟色胺再摄取抑制剂（SSRI）或者选择性5-羟色胺和去甲肾上腺素再摄取抑制剂（SNRI）等使用后，虽然大脑突触间隙这些神经递质的浓度很快升高，但抗抑郁的效果一般还是需要2周左右才会显现，因此又有了

5-HT 和 NE 受体敏感性增高（超敏）的假说。

3. 心理-社会因素

各种重大生活事件突然发生，或长期持续存在会引起强烈或（和）持久的不愉快的情感体验，导致抑郁症的产生。迄今为止，抑郁症病因与发病机制还不明确，也无明显的体征和实验室指标异常，概括而言是生物、心理、社会（文化）因素相互作用的结果。也正因为抑郁症目前病因不明，有关假说很多。

（二）中医学认识

郁证的病因总属情志所伤，使肝气郁结，心气不舒，从而逐渐引起五脏气机不和，但主要是肝、脾、心三脏受累以及气血失调而成。情志失调，尤以郁怒、悲忧、思虑太过最易致病。

（1）郁怒不畅，肝气郁结　因七情所伤，情志不遂，或郁怒伤肝，使肝失条达，气机郁滞不畅而成气郁，这是郁证主要的病机。因气为血帅，气行则血行，气滞则血瘀，气郁日久影响及血，使血液循行不畅而形成血郁；若气郁日久化火，则发生肝火上炎的病变，而形成火郁。

（2）忧愁思虑，脾失健运　因长期情志抑郁，思虑不解，劳倦伤脾或肝郁抑脾，均能使脾失健运，水谷不得运化，蕴湿生痰，导致气滞痰瘀食滞；若湿浊停留，或食滞不消，或痰湿化热，则可发展为湿郁、食郁、热郁等。

（3）情志过激，心失所养　情志不畅，谋虑不遂，耗伤心气，营血渐亏，心失所养，神失所主，即所谓忧郁伤神；若日久伤脾，饮食减少，生化乏源，则可致气血不足，心脾两虚；郁火暗耗营血，阴虚火旺，或心肝阴虚，久则心肾同病。

情志失调是郁证的基本病因，但情志所伤是否造成郁证，除与情志刺激的强度

及持续时间的长短有关外，还与机体本身的状况有着极为密切的关系。素体肝旺或体质虚弱之人，更易发病，此即《杂病源流犀烛·诸郁源流》所云："诸郁，脏气病也，其源本于思虑过深，更兼脏气弱。故六郁之病生焉。"说明机体的"脏气弱"是郁证发病的内在因素。

总之，郁证是因郁怒、思虑、悲哀、忧愁七情所伤，导致肝失疏泄，脾失运化，心失所养，脏腑阴阳气血失调而成，但总以气机郁滞为病理基础，源于肝气郁结，久致五脏气血失调，其病位在肝，并可涉及心、脾、肾。初起肝气郁结，横逆乘土，见肝脾失和之证。肝郁化火，可致心火偏亢。因气滞而夹湿、痰、食积、火郁者，则多属实证；久病由气及血，由实转虚，如久郁伤神，心脾俱亏，阴虚火旺，心肾阴虚等均属虚证。正如《类证治裁·郁证》中所云："七情内起之郁，始而伤气，继必伤血，终乃成劳。"

中医学并无抑郁症的病名，类似描述多见于郁证、脏躁、百合病、梅核气等病证中，现代中医内科一并将其纳入郁证的范畴。抑郁症类似中医郁证。中医学认为，抑郁症的病因病机主要为肝气郁结、脾失健运以及心失所养。肝郁不疏，则影响脾的健运，以致脾气虚弱；心主神明，肝气郁结，也使心神不明。故中医治疗抑郁症多从疏肝解郁、补脾益气以及化痰开郁等方面着手。而从肝论治是治疗抑郁症的基本大法。

二、临床诊断

（一）辨病诊断

1. 临床表现

抑郁症可以表现为单次或反复多次的抑郁发作，以下是抑郁发作的主要表现。

（1）心境低落　主要表现为显著而持

久的情感低落，抑郁悲观。轻者闷闷不乐，无愉快感，兴趣减退；重者痛不欲生，悲观绝望，度日如年，生不如死。

（2）思维迟缓　患者思维联想速度缓慢，反应迟钝，思路闭塞，自觉"脑子好像是生了锈的机器""脑子像涂了一层糨糊一样"。临床上可见主动言语减少，语速明显减慢，声音低沉，对答困难，严重者交流无法顺利进行。

（3）意志活动减退　患者意志活动呈显著持久的抑制。临床表现为行动缓慢，生活被动、疏懒，不想做事，不愿和周围人接触交往，常独坐一旁，或整日卧床，闭门独居，疏远亲友，回避社交。

（4）认知功能损害　研究认为，抑郁症患者存在认知功能损害。主要表现为近事记忆力下降，注意力障碍，反应时间延长，警觉性增高，抽象思维能力差，学习困难，语言流畅性差，空间知觉、眼手协调及思维灵活性等能力减退。

（5）躯体症状　主要包括睡眠障碍、乏力、食欲减退、体重下降、便秘、身体任何部位的疼痛、性欲减退、阳痿、闭经等。

2. 相关检查

对疑为抑郁症的患者，除进行全面的躯体检查及神经系统检查外，还要注意辅助检查及实验室检查。迄今为止，尚无针对抑郁障碍的特异性检查项目。

（二）辨证诊断

1. 肝气郁结证

（1）临床证候　精神抑郁，情绪不宁，胸部满闷，胁肋胀痛，痛无定处，脘闷嗳气，不思饮食，大便不调。舌质淡红，苔薄腻，脉弦。

（2）辨证要点　精神抑郁，情绪不宁，胁肋胀痛。舌苔薄腻。

2. 气郁化火证

（1）临床证候　性情急躁易怒，胸胁胀满，口苦而干，或头痛，目赤，耳鸣，或嘈杂吞酸，大便秘结。舌质红，苔黄，脉弦数。

（2）辨证要点　急躁易怒，胸胁胀满。舌红苔黄。

3. 痰气郁结证

（1）临床证候　精神抑郁，胸部闷塞，胁肋胀满，咽中如有物梗塞，吞之不下，咳之不出。苔白腻，脉弦滑。本证亦即《金匮要略·妇人杂病脉证并治》所记载的"妇人咽中如有炙脔，半夏厚朴汤主之"之证。《医宗金鉴·诸气治法》将其称为"梅核气"。

（2）辨证要点　精神抑郁，胸部闷塞，胁肋胀满，咽中如有物梗塞，吞之不下，咳之不出。苔白腻，脉弦滑。

4. 忧郁伤神证

（1）临床证候　精神恍惚，心神不宁，多疑易惊，悲忧善哭，喜怒无常，或时时欠伸，或手舞足蹈，骂詈喊叫。舌质淡，苔薄白，脉弦。

（2）辨证要点　精神恍惚，心神不宁，多疑易惊，悲忧善哭。舌质淡，苔薄白，脉弦。

5. 心脾两虚证

（1）临床证候　多思善疑，头晕神疲，心悸胆怯，失眠健忘，纳差，面色不华。舌质淡，苔薄白，脉细。

（2）辨证要点　多思善疑，心悸胆怯，神疲纳差。

6. 心肾阴虚证

（1）临床证候　情绪不宁，心悸，健忘，失眠，多梦，五心烦热，盗汗，口咽干燥。舌红少津，脉细数。

（2）辨证要点　情绪不宁，心悸失眠，五心烦热。舌红少津。

三、鉴别诊断

1. 郁证梅核气与虚火喉痹

梅核气多见于青中年女性，因情志抑郁而起病，自觉咽中有物梗塞，但无咽痛及吞咽困难，咽中梗塞的感觉与情绪波动有关，在心情愉快、工作繁忙时，症状可减轻或消失，而当心情抑郁或注意力集中于咽部时，则梗塞感觉加重。虚火喉痹则以青中年男性发病较多，多因感冒、长期吸烟饮酒及嗜食辛辣食物而引发，咽部除有异物感外，尚觉咽干、灼热、咽痒，咽部症状与情绪无关，但过度辛劳或感受外邪则易加剧。

2. 郁证梅核气与噎膈

梅核气应当与噎膈相鉴别。梅核气的诊断要点如上所述。噎膈多见于中老年人，男性居多，梗塞的感觉主要在胸骨后部位，吞咽困难的程度日渐加重，做食管检查常有异常发现。

3. 郁证脏躁与癫证

脏躁多发于青中年女性，在精神因素的刺激下呈间歇性发作，在不发作时可如常人。而癫证则多发于青壮年，男女发病率无显著差别，病程迁延，心神失常的症状极少自行缓解。

四、临床治疗

（一）影响针灸疗效的要素

（1）抑郁程度　是影响针灸疗效的关键因素，轻度抑郁针灸疗效最好，中度疗效次之，重度抑郁针灸疗效最差，常需要配合抗抑郁药物治疗。

（2）疗程　针灸治疗抑郁发作常需要一定的疗程，且善于改善患者的躯体化症状、人际关系和精神病性等方面。治疗2周后通过抑郁量表观察各项分数均有明显改善，其余各项因子评分多在治疗4周后才有明显变化，改善幅度会继续增加至治疗6周后。

（3）电针刺激参数　不同频率电针对模型大鼠抗抑郁效应的比较研究表明，2赫兹使用频率的抗抑郁效果强于100赫兹。有实验表明，电针治疗组血清CORT、ACTH含量降低幅度大于手针治疗组，但差别不具有显著性。

（4）治疗时机　针灸治疗抑郁症，病程越短，疗效越好，对于初发而且病程短者疗效好，对于病程长而反复加重者针灸疗效较差。

（5）病因　一般而言，原发性抑郁症针灸疗效较好，继发性抑郁症须在治疗原发病的基础上进行针灸治疗，但疗效不及前者。

（二）辨病治疗

1. 神经衰弱

神经衰弱一般以心理治疗为主，辅以药物、物理或其他疗法。心理治疗以解释支援治疗为主，并且要建立与患者的良好关系，消除患者的疑病观念，让患者理解产生神经衰弱的过程及与心理事件的关系。药物起到镇静安神作用，帮助调整机体的生理紊乱。可适当配合针灸、耳针或交流电离子导入等理疗。为了提高疗效，应合理安排作息制度，坚持锻炼身体，适当参加文体活动。

2. 癔病

早期充分治疗对防止症状反复发作和疾病的慢性化十分重要。初次发病者，给予合理的解释，说明症状与心因和个性特征的联系，配合理疗和语言暗示，往往可取得良好的效果。

其次，需要注意的是，在诊断基本明确以后，应尽可能避免反复检查，过多的、不必要的检查，往往会使病情进一步复杂化。在询问病史或进行检查的过程中，不恰当的提示，可使患者出现一些新的症状和体征。

再者，在接触患者和治疗过程中应避免环境中的不良暗示。过多的人围观、对症状过分关注、对患者病情发展表现出强烈的紧张不安，都会使患者寻求注意的倾向增强，从而使病情恶化。

（三）辨证治疗

1.辨证论治

治法：调神理气，疏肝解郁。取督脉、手足厥阴、手少阴经穴为主。

主穴：水沟、内关、神门、太冲。

配穴：肝气郁结者，加曲泉、膻中、期门；气郁化火者，加行间、侠溪、外关；痰气郁结者，加丰隆、阴陵泉、天突、廉泉；心神惑乱者，加通里、心俞、三阴交、太溪；心脾两虚者，加心俞、脾俞、足三里、三阴交；肝肾亏虚者，加太溪、三阴交、肝俞、肾俞。

操作：水沟用雀啄泻法，以眼球湿润为佳；神门用平补平泻法；内关、太冲用泻法。配穴按虚补实泻法操作。

方义：脑为元神之府，督脉入络脑，水沟可醒脑调神。心藏神，神门为心经原穴，内关为心包经络穴，二穴可调理心神而安神定志。内关又可宽胸理气。太冲疏肝解郁。

2.成药应用

逍遥丸

用法：每次 6g，每日 2 次。

功效：疏肝理脾，理气化郁。

适应证：对焦虑心境、紧张、失眠、自主神经症状等疗效较好，不良反应少，亦可用于失眠、慢性疲劳综合征等的治疗。

（四）其他疗法

1.电针

头部穴位针刺后，选 2~3 对穴位加用电针，用疏密波强刺激 20~30 分钟。

2.耳针

取皮质下、缘中、神门、枕、颈、肘、腕、指、膝。每次选 2~4 个穴位，以毫针中度刺激，或加用电针，也可用耳穴压丸法。

3.头针

取顶中线、顶颞后斜线、顶旁 1 线、顶旁 2 线。留针 30 分钟左右。

4.穴位注射

取天柱、大椎、曲池、手三里、阳陵泉、足三里、三阴交、风池等。每次选用 2~3 个穴位，用芍药甘草注射液或当归注射液、丹参注射液、黄芪注射液等，也可用 10% 葡萄糖注射液或 0.25% 普鲁卡因注射液（使用前先做皮试），每穴注入药液 0.5~2ml。

五、预后转归

郁证的预后一般良好。病程较短，而情志致病的原因又是可以解除的，通常都可以治愈，而在受到刺激后，病情常有反复或波动，易使病情延长。病程较长，而情志致病的原因未能解除者，往往需要较长时间的治疗，才能取得比较满意的效果。若郁证经久，痰气互结，或化火上扰，或内蒙心神，可以发展成癫狂，临床应加以重视。

六、预防调护

适当参加文体活动，增强体质，注重情志调护，正确对待各种事物，避免忧思郁怒，防止情志内伤，是防止郁证发生的重要措施。同时，医务人员应深入了解病史，详细进行检查，细致解释病情，使患者能正确认识和对待疾病，增强治愈疾病的信心，并解除情志致病的原因，以促进郁证的好转乃至痊愈。

主要参考文献

[1] 郑进. 郁证的临床辨治 [J]. 云南中医中药杂志, 2002, 23 (6): 23.

[2] 孙博庆. 郁证辨治体会 [J]. 河北中医, 2002, 24 (8): 584.

[3] 陈涟, 刘静. 郁证的辨证分型施治辨识 [J]. 中医药学刊, 2001, 3 (19): 252.

第十八节　震颤麻痹

震颤麻痹, 一般指帕金森病 (PD), 是一种常见的中枢神经系统变性的锥体外系疾病, 以静止性震颤、肌强直、运动徐缓为主要特征, 属中医学"颤证""震颤"范畴。西医学将本病中未发现任何确切原因的称为"原发性震颤麻痹", 有病因的则称为"继发性震颤麻痹""震颤麻痹综合征""帕金森综合征"。

一、病因病机

（一）西医学认识

本病的病因尚未明确, 可能与年龄、遗传因素、环境毒物、感染、氧化应激及自由基形成等有关。

（二）中医学认识

颤证主要是由年迈体虚、情志郁怒、饮食失宜、劳逸失当等各种原因导致气血不足, 肝风内动, 筋脉失于濡润。

1. 年老体虚

人过中年, 脾胃渐损, 肝肾亏虚, 精气暗衰, 筋脉失养; 或禀赋不足, 肾精虚损, 脏器失调; 或罹患沉疴, 久病体虚, 脏腑功能衰乱, 气血阴阳不足, 虚风内动。

2. 情志失调

郁怒伤肝, 肝气郁结不畅, 气滞血瘀, 筋脉失养; 或肝郁化火生风, 风阳暴张, 窜经入络, 扰动筋脉; 或思虑太过, 则损伤心脾, 气血化源不足, 筋脉失养; 或因脾虚不运, 津液失于输布, 而聚湿生痰, 痰浊流窜, 扰动筋脉。

3. 饮食不节

恣食膏粱厚味, 伤碍脾胃, 脾失健运, 聚湿生痰, 痰浊阻滞经络而动风; 或嗜酒成癖, 滋生内热, 痰热互结, 壅阻经络而动风; 或因饥饱无常, 过食生冷, 损伤脾胃, 气血生化乏源, 导致筋脉失养。

4. 劳逸失当

行役劳苦, 动作不休, 使肌肉筋膜损伤疲极; 或房劳太过, 肝肾亏虚, 阴血暗损, 虚风内动; 或贪逸少动, 使气缓脾滞而气血日减, 筋脉失于调畅而不得任持自主。

本病的基本病机为肝风内动, 筋脉失养。肝主身之筋膜, 为风木之脏, 肝风内动, 筋脉不能任持自主, 牵动肢体及头颈颤抖摇动。其中又有肝阳化风、痰热动风、瘀血生风、血虚生风、阴虚生风等不同病机。

震颤麻痹病位在筋脉, 与肝、肾、脾等脏器关系密切。肝郁化火, 热甚动风, 扰动筋脉, 而致肢体拘急颤动; 或痰热内蕴, 热极生风; 或各种原因, 导致气血亏虚不能濡养筋脉; 肝肾阴虚, 虚风内动, 筋脉失养, 不得自持; 或元阳虚衰, 温煦失职, 筋脉不用。肝肾乙癸同源, 若水不涵木, 肝肾交亏, 肾虚髓减, 脑髓失养, 下虚则高摇。若脾胃受损, 痰湿内生, 土不栽木, 亦可致风木内动。

本病的病理性质总属本虚标实。本为气血阴阳亏虚, 其中以阴津精血亏虚为主, 标为风、火、痰、瘀为患, 标本之间联系密切。风、火、痰、瘀可因虚而生, 诸邪又进一步耗伤阴津气血。风以阴虚生风为主, 也有阳亢动风, 或痰热化风者。痰或因脾虚不能运化水湿而成, 或热邪煎熬津液所致。痰邪多与肝风或热邪兼夹为患，闭阻气机，致使筋脉肌肉失养，或化热生风致颤。火有实火、虚火之分。虚火为阴虚化热生火，实火为五志过极化火，火热灼伤津液，扰动筋脉。久病多瘀，瘀血常与痰浊并病，阻滞经脉，影响气血运行，致筋脉肌肉失养而致颤。风、火、痰、瘀之间也可互相转化，如阴虚、气虚可转化为阳虚，气滞、痰湿也可化热等。日久可致气血不足，络脉瘀阻，表现为肢体僵硬，动作迟缓乏力，甚则活动困难，肢体痿废。

二、临床诊断

（一）辨病诊断

1.临床表现

大部分PD患者在60岁以后发病，起病隐袭，缓慢发展，逐渐加剧。初发症状以震颤最多，其次为步行障碍、肌强直和运动迟缓。

2.相关检查

（1）血、脑脊液检查　常规化验均无异常。

（2）CT、MRI　无特殊性改变。

（3）基因检测　DNA印记技术、PCR、DNA序列分析等在少数家族性PD患者中可能会发现基因突变。

（4）功能现象检测　采用正电子发射断层扫描（PET）或单光子发射计算机断层（SPECT），了解脑血流和脑代谢，可发现PD患者脑内多巴胺转运载体（DAT）功能显著降低，且疾病早期即可发现。对PD的早期诊断、鉴别诊断及病情进展监测均有一定的价值。

（二）辨证诊断

1.肝肾亏虚证

（1）临床证候　筋脉拘急，肌肉强直，动作笨拙，头及四肢震颤（静止时明显，情绪激动时加剧，随意运动时减轻或消失），头晕目眩，耳鸣，失眠或多梦，腰酸肢软，肢体麻木。舌体瘦，质暗红，脉弦细。

（2）辨证要点　筋脉拘急，肌肉强直，头及四肢震颤，头晕目眩，耳鸣。舌体瘦，质暗红，脉弦细。

2.气血不足证

（1）临床证候　筋脉拘急，肌肉强直，运动减少，肢体震颤，四肢乏力，精神倦怠，头晕目眩，面色无华。舌质暗淡，苔白，脉细无力。

（2）辨证要点　肢体震颤，四肢乏力，精神倦怠，面色无华。舌质暗淡，苔白，脉细无力。

3.痰浊动风证

（1）临床证候　筋脉拘急，肌肉强直，动作困难（震颤时重时轻，常可自我控制），胸脘痞闷，食少腹胀，头晕目眩。舌胖大，质淡，有齿痕，苔腻，脉弦滑。

（2）辨证要点　筋脉拘急，肌肉强直，胸脘痞闷。舌胖大，有齿痕，苔腻，脉弦滑。

三、鉴别诊断

颤证与瘛疭：瘛疭即抽搐，多见于急性热病或某些慢性疾病急性发作，抽搐多呈持续性，有时伴短阵性间歇，手足屈伸牵引，部分患者可有发热神昏、两目上视等症状；颤证是一种慢性疾病，以头颈、手足不自主颤动、振摇为主要症状，手足颤抖动作幅度小，频率快，而无肢体抽搐牵引和发热、神昏等症状，再结合病史分析，二者不难鉴别。

四、临床治疗

（一）影响针灸疗效的要素

（1）病因　一般而言，针灸对于继发

性震颤者的疗效优于原发性，但继发性也常需针药结合，在治疗原发病的基础上发挥针灸的优势。

（2）病程　针灸对于帕金森病本身的疗效非常有限，在改善症状上有一定疗效，尤其是对病程较长、症状较重者疗效不佳。针灸治疗早期、病程短、轻度的震颤比晚期、病程长、重度的震颤容易收效。

（3）临床类型　针灸对焦虑性震颤与小脑性震颤有一定疗效。在由焦虑或甲状腺功能亢进引起的震颤患者中，通常有交感神经活动的增强与肾上腺分泌的增加，后者可以增加肌梭的敏感性，故针灸治疗焦虑性震颤的机制可能与其全身性的放松作用，包括交感神经张力的降低有关。因此，针灸对于上述震颤，尤其是老年非特异性的手震颤，缓解作用较明显。

（4）临床症状　有研究认为，针灸对震颤同时有肌张力增高的帕金森病的疗效较差，而对各种以神经肌肉麻痹或张力减退为主的疾患疗效较好；以肌肉发僵为主者效果较好，而以震颤为主者效果较差。而且，如有效，通常在第一个疗程就可以见效，经1个月治疗无效者则效果较差。

（二）辨病治疗

1.一般治疗

PD早期推荐采用理疗（按摩、水疗）和体育疗法（关节活动、步行、平衡及语言锻炼、面部表情肌训练）等，争取患者家属配合，鼓励患者多进行主动运动，尽量推迟药物治疗时间。若疾病影响患者日常生活和工作，需进行药物治疗。

2.药物治疗

PD目前仍以药物治疗为主，恢复纹状体DA与Ach递质系统平衡，应用抗胆碱能和改善DA递质功能的药物，改善症状，但不能阻止病情发展。

（三）辨证治疗

治法：补益肝肾、益气养血、化痰通络、息风止痉，针灸并用。肝肾亏虚、气血不足者用补法，痰浊动风者用平补平泻法。

主穴：百会、四神聪、风池、合谷、太冲、阳陵泉。

配穴：肝肾亏虚者，加肝俞、肾俞、三阴交补益肝肾；气血不足者，加气海、血海、足三里益气养血；痰浊动风者，加丰隆、中脘、阴陵泉化痰通络；震颤甚者加大椎，僵直甚者加大包、期门以除颤止僵。

操作：各腧穴均常规针刺，四神聪针刺时针尖都朝向百会。震颤甚者，大椎深刺，使患者产生触电感并向四肢放射为度，有此感觉则迅速出针，不提插、不捻转、不留针，或用三棱针刺大椎，再加拔大玻璃火罐，使之出血少许，每周施术1次。僵直甚者，大包、期门加灸，每穴灸10分钟。百会、大椎若用灸法，应重灸20分钟以上，使患者感到艾灸热力达到颅内和穴位深层。

方义：百会、四神聪均位于颠顶部，通过督脉内入络脑，乃局部取穴以醒脑、宁神、定惊；风池祛风，宁神定痉；合谷属手阳明经，可通经络、行气血；太冲乃肝经原穴，可平肝息风，与合谷相配属"开四关"，可通行气血、调和阴阳；肝藏血、主筋，阳陵泉为筋之会穴，可养血柔筋、舒筋通络。诸穴合用，共奏柔肝息风、宁神定颤之效。

（四）其他疗法

1.电针

头部穴位针刺后选2~3对穴位加用电针，用疏密波强刺激20~30分钟。

2. 耳针

取皮质下、缘中、神门、枕、颈、肘、腕、指、膝。每次选2~4个穴位，以毫针中度刺激，或加用电针，也可用耳穴压丸法。

3. 头针

取顶中线、顶颞后斜线、顶旁1线、顶旁2线。留针30分钟左右。

4. 穴位注射

取天柱、大椎、曲池、手三里、阳陵泉、足三里、三阴交、风池等。每次选用2~3个穴位，用芍药甘草注射液或当归注射液、丹参注射液、黄芪注射液等，也可用10%葡萄糖注射液或0.25%普鲁卡因注射液（使用前先做皮试），每穴注入药液0.5~2ml。

（五）医家诊疗经验

1. 陶怀玉电针加穴位注射治疗震颤麻痹

陶怀玉治疗震颤麻痹，病变以上肢为主者取通里、曲泽、三阴交、肝俞、足三里、后溪、合谷、命门、关元；全身症状危重者取风池、太溪、足三里、肝俞、阴陵泉、百会、命门、关元。每次除足三里、命门、关元穴必取外，余穴交替选用，一般每次取5~7个穴位。用0.5~2寸毫针刺入，得气后，将电针仪输出线夹在针上，用连续波，频率为60~80次/秒，以患者能耐受为度。取维生素B₁和维生素B₁₂各一支混匀，于本次未取之穴位，插入注射针，待得气后分别缓慢注入0.5~1ml，每次注射2~3个穴位，针刺和穴位注射均每日1次，10次为1个疗程，休息3天再行下一个疗程。

2. 蒋达树针药并用法治疗震颤麻痹

蒋达树以针刺为主，中药为辅治疗震颤麻辣。头针取舞蹈震颤控制区；体针取风池、曲池、消颤、外关、阳陵泉、太冲。用平补平泻法，得气后留针30分钟。舞蹈

震颤控制区通以脉冲电流，频率为每分钟150~200次，通电30分钟。气血不足型，加足三里、合谷；肝肾阴虚型，加三阴交、复溜；痰热动风型，加阴陵泉、丰隆。1~2日1次，10次为1个疗程。中药口服消颤丸（以天麻、钩藤、珍珠母、僵蚕等制成重9g的蜜丸），每次2丸，每日2次。

五、预后转归

本病年龄尚轻、病情轻浅者，运用中医治疗能缓解症状，延缓自然加重过程，保持良好的生活质量。若病情较重，逐渐发展，出现全身僵硬、活动困难，甚者痴呆，终身不能起床，则预后不良。

六、预防调护

预防颤证应起居有节，保持心情舒畅，劳逸结合，节制房事，饮食应清淡而富有营养，忌暴饮暴食及嗜食肥甘厚味，戒除烟酒等不良嗜好。此外，避免中毒、中风、颅脑损伤对预防颤证发生有重要意义。

颤证患者应注意加强肢体功能锻炼，可选练太极拳、五禽戏、内养功等。应对患者进行语言、进食、行走及各种日常生活训练和指导。病室应保持安静，通风良好。对卧床不起的患者，注意帮助其翻身，经常进行肢体按摩，以防发生褥疮。

主要参考文献

［1］刘泰. 震颤麻痹病110例辨证规律探讨［J］. 辽宁中医杂志，2002，29（2）：82-83.

［2］李学文. 中医辨证分型治疗震颤麻痹的临床体会［J］. 包头医学，2000，24（3）：288.

第十九节　感冒

感冒是以鼻塞、流涕、喷嚏、头痛、恶寒、发热、全身不适、脉浮为主症的病证，四季皆可发病，尤以冬、秋两季多发。

常见的呼吸道疾病，因病情轻重不同而分为伤风、重伤风和时行感冒。触冒风邪而导致的常见外感疾病，病情轻者多为感受当令之气，称为伤风、冒风、冒寒；病情重者多为感受非时之邪，称为重伤风。在一个时期内广泛流行、证候相类似者，称为时行感冒。

本病相当于西医学中的普通感冒、急性上呼吸道感染以及流行性感冒。

一、病因病机

（一）西医学认识

（1）病毒　感冒有70%~80%由病毒引起，主要有流感病毒（甲、乙、丙）、副流感病毒、呼吸道合胞病毒、腺病毒、鼻病毒、埃可病毒、柯萨奇病毒、麻疹病毒、风疹病毒。

（2）细菌　细菌感染可直接发生或继病毒感染之后发生，以溶血性链球菌为多见，其次为流感嗜血杆菌、肺炎球菌和葡萄球菌等，偶见革兰阴性杆菌，其感染的主要表现为鼻炎，咽喉炎或扁桃腺炎。

（3）受凉、淋雨、过度疲劳等诱发因素，可使全身或呼吸道局部防御功能降低。

（二）中医学认识

1. 外感六淫，风为主因

风为六淫之首，流动于四时之中，故外感为病，常以风邪为先导。因四时六气各有偏盛，故风邪常与当时之气相合，而表现为不同证型。如深秋冬令季节，风与寒合，多为风寒证；春夏温暖之时，风与热合，多见风热证；夏秋之交，暑多夹湿，每又表现为风暑夹湿证候。但一般以风寒、风热证多见，暑湿证次之。至于梅雨季节之夹湿、秋季兼燥等，亦每可见之。

2. 时行疫毒伤人

时行疫毒伤人，则病情重而多变，往往相互传染，造成广泛的流行，且不限于季节性。

无论何种感冒，都有一些共同的基本特征：邪从外来，经肌表皮毛或口鼻侵袭人体，阻遏卫阳的输布，出现恶寒、发热、脉浮紧或浮缓，或浮数等症，病位较浅、病情较轻，尽管起病急骤，只要治疗及时妥当，一般消退也快，预后良好，很少传变。但若迁延失治，由于正气渐伤，机体抵抗力下降，亦可兼挟或合并他邪，而致变证丛生。

二、临床诊断

（一）辨病诊断

1. 临床表现

（1）鼻炎　起病较急，初期有咽干、咽痒或烧灼感，发病同时或数小时后，可有喷嚏、鼻塞、流清水样鼻涕，2~3天后涕液变稠，可伴咽痛。

（2）咽炎、喉炎和支气管炎　病毒对上、下呼吸道感染的不同解剖部位引起的炎症反应，临床可表现为咽炎、喉炎和支气管炎。

（3）咽峡炎　表现为明显咽痛，发热，病程约一周。检查可见咽充血，软腭、腭垂、咽及扁桃体表面有灰白色疱疹，有浅表溃疡，周围有红晕。多于夏季发作，多见于儿童，偶见于成人。

（4）结合膜热　临床表现为发热，咽痛，畏光，流泪，咽及结合膜明显充血。病程4~6天，常发生于夏季，可通过游泳池水接触传播。儿童多见。

（5）扁桃体炎　起病急，症见明显咽痛，畏寒，发热，体温可达39℃以上。检查可见咽部明显充血，扁桃体肿大、充血，表面有黄色点状渗出物，颌下淋巴结肿大、压痛，肺部无异常体征。

2. 相关检查

（1）外周血常规示病毒性感染时，白细胞数正常或偏低，淋巴细胞比例升高。细菌性感染时，见白细胞数增多和核左移现象。

（2）病原学检查一般情况下不做。必要时可用免疫荧光法、酶联免疫吸附检测法、血清学诊断法或病毒分离和鉴定方法确定病毒的类型；细菌培养和药物敏感试验有助于细菌感染的诊断和治疗。

（3）其他辅助检查　可行胸部X线检查。

（二）辨证诊断

1. 风寒束表证

（1）临床证候　恶寒重，发热轻，无汗，头痛，肢节酸疼，鼻塞声重或鼻痒喷嚏，时流清涕，咽痒，咳嗽，痰吐稀薄色白，口不渴或渴喜热饮。舌苔薄白而润，脉浮或浮紧。

（2）辨证要点　发热轻，恶寒重，鼻塞声重，头身疼痛，四肢酸楚，无汗。苔薄白，脉浮紧。

2. 风热犯表证

（1）临床证候　身热较著，微恶风，汗泄不畅，头胀痛，面赤，咳嗽，痰黏或黄，咽燥，或咽喉乳蛾红肿疼痛，鼻塞，流黄浊涕，口干欲饮。舌苔薄白微黄，舌边尖红，脉浮数。

（2）辨证要点　发热重，微恶寒，头胀痛，咽喉肿痛，鼻塞，流浊涕。苔薄微黄，脉浮数。

3. 暑湿伤表证

（1）临床证候　身热，微恶风，汗少，肢体酸重或疼痛，头昏重胀痛，咳嗽痰黏，鼻流浊涕，心烦口渴，或口中黏腻，渴不多饮，胸闷脘痞，泛恶，腹胀，大便或溏，小便短赤。舌苔薄黄而腻，脉濡数。

（2）辨证要点　见于夏季，恶寒发热

或身热不扬，头昏头重，鼻塞流浊涕，胸闷泛恶，腹泻。苔黄腻，脉濡数。

4. 气虚感冒

（1）临床证候　恶寒较甚，发热，无汗，头痛身楚，咳嗽，痰白，咳痰无力，平素神疲体弱，气短懒言，反复易感。舌淡苔白，脉浮而无力。

（2）辨证要点　恶寒较甚，发热，平素神疲体弱，气短懒言，反复易感。舌淡苔白，脉浮而无力。

5. 阴虚感冒

（1）临床证候　身热，微恶风寒，少汗，头昏，心烦，口干，干咳少痰。舌红少苔，脉细数。

（2）辨证要点　身热，微恶风寒，少汗，口干，干咳少痰。舌红少苔，脉细数。

三、鉴别诊断

（一）西医学鉴别诊断

1. 过敏性鼻炎

临床上很像"伤风"，不同点为起病急骤，鼻腔发痒，频繁喷嚏，流清水样鼻涕，发作与环境或气温突变有关，有时受异常气味刺激亦可发作，经过数分钟至1~2小时痊愈。检查见鼻黏膜苍白、水肿，鼻分泌物涂片可见嗜酸粒细胞增多。

2. 急性传染病前驱症状

如麻疹、脊髓灰质炎、脑炎等在患病初期常有上呼吸道症状，在这些病的流行季节或流行区应密切观察，并进行必要的实验室检查，以资鉴别。

（二）中医学鉴别诊断

感冒需与风温早期相鉴别。风温初起，与风热感冒之症状相似，但风温病势急骤，寒战发热，甚至高热，汗出后热虽暂降，但脉数不静，身热旋即复起，咳嗽胸痛，头痛较剧，甚至出现神志昏迷、惊厥、谵妄等传变入里的证候。而感冒发热一般热势不高或不发热，病势轻，不传变，服解表药后，多能汗出脉静身凉，病程短，预后良好。

四、临床治疗

（一）影响针灸疗效的要素

（1）证型　针灸治疗对风寒感冒疗效显著，其次是风热感冒，再者是暑湿感冒。针灸对于感冒出现的头痛、发热有较好的改善作用。

（2）体质　免疫力低下是感冒的主要病因之一，一般而言，体质好的患者针灸见效快，易于恢复，体质差的恢复较慢。

（二）辨病治疗

（1）感冒须对症治疗。①普通感冒，即使不吃药，7~10天也可自愈。轻者注意休息，注意保暖，大量饮水即可。症状明显者可适当对症吃药，减轻症状。②对症治疗：早期用抗感冒药、抗组胺药、解热镇痛药，如抗病毒口服液（一次10ml，2~3次/日）、连花清瘟颗粒（一次1袋，3次/日）、双黄连口服液（一次20ml，3次/日）等改善局部及全身症状。

（2）下面的情况需要注意，最好到医院就诊。①严重感冒：全身症状明显，伴有严重的咽痛、头痛、低热等，或是由于症状明显，导致无法进行日常工作、生活时，需要到医院检查，区分细菌或病毒的感染。②如果治疗一段时间（7天以内），病情仍不好转，需要警惕是否已转为慢性，须及时就诊并调整治疗。③本次感冒的症状与以往的不太相同，伴有其他症状，需与传染性疾病初发症状或特异性感染相鉴别。

（3）以下人群需要特别注意，一旦感冒最好及时就医。①伴有慢性疾病正在服用药物的患者，如心脏病、高血压、甲亢、青光眼、前列腺肥大等。②体弱的老人、3岁以下的婴幼儿患者，应在医生的指导下用药，切不可盲目给孩子用药，以免出现意外。如病程3天不愈或是症状比较严重，须停药就诊。③怀孕或是准备怀孕的女性，特别是孕期前4周。

（三）辨证治疗

1. 辨证论治

治法：风寒证祛风散寒、宣肺解表，针灸并用，用泻法；风热证疏散风热、清理肺气；暑湿证清暑化湿、解表和里，均只针不灸，用泻法。

主穴：风池、大椎、列缺、合谷、外关。

配穴：风寒证，加风门、肺俞祛风散寒；风热证，加曲池、尺泽疏散风热；暑湿证，加中脘、足三里和中化湿；邪盛体虚者，加肺俞、足三里扶正祛邪；鼻塞流涕者，加迎香宣肺通窍；头痛者，加印堂、太阳祛风止痛；咽喉肿痛者，加少商清热利咽。

操作：风寒者，大椎、风门、肺俞、足三里针灸并用；风热者，大椎、少商用三棱针点刺出血；其他腧穴常规针刺。伤风每日1次，重伤风和时行感冒每日1~2次。

方义：风邪与寒、热、暑湿之邪夹杂伤表，故取风池、大椎、外关疏风解表；合谷祛风清暑、解表清热，列缺宣肺止咳，二穴相配乃原络配穴之法，加强宣肺解表作用。

2. 单方验方

风寒感冒可服用验方：葱白5节、淡豆豉9g、生姜3片，水煎服，日1次；或生姜30g、红糖30g，煎汤分3次服用。

风热感冒可服用验方：薄荷3g、芦根30g、板蓝根15g、生甘草6g，每日1剂；

或竹叶 10g、薄荷 3g、杏仁 9g、连翘 9g，每日 1 剂。

（四）其他疗法

1. 三棱针法

取耳尖、委中、尺泽、太阳、少商。每次选 1~2 个穴位，点刺出血。适用于风热证。

2. 拔罐法

取肺、风门、大椎、身柱。每次选 2~3 个穴位，留罐 10 分钟，或于背部膀胱经走罐。适用于风寒证。

3. 耳针法

取肺、内鼻、气管、咽喉、额、肾上腺。每次选 2~3 个穴位，毫针浅刺，留针 30 分钟。也可用王不留行籽贴压。

（五）医家诊疗经验

1. 陈琼熙治疗感冒临床经验

陈琼熙取任脉、督脉、足阳明胃经（胸腹部的循行路线）、足太阳膀胱经（背部的循行路线），用手重刮所选经络，致皮肤发红为度。再取太阳、风池、风府、曲池、手三里、八邪、犊鼻、足三里、八风。头痛甚者，加百会；胸闷欲吐者，加内关、天突；咳甚或鼻塞流涕者，加迎香、列缺；发热者，加十二井穴。用三棱针自上而下挑刺经络线上所选穴位，继而挑刺所选头部穴位。手法宜轻快，深约 0.1 寸，一般 1 次即可。

2. 王庆祥治疗感冒临床经验

王庆祥取风池、合谷、百会、太阳，风寒型加风门、列缺，风热型加曲池、外关。每穴点按 36 下，用重手法，使患者有强烈的酸麻胀痛感。

3. 陈石治疗感冒临床经验

陈石用走罐法治疗感冒，患者取俯卧或坐位伏案，走罐处先抹上麻油，取中号拔火罐用闪火法沿足太阳膀胱经背部 2 条侧线上下来回走罐多次，至局部皮肤潮红为度，最后把罐停在大椎穴上，留罐 5 分钟。另可加灯心草灸风池、肺俞。

五、预后转归

风寒感冒，寒热不退，邪气可化热而见口干欲饮、痰转黄稠、咽痛等症状。反复感冒，引起正气耗散，可由实转虚；或在素体亏虚的基础上反复感邪，以致正气愈亏，而成本虚标实之证。感冒未及时控制，亦有转化为咳嗽、心悸、水肿等其他疾病者。

一般而言，感冒的预后良好，但对老年、婴幼、体弱患者及时行感冒之重症，可能诱发其他宿疾而使病情恶化甚至出现严重的后果。

六、预防调护

（一）预防

加强体育锻炼，增强机体适应气候变化的调节能力，在气候变化时适时增减衣物，注意防寒保暖，慎接触感冒患者以免时邪入侵等，对感冒的预防有重要作用。尤其是时行感冒的流行季节，预防性服药一般可使感冒的发病率大为降低。主要药物有贯众、大青叶、板蓝根、鸭跖草、藿香、佩兰、薄荷、荆芥等。不过随着季节的变化，预防感冒的药物亦有所区别。如冬春季用贯众、紫苏、荆芥；夏季用藿香、佩兰、薄荷；时邪毒盛，流行广泛，用板蓝根、大青叶、菊花、金银花等。常用食品，如葱、大蒜、食醋，亦有预防作用。

（二）调护

感冒患者应适当休息，多饮水，饮食以素食流质为宜，慎食油腻难消化之物。卧室空气应流通，但不可直接吹风。药物煎煮时间宜短，取其气全以保留芳香挥发有效物质，无汗者宜服药后进热粥或覆被以促汗解表，汗后及时换干燥洁净衣物以免再次受邪。

主要参考文献

[1] 陈琼熙，林志坚. 三棱针治疗感冒1000例[J]. 中国针灸，1989(5)：40.

[2] 陈石. 走罐法治疗感冒[J]. 福建中医药，1988，12(4)：61.

第二十节　咳嗽

咳嗽既是临床症状，也是中医独立的疾病，是指由于肺失宣降、肺气上逆作声、咳吐痰液而致的肺系疾病。咳指有声无痰，嗽指有痰无声，一般痰声并见，难以截然分开，故以咳嗽并称。

咳嗽见于西医急性气管－支气管炎、慢性支气管炎、咳嗽变异性哮喘等疾病。

一、病因病机

（一）西医学认识

1. 病因

咳嗽是一种症状，属保护性反射，但其病因繁多，轻重不一，可见于胸部X线有明确异常的疾病，如肺栓塞、肺炎、胸膜炎、肺结核、肺部肿瘤、肺间质病、气胸、充血性心力衰竭等，也可见于胸部X线无异常的疾病，如急性上呼吸道感染、过敏、慢性气道疾病急性发作等。

2. 发病机制

咳嗽的发病机制不完全清楚。一般认为，气道炎症和吸入性刺激物刺激迷走神经非脊髓C纤维受体，触发不经过中枢神经系统的局部反应，称为"轴突反射"，从而引起咳嗽，其中缓激肽、降钙素基因相关肽、P物质的作用最为重要。高级中枢可控制咳嗽这一反射，表现为主动咳嗽或抑制咳嗽，提示心理因素作为致咳因素在临床治疗研究中应该加以考虑。

急性气管－支气管炎的病理改变主要为气管－支气管黏膜充血、水肿、分泌物增加，黏膜下层水肿，有淋巴细胞和中性粒细胞浸润。病变一般仅限于气管、总支气管和肺叶支气管黏膜，严重者可蔓延至细支气管和肺泡，引起微血管坏死和出血。损害严重者，黏膜纤毛功能降低，纤毛上皮细胞损伤、脱落。炎症消退后，黏膜的结构和功能多恢复正常。

（二）中医学认识

1. 病因

咳嗽的病因有外感与内伤之分，六淫外邪侵袭肺系，导致肺卫功能失调，发为外感咳嗽。《河间六书·咳嗽论》曰："寒、暑、燥、湿、风、火六气，皆令人咳。"风为六淫之首，常兼夹他邪，或夹寒，或夹热，或夹燥，表现为风寒咳嗽、风热咳嗽、风燥咳嗽。脏腑功能失调，内邪干肺，肺失宣发肃降，导致内伤咳嗽。内伤咳嗽分为肺脏自病和他脏及肺，肺脏自病是由于肺系疾病迁延不愈，耗气伤阴，肺气功能失调，肃降无权，肺气上逆发为咳嗽。他病及肺者，是由于饮食失调，过食肥甘辛辣炙煿之品，酿湿生痰，或因平素脾运不健，饮食精微不归正化，变生痰浊，痰湿循经上犯于肺，乃生咳嗽；或因情志不遂，郁怒伤肝，肝失调达，气机不畅，日久气郁化火，肝火循经上犯于肺，发为咳嗽。

2. 病机

咳嗽的病机为邪犯于肺，肺气上逆。六淫外邪犯肺，肺气壅遏不畅，是外感咳嗽的病机，属邪实。风寒袭肺，肺气失宣，津液凝聚为痰，发为风寒咳嗽；风热犯肺，肺气不清，热蒸液聚为痰，发为风热咳嗽；风燥伤肺，燥邪灼津生痰，肺气失于濡润，则发为风燥咳嗽。

内伤咳嗽多由脏腑功能失调，内邪上干于肺所致，病程日久常邪实与正虚并见，痰湿宜分寒热，内火虚实有别。肝火犯肺者，气火炼液为痰，灼伤肺津；痰湿犯肺者，多因湿困中焦，脾失健运，水谷不能化为精微上输于肺，聚湿生痰，上干于肺，即古人所说"脾为生痰之源，肺为贮痰之器"；肾属水，肺属金，金生水，肾虚不能纳气，子盗母气，子病及母，肾病及肺，肺失肃降，发为咳嗽；肺脏自病，乃肺阴亏虚，虚火上炎，灼津为痰，或肺气不足，气不化津，津聚生痰，发为咳嗽。

二、临床诊断

（一）辨病诊断

急性支气管炎通常根据症状、体征、X线表现、血常规检查即可作出临床诊断。下呼吸道分泌物检测流感病毒、肺炎支原体和百日咳杆菌等。对重症、继发性细菌感染的患者，则应积极进行细菌学检查和药物敏感试验，指导临床正确选用抗菌药物。

1. 相关检查

（1）影像学检查　常规X线胸片可以确定呈现肺部异常的疾病，有助于急性支气管炎与肺部感染相鉴别，必要时可行胸部CT检查。

（2）肺功能检查　通气功能检查和支气管激发试验可以帮助诊断和鉴别哮喘、COPD和上气道阻塞。

（3）纤支镜检查　当怀疑支气管肿瘤、肺脓肿、肺结核等疾病时，纤支镜窥视和活检是最有价值的检查。

（4）痰涂片和药敏试验　慢性肺病继发急性支气管炎感染时，痰涂片和药敏试验结果是筛查致病菌和指导用药的最有效指标。

2. 分类

咳嗽可按其持续时间分类，持续时间短于3周称为急性咳嗽，持续3~8周称为亚急性咳嗽，或称迁延性咳嗽，持续时间＞8周称为慢性咳嗽。根据有无咳痰可将其分为咳嗽伴咳痰和无痰干咳，前者是驱逐痰液的生理性咳嗽，后者多属病理性咳嗽。

（二）辨证诊断

1. 风邪犯肺证

（1）临床证候　咳嗽气急，或呛咳阵作，咽痒，遇冷空气、异味等因素可加重，或夜卧晨起咳剧，多呈反复发作，干咳无痰或少痰。舌苔薄白，脉浮或紧，或弦。

（2）辨证要点　咳嗽气急，伴有咽痒，遇冷空气、异味等因素可加重。舌苔薄白，脉浮。

2. 风寒恋肺证

（1）临床证候　咳嗽日久，遇风或寒加剧，咳少量白稀痰，有夜咳，口不干。舌淡，苔白或白滑，脉浮紧或弦。

（2）辨证要点　咳嗽日久，风寒不去，遇风或寒加剧，伴有外寒症。

3. 风热郁肺证

（1）临床证候　咳嗽日久，口干，咽干，日咳较多，食辛辣燥热之品则咳，咳少量白黏痰。舌红，苔薄黄，脉弦数或弦。

（2）辨证要点　咳嗽久病，风邪化热，或素体脾胃热盛，食辛辣燥热之品则咳。

4. 风燥伤肺证

（1）临床证候　咳嗽，少痰，口干，咽干，鼻燥，鼻痒，大便干，夜间咳甚。舌淡红、少津，脉细数。

（2）辨证要点　咳嗽痰少，伴有口咽鼻干燥症。

三、鉴别诊断

咳嗽与肺痨的鉴别：两者皆有咳嗽，

但咳嗽症状较轻，兼有外感风邪、寒邪、燥邪症状，肺痨以干咳为主，兼有潮热、盗汗、咯血、形体明显消瘦、乏力表现，可以鉴别。

四、临床治疗

（一）提高临床疗效的要素

1. 首辨外感内伤

外感咳嗽属于邪实，为六淫犯肺，肺气壅遏不畅所致，起病急，病程短，常伴肺卫表证。内伤咳嗽，常反复发作，病程长，多伴其他兼证。外感忌用敛肺、收涩的镇咳药，误用则致肺气郁遏不得宣畅，不能达邪外出，反而久咳伤正，必须宣肃肺气，疏散外邪，因势利导，肺气宣畅则咳嗽自止。内伤咳嗽忌用宣肺散邪法，误用则会耗损阴液，伤及肺气，以致正气愈虚。

2. 急则治标，缓则治本

咳嗽新病及体质壮实者，治疗以祛风散寒清热、止咳化痰为主。年老、久病体虚者，在平时以调理脏腑、扶正祛邪为主，感外邪而咳嗽时宜标本兼治。

（二）辨病治疗

咳嗽的辨病治疗，一是止咳、化痰的对症治疗，二是针对细菌、病毒、支原体等不同致病微生物的抗感染治疗。针对不同病因采取不同治疗，对于咳嗽变异性哮喘，应该早期充分使用糖皮质激素，必要时进行联合治疗。

常用的镇咳药物包括普巴瑞林以及阿米替丁等，由于这些镇咳药物可能出现副作用，还可能出现中枢神经的并发症，所以在临床应用上受到了一定程度的限制。目前治疗慢性咳嗽的药物可通过直接抗炎治疗，减少咳嗽的发作，如抗组胺类药物、白三烯受体抑制剂等；或者通过间接地减

少气道刺激，减轻炎症反应，如使用抑酸、促进胃动力等药物，来降低咳嗽的高敏感性。同时还可辅用镇咳或祛痰药物，通过影响神经从而达到减轻咳嗽的目的。

（三）辨证治疗

治法：止咳化痰，宣肺理气。

主穴：列缺、合谷、太渊、肺俞。

配穴：风寒者，宜疏风散寒，加风门；风热者，宜疏风清热，加大椎、曲池；咽喉痛者，宜利咽，加少商；脾虚痰盛者，宜健脾化痰，加丰隆、足三里；肺阴虚者，加膏肓；肝火盛者，加行间。

操作：列缺、合谷用泻法，太渊、肺俞用补法。风寒宜针灸并用，针后可背部拔罐。配穴按补虚泻实法操作。

方义：肺主皮毛，主宣发肃降，司一身之表，列缺为肺之络穴，合谷为大肠经原穴，二者相配为主客配穴法，有宣肺解表之功。肺俞为肺之背俞穴，是肺脏之气输注和汇聚于背部的穴位，太渊为肺之原穴，是肺脏元气输注、经过和留止的腧穴，二穴相配有宣肺肃肺之功。

（四）其他疗法

1. 耳针法

耳穴取肺、气管、脾、大肠、肾上腺，施毫针刺法，每次15~30分钟，或用埋针法，每次留针3~5日，5次为1个疗程，或用压丸法，3~7日更换1次。

2. 穴位贴敷法

将生半夏、生南星、甘遂、冬虫夏草、麻黄、地龙、百部、沉香、冰片、铅粉等按传统方法熬制成膏药，每贴重7g，内含生药3g。贴药时用小火将膏药熏烤至软棉程度，贴于膻中、风门、肺俞穴上，7日换1次，2次为1个疗程。

3. 灌肠法

清肺解毒液：鱼腥草30g，蒲公英

30g，葶苈子10g，赤芍10g。上药浓煎或提取有效成分，制成灭菌溶液。每次取100ml进行直肠点滴，30滴/分，药液温度为38~40℃，每日1~2次。本方主治慢性支气管炎合并肺部感染。

4. 胸阳灸法

胸阳灸法是使用胸阳灸盒在前胸、后背施灸的一种温灸器灸法，具有温阳散寒、通脉调神、行气止痛的作用，是通过灸法的温通、温补效应实现的。使用胸阳灸盒既可用于胸背部腧穴灸，也可循胸背部体表经脉循行线施灸，或在胸背局部施灸，灸盒内还可放置姜末、蒜泥、药豆、药饼进行隔物灸。临床用于心肺、上肢、头面及胸背局部病症的治疗。

（五）医家诊疗经验

周楣声治咳六合方

1. 一合溪委

穴组：太溪、大钟、复溜、委中、昆仑、京骨、飞扬、手下廉、合谷、鱼际。

用途及释义：治肾咳，咳则腰背相引而痛；治膀胱咳，咳而遗尿；亦治咳喘上气，咳引尻痛。

本方取穴以足少阴太阳、表里经脏及原络俞合同治。鱼际对咳引尻痛有效，迭被古针家所重视。再则鱼际与合谷同用，为"从腰以上者，手太阴阳明皆主之"的道理。

用法：针或点灸。

2. 二合冲陵

穴组：太冲、阳陵、蠡沟、光明、丘墟、窍阴、期门、合谷、鱼际。

用途及释义：治肝咳，咳则两胁下痛；治胆咳，咳呕胆汁；亦治干咳无痰，头痛眩晕，中焦痞满，内伤咳嗽，肝逆犯肺者。

取穴以足厥阴少阳、表里经脏及原络俞合同治。合谷与太冲同用，功用尤为广博。鱼际不单能通于脏腑而止咳，又《铜人》谓鱼际主治"痹走胸背痛不得息"。近人也证明，在鱼际寻找压痛点，治胸胁痛（肋间神经痛）累效。可见鱼际对于咳引胁痛及咳引尻痛，均有效。

用法：期门灸，余针或点灸。

3. 三合里白

穴组：太白、三里、太渊、章门、丰隆、陷谷、公孙、冲阳（改用解溪）。

用途及释义：脾咳，咳则胁下痛，阴阳引肩背，甚则不可以动，动则咳甚；胃咳，咳而呕，呕甚则长虫（蛔虫）出，及中焦水湿不化，咳嗽多痰。

取穴以足太阴阳明、表里经脏及原络俞合同治，尤适用于中焦水湿不化，湿盛生痰诸见证。取用太渊，不仅是手足太阴之输穴上下相应，还有消除呕哕、宽胸降气之功。

用法：章门灸，余针或点灸。

4. 四合门海

穴组：神门、小海、大陵、少泽、通里、腕骨、支正、少商、下巨虚、心俞。

用途及释义：心咳，咳则心痛，喉中介介如梗，甚则咽肿喉痹；小肠咳，咳而失气（气不接续，或欲咳而不能出声）。

取穴以表里经脏及原络俞合同治。用少商既利其喉，又治其咳。下巨虚乃是小肠在下肢的合穴，上应神门、少泽等穴，能止咳降气，兼可强心。

用法：心俞灸，余针或点灸。

5. 五合大井

穴组：大陵、天井、委阳、间使、支沟、阳池、内关、外关、尺泽。

用途及释义：心包咳，咳则胸胁支满，心中憺憺大动，烦心，面赤掌热；三焦咳，咳则腹满，不能饮食。

大陵、内关、天井、阳池、外关，与委阳同用，以手少阳与厥阴表里经脏原络俞合同治。支沟与委阳对便闭、胸腹满均有效。胸腹不胀，则饮食自增，三焦调和，则咳嗽自止。且三焦与包络同为相火之所寄附，火泻则心烦、面赤与掌热亦解。用尺泽是与肺脏相应之义。在《素问·咳论篇》中，无心包咳，依手厥阴之是动所生病以补足之。

用法：针法（内关透外关，间使透支沟），或用点灸笔灸。

6.六合渊池

穴组：太渊、列缺、尺泽、合谷、曲池、偏历、上巨虚、肺俞。

用途及释义：肺咳，咳而喘息有音，甚者唾血；大肠咳，咳而遗矢（大便出）；及风寒外感，头痛咳嗽吐寒痰，与诸种咳嗽，胸胁疼痛。

太渊、列缺、曲池、合谷、偏历，与尺泽同用，以手太阴与阳明表里经脏原络俞合同治。上巨虚是大肠在下肢的合穴，上应曲池、合谷、太渊、列缺等穴而降气止咳。灸肺俞是就近以温通肺脏之气血，而对各种咳嗽均可收效。

用法：肺俞灸，余针或点灸。

五、预后转归

外感咳嗽病浅易治，但燥邪、湿邪较为缠绵。湿邪困脾，久则损伤脾气，脾失运化，湿聚成痰，转为内伤之痰湿咳嗽。燥伤肺津，久则肺阴亏耗，则成阴虚肺燥之咳嗽。内伤咳嗽多呈慢性反复发作过程，病势深，病程长，如老年患者痰湿咳嗽，病程日久，肺脾两虚，痰从寒化为饮，病延及肾，表现为"寒饮伏肺""肺气虚寒"，成为痰饮咳喘。肺阴亏虚咳嗽延治误治，病情逐渐加重，则成劳损。内伤咳嗽病情逐渐加重，累及于心，导致肺脾肾诸脏皆虚，痰浊、水饮、气滞、血瘀互结而成肺胀。

六、预防调护

（一）预防

避风寒，适劳逸，冬春做好防寒保暖工作，避免受凉，尤其天气突变时，慢性支气管炎患者及有肺系疾病史者更应预防感冒。体弱易病者应适当锻炼，增强体质，扶助正气，以提高肺的通气能力，增强抗病能力。

平素自汗、易感冒，属肺卫不足者，可服用玉屏风散；气阴亏虚者，服用生脉饮。

（二）调护

痰多者，积极鼓励患者将痰排出，久病卧床、年老体弱、咳而无力者，可翻身拍背以助排痰，必要时吸痰，以防患者将痰吞入胃内造成胃内感染，吸痰时注意避免损伤咽部。

咳嗽痰量多者，饮食宜清淡，不宜食肥甘厚腻，以免助湿生痰。风热、风燥、肺阴虚咳嗽，不宜食辛辣燥热之品，戒烟限酒，以免助热伤阴化燥。

主要参考文献

[1]陈灏珠，林果为. 实用内科学［M］. 13版. 北京：人民卫生出版社，2012.

[2]周仲瑛. 中医内科学［M］. 2版. 北京：中国中医药出版社，2007.

[3]高媚. 针灸加中药穴位贴敷治疗咳嗽变异型哮喘的疗效观察［J］. 临床医药文献电子杂志，2019，6（103）：104-104+106.

[4]陈海娟. 俞募配穴针灸治疗慢性喘息型支气管炎迁延期患者的临床疗效观［D］. 南京中医药大学，2017.

[5]周楣声. 周楣声医学全集［M］. 青岛：青岛出版社，2012.

第二十一节　哮喘

哮喘是一种反复发作性肺系疾病，临床以呼吸急促、喉间哮鸣，甚则张口抬肩、不能平卧为主症。哮与喘皆有呼吸急促的症状，二者又有区别，"哮"是呼吸急促，喉间有哮鸣音；喘是呼吸困难，其则张口抬肩。临床上哮必兼喘，喘未必兼哮。两者每同时并见，病因病机大致相同，故哮喘并称。

一、病因病机

（一）西医学认识

支气管哮喘是由多种细胞（如嗜酸性粒细胞、肥大细胞、T淋巴细胞、中性粒细胞和气道上皮细胞等）和细胞组分参与的气道慢性炎症性疾病。这种慢性炎症导致气道高反应性，并引起反复发作性的喘息、气急、胸闷或咳嗽等症状，常在夜间和（或）清晨发作、加剧，通常出现广泛多变的可逆气流受限，多数患者可自行缓解或经治疗缓解。支气管哮喘患者都有长期性、周期性、发作性的特点，以反复发作的呼吸困难为特点，表现为呼气流速的下降。

（二）中医学认识

哮喘的发生，为宿痰内伏于肺，复加外感、饮食、体虚病后等因素，以致痰阻气道、肺气上逆所致。本病病位在肺，基本病机为痰饮内伏。小儿每因反复感受时邪而引起；成年人多由久病咳嗽而形成。亦有脾失健运，聚湿生痰，或偏嗜咸味、肥腻或进食鱼虾蟹腥，以及情志、劳倦等，均可引动肺经蕴伏之痰饮。痰饮阻塞气道，肺气升降失常，而发为痰鸣哮喘。发作期，气阻痰壅，阻塞气道，表现为邪实证；如反复发作，必致肺气耗损，久则累及脾肾，

故在缓解期多见虚象。近年来，许多学者认识到风、痰、瘀等是哮喘的重要病理因素，同时某些脏腑功能失调与哮喘的发生也有一定的关系。印会河认为，哮喘的主要病因是"风"。哮喘时痰阻气道，气道挛急，多与风邪侵袭后产生的病理结果有关。有学者认为，"风痰壅阻"为哮喘发作期的主要病机，治以祛风化痰（寒热并用）、解痉平喘之法。还有学者认为，肺主一身之气，血液正常运行除依赖心气的推动作用外，还有赖肺的正常宣肃。肺的功能失常，必然导致气的升降失调及宗气的虚少，气为血帅，气行则血行，气滞则血滞，终致瘀血内阻。它既是一种病理现象，又是哮喘发病的病理基础之一。

二、临床诊断

（一）辨病诊断

（1）反复发作喘息、气急、胸闷或咳嗽，多与接触变应原，冷空气，物理、化学性刺激以及病毒性上呼吸道感染、运动等有关。

（2）发作时在双肺可闻及散在或弥漫性，以呼气相为主的哮鸣音，呼气相延长。

（3）上述症状和体征可经治疗缓解或自行缓解。

（4）除外其他疾病所引起的喘息、气急、胸闷和咳嗽。

（5）临床表现不典型者（如无明显喘息或体征），应至少具备以下1项试验阳性：①支气管激发试验或运动激发试验阳性。②支气管舒张试验阳性：FEV1增加≥12%，且FEV1增加绝对值≥200ml。③最大呼气流量（PEF）日内（或2周）变异率≥20%。

符合1~4条或4、5条者，可以诊断为支气管哮喘。

（二）辨证诊断

1.发作期（病期诊断中属急性发作期和部分慢性持续期患者）

（1）风哮

①临床证候：时发时止，发时喉中哮鸣有声，反复发作，止时又如常人，发病前多有鼻痒、喷嚏、咳嗽等症。舌淡，苔白，脉浮紧。

②辨证要点：喉中哮鸣有声，发病前多有鼻痒、喷嚏、咳嗽等症。

（2）寒哮

①临床证候：喉中哮鸣如水鸡声，呼吸急促，喘憋气逆，痰多、色白多泡沫，易咳，口不渴或渴喜热饮，恶寒，天冷或受寒易发，肢冷，面色青晦。舌苔白滑，脉弦紧或浮紧。

②辨证要点：哮鸣如水鸡声，气促，痰稀色白，口不渴或渴喜热饮，面色青晦。舌苔白滑，脉弦紧或浮紧。

（3）热哮

①临床证候：喉中痰鸣如吼，咳痰黄稠，胸闷，气喘息粗，甚则鼻翼扇动，烦躁不安，发热口渴，或咳吐脓血腥臭痰，胸痛，大便秘结，小便短赤。舌红，苔黄腻，脉滑数。

②辨证要点：气喘息粗，咳痰黄稠，发热口渴。舌红，苔黄腻，脉滑数。

（4）虚哮

①临床证候：喉中哮鸣如鼾，声低，气短息促，动则喘甚，发作频繁，甚至持续喘哮，咳嗽无力。舌质淡或偏红，或紫暗，脉沉细或细数。

②辨证要点：哮鸣如鼾，动则喘甚，发作频繁。舌质淡或偏红，或紫暗，脉沉细或细数。

2.缓解期（病期诊断中属缓解期和部分慢性持续期患者）

（1）肺脾气虚证

①临床证候：气短声低，喉中时有轻度哮鸣，痰多质稀、色白，自汗，怕风，常易感冒，倦怠乏力，食少便溏。舌质淡，苔白，脉细弱。

②辨证要点：气短声低，自汗，怕风，倦怠乏力，食少便溏。舌质淡，苔白，脉细弱。

（2）肺肾两虚证

①临床证候：气短息促，动则为甚，吸气不利，咳痰质黏起沫，脑转耳鸣，腰膝酸软，心慌，不耐劳累，或五心烦热，颧红，口干，舌质红，少苔，脉细数；或畏寒肢冷，面色苍白，舌苔淡白，质胖，脉沉细。

②辨证要点：气短，腰膝酸软，五心烦热，舌质红，少苔，脉细数；或畏寒肢冷，舌苔淡白，质胖，脉沉细。

三、鉴别诊断

（一）西医学鉴别诊断

1.慢性阻塞性肺疾病（COPD）

COPD患者亦出现呼吸困难，常与哮喘症状相似，大部分COPD患者应用支气管扩张剂和抗炎药的疗效不如哮喘，对气道阻塞的可逆性不如哮喘。支气管哮喘患者晚期出现气道重塑可合并COPD。

2.急性左心衰竭

急性左心衰竭发作时症状与哮喘相似，症见阵发性咳嗽、气喘，两肺可闻及广泛的湿啰音和哮鸣音，需与哮喘相鉴别。急性左心衰竭患者常有高心病、风心病、冠心病等心脏疾病史，胸片可见心影增大、肺瘀血征，有助鉴别。

（二）中医学鉴别诊断

1.哮与喘的鉴别

哮是以声响而言，必见喉中哮鸣有声，有时亦伴有呼吸困难。喘是以气息而言，为呼吸气促困难，甚则张口抬肩，摇身撷肚。哮必兼喘，而喘未必兼哮，"夫喘促喉间如水鸡声者谓之哮，气促而连续不能以息者谓之喘"。

2.哮喘与肺胀鉴别

二者均以咳而上气、喘满为主症。肺胀是多种慢性肺系疾病日久积渐而成，除咳喘外，尚有心悸、唇甲发绀、胸腹胀满、肢体浮肿等症状；哮喘以呼吸急促、喉间哮鸣，甚则张口抬肩、不能平卧为特点。从二者的关系看，肺胀可以隶属于喘证的范畴，哮喘久病不愈又可发展成为肺胀。

四、临床治疗

（一）提高临床疗效的要素

（1）把握治疗时机　根据"急则治其标，缓则治其本"的原则，哮喘发作时治标，平时治本。急性发作期以控制症状为主，应攻邪治标，祛痰利气。缓解期，应培补正气，补肺健脾益肾。有过敏史或家族史者，应注意对过敏原的防范。

（2）中西医结合治疗　中医治疗根据肺主皮毛、主宣发肃降、为水之上源，脾主运化水湿，肾主纳气等理论，并辨证选穴、辨证组方。西医应用糖皮质激素抗炎治疗、氨茶碱解除平滑肌痉挛，有感染者抗感染治疗。

（3）应用治未病理论　在哮喘缓解期，以培补正气为主，采用中药、穴位贴敷、灸法、针刺、拔罐等中医内治、外治法综合治疗。临床实践证明，冬病夏治在预防哮喘发作方面疗效显著。

（二）辨病治疗

哮喘是一种发作性疾病，应制定长期治疗计划。长期维持治疗的药物，又称控制药物，需长期每天服用的药物，通过抗炎作用使哮喘达到并维持临床控制，包括吸入糖皮质激素、白三烯调节剂、长效β2受体激动剂、缓释茶碱色甘酸钠、抗IgE抗体药、抗组胺药等抗炎药物。

（三）辨证治疗

1.辨证论治

（1）实证

治法：祛邪肃肺，化痰平喘。风寒者散寒祛风，风热者祛风清热，痰热者清热化痰。

主穴：列缺、尺泽、膻中、肺俞、定喘。

配穴：风寒者，加风门；风热者，加大椎、曲池；痰热者，加丰隆、阴陵泉；喘甚者，加天突。

操作：毫针泻法。风寒者可加灸法，定喘穴刺络拔罐。

方义：列缺为肺经络穴，具有宣通肺气、驱邪外出的作用；尺泽为肺经合穴，肃肺化痰，降逆平喘；膻中为八会穴气之会穴，宽胸理气，舒展气机；肺俞宣肺定喘；定喘为平喘之奇穴。

（2）虚证

治法：补肺益肾健脾，止哮平喘。

主穴：肺俞、膏肓、肾俞、定喘、太渊、太溪、足三里。

配穴：肺气虚者，加气海；肾气虚者，加阴谷、关元；脾虚者，加中脘、脾俞。

操作：定喘刺络拔罐，余穴用针或灸补法，亦可拔罐。

方义：肺俞、膏肓补益肺气，肾俞补肾纳气，定喘为平喘之奇穴，太渊、太溪为肺肾之原穴，补益肺肾，足三里培土生金。

2. 成药应用

（1）理中丸

药物组成：人参、干姜、甘草、白术。

用法：每次 1 丸，每日 2 次。

功效主治：温中祛寒，补中健脾。用于脘腹冷痛、喜温喜按等中焦虚寒证伴哮喘者。

（2）金匮肾气丸

药物组成：地黄、山药、山茱萸、牡丹皮、茯苓、泽泻、桂枝、附子（炙）、牛膝、盐车前子。

用法：水蜜丸每次 4~5g（20~25 粒），大蜜丸每次 1 丸，每日 2 次。

功效主治：温补肾阳，化气行水。用于肾虚腰膝酸软伴哮喘等。

（四）其他疗法

1. 艾灸法

化脓灸：大椎、肺俞（双），每年夏季三伏天，隔日 1 次，3 次为 1 个疗程，采用直接灸，每穴 7~8 壮。灸后用灸膏封贴，每日更换，直至灸疮愈合。

2. 耳针法

耳穴选肺、气管、平喘、肾上腺、皮质下、神门。每次取 2~3 个穴位，捻转法用中、强度刺激，适用于哮喘发作期。哮喘未发作时，也可用耳穴压豆法。

3. 穴位贴敷法

选穴：肺俞、膏肓、心俞、膻中、天突、定喘。用白芥子 30g、甘遂 15g、细辛 15g，共为细末，过筛 60 目，用生姜汁调药粉成糊状，取药糊如蚕豆大涂于胶布中心，敷于穴位上，固定。贴 30~60 分钟，局部可有红晕为度，发泡或不起泡，若起泡，消毒后挑破，涂甲紫收口干燥。

4. 穴位埋线法

选穴：膻中、定喘、肺俞、膏肓。常规消毒后，三角针埋线。

5. 塞鼻法（白果塞鼻方）

白果、麻黄各等份，捣烂，塞鼻。主治哮喘实证，具有敛肺定喘之功。

（五）医家诊疗经验

蔡圣朝治疗哮喘临证经验

取穴：孔最（双）、尺泽（双）、风门（双）、肺俞（双）、太溪（双）。冷哮：温针灸关元、气海；热哮：针曲池。中药处方：冷哮予甜葶苈 30g，大红枣 6g，远志 10g，炙麻黄 10g，桂枝 10g，炒白芍 10g，北细辛 4g，法半夏 10g，五味子 6g，生甘草 6g，川牛膝 10g；热哮予白果仁 10g，炙麻黄 10g，款冬花 15g，法半夏 15g，桑白皮 15g，紫苏子 10g，光杏仁 10g，黄芩 10g，炙甘草 6g，炙地龙 10g，鱼腥草 15g。

五、预后转归

哮喘治疗尚处于对症治疗阶段，不能完全根治，西医学对哮喘的慢性气道炎症采取吸入糖皮质激素为主的抗炎治疗措施，无法降低患病率和病死率。哮喘预后因人而异，儿童哮喘通过积极治疗临床控制率达 95%，轻症容易恢复，病情重、气道反应性增高明显，或伴有其他过敏性疾病者不易控制。老年患者，病程长，体质弱，若伴有慢性支气管炎，易发展成慢性阻塞性肺疾病、肺源性心脏病，预后不良。

六、预防调护

（一）预防

增强体质，加强锻炼，有助于增强呼吸肌功能，改善肺部血液循环，改善肺换气功能，防止日后形成肺气肿；其次，有助于减轻支气管和小支气管的痉挛，改善肺部血液循环，使支气管内的黏液稀释，容易排出，从而减轻气喘。不要做剧烈运动，可选择散步、慢跑、游泳，特别是传统的五禽戏、太极拳、内养功、八段锦、站桩等对于改善肺功能尤为适宜。防寒保暖，预防哮喘发作。哮喘患者冬季发作较重，在夏季则较轻，于是中医学提出"冬病夏治"的治疗方法。实践证明，在夏季使用针刺、艾灸、穴位贴敷、拔罐、刺血等方法，刺激肺俞、定喘、风门、膻中、天突、肾俞、心俞、膈俞等腧穴，确可延缓哮喘的发作，缓解症状。

（二）调护

查找过敏原，去除诱发因素，避免接触刺激性气体、灰尘、冷空气等；避免接触皮毛、螨虫、花粉等；避免参加剧烈运动，防止过度疲劳及情感刺激；避免摄入易致过敏的食物和药物，饮食宜清淡而富有营养，忌食生冷肥甘厚味、海鲜发物、辛辣食品等，戒烟限酒；注意居住环境条件的改善，室内空气宜流通，温度、湿度适宜。

主要参考文献

[1] 陈灏珠，林果为. 实用内科学［M］. 13 版. 北京：人民卫生出版社，2012.

[2] 上官文姬，沈惠风. 支气管哮喘免疫学发病机制的研究进展［J］. 上海交通大学学报，2009，29（5）：602-606.

[3] 刘小敏，沈毅韵，梅玉霞. 肺俞穴在小儿哮喘治疗中的应用［J］. 河南中医，2019，39（5）：790-793.

[4] 唐丽华. 背俞穴埋线疗法治疗支气管哮喘的临床观察及对血清 IL-4 的影响［D］. 广西中医药大学，2016.

[5] 李斌. 穴位疗法防治支气管哮喘缓解期的临床研究［J］. 辽宁中医杂志，2016，43（7）：1466-1469.

第二十二节　胃痛

胃痛又称胃脘痛，是以胃脘部近心窝处疼痛为主症的疾病。胃痛病位在胃，而及于脾，与心系疾病"真心痛"不同。

胃痛多见于西医学的急慢性胃炎、功能性消化不良、胃及十二指肠溃疡等疾病。

一、病因病机

（一）西医学认识

（1）理化刺激　过冷、过热、过于粗糙的食物、饮料，如浓茶、浓咖啡、烈酒、刺激性调味品，特殊类型药物，如非甾体抗炎药（阿司匹林、吲哚美辛等），均可刺激胃黏膜，破坏黏膜屏障，造成胃黏膜损伤和炎症。

（2）生物因素　包括细菌及其毒素。常见致病菌为沙门菌属、嗜盐菌、致病性大肠埃希菌等，常见毒素为金黄色葡萄球菌及肉毒杆菌毒素，尤其是前者较为常见。进食污染细菌或毒素的不洁食物数小时后即可发生胃炎或同时合并肠炎，此即急性胃肠炎。

（二）中医学认识

胃痛的病因包括寒邪直中胃腑、饮食伤胃、肝气横逆犯脾胃、劳伤脾胃，导致脾胃气机失调，气血亏虚，胃腑失养，"不荣则痛"，此胃痛为虚痛；寒凝、气滞、血瘀，阻滞脾胃气机，"不通则痛"，此胃痛为实痛。"六腑以通为用"，饮食停滞胃腑，胃的通降功能失调，脾胃升降失用，发为本病。胃主受纳腐熟水谷，若寒邪客于胃中，寒凝不散，阻滞气机，可致胃气不和而疼痛；或因饮食不节，饥饱无度，或过食肥甘，食滞不化，气机受阻，胃失和降引起胃痛；肝主疏泄，影响脾胃气机升降，如因恼怒抑郁，气郁伤肝，肝失调达，横逆犯胃，亦致胃痛；若劳倦内伤，久病脾胃虚弱，或禀赋不足，中阳亏虚，胃失温养，内寒滋生，中焦虚寒而痛；亦有气郁日久，瘀血内结，气滞血瘀，阻碍中焦气机，而致胃痛发作。总之，胃痛发生的病机分为虚实两端，实证为气机阻滞，不通则痛；虚证为胃腑失于温煦或濡养，不荣则痛。

二、临床诊断

（一）辨病诊断

胃痛相当于西医学中急慢性胃炎、消化性溃疡、胃痉挛、胃下垂、功能性消化不良等多种以上腹胃脘部近心窝处疼痛为主要表现的疾病，首先应根据患者的临床表现及相关检查，辨别其属何种疾病。

（二）辨证诊断

1. 肝气犯胃证

（1）临床证候　胃脘胀痛，痛连胁背，嗳气痛轻，气怒痛重，胸脘痞闷，嘈杂吞酸，排便不畅，善喜叹息。舌边红，苔白，脉沉弦。

（2）辨证要点　胃脘胀痛，伴肝气郁结表现。

2. 寒邪客胃证

（1）临床证候　胃凉暴痛，遇冷痛重，纳呆喜热，口淡乏味，或有寒热表证，泛吐清水，大便稀溏，小便清长。舌淡苔白，脉弦紧。

（2）辨证要点　胃脘冷痛，喜热食，兼见寒性症状。

3. 饮食伤胃证

（1）临床证候　伤食胃痛，脘腹饱胀，厌食拒按，嗳腐酸臭，恶心欲吐，吐后症轻，大便不爽，矢气酸臭。舌苔厚腻，脉弦滑。

（2）辨证要点　胃脘痛，伴食滞不化表现。

4. 湿热阻胃证

（1）临床证候　胃脘热痛，胸脘痞满，口苦口黏，头身重着，纳呆嘈杂，肛门灼热，大便不爽，小便不利。舌苔黄腻，脉滑数。

（2）辨证要点　胃脘热痛，伴湿热证表现。

5. 瘀血停胃证

（1）临床证候　胃痛如割，痛久拒按，痛处固定不移，呕血黑便，入夜痛甚，痛彻胸背，食后痛重。舌底脉络紫暗，舌质暗红或有瘀斑，脉弦涩。

（2）辨证要点　胃脘刺痛，伴瘀血征象。

6. 脾胃虚寒证

（1）临床证候　胃凉隐痛，喜按喜热，纳少便溏，畏寒肢冷，得食痛减，遇冷痛重，餐后饱胀，口淡流涎。舌淡有齿痕，舌苔薄白，脉沉细迟。

（2）辨证要点　胃脘凉痛，伴阳虚表现。

7. 胃阴亏虚证

（1）临床证候　胃热隐痛，口干舌燥，大便干燥，手足心热，纳呆干呕，空腹症重，似饥不食。舌红少津，裂纹无苔，脉细数。

（2）辨证要点　胃热痛，痛不甚，伴阴虚表现。

三、鉴别诊断

（一）西医学鉴别诊断

通过胃镜检查可明确慢性胃炎的诊断，同时可以排除胃癌、消化性溃疡等疾病。其他如胆囊疾病、胰腺疾病等，可通过B超、生化检查等排除。

（二）中医学鉴别诊断

1. 胃脘痛与真心痛

真心痛是心经病变所引起的心痛证，多见于老年人，为当胸而痛，其多刺痛，动辄加重，痛引肩背，常伴心悸气短、汗出肢冷，病情危急。《灵枢·厥论》曰："真心痛手足青至节，心痛甚，旦发夕死，夕发旦死。"胃脘痛病位在胃脘，多与饮食不节、不洁有关，两者区别明显。

2. 胃脘痛与胁痛

胁痛是以胁部疼痛为主症，可伴发热恶寒，或目黄肤黄，或胸闷太息，极少伴嘈杂泛酸、嗳气吐腐。肝气犯胃的胃脘痛有时亦可伴见胁痛，但仍以胃脘痛为主。

3. 胃脘痛与腹痛

腹痛以胃脘部以下，耻骨毛际以上部位疼痛为主症；胃脘痛以上腹部近心窝处疼痛为主症，两者疼痛部位不同。但胃处腹中，与肠相连，因而胃痛可影响及腹，而腹痛亦可牵连于胃。

四、临床治疗

（一）提高临床疗效的要素

（1）审证求因，辨证施治。胃脘痛的致病因素有寒、热、湿外邪侵犯胃腑；饮食不节或过饥、过饱损伤胃气；情志不畅，伤肝损脾，肝气横逆犯胃，脾失健运，胃气阻滞，胃失和降，而发胃痛。素体脾弱，中焦虚寒，胃失温养，亦可发为本病。针对胃脘痛寒热虚实病性，采用散寒、清热、补益、泻实治法，可用中药内治、针灸外治。

（2）内治外治，疗法得当。胃脘痛见于西医的急慢性胃炎、消化道溃疡以及其他疾病的见证，治疗得当，预后良好，失治、误治则延误病情。胃脘痛有寒热虚实的不同，在应用中药时不论寒证、热证、虚证、实证一律温胃散寒，或全用补益剂，易犯虚虚实实之戒。针法或灸法治疗，行针操作取穴不分补泻，灸法尽用温补，临床难以达到满意疗效而不自知。

（二）辨病治疗

胃痛相当于西医学中多种以上腹胃脘部近心窝处疼痛为主要表现的疾病，首先应辨别其属何种疾病，不同的疾病治法不同。应找出致病因素，针对性治疗。

（三）辨证治疗

1. 辨证论治

治法："不通则痛"，治宜和胃理气止痛。寒邪犯胃者，温胃散寒；脾胃虚寒者，益气健脾温胃；肝气犯胃者，疏肝理气；饮食伤胃者，消食导滞、下气宽中；湿热阻胃者，清化湿热；瘀血停胃者，活血化瘀。

主穴：足三里、中脘、内关、公孙。

配穴：寒邪犯胃者，加胃俞；脾胃虚寒者，加气海、关元、脾俞、胃俞；胃阴不足者，加三阴交、内庭；饮食伤胃者，加梁门；湿热阻胃者，加内庭；瘀血停胃者加膈俞、梁丘。

操作：足三里用平补平泻法，针刺前揣穴，按压酸胀明显处取穴，内关、中脘、公孙用泻法。配穴虚证用补法，实证用泻法，寒证可用温针灸。

方义：足三里乃胃之下合穴，"合治内腑"；中脘为胃之募穴，是胃腑之气汇聚于腹部的腧穴；内关配公孙属八脉交会穴配穴法，"公孙冲脉胃心胸，内关阴维下总同"。

2. 成药应用

（1）肝气犯胃证 ①气滞胃痛冲剂。药物组成：柴胡、枳壳、白芍、甘草、香附、延胡索。功效主治：疏肝理气，和胃止痛。用于肝郁气滞所致的胸痞胀满，胃脘疼痛。用法：冲服，一次5g，一日3次。

②胃苏冲剂。药物组成：紫苏梗、佛手、陈皮、香附。功效：消胀理气，和胃止痛。用法：冲服，一次5g，一日3次。

（2）寒邪客胃证　可用胃气止痛丸。药物组成：高良姜（醋制）、香附（醋制）。功效主治：疏肝理气，散寒止痛。主治胆汁反流性胃炎，症见胃脘冷痛不适，嗳气呕逆，不思饮食。用法：口服，一次6g，一日3次。

（3）饮食伤胃证　①加味保和丸。药物组成：白术（麸炒）、茯苓、陈皮、厚朴（姜炙）、枳实、枳壳（麸炒）、香附（醋炙）、山楂（炒）、六神曲（麸炒）、麦芽（炒）、法半夏。功效：健胃理气，利湿和中。用法：口服，一次6g，一日3次。②越鞠保和丸。药物组成：栀子（姜制）、六神曲（麸炒）、香附（醋制）、川芎、苍术、木香、槟榔。功效：疏肝解郁，燥湿运脾，健胃消食。用法：口服，一次6g，一日3次。

（四）其他疗法

1.灸法

取穴：中脘、气海、关元、天枢、脾俞、胃俞、膈俞、肝俞、梁丘、足三里、三阴交。采用俞募配穴法，或远近配穴法，每次选4~5穴，隔姜灸或隔蒜灸，或化脓灸。除上述灸法外，还可使用吹灸疗法、脐腹灸、按摩灸、灸架灸、通脉温阳灸等温灸器灸法。

吹灸疗法：周楣声教授首次提出的一种具有温泻作用的温灸器灸法。吹灸疗法最早见于《灵枢·背腧》："以火补者，毋吹其火，须自灭也；以火泻者，疾吹其火，传其艾，须其火灭也。"周老所研制的喷灸仪，通过特制的喷头，既可用作常规部位治疗，又可用作特殊部位施治，如耳灸、肛灸、阴道灸。使用4种不同配方的药饼治疗相应的4类病症。在周老发明的基础

上，制作了以艾条为灸材的台式吹灸仪、手持式吹灸仪、支架式吹灸仪，以适应3种不同环境的需要。

脐腹灸：使用脐腹灸灸盒在以肚脐为中心的腹部施灸的一种温灸器灸法，临床应用于治疗上中下三焦疾病，可以在腹部施灸一个腧穴、一条经脉段、一个较大的治疗面，即可施行温和灸，也可用于化脓灸，还可用于隔物灸，适用于不同体形和病症的患者。

按摩灸：将灸法与传统的按摩手法相结合的一种温灸器灸法，常用的按摩灸温灸器有推灸盒、艾灸滚筒、滚筒灸盒、压灸器、足底按摩灸盒，传统的清艾条、药艾条（包括太乙神针、雷火神针、百消神针）既是艾灸操作的原料，又是艾灸治疗的工具。使用不同的按摩灸器械配合相应的按摩手法以及艾灸的温热效应、药理作用、经络腧穴的特殊作用，使得按摩灸具有艾灸和按摩的双重作用，能够疏通经络、温阳散寒、扶正祛邪。按摩灸的适应证与艾灸和按摩相同。

2.穴位注射法

取穴：中脘、足三里、膈俞、肝俞、脾俞、胃俞。每次选2~4个穴位，可交替选穴，以黄芪、丹参、当归注射液或甲氧氯普胺注射液注射，得气后，每穴注入0.5~1ml，每日或隔日1次。

3.耳穴疗法

选胃、肝、脾、神门、交感、十二指肠。毫针可加电针，留针15~30分钟，或揿针留针3~7日，亦可用王不留行籽埋豆。

4.推拿疗法

在中脘、脾俞、胃俞、膈俞、肝俞、足三里、梁丘采用点按、一指禅推法、摩腹揉脐、捏脊等按摩手法操作，治疗胃脘痛。

5.熨敷疗法

食盐大约500g炒热，布包，温度适

宜，熨敷上腹及脐周，治疗胃脘冷痛。

（五）医家诊疗经验

1. 周楣声点灸笔治疗胃痛方

针灸处方：近取上脘、中脘、梁门、胃俞，远取耳尖、合谷、手足三里、内关、公孙。

2. 蔡圣朝针灸治疗胃痛经验

针灸处方：中脘、梁门、天枢、足三里、梁丘。加减：气滞者，加太冲、内关；胃寒者，隔姜灸中脘，9壮。

五、预后转归

慢性胃炎一般预后良好，伴有萎缩、肠化生、上皮内瘤变应定期随访，行胃镜检查及病理组织学检查。一般认为，不伴有肠化生和上皮内瘤变的萎缩性胃炎可1~2年做内镜和病理随访1次；活检发现中－重度萎缩伴有肠化生的萎缩性胃炎1年左右随访1次；伴有低级别上皮内瘤变并证明此标本并非取于癌旁者，根据内镜和临床情况缩短至6~12个月随访1次；而高级别上皮内瘤变者需立即复查胃镜和病理，必要时手术治疗或内镜下局部治疗。

六、预防调护

（一）预防

胃脘痛发病多与情志不遂、饮食不节有关，故在预防上重视心理和饮食调摄，要养成规律的生活和饮食习惯，切忌偏食、暴饮暴食、饥饱不匀。保持精神乐观，避免过度劳累与紧张，也是防止复发的关键。

（二）调护

胃脘痛持续较长时间者，急性期进流质饮食或半流质饮食，少食多餐，饮食宜清淡易消化，忌粗糙多纤维饮食，尽量避免浓茶、咖啡和辛辣食物，宜细嚼慢咽，

慎用肾上腺皮质激素、水杨酸等西药。

主要参考文献

［1］陈灏珠，林果为. 实用内科学［M］. 13版. 北京：人民卫生出版社，2012.

［2］周仲瑛. 中医内科学［M］. 2版. 北京：中国中医药出版社，2007.

［3］包芳. 针灸治疗胃脘痛临床观察［J］. 湖北中医杂志，2019，41（9）：45-47.

［4］蒋梦姣. 俞募配穴法针灸治疗脾胃虚寒型胃脘痛的临床观察［D］. 南京中医药大学，2018.

［5］雷江，邓海珊，徐凤宜. 针刺结合艾灸治疗脾胃虚寒型胃脘痛的临床观察［J］. 中医临床研究，2019，11（6）：98-100.

［6］周楣声. 周楣声医学全集［M］. 青岛：青岛出版社，2012.

第二十三节　胃下垂

胃下垂是指站立时，胃的下缘达盆腔，胃小弯弧线最低点降至髂脊连线以下，多发生于瘦长体形、久病体弱、长期卧床少动者，常伴有其他脏器下垂。

本病一般预后较好，个别患者因体质、慢性疾病影响及治疗不及时，可发生胃扩张、胃扭转等。

一、病因病机

（一）西医学认识

胃下垂是一种功能性疾病，乃由于膈肌悬吊力不足，肝胃、膈胃韧带功能减退而松弛，腹内压下降及腹肌松弛等因素所致。本病多见于体形消瘦、身材修长、体质较弱的人。由于病因及原发性疾病和体质的不同，其肌力低下的程度、韧带松弛的程度存在一定的差异，其下垂程度不同，临床表现也不同。凡能造成膈肌位置下降

的因素，如膈肌活动力降低，腹腔压力降低，腹肌收缩力减弱，胃膈韧带、胃肝韧带、胃脾韧带、胃结肠韧带过于松弛等，均可导致胃下垂。

（二）中医学认识

胃下垂属于中医学"胃痛""胃缓""胃下""痞满""腹胀"等范畴，主要是因为脾胃虚弱或长期饮食失节、劳倦过度等损伤脾胃，脾虚气陷，肌肉不坚，无力托起胃体所致。脾主升清，胃主降浊，引起脾升胃降功能失常的因素就可能引起胃下垂。纵观历代医家对本病的治疗研究可以发现，其病因病机并非仅为"中气下陷"一端，而是虚实并见，错综复杂。先天禀赋不足、饮食不节、过度劳倦、生育过多等原因可致中阳不振、脾胃虚弱；或因情志不遂，肝失疏泄，横伐脾土，致胃体升降失常，均可导致中气下陷，升举无力，造成胃下垂。本病病位在脾胃，与肝肾相关。王明亮等对胃下垂分早、中、晚三期进行治疗，认为早期脾虚与胃浊壅滞相互并见，以胃浊壅滞更为突出，治宜行气导滞；中期胃浊壅滞消除后，才宜益气升提，同时佐莪术、当归、丹参、红花等活血化瘀药，促进血液循环，增强胃体及支持韧带的弹性；后期加用补肾药物以固本培元，巩固疗效。其认为，脾之健运、升提须借助于肾中元阳之温煦才能发挥作用，补肾药物可促进脾气健运，从而防止复发。

二、临床诊断

（一）辨病诊断

1.临床表现

（1）症状　本病多发生于瘦长体形，经产妇及患消耗性疾病进行性消瘦者。轻度胃下垂患者多无明显症状，中度以上胃下垂患者则表现为不同程度的上腹饱胀感，食后尤甚，嗳气，厌食，便秘，腹痛。腹胀可于餐后、站立过久和劳累后加重，平卧时减轻。

（2）体征　肋下角小于90°，站立时触及较明显的腹主动脉搏动；振水声；以双手托扶下腹部，往上则上腹坠胀减轻；可触及下垂的肝、脾、肾等脏器。

2.相关检查

X线钡餐造影检查：立位时可见胃体明显下降、向左移位，严重者几乎完全位于脊柱中线的左侧。胃小弯角切迹低于髂脊连线水平。无张力型胃体呈垂直方向，体部较底部宽大，窦部低于幽门水平以下，胃蠕动减弱或见有不规则的微弱蠕动收缩波，餐后6小时仍有1/4~1/3的钡剂残留。十二指肠球部受牵拉，其上角尖锐，向左移位。

（二）辨证诊断

1.脾虚气陷证

（1）临床证候　脘腹坠胀疼痛，食后、站立或劳累后加重，不思饮食，面色萎黄，精神倦怠。舌淡有齿痕，苔薄白，脉细或濡。

（2）辨证要点　胃脘坠胀感，面色萎黄，精神倦怠。舌淡有齿痕，苔薄白，脉细或濡。

2.脾虚饮停证

（1）临床证候　脘腹胀满不舒，胃内振水声或水在肠间辘辘有声，呕吐清水痰涎，或伴头晕目眩，心悸气短。舌质淡胖有齿痕，苔薄白，脉弦滑或弦细。

（2）辨证要点　脘腹胀满，胃内振水声。舌淡胖有齿痕，苔薄白，脉弦滑或弦细。

3.胃阴不足证

（1）临床证候　胃脘痞满，隐隐作坠痛，饥不欲食，口燥咽干，烦渴喜饮，纳呆消瘦，大便干结。舌质红或有裂纹，少津少苔，脉细数。

（2）辨证要点　胃脘痞满隐痛。舌质红或有裂纹，少津少苔，脉细数。

4.肝胃不和证

（1）临床证候　脘腹痞胀，甚则胀及胸胁，嗳气频频，食后尤甚。舌苔薄白，脉细弦。

（2）辨证要点　胃脘痞胀，伴有肝郁气滞征象。

5.胃络瘀阻证

（1）临床证候　脘腹坠胀疼痛，固定不移，形体消瘦，面色晦暗，食后或入夜痛甚，呕血或黑便。舌质紫暗或有瘀斑，苔薄，脉涩。

（2）辨证要点　胃脘坠胀疼痛。舌质紫暗或有瘀斑，苔薄，脉涩。

三、鉴别诊断

1.急性胃扩张

急性胃扩张常发生于创伤、麻醉和外科手术后数小时至一两天内或饱餐后不久出现，患者感上腹胀满或持续性胀痛，继而出现呕吐。

2.胃潴留

功能性胃潴留多是胃张力缺乏所致，日夜均可发生。呕吐物常为宿食，一般不含胆汁，上腹饱胀和疼痛亦多见。如有呕吐宿食，空腹时腹部有振水音，即提示胃潴留。进食4小时后，仍可从胃反出或自胃腔内抽出食物则可进一步证实。胃肠钡餐检查时，钡剂在4小时后存留50%，或6小时后仍未排空，均为本病之佐证。

四、临床治疗

（一）辨病治疗

（1）加强锻炼，增强腹肌张力，并少食多餐，纠正不良的习惯性体位。

（2）增加营养，并给予助消化剂，必要时予蛋白合成制剂及胰岛素等以增加腹腔内脂肪，加强腹肌张力。

（3）可试用加兰他敏氢溴酸盐，每次10mg，每日3次，口服；或每次25mg，每日1次，肌内注射。

（4）可试用三磷腺苷（ATP），每次20mg，每日2次，在早、午餐前半小时肌内注射，25日为1个疗程，间隔10天再进行第2个疗程。

（5）必要时可放置胃托或腹带辅助治疗。

（二）辨证治疗

1.辨证论治

治法：脾虚气陷者，宜健脾益胃升陷；肝胃不和者，宜疏肝和胃理气；气阴两虚者，宜益气养阴和胃；脾虚饮停者，宜健脾化饮和胃。

主穴1：气海、百会、脾俞、胃俞、中脘、足三里。

主穴2：提胃（中脘旁开4寸）或胃上（下脘旁开4寸）、天枢。

配穴：肝胃不和者，加期门、太冲、肝俞；气阴两虚者，加三阴交、内关；胃中有振水声者，加水分、阴陵泉；胃痛者，加梁门；腹胀、腹泻者，加天枢、下巨虚；便秘者，加支沟、大横。

操作1：处方1与处方2交替应用，处方1可针灸并用。提胃或胃上穴透刺天枢穴时，行捻转补法，得气后，将针向单一方向捻搓，待针下有紧涩感为止，以胃部有升提感为佳。注意不可刺入腹内，以防刺穿内脏。

操作2：上述处方得气后，接电针，用断续波或疏密波中强度刺激20分钟，以腹肌出现抽动为佳。每日1次，15~20次为1个疗程。

方义：脾俞为脾之背俞穴，健脾益气升阳；胃俞、中脘为俞募配穴法，和胃升提；百会为诸阳之会，益气升阳；足三里为胃之合穴，天枢为大肠募穴，与奇穴提胃、胃上合用，刺激胃脘收缩升提，是治疗胃下垂的经验穴。

2. 成药应用

（1）脾虚气陷证　可用补中益气丸。药物组成：炙黄芪、党参、炙甘草、白术、当归、升麻、柴胡、陈皮。功效：补中益气，升阳举陷。用法：口服，每次1丸，每日3次。

（2）脾虚饮停证　可用胃苓丸。药物组成：肉桂、延胡索、牡蛎、小茴香、砂仁、高良姜、白芍、炙甘草。功效：温中散寒，健胃止痛。用法：口服，每次6g，每日2次。

（三）其他疗法

1. 埋线疗法

采用河北省科协埋线协会会长陆健教授研制的陆氏U线针，将00、0、1、2号可吸收性外科缝线剪成长1.5cm，浸泡在75%乙醇中待用。主穴取提胃（中脘旁开4寸）、T_8双侧夹脊穴；升胃（下脘旁开4寸）、T_{10}双侧夹脊穴，两组交替使用。配穴取中脘、气海、百会、胃俞、脾俞、肾俞、足三里。脘腹痞满和恶心呕吐者，加公孙、内关；嗳气叹息者，加太冲、期门；便秘者，加温溜、大肠俞；便溏者，加关元、天枢。胃下垂病变在胃，故取胃脘局部奇穴以提胃和升胃，加上该脏器神经定位在$T_8 \sim T_{10}$，故取其夹脊穴作为主穴，有利于胃下垂的回升；胃之募穴中脘、胃之背俞穴胃俞、胃经合穴足三里补益胃气；脾俞、气海以健脾益气，补中和胃；百会可升阳提气；公孙、内关和降胃气；太冲、期门疏肝理气。采用陆氏埋线法将可吸收性外科缝线埋在穴位里，在可吸收性外科缝线的整个吸收过程中，对穴位产生动态长期刺激，从而很好地激发经络、神经、体液

等调节系统，逐步持久地改善免疫功能和胃肠的蠕动、收缩功能。同时配合胃动力药莫沙必利，直接改善胃动力，针药结合，各取所长，综合治疗，取得较理想的效果。

2. 灸法

取穴：梁门、中脘、关元、气海、足三里。胃脘胀痛者，加太白、公孙。每日施灸2次，1次5~10壮。

3. 推拿疗法

推拿分为腹部推拿和背部推拿。取中脘、气海、鸠尾、关元、脾俞、胃俞、关元俞、肝俞等。可采用一指禅推法、摩法、揉法、托法、振法等手法。

（四）医家诊疗经验

蔡圣朝治疗胃下垂经验

针灸处方：中脘、梁门、天枢、足三里、膻中、脾俞、胃俞，艾灸关元、气海。

中药方：生黄芪30g，炒白术10g，陈皮10g，炒枳壳30g，升麻10g，柴胡6g，潞党参15g，炙甘草6g，湘当归15g。

验方：生黄芪50g，炒枳壳50g。以布包裹，放于猪肚内炖服。

五、预后转归

早期发现，早期治疗，预后较好。针灸治疗胃下垂对病程短、年轻患者疗效较好。胃下垂虽预后良好，但如失治误治，可出现慢性胃扩张、胃扭转、直立性晕厥、心悸、低血压等病症。

六、预防调护

（一）预防

养成良好的生活习惯，定时定量，少食多餐，细嚼慢咽。胃下垂多见于瘦长体形者，因此，应适当加强体质锻炼（尤其腹肌锻炼），防止出现胃韧带松弛而导致胃下垂。增加饮食营养，宜适量食用有补

益作用的高蛋白、高热量、多糖、低脂肪饮食。多食易消化吸收的食物。适量食用温补之品，如红枣、杏仁、鲜藕汁、羊肉、生姜等，可以使胃气升温，调理脾胃寒气，减轻症状。经常食用对胃有益的食物，如卷心菜、胡萝卜、猴头菇、酸奶、山楂等。避免暴饮暴食，宜少食多餐，以减轻胃的负担。饭后若感不适，可进行短时间的平卧休息。饭后不宜剧烈运动。忌吃生冷与刺激性强的食物，忌烟、酒。忌大量饮用水及各种饮料，忌过多食用体积大的食物。

（二）调护

胃下垂除药物治疗、针灸治疗外，尚需注意调摄饮食、疏导精神情绪、规律生活起居、适当运动锻炼等。胃下垂患者一般胃纳不佳，宜食富有营养、容易消化，且体积小的食物，搭配方面动物蛋白质比重宜稍多些，蔬菜、米面类少些，宜少量多餐，增加次数，以减少胃的负担，忌食辛辣、肥腻、厚味、难消化之品。体质弱、消瘦者，适当体育锻炼能够加速血液循环、增强身体素质，促进消化，尤其促进腹肌力量增强、胃肠道张力增高，保持一定张力对于胃下垂的恢复是非常有益的，但不宜做剧烈运动。起居有常、生活规律、情绪舒畅，对于胃下垂患者的康复是必不可少的。

主要参考文献

[1]陈奋伟，颜春悦.补中益气汤加附子理中汤治疗胃下垂临床研究[J].实用中医内科杂志.2012,26（7）：81-82.

[2]陈庆.温针灸配合中药内服治疗胃下垂49例[J].针灸临床杂志,2006（7）：42.

[3]周楣声.周楣声医学全集[M].青岛：青岛出版社,2012.

第二十四节　呕吐

呕吐又名吐逆，是以胃内容物由口中吐出为主症的疾病。有声有物谓之"呕"，有物无声谓之"吐"，由于临床呕与吐常兼见，难以截然分开，故合称"呕吐"。

呕吐作为一种常见的临床症状，常单独发生，也可兼见于多种以呕吐为主要临床表现的急慢性疾病中，如急慢性胃炎、幽门梗阻、肠梗阻、阑尾炎、急性胰腺炎、尿毒症、颅脑疾病等。

一、病因病机

（一）西医学认识

西医学研究表明，恶心呕吐的机制包括中枢性和肠道性。一方面，5-羟色胺（5-HT）可直接作用于催吐化学感受区，并与区域部位的5-HT3受体相结合，从而兴奋呕吐中枢，引起呕吐。另一方面，各种药物、食物进入体内，作用于肠嗜铬细胞，导致5-HT释放量增加，由于5-HT能够兴奋存在于迷走传入神经上的5-HT3受体，因此进一步刺激呕吐中枢的冲动，引起反射性呕吐。

（二）中医学认识

凡外感、内伤、饮食失节或他病有损于胃，导致胃失和降，气逆于上，皆可发为呕吐。

（1）外邪犯胃　风、寒、暑、湿、燥、火之邪或秽浊之气侵犯人体，均可导致胃失和降，水谷随气逆而上，发生呕吐。诸邪之中，尤以寒邪为多，以其寒为阴邪，最易耗伤中阳之故。

（2）饮食不节　饮食无常，饥饱太过，温凉失调，或嗜酒无度，过食生冷肥甘不洁之物，损伤脾胃，致食停不化，胃气不能下行而致呕吐。

（3）情志失调　恼怒伤肝，肝郁气滞，横逆犯胃，胃气上逆则作呕吐。忧思伤脾，脾胃不和，呕吐亦作。

（4）脾胃虚弱　先天不足，或过度劳倦，或饮食不节，或情志不调，或久病体虚，脾胃内伤，致中阳不振，运化失常，水谷精微不布，成痰成饮，阻滞气机，胃气失和则成呕吐。或热病后期，胃阴被耗，失于润泽，胃气反逆亦致呕吐。

呕吐与肝郁密切相关。肝主疏泄，其气升发，喜条达而恶抑郁，肝郁则失于疏泄条达，气机不畅，以致脾胃纳化失常、升降失司，进而胃失和降，阻滞中焦气机。胃与脾又同为后天之本，二者在生理方面相连于膜，相互配合，在病理上同样关系密切，如饮食不节，或劳倦内伤，多为脾胃同病。肝胃不和还受情志因素的影响，其中，忧思恼怒易导致气滞血瘀，冲任受阻，气血运行不畅而患本病。本病系本虚标实，脾虚胃弱，升降失常为本，肝郁气滞为标。

二、临床诊断

（一）辨病诊断

1. 临床表现

（1）呕吐物可为食物，可为痰涎，也可为黄绿色液体，甚至夹杂少许血丝，呕吐频率一日数次或数日一次，可反复或持续发作。

（2）胃脘胀闷，伴恶心，不思饮食，嗳气有腐臭味。

（3）多有骤感寒凉、暴伤饮食、劳倦过度及情志刺激等诱发因素；或有服用化学制品药物、误食毒物史。

（4）可出现上腹部或中上腹压痛阳性，或有胃肠型、蠕动波及振水声，肠鸣音增强或减弱等体征。

2. 相关检查

（1）呕吐控制后，胃肠 X 线摄片，腹部 B 超检查、CT 检查，内窥镜检查，颅脑 CT、MRI 检查等可明确病变部位及性质。胃肠 X 线检查、气钡双重造影可以较清晰地显示胃黏膜象。胃镜检查时常规活检送病理组织学及幽门螺杆菌检测，有助于呕吐的病因诊断。脑血管疾病多突然起病，呕吐剧烈，伴有意识改变或神经功能缺损症等，颅脑 MRI、CT 有助于鉴别。

（2）肝肾功能、电解质、血气分析以及呕吐物的实验室检查，有助于不同疾病的鉴别诊断。

（二）辨证诊断

1. 外邪犯胃证

（1）临床证候　外感风寒的呕吐，必兼发热恶寒、头身疼痛，或兼胃痛；苔白，脉浮紧。感受暑湿的呕吐，发热较重，恶风或不恶风，头痛身重，脘闷恶心；苔白腻或黄，脉浮数。

（2）辨证要点　发热恶寒，头身疼痛。苔白腻或黄，脉浮紧或浮数。

2. 饮食停滞证

（1）临床证候　呕吐伴上腹胀满，嗳腐吞酸，恶心厌食，吐出顿觉松快；或因暴食生冷，胃脘痛甚，每先吐出清水，而后吐出食物。苔厚腻或垢，脉滑或沉实。

（2）辨证要点　嗳腐吞酸，脘痞腹胀。苔厚腻或垢，脉滑或沉实。

3. 脾胃虚寒证

（1）临床证候　饮食稍多即脘胀不舒，继而恶心呕吐，倦怠乏力，甚则四肢不温，大便溏薄。舌淡，苔白或腻，脉濡弱。

（2）辨证要点　饮食稍多即脘胀不舒，倦怠乏力，甚则四肢不温。舌淡，苔白或腻，脉濡弱。

4. 肝胃不和证

（1）临床证候　恶心呕吐时作，吐出

物不多，嗳气吞酸，胸脘痞闷，或胸胁胀痛，情绪波动则呕吐每易加重。舌红，苔薄黄，脉弦。

（2）辨证要点　嗳气吞酸，胸脘痞闷，或胸胁胀痛。舌红，苔薄黄，脉弦。

5.胃阴亏耗证

（1）临床证候　呕吐频频发作，每先吐出食物，后吐清水、苦水，似饥而不能饮食，甚至进水即吐，口渴不能饮。舌红，少津，脉细或细数无力。

（2）辨证要点　呕吐清水、苦水，口渴不能饮。舌红，少津，脉细或细数无力。

6.痰饮内阻证

（1）临床证候　恶心呕吐，吐出食物不多，独多痰涎清水，上腹胀满，伴有头晕心悸。苔白腻，脉滑。

（2）辨证要点　呕吐痰涎清水，伴有头晕心悸。苔白腻，脉滑。

三、鉴别诊断

（一）西医学鉴别诊断

呕吐常见于消化系统疾病，如急性胃炎、急性胃扩张、幽门痉挛或梗阻、胰腺炎、肠梗阻等，可参照本章进行辨治；还可见于某些传染病、颅脑疾患、尿毒症、梅尼埃病和晕动病等，在临床上应注意鉴别。

（1）细菌性食物中毒　多发于夏秋季节，进食同一批食物的人群皆发病，伴有发热、腹痛、腹泻。呕吐物可分离出致病菌。

（2）急性胃炎　常急性起病，伴上腹胀满疼痛，上腹部压痛，一般短期可治愈。胃镜可见黏膜充血、水肿或糜烂。

（3）急性胃扩张　常发生于大量进食之后，呕吐物为未消化的食物，吐后反觉舒服。胃镜可见胃内大量食物潴留，胃黏膜无异常改变。

（4）幽门梗阻　多于进食后6~12小时内发生，呕吐量大，酸臭，可含隔夜食物，有进食后上腹饱胀，呕吐后反感舒畅。多有胃及十二指肠球部溃疡、胃癌等病史。胃镜有助于诊断。

（5）急性胰腺炎　急性持续性上腹痛，伴见发热、恶心、呕吐，常发生在大量饮酒或饱餐之后。血、尿淀粉酶升高。

（6）肠梗阻　呕吐剧烈，早期为食物、胃液或胆汁，之后呕吐物呈棕色，晚期呈粪质样。体检可见肠型，压痛，肠鸣音亢进。X线腹部平片可见液气平面。

（7）中枢神经系统病变　脑血管疾病多突然起病，呕吐剧烈，伴有意识改变或神经功能缺损症，或脑膜刺激征，脑脊液检查、MRI、CT有助于鉴别。颅内感染则伴有高热、剧烈头痛、脑膜刺激征，血常规和脑脊液呈炎性改变，可培养出致病菌。颅内肿瘤多伴头痛，进行性加剧，视力障碍，逐渐出现神经功能缺损症状，眼底检查常见视盘淤血，CT可发现颅内占位灶。

（二）中医学鉴别诊断

1.反胃

反胃为食物入胃后，食久不化，朝食者暮吐或暮食者朝吐，吐后则舒，吐出物为宿食；呕吐则是进食后片刻即吐出，或不进食仍吐出，吐出物可为食物、痰涎、酸水等，吐后未畅。

2.噎膈

噎膈以吞咽之时梗噎不顺，或食不得入，或食入即吐为特征，其吐见于进食时，是因噎废食；而呕吐之吐，进食顺畅，吐无定时。

3.霍乱

霍乱有起病急骤、病势凶险的特点，频繁泻吐，但无腹痛感，不伴里急后重，便如米泔样，呕吐多出现于腹泻之后，迅速产生不同程度的津液亏耗，肌肉痉挛性疼痛。有本病患者接触史，患者便培养结果显示霍乱或副霍乱弧菌呈阳性，可与呕吐区别。而呕吐发病较缓，病情较轻，呕吐食物或痰涎，发无定时，时轻时重。

四、临床治疗

（一）提高临床疗效的要素

（1）尽快明确病因、病位，及时对症治疗，采取催吐或止吐等应急措施。

（2）若呕吐剧烈，津液亏损，治疗上给予补液以纠正脱水，维持电解质、酸碱平衡。

（3）如若大便不通，催吐后可予攻下，以排出余毒或积滞。

（4）注重调理，宜适当休息。

（二）辨病治疗

西医学治疗呕吐的原则：首先明确病因，适当短暂禁食，或进食流质食物；再者，可常规使用硫酸铝以保护黏膜，增强黏膜抵抗力，或质子泵抑制剂、H2 受体拮抗剂抑制胃酸分泌。常用的质子泵抑制剂有奥美拉唑、雷贝拉唑（常用剂量为每日 20~40mg）等，对于基础胃酸和刺激后胃酸分泌均有作用；常用的 H_2 受体拮抗剂有雷尼替丁（每次 150mg，每日 2 次）等，副作用较小。

（三）辨证治疗

1.辨证论治

（1）外邪犯胃证

治法：温散解表（风寒），疏散表邪（风热），和中化湿。

处方：①风热型：风门、胃俞、风池、外关；②风寒型：风门、胃俞。

操作：先取俯伏坐位，后取仰靠坐位。进针得气后，背俞穴用捻转泻法，上肢穴用提插泻法。风寒型留针 30 分钟，风热型留针 15 分钟。

方义：感受外邪，取风门、风池疏散风邪，胃俞调补脾胃，外关为八脉交会穴，通阳维脉，可宣通中、上二焦气机。

（2）饮食停滞证

治法：消食化滞，和胃降逆。

处方：天枢、支沟、足三里（双）、中脘。

操作：取仰卧位。先刺四肢穴，后刺腹部穴，进针得气后，用提插泻法，留针 15~20 分钟。

方义：中脘乃胃之募、腑之会，足三里为胃的下合穴，"合治内腑"，中脘、足三里通降胃气，胃火上逆刺天枢，支沟可宣通三焦气机。

（3）脾胃虚寒证

治法：健脾和胃，温中降逆。

处方：①章门、足三里、阴陵泉（双）、中脘；②脾俞、胃俞。

操作：前方取仰卧位，后方取俯伏坐位或伏卧位。进针得气后，背俞穴用捻转补法，余穴用提插补法，留针 30 分钟。

方义：章门为八会穴之脏会，调补脏气；足三里为胃的下合穴，"合治内腑"，可疏理胃肠气机，中脘乃胃之募、腑之会，取胃俞俞募相配，调补胃腑；脾俞为脾之背俞穴，阴陵泉属脾经穴，可健脾益气、利湿。

（4）肝胃不和证

治法：疏肝理气，和胃降逆。

处方：内关、太冲、足三里、阳陵泉（双）、中脘。

操作：取仰卧位。进针得气后，用提插补泻法，留针 20~30 分钟。

方义：内关为手厥阴经络穴，又为八脉交会穴，通于阴维脉，可宽胸理气、和胃降逆，为止呕要穴；足三里为胃的下合穴，"合治内腑"，可疏理胃肠气机，中脘乃胃之募、腑之会，调补胃腑；太冲为肝经原穴，阳陵泉为胆之下合穴、合穴，合用泻肝胆、调畅气机。

（5）胃阴亏耗证

治法：补养胃阴，降逆止呕。

处方：下脘、中脘、梁门、足三里、三阴交。

操作：取仰卧位，进针得气后，用提插捻转补法，留针20~30分钟。

方义：足三里为胃的下合穴，"合治内腑"，可疏理胃肠气机，中脘乃胃之募、腑之会，下脘调畅气机，三阴交为脾经合穴，梁门属胃经穴，合用可健脾。

（6）痰饮内阻证

治法：健脾温中，化饮降逆。

处方：章门、丰隆、公孙（双）、中脘。

操作：取仰卧位，进针得气后，用捻转泻法，留针15~20分钟。腹部穴均用隔姜灸3~5壮。

方义：章门为八会穴之脏会，调补脏气；丰隆为祛痰要穴；公孙为足太阴脾经的络穴，也为八脉交会穴，通冲脉，"冲脉为病，逆气里急"，可调理脾胃；中脘乃胃之募、腑之会，健运中州，调理胃气。

2.成药应用

（1）藿香正气水

药物组成：紫苏叶、白芷、厚朴、大腹皮、陈皮、生半夏、桔梗、茯苓、甘草。

用法：口服，一次5~10ml，一日2次，用时摇匀。建议患者在医师指导下用药。

功效主治：解表化湿，理气和中。用于外感风寒，内伤湿滞或夏伤暑湿所致的感冒，症见头痛昏重、胸膈痞闷、脘腹胀痛、呕吐泄泻；胃肠型感冒见上述证候者。

（2）十滴水

药物组成：樟脑、干姜、大黄、小茴香、肉桂、辣椒等。

用法：口服，建议患者在医生指导下用药。一次2~5ml。

功效主治：健脾，祛暑。用于伤暑引起的头晕，恶心，腹痛，胃肠不适。

（3）保和丸

药物组成：山楂（焦）、莱菔子（炒）、六神曲、半夏、陈皮、茯苓、连翘、麦芽。

用法：口服，儿童用量酌减，建议在医生指导下使用。大蜜丸：一次1~2丸，一日2次。小蜜丸：一次9~18g，一日2次。水丸：一次6~9g，一日2次。

功效主治：消食，导滞，和胃。可用于饮食不节，食积中阻，脾胃升降功能失常所致的腹痛腹胀，恶心呕吐，嗳腐吞酸，不欲饮食，大便不调；消化不良、婴幼儿腹泻、慢性胃炎、肠炎、慢性胆囊炎见上述证候者。

（4）平胃丸

药物组成：苍术、厚朴、陈皮、炙甘草。

用法：口服，一次6g（1袋），一日2次，饭前服用。

功效主治：燥湿健脾，宽胸消胀。用于脾胃湿盛，不思饮食，脘腹胀满，恶心呕吐，吞酸嗳气。

（5）舒肝和胃丸

药物组成：乌药45g，白芍45g，佛手150g，木香45g，郁金45g，陈皮75g，柴胡15g，莱菔子45g，广藿香30g，炙甘草15g，白术（炒）60g，槟榔（炒焦）45g，香附（醋制）45g。

用法：口服，建议患者在医生指导下用药。大蜜丸：一次2丸，一日2次。小蜜丸：一次12g，一日2次。水蜜丸：一次9g，一日2次。水丸：一次6g，一日2次。

功效主治：舒肝解郁，和胃止痛。用于两胁胀满，食欲不振，呃逆呕吐，胃脘疼痛，大便失调。

（6）健脾消食片

药物组成：太子参、陈皮、山药、麦芽、山楂。

用法：口服，可以咀嚼。规格为每片重0.5g：成人一次4~6片；儿童2~4岁一次2片，5~8岁一次3片，9~14岁一次4片。一日3次。规格为每片重0.8g：一次3片，一日3次，小儿酌减。

功效主治：健胃消食。用于脾胃虚弱所致的食积，症见不思饮食，嗳腐酸臭，脘腹胀满；消化不良见上述证候者。

（7）附子理中丸

药物组成：附子、党参、白术、干姜、甘草。

用法：口服，建议患者在医生指导下用药。水蜜丸：一次6g，一日2~3次。大蜜丸：一次1丸，一日2~3次。

功效主治：温中健脾。用于脾胃虚寒，脘腹冷痛，呕吐泄泻，手足不温。

（四）其他疗法

1.耳针疗法

以中等强度刺激肝、胃、神门、皮质下、交感。每次取2~3个穴位，留针20~30分钟。每日1次，5日为1个疗程。适用于各证型之轻证。

2.敷贴疗法

（1）半苏散（半夏、丁香、苏梗、党参、黄芩、黄连、干姜、陈皮、生黄芪，研末）醋调成膏，敷于脐部。功效：理气健脾，和胃止呕。

（2）止呕膏（丁香、半夏、生姜汁等）敷脐。功效：温中降逆止呕。

（3）吴茱萸、肉桂、干姜，研末，醋调成糊状，粘于6cm×10cm的橡皮膏上制成膏药，贴于双侧涌泉穴并固定，24~48小时更换一次。功效：温中止呕。

（4）胃宁散（制半夏、生姜等份，共捣为末，醋调备用）于内关、足三里穴位敷贴。功效：降逆止呕。

3.推拿疗法

（1）外邪犯胃　点按大椎、风池，推拿手三阳经，点按内关、外关、合谷。

（2）饮食停滞　点按脾俞、胃俞、三焦俞，点按璇玑、公孙。

（3）痰饮内阻　点按脾俞、三焦俞、膀胱俞、膻中、丰隆。

（4）肝气犯胃　点按胃俞、肝俞，提拿夹脊。

（5）脾胃虚寒　点按脾俞、胃俞，提拿足三阳经，点按足三里、公孙、关元。

（6）胃阴不足　点按脾俞、胃俞、三焦俞，提拿足三阴经，点按丰隆、三阴交。

4.董氏奇穴针灸

董氏奇穴针灸由著名针灸医师董景昌先祖创立，与十四正经体系不同，是一种独有的诊疗体系。具体定位及针灸方法如下：腕横纹上1.5寸处为心灵一穴，腕横纹上2.5寸为心灵二穴，腕横纹上3.5寸为心灵三穴；掌侧中指第一指骨正中为火星上穴，中指第二指骨正中为火星下穴。针具及针刺方法如下：使用0.25mm×45mm的不锈钢毫针，针刺心灵一、二、三穴，垂直进针1寸；使用0.25mm×25mm的不锈钢毫针，针刺火星上、下穴，一手食指和中指捏起皮肤后，另一手垂直进针2~3分。得气后留针45分钟。作为董氏奇穴的特色针法，"倒马针法"可由两穴组成"倒马"，也可加至三穴组成"大倒马"，即在主治穴位周围选取同经穴位，其原理是多穴合用，起到协同治疗的作用，从而增强临床疗效。董氏奇穴取穴简单，起效迅速，临床上治疗呕吐疗效显著。

（五）医家诊疗经验

全国著名老中医、北京中医医院首任针灸科主任王乐亭总结多年医治肠胃病的实践经验，依据"治其本，以胃为先"的学术观点，提出"老十针"的针刺方法。王老在1966年前后将"老十针"加以定型，后王老的弟子高立山教授又把"老十针"称为"胃十针",此方的设计取自《脾胃论》中的补中益气汤和调中益气汤之方义,对调理胃肠颇有疗效,而且通过辨证,在治疗其他与肠胃有关的系统疾病中,可由"老十针"加减化裁,同样效果显著。具体穴位:气海、上脘、中脘、下脘四穴,加双侧中枢、内关、足三里。选穴总则:疏肝解郁,和胃健脾,运化消积,行气宽中。"老十针"中的"老"有三层意思,一是表"成熟、肯定"之意;二是因为"养胃实脾"之品皆为成熟的果实;三是以其治疗肠胃病相关穴位来看,也都是传统上的"老"穴位。综上,"老十针"之名既通俗又深刻。

五、预后转归

呕吐若单独出现,无论虚实,经过正确治疗,祛除病因,多自行向愈。若并见于其他疾病,或久吐而不愈,应找出疾病的根本原因,辨证治疗,否则呕吐长期不愈,日久损伤脾胃,后天气血化源不足,易变生他病。

实证呕吐,如由情志失调、饮食不调、寒邪犯胃、痰饮内阻所致,经过及时治疗多可好转,若辨证不当,或是治疗有误,将会由实化虚,转化为虚证或虚实夹杂型呕吐,此时经恰当治疗后仍可转愈,但病情易反复,迁延不愈。若遇情志不调、饮食失节、劳倦内伤,则可再次诱发。辨证为胃阴亏虚或脾胃虚寒者,治疗较为不易。

六、预防调护

(一)预防

加强运动锻炼,增强身体素质,培养良好的生活习惯。畅情志,保持愉快的心情,树立乐观向上的生活态度,避免情绪过度波动,以减少情志失调所致的呕吐;避风寒,合理穿衣,可避免或减少秽浊之

气或六淫之邪入侵机体;注意饮食节制,避免暴饮暴食,脾胃虚寒者不可进食生冷,胃阴不足或胃中积热者,切勿食用香燥、辛辣之物。

(二)调护

呕吐后的调理非常重要,宜适当休息以保养胃气。药物以轻灵之品为宜,避免使用滋腻之品,以防进一步伤胃气,服用止吐药时应少量多次频饮。饮食以易消化饮食为宜,可选择流质或半流质饮食,食量逐渐增加,少食多餐。避免进食滋腻碍胃腥秽之物,勿暴饮暴食。可予淡盐水频饮以防呕后津伤,或予姜汁、藕汁、人参粥等以调养脾胃。同时,可每日饭前饭后用手掌顺时针方向按摩胃脘部 10 分钟。

主要参考文献

[1] 王富春,洪杰. 针灸对症治疗学 [M]. 北京:科学技术文献出版社,2008.

[2] 王启才等. 实用针灸临床辨证论治精要 [M]. 北京:中医古籍出版社,2004.

[3] 陈汉平,吴绍德. 中国针灸手册 [M]. 上海:上海科学技术文献出版社,2004.

[4] 董莉莉,王军燕,刘安国,等. 针灸治疗急性胃炎的临床选穴规律研究 [J]. 西部中医药,2013,26(11):129-132.

[5] 王涛,王利端,张秀坤. 中药敷脐防治化疗致恶心呕吐疗效观察 [J]. 中国中医急症,2005,14(12):1171.

[6] 刘丽荣,罗海英,张力文. 耳穴按压防治化疗恶心呕吐的临床疗效观察 [J]. 四川中医,2008,26(6):116-117.

[7] 焦国瑞. 针灸临床经验辑要 [M]. 北京:人民卫生出版社,2006.

第二十五节　呃逆

呃逆又称"哕逆",是指以气逆上冲,

喉间呃呃连声，声短而频，不能自止为主症的疾病，表现为呃声间歇时间不定，有几分钟呃一声，亦有半小时呃一声，甚至还有连续呃逆多声才能停止者，呃逆发病时可以偶然单独出现，也可作为他病的兼症出现，可持续发作，也可间断发作。

本病可见于西医学中的单纯性膈肌痉挛以及胃炎、胃肠神经官能症与胸腹手术等引起的膈肌痉挛。

一、病因病机

（一）西医学认识

西医学认为，各种原因刺激膈神经引起膈肌痉挛，导致呃逆，出现一种反射性动作，从而表现出打嗝这一症状。目前各家对于呃逆的发病原因以及发病机制持有不同的看法，呃逆不仅有原发性，也可由癌症、脑血管疾病以及腹部手术等引起。部分研究者认为，咽喉的开关失灵导致呃逆，组成这种动态开关的零件有声门关闭复合结构和吸气复合结构，前者在声带的会厌部、舌骨肌和咽的上括约肌、上食管括约肌共同作用下完成其生理功能，后者在膈肌、外部肋间肌、胸锁乳突肌、前锯肌共同作用下完成其生理功能。如果开关作用消失，就会导致痉挛性呼吸阻塞，呃逆的声音便会出现。还有一种观点认为，由于脑中央髓质部位的呼气中枢和吸气中枢发生病变，引发了呼、吸之间的不平衡，而产生呃逆。中枢区域交互错杂，一部分在髓质的外边，另外一大部分则向髓质网状结构的侧面和背面伸展。这样，如果核髓质周围受损，就会导致呼气中枢损失，出现呼、吸之间失衡，引发呃逆。

（二）中医学认识

中医学认为，本病病因包括饮食不规律、情志不调、正气不足等。

不规律饮食：如进食过多或过快，喜嗜生冷，饮食不节，都会导致寒凝胃肠，胃的气机失调，不能降浊，而上扰于膈，引起膈间气机不调，上冲于喉，发生呃逆。如《丹溪心法·咳逆》曰："咳逆为病，古谓之哕，近谓之呃，乃胃寒所生，寒气自逆而呃上。"若过食辛辣，嗜酒，或温补药使用过度，导致胃肠燥热，胃失和降，胃气上逆而动膈，也可发为呃逆，如《景岳全书·呃逆》指出："皆其胃中有火，所以上冲为呃。"

情志不调：多种原因导致情绪恼怒，怒伤肝，肝火犯胃，胃气机失调，不能降浊，上逆扰膈。此外，木克土，肝乘脾，或过度思考伤脾，致脾失健运，蕴生痰湿，或素有痰浊内蕴，又因为情志失调，肝火横逆犯胃，胃气上逆挟痰动膈，皆可发生呃逆。正如《古今医统大全·咳逆》云："凡有忍气郁结积怒之人，并不得行其志者，多有咳逆之证。"

正气亏虚：老年人，先天正气不足者，大病久病等，均可损耗中气，导致脾胃不足，胃气机失调，不能降浊，以致胃气上逆扰膈冲喉，出现呃逆。若病情日久，迁延至肾，肾不能摄纳，同胃气上逆而动膈，也可致呃。如《证治汇补·呃逆》指出："伤寒及滞下后，老人、虚人、妇人产后，多有呃症者，皆病深之候也。"膈是呃逆的病位，胃是主要的病变脏腑，同时也与肺、肝、肾有关，膈下是胃，膈上是肺，膈在肺和胃之间，通过经脉与肺胃相连。肺能肃降，胃能降浊，如果肺胃之气失调，引起膈间气机不畅，上冲喉间，则出现呃逆。肺开窍于鼻，通过取嚏可以治疗呃逆。产生呃逆的主要病机是胃气失调，上扰膈冲喉而成。

二、临床诊断

（一）辨病诊断

呃逆起病迅速，以喉间呃声频频，声短，不能自主停下等为主症，同时也可能会出现胃肠道症状以及头晕、无力等全身症状。呃逆可见于西医学中的单纯性膈肌痉挛以及胃炎、胃肠神经官能症与胸腹手术等引起的膈肌痉挛，首先应辨别其属何种疾病。

（二）辨证诊断

1.胃中寒冷证

（1）临床证候　呃声低沉响亮，胃脘部及膈间不适，遇热减轻，遇寒则甚，食欲降低，喜食热饮，口淡不欲饮水。舌淡红，苔白润，脉迟缓。

（2）辨证要点　遇热减轻，遇寒则甚，喜食热饮，口淡不欲饮水。舌淡红，苔白润，脉迟缓。

2.胃火上逆证

（1）临床证候　呃声响亮，冲逆而出，喜食冷饮，口臭口渴，心烦，尿黄便秘。舌红，苔黄，脉滑数。

（2）辨证要点　呃逆，喜食冷饮，口臭口渴，心烦，尿黄便秘。舌红，苔黄，脉滑数。

3.肝气犯胃证

（1）临床证候　呃逆声不断，情绪失调，如抑郁恼怒等，伴有嗳气，胸胁满闷。舌苔薄白，脉弦。

（2）辨证要点　呃逆，由情绪原因引起，伴有嗳气，胸胁满闷。舌苔薄白，脉弦。

4.饮食停滞证

（1）临床证候　呃声壮实有力，嗳腐吞酸，酸腐之味上冲，脘腹胀满。苔厚腻，脉滑。

（2）辨证要点　呃逆，嗳腐吞酸，酸腐之味上冲，脘腹胀满。苔厚腻，脉滑。

5.痰饮内阻证

（1）临床证候　呃逆频频，多因喜食生冷而致，脘腹胀满，头晕，胸闷恶心，痰多。苔白腻，脉弦滑。

（2）辨证要点　呃逆，脘腹胀满，胸闷恶心，痰多。苔白腻，脉弦滑。

6.瘀血阻滞证

（1）临床证候　呃逆久而不歇，胸腹疼痛如刺，痛处不移，夜间痛甚，口渴不欲饮。舌有瘀斑，脉弦或弦涩。

（2）辨证要点　呃逆，胸腹疼痛如刺，痛处不移，夜间痛甚。舌有瘀斑，脉弦或弦涩。

7.脾胃阳虚证

（1）临床证候　呃声低长无力，气不得续，泛吐清水，脘腹不舒，喜暖喜按，手足不温，食少乏力，大便溏薄。舌淡，苔薄白，脉沉细。

（2）辨证要点　呃逆，脘腹不舒，喜暖喜按，手足不温，食少乏力，大便溏薄。舌淡，苔薄白，脉沉细。

8.胃阴不足证

（1）临床证候　呃声短促而不连续，口舌干燥，不思饮食，或有烦渴，或食后饱胀，大便干结。舌红苔少，脉细数。

（2）辨证要点　呃逆，不思饮食，或有烦渴，大便干结。舌红苔少，脉细数。

三、鉴别诊断

1.干呕

呃逆为胃气上逆扰膈，冲喉而发，以呃呃作声，声短而频，不能自止为主要表现。干呕乃胃气上逆发出呕声，以无物吐出，不规律性发作等为主要表现。

2.嗳气

《黄帝内经》称为噫，俗称"饱嗝"，是胃中浊气蕴积上逆，声低，经食道由口排出，其声一般较长，常有酸腐之味而出，多在饱餐后出现，浊气排出后胃中舒适。其势较缓，常与饱食、情绪有关，与呃逆频频发出呃响声不同。

四、临床治疗

（一）提高临床疗效的要素

引起呃逆的因素较多，中医针灸、穴位贴敷、穴位注射、拔罐等外治疗法可在发作和缓解期持续应用，同时联合中药、西药治疗以及心理干预，有助于控制呃逆，并且根据辨证分型选择针对性的针灸疗法，有助于缓解症状，提高针灸疗效，达到调整气血、疏通经络、平衡阴阳的作用。

（二）辨病治疗

如果是功能性呃逆，早期可以采用一般治疗即可控制症状。如果是精神性呃逆，可给予暗示疗法，如静脉注射葡萄糖酸钙、氯化钙溶液等。呃逆或顽固性呃逆还可以由器质性病变引发，在一般治疗 24 小时无效后，不管是功能性呃逆还是器质性呃逆，均要尽早采用药物治疗。

（三）辨证治疗

1. 辨证论治

治法：胃中寒冷、脾胃虚寒者，温中散寒、通降腑气，针灸并用，补虚泻实；胃火上逆者，清胃泻火、降逆止呃；饮食停滞者，消食导滞、和胃降逆；肝气犯胃者，理气解郁、降逆止呃；痰饮内阻者，降逆化痰、和胃止呃；瘀血阻滞者，活血化瘀、降逆止呃；胃阴不足者，养阴生津、降逆止呃。取任脉腧穴为主。

主穴：膈俞、胃俞、膻中、内关、足三里。

配穴：寒呃加中脘；热呃加内庭；痰呃加丰隆、行间；瘀呃加期门；阴虚呃加

三阴交；虚寒加关元。

操作：中脘穴可用隔姜灸；内关、膈俞应以气至法激发针感至胸前；胃俞、足三里用补法；膻中以艾卷雀啄法灸之；内关平补平泻；三阴交用补法；关元用隔姜灸。

方义：本病病位在膈，所以可用膈俞利膈止呃；胃俞为胃之背俞穴，可健胃；膻中穴位置近膈，又为气会，可理气降逆；内关通阴维脉，又为手厥阴心包经的络穴，可宽胸利膈，畅通三焦气机；足三里为胃经下合穴。诸穴相配，可和胃降逆止呕。

2. 成药应用

藿香正气软胶囊

用法：每次 0.9~1.8g，每日 2 次。

功效主治：解表化湿，理气和中。用于外感风寒、内伤湿滞或夏伤暑湿所致呃逆。

制剂规格：每粒 0.45g。

注意事项：忌烟、酒及辛辣、生冷、油腻食物，饮食宜清淡。不宜在服药期间同时服用滋补性中药。有高血压、心脏病、肝病、糖尿病、肾病等慢性病，病情严重者，以及儿童、孕妇、哺乳期女性、年老体弱者，应在医师指导下服用。严格按用法用量服用，本品不宜长期服用。服药 3 天症状无缓解，应去医院就诊。对本品过敏者禁用，本品性状发生改变时禁用，过敏体质者慎用。儿童必须在成人监护下使用。

（四）其他疗法

1. 指针

取穴：翳风、攒竹、鱼腰、天突。任取一穴，用拇指或中指重力按压，以患者能耐受为度，连续按揉 1~3 分钟，同时令患者深吸气后屏住呼吸，常能立即止呃。

2. 耳针

取膈、胃、神门、相应病变脏腑（肺、

脾、肝、肾），以毫针强刺激。也可用耳针埋藏或用王不留行籽贴压。

3. 董氏奇穴

马良福等以董氏奇穴——心膝穴、天士穴和其经验穴（空前穴）治疗顽固性呃逆，确有疗效。

4. 穴位注射

穴位选择上以足三里、内关、膈俞、耳穴、中脘等穴使用频率较高，多为单穴（双侧）或对穴（双侧），药物常用甲氧氯普胺、盐酸异丙嗪、山莨菪碱、维生素 B_1、维生素 B_{12}、维生素 B_6、氯丙嗪等改善胃肠道痉挛的药物，其临床有效率较高，临床应用率亦较高，值得进一步研究和推广。

5. 拔罐

取穴：膈俞、肝俞、胆俞、脾俞、期门、中脘、膻中。先在背部腧穴拔火罐4~6个，然后再拔腹部腧穴，留罐15~20分钟。

6. 中药外敷

（1）实证呃逆　麝香粉0.5g，放入神阙穴内，以伤湿止痛膏固定，适用于实证呃逆，尤其以肝郁气滞者取效更捷。

（2）肝、肾气逆引起的呃逆　吴茱萸10g，研细末，用醋调成膏状，敷于双侧涌泉穴，以胶布或伤湿止痛膏固定，可引气火下行，适用于各种呃逆，对肝、肾气逆引起的呃逆尤为适用。

（五）医家诊疗经验

杜元灏教授采用针灸治疗顽固性呃逆，在临床和教学中，他通常把疾病分为躯体病（阳病）与内脏病（阴病）。杜教授认为在治疗内脏疾病方面，传统经络学说中俞募穴概念的产生，与传统经络的纵向选穴有别，其揭示了人体体表与内脏的横向联系，而夹脊穴也正是这种横向联系的体现。杜教授在治疗顽固性呃逆时，基于《灵枢·杂病》中呃逆的外治法，提出了"平抑胃气，调神止呃"的治疗原则，依据经络理论选取颈夹脊、天鼎穴、耳穴"胃"，其中，参考神经解剖生理学理论精简选取了颈3~5夹脊穴；悬雍垂、星状神经节针刺点是依据肌筋膜激痛点理论、神经解剖学理论和神经生理学理论来选取的，是杜教授治疗本病的创新所在，且用经络理论解释也非常得当。

五、预后转归

偶然出现呃逆且症状较轻，并治疗及时得当，可以很快恢复。如果迁延时间久或者不予处理，可出现气滞痰阻、血瘀气滞、痰瘀互结、肝郁脾虚等复杂证候，一般治疗效果比较缓慢。危重病患者如果出现顽固性呃逆，则多是病情恶化的表现。

六、预防调护

（一）预防

保持愉悦的心情，平时要时刻注意保暖，尽量避免外邪侵袭。饮食应规律，呃逆发作时可以适量服米粥、面片等。对于频频发作者，也要避免恐惧心理。对于呃逆伴有其他症状者，要积极寻找病因，有急慢性疾病的，应积极治疗原发病证。

（二）调护

属寒呃者，可以适量饮用温开水，属热呃者可以饮用冷饮，缓缓饮之。可以进食容易消化的食物，不要食用辛辣厚味等。

主要参考文献

［1］甘朵，刘颖，毕成玉，等．针刺干预对肝癌患者TACE术后顽固性呃逆的护理效果观察［J］．四川中医，2020，38（8）：210-213.

［2］李泽鑫，秦懿囡，杜元灏．杜元灏教授针刺治疗顽固性呃逆经验［J］．天津中药，2021，38（12）：1577-1580.

第二十六节　泄泻

泄泻，又称"鹜溏""飧泄""注下"等，是以排便次数增多、粪便稀溏甚至泻出如水样为主症的疾病。泄泻是一种常见的脾胃肠病证，一年四季均可发生，但以夏秋两季较为多见。

本病可见于西医学中的多种疾病，如急慢性肠炎、炎症性肠病、肠结核、肠易激综合征、肠道肿瘤、吸收不良综合征等。

一、病因病机

（一）西医学认识

根据病理生理，泄泻可分为高渗性、吸收障碍性、分泌性、运动性四类。每日肠道内增加数百毫升水分就可引起腹泻。

（二）中医学认识

泄泻的病因是多方面的，主要有感受外邪、饮食不节、情志失调、脾胃虚弱、命门火衰等。这些病因导致脾虚湿盛，脾失健运，大小肠传化失常，升降失调，清浊不分，最终形成泄泻。

1. 感受外淫

六淫外邪伤人，主要以湿为主，常夹杂寒、暑、热等病邪，导致肠胃功能失调，皆使人发生泄泻，脾脏喜燥而恶湿，外来之湿入侵则最容易困遏脾阳，从而影响脾的运化功能，导致泄泻。寒邪或者暑邪也能直接影响脾胃，使脾胃功能失调，运化失常，清浊不分，而成泄泻。

2. 饮食所伤

脾胃为仓廪之官，脾主运化水谷精微；胃主受纳，腐熟水谷。若饮食过量，宿食内停；或过食肥甘厚味，呆胃滞脾，湿热内蕴；或误食馊腐不洁之物，伤及肠胃；或过食生冷，导致寒湿交阻等，皆可影响

脾胃的运化功能，致使脾胃的传导失司，升降失调，水谷停滞而导致泄泻。

3. 情志不舒

郁怒伤肝，肝失疏泄，木横乘土，脾胃受制，运化失常，或忧思气结，脾运阻滞，均致水谷不化，下趋肠道为泻。若素体脾虚湿盛，运化无力，复因情志刺激、精神紧张或于怒时进食，亦可致肝脾失调，形成泄泻。

4. 脾胃虚弱

脾主运化，胃主受纳，若因长期饮食失调，劳倦内伤，久病缠绵，均可导致脾胃虚弱，中阳不健，运化无权。中焦不能受纳水谷和运化精微，则清气下陷，水谷糟粕混杂而下，遂成泄泻。

5. 脾肾阳虚

久病之后，肾阳损伤，或年老体衰，阳气不足，命门火衰，不能助脾，则水谷不化，而为泄泻。

6. 中气下陷

久病失治误治，导致中气被损伤引起中气下陷，不能提升阳气，故而不能发挥温煦作用，则水谷不化，成为泄泻。

泄泻的病因有外感、内伤之分，外感之中湿邪最为重要，脾恶湿，外来湿邪，最易困阻脾土，致脾失健运，升降失调，水谷不化，清浊不分，混杂而下，形成泄泻，其他诸多外邪只有与湿邪相兼，方能致泻。内伤当中脾虚最为关键，泄泻的病位在脾、胃、肠，脾虚健运失职，清气不升，清浊不分，自可成泻，其他诸如寒、热、湿、食等内、外之邪，以及肝肾等脏腑功能失调所致的泄泻，都只有在伤脾的基础上才能引起泄泻。同时，在发病和病变过程中外邪与内伤，外湿与内湿之间常相互影响，外湿最易伤脾，脾虚又易生湿，互为因果。本病的基本病机是脾虚湿盛致使脾失健运，大小肠传化失常，升降失调，清浊不分。脾虚湿盛是导致本病发生的关键因素。

二、临床诊断

（一）辨病诊断

泄泻具有大便次数增多，粪质稀薄，甚至泻出如水样的临床特征。其中，以粪质清稀为必备条件，常兼有腹胀腹痛、肠鸣、食少纳呆、小便不利等症状。本病起病或缓或急，常有反复发作史，常因外感寒热湿邪，内伤于饮食、情志、劳倦、脏腑功能失调等诱发或加重。但须除外其他病证中出现的泄泻症状。

（二）辨证诊断

1. 寒湿停滞证

（1）临床证候　泻下清稀，严重时如水样，腹痛伴有肠鸣，痞满，脘腹胀闷，食少，或者兼有外感症状即恶寒发热、鼻塞头痛、肢体酸痛等症。舌薄白或白腻，脉濡缓。

（2）辨证要点　泻下清稀，严重时如水样，或者兼有外感症状。舌薄白或白腻，脉濡缓。

2. 湿热壅滞证

（1）临床证候　腹痛即泻，泻下急迫，势如水注，或泻下不爽，粪色黄褐而臭，烦热口渴，小便短赤，肛门灼热。舌质红，苔黄腻，脉濡数或滑数。

（2）辨证要点　泻下急迫，粪色黄褐而臭，烦热口渴，肛门灼热。舌质红，苔黄腻，脉濡数或滑数。

3. 暑湿壅滞证

（1）临床证候　发于盛夏之时，腹痛泄泻，泻下如水，暴急量多，粪色黄褐，伴见发热心烦，胸闷脘痞，泛恶纳呆，自汗面垢，口渴尿赤。

（2）辨证要点　盛夏之时，腹痛泄泻，泻下如水，暴急量多，粪色黄褐，伴见发热心烦，胸闷脘痞。

4. 饮食停滞证

（1）临床证候　腹痛肠鸣，泻后痛减，泻下粪便臭如败卵，夹有不消化之物，伴见脘腹痞满，嗳腐酸臭，不思饮食。

（2）辨证要点　腹痞满，嗳腐酸臭，不思饮食。

5. 脾虚泄泻

（1）临床证候　稍进油腻食物或饮食稍多，大便次数即明显增多，发生泄泻。大便伴有不消化食物，时泻时溏，迁延反复，饮食减少，食后脘闷不舒，面色萎黄，神疲倦怠。舌淡苔白，脉细弱。

（2）辨证要点　泄泻，大便伴有不消化食物，时泻时溏，面色萎黄，神疲倦怠。舌淡苔白，脉细弱。

6. 肾虚泄泻

（1）临床证候　黎明之前脐腹作痛，肠鸣即泻，泻下完谷，泻后即安，小腹冷痛，形寒肢冷，腰膝酸软。舌淡苔白，脉细弱。

（2）辨证要点　黎明之前脐腹作痛，肠鸣即泻，形寒肢冷，腰膝酸软。舌淡苔白，脉细弱。

7. 肝郁泄泻

（1）临床证候　每逢抑郁恼怒，或情绪紧张之时，即发生腹痛泄泻，腹中雷鸣，攻窜作痛，腹痛即泻，泻后痛减，矢气频作，胸胁胀闷，嗳气食少。舌淡，脉弦。

（2）辨证要点　腹中雷鸣，攻窜作痛，腹痛即泻，泻后痛减，矢气频作。舌淡，脉弦。

三、鉴别诊断

1. 痢疾与泄泻

两者均系大便次数增多，粪质稀薄的病证。痢疾以腹痛，里急后重，便下赤白脓血为主症，而泄泻以大便次数增多，粪质稀薄，甚至泻出如水样为主症，其大便中无脓血，也无里急后重，腹痛也或有或无。

2. 霍乱与泄泻

霍乱是一种猝然起病，伴剧烈上吐下泻、吐泻并作的病证。泄泻与霍乱相比，同有大便清稀如水的症状，故须鉴别。霍乱的发病特点是来势急骤，变化迅速，病情凶险，起病时常先突然腹痛，继则吐泻交作，所吐之物均为未消化之食物，气味酸腐热臭，所泻之物多为黄色粪水，或如米泔，常伴恶寒发热，部分患者在吐泻之后，津液耗伤，迅速消瘦，或发生转筋，腹中绞痛，若吐泻剧烈，则见面色苍白，目眶凹陷，汗出肢冷等津竭阳衰之危候。而泄泻只以大便次数增多，粪质稀薄，甚至泻出如水样为主症，一般起病不急骤，泻水量不大，无米泔水样便，津伤较轻，无危症。

四、临床治疗

（一）提高临床疗效的要素

（1）辨寒热虚实　粪质清稀如水，或稀薄清冷，完谷不化，腹中冷痛，肠鸣，畏寒喜温，常因饮食生冷而诱发者，多属寒证；粪便黄褐，臭味较重，泻下急迫，肛门灼热，常因进食辛辣燥热食物而诱发者，多属热证；病程较长，腹痛不甚且喜按，小便利，口不渴，稍进油腻或饮食稍多即泻者，多属虚证；起病急，病程短，脘腹胀满，腹痛拒按，泻后痛减，泻下物臭秽者，多属实证。

（2）辨泻下物　大便清稀，或如水样，泻物腥秽者，多属寒湿之证；大便稀溏，其色黄褐，泻物臭秽者，多系湿热之证；大便溏垢，完谷不化，臭如败卵，多为伤食之证。

（3）辨轻重缓急　泄泻而饮食如常为轻证；泄泻而不能食，消瘦，或暴泻无度，或久泻滑脱不禁为重证；急性起病，病程

短为急性泄泻；病程长，病势缓为慢性泄泻。

（4）辨病位（脾、肝、肾）　稍有饮食不慎或劳倦过度泄泻即作或复发，食后脘闷不舒，面色萎黄，倦怠乏力，多病位在脾；泄泻反复不愈，每因情志因素使泄泻发作或加重，腹痛肠鸣即泻，泻后痛减，矢气频作，胸胁胀闷者，多病位在肝；五更泄泻，完谷不化，小腹冷痛，腰酸肢冷者，多病位在肾。

（二）辨病治疗

应对患者实施个体化的治疗方案，对应激事件引起腹泻的患者，进行详细的病情解释，可缓解其焦虑情绪。对改变生活方式无效者，可应用考来烯胺治疗，但由于其有不良反应，患者治疗依从性较差。

（三）辨证治疗

1. 急性泄泻

治法：除湿导滞，通调腑气。取足阳明、足太阴经穴为主。

主穴：天枢、上巨虚、阴陵泉、中脘。

配穴：寒湿者，加神阙；湿热者，加内庭、曲池；食滞者，加中脘、梁门。

操作：毫针泻法。神阙用隔姜灸法。

方义：本病病位在肠，故取大肠募穴天枢，与大肠之下合穴上巨虚合用，调理肠腑而止泻；阴陵泉为足太阴脾经之合穴，具有清利湿热、健脾理气之功；中脘为胃之募穴，八会穴之腑会。且位于胃体中部，具有和胃健脾、降逆利水之功用。四穴合用，标本兼治，泄泻自止。

2. 慢性泄泻

治法：健脾温肾，固本止泻。取任脉及足阳明、足太阴经穴为主。

主穴：天枢、足三里、大肠俞、三阴交。

配穴：脾虚者，加脾俞、太白；肝

郁者，加太冲；肾虚者，加肾俞、命门、关元。

操作：神阙用灸法；天枢用平补平泻法；足三里、公孙用补法。配穴按虚补实泻法操作。

方义：方中取大肠募穴天枢，加以大肠背俞穴大肠俞成俞募配穴，有调理脏腑、健脾止泻之功；足三里具有调理脾胃、补中益气之效，加三阴交可健脾利湿，兼调理肝肾。

（四）其他疗法

1. 穴位注射法

选天枢、上巨虚。用小檗碱注射液，或用维生素 B_1、B_{12} 注射液，每穴每次注射 0.5~1ml，每日或隔日 1 次。

2. 芒针法

实证：大肠俞、秩边、水道。虚证：肾俞、提托、志室透命门、小肠俞。

3. 耳针法

选大肠、胃、脾、肝、肾、交感。每次选 3~4 个穴位，以毫针刺，中等刺激。亦可用揿针埋藏或用王不留行籽贴压。

4. 拔罐法

取穴：天枢、关元、大肠俞、小肠俞。方法：留罐 10 分钟，每日两次。

5. 隔药饼灸或隔姜灸法

以腹部穴位为主，每穴灸 5~7 壮，每日或隔日 1 次，30 次为 1 个疗程，适用于慢性腹泻。

（五）医家诊疗经验

全国名老中医路绍祖认为，泄泻的基本病机是脾胃功能障碍，脾胃运化失职，水谷不能及时转输，内停成湿。泄泻日久则伤脾，脾虚更甚，而致脾虚湿甚，互为因果，恶性循环，泄泻反复难愈。另外肝脾不调，肝郁脾虚也为本病发生的病机，人们工作繁忙，压力极大，加之饮食起居无常，与慢性泄泻的发作息息相关。路老在进行治疗时注重辨证求因，以求准确施治，脾虚者运脾化湿，取梁门、上巨虚、天枢、内关、足三里、三阴交等穴进行治疗，肝郁者抑肝扶脾，常取足三里、三阴交、期门、太冲、肝俞等穴进行治疗，肾阳虚者补火暖土，常取中脘、足三里、肾俞、命门、天枢等穴治疗；路老认为脏腑功能失调往往在其相应的特定穴上出现部分异常表现，针刺相应的特定穴位可以对有关脏腑功能的失调起到特殊的治疗作用。在治疗慢性腹泻时选用募穴、合穴、交会穴、络穴、八脉交会穴等，如天枢、三阴交、内关，天枢为大肠募穴，对大肠疾病有相应的治疗作用，加上天枢有双向调节作用，腹泻时针刺天枢有止泻作用；久泻伤及肝肾，三阴交为足三阴经交会穴，对调理肝、脾、肾有较好疗效；路老认为耳为气血百汇之处，治疗本病可选择肝、胆、脾、胃、大肠、腹、十二指肠等耳穴，肝郁脾虚加神门、交感、皮质下，肾阳虚时加用肾，以王不留行籽贴于耳部穴位，针刺联合耳穴，双管齐下，以达到更好的疗效。

五、预后转归

急性泄泻经过恰当治疗，绝大多数患者能够治愈；只有少数患者失治误治，或反复发作者，导致病程迁延，日久不愈，由实转虚，变为慢性泄泻；亦有极少数患者因暴泻无度，耗气伤津，造成亡阴亡阳之变。慢性泄泻一般经正确治疗，能获愈，部分病例反复发作，可由脾虚而致中气下陷；脾虚可以及肾，或脾肾相互影响，以致脾肾同病，则病情趋向加重；若久泻者，突见泄泻无度，水浆不入，呼吸微弱，形体消瘦，身寒肢冷，脉微细欲绝，是脾气下陷，肾失固摄，阴阳离绝之危候，多预后不良。

六、预防调护

平时要养成良好的卫生习惯，不饮生水，忌食腐馊变质饮食，少食生冷瓜果；居处冷暖应适宜；并可结合食疗健脾益胃。一些急性泄泻患者可暂禁食，以利于病情的恢复；对重度泄泻者，应注意防止津液亏损，及时补充体液。一般情况下可给予流质或半流质饮食。

主要参考文献

[1]范文斌. 论慢性腹泻的辨证施治［J］. 中外健康文摘，2010，7（18）：352-353.

[2]杨昆蓉，褚贵保. 慢性泄泻的中医辨治［J］. 中国医药指南，2012，10（23）：283-284.

[3]左倩玉，吴高鑫，张小珊，等. 全国名老中医路绍祖针灸治疗慢性泄泻经验浅析［J］. 中医临床研究，2015，7（23）：27-29.

第二十七节 便秘

便秘是指大便排出困难，排便周期延长或周期不长，但粪质干结，排出艰难，或粪质不硬，虽频频有便意但以排便不畅为主要表现的病证。

本病可见于西医学中的功能性便秘、肠易激综合征、肠炎恢复期、直肠及肛门疾病所致之便秘、药物性便秘、内分泌及代谢性疾病所致的便秘以及肌力减退所致的便秘等。

一、病因病机

（一）西医学认识

便秘从病因上可分为器质性和功能性两类。器质性便秘由肠管器质性病变、直肠病变、肛门病变、内分泌或代谢性疾病、系统性疾病、神经系统疾病、肠管平滑肌或神经源性病变、结肠神经-肌肉病变、神经心理障碍、药物性因素等引起；功能性便秘病因尚不明确，其发生与饮食、工作、年龄等多种因素有关。

（二）中医学认识

便秘的病因是多方面的，其中主要的有外感寒热之邪，内伤饮食情志，病后体虚，阴阳气血不足等。本病病位在大肠，并与脾胃肺肝肾密切相关。脾虚传送无力、糟粕内停，致大肠传导功能失常，而成便秘；胃与肠相连，胃热炽盛，下传大肠，燔灼津液，大肠热盛，燥屎内结，可成便秘；肺与大肠相表里，肺之燥热下移大肠，则大肠传导功能失常，而成便秘；肝主疏泄气机，若肝气郁滞，则气滞不行，腑气不能畅通；肾主五液而司二便，若肾阴不足，则肠道失润，若肾阳不足则大肠失于温煦而传送无力，大便不通，均可导致便秘。其病因病机归纳起来，大致可分以下几个方面。

（1）肠胃积热 素体阳盛；或热病之后，余热留恋；或肺热肺燥，下移大肠；或过食醇酒厚味；或过食辛辣；或过服热药，均可致肠胃积热，耗伤津液，肠道干涩失润，粪质干燥，难于排出，形成所谓的"热秘"。如《景岳全书·秘结》曰："阳结证，必因邪火有余，以致津液干燥。"

（2）气机郁滞 忧愁思虑，脾伤气结；或抑郁恼怒，肝郁气滞；或久坐少动，气机不利，均可导致腑气郁滞，通降失常，传导失职，糟粕内停，不得下行，或欲便不出，或出而不畅，或大便干结而成气秘。如《金匮翼·便秘》曰："气秘者，气内滞而物不行也。"

（3）阴寒积滞 恣食生冷，凝滞胃肠；或外感寒邪，直中肠胃；或过服寒凉，阴寒内结，均可导致阴寒内盛，凝滞胃肠，传导失常，糟粕不行，而成冷秘。如《金匮翼·便秘》曰："冷秘者，寒冷之气，横于肠胃，凝阴固结，阳气不行，津液不通。"

（4）气虚阳衰　饮食劳倦，脾胃受损；或素体虚弱，阳气不足；或年老体弱，气虚阳衰；或久病产后，正气未复；或过食生冷，损伤阳气；或苦寒攻伐，伤阳耗气，均可导致气虚阳衰，气虚则大肠传导无力，阳虚则肠道失于温煦，阴寒内结，便下无力，使排便时间延长，形成便秘。如《景岳全书·秘结》曰："凡下焦阳虚，则阳气不行，阳气不行则不能传送，而阴凝于下，此阳虚而阴结也。"

（5）阴亏血少　素体阴虚，津亏血少；或病后产后，阴血虚少；或失血夺汗，伤津亡血；或年高体弱，阴血亏虚；或过食辛香燥热，损耗阴血，均可导致阴亏血少。血虚则大肠不荣，阴亏则大肠干涩，肠道失润，大便干结，便下困难，而成便秘。如《医宗必读·大便不通》说："更有老年津液干枯，妇人产后亡血，及发汗利小便，病后血气未复，皆能秘结。"

上述各种病因病机之间常常相兼为病，或互相转化，如肠胃积热与气机郁滞可以并见，阴寒积滞与阳气虚衰可以相兼；气机郁滞日久化热，可导致热结；热结日久，耗伤阴津，又可转化成阴虚等。然而，便秘总以虚实为纲，冷秘、热秘、气秘属实，阴阳气血不足所致者则属虚。虚实之间可以转化，可由虚转实，也可因虚致实而虚实并见。归纳起来，形成便秘的基本病机是邪滞大肠，腑气闭塞不通，或肠失温润，推动无力，导致大肠传导功能失常。病性可概括为虚、实、寒、热，而病位在大肠，与肝、肾、脾、胃、肺等脏腑功能失调密切相关。

二、临床诊断

（一）辨病诊断

便秘的临床表现为大便排出困难，排便时间或／和排便间隔时间延长，粪质多干硬。本病起病缓慢，多属慢性病变过程，常伴有腹胀腹痛、头晕头胀、嗳气食少、心烦失眠、肛裂、出血、痔疮以及汗出、气短乏力、心悸头晕等症状。应根据患者临床表现，结合相关检查，进行诊断。

（二）辨证诊断

1.肠胃积热证

（1）临床证候　大便秘结，腹胀腹痛，面红身热，口干口臭，心烦不安，小便短赤。舌红，苔黄燥，脉滑数。

（2）辨证要点　便秘，面红身热，口干口臭。舌红，苔黄燥，脉滑数。

2.气机郁滞证

（1）临床证候　大便秘结，或不甚干结，欲便不得出，或便而不畅，肠鸣矢气，腹中胀痛，胸胁满闷，嗳气频作，饮食减少。舌苔薄腻，脉弦。

（2）辨证要点　便秘，肠鸣矢气，腹胀痛，胸胁满闷，嗳气频作。舌苔薄腻，脉弦。

3.阴寒积滞证

（1）临床证候　大便艰涩，腹痛拘急，胀满拒按，胁下偏痛，手足不温，呃逆呕吐。舌苔白腻。

（2）辨证要点　大便艰涩，腹痛拘急，手足不温。

4.气虚便秘

（1）临床证候　粪质并不干硬，也有便意，但临厕排便困难，需努挣方出，挣得汗出短气，便后乏力，体质虚弱，面白神疲，肢倦懒言。舌淡苔白，脉弱。

（2）辨证要点　排便困难，便后乏力，

体质虚弱，面白神疲，肢倦懒言。舌淡苔白，脉弱。

5. 血虚便秘

（1）临床证候　大便干结，排出困难，面色无华，心悸气短，健忘，口唇色淡。脉细。

（2）辨证要点　大便干结，面色无华，心悸气短，口唇色淡。脉细。

6. 阴虚便秘

（1）临床证候　大便干结，如羊屎状，形体消瘦，头晕耳鸣，心烦失眠，潮热盗汗，腰酸膝软。舌红少苔，脉细数。

（2）辨证要点　便秘，形体消瘦，潮热盗汗，腰酸膝软。舌红少苔，脉细数。

7. 阳虚便秘

（1）临床证候　大便或干或不干，皆排出困难，小便清长，面色㿠白，四肢不温，腹中冷痛，得热痛减，腰膝冷痛。舌淡苔白，脉沉迟。

（2）辨证要点　便秘，小便清长，面色㿠白，四肢不温，腹中冷痛，得热痛减，腰膝冷痛。舌淡苔白，脉沉迟。

三、鉴别诊断

便秘应与"积聚"相鉴别，积聚、便秘均可在腹部出现包块。便秘者，常出现在左下腹，而积聚的包块在腹部各处均可出现；便秘多可扪及条索状物，积聚则形状不定；便秘之包块排便后消失，积聚之包块则与排便无关。

四、临床治疗

（一）提高临床疗效的要素

（1）辨病辨证相结合　在习惯性便秘的诊疗中，重视中西医结合，不过分拘泥于西医诊断和辅助检查而放弃中医固有的辨证论治，在中医辨证的同时参以西医辨病，做到辨病与辨证相结合，能发挥中西医结合之优势，避免诊断和治疗失误。

（2）四诊合参详辨证　临证做到望、闻、问、切四诊合参，抓住其主症，结合兼症，谨慎取舍，综合分析，注意其类证鉴别，详加辨证，以找出习惯性便秘的发病机制，可确立正确的临床证型，避免辨证上的失误，制定适宜的治则和方药。

（3）避免一法治多证　肠胃积热是习惯性便秘最常见的证型，泻热导滞通便是其主要治则，但不是唯一法则。应根据中医辨证论治的原则进行诊治，不可用泻热导滞通便一法去治多种证型，应依不同证型谨慎选方用药，避免不加分析地一概论之，防止治法用药失误。

（4）注意调养防复发　自我调养在习惯性便秘的治疗康复中占有重要地位，不良的生活习惯容易使病情反复。习惯性便秘患者应养成良好的生活习惯，合理安排工作生活，少食辛辣、肥腻之品，定时排便，适当增加运动，避免病情反复。

（二）辨病治疗

习惯性便秘：多吃膳食纤维，根据各自身体状况，适当增加运动。每天定时排便。对于各种原因引起的便秘，治疗应根据患者的具体情况而采用个体化方案，积极寻找并祛除诱因，减轻症状。治疗多为对症处理。

（三）辨证治疗

治法：通调腑气，润肠通便。热秘、气秘只针不灸，用泻法；冷秘针灸并用，用泻法；虚秘针灸并用，用补法。

主穴：天枢、大肠俞、上巨虚、支沟、照海。

配穴：①热结便秘，加内庭、大横、曲池以清泄腑热；②气滞便秘，加太冲、阳陵泉以疏调气机；③气虚便秘，加肺俞、脾俞、足三里以益气润肠；④血虚便秘，加脾俞、足三里、膈俞养血润燥；⑤阴虚便秘，加太溪、照海滋阴通便；⑥阳虚便秘，加肾俞、命门、大横、（灸）神阙以温阳通便。

操作：毫针泻法。神阙用隔姜灸法。

方义：便秘病位在肠，故取天枢与大肠俞同用，属俞募配穴，再加下合穴上巨虚"合治内腑"，三穴共用，更能通调大肠腑气；支沟、照海合用，为治疗便秘之经验效穴，支沟调理三焦气机以通腑气，照海养阴以增液行舟。

（四）其他疗法

1.推拿

在大腿部内侧大筋（股内侧肌群）外，以手握住，用力捏动，每侧2~3次，至患者感到有肠鸣音增加为止，每日1次。

2.耳针

取大肠、直肠下段、三焦、腹、肝、脾、肾。每次酌选3~5个穴位，毫针浅刺；也可用王不留行籽贴压。

3.电针

选大横、下巨虚穴；石门、支沟穴。操作方法：通电10~20分钟，采用疏密波。每日1次。两组穴位交替使用。

4.刺血拔罐

取穴：大肠俞、小肠俞、气海俞。方法：每次取2个穴位，用三棱针点刺出血，以乙醇闪火法置罐。

5.艾灸

治疗冷秘和虚秘。神阙穴、天枢穴、关元穴、脾俞穴、气海穴用雀啄灸法。每次灸30分钟。每日1次，10次为1个疗程。

6.梅花针

用梅花针叩击骶部，虚证用轻度手法，实证用中度或重度手法。隔日治疗1次，10次为1个疗程。

7.中药外敷

（1）冷秘　大葱白200g、白胡椒100g，共捣烂成糊状，用薄膜贴于左腹结穴处。

（2）实证　芫花、大戟各1g，枣泥调匀，敷脐通便。

（五）医家诊疗经验

1.周德安教授针刺治疗脑卒中后便秘经验

在《针灸八要》中，周德安教授首先将便秘按照病因分为虚、实两大类，脑卒中后便秘由脑卒中引发，卒中病位在脑，应注重"神"的重要性；便秘病位在肠，六腑以通为用。周教授强调治病先治神，治脑先治神，以镇静安神和补益安神为主，同时行气通腑，使腑气调达，则大便通畅。周教授针刺治疗脑卒中及其并发症、后遗症，总承自"金针"王乐亭的"中风十三治"法，常用手足十二针、老十针、督脉十三针等针灸方，并自创了一系列治疗脑卒中后便秘针灸方，如"补中益气方""大承气方""润肠方"等，临床疗效显著。老年或久病伤阴、气虚津亏之习惯性便秘者，采用针灸润肠方，主穴为天枢、支沟、照海、阳陵泉。天枢调肠胃、疏腑气；支沟为手少阳三焦经穴，疏通三焦气机以通腑气；阳陵泉为胆经合穴，疏通少阳气机以疏肝理气，支沟配伍阳陵泉加强运化和通便泻下作用；照海为肾经穴，肾主水，此穴可助水液蒸腾气化，以增液行舟，功专养阴生津润燥，与上述诸穴配伍，可达润肠通便之功。实证取穴主穴为天枢、阳陵泉、足三里、丰隆。丰隆，胃经之络穴，其攻积通便之力最佳，不仅有攻逐顽痰之功，又具强力清热、导滞、降浊之效。

2.王乐亭用"老十针"防治中风后便秘

名老中医王乐亭教授根据其长期治疗脾胃系疾病的实践经验和其"治其本，以胃为先"的学术思想，总结出针灸处方老十针。穴位组成：主穴选足三里（双）、中脘，配穴选内关（双）、天枢（双）、气海、上脘、下脘。中脘为腑会、胃之募穴，为足阳明胃经经气汇聚之处，配以上脘、下脘，可健运中州，升清降浊，调理中焦气机。足三里为胃经之合穴、下合穴，"合治内腑"，补之可益气升清，泻之可降逆化浊，通过针刺补泻可达健脾和胃、通调腑气之功。中脘配足三里可调中益气、升清降浊。天枢为大肠募穴，可调理肠胃、消积导滞。气海可温固下元，与中脘相配可助其益气升阳之功。内关为手厥阴心包经之络穴，又为阴维脉交会穴，手厥阴经脉下膈络三焦，阴维脉主一身之里，具有调理三焦气机的作用，配以中脘、足三里，可助其升清降浊、调中益气之功。诸穴相配共奏健脾和胃、理气和血、调理中焦、升清降浊之效。

五、预后转归

由于腑气不通，浊气不降，便秘常可引起腹胀、腹痛、头晕、头胀、食欲减退、睡眠不安等症，便秘日久，可引起肛裂、痔疮。便秘一病，若积极治疗，并结合饮食、情志、运动等调护，多能在短期内治愈，年老体弱及产后病后等体虚便秘者多为气血不足，阴寒凝聚，治疗宜缓缓图之，难求速效。

六、预防调护

（1）避免进食过少或食品过于精细。

（2）避免排便习惯受到干扰 由于精神因素、生活规律的改变、长途旅行过度疲劳等未能及时排便，易引起便秘。

（3）避免滥用泻药 滥用泻药会使肠道的敏感性减弱，形成对某些泻药的依赖性，造成便秘。

（4）合理安排生活和工作，做到劳逸结合。适当的文体活动，特别是对腹肌的锻炼，有利于胃肠功能的改善，对于久坐少动和精神高度集中的脑力劳动者更为重要。

（5）养成良好的排便习惯，每日定时排便，形成条件反射，建立良好的排便规律。有便意时不要忽视，及时排便。排便的环境和姿势尽量方便，免得抑制便意、破坏排便习惯。

（6）建议患者每天至少喝6杯250ml的水，进行中等强度的锻炼，并养成定时排便的习惯（每天2次，每次15分钟）。睡醒及餐后结肠的动作电位活动增强，将粪便向结肠远端推进，故晨起及餐后是最易排便的时间。

（7）及时治疗肛裂、肛周感染、子宫附件炎等疾病，泻药应用要谨慎，不要使用洗肠等强烈刺激方法。

主要参考文献

［1］黄驭，段高峰，高彬，等. 功能性便秘中医研究进展［J］. 实用中医药杂志，2013，29（2）：149-152.

［2］王海明. 便秘从气调补五法［J］. 中医临床研究，2014，6（24）：24-26.

［3］窦宝峰，王威，徐日. 针刺治疗便秘型肠易激综合征对照研究［J］. 实用中医内科杂志，2012，26（18）：80-81.

［4］张晓辰，刘凤珍，余峰，等. 耳穴磁珠贴压联合针灸治疗老年功能性便秘的疗效及对中医证候积分、直肠感觉功能的影响［J］. 河南中医，2022，42（2）：306-309.

［5］曾慧，孙敬青，周德安. 周德安针刺治疗脑卒中后便秘经验探析［J］. 北京中医药，2019，38（12）：1189-1191.

［6］杜鑫，马婷婷，张天麒，等. 从肝病实脾谈王乐亭老十针防治中风后胃肠功能障碍［J］. 四川中医，2016，34（9）：1-3.

第二十八节　胁痛

胁痛是以一侧或两侧胁肋部疼痛为主要表现的病证。胁，指侧胸部，为腋以下至第十二肋骨部位的统称。

胁痛病证可与西医多种疾病相联系，如急性肝炎、慢性肝炎、肝硬化、肝寄生虫病、肝癌、急性胆囊炎、慢性胆囊炎、胆系结石、慢性胰腺炎、胁肋外伤以及肋间神经痛等。以上疾病若以胁痛为主要症状时皆可参考本节辨证论治。

一、病因病机

（一）西医学认识

胁痛可与西医多种疾病相联系，如急、慢性肝炎、肝硬化、原发性肝癌、急慢性胆囊炎、慢性胰腺炎以及胸神经根（即肋间神经）。由于不同原因的损害，如胸椎退变、胸椎损伤、胸椎结核、肿瘤、胸椎硬脊膜炎、强直性脊柱炎等疾病或纵隔、肋骨、胸膜病变，肋间神经受到压迫、刺激，出现炎性反应，从而引起肋间神经痛。

（二）中医学认识

胁痛主要责之于肝胆。因为肝位居于胁下，其经脉循行两胁，胆附于肝，与肝呈表里关系，其脉亦循于两胁。肝为刚脏，主疏泄，性喜条达；主藏血，体阴而用阳。若情志不舒，饮食不节，久病耗伤，劳倦过度，或外感湿热等病因，累及于肝胆，导致气滞、血瘀、湿热蕴结，肝胆疏泄不利，或肝阴不足，络脉失养，即可引起胁痛。其具体病因病机分述如下。

（1）肝气郁结　若情志不舒，或抑郁，或暴怒气逆，均可导致肝脉不畅，肝气郁结，气机阻滞，不通则痛，发为胁痛。如《金匮翼·胁痛统论》曰："肝郁胁痛者，悲哀恼怒，郁伤肝气。"肝气郁结胁痛，日久有化火、伤阴、血瘀之变。故《杂病源流犀烛·肝病源流》又云："气郁，由大怒气逆，或谋虑不决，皆令肝火动甚，以致肤胁肋痛。"

（2）瘀血阻络　气行则血行，气滞则血瘀。肝郁气滞可以及血，久则引起血行不畅而瘀血停留，或跌仆闪挫，恶血不化，均可致瘀血阻滞胁络，不通则痛，而成胁痛。故《临证指南医案·胁痛》曰："久病在络，气血皆窒。"《类证治裁·胁痛》谓："血瘀者，跌仆闪挫，恶血停留，按之痛甚。"

（3）湿热蕴结　外感湿热之邪，侵袭肝胆，或嗜食肥甘醇酒辛辣，损伤脾胃，脾失健运，生湿蕴热，内外之湿热，均可蕴结于肝胆，导致肝胆疏泄不利，气机阻滞，不通则痛，而成胁痛。《素问·刺热篇》云："肝热病者……胁满痛。"《证治汇补·胁痛》也曾谓："至于湿热郁火，劳役房色而病者，间亦有之。"

（4）肝阴不足　素体肾虚，或久病耗伤，或劳欲过度，均可使精血亏损，导致水不涵木，肝阴不足，络脉失养，不荣则痛，而成胁痛。正如《金匮翼·胁痛统论》所云："肝虚者，肝阴虚也，阴虚则脉细急，肝之脉贯膈布胁肋，阴虚血燥则经脉失养而痛。"

总之，胁痛主要责之于肝、胆，且与脾、胃、肾相关。病机转化较为复杂，既可由实转虚，又可由虚转实，而成虚实并见之证；既可气滞及血，又可血瘀阻气，以致气血同病。胁痛的基本病机为气滞、血瘀、湿热蕴结致肝胆疏泄不利，不通则痛，或肝阴不足，络脉失养，不荣则痛。

二、临床诊断

（一）辨病诊断

本病以胁肋部疼痛为主要特征。其痛或发于一侧，或同时发于两胁。疼痛性质可表现为胀痛、窜痛、刺痛、隐痛，多为拒按，间有喜按者。常反复发作，一般初起疼痛较重，久之则胁肋部隐痛时发。临床上，胁痛以右侧胁肋部疼痛为主者，其病多与肝胆疾患有关。

（二）辨证诊断

1. 肝气郁结证

（1）临床证候 胁肋胀痛，走窜不定，甚则连及胸肩背，且情志不舒则痛增，胸闷，善太息，得嗳气则舒，饮食减少，脘腹胀满。舌苔薄白，脉弦。

（2）辨证要点 胁肋胀痛，走窜不定，胸闷，善太息，得嗳气则舒。舌苔薄白，脉弦。

2. 瘀血阻络证

（1）临床证候 胁肋刺痛，痛处固定而拒按，疼痛持续不已，入夜尤甚，或胁下有积块，或面色晦暗。舌质紫暗，脉沉弦。

（2）辨证要点 胁肋刺痛，痛处固定拒按，或胁下有积块，或面色晦暗。舌质紫暗，脉沉弦。

3. 湿热蕴结证

（1）临床证候 胁肋胀痛，触痛明显而拒按，或引及肩背，伴有脘闷纳呆，恶心呕吐，厌食油腻，口干口苦，腹胀尿少，或有黄疸。舌苔黄腻，脉弦滑。

（2）辨证要点 胁痛，厌食油腻，口干口苦，或有黄疸。舌苔黄腻，脉弦滑。

4. 肝阴不足证

（1）临床证候 胁肋隐痛，绵绵不已，遇劳加重，口干咽燥，两目干涩，心中烦热，头晕目眩。舌红少苔，脉弦细数。

（2）辨证要点 胁肋隐痛，遇劳加重，两目干涩，心中烦热。舌红少苔，脉弦细数。

三、鉴别诊断

1. 胸痛

胸痛与胁痛均可出现胸部疼痛，故二者需鉴别。不过胁痛的疼痛部位在胁肋部，常伴恶心、口苦等肝胆病症状，实验室检查多可查见肝胆异常；而胸痛的疼痛部位在整个胸部，常伴有胸闷不舒、心悸短气、咳嗽喘息、痰多等心肺病证候。心电图、胸部 X 线等检查多可见心肺疾病的证据。

2. 胃痛

肝气犯胃所致的胃痛常攻撑连胁而痛，胃痛与胁痛有时也易混淆，应予鉴别。胃痛的疼痛部位在上腹中部胃脘处，兼有恶心嗳气、吞酸、嘈杂等胃失和降的症状，如有胃痛连胁也是以胃痛为主，纤维胃镜等检查多有胃部病变；而胁痛部位在上腹两侧胁肋部，常伴恶心、口苦等肝胆病症状，B 超等实验室检查多可查见肝胆疾病。

四、临床治疗

（一）提高临床疗效的要素

（1）辨外感、内伤 外感胁痛是由湿热外邪侵袭肝胆，肝胆失于疏泄条达所致，伴有寒热表证，且起病急骤，同时可出现恶心呕吐、目睛发黄、苔黄腻等肝胆湿热症状；内伤胁痛则由肝郁气滞，瘀血内阻，或肝阴不足所引起，不伴恶寒、发热等表证，且起病缓慢，病程较长。

（2）辨在气在血 一般说来，气滞以胀痛为主，且游走不定，时轻时重，症状的轻重与情绪变化有关；血瘀以刺痛为主，痛处固定不移，疼痛持续不已，局部拒按，入夜尤甚，或胁下有积块。

（3）辨虚实　实证由肝郁气滞，瘀血阻络，外感湿热之邪所致，起病急，病程短，疼痛剧烈且拒按，脉实有力；虚证由肝阴不足，络脉失养所引起，常因劳累而诱发，起病缓，病程长，疼痛隐隐，绵绵不休而喜按，脉虚无力。

（4）把握治疗原则　临床辨证应分清气、血、虚、实。气滞、血瘀、湿热而致的胁痛，多为实证；肝阴不足而致的胁痛则为虚证。气滞日久常可导致血瘀；血瘀或湿热日久，又可兼有气滞。如实证化热伤阴或虚证兼有气滞，则又可虚实并见。虚证和实证并不是一成不变的，辨证时应全面分析，辨明主次。胁痛的治疗着眼于肝胆，分虚实而治。实证宜理气、活血通络、清热祛湿；虚证宜滋阴养血柔肝。临床上还应据"痛则不通""通则不痛"的理论，以及肝胆疏泄不利的基本病机，在各证中适当配伍疏肝理气、利胆通络之品，但要注意理气不宜辛燥，以免更伤其阴，可选辛平调气之品。

（二）辨病治疗

治疗主要在于早期发现和阻止病程进展，延长生命和保持劳动力。针对病因治疗的同时，还应对症治疗。

（三）辨证治疗

1. 实证

治法：疏肝理气，活血止痛，祛湿通络。

主穴：肝俞、期门、阳陵泉。

配穴：肝气郁结配太冲，气滞血瘀配三阴交，肝胆湿热配支沟。

操作：毫针刺，用泻法。每日1次，每次留针20~30分钟，10次为1个疗程。

方义：肝经布胁肋，肝俞、期门为俞募配穴，可疏肝解郁、宽胸理气，配胆经合穴阳陵泉疏理肝胆、调理气血，共奏理

气解郁、活血止痛之功。

2. 虚证

治法：补益肝肾。

处方：肝俞、肾俞、期门、三阴交。

操作：毫针刺，用补法。每日1次，每次留针30分钟。

方义：肝藏血，肾藏精，取肝肾之背俞穴充益精血以柔肝，取肝之募穴期门和络止痛，三阴交扶助脾胃，以资气血化生之源，充益精血，濡养肝络。

（四）其他疗法

1. 皮肤针法

用皮肤针轻轻叩刺胁肋部痛点及胸7~10夹脊穴，并加拔火罐。适用于瘀血疼痛。

2. 耳针法

选取肝、胆、神门。取患侧穴位，用毫针刺，每日1次，每次留针30分钟；亦可用揿针埋藏或王不留行籽贴压，每2~3日更换1次。

3. 穴位注射法

用10%葡萄糖注射液10ml，或加维生素B_{12}注射液1ml，在相应节段的夹脊穴行常规穴位注射。适用于肋间神经痛。

4. 单穴疗法

平衡针灸的胸痛穴（相当于三阳络），交叉对侧取穴。定位：位于前臂背侧，尺桡骨之间，腕关节与肘关节连线的下1/3处。操作：采用上下提插法。可用于肋间神经痛、非化脓性肋间软组织炎等。

（五）医家诊疗经验

1. 贺普仁教授透刺治疗胁痛经验

贺普仁教授以丘墟透照海治疗胁痛，引起胁肋部疼痛的原因很多，如胆石症，急、慢性肝炎，胸膜炎等，但大多为肝胆系统疾病。贺教授采用丘墟透刺照海治疗乙型肝炎病史半年患者，患者以胁肋部疼

痛为主症，以毫针由丘墟向照海方向透刺，以在照海穴处触摸到皮下针尖为宜。采用先泻后补的手法，具有疏肝解郁、调气止痛之功，达到少阳经气疏通以利转枢、阴经气血充濡的效果。一针刺二穴，既可减少患者疼痛，又可增强穴位作用，事半而功倍。疗程结束后患者胁肋疼痛明显减轻，腹胀、厌食改善，3个月后症状消失。

2.袁成民教授针灸治疗肝硬化胁痛经验

袁成民教授在长期的临床实践中进行了大量的文献及临床研究，借助多学科知识的优势，研制出治疗胁痛的外治方法——齐鲁元府一针，能激发元神，通达督脉，升达真火，鼓动阳气，畅行气血，疏通肝络，从而迅速有效缓解肝硬化胁痛。齐鲁元府一针的针刺方式采用袁成民教授独创的"飞镖进针法"，并以"钟摆式弹性加力行针法"行针20秒后拔针，通常拔针痛止，效如桴鼓。"飞镖进针法"是指针刀与头皮垂直角度进针，手法要快，直中颅骨，产生胀感，若飞镖命中靶心，迅疾而挺立，大大减轻针刀对局部产生的痛感。"钟摆式弹性加力行针法"要求进针后手持针柄，上下往复做钟摆样摇动，同时对针刺点一强一弱似有弹性感做脉冲样刺激，持续20秒左右，可以在短暂的行针时间内达到最大而持久的行针效果，往往拔针回家后针感仍在维持，症状继续好转。脑中枢调衡，就是通过调整4个传导部位，使丘脑－垂体的功能协调平衡，达到调节中枢神经失衡的作用，刺激中枢分泌内源性镇痛物质吗啡肽而治疗疼痛，刺激垂体分泌大脑激素，调节全身激素平衡，下游链的炎症反应即消退，神经支配的肌肉松弛，筋膜张力即消除，一切症状随之消失，以达到治疗各种急慢性疼痛的效果。

五、预后转归

肝郁胁痛如久延不愈或治疗不当，日久气滞血瘀，可转化为瘀血胁痛。湿热蕴结胁痛日久不愈，热邪伤阴，可转化为肝阴不足胁痛。邪伤正气，久病致虚，各实证胁痛皆可转化为虚实并见之证。而虚证胁痛若因情志失调，或重感湿热之邪，也可转化为阴虚气滞或阴虚湿热之虚实并见证。若失治误治，久延不愈，个别患者也可演变为积聚，甚者转为鼓胀重证。

无论外感或内伤胁痛，只要调治得法，一般预后良好。若治疗不当，转为积聚、鼓胀者，治疗较为困难。

六、预防调护

胁痛皆与肝的疏泄功能失常有关。所以，精神愉快，情绪稳定，气机条达，对预防与治疗本病有着重要的作用。胁痛属于肝阴不足者，应注意休息，劳逸结合，多食蔬菜、水果、瘦肉等清淡而富有营养的食物。胁痛属于湿热蕴结者，应注意饮食，要忌酒，忌辛辣肥甘、生冷不洁之品。

主要参考文献

[1]皇金萍，赵红兵.胁痛的辨病与用药[J].吉林中医药，2012，32（4）：351-353.

[2]赵霞，李文志.浅谈"胁痛"的中医辨析与中药治则[J].中国实用医药，2013，8（3）：246-247.

[3]王迎冬，万红棉."丘墟透照海"针法临床应用进展[J].中国中医急症，2022，31（8）：1310-1313+1316.

[4]宋学文，程永香，袁成民.袁成民运用"齐鲁元府一针"治疗肝硬化胁痛临床经验刍议[J].中国中西医结合消化杂志，2020，28（4）：308-311.

第二十九节　水肿

水肿，又称"水气"，是指体内水液潴留、泛溢肌肤或体内而引起的头面、眼睑、四肢、腹背甚至全身浮肿的一类病证，可分为阳水和阴水两大类，是全身气化功能障碍的一种表现，其病本在肾，标在肺，其制在脾。因肺、脾、肾三脏功能失调，膀胱气化无权，三焦水道失畅，水液停聚，泛滥肌肤而成水肿。

本病常见于西医学的急性肾炎、慢性肾炎、慢性充血性心力衰竭、肝硬化、贫血、内分泌失调以及营养障碍等疾病。

一、病因病机

（一）西医学认识

通常情况下组织间隙内的体液增多称为水肿，而体腔内体液增多则称积水。水肿可分为局部性水肿或全身性水肿。引起水肿的原因主要包括血浆胶体渗透压降低、毛细血管内流体静力压升高、毛细血管壁通透性增高、淋巴液回流受阻。

（二）中医学认识

人体水液的运行，有赖于气的推动，即有赖于脾气的升化转输，肺气的宣降通调，心气的推动，肾气的蒸化开阖。这些脏腑功能正常，则三焦发挥决渎作用，膀胱气化畅行，小便通利，可维持正常的水液代谢。水肿的发生常因风水相搏、水湿浸渍、湿热内蕴、脾虚湿困、阳虚水泛，主要是全身气化功能障碍的一种表现，肺、脾、肾三脏功能失调，三焦水道失畅，水液停聚，泛溢肌肤而成水肿。水肿总体上可分为阳水和阴水两大类，另外又有肾水、脾水、肝水、心水和肺水之分。总之，其本在肾，其标在肺，其制在脾，可涉及肝、心。局限性水肿多由于局部经络阻滞，络脉不畅，气血运行受阻，导致水湿停聚局部而成水肿，即"血不利则为水"的一种表现。

（1）风邪外袭，肺失通调　风邪外袭，内舍于肺，肺失宣降通调，上则津液不能宣发外达以营养肌肤，下则不能通调水道而将津液的代谢废物变化为尿，以致风遏水阻，风水相搏，水液潴留体内，泛滥肌肤，发为水肿。

（2）湿毒浸淫，内归肺脾　肺主皮毛，脾主肌肉。痈疡疮毒生于肌肤，未能清解而内归肺脾，脾伤不能升津，肺伤失于宣降，以致水液潴留体内，泛滥肌肤，发为水肿。《济生方·水肿》谓："又有年少，血热生疮，变为肿满，烦渴，小便少，此为热肿。"

（3）水湿浸渍，脾气受困　脾喜燥而恶湿。久居湿地，或冒雨涉水，水湿之气内侵，或平素饮食不节，过食生冷，均可使脾为湿困，而失其运化之职，致水湿停聚不行，潴留体内，泛滥肌肤，发为水肿。

（4）湿热内盛，三焦壅滞　"三焦者，决渎之官，水道出焉"，湿热内侵，久羁不化，或湿郁化热，湿热内盛，使中焦脾胃失其升清降浊之能，三焦为之壅滞，水道不通，以致水液潴留体内，泛滥肌肤，发为水肿。

（5）饮食劳倦，伤及脾胃　饮食失调，或劳倦过度，或久病伤脾，脾气受损，运化失司，水液代谢失常，引起水液潴留体内，泛滥肌肤，而成水肿。

（6）肾气虚衰，气化失常　"肾者水脏，主津液"，生育不节，房劳过度，或久病伤肾，以致肾气虚衰，不能化气行水，遂使膀胱气化失常，开合不利，引起水液潴留体内，泛滥肌肤，而成水肿。

上述各种病因，有单一致病者，亦有兼杂而致病者，使病情趋于复杂。本病的病位在肺、脾、肾三脏，与心有密切关系。基本病机是肺失宣降通调，脾失转输，肾失开合，膀胱气化失常，导致体内水液潴留，泛滥肌肤。在发病机制上，肺、脾、肾三脏相互联系，相互影响，如肺脾之病水肿，久必及肾，导致肾虚而使水肿加重；或肾阳虚衰，火不暖土，则脾阳也虚，土不制水，则使水肿更甚；或肾虚水泛，上逆犯肺，则肺气不降，失其宣降通调之功能，而加重水肿。因外邪、疮毒、湿热所致的水肿，病位多在肺、脾；因内伤所致的水肿，病位多在脾、肾。因此，水肿的发病，是以肾为本，以肺为标，而以脾为制水之脏。此外，瘀血阻滞，三焦水道不利，往往使水肿顽固难愈。

二、临床诊断

（一）辨病诊断

以头面、眼睑、四肢、腹背出现水肿或全身浮肿为主症时，即可诊断为水肿。临床应进一步分清是全身性还是局限性水肿，并辨别水肿的病因。

（二）辨证诊断

辨阳水和阴水。阳水：多因感受风邪、水湿、疮毒、湿热诸邪，导致肺失宣降通调，脾失健运而成，起病较急，病程较短，每成于数日之间。其肿多先起于头面，由上至下，延及全身，或上半身肿甚，肿处皮肤绷急光亮，按之凹陷即起，常兼见烦热口渴，小便赤涩，大便秘结等表、实、热证。阴水：多因饮食劳倦、久病体虚等引起脾肾亏虚、气化不利所致，起病缓慢，多逐渐发生，或由阳水转化而来，病程较长。其肿多先起于下肢，由下而上，渐及全身，或腰以下肿甚，肿处皮肤松弛，按之凹陷不易恢复，甚则按之如泥，不烦渴，常兼见小便少但不赤涩，大便溏薄，神疲气怯等里、虚、寒证。

辨证虽然以阳水、阴水为纲，阳水和阴水有本质区别，但应注意，阳水和阴水在一定条件下，亦可互相转化，需用动态的观点进行辨别。如阳水久延不退，正气日虚，水邪日盛，便可转为阴水；反之，若阴水复感外邪，肺失宣降，脾失健运，肿势剧增，又可表现为以实证、热证为主，可先按阳水论治。

1. 阳水

阳水以急性发作，初起眼睑浮肿，继则遍及全身，肿势以腰部以上为主，皮肤光泽，按之凹陷易复，小便短少而黄为主症。

兼有发热，咽痛，咳嗽，舌苔薄白，脉浮或数者为风水相搏。浮肿较剧，肌肤绷急，腹大胀满，胸闷烦热，气粗口干，大便干结，小便短黄，舌红，苔黄腻，脉浮滑或滑数者为湿热内蕴。

2. 阴水

阴水以慢性发病，多由下肢先肿，初起足跗微肿，逐渐肢体浮肿，下肢为甚，按之没指，凹陷难复，肿势时重时轻，尿少色清为主症。

兼见面色萎黄，身重神倦，脘闷纳少，大便溏泄，舌淡，苔白，脉沉缓者为脾虚湿困。面色晦滞或苍白，全身高度浮肿，肢冷神疲，腰膝酸软，腹大胸满，卧则喘促，舌淡胖，边有齿印，苔白，脉沉迟或结代者为阳虚水泛。

三、鉴别诊断

1. 鼓胀

水肿是指头面、眼睑、四肢、腹背甚至全身浮肿的一种病证，严重的水肿患者也可出现胸水和腹水；鼓胀以腹水为主，但也可出现四肢，甚则全身浮肿，因此本病需与鼓胀病鉴别。临床上，鼓胀先出现腹部胀大，病情较重时才出现下肢浮肿，甚至全身浮肿，腹壁多有青筋暴露。水肿的症状是先出现眼睑、头面或下肢浮肿，渐次出现四肢及全身浮肿，病情严重时才出现腹部胀大，而腹壁无青筋暴露。

2.痰饮

痰饮与水肿同属津液病变，但痰饮之饮邪停积于局部，而水肿之水液常常泛溢周身。

3.气肿

水肿之皮肤肿胀且有水色，按之陷下不起。气肿之皮色不变，按之即起。

四、临床治疗

（一）提高临床疗效的要素

水肿的治疗原则应分阴阳而治。阳水主要治以发汗、利小便、宣肺健脾，水势壅盛则可酌情暂行攻逐，总以祛邪为主；阴水则主要治以温阳益气、健脾、益肾、补心，兼利小便，酌情化瘀，总以扶正助气化为治。虚实并见者，则攻补兼施。血行水亦行，血不利则为水，临床上治疗水肿时，灵活结合活血化瘀法，确能增加疗效。

（二）辨病治疗

临床根据引起水肿的不同原因对因治疗或超滤脱水，药物使用时注意利尿剂可能引起水电解质紊乱，如低钾血症，或代谢异常，如血糖、血脂及血尿酸升高等。

（三）辨证治疗

1.全身性水肿

治法：利水消肿。取任脉及三焦背俞穴、下合穴为主。

主穴：水分、水道、三焦俞、委阳、阴陵泉。

配穴：阳水之风水相搏加肺俞、风池、少商，湿热内蕴加中极、曲池、丰隆。阴水之脾虚湿困加脾俞、足三里，阳虚水泛加肾俞、命门。心源性水肿加心俞、内关；肾源性水肿加肾俞、阴谷；肝源性水肿加期门、肝俞；黏液性水肿加阿是穴（甲状腺局部）、鱼腰、承泣、颧髎、足三里、三阴交；经前期综合征性水肿加百会、印堂、神门、合谷、昆仑、照海；特发性水肿加脾俞、肝俞、肾俞、合谷、三阴交、足三里、照海；营养不良性水肿加气海、关元、脾俞、足三里、悬钟。腹水加中极；胸水加膻中、中府；面部浮肿显著加承泣、颧髎。

操作：阳水可刺络出血，加拔罐法；阴水加灸法。

方义：水分、水道可通利水道，利尿行水；三焦俞配委阳，背俞穴配下合穴，利三焦，促气化；阴陵泉利水渗湿。

2.局限性水肿

治法：通经活血，祛瘀消肿。

主穴：阿是穴。

配穴：上肢肿胀加极泉、曲池、外关穴；手背肿胀加阳池、合谷、八邪穴；下肢肿胀加阳陵泉、足三里、三阴交、悬钟穴；脚面肿胀加解溪、丘墟、八风穴。

操作：阿是穴为在患肢最肿胀处，选择3~5个针刺点，用点刺法或散刺法浅刺出血拔罐，吸出瘀血或黄色液体1~2ml，除去火罐，以生理盐水棉球清洁拔罐面后，用无菌黄连纱布湿敷创面，每日1次。如局部肿胀明显，则在刺血后最肿胀部位分别拔1~3个火罐，拔出1~2ml黄色液体后，换罐再拔，1个部位可连续拔1~3次，拔出液体3~15ml。也可加用灸法。

方义：主穴选阿是穴，于局部肿胀部位刺络拔罐可活血祛瘀，达到疏通经络，气血畅通的效果，则水肿自消。

（四）其他疗法

1.皮肤针

在背部膀胱经第一侧线和第二侧线自上而下轻轻叩刺，以皮肤稍有红晕为度。隔日一次。

2. 三棱针

取腰俞、肾俞、委中、阴陵泉穴，以三棱针点刺出血数滴，适用于慢性肾炎引起的水肿。

3. 耳针

取肺、脾、肾、膀胱穴。以毫针中度刺激，也可埋针或用王不留行籽贴压。

4. 中药外敷

取车前子10g研为细末，与独头蒜5枚，田螺4个共捣成泥，敷神阙穴；或用蓖麻子50粒、薤白3~5个，共捣烂敷涌泉。每日1次，连敷数次，利水消肿。

（五）医家诊疗经验

1. 张沛霖教授针灸治疗乳腺癌术后上肢水肿经验

张沛霖教授将传统针灸与现代康复治疗技术相结合，采用健侧温针灸曲池、足三里，配合患侧肘、腕、掌贴肌内效贴，健、患侧同治，可益气健脾、利湿消肿、温经通络，操作简单、安全、效佳。温针灸时患者取坐位或仰卧位，选用1.5寸一次性无菌针灸针直刺0.5寸，得气后行重插轻提补法3次，再在针柄处放置艾条，每穴灸3壮。"巨刺"首见于《灵枢·官针》："凡刺有九……八日巨刺。巨刺者，左取右，右取左。"在《素问·阴阳应象大论篇》中记载："善用针者，从阴引阳，从阳引阴，以左治右，以右治左。"二者充分体现了人体经络纵横交错，左右感通的特点，提示调节阴阳气血均衡为治疗之本。本病患者左右经络、气血不平衡，患侧上肢多实，采用补健泻患的巨刺疗法，起到疏导及平衡作用，调整人体左右之经络气血，阴平阳秘，气血乃治。《素问·调经论篇》曰："血气者，喜温而恶寒，寒则泣不能流，温则消而去之。"《灵枢·刺节真邪》曰："脉中之血，凝而留止，弗之火调，弗能取之。"艾灸能够有效改善微循环，调节血管的舒缩功能，加速组织细胞的新陈代谢，抑制炎性因子释放，减轻或减缓炎性反应，减少组织液渗出，促进炎性病灶的吸收和消散。故选用温针灸治疗，既有针刺疏通经络的作用，又兼有艾灸温通散、活血行气的作用，可借助温和的热力振奋阳气，阳气旺则气化输布津液。曲池穴是手阳明大肠经的合穴，足三里是足阳明胃经的合穴，二穴均为阳明经合穴，阳明经多气多血。另外，二穴同属土性，五行之中，土为中轴。人以土为母，土足则气血旺，土虚则气血弱。在健侧温针灸曲池穴、足三里穴具有补健泻患的作用，即通过补益健侧气血，对患者肢体间接起到行气、活血、利湿的功效。

2. 彭静山教授微针治疗水肿经验

辽宁中医学院教授、全国名老中医彭静山倡导的一种微针疗法，即眼针治疗水肿。治疗具有取穴少、操作简便、见效快等特点。针刺眼穴肺区，可以调肺气，恢复肺的宣降功能。脾主运化水液，对水谷精微中的多余水分，能及时地转运至肺和肾，通过肺和肾的气化功能化为汗液和尿液排出体外，脾的运化水液功能减退，必然导致水液在体内停滞，而发为水肿，针刺眼穴脾区，可以调脾气，恢复脾的运化功能。针刺眼穴上焦区、中焦区、下焦区，可调三焦，使三焦水道通畅。故针刺肺、脾、肾和三焦所在眼区，可以迅速调理肺、脾、肾脏，通利三焦，恢复脾的转输、肺的宣降和肾的蒸腾气化功能，水道通畅，水肿可消。

五、预后转归

凡病起不久，或由于营养障碍引起的浮肿，只要及时治疗，则预后较好。若病起日久，反复发作，正虚邪恋，则缠绵难愈。如肿势较甚，症见唇黑，缺盆平，脐突，足下平，背平或见心悸、唇绀，气急喘促不能平卧，甚至尿闭下血，均属病情危重。如久病，正气衰竭，浊邪上泛，肝风内动，预后多不良，每可产生变证，当随症施治，密切观察病情变化。

六、预防调护

水肿初期，应吃无盐饮食。肿势渐退后，逐步改为低盐，最后恢复普通饮食。忌食辛辣、烟、酒等刺激性物品。如因营养障碍者，饮食稍淡即可。不必过于强调忌盐。此外，还须注意摄生，起居有时，预防感冒，不宜过度疲劳，尤应节制房事，以防损伤元气，加强护理，避免压疮。

主要参考文献

［1］吴勉华. 中医内科学［M］. 9版. 北京：中国中医药出版社，2012.

［2］王启才. 针灸治疗学［M］. 6版. 北京：中国中医药出版社，2003.

［3］赵田田，成晓萍，刘啊慧. 基于经络辨证探析《黄帝内经》针刺治疗水肿［J］. 四川中医，2022，40（2）：21-24.

［4］林欣，祝木星. "开阖枢"理论在针刺治疗乳腺癌术后上肢水肿中的应用［J］. 中国中医急症，2023，32（7）：1290-1292.

第三十节 癃闭

癃闭是指排尿困难，以小便点滴不出或点滴而出为主要症状。小便不利、点滴而出为"癃"；小便不通、欲解不出为"闭"，统称为"癃闭"。

本病常见于西医学中的神经源性膀胱、膀胱括约肌痉挛、尿道结石、尿道肿瘤、尿道损伤、尿道狭窄、前列腺增生、脊髓炎等病。

一、病因病机

（一）西医学认识

癃闭相当于西医学中的尿潴留，通常是指小便点滴而出或无法排出，尿液潴留在膀胱内不能排尽。可根据患者的临床表现和轻重程度将尿潴留分为急性和慢性。根据病因一般分为机械性梗阻和动力性障碍两类，其中以机械性梗阻多见，如良性前列腺增生或前列腺肿瘤、尿道炎性水肿或结石引起尿道阻塞或狭窄导致尿液无法排出。动力性尿路梗阻是指膀胱、尿道没有器质性梗阻病变，多由肌肉或神经发育不全或功能损伤引起排尿功能障碍，其管腔通畅，但减弱或丧失了蠕动、收缩与舒张的功能，常见原因包括中枢和周围神经病变，例如盆腔或其他手术引起的支配膀胱的神经出现损伤，导致膀胱排尿困难，从而引起尿潴留。

（二）中医学认识

"癃闭"一词最早见于《黄帝内经》"其病癃闭，邪伤肾也"，认为癃闭多与外邪伤肾、饮食不节有关。此外，还有医家提到膀胱或三焦气化不利也会导致癃闭，"膀胱病，小便闭""三焦……实则闭癃，虚则遗溺"，东汉张仲景认为癃闭的病机包括水湿互结于膀胱、瘀血夹热、脾肾两虚，并创制出五苓散、猪苓汤等方剂。三焦水液代谢及气化功能失常致使上焦肺不能布津、中焦脾不能运化水湿、下焦不能蒸腾气化，而致癃闭，所以癃闭的病位虽在膀胱，但与肺、脾、肾及三焦联系密切。癃闭是以小便排出不畅为主症，常伴小腹胀满，甚则腹痛。有时病情严重时，可见头晕目眩、身体浮肿、恶心呕吐、四肢乏力、心悸喘促，甚至昏迷抽搐等侵犯其他脏腑的症状。其病因病机如下。

（1）湿热蕴结　饮食不节，过食肥甘辛辣，酿湿化热，下注于膀胱，或下阴不洁，湿热之邪上入膀胱，气化失司，小便不得通利，而为癃闭。

（2）肺热壅盛　肺为水之上源，主宣发肃降，热邪袭肺，肺热气壅，肺气失肃降，津液不能下输膀胱，又或热气过盛，下移膀胱，以致上下焦均为热气闭阻，气化不利，而成癃闭。

（3）脾虚不升　久病体弱，不思饮食致津液无法化生，或劳倦伤脾，忧思过度致脾虚，不能升举清气，水液凝聚于内，运化失常，故小便闭而不通，发为癃闭。

（4）肾元亏虚　年老体衰或久病伤肾，肾虚无力蒸化为水，"无阳则阴无以化"，膀胱为州都之官，藏津液，气化则能出，现津液不能蒸腾气化，则浊气不能化水，小便无以化生，故无小便出而成癃闭；或因膀胱湿热日久，耗损津液，肾阴亏虚，以致小便量少点滴而出，而成癃闭。

（5）肝气郁滞　忧思郁结或心情不畅使得七情内伤脏腑，引起肝气不舒，郁结于内，肝气不能疏泄，致使三焦水道受阻，而成癃闭。且肝经经脉环阴器抵小腹，所以遗溺、癃闭皆可为肝病所主。

（6）尿路阻塞　瘀血、肿块或结石，皆可阻塞尿道，尿路不通，致小便排出困难，点滴而出，甚而不出，发为癃闭。

水液的吸收、运行和排泄离不开三焦及肺、脾、肾、膀胱等脏腑的相互协作。癃闭的基本病机大致为各种原因引起的尿路阻塞，以及肾和膀胱气化失司，三焦气化不利，使得小便排出不畅。

二、临床诊断

（一）辨病诊断

本病以排尿困难，尿液在膀胱中潴留为主要临床表现。临床应分清急性、慢性尿潴留，以及机械性梗阻、动力性障碍等病因，并对相关疾病进行鉴别诊断。选择相应实验室检查有助于本病的诊断，如腹部彩超、X线、CT，尿道和膀胱造影等。

（二）辨证诊断

1. 湿热下注证

（1）临床证候　小便短少色黄，点滴而出，严重时排出困难，小腹胀满不适，口中黏苦，渴而不欲饮，或有大便黏腻，排出不畅。舌红，苔黄腻，脉数或濡。

（2）辨证要点　排尿困难，口中黏苦，渴而不欲饮。舌红，苔黄腻，脉数或濡。

2. 肝郁气滞证

（1）临床证候　小便不通或不畅，小腹胀急，胁肋疼痛，口苦。舌红，苔薄白，脉弦。

（2）辨证要点　排尿困难，小腹胀急，胁肋疼痛。舌红，苔薄白，脉弦。

3. 痰浊闭阻证

（1）临床证候　小便滴沥不尽，或时而通畅时而阻塞，小腹胀满疼痛。舌质紫暗或有瘀点，脉涩。

（2）辨证要点　排尿困难。舌质紫暗或有瘀点，脉涩。

4. 肾气亏虚证

（1）临床证候　小腹坠胀，小便排出困难，或滴沥不畅，排出无力，腰膝酸软，精神不振。舌淡，脉沉细弱。

（2）辨证要点　排尿困难，排出无力，腰膝酸软。舌淡，脉沉细弱。

三、鉴别诊断

（一）西医学鉴别诊断

尿潴留可与无尿相鉴别。无尿是指膀胱中无小便，且无小便从尿道排出，往往是由于饮水不足或肾脏损伤引起小便产生不足，因此无尿排出。可通过腹部彩超来鉴别诊断。

（二）中医学鉴别诊断

1. 淋证

淋证是以尿频尿急，或滴沥不尽，尿道涩痛为特征的疾病。淋证与癃闭都有小便排出量少或排出困难的症状，但淋证尿时疼痛，而癃闭排尿时不痛；淋证的每日总尿量不变，癃闭的每日总尿量减少或全无，癃闭和淋证在一些情况下可相互转化。

2. 关格

关格是小便不通伴有呕吐的一种病证。癃闭和关格二者皆有小便不通的症状，但关格必有呕吐，而癃闭一般无呕吐症状，仅仅以小便量少或无小便为主。癃闭治疗不当可发展为关格，而关格治疗得当可转为癃闭，需要注意的是关格也可由其他疾病转化而来，如水肿、淋证等，所以对于关格的治疗需明晰其病因。

四、临床治疗

（一）提高临床疗效的要素

性别、年龄、病变性质、就诊时间、发病时间、治疗依从性、家庭及社会关爱均会影响疗效。治疗的同时，应对患者进行心理干预，提高自主排尿意识，应延长愈后随访时间，深入追踪干预手段的长期治疗效果，侧重于患者的康复训练。另外，也应更进一步关注患者内心变化和心理需求，对其进行有效疏导，激发患者的意志力和信心，使其主动配合临床诊治，以期缩短疗程和降低治疗困难。

（二）辨病治疗

癃闭的治疗应以通利为原则，即通利小便。但应根据患者具体症状分清虚实，不可滥用通利小便的药物，如果药物治疗无效，可以配合导尿或针灸治疗以通利小便。非药物治疗包括盆底肌训练、膀胱训练、手法辅助排尿等，嘱患者进行定时排尿训练，养成良好的如厕习惯，锻炼患者意念控制排尿行为等。

（三）辨证治疗

1. 实证

治法：清热利湿，通利三焦。

主穴：中极、膀胱俞、三阴交、阴陵泉。

配穴：肺热壅盛者加尺泽，肝郁气滞者加太冲，外伤血瘀阻络者加血海。

操作：毫针刺，泻法，每日1次，每次留针30分钟，10次为1个疗程。

方义：中极为膀胱募穴，配膀胱之背俞穴，俞募相配，能疏通膀胱，促进气化，通利小便；三阴交能通调足三阴经气血，消除瘀滞；阴陵泉能清热利湿，气化疏利，癃闭可愈。

2. 虚证

治法：温补脾肾，益气启闭。

主穴：肾俞、脾俞、三焦俞、关元。

配穴：肾阳不足者加复溜，中气虚陷者加足三里。

操作：毫针刺，补法，亦可温针灸，每日1次，每次留针30分钟，10次为1个疗程。

方义：命门火衰，中气不足，以肾俞、脾俞温补脾肾，振奋脾肾气机；脾肾不足致三焦决渎无力，取三焦俞以通调三焦气机；关元乃任脉与足三阴经的交会穴，温补下元，能鼓舞膀胱气化，启闭通便。

（四）其他疗法

1. 脐疗

取神阙穴，将食盐炒黄，待冷后放置于神阙穴填平，用两根葱白压成0.3cm厚的饼置于脐上，再将艾炷点燃放到葱饼上，至温热入腹内有尿意为止。

2. 耳针

在一侧耳朵上取膀胱、肾、三焦、尿道等耳穴。每次选1~3穴，毫针中度刺激，不做补泻，留针40~60分钟，或用王不留行籽做耳穴贴压。

3. 电针

取双侧维道穴，针尖朝向曲骨，沿皮平刺2~3寸，通脉冲电15~30分钟即可。

（五）医家诊疗经验

全国名老中医路绍祖教授善用针灸治疗癃闭，路老认为，通过体表腧穴来影响经络，经络接受来自体表的刺激，传导有关的脏腑，达到疏通气血和调整脏腑的功能来治疗疾病。头针治疗法正是基于这个原理，刺激头部经络腧穴，来调节气血运行和脏腑功能状态。头针可以调节全身气机，从而促进膀胱、三焦气化功能，通利水道。用焦氏头针针刺头部腧穴，通过经络系统调节脏腑的功能，达到调节全身气血，疏通经络的作用。针刺头部足运感区可明显改善大脑相应部位血液循环，兴奋大脑高级排尿中枢的功能，提高大脑皮质对膀胱排尿功能的调节作用。故选取双侧足运感区为尿潴留患者的主要治疗部位。此外，路教授还强调，头针治疗，在医者精神内守的基础上，关键在于行针，其频率需达到每分钟180次以上，每次捻转时间不应少于2分钟，如果针刺后没有捻转、捻针时间不够或捻转手法不熟练，均会很大程度影响头针的疗效。因此，这也再次提醒针灸学者对行针手法加以重视。

运用耳穴诊治疾病，早在《灵枢·五邪》中就有记载："邪在肝，则两胁中痛……取耳间青脉以去其掣。"中医的理论认为，耳与经络和脏腑有着密切的联系，按照全息理论，其作用机制是相关脏腑有相关直接刺激，同时还有整体调节作用及双向调节作用。耳穴按压可通过经络的传导反作用于诸内脏进行治疗。相关研究表明，耳穴疗法可以通过局部刺激，调节神经反射，刺激膀胱收缩，促进尿液排出。针对癃闭耳穴的选择，路老认为膀胱为相应部位取穴，膀胱经络上通于肾，与肾相表里，肾有司气化、利尿的作用，三焦有疏通水道的作用，肺主肃降，通调水道，脾主运化水湿。上述各穴位，均用王不留行籽按压，通过调节脏腑气血津液达到通利小便的作用。路老每次治疗后会嘱患者回家自行按压耳穴，每个耳穴4~5次/天，每次按1~2分钟，以耳朵发红发热为度。有学者将这种整个耳体的"红晕"和热感归纳为得气，"气速则效速"，认为"得气后"效果及预后更佳。

五、预后转归

癃闭的预后和转归与患者本身的病情轻重程度有关，病情较轻者，得到有效治疗可由闭转癃，病情好转；若患者病情较重，且得不到有效治疗，则会由癃转闭，加重病情，甚则再生变证，《奉时旨要》中记载："水道不通，则上侵脾胃而为胀，外侵肌肉而为肿，泛及中焦则为呕，及上焦则为喘，数日则殆矣。"脾肾虚衰可致关格，预后较差。

六、预防调护

（一）预防

癃闭的预防应当与其病因病机相对，首先应当注意饮食起居，忌食辛辣、肥甘之品，避免内生湿热之邪，其次应当注意锻炼身体，保持健康的体魄，避免五脏受损，尤其是避免损害肝肾功能；最后要保持心情的舒畅，避免忧思劳倦过度伤及脾肾。还有一些药物也可能会导致癃闭，应当注意避免服食，如阿托品、颠茄等，老年人尤其要注意。

（二）调护

可通过饮食和锻炼调护，饮食上可吃水果蔬菜，摄取一定量的维生素及其他营养物质，有利于通利二便；锻炼上，可以进行心理和身体上的锻炼，心理锻炼有利于情绪的排解，身体上保持健康体魄，可用手法按揉肾区、指压关元，力度逐渐变大，可持续5~10分钟，或进行凯格尔锻炼法锻炼盆底肌，尤其对女性效果较好。

主要参考文献

[1] 吴勉华. 中医内科学［M］. 9版. 北京：中国中医药出版社，2012.

[2] 王启才. 针灸治疗学［M］. 6版. 北京：中国中医药出版社，2003.

[3] 贺瑶瑶，吴高鑫. 全国名老中医路绍祖教授治疗癃闭经验浅析［J］. 中医临床研究，2018，10（29）：52-54.

第三十一节　淋证

淋证是以小便频数，淋沥刺痛，欲出未尽，小腹拘急，或痛引腰腹为主症的病证，又称"白浊""精浊"。

本病可见于西医学急慢性尿路感染、泌尿系统结核、急慢性前列腺炎、尿道结石、化学性膀胱炎等多种疾病。

一、病因病机

张景岳在《景岳全书》中提出，淋证初起，虽多热，但由于治疗及病情变化各异，又可转化为寒热虚实等不同证型，从而倡导"凡热者宜清，涩者宜利，下陷者宜升举，虚者宜补，阳气不足者宜温补命门"的治疗原则。其病位在精室、精窍，与肾和膀胱密切相关，同时与肝、心、肺、脾、三焦等也有密切关系，病机以肾虚为本，湿、热、瘀、毒为标。

（1）气滞血瘀　许多学者通过对前列腺炎的临床表现进行分析，多认为气滞血瘀是本病的核心。

（2）湿热蕴结　慢性前列腺炎主要发生于青壮年，多与手淫、忍精、纵欲等不当性行为有关，或因过食辛辣，饮酒过度，湿热之邪内蕴而发病。本病与膀胱、肾、肝、脾等经关系密切，病位在下焦，故许多学者认为湿热蕴结是慢性前列腺炎的主要病机。何映认为本病的病机是肾虚湿热、清浊相混、精离其位。病理因素主要是湿、热、痰、虚四端，其中主要是湿和热，中心环节是湿邪为患。

（3）肝郁气滞　张珍玉认为本病病位在肝，患者肝气不舒，气郁化热生湿下注，痰湿、瘀血阻于前阴而为病，"痛"为气血运行不畅的集中表现。治疗以疏肝理气为主，辅以清热利湿。张敏建认为慢性前列腺炎的最主要病机是肝郁气滞，湿热下注为一过性证候，日久不愈或失治误治会产生瘀阻的病理学改变。患者可见情绪低落，抑郁或烦躁易怒，嗳气不适等。治宜疏肝解郁，理气散瘀止痛。

二、临床诊断

（一）辨病诊断

淋证可见于西医学中的急慢性尿路感染、泌尿系统结核、急慢性前列腺炎、尿道结石、化学性膀胱炎等多种疾病，临床表现不尽相同，可通过直肠指检及实验室检查等相关检查进行诊断。

（二）辨证诊断

1. 湿热下注证

（1）临床证候　尿黄少，浑浊或有沉淀，尿频、尿急、尿痛，尿道灼痛，会阴、少腹胀痛，大便干结难解，努责时尿道口滴白量多，口干口苦。舌苔黄腻，脉象弦滑而数。

（2）辨证要点　尿黄少，浑浊或有沉淀，尿频、尿急、尿痛，尿道灼痛，口干口苦。舌苔黄腻，脉弦滑而数。

2. 气滞血瘀证

（1）临床证候　会阴、小腹坠胀痛，小便赤涩，前列腺有炎性硬结，有压痛。舌紫暗或有瘀斑，脉弦涩。

（2）辨证要点　会阴、小腹坠胀痛，小便赤涩。舌紫暗或有瘀斑，脉弦涩。

3. 肝肾阴虚证

（1）临床证候　会阴部坠胀，尿道口常有少量黏液，头晕眼花，腰膝酸软，失眠多梦，遗精，五心烦热，小便短赤。舌红苔少，脉沉细。

（2）辨证要点　尿道口常有少量黏液，头晕眼花，腰膝酸软，遗精，五心烦热，小便短赤。舌红苔少，脉沉细。

4. 肾阳虚证

（1）临床证候　小便淋沥不尽，或大便时有黏液自尿道流出，畏寒肢冷，腰膝酸软，精神萎靡，多寐，阳痿、早泄。舌淡，苔薄白，脉沉迟。多见于中老年患者。

（2）辨证要点　小便淋沥不尽，畏寒肢冷，腰膝酸软，阳痿，早泄。舌淡，苔薄白，脉沉迟。

三、鉴别诊断

淋证与癃闭：二者都有小便量少、排尿困难之症状。淋证尿频而尿痛，且每日排尿总量多为正常。癃闭则无尿痛，每日排尿量少于正常，严重时甚至无尿。诚如《医学心悟·小便不通》中所说："癃闭与淋证不同，淋则便数而茎痛，癃闭则小便短涩而难出。"但癃闭复感湿热，常可并发淋证，且淋证日久不愈，亦可发展成癃闭。

四、临床治疗

（一）辨病治疗

淋证可见于西医学中的急慢性尿路感染、泌尿系统结核、急慢性前列腺炎、尿道结石、化学性膀胱炎等多种疾病，首先应辨别其属何种疾病，不同的疾病治法不同。

（二）辨证治疗

1. 辨证论治

治法：以健脾补肾、分清泌浊为主，针灸并用，用补法或平补平泻法。取足太阴脾经腧穴为主。

处方：关元、中极、三阴交、会阴、秩边。

操作：诸穴常规针刺。湿热下注型用泻法；肝肾阴虚型、脾虚气陷型和肾阳虚型用补法，局部穴位可灸。中极宜向上斜刺透关元或向下斜刺透曲骨，不可直刺，以免伤及膀胱。大量的临床观察发现，治疗本病针刺时要求局部产生酸胀感，针感向下传导，到达会阴部效果好。针刺治疗的同时可配合艾灸、热敷等以提高疗效。

方义：中极为膀胱募穴，关元为小肠的募穴，能调理小肠及膀胱的功能，三阴交为足三阴经的交会穴，可以调理肝、脾、肾三脏，局部取会阴、秩边，此为调理水液代谢的效穴，共同助膀胱气化。

2. 成药应用

（1）前列康片

用法：每次4片，每日3次。

功效主治：可改善尿道黏膜及周围组织水肿。用于阳气虚之小便不利。

制剂规格：每瓶60片。

注意事项：少数患者使用后有轻度大便溏薄现象。

（2）前列通片

用法：每次 6 片，每日 3 次。

功效主治：清利湿浊，化瘀散结。用于气虚夹湿热之小便不利。

制剂规格：每片 0.34g。

注意事项：偶见胃脘不适，一般不影响继续治疗。

（三）其他疗法

1. 耳针

取穴：前列腺、内分泌、皮质下、肝、肾。

针刺方法：中等刺激，留针 20 分钟，每日 1 次，或王不留行籽贴压。

2. 激光照射

取穴：秩边、中极、次髎、会阴、白环俞。

照射方法：局部穴位照射 30 分钟，每日 1 次，10 次为 1 个疗程。

3. 中药保留灌肠

药物通过直肠静脉、淋巴系统及直肠黏膜直接渗透到盆腔炎性组织中，吸收的药物 50%~70% 通过直肠下静脉和肛管静脉，使盆腔内快速达到有效药物浓度；灌肠液的温热刺激也有利于改善盆腔局部血液循环，还具有良好的止痛作用，亦可避免长久服用寒凉药物损伤脾胃。

4. 中药熏洗

（1）苦参、当归、蛇床子、金银花、蒲公英、黄柏各 20g，红花、甘草各 10g，煎汤熏洗会阴部，每次 30 分钟，每日 1 次。功效：清热解毒利尿。

（2）龙胆草、栀子、黄芩、黄柏、紫苏、生地黄、土茯苓、车前草各 20g，水煎后熏洗会阴部，每次 30 分钟，每日 1 次。功效：清热解毒，利水通便。

5. 中药离子导入

用黄柏液或毛冬青灌肠液，使用直流感应电疗机等电子定向流动原理的离子导入仪器，在负极套垫上浸泡药液，输入电流，每次治疗时间 20 分钟，隔日 1 次，10 次为 1 个疗程。套垫于腹侧覆盖于耻骨联合及部分小腹，包括关元、中极、曲骨、横骨（双）、大赫（双）等穴位，背侧覆盖于骶骨及次髎（双）、中髎（双）、膀胱俞（双）等穴位。

（四）医家诊疗经验

邱仙灵教授针灸治疗慢性前列腺炎，在清代医家沈金鳌"前阴诸疾，肝、任、督三经病也"的论述基础上，以慢性前列腺炎所对应的足少阴肾经、足太阳膀胱经作为辨经施治的主要依据。以辨证辨经互参互补的方法，集合了脏腑及经络辨证的各自优势，符合针灸治疗慢性前列腺炎错综复杂的临床实际。邱教授针刺治疗慢性前列腺炎主穴必取关元、会阴、次髎、秩边。关元是男子藏精、统摄元气之处，为肝、脾、肾三阴经与任脉之交会穴，小肠之募穴，有利尿通淋、培元固本、补益下焦之功。会阴是阴经脉气交会之所，《针灸甲乙经》载本穴为"任脉别络夹督脉、冲脉之会"，明代医家李时珍在其所著的《奇经八脉考》中云"此脉才动，百脉俱通"，次髎穴属足太阳膀胱经，《针灸大成》载本穴主"不便赤淋，腰痛不得转摇，急引阴器痛不可忍"。秩边穴属足太阳膀胱经，《针灸甲乙经》载"腰痛骶寒，俯仰急难，阴痛下重，秩边主之"。辅穴方面，气虚者加百会、气海；阴虚者加肾俞、肝俞、太溪；肾精不足者加太冲透涌泉；阳虚者加命门、志室，并配合灸法；痰、湿者加中极、阴陵泉、三阴交等；热（火）者加曲池、行间，并配合二穴刺络放血；气滞者加曲泉、蠡沟；血瘀者加血海、委中。邱教授在强调辨证辨经施治的同时，不排除病因疗法和对症治疗的应用，认为上述诊治思路是相互联系、不可分割的，辨证时也常对症添加一二穴。此外，治疗慢性前列腺炎所涉及的穴位，多集中于腹部及腰骶部，《素问·金匮真言论篇》云"言人身之阴阳，则背为阳，腹为阴"，背部与腹部两组腧穴轮流针刺，意在调和阴阳、平衡气血。邱仙灵教授在治疗慢性前列腺炎过程中，善用针灸疗法，结合辨证辨经，注重补泻兼施并配合调神方施治，适时介入特色针法，达到局部及整体状态的全面改善。

五、预防调护

（1）重视精神情志的调节，保持性情舒畅。

（2）忌食酒类、葱、蒜、姜、辣椒、咖啡、可可等刺激性食物，以免助火生热，使病情加重或反复。

（3）预防上呼吸道感染和泌尿系感染，对预防前列腺炎有重要意义。

（4）有规律地进行性生活，避免纵欲和手淫。

（5）劳逸结合，起居有常，增强体质。不宜长时间骑车、骑马或久坐湿地。平时宜多饮水，增加尿量，保持大便通畅，防止直肠炎症波及前列腺，引起或加重前列腺炎。

（6）忌妄投苦寒药，防止医源性病变发生。

主要参考文献

[1] 薄海，谢铮. 慢性非细菌性前列腺炎的中医诊疗策略 [J]. 北京中医药，2018，37（12）：1165-1166.

[2] 张敏建，宾彬. 慢性前列腺炎中西医结合诊疗专家共识 [J]. 中国中西医结合杂志，2015，35（8）：933-940.

[3] 卢建华，董娴蔚，郭阳璐，等. 探究针灸疗法治疗慢性非细菌性前列腺炎的疗效和对患者生命质量的影响 [J]. 中国男科学杂志，2021，35（1）：51-54.

[4] 周乃忠，邱仙灵. 邱仙灵教授针灸治疗慢性前列腺炎经验撷要 [J]. 中国针灸，2021，41（8）：915-918.

第三十二节　尿失禁

尿失禁是以清醒状态下小便不能控制而自行流出为主要表现的泌尿系统疾病。可分为充溢性尿失禁、无阻力性尿失禁、反射性尿失禁、急迫性尿失禁及压力性尿失禁5类。充溢性尿失禁是由于尿路有较严重的机械性（如前列腺增生）或功能性梗阻引起尿潴留，当膀胱内压上升到一定程度并超过尿道阻力时，尿液自尿道中滴出。无阻力性尿失禁是由于尿道阻力完全丧失，膀胱内不能储存尿液，患者站立时尿液全部由尿道流出。反射性尿失禁是由上运动神经元病变，患者不自主地间歇排尿（间歇性尿失禁），排尿无感觉。急迫性尿失禁是由于逼尿肌无抑制性收缩而发生尿失禁。压力性尿失禁是当腹压突然增加（如咳嗽、打喷嚏、上楼梯或跑步）导致尿液不自主流出，但不是由逼尿肌收缩压或膀胱壁对尿液的张力压所引起的。

本病属于中医学"遗溺""失溲""小便不禁"范畴。

一、病因病机

（一）西医学认识

尿失禁的主要病因如下。

（1）先天性疾患　如尿道上裂。

（2）创伤　如女性生产时的创伤，骨盆骨折等。

（3）手术　成人为前列腺手术、尿道狭窄修补术等；儿童为后尿道瓣膜手术等。

（二）中医学认识

尿失禁属中医学"遗溺""失溲""小便不禁"范畴，其发生多与禀赋不足、老年肾亏、暴受惊恐、跌仆损伤、病后体虚等因素有关。本病病位在膀胱，与肾、脾、肺关系密切。基本病机是下元不固，膀胱失约。

二、临床诊断

（一）辨病诊断

根据患者临床表现即可确诊。清醒状态下，小便不随控制而自行流出，或因咳嗽、喷嚏、行走、直立、用力、心情急躁、激动、大笑、高声、惊吓、闻滴水声等，小便自行流出。压力性尿失禁时还需做压力试验、指压试验、棉签试验、尿动力学检查等相关检查排除急迫性尿失禁、充盈性尿失禁及感染等情况。

（二）辨证诊断

1. 肾气不固证

（1）临床证候　小便不禁，尿清长，神疲怯寒，腰膝酸软，两足无力。舌质淡，苔薄，脉沉细无力。

（2）辨证要点　小便不禁，尿清长＋肾气不固全身症状＋舌质淡，苔薄，脉沉细无力。

2. 脾肺气虚证

（1）临床证候　尿意频急，时有尿自遗或不禁，面白气短，甚则咳嗽、谈笑均可出现尿失禁，小腹时有坠胀。舌质淡红，脉虚软无力。

（2）辨证要点　尿意频急，时有尿自遗或不禁＋肺脾气虚全身症状＋舌质淡红，脉虚软无力。

3. 湿热下注证

（1）临床证候　小便频数，排尿灼热，时有尿自遗，溲赤而臭。舌质偏红，苔黄腻，脉细滑数。

（2）辨证要点　小便频数，排尿灼热，溲赤而臭。舌质偏红，苔黄腻，脉细滑数。

4. 下焦瘀滞证

（1）临床证候　小便不禁，小腹胀满隐痛，或可触及肿块。舌质暗或有紫斑，苔薄，脉涩。

（2）辨证要点　小便不禁，小腹胀痛，或可触及肿块。舌质暗或有紫斑，苔薄，脉涩。

三、临床治疗

（一）辨病治疗

目前临床尿失禁患者的物理治疗应用广泛，主要包括功能性电、磁刺激疗法和运动疗法。物理疗法具有成本低、风险小的优点，易于被患者接受、临床更易推广，备受医师及患者喜爱。另外还可进行口服药物治疗及尿失禁手术。

（二）辨证治疗

1. 辨证论治

（1）肾气不固证

治法：补肾固涩，补气固本。取肾和膀胱的俞募穴为主。

处方：中极、膀胱俞、肾俞、三阴交、关元、命门。

操作：毫针常规刺，用补法。刺中极时针尖朝向会阴部；脾俞不可直刺、深刺。可加灸。

方义：中极属任脉，其下为膀胱，中极、膀胱俞为俞募配穴法，可调理膀胱气机，增强膀胱对尿液的约束能力；肾俞为肾的背俞穴，可补益肾气，增强肾的闭藏功能；三阴交为足三阴经的交会穴，可调理脾、肝、肾的气机；关元穴为小肠的募穴，可调畅小肠的气机，命门可固涩肾气。

诸穴相配，可奏益肾固脬之功。

（2）脾肺气虚证

治法：补益肺脾，补气固本。取肾和膀胱的俞募穴为主。

处方：中极、膀胱俞、肾俞、三阴交、肺俞、脾俞、足三里。

操作：毫针针刺，用补法，可针灸并用，脾肺气虚者可加灸。

方义：中极属任脉，其下为膀胱，中极、膀胱俞为俞募配穴法，可调理膀胱气机，增强膀胱对尿液的约束能力；肾俞为肾的背俞穴，可补益肾气，增强肾的闭藏功能；三阴交为足三阴经的交会穴，可调理脾、肝、肾的气机；脾俞、肺俞分别为脾、肺的背俞穴，补益脾肺；足三里为保健要穴，诸穴共奏补益脾肺之效。

（3）湿热下注证

治法：清热化湿固脬。取肾和膀胱的俞募穴为主。

处方：中极、膀胱俞、肾俞、三阴交、关元、命门。

操作：毫针针刺，用泻法。

方义：中极属任脉，其下为膀胱，中极、膀胱俞为俞募配穴法，可调理膀胱气机，增强膀胱对尿液的约束能力；肾俞为肾的背俞穴，可补益肾气，增强肾的闭藏功能；三阴交为足三阴经的交会穴，可调理脾、肝、肾的气机；关元穴为小肠的募穴，可调畅小肠的气机，命门可固涩肾气。诸穴相配，可奏清热利湿固脬之功。

（4）下焦瘀滞证

治法：活血行滞，通瘀固脬。取肾和膀胱的俞募穴为主。

处方：中极、膀胱俞、肾俞、三阴交、次髎、太冲。

操作：毫针针刺，用泻法。

方义：中极、膀胱俞为俞募配穴法，可调理膀胱气机，增强膀胱对尿液的约束能力；肾俞补肾固涩；三阴交为足三阴经

交会穴，可调理脾、肝、肾的气机。四穴相配，共奏益肾固脬之功。次髎、太冲活血行滞，次髎为局部取穴，可逐瘀血，太冲为肝经原穴，可通络止痛。

2. 成药应用

（1）黄芪精口服液

用法：每日2次，每次10ml。

功效主治：补血养气，固本止汗。用于气血亏虚之小便失禁。

制剂规格：每支10ml。

注意事项：忌油腻食物，感冒患者不宜服用，本品宜饭前服用，按照用法用量服用，过敏体质者慎用。

（2）金樱子膏

用法：每日2次，每次10~15g。

功效主治：补肾固精。用于肾虚所致遗精、遗尿。

制剂规格：每瓶50g。

注意事项：肝经湿热壅盛所致的遗精、遗尿、带下过多者不宜使用。服药期间，忌食生冷、油腻、辛辣刺激食物。

（三）其他疗法

1. 耳针

取膀胱、尿道、肾穴。以毫针针刺，或用王不留行籽按压。

2. 电针

取气海、关元、中极、足三里、三阴交穴。腹部三穴针刺时要求针感放射至前阴部。电针用疏密波或断续波刺激30分钟。每日1~2次。

（四）医家诊疗经验

陆李还教授临床善用温针治疗压力性尿失禁，其针法独特，疗效确切。"陆氏针灸"认为，"治水必先治气，治肾必先治肺""治肺必先治脾"。根据中医辨证论治的原则，陆老将压力性尿失禁辨证分为以下6个证型：肺脾气虚证、心肾两虚证、

肝肾阴虚证、肾阳亏虚证、膀胱湿热证、下焦蓄血证。用温针为主治疗，主穴取会阳、肾俞、关元、气海、腹四穴，均双侧对称取穴。脾虚者加中脘、脾俞、足三里培土生金，湿热下注者加阴陵泉、三阴交。

陆老针对病因，拟从温肾助阳，培补元气立法。肾俞为足太阳膀胱经经穴，肾之背俞穴，具有益肾助阳、强腰利水的功效。主治肝肾、膀胱等疾患。《诸病源候论·小便病诸候》中曰"小便不禁者，肾气虚，下焦受冷也"。会阳穴亦为足太阳膀胱经穴，会阳又与督脉交会，故针可引督脉之气以约束膀胱，固脬止遗。气海、关元为蓄气之海，针之可调补元气，灸之可温煦元阳，因关元穴位于任脉之上，与人体元气关系最为密切，是人体真元之根、元气之关，又因元气是推动人体生命活动的原动力，对尿液能起到很好的固涩作用。温针疗法是指在毫针针刺后，在针尾加置艾炷，点燃后使其热力通过针身传至体内，以防治疾病的一种方法。温针的效应是针刺和灸法两者共同发挥的协同作用，因此疗效优于其他单一形式的治疗。陆老采用温针气海、关元、会阳、肾俞、腹四穴，利用其温热作用更促进其温补肾阳之功，使疗效更佳。

四、预后转归

小便失禁的预后与脏腑虚损程度或病邪轻重密切相关。脏腑虚损程度轻，病邪轻浅者，预后良好。反之，预后较差。

五、预防调护

（一）预防

（1）要有乐观、豁达的心情，以积极平和的心态，笑对生活和工作中的成功、失败、压力和烦恼，学会自己调节心境和情绪，保持有规律的性生活，加强体育锻炼，积极治疗各种慢性疾病。

（2）防止尿道感染。女性生小孩后要注意休息，不要过早负重和劳累，每天应坚持收缩肛门 5~10 分钟。平时不要憋尿，还要注意减肥，如果有产伤要及时修复。

（3）早发现，早治疗。

（二）调护

小便失禁可影响心理健康，造成精神忧郁，加重病情。因此须配合心理护理，解除思想顾虑，树立战胜疾病的信心。另外，饮食应合理。养成定时排尿的习惯。并可辅以按摩，促进排尿功能恢复。

主要参考文献

[1]马宝璋，杜惠兰. 中医妇科学［M］. 上海：上海科学技术出版社，2018.

[2]王启才. 针灸治疗学［M］. 北京：中国中医药出版社，2003.

[3]谢幸. 妇产科学［M］. 北京：人民卫生出版社，2018.

[4]张浩，薛锋，张金华，等."陆氏针灸"温针治疗压力性尿失禁经验［J］. 中国中医急症，2021，30（2）：351–353.

第三十三节　不育症

不育症是指育龄夫妇同居有正常性生活，未避孕超过 1 年，由于男方因素致使女方未能受孕的病证。大约有 15% 的夫妇在结婚 1 年内因不能怀孕而寻求治疗，最终仍有 5% 的夫妇不能受孕。在不育夫妇中，50% 的不育症夫妇发现男子存在精液参数的异常。

本病多见于精子减少症、无精子症、死精子症、精液不化症、不射精症等，属于中医学"无子""无嗣"范畴。

一、病因病机

（一）西医学认识

不育症的病因非常复杂，各种疾病作用于精子发生、精子输送、精子和卵子结合等各个环节，均可引起不育。依据病因学分析，影响男性不育的因素有生殖器官解剖异常、生殖生态紊乱、外源性和机械性损伤、医源性损伤以及微生物学的因素。不明原因的不育：约31.6%的不育患者经过目前常用的检查方法仍不能查出确切病因。

（二）中医学认识

早在《黄帝内经》中就提出了"肾藏精，主生殖"的理论，为中医辨证治疗男性不育症奠定了理论基础，中医学认为男性不育症与肾、心、肝、脾等脏有关，而其中与肾脏关系最为密切。肾藏精、主生殖，肾精的盛衰直接决定人体的生长、发育及生殖功能，因此肾精亏虚是造成不育症的根本病机。脾失健运，痰湿内生，郁久化热，阻遏命门之火，而致不育。肝主疏泄，情志不舒，肝气郁结，疏泄无权，而致肾精藏泄无度造成不育。湿热、肝郁导致机体气机受阻，气血运行不畅，导致血瘀，血瘀则阻滞精道，肾精化源不足而致不育，因此肝郁、湿热、血瘀是男性不育症的重要病机，肾虚是本，肝郁、湿热、血瘀是标。

临床辨证论治、对证施药是治疗本病的关键，但是临床中普遍存在对男性不育症病理实质认识不足的问题，导致只治其标而未及其本。中医学认为，肾藏精，主生殖。肾藏精，是指肾对精具有贮存、封藏、闭藏的功能，调控精在人体中的作用，主持先天胚胎形成和后天生长、发育、生殖，并防止精的无故妄泄和消耗。其来源于先天，充养于后天，受五脏六腑之精而藏之。

二、临床诊断

（一）辨病诊断

详细了解患者的职业、既往史、个人生活史、婚姻史、性生活情况，过去精液检查结果及配偶健康状况等。还应了解有无与放射线、有毒物品接触史及高温作业史，有无腮腺炎并发睾丸炎病史，有无其他慢性病及长期服药情况，是否经常食用棉花籽油，有无酗酒、嗜烟习惯等等。结合相关检查进行诊断。

（二）辨证诊断

1.肾精亏损证

（1）临床证候 男子婚后2年以上，性生活正常，未行避孕，不能使女方怀孕，精液量少，或死精过高，或精液疲惫，腰膝酸软，头晕耳鸣。舌淡，脉细弱。

（2）辨证要点 男子婚后2年以上，性生活正常，未避孕，不能使女方怀孕，精液量少，腰膝酸软。舌淡，脉细弱。

2.气血虚弱证

（1）临床证候 男子婚后2年以上，性生活正常，未行避孕，不能使女方怀孕，面色萎黄，懒言乏力，心悸失眠，头晕目眩，纳呆便溏。舌淡，脉细弱。

（2）辨证要点 男子婚后2年以上，性生活正常，未避孕，不能使女方怀孕，面色萎黄，心悸失眠。舌淡，脉细弱。

3.气滞血瘀证

（1）临床证候 男子婚后2年以上，性生活正常，未行避孕，不能使女方怀孕，睾丸坠胀，胸闷不舒。舌质暗，脉沉涩。

（2）辨证要点 男子婚后2年以上，性生活正常，未避孕，不能使女方怀孕，胸闷不舒。舌质暗，脉沉涩。

4.湿热下注证

（1）临床证候　男子婚后2年以上，性生活正常，未行避孕，不能使女方怀孕，死精过多，或伴遗精，小便短少，尿后滴白，口苦咽干。舌红，苔黄腻，脉滑数。

（2）辨证要点　男子婚后2年以上，性生活正常，未避孕，不能使女方怀孕。舌红，苔黄腻，脉滑数。

三、临床治疗

（一）提高临床疗效的要素

治疗不育症，首先要寻找发病原因，详辨虚实寒热、气血阴阳，然后采用辨证论治与辨病论治的方法，融合"病""证"相参的治疗方法摸索出该病治疗的规律。总之，益肾补精是治疗本病的重要治则。本病病变关键在肾，治疗时应注重调理肾之阴阳，补充肾之精气，疏导肾之精道。另外，不育症的治疗切忌妄投苦寒或温热之品。因苦泄过度，一则败胃，引起胃脘痛疼痛、恶心呕吐；二则伤阳，导致性欲淡漠、阳痿不举，影响精子质量。温肾壮阳太过，每易致生殖道充血水肿，不仅加重炎症，且阴精被灼，会影响精子数量和质量。

（二）辨病治疗

本病多见于精子减少症、无精子症、死精子症、精液不化症、不射精症等，临床应辨明病因，进行针对性的治疗。

（三）辨证治疗

1.辨证论治

（1）肾精亏损证

治法：补肾填精，通利精宫。

处方：气海、关元、肾俞、太溪、三阴交、足三里、命门。

操作：毫针常规刺法。可灸。

方义：本病病位在精宫，且与肾、肝、脾关系系密切，任脉起于胞中（男子为精宫），任脉之气海、关元又为任脉与足三阴经之交会穴，故取之可调理精宫和肝、脾、肾三脏；肾主生殖，故取肾的背俞穴肾俞和原穴太溪以补肾精、益生殖；三阴交为足三阴经交会穴，既可滋补肝肾、健脾益气，又可理气活血、清利湿热，故不论虚实用之皆宜；足三里为胃之下合穴，可补益后天之气，以旺精血生化之源；命门为元气之根本，生命之门户，可补益肾精。

（2）气血虚弱证

治法：益气养血，通利精宫。

处方：气海、关元、肾俞、太溪、三阴交、足三里、脾俞、胃俞。

操作：毫针常规刺法。

方义：本病病位在精宫，且与肾、肝、脾关系系密切，任脉起于胞中（男子为精宫），任脉之气海、关元又为任脉与足三阴之交会穴，故取之可调理精宫和肝、脾、肾三脏；肾主生殖，故取肾的背俞穴肾俞和原穴太溪以补肾精、益生殖；三阴交为足三阴经交会穴，既可滋补肝肾、健脾益气，又可理气活血、清利湿热，故不论虚实用之皆宜；足三里为胃之下合穴，可补益后天之气，以旺精血生化之源；脾俞、胃俞分别为脾胃的背俞穴，刺之补益后天之本，益气血生化之源。

（3）气滞血瘀证

治法：行气活血，通利精宫。

处方：气海、关元、肾俞、太溪、三阴交、足三里、次髎、蠡沟。

操作：毫针常规刺法。次髎朝前阴方向深刺，使针感向前阴放散。

方义：本病病位在精宫，且与肾、肝、脾关系系密切，任脉起于胞中（男子为精宫），任脉之气海、关元又为任脉与足三阴之交会穴，故取之可调理精宫和肝、脾、肾三脏；肾主生殖，故取肾的背俞穴肾俞、原穴太溪以补肾精、益生殖；三阴交为足三阴经交会穴，既可滋补肝肾、健脾益气，又可理气活血；清利湿热，足三里为胃之下合穴，可补益后天之气，以旺精血生化之源；次髎可活血，蠡沟为肝经络穴，刺之行气活血。诸穴共奏行气活血化瘀之功。

（4）湿热下注证

治法：清热利湿，通利精宫。

处方：气海、关元、肾俞、太溪、三阴交、足三里、秩边、中极。

操作：毫针常规刺法。秩边朝前阴方向深刺，使针感向前阴放散。

方义：肾主生殖，故取肾的背俞穴肾俞和原穴太溪以补肾精、益生殖；三阴交为足三阴经的交会穴，即可滋补肝肾、健脾益气，又可理气活血、清利湿热，故不论虚实用之皆宜；足三里为胃的下合穴，可补益后天之气，以旺精血生化之源；秩边属膀胱经穴，善利小便；中极为足三阴、任脉之会，膀胱之募穴。诸穴共奏清热利湿、通利精宫之效。

2. 成药应用

（1）龟龄集

用法：每次1.5g，每日2次。

功效主治：温肾助阳。适用于肾阳不足，命门火衰的男性不育者。

制剂规格：每粒0.3g。

注意事项：忌生冷、刺激性食物。伤风感冒时停服。孕妇禁用。

（2）人参归脾丸

用法：每次1丸，每日2次。

功效主治：益气补血，健脾养心。适用于气血两虚的男性不育者。

制剂规格：每丸9g。

（四）其他疗法

针挑：其方法为挑破人体一些特定部位的皮肤及皮下纤维组织，并施以一定的手法，使局部刺激通过神经体液的途径与中枢神经系统发生联系，从而改变机体的反应性，以达到治疗疾病的目的。常用针挑点：第一腰椎神经刺激点、第十胸椎神经刺激点等。

（五）医家诊疗经验

胡幼平教授认为，肾中精气充实与否是男性能否授孕的关键，临床上对男性不育症的治疗不能离开肾。治疗男性不育症，以"补肾益精"为总纲，选取肾俞、太溪二穴为主穴。肾俞穴归足太阳膀胱经，有益肾强腰、调补肾气之功，另肾经原穴太溪穴为肾经元气起始，针刺太溪能滋阴补肾，肾精充盈，故能有子也。任、督、冲三脉"一源三歧"，为生命之所系。男性生殖器官的睾丸和阴茎位于身体正中线的下部，为任脉所过，《素问·骨空论篇》有载："督脉者，起于少腹……其络循阴器，合篡间，绕篡后……夹脊抵腰中，入循膂络肾。"可知督脉络脉也循行经过阴茎，因此针灸治疗首选任督二脉。选穴关元、中极、会阴、命门。胡教授独具匠心，认为男性不育症也可由"瘀阻精道"所致，从"瘀"论治男性不育症，选取脾经血海，活血祛瘀，则经络畅通，气血调和。另一方面现代生活节奏快、精神压力大，也是男性不育症的重要病因，选用经典配穴"四关穴"，即胃经足三里、肝经太冲穴，调理气血，共奏调畅情志之功。

四、预后转归

本病的预后，一般来说，与不育的原因直接相关。若睾丸及生殖系结构基本正常，有生精功能，或功能性不育者经过治疗多可治愈。若久病不愈，病情缠绵，或属于先天性睾丸发育不全、真性无精子及生殖系结构严重畸形等器质性不育，则多数较难治愈。

五、预防调护

1. 生活调理

治疗期间提倡劳逸结合,有节律地进行性生活,不要求禁欲,但应适当控制性交频度,以顾护真精,免遭损伤。若涉水冒雨或身劳汗出,应换衣擦身,夏秋之季避免夜宿外,坐卧湿地。

2. 饮食调理

治疗期间饮食应清淡而富有营养。平素可选用一些莲子、银耳、百合、枣类羹食,既可顾护脾胃,又可益脾养精。尽量不吃辛辣之品,戒烟戒酒,因为吸烟饮酒过多对精子的生成、成熟都有明显的影响。

3. 精神调理

注意精神方面的调摄,喜怒有节,心情舒畅。既病之后,医护人员应多向患者做思想工作,以消除其紧张与疑虑。

主要参考文献

[1] 刘阿庆, 姜铭, 谢娟, 等. 针灸治疗男性不育症临床研究进展 [J]. 针灸临床杂志, 2017, 33 (4): 69-71.

[3] 赵映, 王亚楠, 申治富, 等. 胡幼平针灸并用治疗男性不育症临床经验 [J]. 四川中医, 2017, 35 (3): 16-17.

第三十四节　消渴

消渴是以多饮、多尿、乏力、消瘦或尿有甜味为主要症状的病证。西医学的糖尿病(DM)属于本病范畴,DM可分为原发性DM和继发性DM,原发性DM又分为1型糖尿病(T1DM)和2型糖尿病(T2DM)。T1DM为胰岛素分泌绝对不足,T2DM为胰岛素不足伴抵抗。T1DM必须使用胰岛素治疗,T2DM多采用中西医综合治疗。在DM中90%以上为T2DM,按其自然过程分为DM前期、DM期与慢性并发症期。DM血糖严重升高者可发生糖尿病酮症酸中毒或非酮症性高渗综合征等急性并发症。长期高血糖可导致视网膜、肾脏等微血管或全身大血管及神经病变,是DM致死致残的主要原因。

西医学的糖尿病属于本病范畴,其他具有多尿、烦渴的临床特点,与消渴病有某些相似之处的疾病或症状,如尿崩症等,亦可参考本病辨证论治。

一、病因病机

(一)西医学认识

西医学认为DM是由于胰岛素分泌绝对或相对不足(胰岛素分泌缺陷),以及机体靶组织或靶器官对胰岛素敏感性降低(胰岛素作用缺陷)引起的以血糖水平升高为主要特征的代谢性疾病。

(二)中医学认识

1. 发病因素

禀赋异常、过食肥甘、情志失调、运动量减少等为DM发生的原因。禀赋异常为内因,饮食情志为外因,内外因相合可致DM。

(1) 饮食因素　过食肥甘厚味及饮食结构或质量改变为主要病因。《黄帝内经》云"饮食自倍,肠胃乃伤""肥者令人内热,甘者令人中满"。多食肥甘,滞胃碍脾,中焦壅滞,升降受阻,运化失司,聚湿变浊生痰,日久化热伤津,导致DM。

(2) 运动量减少　久坐少动,活动减少,脾气呆滞,运化失常,或脾气既耗,胃气亦伤,脾胃虚弱,或脾不散精,精微物质不归正化,则为湿为痰、为浊为膏,日久化热,导致DM。

(3) 情志失调　情志失调,肝失疏泄,则中焦气机郁滞,形成肝脾气滞、肝胃气滞,或脾胃运化失常,饮食壅而生热,滞而生痰，变生 DM。

（4）禀赋异常　先天禀赋不足、五脏柔弱是引发消渴的重要内在因素，其中阴虚体质最易罹患本病。

2. 病机及演变规律

DM 为食、郁、痰、湿、热、瘀交织为患。其病机演变基本按郁、热、虚、损四个阶段发展。发病初期以六郁为主，病位多在肝，在脾（胃）；继则郁久化热，以肝热、胃热为主，亦可兼肺热、肠热；燥热既久，壮火食气，燥热伤阴，阴损及阳，终至气血阴阳俱虚；脏腑受损，病邪入络，脉络受损，变证百出。

3. 病位、病性

DM 病位在五脏，以脾（胃）、肝、肾为主，涉及心、肺。阴虚或气虚为本，痰浊血瘀为标，多虚实夹杂。初期为情志失调，痰浊化热伤阴，以标实为主，继之为气阴两虚，最后阴阳两虚，兼夹痰浊瘀血，以本虚为主。阴虚血脉运行涩滞、气虚鼓动无力、痰浊阻滞、血脉不利等都可形成瘀血，痰浊是瘀血形成的病理基础，且二者相互影响，瘀血贯穿 DM 始终，是并发症发生和发展的病理基础；痰浊、瘀血又可损伤脏腑，耗伤气血，使病变错综复杂。

二、临床诊断

（一）辨病诊断

参照中华中医药学会《糖尿病中医防治指南》，多饮、多食、多尿及体重下降或尿糖增高等表现是诊断消渴病的主要依据。有些患者"三多"症状不明显，但若在中年以后发病，且嗜食膏粱厚味，形体肥胖，以及伴发肺痨、水肿、眩晕、胸痹、中风、雀目、痈疽等病证，应该考虑消渴病的可能。

（二）辨证诊断

消渴起病缓慢，病程漫长。本病以多尿、多饮、多食、倦怠乏力、形体消瘦，或尿有甜味为特征，但患者"三多"症状的显著程度有较大的差别。消渴的多尿，表现为排尿次数增多，尿量增加。有的患者是因夜尿增多而发现本病。与多尿同时出现的是多饮，喝水量及次数明显增多。多食易饥，食量超出常人，但患者常感疲乏无力，日久则形体消瘦。现代的部分消渴患者，在较长时间内表现为形体肥胖。

1. 上消（肺热津伤证）

（1）临床证候　口干咽燥，渴喜冷饮，易饥多食，尿频量多，心烦易怒，口苦，溲赤便秘。舌干红，苔黄燥，脉细数。

（2）辨证要点　口干，渴喜冷饮，易饥多食，尿频量多。舌干红，苔黄燥，脉细数。

2. 中消（胃热炽盛证）

（1）临床证候　胃火内炽，胃热消谷，耗伤津液，多食易饥，口渴，尿多，形体消瘦，大便干燥。苔黄，脉滑实有力。

（2）辨证要点　多食易饥，口渴，尿多，形体消瘦，大便干燥。苔黄，脉滑实有力。

3. 下消（肾阴亏虚证）

（1）临床证候　小便频数，浑浊如膏，视物模糊，腰膝酸软，眩晕耳鸣，五心烦热，低热颧红，口干咽燥，多梦遗精，皮肤干燥，雀目，或蚊蝇飞舞，或失明，皮肤瘙痒。舌红少苔，脉细数。

（2）辨证要点　小便频数，腰膝酸软，五心烦热，低热颧红，多梦遗精。舌红少苔，脉细数。

三、鉴别诊断

1. 口渴症

口渴症是指口渴饮水的一个临床症状，

可出现在多种疾病过程中，尤以外感热病为多见。但这类口渴各随其所患病证的不同而出现相应的临床症状，不伴多食、多尿、尿甜、瘦削等消渴的特点。

2. 瘿病

瘿病中气郁化火、阴虚火旺的类型，以情绪激动，多食易饥，形体日渐消瘦，心悸，眼突，颈部一侧或两侧肿大为特征。其中的多食易饥、消瘦，类似消渴病的中消，但眼球突出，颈前生长瘿肿则与消渴病有区别，且无消渴病的多饮、多尿、尿甜等症。

四、临床治疗

（一）提高临床疗效的要素

本病的基本病机是阴虚为本，燥热为标，故清热润燥、养阴生津为本病的治疗大法。《医学心悟·三消》中说"治上消者，宜润其肺，兼清其胃""治中消者，宜清其胃，兼滋其肾""治下消者，宜滋其肾，兼补其肺"，可谓深得治疗消渴之要旨。由于本病常发生血脉瘀滞与阴损及阳的病变，易并发痈疽、眼疾、劳嗽等病，故还应针对具体病情，及时合理地选用活血化瘀、清热解毒、健脾益气、滋补肾阴、温补肾阳等治法。

（二）辨病治疗

糖尿病的临床治疗包含五个方面，分别为糖尿病教育、饮食治疗、运动行为疗法、血糖监测与药物治疗。

（三）辨证治疗

DM患者进行针法治疗时要严格消毒，一般慎用灸法，以免引起烧灼伤。

1. 辨证论治

（1）上消（肺热津伤证）

治法：清热润肺，生津止渴。取相应的脏腑背俞穴及手太阴、足太阴经穴为主。

主穴：肺俞、脾俞、胰俞、尺泽、曲池、廉泉、承浆、足三里、三阴交。

配穴：烦渴、口干者，加金津、玉液。

操作：廉泉向舌根斜刺0.5~0.8寸，尺泽、曲池行毫针泻法，其余主穴行平补平泻法，1日1次，每次留针30分钟，10次为1个疗程。

方义：胰俞为治疗消渴之经验有效穴，取之治其本；肺俞、脾俞分别为肺、脾的背俞穴，能清肺润燥、健脾生津；肺经合穴尺泽属"水"，水为金之子，用之所获"实者泻其子"，可助清泻肺热之功；大肠经合穴曲池，可通大肠腑气以泻其热，有助肺气肃降功能恢复；廉泉、承浆可利咽生津；足阳明胃之合穴足三里，可以重补中焦水谷之气，化生气血，益气生津；三阴交为肝、脾、肾三经交会穴，可养胃阴，补肝肾，清虚热。

（2）中消（胃热炽盛证）

治法：清泻胃火，养阴增液。取相应的脏腑背俞穴及手、足阳明经穴为主。

主穴：脾俞、胃俞、胰俞、足三里、三阴交、内庭、中脘、阴陵泉、曲池、合谷。

配穴：大便秘结者，加天枢、支沟；食滞者，加梁门、天枢；痰饮者，加膻中、丰隆；泛酸干呕者，加建里、公孙。

操作：足三里、内庭、曲池、合谷、中脘用泻法，余穴用平补平泻法。1日1次，每次留针30分钟，10次为1个疗程。

方义：胰俞为治疗消渴之经验有效穴，取之治其本；脾俞为脾的背俞穴，能健脾生津；胃俞配中脘，俞募配伍可调节脾胃功能，清热生津；阴陵泉为脾经合穴，能健脾理气；胃与大肠同属于阳明，取手足阳明经之内庭、曲池、足三里、合谷，可清泄胃肠燥热，通降胃气。三阴经之交会穴三阴交，可益气养阴，调和气血，滋补肝、脾、肾之阴。

（3）下消（肾阴亏虚证）

治法：滋阴固肾。

主穴：肾俞、关元、三阴交、太溪。取相应的脏腑背俞穴及足太阴、足少阴经穴为主。

配穴：视物模糊者，加太冲、光明；皮肤瘙痒者，配曲池、血海；上肢疼痛、麻木者，配肩髃、曲池、合谷。

操作：诸穴均用补法。1日1次，每次留针30分钟，10次为1个疗程。

方义：肾俞为肾的背俞穴，可滋补肾阴，关元固肾补元气，三阴交调和肝、脾、肾三经之气，太溪为肾经之原穴，可滋肾水，降虚火。

2.成药应用

六味地黄丸

用法：水丸每次5g，每日2次。

功能主治：滋阴补肾。用于肾阴亏损，头晕耳鸣，腰膝酸软等。

规格制剂：水丸每袋5g。

注意事项：忌不易消化食物；感冒发热患者不宜服用。有高血压、心脏病、肝病、糖尿病、肾病等慢性病严重者应在医师指导下服用。儿童、孕妇、哺乳期女性应在医师指导下服用。服药4周症状无缓解，应去医院就诊。对本品过敏者禁用，过敏体质者慎用。本品性状发生改变时禁止使用。

（四）其他疗法

1.耳针

耳针、耳穴贴压以内分泌、肾上腺等穴位为主。耳针疗法取胰、内分泌、肾上腺、缘中、三焦、肾、神门、心、肝穴。偏上消者加肺、渴点；偏中消者加脾、胃；偏下消者加膀胱。

2.推拿点穴

肥胖或超重DM患者可腹部按摩中脘、水分、气海、关元、天枢、水道等穴。点穴减肥常取合谷、内关、足三里、三阴交穴。也可推拿面颈部、胸背部、臀部、四肢等部位以摩、搓、揉、按、捏、拿、合、分、轻拍等手法。

（五）医家诊疗经验

1.国师大师贺普仁治疗糖尿病临床经验

贺普仁临证60余年，经过多年临床探索，总结提出"贺氏三通法"理论体系，将毫针的"微通法"、火针的"温通法"、放血疗法的"强通法"有机结合，对症使用，进一步提高疗效，扩大临床适应证，在国内针灸界广泛推广使用。其中以火针为代表的"温通法"借火力和温热刺激，激发经气，疏通气血，集中针刺、艾灸的双重优势，可借助针力和火力，无邪则温补，有邪则胜邪。贺普仁认为气血阻络、经脉不通是本病发生的主要病机，而且发病过程中必然伴有阳虚。治疗当以调理气血、温通经脉。贺普仁弟子将毫针的"微通法"和火针的"温通法"相结合，即用毫针烧红"快、准"刺入皮肤的治疗方法叫"毫火法"，该方法疗效显著。

2.彭静山眼针治疗糖尿病眼部疾患经验

眼针疗法由著名医家彭静山教授发明。彭老先生受华佗"观目可验内之何脏腑受病"观点的启发，以眼与经络、脏腑的内在联系为理论基础，总结60余年行医经验，结合10余年潜心研究《黄帝内经》《证治准绳》等典籍中有关眼与五脏六腑、十四经脉关系的基础理论而首创的一种微针疗法。眼针治疗糖尿病动眼神经麻痹，即从整体观念出发，按照脏腑归属，辨证施治，又巧取眼针局部穴位。针刺治疗眼部疾患，二者有机结合，疗效显著。

五、预后转归

消渴病常病及多个脏腑，病变影响广

泛，未及时医治以及病情严重的患者，常可并发多种病证，如肺失滋养，日久可并发肺痨。肾阴亏损，肝失濡养，肝肾精血不能上承于耳目，则可并发白内障、雀目、耳聋。燥热内结，营阴被灼，脉络瘀阻，蕴毒成脓，则发为疮疖痈疽。阴虚燥热，炼液成痰，以及血脉瘀滞，痰瘀阻络，蒙蔽心窍，则发为中风偏瘫。阴损及阳，脾肾衰败，水湿潴留，泛滥肌肤，则发为水肿。综观消渴病的自然发病过程，常以阴虚燥热为始，病程日久，可导致阴损及阳，血行瘀滞，形成阴阳两虚证，或以阳虚为主，并伴血脉瘀阻的重证，常出现各种严重的并发症。

消渴病是现代社会中发病率较高的一种疾病，尤以中老年发病较多。"三多"和消瘦的程度，是判断病情轻重的重要标志。早期发现、坚持长期治疗、生活规律、饮食控制的患者，预后较好。儿童患本病者，大多病情较重。并发症是影响病情、损伤患者劳动力和危及患者生命的重要因素，故需十分注意及早防治各种并发症。

六、预防调护

（一）预防

糖尿病的危险因素很多，如糖尿病家族史、不良的饮食习惯、体力活动减少、肥胖、大量饮酒、精神紧张等，都可能与糖尿病的发病有关。积极开展糖尿病预防，让全民了解糖尿病的诱发因素，提高群众的自觉防治意识，及时控制发病因素，可大大降低糖尿病特别是2型糖尿病的发病率。具体预防措施如下。

（1）防止和纠正肥胖。

（2）避免高脂肪饮食。

（3）食物成分合理，碳水化合物以非精制、富含可溶性维生素为好，占食物总热量的50%~65%，脂肪占食物总热量的15%~20%，蛋白质占食物总热量的10%~15%。多吃蔬菜。

（4）增加体力活动，参加体育锻炼。

（5）避免或少用对糖代谢不利的药物。

（6）积极发现和治疗高血压、高血脂和冠心病。

（7）戒除烟酒等不良习惯。

（8）对中老年人定期进行健康体检。除检查常规空腹血糖外，还应重视餐后2小时血糖测定。

预防糖尿病应构筑三道"防线"，在医学上称之为三级预防。如果"防线"构筑得及时、合理和牢固，大部分糖尿病是有可能预防或控制的。这三道"防线"如下。一级预防：树立正确的进食观并采取合理的生活方式，可以最大限度地降低糖尿病的发生率。二级预防：定期检测血糖，以尽早发现无症状性糖尿病。三级预防：预防或延缓糖尿病慢性并发症的发生和发展，减少伤残和死亡率。

（二）调护

本病除药物治疗外，注意生活调摄具有十分重要的意义。正如《儒门事亲·三消之说当从火断》中说："不减滋味，不戒嗜欲，不节喜怒，病已而复作。能从此三者，消渴亦不足忧矣。"其中，尤其是节制饮食，具有基础治疗的重要作用。在保证机体合理需要的情况下，应限制粮食、油脂的摄入，忌食糖类，饮食宜以适量米、麦、杂粮，配以蔬菜、豆类、瘦肉、鸡蛋等，定时定量进餐。戒烟酒、浓茶及咖啡等。保持情志平和，制订并实施有规律的生活起居制度。

主要参考文献

[1]王吉耀. 内科学［M］. 北京：人民卫生出版社，2001.

[2]侯雁如，黄河. 隔药饼灸对2型糖尿病合

并高脂血症患者血清中 FGF-21 和血脂的影响［J］. 湘南学院学报（医学版），2020，22（2）：18-22.

［3］程金莲，肖爽，宣雅波，等.“贺氏三通法”治疗 2 型糖尿病周围神经病变的随机对照研究［J］. 安徽中医药大学学报，2018，37（6）：46-49.

［4］胡楠. 眼针为主治疗糖尿病动眼神经麻痹临床疗效观察［J］. 中西医结合心脑血管病杂志，2018，16（12）：1742-1745.

［5］周莹，刘军彤，杨宇峰，等. 中西医结合治疗糖尿病研究进展［J］. 辽宁中医药大学学报，2023，25（9）：134-138.

第三十五节 瘿病

瘿病是由于情志内伤，饮食及水土失宜等因素引起的，以气滞、痰凝、血瘀壅结颈前为基本病机，以颈前喉结两旁结块肿大为主要临床特征的一类疾病。瘿病一名，首见于《诸病源候论·瘿候》。在中医著作里，又有瘿、瘿气、瘿瘤、瘿囊、瘿袋等名称。

西医学中具有甲状腺肿大表现的一类疾病，如单纯性甲状腺肿大、甲状腺功能亢进、甲状腺肿瘤，以及慢性淋巴细胞性甲状腺炎等疾病，可参考本节辨证论治。

一、病因病机

瘿病的病因主要是情志内伤和饮食及水土失宜，但也与体质因素有密切关系。

（1）情志内伤 由于长期忿郁恼怒或忧思郁虑，使气机郁滞、肝气失于条达。津液的正常循行及输布均有赖于气的统帅。气机郁滞，则津液易于凝聚成痰。气滞痰凝，壅结颈前，则形成瘿病。

（2）饮食及水土失宜 饮食失调，或居住在高山地区，水土失宜，一则影响脾胃的功能，使脾失健运，不能运化水湿，聚而生痰；二则影响气血的正常运行，痰气瘀结颈前则发为瘿病。在古代瘿病的分类名称中即有“泥瘿”“土瘿”之名。

（3）体质因素 女性的经、孕、产、乳等生理特点与肝经气血有密切关系，遇有情志、饮食等致病因素，常引起气郁痰结、气滞血瘀及肝郁化火等病理变化，故女性易患瘿病。另外，素体阴虚之人，痰气郁结之后易于化火，更加伤阴，易使病情缠绵。

由上可知，气滞痰凝壅结颈前是瘿病的基本病理，日久引起血脉瘀阻，以致气、痰、瘀三者合而为患。部分患者，由于痰气郁结化火，火热耗伤阴津，而导致阴虚火旺的病理变化，其中以肝、心两脏阴虚火旺的病变更为突出。

瘿病初起多实，病久则由实致虚，尤以阴虚、气虚为主，以致成为虚实夹杂之证。

二、临床诊断

（一）辨病诊断

瘿病相当于西医学以颈前喉结两旁结块肿大为主要表现的疾病，根据患者的临床表现及相关检查辨别属于何种疾病。

（二）辨证诊断

1. 气郁痰阻证

（1）临床证候 颈前正中肿大，质软不痛，颈部胀，胸闷，喜太息，或兼胸胁窜痛，眼干涩不适，病情的波动常与情志因素有关。苔薄白，脉弦。

（2）辨证要点 颈前正中肿大，质软不痛，病情波动与情志因素有关，喜太息。苔薄白，脉弦。

2. 痰结血瘀证

（1）临床证候 颈前出现肿块，按之较硬或有结节，肿块经久未消，胸闷，纳差，眼球突出。苔薄白或白腻，脉弦或涩。

（2）辨证要点　颈前肿块，按之较硬或有结节。苔薄白或白腻，脉弦或涩。

3. 肝火炽盛证

（1）临床证候　颈前轻度或中度肿大，一般柔软、光滑、烦热，容易出汗，性情急躁易怒，眼球突出，手指颤抖，面部烘热，口苦。舌质红，苔薄黄，脉弦数。

（2）辨证要点　颈前肿大，性情急躁易怒，眼球突出，口苦。舌质红，苔薄黄，脉弦数。

4. 心肝阴虚证

（1）临床证候　瘿肿或大或小，质软，病起缓慢，心悸不宁，心烦少寐，易出汗，手指颤动，眼干，目眩，倦怠乏力。舌质红，舌体颤动，脉弦细数。

（2）辨证要点　瘿肿或大或小，心悸不宁，心烦少寐，易出汗。舌质红，舌体颤动，脉弦细数。

三、鉴别诊断

1. 瘰疬

鉴别的要点，一是患病的具体部位，二是肿块的性质。瘿病的肿块在颈部正前方，肿块一般较大。正如《外台秘要·瘿病》中说："瘿病喜当颈下，当中央不偏两旁。"而瘰疬的患病部位是在颈项的两侧，肿块一般较小，每个约胡豆大，数目多少不等，如《外科正宗·瘰疬论》中描述说："瘰疬者，累累如贯珠，连结三五枚。"

2. 消渴

瘿病中阴虚火旺的证型，常表现为多食易饥的症状，应注意和消渴相鉴别。消渴以多饮、多食、多尿为主要临床表现，但颈部无肿块。瘿病的多食易饥虽类似中消，但以不合并多饮、多尿，且颈部有瘿肿为主要特征，伴有比较明显的烦热、心悸、急躁易怒、眼突、脉数等症状。

四、临床治疗

（一）辨病治疗

瘿病首先应辨别其属何种疾病，不同的疾病治法不同。

（二）辨证治疗

1. 辨证论治

（1）气郁痰阻证

治法：疏肝理气，化痰消瘿。取颈夹脊及手、足阳明经穴为主。

处方：夹脊穴（颈3~5）、合谷、太冲、天突、曲池、风池、扶突、丰隆、足三里。

操作：针刺用泻法，天突穴先直刺0.2~0.8寸，然后将针柄竖起，针尖向下，沿胸骨后缘刺入1~1.5寸，扶突直刺入0.5~0.8寸，1日1次，每次留针30分钟，10次为1个疗程。

方义：局部夹脊穴可疏通气血；瘿肿结于喉部，故取天突；瘿肿局部为足阳明胃经所过之处，丰隆、足三里为足阳明经穴位，可通经散结，化痰消瘿；风池归胆经，有疏肝化火，活血通络之效；扶突位于颈外侧，为近部取穴，属手阳明大肠经，上入缺盆，循喉咙，复合阳明，发挥其近治作用，可理气化痰散结；曲池具有通气散结之特效；夹脊穴功能活血通络、散结消瘿。丰隆属于足阳明胃经，《灵枢·经脉》记载"胃足阳明之脉……颈肿喉痹"，针刺此穴有行气活血化痰的作用。合谷属于手阳明大肠经，有"气有余，则当脉所过者热肿"之说，合谷配合肝经太冲，可使气机升降合宜，具有疏肝理气、调气行血、安神、泄热的功效。针刺"四关穴"（双侧合谷与太冲穴），具有调节机体内分泌的功能。

（2）痰结血瘀证

治法：理气活血，化痰消瘿。取颈夹

脊及手、足阳明、足太阴经穴为主。

处方：夹脊穴（颈3~5）、血海、膈俞、天突、曲池、风池、扶突、丰隆、足三里。

操作：穴位操作如上，针刺用泻法，1日1次，每次留针30分钟，10次为1个疗程。

方义：在气郁痰阻证处方基础上加减，去合谷、太冲，加血海、膈俞。血海、膈俞相配，具有行气活血化痰之功。

（3）肝火炽盛证

治法：清肝泻火。取颈夹脊及足厥阴经穴为主。

处方：夹脊穴（颈3~5）、太冲、行间、天突、曲池、风池、扶突、中都。

操作：针刺用泻法，1日1次，每次留针30分钟，10次为1个疗程。

方义：瘿肿结于喉部，故取天突；局部夹脊穴可疏通气血；肝经的太冲、行间配合胆经的风池以平抑肝阳；扶突位于颈外侧，属手阳明大肠经，上入缺盆，循喉咙，复合阳明，可理气化痰散结；中都是肝经的气血汇聚之处，具有疏肝理气之功；曲池具有疏风清热之效。诸穴合用，共奏清肝泻火之功。

（4）心肝阴虚证

治法：滋养阴精，宁心柔肝。取颈夹脊及手厥阴、足少阴经穴为主。

处方：夹脊穴（颈3~5）、间使、三阴交为主，适当配合阴郄、复溜、太溪、内关、合谷、神门。

操作：太溪、复溜用补法，余用泻法，1日1次，每次留针30分钟，10次为1个疗程。

方义：局部夹脊穴可疏通气血；三阴交为足三阴经交会之处，能滋肾养阴、行气活血、疏经通络，主治阴虚诸症，与太溪、复溜合用壮水之主，具有滋阴降火之效；内关是手厥阴心包经络穴，别络心经，又属八脉交会穴，善治胃心胸疾患和神志

病，与间使合用能清心火、平肝木，与神门、阴郄合用能宁心安神。诸穴合用，既补本虚，又清标实。

2. 成药应用

（1）消瘿丸

用法：每次1丸，每日3次。

功效主治：散结消瘿，用于痰火郁结所致的瘿瘤初起。

制剂规格：每丸3g。

注意事项：此药属于处方药，必须在医生的指导下合理使用。对此药过敏者禁用。

（2）甲亢灵片

用法：每次6~7片，每日3次。

功效主治：平肝潜阳，软坚散结。用于瘿病之有阴虚阳亢症状者。

制剂规格：每片0.26g。

注意事项：腹胀食少者慎用。

（三）其他疗法

1. 中药外敷法

五倍子适量，放入砂锅内炒黄，待冷却后研成末，晚上睡觉用米醋调成膏状敷于患处，次晨洗，7天为1个疗程。适用于瘿病气郁痰聚，郁久化火。

2. 药物热敷法

胡椒全植株2份，野菊花叶1份。上药同捣烂后加入少许食盐再捣匀，按肿块大小取适量，隔水蒸热，待温度适中时敷患处，敷药宜厚，外用纱布固定，每天换一次。没有鲜品可以用晒干的药物研粉备用，用时加一般咸度的热盐水调成膏状湿敷。适用于肉瘿气郁痰聚，郁久化火。

注意：一般敷药后局部有灼热感，如难于忍受，可暂时揭开片刻再敷上，可防止皮炎发生，在治疗的同时可加服消瘿散。

3. 箍围消散法

甘草适量，芫花、大戟、甘遂等份。甘草煎膏，以笔涂患部四围，3次后另用

芫花、大戟、甘遂等份研磨醋调，另用笔涂患之中心，勿近甘草膏。次日复以甘草膏涂其中，将芫花、大戟、甘遂末涂其外，二药不要相近，每日涂，自然缩愈。适用于瘿病气郁痰聚型。

4. 温盒灸法

将灸盒置于大椎、檀中穴之上，然后点燃1寸长的艾条，对着罩在盒下的经络和穴位，横放于盒中网上，最后盖上盒盖。适用于气瘿、肉瘿。

注意：灸盒的高度不宜随意升高或降低，太高则无效，太低伤皮肤，注意盒里的温度调节，灸时体位平卧，避免艾条滚动。

（四）医家诊疗经验

1. 王乐亭从曲池透臂臑治疗头颈部"三腺病"经验

北京金针王乐亭用六寸金针从曲池透臂臑治疗头颈部"三腺病"的经验十分著名，王老曾治疗200例淋巴结结核患者，结核缩小1/3以上的患者比例为74%。

2. 董昌景"董氏奇针"治疗各种疑难杂症

董景昌先生针刺治疗甲状腺结节，针刺奇穴，如重子重仙穴、喉灵穴、外三关穴、足千金足五金穴、心灵穴、外三关穴、三重穴，脐针则扎艮位加离位，主要放血穴位为喉蛾九穴。

3. 邵经明针灸治疗甲状腺疾病

"邵氏组方"是河南针灸名家邵经明老先生治疗甲状腺疾病的名方，邵氏针灸取人迎、风池、合谷穴加上扁桃体周围的阿是穴，配穴"突三针"是岭南针灸名家靳瑞老先生治疗甲状腺疾病的经典处方，突三针为水突、扶突、天突3个穴位。吴金苗等人观察邵氏组方配伍突三针治疗甲状腺良性结节的临床疗效，将180例甲状腺良性结节患者分为观察组和对照组。观察组给予邵氏组方配突三针，对照组给予左甲状腺素钠，两组患者均治疗两个月。比较两组患者治疗前后中医证候评分、自身抗体水平、甲状腺情况及临床疗效。结果邵氏组方配突三针治疗甲状腺良性结节疗效显著，可明显降低患者中医证候积分、TGAb、TMAb抗体水平及甲状腺结节体积和数量。

五、预后转归

瘿病的各种证候之间有一定的关系。痰结血瘀常为气郁痰阻的进一步发展，肝火旺盛及心肝阴虚分别概括瘿病中火旺及阴虚的两种证候，但因火旺及阴虚二者在病理上常相互影响，临床症状上常相兼出现。

瘿病的预后大多较好。瘿肿小、质软、治疗及时者，多可治愈。但瘿肿较大者，不容易完全消散。若肿块坚硬、移动性差且增长迅速者，则预后严重。肝火旺盛及心肝阴虚证的轻、中型患者，疗效较好。重型患者阴虚火旺的各种症状常随病程的延长而加重，若出现烦躁不安、高热、脉疾等症状，为病情危重的表现。

六、预防调护

（一）预防

因水土失宜所致者，应注意饮食调摄，在容易发生瘿病的地区，可经常食用海带，使用加碘食盐。患者应保持精神愉快，防止情志内伤。在病程中，要密切观察瘿肿的形态、大小、质地软硬及活动度等方面的变化。如瘿肿经治不消，增大变硬，应高度重视，防止恶变。

（二）调护

（1）保证适当休息 环境要安静，室温要适宜，避免过劳，关心体贴患者，患者在症状明显和治疗早期，应卧床休息，避免剧烈运动。避免不良环境刺激而致病情加重。当心率、基础代谢率等恢复正常后，可逐步恢复工作。

（2）合理饮食　给予高热量，富含糖类、蛋白质类和维生素B族类（粗米、杂粮等）以及易消化的饮食，每日供给热量3000~3500kcal，补偿机体代谢亢进的消耗。嘱患者多饮水以补充水分，但禁止服用浓茶、咖啡等兴奋性饮料。

（3）心理护理　瘿病患者，常易情绪激动，烦躁易怒，多虑，因此要避免不良的环境和语言的刺激。

（4）病情观察　根据病情变化每日观察体温、脉搏、血压、呼吸、心率、心律的情况，可每日测试2~3次。发现异常，如心跳不规则、心慌、呼吸困难、体温升高等，及时到医院就诊。

（5）用药观察　抗甲状腺药物治疗，不可过早减量，应坚持不断服药，有半数轻、中度患者能获得长期缓解甚至痊愈，其余多在停药后一年内复发，须重复治疗或改用其他治疗。

（6）恶性突眼患者　因眼球高度突出，眼睑不能闭合，易引起角膜损伤感染，故应注意保护患者的角膜及球结膜，预防病变加重导致失明。外出时戴黑眼镜，眼睑不能闭合者，最好戴眼罩。

（7）自行监测　如家庭条件允许，可自行测定基础代谢率程度。

（8）定期复查　定期到医院抽血查T_3、T_4判断治疗效果，根据检查结果，按医生的要求调整用药量，达到合理有效的治疗。

主要参考文献

[1]廖二元，莫朝晖.内分泌学[M].2版.北京：人民卫生出版社，2007.

[2]陆明，朱直，王旭.甲状腺功能亢进症中医药临床研究进展[J].中医药导报，2007，13（7）：108-110.

[3]王丹，李观，李朝敏.从"肝郁"理论论治甲状腺功能亢进症[J].中医药临床杂志，2019，31（2）：258-260.

[4]王舡泽，杨超，曾炜美，等.臂部腧穴主治瘰疬、瘿病特殊作用的探析[J].中国针灸，2021，41（10）：1171-1174.

[5]Drago Goicovic.针刺治疗良性甲状腺结节的临床研究[D].广州中医药大学，2019.

[6]吴金苗，张君，陈建辉.邵氏组方配突三针治疗甲状腺良性结节[J].中医学报，2022，37（2）：417-421.

[7]王卫民.积极心理干预对甲状腺功能亢进患者焦虑、抑郁情绪的影响[J].中国健康心理学杂志，2020，28（1）：83-86.

第三十六节　肥胖

肥胖是由于过食或缺乏体力活动等多种原因导致体内膏脂堆积过多，使体重超过一定范围，或伴有头晕乏力、神疲懒言、少动气短等症状的一种疾病，是多种其他疾病发生的基础。西医学中的单纯性（体质性）肥胖、代谢综合征等属于本病范畴。其他具有明确病因的继发性肥胖，应以治疗原发病为主。

一、病因病机

（一）西医学认识

肥胖是一组异质性疾病，病因未明，被认为是包括遗传和环境因素在内的多种因素相互作用的结果。肥胖症有家族聚集倾向。环境因素中主要是饮食习惯不良、体力活动和体育运动不足、生活方式不良等致肥胖。

（二）中医学认识

饮食不节，肥胖者脾胃俱旺，摄食无

度，且多喜肥甘厚味，聚为膏脂痰浊，愈困。《素问》中指出："甘肥贵人，则膏粱之疾也。""夫五味入口，藏于胃，脾为之行其精气。津液在脾，故令人口甘也，此肥美之所发也，此人必数食甘美而多肥也。"久卧、久坐、活动过少，能量供给超过需要，发为肥胖。《素问·宣明五气篇》曰："久卧伤气，久坐伤肉。"《医学入门》也强调久卧久坐"尤伤人也"。临床上有不少患者的肥胖与先天禀赋有关，有明显的家族遗传倾向。

二、临床诊断

（一）辨病诊断

根据所测指标与危险因素和病死率的相关程度，并参照人群统计数据的建议，2003 年《中国成人超重和肥胖症预防控制指南（试用）》以 BMI 值 > $24kg/m^2$ 为超重，> $28kg/m^2$ 为肥胖；男性腰围 > 85cm和女性腰围 > 80cm 为腹型肥胖。2004 年中华医学会糖尿病学分会建议代谢综合征中肥胖的标准定义为 BMI > $25kg/m^2$。

（二）辨证诊断

1. 胃肠实热证

（1）临床证候　形体肥胖，食欲旺盛或消谷善饥，渴喜冷饮，多汗，小便色黄，大便秘结。舌红苔黄，脉多滑数。

（2）辨证要点　消谷善饥，渴喜冷饮，尿黄，便秘。

2. 脾虚湿阻证

（1）临床证候　形体肥胖，疲乏无力，肢体困重，纳少腹胀，便溏少尿，下肢水肿。舌淡，边有齿痕，苔白腻，脉濡或缓。

（2）辨证要点　纳少，腹胀，便溏，肢重，肢肿。

3. 脾肾阳虚证

（1）临床证候　多见于自幼肥胖，反复恶性减肥并反弹者，尤以女性绝经期后形成的肥胖为多，或伴有下肢水肿，纳多善饥，便溏，腰酸怕冷。舌质淡或舌胖。

（2）辨证要点　纳多善饥，便溏，腰酸怕冷。舌质淡或舌胖。

4. 肝气郁结证

（1）临床证候　形体肥胖，胸胁胀闷，时而作痛，烦躁易怒，头目眩晕，女性乳房作胀，少腹胀痛，月经不调。舌质暗红，苔白，脉弦。

（2）辨证要点　情志抑郁，胸胁、少腹胀满，甚则疼痛。

5. 肝肾阴虚证

（1）临床证候　肥胖程度不重，头昏眼花，腰痛腿软，五心烦热，失眠，低热。脉细数微弦，舌体偏瘦，舌苔薄，舌质红。

（2）辨证要点　腰痛腿软，五心烦热，失眠等。

三、鉴别诊断

肥胖与水肿：水肿严重时体重也增加，严重腹水者也会出现腹部胀满，但水肿有阴水和阳水的不同，或从下肢肿起，或从头面部肿起，甚则全身皆肿，其特点是压之常形成凹陷。

四、临床治疗

（一）提高临床疗效的要素

（1）首先要明确诊断和适应证。

（2）临床应注重辨证施治。

（3）对患者进行健康减肥教育，树立科学减肥的信念。

（4）注重平台期的心理疏导和调节。

（二）辨病治疗

可通过控制饮食、增加运动、行为治疗（包括会谈、营养教育、运动教育、社会支持、行为认知教育，其重点是强调生活方式的改变，选择正确均衡的饮食、注意锻炼、参加家务劳动）以及药物治疗等方法。

（三）辨证治疗

1. 胃肠实热证

治法：通腑泄热。主要取足阳明胃经与手阳明大肠经的穴位。

处方：内庭、曲池、上巨虚、足三里、支沟、天枢、合谷、中脘、下巨虚、胃俞。

操作：诸穴位均视患者肥胖程度及取穴部位不同比常规深刺 0.5~1.5 寸，可用电针。

方义：内庭为足阳明之荥穴，"荥主身热"，取之以泻胃热；取胃俞、胃之募穴中脘、大肠募穴天枢能使偏亢的胃肠功能得到调整；曲池、足三里为手足阳明经之合穴，"合治内腑"，二穴能清阳明之火；大肠经原穴合谷能行气导滞泄热、三焦经经穴支沟能通腑泄热，再配以大肠下合穴上巨虚、小肠下合穴下巨虚，共清肠腑积热。

2. 脾虚湿阻证

治法：健脾利湿，祛浊降脂。主要取脾经、任脉与胃经穴位。

处方：阴陵泉、丰隆、水分、三阴交、气海、脾俞、足三里、中脘、太白、水道。

操作：诸穴位均视患者肥胖程度及取穴部位不同比常规深刺 0.5~1.5 寸，可用电针。

方义：取脾俞、胃之合穴足三里、脾经腧穴太白、任脉腧穴气海健脾益气，以助运化痰浊膏脂；取足三阴经之交会穴三阴交以疏调足三阴之经气而扶土化湿；取胃之募穴中脘，配足阳明胃经之络穴丰隆以健运脾气，运化水湿；阴陵泉、水分、水道以行气利水。诸穴相配，可收健脾利湿、祛浊降脂之功。

3. 脾肾阳虚证

治法：温肾助阳，利水渗湿，祛浊降脂。主要取膀胱经的背俞穴、脾经与任脉穴位。

处方：命门、足三里、三阴交、阴陵泉、太白、肾俞、脾俞、关元、太溪、气海。

操作：诸穴位均视患者肥胖程度及取穴部位不同比常规深刺 0.5~1.5 寸，可用电针，腹部需排空膀胱后针刺。

方义：取关元、命门温肾助阳，肾俞、脾俞健脾益肾，气海补中益气；取太溪补益肾水；取脾胃之合穴阴陵泉、足三里以调理脾胃之气机，健脾益气，祛浊降脂；配足三阴经之交会穴三阴交、太白以行气利水除湿。诸穴合用，可获温肾健脾、利水渗湿、祛浊降脂之功。

4. 肝气郁结证

治法：疏肝解郁，调畅气机。主要取肝经和膀胱经穴位。

处方：太冲、肝俞、血海、期门、三阴交、曲泉、膻中、膈俞、行间、血海、气海。

操作：诸穴位均视患者肥胖程度及取穴部位不同比常规深刺 0.5~1.5 寸，可用电针，腹部需排空膀胱后针刺。

方义：本证主因肝气内郁，气机阻滞，还可致木旺乘土，脾失健运，痰湿不化。取肝经之原穴太冲、背俞穴肝俞、募穴期门，俞募相配以疏肝解郁，调畅气机，取气海、膻中助其调畅气机；取足三阴经之交会穴三阴交，配曲泉、曲池、行间、血海、膈俞，可活血化瘀。

5. 肝肾阴虚证

治法：滋补肝肾，培元固本。主要取肾经和膀胱经穴位。

处方：太溪、三阴交、肾俞、肝俞、关元、复溜、足三里、曲池、照海、太冲。

操作：诸穴位均视患者肥胖程度及取穴部位不同比常规深刺 0.5~1.5 寸，可用电针，腹部需排空膀胱后针刺。

方义：本证主因肝肾阴虚，虚火上蒸肺胃，肺燥胃热，而多饮多食，形成肥胖。故取三阴交以疏调足三阴之经气，补益肝肾；曲池清热，太溪为肾经原穴，配复溜、照海以补益肾水；取关元填充肾精，肝俞、肾俞滋补肝肾，培元固本；配足三里以调理脾胃之气机，太冲平肝。诸穴共奏补益肝肾、滋阴填精、祛浊降脂之功。

（四）医家诊疗经验

周仲瑜教授认为，肝也是单纯性肥胖的重要中医病位所在。因肝为刚脏，其体阴而用阳，主升发、喜条达而恶抑郁，主司气血疏泄是其最重要的生理功能。诚如清代医家周学海在《读医随笔》中所言："凡脏腑十二经之气化，皆必藉肝之气化以鼓舞之，始能调畅而不病。"因此，若肝气过亢则必克制脾土，影响其运化水谷输送精微之用；反之，若肝气郁结，则气血疏泄无力，三焦水道不畅，久之体内津液直接蕴结成痰，更碍气机；同时，肝气郁闭也会使脾升胃降正常气机难以久系，从而加快了肥胖的病理进程。值得注意的是，肝主疏泄的功能也是人体情志状态调控的重要基础，中医学历来有七情致病之说，现代肥胖研究也显示了情志异常不仅是肥胖的病因之一，更是加重肥胖状态的诱因与肥胖的又一并发症。因此，肝失疏泄的状态是始终贯穿于肥胖的发生发展过程之中的。这也丰富了周师治疗单纯性肥胖病的理论基础，决定了本病在治则上除了传统的健脾祛湿，还重在调肝益肾。周师认为，单纯性肥胖治疗的目标应是标本兼治，既求高效而无害，又要稳定而全面，因此以中医传统脏象理论及阴阳五行理论为基础，结合现代体重控制理念提出了一套全方位的、系统的、中西结合的治疗方法，包括疏肝健脾针法、阴阳调理灸法、运动处方、饮食处方及情志调理等方面。其中，以疏肝健脾针法与阴阳调理灸法为代表的中医药传统疗法是最重要的院内治疗手段，而运动处方与饮食处方则是院外治疗的重要部分，保证了治疗的可持续性，而情志调理则贯穿于整个诊治过程，成为整套疗法的主要特色与疗效的有力保障。

五、预后转归

轻度肥胖可无症状，对人体生活、工作及健康影响不明显，预后较好。中、重度肥胖可伴有多种症状，不仅影响人们的正常生活、工作，严重时可危及生命，预后较差，尤其当合并有消渴、眩晕、头痛、胸痹心痛疾病时，预后更差。因此，必须采取综合治疗措施，配合改变不良生活方式，如饮食结构、运动等。及早控制体重的增加，预防与肥胖有关的并发症，尤其是老年人，更应该严格控制体重，积极预防并发症，改善肥胖的预后和转归。

六、预防调护

首先必须让患者了解肥胖的危害性，认识到长期综合治疗的必要性，必须要有信心，主动的配合治疗。饮食结构宜低糖、低脂、低盐饮食，提倡多纤维饮食，适当补充蛋白质和维生素等必要的营养物质。忌暴饮暴食，忌吃零食，宜细嚼慢咽，食量宜少不宜多，晚餐不应多食。

主要参考文献

[1] 郭澄，魏道智，陈海华，等. 中医药减肥疗法的研究概况 [J]. 中药材，2002，25（7）：534.

[2] 金京，史之煊，黄前前，等. 基于数据挖掘技术分析针灸治疗单纯性肥胖的选穴规律 [J]. 世界科学技术–中医药现代化，2022，24（6）：2472-2480.

[3] 潘珺俊，范甫，张振宇. 针灸治疗单纯性

肥胖效果的 Meta 分析［J］. 针灸临床杂志，2020, 36（8）: 54-61.

［4］周薇，陈霞，韦丹，等. 不同针灸方法治疗胃肠腑热型单纯性肥胖并发高脂血症患者成本 – 效果分析［J］. 针灸临床杂志，2020, 36（2）: 8-13.

［5］卓越，周仲瑜，刘一然，等. 周仲瑜教授治疗单纯性肥胖经验［J］. 针灸临床杂志，2019, 35（10）: 82-86.

第六章　儿科病症

第一节　急惊风

急惊风又称"惊厥"，俗名"抽风"，是小儿时期常见的一种急重病症，以临床出现抽搐、昏迷为主要症状。任何季节均可发生，一般以1~5岁的小儿为多见，来势凶猛，变化迅速，甚至可威胁小儿生命。所以，古代医家认为急惊风是一种恶候，在古代属四大儿科要证之一。如《东医宝鉴·小儿》云："小儿疾之最危者，无越惊风之证。"《幼科释谜·惊风》谓："小儿之病，最重惟惊。"急惊风多因外感邪气、痰热内蕴、暴受惊恐引起。本病病变脏腑主要在心、肝、脑。基本病机为热极生风或肝风内动。急惊风可出现许多不同的证候，临床用四证、八候予以概括。四证指痰、热、惊、风；八候指搐、搦、颤、掣、反、引、窜、视。发作时四证常同时出现，难以截然分开，而八候则不一定会全部出现。

本病可见于西医学的小儿惊厥，其中伴有发热者，多为感染性疾病所致。颅内感染性疾病常见有脑膜炎、脑脓肿、脑炎、脑寄生虫病等；颅外感染性疾病常见有高热惊厥、各种严重感染（如中毒性菌痢、中毒性肺炎、败血症等）。不伴有发热者，多为非感染性疾病所致，除常见的癫痫外，还有水及电解质紊乱、低血糖、药物中毒、食物中毒、遗传代谢性疾病、脑外伤、脑瘤等。

一、病因病机

（一）西医学认识

西医学认为，急惊风是由多种原因引起脑神经功能紊乱所致，与"小儿惊厥"中"热性惊厥"相似。除暴受惊恐外，感受风邪所致急惊风即为高热惊厥，又称良性热厥；感受温邪所致急惊风，指一些急性传染病，如流行性脑脊髓膜炎、流行性乙型脑炎、病毒性脑炎等所出现的高热、昏迷、抽搐；感染湿热疫毒之邪所致急惊风，主要指中毒性菌痢。

（二）中医学认识

急惊风病因以外感风温邪气、湿热疫疠之气，内蕴痰热食积为主，也可见于暴受惊恐。小儿肌肤薄弱，腠理不密，气血未充，极易感受时邪，由表入里，邪气枭张而壮热，热极化火，火盛生痰，甚则入营入血，内陷心包，引动肝风，出现高热神昏、抽风惊厥、发斑吐衄，或见正不胜邪，内闭外脱。温邪致病，如风温、春温、暑温等，侵犯人体，最易化热化火，入营入血，内陷心包，引动肝风而发病。温邪致病，症情比较危重，还可有发斑吐衄，或因正不胜邪而导致内闭外脱。若因饮食不节，或误食污染、有毒之食物，郁结肠胃，痰热内伏，壅塞不消，气机不利，郁而化火，痰火湿浊，蒙蔽心包，引动肝风，则可见高热昏厥，抽风不止，呕吐腹痛，痢下秽臭。此外，小儿神志怯弱，心神未充，心肝俱虚，若突受惊吓刺激，神明扰动，也可产生抽搐、昏迷诸症。总之，急惊风属阳属实，并以热证为主。热、痰、惊、风相互影响，互为因果。其主要病位在心、肝两经。

二、临床诊断

（一）辨病诊断

1. 辨病要点

（1）多见于3岁以下婴幼儿，5岁以上发病则逐渐减少。

（2）突然发病，出现昏迷，以高热、四肢抽搐、颈项强直、角弓反张、神志昏迷为主要临床表现。

（3）有接触疫疠之邪，或暴受惊恐史，婴幼儿则可有高热惊厥史。

（4）有明显的原发疾病，如感冒、肺炎喘嗽、流行性腮腺炎等，神经系统检查病理反射阳性。

（5）中枢神经系统感染所致急惊风，脑脊液检查有阳性改变，神经系统检查病理反射阳性。

（6）属饮食不洁，感染湿热疫疠之邪者，必要时可做大便常规、大便细菌培养、血培养，以协助诊断。

2. 相关检查

（1）血、尿特殊检查　疑苯丙酮尿症时，可做尿三氯化铁试验，或测定血苯丙氨酸含量。

（2）血液生化检查　血糖、血钙、血镁、血钠、尿素氮及肌酐等测定。

（3）脑脊液检查　脑脊液压力正常或升高，病毒性感染白细胞数正常或升高，可达（10~1000）×10^6/L，早期以多形细胞为主，8~48小时后以淋巴细胞为主；化脓性脑膜炎脑脊液压力常升高，外观浑浊或呈脓性，细胞数明显升高，以中性粒细胞为主，通常为（1000~10000）×10^6/L，蛋白质含量升高，含糖量下降，通常低于2.2mmol/L，细菌培养阳性率在80%以上。

（4）影像学检查　化脓性脑膜炎 MRI 诊断价值高于 CT，早期可正常，随病情进展，MRI 的 T_1 加权像上显示蛛网膜下腔高信号，可不规则强化，T_2 加权像呈脑膜高信号，后期可显示弥散性脑膜强化、脑水肿等。

（二）辨证诊断

1. 热郁生风证

（1）临床证候　多见于盛夏炎热季节，症见壮热多汗，头痛项强，恶心呕吐，烦躁昏睡，甚则昏迷，四肢抽搐，反复惊厥不已。舌苔黄腻，脉洪数。

（2）辨证要点　多见于盛夏炎热季节，壮热多汗，烦躁昏睡，甚则昏迷。舌苔黄腻，脉洪数。

2. 痰热化风证

（1）临床证候　体温突然升高，伴惊厥抽搐，甚至咳脓血痰，伴有腥臭味，还可出现胸痛、烦躁不宁等症状。舌苔黄腻，脉滑数。

（2）辨证要点　起病较急，谵妄，神昏抽搐。舌苔黄腻，脉滑数。

3. 脾阳虚弱证

（1）临床证候　形神疲惫，面色萎黄，不欲饮水，嗜睡露睛，大便稀薄，四肢不温，时或抽搐。舌淡苔白，脉濡弱。

（2）辨证要点　面色萎黄，形神疲惫，四肢不温，时或抽搐。

4. 肝肾阴亏证

（1）临床证候　形体憔悴，精神萎顿，肢体拘挛或强直，时有抽搐，伴五心烦躁，大便干结。舌光无苔，质红而干，脉细数。

（2）辨证要点　精神萎顿，大便干结。舌光无苔，质红而干，脉细数。

三、鉴别诊断

判断新生儿，尤其是早产儿是否惊厥有时很难。任何细微的抽动反复性、周期性出现，尤其伴有眼球上翻或活动异常，又有惊厥的原因时，应考虑惊厥发作。惊厥应与下列现象鉴别。

1. 新生儿惊跳

新生儿惊跳为幅度较大、频率较高、有节奏的肢体抖动或阵挛样动作，将肢体被动屈曲或变换体位可以消除，不伴眼球运动或口颊运动。常见于正常新生儿由睡眠转为清醒时，及受到外界刺激或饥饿时。而惊厥为无节奏性抽动，幅度大小不一，不受刺激或屈曲肢体影响，按压抽动的肢体试图制止发作时仍感到肌肉收缩，常伴有异常眼、口颊运动。

2. 非惊厥性呼吸暂停

此发作于足月儿为 10~15 秒/次，早产儿为 10~20 秒/次，伴心率减慢 40% 以上。而惊厥性呼吸暂停发作，足月儿为 15 秒/次，早产儿为 20 秒/次，不伴心率改变，但伴有其他部位抽搐及脑电图改变。

3. 快速眼运动睡眠相

快速眼运动睡眠相有眼部颤动、短暂呼吸暂停、有节奏动、面部怪相、微笑、身体扭动等，但清醒后即消失。

四、临床治疗

（一）提高临床疗效的要素

急惊风的治疗应以清热、豁痰、镇惊、息风为基本法则。针灸治疗急惊风疗效肯定，但需要查明原因，针对病因治疗。

（二）辨病治疗

大多数患儿的惊厥发作是短暂的，在到达医院急诊室时已经终止，对于这些患儿来说，仅需要最低限度的气道支持措施，在监测心率、呼吸频率、血压和血氧饱和度的情况下，持续给氧，保证 $SaO_2 > 90\%$，并监测 pH 和血糖水平，而不需要其他特殊治疗，在观察 6 小时病情平稳后即可回家。

1. 急救措施

（1）一般处理 ①保持呼吸道通畅，防止窒息。必要时做气管切开。②防止意外损伤。③防止缺氧性脑损伤。

（2）控制惊厥 ①针刺人中、合谷、十宣、内关、涌泉等穴，2~3 分钟不能止惊者可用下列药物。②地西泮常为首选药物，但应注意本药对呼吸、心跳有抑制作用。对于惊厥发作持续时间超过 5 分钟的患儿，建议静脉推注地西泮 0.5mg/kg，最大输注速度为 5mg/min，发作停止后暂停，必要时可在间隔 10 分钟后重复给药。当无法从静脉给药时，也可采用直肠给药（地西泮 0.5mg/kg）、口服给药（地西泮 0.25~0.5mg/kg 或咪达唑仑 0.2mg/kg）、鼻内给药（地西泮 0.2mg/kg）等方式治疗。对于短时间内频繁发作（6 个月内发作 3 次及以上，或 1 年内发作 4 次及以上），或者发作时间超过 15 分钟的患儿，可以进行间歇性预防给药。常用的方案是口服地西泮 1mg/（kg·d），连续 3 天。若无效，可采取长期预防性治疗，常用的方案是丙戊酸钠 20~30mg/（kg·d），或苯巴比妥 3~5mg/（kg·d）。通常首选丙戊酸钠，因为苯巴比妥可能出现注意缺陷、多动和认知障碍等不良反应。卡马西平和苯妥英钠已被证明对预防热性惊厥复发无效。

2. 一般处理

使患儿侧卧，解开其衣领，清除口、鼻、咽喉分泌物和呕吐物，以防吸入窒息，保持呼吸道通畅。在上、下磨牙间安放牙垫，防止舌咬伤。严重者给氧，高热者物理降温或给解热药物。

3. 控制感染

感染性惊厥应选用抗生素。

4. 病因治疗

针对不同病因，采取相应治疗措施。惊厥持续状态的处理如下。

（1）立即止惊 同一般惊厥处理，出现发热性癫痫持续状态，则需要一种以上抗癫痫药物，包括静脉推注劳拉西泮

0.1mg/kg 以及苯妥英钠 20mg/kg。

（2）控制高热　可用物理降温（头部戴冰帽或冷敷）和药物降温，或配合人工冬眠降温。

（3）加强护理　密切观察患儿体温、呼吸、心率、血压、肤色、瞳孔大小和尿量。

（4）降低颅内压　抽搐持续 2 个小时以上，易有脑水肿，应采用脱水疗法以降低颅内压。

（5）维持水、电解质平衡　无严重体液丧失者按基础代谢补充液体，保持轻度脱水和低钠状态，以利控制脑水肿。

（6）神经营养剂与抗氧化剂治疗　应用维生素 A、维生素 E、维生素 C 与甘露醇等抗氧化剂，可防治惊厥性脑损伤。同时可并用维生素 B_1、维生素 B_6、维生素 B_{12}、吡拉西坦等神经营养药物。

（三）辨证治疗

1. 辨证论治

（1）热郁生风证

治法：泄热息风。

处方：大椎、曲池、水沟、十二井。

操作：毫针常规刺，大椎、曲池施泻法，不留针；十二井以三棱针或毫针点刺出血；水沟宜针尖向上针刺，平补平泻，持续运针至症状改善。

方义：大椎、曲池重在清泄邪热；水沟通络督脉，止搐醒神；十二井引热下行，平衡阴阳。使用本方，可开经络之壅塞，令火郁发之，风无化源则自止，故能收热退身凉止惊停搐之效。

（2）痰热化风证

治法：涤痰息风。

处方：印堂、涌泉、丰隆、太冲。

操作：毫针常规刺，印堂施以艾条雀啄法灸；涌泉刺络出血；丰隆、太冲针刺用泻法，宜强刺激而不留针。

方义：印堂属经外奇穴而位于督脉，有清热止搐开窍之功；丰隆善化痰祛浊；涌泉为足少阴之井，降火定志；急惊一证，总为引动肝风所致，故取肝经之原太冲以平肝息风。

（3）脾阳虚弱证

治法：温补脾阳，息风镇惊。

处方：章门、气海、足三里、太冲。

操作：毫针常规刺，气海用艾条灸，太冲用轻泻法或平补平泻法，余穴施补法。

方义：本型系脾虚肝旺所致之虚风内动，取脾之募章门，加气海以温运脾阳；加胃之合足三里以增强健脾助运之力；取太冲以息风。

（4）肝肾阴亏证

治法：滋水涵木，育阴止痉。

处方：曲泉、太溪、百会。

操作：毫针常规刺，曲泉、太溪用补法；百会用泻法或平补平泻法。

方义：本型为肝肾阴亏，筋失濡养，而致虚风内动，取足厥阴合穴曲泉配足少阴之太溪补之，以滋养阴液；加百会，则可息风止痉。

2. 成药应用

（1）小儿牛黄散

药物组成：钩藤、僵蚕（麸炒）、天麻、全蝎、黄连、大黄、胆南星（酒炙）、浙贝母、天竺黄、半夏（制）、橘红、滑石、人工牛黄、朱砂、人工麝香、冰片。

用法：口服，每次 0.9g，每日 2 次。周岁以内小儿酌减。

功效主治：清热镇惊，散风化痰。用于小儿食滞内热引起呕吐痰涎，烦躁起急，睡卧不安，惊风抽搐，神志昏迷，大便燥结。

（2）小儿回春丹

药物组成：川贝母、陈皮、木香、白豆蔻、枳壳、法半夏、沉香、天竺黄、僵蚕、全蝎、檀香、牛黄、麝香、胆南星、钩藤、大黄、天麻、甘草、朱砂。

用法：周岁以下每次 1 丸，1~2 岁每次 2 丸，每日 2~3 次。

功效主治：开窍定惊，清热化痰。用于小儿急惊，痰热蒙蔽，发热烦躁等。

（3）紫雪散（丹）

药物组成：石膏，寒水石，滑石，磁石，玄参，木香，沉香，升麻，甘草，丁香，芒硝（制），硝石（精制），水牛角浓缩粉，羚羊角，麝香，朱砂。

用法：口服，冷开水调下，每次 1.5~3g，每日 2 次。周岁小儿每次 0.3g，每增 1 岁，递增 0.3g，每日 1 次。5 岁以上小儿遵医嘱，酌情服用。

功效主治：清热解毒，止痉开窍。用于热病，高热烦躁，神昏谵语，惊风抽搐，斑疹吐衄，尿赤便秘，亦可用于急惊风抽搐较甚者。

3. 单方验方

（1）鲜地龙捣烂为泥，加适量蜂蜜摊于纱布上，盖贴囟门以解痉定惊。用于婴儿急惊风证。

（2）生乌梅 1 个，擦牙，用于牙关紧闭者。

（四）医家诊疗经验

郑周燕针刺治疗小儿急惊风，主穴选取太冲、劳宫、风府、合谷、十宣。配穴：高热加大椎、曲池；昏迷加人中、印堂；抽搐加阳陵泉。操作：毫针刺，用泻法。

五、预后转归

一般来说，小儿惊厥预后良好，因严重惊厥而致脑损伤或后遗症者少见。

六、预防调护

（一）预防

（1）平时加强体育锻炼，提高抗病能力。

（2）避免时邪感染，居室要保证空气流通，清洁卫生。注意饮食卫生，不吃腐败及变质食物。

（3）按时预防接种，避免跌仆惊骇。

（4）有高热惊厥史患儿，在外感发热初起时，要及时降温，服用止痉药物。

（二）调护

（1）抽搐发作时切勿强制按压，以防骨折。应将患儿平放，头侧位，并用纱布包裹压舌板，放于上、下牙齿之间，以防咬伤舌体。

（2）保持呼吸道通畅。痰涎壅盛者，随时吸痰，同时注意给氧。

（3）保持室内安静，避免过度刺激。

（4）随时观察患儿面色、呼吸及脉搏变化，防止突然变化。

主要参考文献

[1] 黄丽先. 中药防治小儿高热惊厥的研究进展 [J]. 河南中医，2012，11（32）：2.

[2] 马强. 苯巴比妥联合地西泮治疗小儿热性惊厥的临床效果观察 [J]. 中国实用医药，2020，15（9）：138-140.

[3] 田剑，任淑红，刘全智，等. 儿童热性惊厥的研究进展 [J]. 新医学，2021，52（10）：734-738.

第二节　疳证

疳证是由喂养不当或者因罹患其他疾病，导致脾胃受损，气液耗伤而形成的一种慢性疾病。临床以形体消瘦、面色无华、毛发干枯、精神萎靡或烦躁、饮食异常及大便异常为特征。疳证的发病无明显季节性，各种年龄均可罹患，临床尤多见于 5 岁以下小儿。因其起病缓慢，病程迁延，不同程度地影响小儿生长发育，严重者还可导致阴竭阳脱，猝然变险，而被古人视为恶候，列为儿科四大要证之一。本病属于西医学中的小儿营养不良及多种维生素缺乏症，以及由此而起的合并症，严重影响儿童生长发育及生存质量。

"疳"之含义有二：其一"疳者甘也"，是指小儿恣食肥甘厚腻，损伤脾胃，形成疳证，言其病因；其二"疳者干也"，是指气液干涸，形体羸瘦，言其病机及主症。关于疳证的分类，古代医家认识不一，有以五脏分类的，如脾疳、肝疳、心疳、肺疳、肾疳；有以病因分类的，如蛔疳、食疳、哺乳疳；有以患病部位分类的，如眼疳、鼻疳、口疳等；有以某些证候分类的，如疳嗽、疳泻、疳肿胀等；有以病情轻重分类的，如疳气、疳虚、疳积、疳极、干疳等。而目前临床较统一的观点是将疳证按病程与证候特点，分为疳气、疳积、干疳三大证候及其他兼证。

一、病因病机

（一）西医学认识

西医学认为疳证的发病与营养不均衡、缺钙、吸收功能障碍有关。虽然现代社会生活水平普遍提高，但喂养不当仍是疳证的主要病因，如婴儿期母乳不足，而未及时和正确地采用混合喂养，奶粉配制过于稀释，未按时和适当添加辅食，骤然断奶，婴儿不能适应或拒绝新的食品。较大小儿常见原因有不良饮食习惯，偏食或素食，多食糖果，厌食奶类、肉类、蛋类，长期食用淀粉类食品（如奶糕、粥），食物成分搭配不当，热能不够或蛋白质含量太少。饮食异常与微量元素有密切的关系，国内外不少学者已提出，微量元素的缺乏会导致儿童食欲减退和发育阻滞。疳证亦与其他疾病有关，主要由于长期吐泻，病后失调，伤及脾胃之气，导致食欲减低，吸收

不良，分解代谢亢进，消耗增加，合成代谢障碍。体内脂肪大量消耗，使血清胆固醇下降。蛋白质摄入不足而消耗增加，形成负氮平衡。细胞外液常呈低渗状态，血钾、血钙偏低，常伴有锌及其他微量元素缺乏。消化液及酶分泌减少，活性减低，影响各种营养素消化吸收。心肌收缩力减弱，心搏出量减少，血压偏低。中华人民共和国成立以后，我国妇幼保健事业迅猛发展，疳证的发病率明显下降，由于食物短缺而导致的蛋白质、能量缺乏型营养不良明显减少。中国儿童营养缺乏的主要问题是微量营养素（微量元素和维生素）缺乏，国际上把微量营养素缺乏称为潜在饥饿，以提示其严重性。

（二）中医学认识

疳之病名首见于隋代的《诸病源候论·虚劳骨蒸候》，其曰："蒸盛过伤，内则变为疳，食人五脏。""久蒸不除，多变成疳。"疳乃内伤久病，蒸盛耗伤所致，病可涉及五脏。在辨证上提出："大抵疳病，当辨冷热肥瘦"，"其初病者为肥热疳；久病者为瘦冷疳"，并指出凡大病、吐泻、误下均可成疳。清代的《幼幼集成》中认为"疳之为病，皆虚所致""虚为积之本，积反为虚之标也"，提出治疗疳证应根据患儿体质状况，"壮者先去其积而后扶胃气；衰者先扶胃气而后消之""凡病疳而形不魁者，气衰也；色不华者，血弱也。气衰血弱，知其脾胃必伤。有因幼少乳食，肠胃未坚，食物太早，耗伤真气而成者；有因甘肥肆进，饮食过餐，积滞日久，面黄肌削而成者；有因乳母寒热不调，或喜怒房劳之后乳哺而成者；有二三岁后，谷肉果菜恣其饮啖，因而停滞中焦，食久成积，积久成疳"。其论点对指导疳证治疗具有重要意义。中医认为小儿疳证的基本病因是脾胃虚，其次是肝、肾、肺虚。小儿时期，

脾胃功能尚未发育成熟，处于稚嫩、薄弱状态，若喂养不当，饮食失节，不适应小儿脾胃生理功能，则必然损伤脾胃，导致脾胃虚弱，不能受纳、腐熟食物，从而产生挑食厌食，甚至拒食等症状，若此时强迫其多进食，则易生积滞，如此日久，则成疳证。

二、临床诊断

（一）辨病诊断

1. 临床表现

（1）主要症状　形体羸瘦，精神疲惫，面色萎黄，毛发稀疏干枯，饮食异常，兼有精神不振，或好发脾气，烦躁易怒，或喜揉眉擦眼，或吮指、磨牙等症。

（2）主要体征　体重低于正常平均值的15%~40%，面色不华，毛发稀疏枯黄；严重者形体干枯羸瘦，体重可低于正常值40%以上。

2. 相关检查

（1）体格生长指标

①身高：正常新生儿为50cm，第一年内增长最快，约生长25cm，第二年约10cm。1岁时身长约75cm。2~12岁时身长（高）（cm）＝年龄×7+70。

②体重：正常新生儿为3kg。1~6个月体重（kg）＝出生时体重＋月龄×0.7。7~12个月体重（kg）=6+0.5×月龄。1岁以上体重（kg）＝年龄×2+8。

③头围、胸围：新生儿头围平均为34cm，1岁为46cm，2岁为48cm。头围测量在2岁前最有价值。头围过大多见于脑积水和佝偻病后遗症；过小多见于脑发育不全及小头畸形。出生时胸围为32cm，1~1.5岁的头围＝胸围。

④牙齿：乳牙萌出时间平均为6个月（4~10个月）。2岁以内乳牙的数目＝月龄−6。乳牙共20个，最晚2岁半出齐。

6~7岁乳牙开始脱落，换恒牙。

（2）皮下脂肪厚度　正常小儿多在0.8cm以上，如果低于0.8cm则说明有不同程度的营养不良。

（3）实验室指标

①血清铁蛋白：小于20μg/L，提示贮备铁衰竭；大于300μg/L，示铁负荷过度。

②血微量元素：此处所列举为正常值。铜：0.75~2.5；锌：12~30；铁：250~400；钙：50~80；镁：25~50。碘的排泄主要通过肾脏，正常情况下，每日由尿排出50~100μg碘。

（二）辨证诊断

1. 疳气

（1）临床证候　形体消瘦，体重不增，面色少华或萎黄，毛发稀疏，食欲不振，或能食善饥，烦躁易怒，大便不调。舌质偏淡，苔薄白，脉象尚平，或略沉细。

（2）辨证要点　面黄发稀，食欲欠佳，形体消瘦。舌质偏淡，苔薄白，脉象尚平，或略沉细。

2. 疳积

（1）临床证候　形体明显消瘦，肚腹胀满，甚则青筋暴露，面色萎黄无华，毛发稀疏干枯，精神烦躁，多啼，睡眠不宁，或见揉眉挖鼻，吮指磨牙，食欲不振，部分食欲亢进，甚或喜食异物，大便下虫。舌淡苔腻，脉细滑。

（2）辨证要点　形体明显消瘦，肚腹胀满，烦躁多啼，睡眠不宁。舌淡苔腻，脉细滑。

3. 干疳

（1）临床证候　形体极度消瘦，皮肤干瘪起皱，大肉已脱，皮包骨头，面呈老人貌，毛发干枯，稀少易落，精神萎靡，啼哭无力，无泪，口唇干燥，腹凹如舟，杳不思食，大便稀溏或便秘。舌淡或红嫩，苔少，脉细而微弱。

（2）辨证要点　形体极度消瘦，面呈老人貌，腹凹如舟，精神萎靡。舌淡或红嫩，苔少，脉细而微弱。

三、鉴别诊断

（一）西医学鉴别诊断

本病属于西医学的小儿营养不良及多种维生素缺乏症，临床以形体消瘦、面色无华、毛发干枯、精神萎靡或烦躁、饮食异常为特征。临床不难诊断，但需与下列疾病相鉴别。

1. 进行性脊髓性肌萎缩

进行性脊髓性肌萎缩临床表现为肌萎缩和无力，病程呈逐渐进展，但常见肌束颤动，肢体远端肌萎缩也多较为明显，血清酶学检查多无异常，肌电图特征是神经源性损害。

2. 多发性肌炎

多发性肌炎进展较快，常伴有肌痛或发热，无阳性家族史。实验室检查可有血沉增快，肌肉活体组织检查可见炎性改变。

3. 重症肌无力

重症肌无力的肌无力为波动性，常晨轻暮重，抗胆碱酯酶类药物实验阳性。血清肌酶无升高，抗乙酰胆碱受体抗体多为阳性。肾上腺皮质激素或抗胆碱酯酶类药物治疗有效。

（二）中医学鉴别诊断

1. 厌食

厌食以长时期食欲不振、厌恶进食为特征，无明显消瘦，精神状态尚好，病在脾胃，不涉及他脏，一般预后良好。

2. 食积

食积以不思乳食、腹胀嗳腐、大便酸臭或便秘为特征，虽可见形体消瘦，但没有疳证明显，一般病在脾胃，不影响他脏。二者有密切的联系，食积日久可致疳证，

正如《证治准绳·幼科》所言："积是疳之母，所以有积不治，乃成疳候。"但疳证并非皆由食积转化而成。疳夹有积滞者，称为疳积。

四、临床治疗

（一）提高临床疗效的要素

1. 谨守病机，辨证论治

本病主要是由喂养不当或者罹患其他疾病，导致脾胃受损，气液耗伤而形成的，临床应辨清主要病因病机，随证而治。

2. 调理脾胃，祛邪扶正

中医认为疳证多由脾胃而起，但内伤久病、大病、吐泻、误下均可成疳，故在调理脾胃的同时，一定勿忘扶正祛邪。

3. 辨识常变，随机应变

疳证在临床中有常证和变证之分，其变证变化较快，病情较重，若处理不当，易致生命危险，故在临床治疗中应注意区分常证和变证，必要时先紧急抢救，再行辨证论治。

4. 中西合璧，提高疗效

在中医调理治疗过程中应积极配合纠正水、电解质平衡失调，抗感染及营养支持，必要时输血等治疗，中西结合有利于疾病的缓解，可明显提高临床疗效。

（二）辨病治疗

1. 一般治疗

调整饮食，合理规划饮食结构，控制零食摄入，除乳制品外，可给予蛋类、肝泥、肉末、鱼粉等高蛋白食物，必要时也可添加酪蛋白水合物、氨基酸混合液等，做到荤素搭配，均衡营养，不偏食偏好。婴幼儿添加辅食时要及时适量，避免添加过晚或过快，以免损伤婴幼儿的消化系统。平时适当加强锻炼，增强机体免疫力。疳证患儿采取正确的饮食指导，有利于缩短

疗程，提高疗效，降低营养不良患病率，同时帮助小儿养成良好的日常生活习惯。

2. 药物治疗

（1）维生素制剂 维生素的作用广泛，许多维生素作为人体内酶的组成成分参与身体的各种生命活动，消化系统也不例外。维生素 A 参与机体细胞 DNA、RNA 合成及生长激素的分泌，参与维持机体的免疫活性，促进免疫细胞产生抗体，改善铁的吸收，促进铁的转运，增进造血功能，可见其对儿童免疫系统、生长发育等均有重要作用。维生素 D 通过与相关受体结合，可维持血浆钙、磷平衡，调节骨骼代谢及生长发育。

（2）微量元素制剂 微量元素在体内含量虽少，但不可或缺，与人之成长密切相关，尤其是学龄前儿童，生长发育需求量大，易出现微量元素缺乏。因此对营养不良患儿补充微量元素必不可少，尤其关注锌与钙的水平。对于儿童而言，钙营养不良也会使儿童处于骨骼发育不良状态中，影响儿童的身体健康，多项研究证实，合理补充钙元素，对于预防儿童骨营养不良意义重大。

（3）调节肠道菌群制剂 益生菌能够调节肠道菌群，促进体内微生态平衡，临床应用较为广泛。临床中使用的益生菌种类多样，不仅可作为食品成分，亦可作为膳食补充剂，调节肠道运动，维持胃肠微生态平衡。

（4）胃蛋白酶、胰酶制剂 胃蛋白酶、胰酶可以消化分解蛋白质，改善患儿的胃肠道消化功能，促进营养物质吸收，进而达到治疗的目的。复方消化酶可以改善食欲，提升血清中血清瘦素及胆囊收缩素水平，具有乳糖不耐受症、葡萄糖 - 半乳糖吸收不良等遗传性问题的患儿不能服用本品，过敏者禁用，过敏体质者慎用。

3. 其他

对于营养不良患儿，应积极寻找病因，治疗原发病，如纠正消化道畸形，控制感染，或治疗其他各种慢性消耗性疾病。严重营养不良者可并发脱水或电解质紊乱、酸中毒、休克、肾功能衰竭，继发或加重感染，除积极给予支持治疗外，要积极预防和治疗并发症。

（三）辨证治疗

1. 疳气

治法：健运脾胃。

处方：四缝、中脘、足三里、脾俞、章门、胃俞。

操作：四缝在严格消毒后用三棱针点刺，挤出少量黄水。中脘、章门、胃俞用泻法，足三里、脾俞用补法，章门、脾俞、胃俞不可直刺、深刺，以防伤及内脏。留针30分钟。每日1次，7日为1个疗程。

方义：四缝是治疗疳积的经验效穴，现代研究表明，针刺四缝穴能增强多种消化酶的活力；中脘乃胃募、腑会，足三里是胃之合穴，合脾之背俞共奏健运脾胃、益气养血之力。章门为脾经募穴，八会穴之脏会，与胃俞合用为俞募配穴。诸穴合用，共奏健运脾胃、通调腑气、理气消疳之功。

2. 疳积

治法：消积导滞。

处方：四缝、中脘、足三里、脾俞、天枢、三阴交。

操作：四缝在严格消毒后用三棱针点刺，挤出少量黄水。中脘、天枢用泻法，足三里、脾俞、三阴交用补法，脾俞不可直刺、深刺，以防伤及内脏。留针30分钟。每日1次，7日为1个疗程。

方义：四缝是治疗疳积的经验效穴，现代研究表明，针刺四缝穴能增强多种消化酶的活力；中脘乃胃募、腑会，足三里是胃之合穴，合脾之背俞共奏健运脾胃、益气养血之力。天枢是大肠之募穴，是阳明脉气所发，主疏调肠腑，理气行滞，消食，大量实验和临床验证，针刺天枢穴对于改善肠腑功能，消除或减轻肠道功能失常而导致的各种证候具有显著的功效。三阴交穴，十总穴之一，为足太阴脾经、足少阴肾经、足厥阴肝经交会之处，可健脾益血，调肝补肾，亦有安神之效。诸穴合用，共奏消积导滞、通调肠腑之功。

3. 干疳

治法：补益气血。

处方：四缝、中脘、足三里、脾俞、肝俞、膈俞。

操作：四缝在严格消毒后用三棱针点刺，挤出少量黄水。中脘、肝俞、膈俞用泻法，足三里、脾俞用补法，脾俞、肝俞、膈俞不可直刺、深刺。留针30分钟。每日1次，7日为1个疗程。

方义：四缝是治疗疳积的经验效穴，现代研究表明，针刺四缝穴能增强多种消化酶的活力；中脘乃胃募、腑会，足三里是胃之合穴，合脾之背俞共奏健运脾胃、益气养血之力。肝俞、膈俞调养气血。诸穴合用，共奏健运脾胃、调养气血之功。

（四）其他疗法

1. 体针

主穴：合谷、曲池、中脘、气海、足三里，三阴交。配穴：脾俞、胃俞、痞根（奇穴，腰1旁开3.5寸）。中等刺激，不留针。每日1次，7日为1个疗程。用于疳气、疳积之轻证。加减：烦躁不安，夜眠不宁加神门、内关；脾虚夹积，脘腹胀满加刺四缝；气血亏虚重灸关元；大便稀溏加天枢、上巨虚。

2. 点刺

取四缝、阿是穴（中指掌侧第1节中点）。常规消毒后，用三棱针在穴位上快速点刺，挤压出黄色黏液或血数滴，每日1次，5次为1个疗程。用于疳积证。

3. 推拿

疳气补脾经、运八卦各200~300次，补肾经、揉板门各100~200次，捏脊3~5遍，揉足三里100次。

疳积补脾经100~300次，清胃经200次，清心平肝100~200次，捣小天心50次，分手阴阳100~300次，分腹阴阳200次。

干疳补脾经、补肾经各200~300次，运八卦200次，揉二马100次，捏脊5~10遍，揉足三里300次。

4. 捏脊

患儿取俯卧位，医者用两食指、拇指自骶骨向上捏起脊柱两侧皮肤，边捏边推至大椎穴，连捏3遍，然后每捏3~4次，用腕力将肌肉提起1下，每遍提5~6下，重复3次，共计捏6遍。每日治疗1次，5日为1个疗程。用于疳气及疳积患儿。

5. 穴位贴敷

（1）莱菔子适量研末，调和，敷于伤湿止痛膏上，外贴于神阙穴。每日1次，连用7日为1个疗程。用于疳积证。

（2）大黄6g，芒硝6g，栀子6g，杏仁6g，桃仁6g，共研细末。加面粉适量，用鸡蛋清、葱白汁、醋、白酒少许，调成糊状，敷于脐部神阙穴。每日1次，连用3~5日。用于疳积证。

（3）杏仁10g，桃仁10g，栀子10g，芒硝10g，白胡椒7粒，葱白7根。共研末，捣烂，加鸭蛋清1只，白酒3ml，调拌成饼糊，敷两脚心及脐，24小时一换。治疗疳气、疳积。

五、预后转归

若患儿饮食尚可，则胃气尚存，预后较好；如杳不思纳，则脾胃气竭，预后不良。本病经恰当治疗，绝大多数患者可治愈，仅少数重症或者有严重兼证者预后较差。

六、预防调护

（一）预防

明代吴谦等编著的《医宗金鉴·幼科心法要诀》指出："夫乳与食，小儿资以养生者也。胃主纳受，脾主运化，乳贵有时，食贵有节，可免积滞之患。若父母过爱，乳食无度，则宿滞不消而疾成矣。"更明确地提出了如何正确喂养小儿，预防疳证发生的科学方法。疳证的防病重于治病。疳证的预防关键在于合理喂养，婴儿以母乳喂养最佳，及时添加辅食；较大小儿纠正不良饮食习惯，注意营养均衡及饮食卫生。积极防治脾胃疾病和虫证，及时矫治先天畸形。合理安排生活作息时间，保证睡眠，适当进行户外活动。

（二）调护

（1）提倡母乳喂养，及时添加辅食，供给多种营养物质，以满足小儿生长发育的需求。

（2）合理安排小儿生活起居，保证充足睡眠时间，经常户外活动，呼吸新鲜空气，多晒太阳，增强体质。

（3）及时纠正饮食偏嗜、过食肥甘滋补、贪吃零食、饥饱无常等不良饮食习惯。

（4）保证病室温度适宜，光线充足，空气新鲜，患儿衣着要柔软，注意保暖，防止交叉感染。

（5）病情较重的患儿要加强全身护理，防止压疮、眼疳、口疳等并发症的发生。

（6）定期测量患儿的身高、体重以及时了解和分析病情，检验治疗效果。

主要参考文献

［1］中华预防医学会儿童保健分会. 婴幼儿喂养与营养指南［J］. 中国妇幼健康研究，2019，30（4）：392-417.

［2］何美. 儿童生长发育状况与血液微量元素浓度的关系［J］. 名医，2020，84（5）：32+35.

［3］中华预防医学会儿童保健分会. 中国儿童维生素A、维生素D临床应用专家共识［J］. 中国儿童保健杂志，2021，29（1）：110-116.

［4］余红霞. 微生态制剂在儿科消化性疾病治疗中的应用分析［J］. 中国乡村医药，2021，28（2）：29.

［5］陈洁，程茜，黄瑛，等. 益生菌儿科临床应用循证指南［J］. 中国实用儿科杂志，2017，32（2）：81-90.

［6］肖声稞. 针刺四缝穴加刮经络治疗疳积488例［J］. 中国针灸，2006，26（S1）：67.

第三节　厌食

厌食是指小儿较长时期不思进食，见食不贪，食欲不振，甚则厌恶摄食的一种病症。目前，本病在儿科临床上发病率较高，尤在城市儿童中多见。好发于1~6岁的小儿。厌食指以厌恶摄食为主症的一种小儿脾胃病症，若是其他外感、内伤疾病中出现厌食症状，则不属于本病。

一、病因病机

（一）西医学认识

1.全身性疾病的影响

许多急、慢性感染性疾病都有厌食的表现，其中消化道疾病尤为明显，如消化性溃疡、急慢性肝炎、急慢性肠炎、长期便秘等都可引起厌食。

2.药物影响

许多药物，尤其是抗生素容易引起恶心、呕吐，如红霉素、氯霉素、磺胺类药物等，可导致厌食。维生素A或维生素D中毒也可出现厌食。一些抗癌药物更容易引起厌食。

3. 微量元素缺乏

锌缺乏常表现为厌食，某些内分泌激素，如甲状腺激素、肾上腺皮质激素相对不足也可表现为厌食。

4. 气候影响

如夏天炎热也是引起厌食的原因。

5. 喂养不当

这是当前最突出的原因，城市尤为明显。原因是家庭经济改善，市场儿童食品供应增多，独生子女娇生惯养，家长缺乏科学喂养知识，乱吃零食，过食冷饮，乱给"营养食品"，较多摄入一些高蛋白、高糖食品（如巧克力等），反使食欲下降。

6. 神经性厌食

神经性厌食仅指由精神因素引起的一类厌食。发病因素与临床表现如下。

（1）急性精神刺激　如小儿受到强烈惊吓之后，精神萎靡，活动受抑制，食欲降低。这种厌食往往时间不会太长，恐吓心理过去食欲也就会恢复。

（2）亚急性或慢性精神刺激　离开亲人及熟悉的环境，进入托儿所或其他新环境时，对新环境不适应，情绪低落，食欲降低，有时饭后出现呕吐。家庭不幸或父母离异等，亦可导致患儿出现神经性厌食。

（3）错误教育的影响　①家长对儿童要求过高，限制其自由，阻止其与其他儿童玩耍，或限制他想去的地方，影响其情绪，使食欲降低。②家长过分注意儿童进食，反复诱导或以威胁手段致反感而厌食。

（4）顽固性神经性厌食　个别女孩神经性厌食可十分严重，患者极度消瘦，无力，与严重营养不良有类似之处。如体温偏低，怕冷，心率减慢，血压偏低，肢端发绀，年长女孩有闭经，贫血，并有维生素、蛋白质缺乏的特征。

某些慢性病，如消化性溃疡、慢性肝炎、结核病、消化不良及长期便秘等都可

能是厌食症的原因（仅占9%）。但是，大多数小儿厌食症不是由于疾病引起（占86%），而是由于不良的饮食习惯、不合理的饮食制度、不佳的进食环境及家长和孩子的心理因素造成的。

（二）中医学认识

中医学认为，形成本病的病因较多。小儿时期脾常不足，加之饮食不知自调，挑食，偏食，好吃零食，食不按时，饥饱不一，或家长缺少正确的喂养知识，婴儿期喂养不当，乳食品种调配、变更失宜，或纵儿所好，杂食乱投，甚至滥进补品，均易于损伤脾胃。也有原本患其他疾病使脾胃受损，或先天脾胃薄弱，加之饮食调养、护理不当而成病者。厌食的病变脏腑在脾胃，发病机制总在脾运胃纳功能失常。胃司受纳，脾主运化，脾胃调和，则口能知五谷饮食之味。小儿由于以上各类病因，易造成脾胃受损，运纳功能失常。因病因、病程、体质的差异，证候又有脾运功能失健为主与脾胃气阴不足为主的区别。厌食为脾胃轻症，多数患儿病变以运化功能失健为主，虚象不著，因饮食喂养不当，或湿浊、气滞困脾，脾气失展，胃纳不开。部分患儿素体不足，或病程较长，表现虚证，有偏气虚、偏阴虚者。脾为阴土，喜燥而恶湿，得阳则运，在脾者，以脾运失健为主，症见厌食，面色少华，腹胀便溏，舌淡苔白。胃为阳土，喜润而恶燥，以阴为用，以胃阴不足为主，症见厌食而口干多饮，大便干结，舌红少津，故凡脾气、胃阴不足，皆能导致受纳、运化失职而厌食。

小儿厌食症，古代虽无专门论述，但医籍中提到的"厌食""不思饮食""不嗜食"等都与本病颇相类似。不嗜食、厌恶进食、不思饮食，实则均为食欲减退，故小儿厌食症应属中医"纳呆、纳差"的范

畴。纳呆、纳差当属脾胃纳运功能失调，如《明医指掌》认为："脾不和，则食不化；胃不和，则不思食。"《幼科发挥》更是明确指出："儿有少食而易饱者，此胃不受，脾之不能消也。"因胃主受纳，脾主运化，胃气主降，脾气主升，脾胃纳运结合，升降相因，食欲才能正常，消化功能才能和谐。胃为腑，属阳土，脾为脏，属阴土，胃病易实易热，脾病易虚易寒。观之临床，小儿厌食症常由"胃热"胃失和降，脾失健运，或"脾虚"中气不足，脾胃纳运失调引起。前者多由喂养不当，饮食失节所致，如家长溺爱，片面强调给予高营养滋补食品，殊不知肥甘厚腻之品有缓滞的致病特性，易于发生脾胃之气升降阻逆，郁久化热的病理改变；且小儿平素易贪吃零食，尤其是辛辣煎炙食品，致使胃腑热甚，耗伤津液而引起胃热郁结，腑失通降。

二、临床诊断

（一）辨病诊断

1. 辨病要点

本病的主要临床表现有呕吐、食欲不振、腹泻、便秘、腹胀、腹痛和便血等。厌食是儿科经常遇到的主诉。要弄清是否确系厌食。有的家长过分要求小儿进食，有时小儿食量变化较大或偏食，可误认为厌食。要从病史、体检和必要的实验室检查深入了解，以除外消化系统疾病和全身性疾病对消化道的影响。详询小儿家庭和学校环境，有无影响进食习惯的因素。

2. 相关检查

（1）胃肠道出血时胃管内抽出咖啡样物质及粪便隐血试验阳性，血红蛋白水平降低。

（2）血清电解质、血糖、血气、血浆渗透压反映机体内环境是否平衡。

（3）腹胀者行肝肾功能、血清心肌酶谱等检测，观察全身各脏器功能损伤程度。

（4）纤维胃镜检查是早期确诊应激性溃疡的主要方法。选择性血管造影可见造影剂外溢成一团，积聚在血管旁而久不消散。X线平片见腹腔内有游离气体时提示溃疡穿孔。超声图像可有胃壁增厚、黏膜皱襞肥大等。

（二）辨证诊断

1. 脾胃虚弱证

（1）临床证候　面色萎黄，神疲乏力，大便多不成形，或夹有未消化食物。舌淡，苔薄白，脉弱无力。

（2）辨证要点　面色萎黄，神疲乏力，大便不成形。舌淡，苔薄白，脉弱无力。

2. 脾胃不和证

（1）临床证候　面色少华，形体略瘦，大便干结。舌苔薄白或薄白腻。

（2）辨证要点　面色少华，大便干结。

3. 胃阴不足证

（1）临床证候　面色萎黄，口干多饮。甚至每食必饮，烦躁不安，便干。舌红，苔净，脉细无力。

（2）辨证要点　面色萎黄，口干多饮，舌红，苔净，脉细无力。

4. 肝旺脾虚证

（1）临床证候　好动多啼，烦躁易怒，睡眠时磨牙，便溏。舌光，苔净，脉弦细。

（2）辨证要点　好动多啼，烦躁易怒，便溏。舌光，苔净，脉弦细。

三、鉴别诊断

1. 食积

食积为乳食停积中脘所致，除食欲不振、不思乳食外，伴见嗳气吞酸，大便酸臭，脘腹胀满，有伤食病史。

2. 疰夏

疰夏为夏季季节性疾病，有"春夏剧，秋冬瘥"的发病特点。临床表现除食欲不振外，还可见精神倦怠，大便不调，或有发热等症。

四、临床治疗

（一）提高临床疗效的要素

（1）首先要强调调节情志，嘱家长改变教育方法，不要轻易打骂，多陪小孩玩耍，要善于跟患儿进行心理沟通，尽量让其心情舒畅，这样就能达到事半功倍的治疗效果。

（2）小儿脏腑稚嫩，易虚易实，药量不宜过大。

（二）辨病治疗

（1）先带患儿到正规医院儿科或消化内科进行全面细致检查，排除可能导致厌食的慢性疾病，排除缺铁、缺锌。因原发病引起的厌食，则应积极治疗原发病。

（2）饮食要规律，定时进餐，保证饮食卫生；生活规律，睡眠充足，定时排便；营养要全面，多吃粗粮杂粮和水果蔬菜；节制零食和甜食，少喝饮料。

（3）改善进食环境，使孩子能够集中精力去进食，并保持心情舒畅。

（4）家长应该避免"追喂"等过分关注孩子进食的行为；当孩子故意拒食时，不能迁就，如一、两顿不吃，家长也不要担心，这说明孩子摄入的能量已经够了，到一定的时间孩子自然会要求进食；决不能以满足要求作为让孩子进食的条件。

（5）加强体育锻炼。

（6）不要盲目吃药，可以适当服用调理脾胃、促进消化吸收功能的中、西药。

（7）补锌。若血清锌＜ 11.47μmol/L，应鼓励小儿多食富含锌的食物，如肝、牡蛎、鱼、虾、瘦肉、禽蛋等食品，并服用锌制剂，待锌达到正常值以后可停用。

（8）促进消化功能及食欲。①给予多种维生素口服，特别是 B 族维生素，如胃蛋白酶 20ml，一日 2~3 次以助于消化。②给予促进蛋白质合成剂，如苯丙酸诺龙 0.5~1mg/kg，每周 1~2 次肌内注射，连用 2~3 周。③刺激食欲，普通胰岛素 2~3U，皮下注射，每日 1 次，连用 1~2 周，注射前先口服葡萄糖 20~30g。

（三）辨证治疗

1. 辨证论治

治法：和胃健脾，益气养阴。

主穴：中脘、建里、梁门、足三里。

配穴：脾胃虚弱型加脾俞、胃俞；脾胃不和型加内关、公孙；胃阴不足型加三阴交、内庭；肝旺脾虚型加太冲、太白。

操作：中脘、建里、梁门、足三里、脾俞、胃俞用补法，脾俞、胃俞不可直刺、深刺，太冲可用泻法。留针 30 分钟。每日 1 次，7 日为 1 个疗程。

方义：中脘为胃之募穴、腑会，建里属任脉穴，善治食欲不振，梁门属胃经穴，刺之健运脾胃，足三里是胃之合穴，有健运脾胃、益气养血之力。诸穴合用，共奏健脾运胃、益气养阴之功。

2. 成药应用

（1）小儿香橘丹

药物组成：木香、陈皮、苍术（米泔炒）、白术（麸炒）、茯苓、甘草、白扁豆（去皮）、山药、莲子、薏苡仁（麸炒）、山楂（炒）、麦芽（炒）、神曲（麸炒）、厚朴（姜炙）、枳实、香附（醋炙）、砂仁、半夏（制）、泽泻。

用法：每次 1 丸，每日 2~3 次。

功效主治：健脾止泻，和胃消食。用于停食，停乳，呕吐腹泻，消化不良，身热腹胀，面黄肌瘦，食欲下降。

（2）儿康宁口服液

药物组成：党参、黄芪、白术、薏苡仁、大枣、桑枝等。

用法：每次 10ml，每日 3 次。

功效主治：健脑益智，健脾开胃，益气和中。用于青少年发育迟缓，智力低下，记忆力差，注意力不集中，食欲不佳，消化不良，大便失常，失眠多梦，夜哭，抵抗力低下等衰弱性病症。

（四）其他疗法

1. 艾灸疗法

选双侧足三里。每日 1 次，每次 30 分钟。用于脾胃气虚证。

2. 耳穴压丸法

取王不留行籽，用胶布粘贴于一侧耳的脾、肾、神门、皮质下等穴。每 4 日交换 1 次。

3. 推拿疗法

推补脾经 3 分钟，揉一窝风 3 分钟，分阴阳 2 分钟，逆运内八卦 3 分钟，推四横纹 4 分钟，清天河水 2 分钟。1 日 1 次，14 日为 1 个疗程。用于脾运失健证。

五、预后转归

本病经及时、正确的治疗，大多患儿预后良好。但若病情严重，治疗失当，病久不愈，则可导致严重的营养不良，出现体力衰减及神经精神异常，严重影响患儿的生长发育，甚至危及生命。

六、预防调护

（一）预防

对儿童，尤其是婴幼儿，要注意饮食调节，掌握正确的喂养方法，饮食起居按时、有度。对先天不足，或后天病后脾弱失运的患儿，要加强饮食、药物调理，使之早日康复。

（二）调护

厌食矫治，不可单纯依赖药物。必须纠正不良的饮食习惯，如贪吃零食、偏食、挑食、饮食不按时等。注意少进甘肥厚味、生冷干硬之类食品，更不能滥服补品、补药等。食物不要过于精细，鼓励患儿多吃蔬菜及粗粮。对患儿喜爱的某些简单食物，如豆腐乳、萝卜干等，应允其进食，以诱导开胃。

主要参考文献

[1] 曹卫鹏，陈光顺. 于己百教授治疗小儿厌食症二法 [J]. 中国中医药现代远程教育，2010，8（14）：5-6.
[2] 丁丽君. 中药内服配合针刺治疗小儿厌食症 156 例 [J]. 针灸临床杂志，2004（9）：17.

第四节　脑瘫

脑瘫又称脑性瘫痪、Little 病。脑瘫是指患儿在出生前、生时或出生后由于某些原因损害了脊髓前角细胞以上的细胞和运动中枢，从而出现非进行性中枢性的四肢运动功能障碍。

脑瘫不是单独的疾病，而是一个综合征，病变较为广泛，可合并癫痫、惊厥、智力低下、行为异常及听觉、视觉和感知觉障碍。

一、病因病机

（一）西医学认识

脑瘫是脑部损伤性疾病，以中枢运动和姿势异常为主。四肢功能障碍的特点是症状为非进行性发展，常见的是肌肉强直和震颤、肌张力不全或不断改变。其临床症状包括大脑、小脑或锥体束损伤引起的智力障碍、运动共济失调、运动障碍和感觉障碍等，常伴有精神和神经改变及多种并发症。

脑瘫的发病原因比较复杂，是一个多因素作用的过程，其发病机制目前还未完全明确。随着科学的发展，脑瘫的研究也逐渐深入，有研究认为产前因素占 20%~30%，产后因素占 10%~20%，围产期因素占 60%~70%，常见的病因有以下几个方面。

1.产前因素

（1）母亲因素

①孕妇接触放射性物质和毒性物质或药物、食物中毒：孕妇暴露于放射线可以导致小头畸形、智力障碍和脑瘫的发生。在孕期服用或食用有毒药品和污染食品也可以引起脑瘫。

②宫内感染：各种病原体包括细菌、病毒、原虫、支原体以及真菌，通过不同途径感染宫内胎儿。途径有上行感染和经胎盘感染。孕妇发生泌尿系或生殖系感染时可以上行感染胎儿，如单纯疱疹病毒、巨细胞病毒亦可发生上行感染，特别是胎膜破裂宫内感染时最易发生。大多病毒很容易穿过胎盘，孕妇感染的病毒可以经过胎盘感染胎儿。宫内弓形体感染和病毒，如风疹病毒、巨细胞病毒感染，能够造成中枢性神经系统损伤，引起脑瘫，最常见的是痉挛性脑瘫。

③先兆流产：由于先兆流产引起胎儿供氧缺乏，使胎儿脑部缺氧，导致脑瘫。

④孕妇遭受手术或外伤：由于手术或外伤引起的胎儿意外伤害或缺血缺氧导致脑部损害。

⑤其他因素：包括高龄孕妇，孕期服用雌激素等药物，患有慢性疾病如甲状腺功能亢进、糖尿病、心脏病等，孕妇高产次，有死胎死产史、早产史、流产史，孕妇有吸毒史及吸烟、酗酒等不良习惯。

妊娠高血压综合征（简称妊高征）是妊娠期常见的一种疾病，以高血压、水肿、蛋白尿为主要表现，严重时可以出现抽搐、昏迷和心、肾衰竭等，从而导致母婴死亡。全身的小动脉痉挛是妊高征的基础病变，子宫胎盘血管痉挛引起胎盘供血不足，造成胎盘功能减退，影响胎儿营养和氧的供给，妨碍胎儿的发育，从而造成脑部损伤。

（2）胎儿因素

①先天畸形：在主要脑结构发育完成后出现了脑血管生长异常或有导致脑部缺血的不利因素，从而引起脑畸形，出现脑瘫，多表现为无脑回、巨脑回、多脑回、灰质异位、无胼胝体、脑裂畸形等。

②多胎妊娠：不论在妊娠期还是分娩期，多胎妊娠并发症的发生率比单胎妊娠高得多。如子宫过度膨大容易发生胎膜早破和早产；多胎妊娠的胎儿也大多是低体重儿，原因是胎儿以生长迟缓和早产为主；多胎妊娠妊高征的发生率是单胎妊娠的3~5倍；羊水过多导致产前出血、产程延长、先天畸形概率增加。所以围生儿死亡率增加，出生后的新生儿发生脑瘫的风险也增加。

③胎儿发育迟缓：胎儿发育迟缓发生率为5%~10%，围生儿死亡率是正常体重儿的5倍，即使存活也极有可能出现智力和运动障碍。胎儿宫内生长受到影响可能是脑部损害的早期征兆。

④其他因素：影响胎儿供血供氧的危险因素有胎盘早剥、胎盘老化、胎盘功能不良、脐带绕颈、宫内窘迫。临床发现，约30%的死胎和早期新生儿疾病都与胎儿宫内窘迫造成的缺氧有关。血型不合，RH因子反应在胎儿体内产生过量的胆红素和氨，从而造成中毒性的损害，引起脑瘫。

2.产时因素

（1）新生儿窒息　新生儿窒息是由于出生时未能建立有效的自主呼吸，发生呼吸衰竭，是新生儿最为常见的症状，也是新生儿死亡的主要原因，发生率占活产儿的10%~20%，存活者多合并缺氧缺血性脑病和颅内出血，常常遗留智力和运动功能障碍。引起新生儿窒息的因素很多，如妊高征、先兆子痫、急性大出血、严重贫血、心脏病、急性传染病等引起母亲血液含氧量降低，影响胎儿；多胎妊娠、羊水过多、胎盘早剥、胎盘老化、胎盘功能不良等影响胎盘的供氧供血。

（2）脐带供血供氧中断　分娩时脐带脱垂、脐带绕颈、扭曲打结造成脐带血流阻断，脐带供血供氧中断，影响胎儿的脑部供氧供血，导致脑瘫发生。

（3）难产　巨大儿、产程延长、产力异常、头盆不称、臀位产等产时因素造成脑部供氧供血不足，导致脑瘫。

（4）生长发育因素　极低体重儿、早产儿、肺发育不成熟、中枢神经系统畸形、心血管畸形等原因使胎儿出生后出现缺氧窒息，导致脑瘫。

（5）产伤　在出生时由于头盆不对称，不当的助产引起机械性损伤，包括软组织损伤、神经损伤、骨折、脊髓损伤以及内脏损伤，可直接引起颅内出血和脑组织损伤，导致脑瘫，还可以由骨折、内脏损伤等引起出血、休克、呼吸循环衰竭，导致脑组织缺氧缺血性脑损伤。产时颅内出血和脑组织损伤多见于足月巨大儿和异常分娩儿，以硬脑膜下出血及硬脑膜外出血多见。产伤的预后与出血的部位、伴随疾病以及脑组织损伤程度相关。轻度颅内出血90%能存活，10%~20%伴发脑积水；重度颅内出血死亡率达60%，2/3存活者发生脑积水、脑瘫和智力低下等后遗症。

3. 产后因素

（1）早产与低体重儿　孕龄小于37周生产为早产，出生体重低于2500g为低体重儿。极度早产与低体重儿由于脑发育极度不成熟，各种并发症的发生率极高，所以脑瘫的发生率也非常高。

（2）新生儿脑病　导致脑瘫的新生儿脑病是胆红素脑病和缺氧缺血性脑病。新生儿缺氧缺血性脑病是新生儿窒息后的严重并发症，死亡率高，并会产生永久性神经功能障碍，如智力低下、痉挛、共济失调、脑性瘫痪。近年来，随着产科急救水平的提高，高危新生儿和早产儿的病死率明显下降，但因为窒息引起的脑瘫发生率却明显上升。

目前胆红素脑病的发生率已经大大下降，但一些围生期保健系统不健全的落后地区及伴有极低体重、酸中毒、感染的高胆红素血症患儿仍然可见。存活者常出现某些神经系统损害症状，如持久性锥体外系神经异常、眼球运动障碍、听觉障碍、手足徐动症和智力低下，重症导致死亡。

（3）呼吸系统疾病　发育不成熟的呼吸道梗阻引起脑细胞缺氧；肺不张、肺透明膜病、吸入性肺炎等呼吸系统疾病导致脑部缺氧。

（4）中枢神经系统感染　病毒性脑膜炎和细菌性脑膜炎是损伤中枢神经系统的主要危险因素。其他的感染包括先天性中枢神经系统梅毒、隐球菌性脑膜炎、霉菌性脑膜脑炎、脑脓肿、先天性弓形虫脑病等。

4. 遗传因素

一些脑瘫患儿可以追溯出家庭遗传病史，非痉挛性脑瘫约占脑瘫的15%，而且具有遗传倾向。30%的共济失调型脑瘫可能是常染色体隐性遗传，特别是有智力障碍者。先天性氨基酸和有机酸代谢异常者发生脑瘫的风险显著升高。

1974年藤井提出产前、产时、产后三方面共40项高危因素，1976年Vojta又提出家庭因素，即四方面43项高危因素。

（二）中医学认识

中医学认为，小儿脑瘫的病因为先天之气未充，父母精血虚衰，导致胎气不足。而后天失宜，气血亏虚，损伤脑髓，更促使本证的发生与发展。如在《古今医统·五软五硬》中便有"日月不足而生者，或服堕胎之剂不去，而竟成胎者，耗伤真气"的记载，其中对本病病因有较清晰的认识。其病机主要为肝肾不足，脾胃亏损，气血亏虚。肾为先天之本，主骨，藏精生髓，通于脑。脑为髓之海，肾主生长发育，小儿脑瘫是因肾精不足，髓海空虚而出现五迟、五软、五硬、失语、痴呆等病症，其病在脑。肾主骨，肝肾同源，肝肾虚弱则立迟、行迟；禀赋不足，气血不能上荣于头则发迟；禀气不足，髓不能充于骨，故齿久不生，为齿迟；言为心声，肾脉系舌本，小儿先天肾虚，心气不和或后天脾胃亏损，津气不能上荣，致语迟；先天阳气不足，后天脾胃失养，则头软；肾气精髓衰耗致项软；脾胃肝肾虚弱则手足软；先天不足，脾胃虚弱致肌肉软、口软；禀赋不足，肝脾虚弱则五硬，见四肢抽搐痉挛或强直；肾虚则髓不足，故见痴呆、失聪、失明等；病久不愈，肝肾两亏，致痿证，见肢体筋脉弛缓，软弱无力，日久不能随意活动而致肌肉萎缩；伴脾胃衰弱则见流涎、纳呆、便溏；肝肾不足，虚风内动，则见四肢震颤，哭闹易怒；伴心脾不足则见智力低下，失语，肌肤苍白，发稀萎黄。

二、临床诊断

（一）辨病诊断

脑瘫患儿的诊断重点在于早期作出诊断，进而可早期治疗，使患儿获得良好的运动发育，对患儿的预后有着重要的意义。诊断不应仅限于疾病诊断，应同时判断其病型及伴随障碍，以充分指导临床治疗。诊断脑瘫主要依靠病史及体检，现简述如下。

1. 诊断条件

（1）婴儿期内出现的中枢性瘫痪。

（2）可伴有智力低下、惊厥、行为异常、感知觉障碍及其他异常。

（3）需除外进行性疾病所致的中枢性瘫痪及正常小儿一过性运动发育落后。

2. 病史特点

（1）婴儿期早期异常表现　①过度激惹，经常持续哭闹，很难入睡。②喂养困难，表现为吸吮及吞咽不协调，体重增长缓慢。③对突然出现的声响及体位改变反应剧烈，全身抖动，哭叫似惊吓状。④平时护理困难，穿衣时很难将手臂伸入袖中，换尿布时难以将大腿分开，当脚刚触及浴盆边缘或水面时，婴儿背部立即僵硬呈弓形，并伴有哭闹。

（2）运动发育落后　熟悉正常小儿不同年（月）龄运动发育达到的水平，至少应掌握以下几个年龄阶段运动发育的水平：3个月时俯卧位能抬头；4~5个月时能主动伸手触物，两手能在胸前相握，安静时能在眼前玩弄双手；6~7个月时独自坐在较硬的床面上不跌倒；8~10个月时会爬，爬时双上肢（或下肢）交替向前移动；1岁时能独自站立；1岁至1岁半时能行走。脑瘫患儿在上述年龄阶段均达不到正常小儿的水平。

绝大多数脑瘫儿童具有明显的妊娠期和围生期受损病史，如此类病史不明确，则发病原因往往很难追踪。

3. 相关检查

（1）主动运动减少　新生儿时期常表现为动作减少、吸吮能力及觅食反应均差；3个月小儿仰卧位时常有踢腿、蹬踏动作，正常时为交替的蹬踢，脑瘫小儿蹬踢动作明显减少或表现为双腿同时踢蹬。

（2）姿势异常　①俯卧位：由于紧张性迷路反射延缓、消失，表现为俯卧时屈肌张力明显升高，四肢屈曲，臀部水平高于头部，有时抬头困难，肩部着床，臀部高举。②仰卧位：仰卧时伸肌张力升高，头后仰，下肢伸直，不对称颈紧张反射持续时间延长，阻碍了患儿翻身动作的发育。③侧卧位：用手去提起侧卧小儿位于上面的一条腿时，正常小儿会出现"抵抗"的姿势，脑瘫儿无此反应。④直立位：脑瘫小儿直立悬空位时往往两下肢内旋、伸直、足尖下垂，两下肢由于内收肌张力增加表现为两腿交叉呈剪刀状。脑瘫小儿直立位时，头、脊柱、足跟往往不能保持一条垂直线，脊腰部侧弯，或表现为两大腿内旋、膝半屈，下肢呈 X 型，足尖着地。⑤由仰卧位拉成坐位：握住小儿双手，缓缓从仰卧位拉成坐位（即作"牵拉反应"）时，脑瘫小儿在牵拉过程中头极度后垂，下肢伸直，足跖屈，不经过坐的姿势就直接拉成直立位。

（3）肌张力异常　痉挛性脑瘫患儿肌张力明显升高时，扶成直立位时下肢内收交叉呈剪刀样姿势。扶成坐位时双腿不能伸直，僵直的下肢常使患儿坐位时向后倒下，由于大腿内收肌挛缩致使大腿外展受限；跟腱挛缩使足背伸受限。

（4）反射异常　①交叉伸展反射：正常情况下 1 个月后消失，脑瘫患儿 2 个月后仍持续存在。②Moro 反射（又称拥抱反射）：患儿仰卧，突然给予一个响声或刺耳的响声，婴儿表现为上臂外展，继而拥抱。正常儿生后即出现，6 个月时消失。如 3 个月内不出现或 6 个月后不消失均属异常，痉挛性脑瘫此反射活跃。③非对称性颈部紧张性反射：脑瘫患儿持续阳性，时间明显延长。④握持反射：脑瘫患儿持续时间延长，手经常呈握拳状。⑤保护性反射：正常 4~5 个月小儿扶成直立位时，突然倾斜其躯体后，能伸出上肢做支持状，脑瘫小儿不出此动作。⑥对称性紧张性颈反射。⑦颈拨正反射。⑧足部安放反应。⑨伸肌推进反射：正常儿童将屈曲收腿，而痉挛儿童则双下肢僵硬并向下蹬踩。⑩降落伞试验：8~9 个月正常小儿能引出"降落伞反射"，脑瘫小儿不能引出。

（5）步态分析　从冠状面、矢状面、水平面二维观察步态，或加上横切面三维分析步态。

（6）影像学诊断　①超声检查发现脑室周围白质软化是脑瘫的主要病变之一。②CT 检查可发现脑瘫儿童存在脑萎缩、脑室周围白质软化、侧脑室扩张、大脑纵裂增宽等病变，提示脑瘫的预后。③磁共振成像显示，脑瘫儿童有脑白质萎缩现象。

（二）辨证诊断

1.肝肾不足证

（1）临床证候　翻身、坐、爬、立、行、走发育迟缓，筋骨瘦弱，伴智力落后，肢体强直，筋脉拘急，关节活动不利，下肢交叉，脚尖着地，目无神采，反应迟钝或伴有失聪，失明，易惊，夜卧不安。舌质淡，舌苔少，脉沉细无力。

（2）辨证要点　筋骨瘦弱，发育迟缓，智力落后或伴有失聪，失明，易惊，夜卧不安，舌质淡，舌苔少，脉沉细无力。

2.脾肾虚弱证

（1）临床证候　翻身、坐、爬、立、行走发育迟缓，伴智力落后，肢体萎软，肌肉松弛，出牙延迟，囟门迟闭，头颅方大，甚者鸡胸龟背，肋骨串珠，多卧少动，神情淡漠，面色萎黄，神疲乏力，纳呆食少，腹胀便溏。舌淡，苔少，脉细无力。

（2）辨证要点　肢体萎软，肌肉松弛，面色萎黄，神疲乏力，纳呆食少，腹胀便溏。舌淡，苔少，脉细无力。

3.痰瘀阻滞证

（1）临床证候　失聪，失语，翻身、坐、爬、立、行走发育迟缓，智力低下，伴步态不稳，半身不遂，关节强硬，屈伸不利，下肢交叉，脚尖着地，反应迟钝，意识不清，语言不利，喉间痰鸣，口角流涎，吞咽困难或伴四肢抽搐，反复发作。

舌体胖，有瘀斑、瘀点，苔腻，脉沉涩或滑，指纹暗滞。

（2）辨证要点　关节强硬，屈伸不利，语言不利，喉间痰鸣，口角流涎。舌体胖，有瘀斑、瘀点，苔腻，脉沉涩或滑。

三、鉴别诊断

（一）西医学鉴别诊断

1. 进行性脊髓肌萎缩症

本病于婴儿期起病，多于3~6个月后出现症状，少数患儿生后即有异常，表现为上下肢对称性无力，肌无力进行性加重，肌萎缩明显，腱反射减退或消失，常因呼吸肌功能不全而反复患呼吸道感染，患儿哭声低微，咳嗽无力，肌肉活组织检查可助确诊，本病不合并智力低下，面部表情机敏，眼球运动灵活。

2. 运动发育迟缓

有些小儿的运动发育稍比正常同龄儿落后，特别是早产儿，但其不伴异常的肌张力和姿势反射，无异常的运动模式，无其他神经系统异常反射。运动发育落后的症状随小儿年龄增长和着重运动训练后，症状可在短期内消失。

3. 先天性肌弛缓

患儿生后即有明显的肌张力低下，肌无力，深腱反射低下或消失。平时常易并发呼吸道感染。本病有时被误诊为张力低下型脑瘫，但后者腱反射一般能引出。

4. 智力低下

本病常有运动发育落后，动作不协调，原始反射、Vojta姿势反射、调正反应和平衡反应异常，在婴儿早期易被误诊为脑瘫，但其智力落后的症状较为突出，肌张力基本正常，无姿势异常。

（二）中医学鉴别诊断

癫痫

癫痫发作时亦有肢体扭转，四肢抽动，可表现为意识丧失而跌倒，或有全身肌肉强直，呼吸停顿，阵挛性抽搐，口吐白沫，部分患者有大小便失禁，脑瘫可合并癫痫。

四、临床治疗

（一）提高临床疗效的要素

脑瘫患儿的治疗是一个长期、复杂的过程，需要临床医师、康复师及家长密切配合才能完成其治疗过程。尽管目前尚无法使受损的脑组织恢复功能，但随着治疗手段的丰富，脑瘫治疗的不断规范化、综合化，脑瘫患儿的治疗效果已得到明显提高。脑瘫总的治疗原则是早发现、早治疗，及时、长期、正规的康复训练是治疗脑瘫的最主要方法，手术、药物及其他治疗只是为康复训练创造条件或作为补充手段，不能替代康复训练。出生后早期，脑组织处于生长发育最旺盛时期，脑的可塑性和代偿能力强。如果在孩子2岁以前，即脑组织发育最快、代偿能力最强的时期给予适当的刺激，就能最大限度地挖掘大脑的潜能，促进代偿性恢复，病症较轻的脑瘫患儿甚至可以恢复到接近正常儿童的水平。

（二）辨病治疗

脑瘫的特色治疗多为微创组合式矫形手术，是由神经解剖学和神经纤维外科领域经验丰富的权威课题组共同攻关而提出的先进技术。它是一种采用运筹学原理，一次性完成的多肢体、多部位的矫治手术，多分为以下几种。

（1）开创法　一次性完成多肢体、多部位的手术，使患肢的多个畸形部位得到矫正。术后肢体功能的协调性、整体性、灵活性大大增强。

（2）康复疗法 术后整体功能恢复快，住院时间短，一般术后一周即可见明显效果。缩短了以往多次手术的治疗过程，大大减轻了患者和家庭的经济负担。

（3）非手术环卫疗法 非手术部位也可得到矫正。肢体畸形消失后，其他部位的痉挛肌肉如眼肌、舌肌等也可有不同程度的恢复，所以斜视和语言障碍也随之会得到改善或消失。

（4）交错纠正法 纠正相反神经支配造成的紊乱，建立正确支配途径，改善神经支配功能，使神经、肌肉、关节活动协调。

（5）整合微创法 通过颈总动脉交感神经网剥脱术，扩张脑血管，改善脑部血液循环。

（三）辨证治疗

1. 肝肾不足证

治法：补益肝肾，开窍益聪。

处方：整体调节——肝俞、肾俞、关元、太溪（补养肝肾，益元固本）；局部取穴——百会、四神聪（益髓健脑）；临近取穴——廉泉、风池（通窍活血）；远端取穴——足三里、三阴交（健脾胃，扶后天）；内关、合谷、太冲（通经活络，调和气血）；阳陵泉（舒筋通络）。

操作：对于年龄较小的患儿，采用快针法，进针得气后即可出针。年龄较大患儿，适合留针者可留针20~30分钟。廉泉穴要求针感向咽喉及舌根方向传导，风池向舌根方向深刺，针感传向舌根方向，余穴常规操作。

方义：脑为髓海，其输上在百会，四神聪为经外奇穴，故取百会、四神聪，有宁神醒脑益智、补髓健脑之功，取背俞穴肝俞、肾俞，取任脉之关元合肾经之输穴太溪补益肝肾，益元固本；取临近廉泉、

风池通窍活血；足三里为胃之下合穴、后天之本，可化生气血，滋养筋骨、脑髓、五脏，三阴交为脾经合穴，与足三里合用健脾胃，扶后天；合谷、太冲为"四关穴"，内关、合谷、太冲通经活络，调和气血；阳陵泉为筋之会，刺之舒筋通络。

2. 脾肾虚弱证

治法：健脑益智，疏通经络。

主穴：局部取穴——百会、神庭、脑户（健脑益智）；临近取穴——运动区、足运感区、平衡区（疏通经络）。

配穴：智力障碍加四神聪；语言障碍加焦氏头针的语言1、2、3区；上肢瘫加臑俞、曲池、极泉、外关、手三里；下肢瘫加环跳、阳陵泉、足三里、三阴交、解溪等；颈腰软弱无力加督脉穴与华佗夹脊穴。

操作：从神庭穴沿皮直刺向百会，从百会刺向脑户。头穴快速进针，每次留针4小时，留针期间快速捻转（200转/分）3次，隔日1次。其余配穴平补平泻；<3岁及体弱患儿不留针，>3岁患儿留针30分钟，每周针刺2次。

方义：脑为髓海，其输上在百会，故取百会，结合神庭、脑户有宁神醒脑益智、补髓健脑之功，取运动区、足运感区、平衡区疏通经络。

3. 痰瘀阻滞证

治法：醒脑开窍，活血通络，益精填髓。

处方：局部取穴——水沟（醒脑开窍）；远端取穴——三阴交（滋补肝肾）；极泉、内关、合谷、委中（疏通经络）；临近取穴——风池、哑门（疏通脑络，活血通络）；百会、四神聪（益精填髓，益智健脑）；顶颞前斜线下2/5、颞前线（利语言，止流涎）；地仓、颊车（疏调口颊经筋，止流涎）；廉泉（开舌窍，利语言）。

操作：先取双侧内关，直刺0.5寸，行提插捻转泻法，捻转频率为120次/分；继

刺水沟，向上斜刺 0.5 寸，即出针；再刺三阴交，沿胫骨后缘与皮肤成 45°斜刺，进针 1 寸，用提插补法，使患儿有屈膝表现即可。极泉穴沿经线在极泉下 2 寸处直刺 0.5 寸，提插泻法，使患儿屈肘为度，合谷、委中、风池、哑门均捻转泻法，不留针；四神聪透百会，留针 60 分钟。顶颞前斜线、颞前线采用标准头针法，斜刺至膜状腱膜下，接电针治疗仪，留针 60 分钟。地仓透刺颊车，廉泉针尖向舌根斜刺 1.5 寸，舌根部有胀痛感。

方义：脑为髓海，取督脉之水沟、百会，百会为诸阳之会，四神聪为经外奇穴，故取百会、四神聪，有宁神醒脑益智、补髓健脑之功；三阴交为肝、脾、肾三阴经之交会穴，取之滋补肝肾；取远端极泉、合谷、委中疏通肢体经络；临近取风池、哑门疏通脑络，活血通络；头皮针顶颞前斜线下 2/5、颞前线利语言，止流涎；面部地仓、颊车疏调口颊经筋，止流涎；廉泉穴开舌窍，利语言。

（四）其他疗法

1. 耳针

取心、神门、交感、脑干。浅刺不留针，1 日 1 次。或用王不留行籽压穴，主穴取脑干、枕穴、神门。

2. 体针

主穴取内关、太冲、大椎、曲池。注意力不集中配百会、四神聪、大陵；活动过多配定神、安眠、心俞；情绪烦躁配神庭、照海、膻中。用泻法。隔日 1 次，10 次为 1 个疗程。每次针后用梅花针叩背部夹脊穴、膀胱经、督脉，以叩至皮肤潮红为度。心俞、肾俞、大椎等穴重点叩刺。

（五）医家诊疗经验

陈华德教授治疗脑瘫，多选取督脉穴，如头项部的神庭、百会、风府、大椎与躯干部的身柱、至阳、命门、腰阳关等，起到通督调神的作用。督脉"行于脊里，入络于脑"，除了在经络循行上与脑有密切的联系外，在生理功能上也与脑、髓的功能息息相关。通过刺激督脉，振奋督阳，能激发周身经脉之阳气，维持脊柱稳定性，增强患儿脊柱力量，进而促进脑瘫患儿的运动及智力发育。陈教授认为补肝肾、调脾胃也十分重要，肝肾亏虚、脾胃虚弱是小儿脑瘫发生的根本原因。临证时陈教授常选取肝俞、肾俞、命门、腰阳关、太溪、三阴交、脾俞、胃俞、中脘、足三里、阳陵泉等穴。

多针浅刺的部位在机体的皮部，而孙络、络脉皆位于皮部，针刺皮部可以通过经络间的相互联系将刺激由经络传到内脏，从而达到调节气血、平衡阴阳的治疗目的。多针浅刺的刺法可以针对性地治疗小儿脑瘫中常见的肌肉拘急症状，促进运动功能恢复。

陈教授在国际头皮针标准化方案和焦氏头皮针定位的基础上，结合西医学的解剖、神经、生理等，自创醒脑通督头皮针：多选取以督脉穴位为主的额中线、顶中线、双侧顶旁 1 线、顶旁 2 线以及运动区（上点在前后正中线的中点向后移 0.5cm 处，下点在眉枕线和鬓角发际线前缘相交处）、感觉区（运动区后移 1.5cm 的平行线）、平衡区（沿枕外粗隆水平线，旁开前后正中线 3.5cm，向下引垂直线 4cm）。

五、预后转归

对脑瘫高危儿在其生命体征稳定后，各项生理指标基本正常时尽早进行系统干预，可改善其智力及运动发育，显著减少脑瘫、智能低下等后遗症的发生，减少伤残，帮助他们提高生活质量。

脑瘫的康复是一项长期、缓慢而复杂的过程，要确立治疗长期性的观点，家长必须坚持不懈，持之以恒，其连续治疗时间最短不能少于3个月，并且要将日常生活与康复训练相结合，以最大限度地提高康复质量。脑瘫的预后主要取决于脑损伤的程度和治疗的时机。年龄越小，症状越轻，病程越短，正确的治疗越及时，预后越好。2岁前的治疗与其后的治疗在预后上有很大的差异。年龄越大，症状越多、越重，恢复机会就越小。所以，脑瘫要做到早发现、早诊断、早治疗。脑瘫合并癫痫有可能使患儿的运动障碍及认知障碍及认知障碍进一步加重，发作更频繁，脑瘫的康复预后效果越差。CT无异常改变或仅有轻度异常的患儿给予及时治疗和功能训练，均可得到不同程度的恢复，预后较好；弥漫性脑萎缩及多发性脑软化灶等提示预后不良；CT显示为脑穿通畸形等发育异常时提醒患儿家长避免做无效治疗。当然，也有部分患儿形态改变与临床表现不一致，因而，判断预后也应结合临床。

本病重在预防，小儿脑瘫的病因多种多样，大部分高危因素是可以预防的，及早做好围生期的保健工作，可降低脑瘫的发生率。脑瘫的治疗是一个长期的综合过程，为了最大限度地提高脑瘫患儿的生活质量，应尽早发现和处理癫痫、听觉障碍、视觉障碍及智力低下等合并症，进行综合康复治疗。

六、预防调护

（一）预防

（1）适龄结婚、妊娠的孕妇应保持心情愉快，精神安宁，饮食清淡而富于营养，谨摄寒温，劳逸适度，避免七情刺激，慎用药物，禁烟酒。

（2）妊娠期应定期做产前检查，及时纠正胎位，争取顺利分娩，减少新生儿大脑受损的机会。

（3）提高双亲的文化修养，创造安静和谐的家庭环境，及时纠正孩子的不良习惯。

（4）睡眠充足，喂养合理，避免精神创伤及意外事故的发生。

（5）食品中限食膨化食品及含有添加剂的食物，预防铅中毒。

（二）调护

（1）体谅关心患儿，稍有进步应予表扬，既不惩罚及打骂孩子，也不要溺爱与迁就，切勿伤害孩子的自尊心。教育切忌简单粗暴，纵其任性不羁，以免加重精神创伤，抑或不能自制。

（2）帮助患儿树立信心，磨炼意志，明确学习目的，抓紧学业辅导，培养学习兴趣，给孩子以良好的教育和正确的心理指导。

（3）加强管理，及时疏导，谨防攻击性、破坏性、危险性行为的发生。

主要参考文献

［1］周仲瑛. 中医内科学［M］. 北京：中国中医药出版社，2007.

［2］石学敏. 针灸治疗学［M］. 北京：人民卫生出版社，2011.

［3］杜元灏，石学敏. 中华针灸临床诊疗规范［M］. 南京：江苏科学技术出版社，2007.

［4］余志华，孔勉. 早期干预对脑损伤高危儿发育的影响及中西医结合治疗的研究进展［J］. 现代临床医学，2020，46（3）：225-226+230.

［5］刘晓俊，张庆萍，袁爱红，等. 杨骏教授针药结合治疗痉挛型小儿脑瘫经验介绍［J］. 中国针灸，2020，40（5）：533-535.

［6］孙瑞，彭巍巍，赵洁. 综合康复治疗脑瘫患儿的认知能力、神经功能恢复的疗效分析［J］. 世界中西医结合杂志，2020，15（4）：742-744+748.

[7] 仪凌燕. 小儿脑性瘫痪病因研究进展 [J].
    按摩与康复医学, 2020, 11 (9): 17–19.

[8] 赵明磊, 郭小春, 张继华, 等. 补肾健脑
    针法联合 Bobath 疗法治疗痉挛型脑瘫临床
    观察 [J]. 实用中医药杂志, 2020, 36 (4):
    464–465.

[9] 张童, 王雪峰. 小儿脑瘫 (痉挛型) 的中
    医体质分布特点分析 [J]. 实用中医内科杂
    志, 2020, 34 (5): 27–30.

[10] 陈晓, 陈华德. 陈华德教授运用针刺治疗
    小儿脑瘫的临床特色 [J]. 中医儿科杂志,
    2020, 16 (3): 17–19.

第五节 遗尿

遗尿亦称尿床、夜尿症, 是指 3 周岁以上小儿经常睡中小便自遗, 醒后方觉的一种病症。通常多指儿童 5 岁后仍不自主地排尿而尿湿了裤子或床铺, 而又无明显的器质性病因。正常小儿 1 岁后白天已渐渐能控制小便, 随着小儿经脉渐盛, 气血渐充, 脏腑渐实, 知识渐开, 排尿的控制与表达能力逐步完善。

遗尿症有两种分类方法, 第一种是根据遗尿发生的时间, 若遗尿发生于睡眠中 (包括夜间睡眠或午睡), 但白天能控制排尿, 而且膀胱功能正常, 则称为单症状性夜遗尿; 小儿白天清醒, 时有遗尿, 无神经系统的病变如脊柱裂、脊柱损伤等, 称为白日遗尿。第二种分类法分为原发性和继发性遗尿, 原发性遗尿是指小儿从小就一直遗尿; 而继发性是指小儿曾经停止遗尿至少 6 个月, 以后又发生遗尿。根据白天有无症状, 原发性夜间遗尿症又可分为原发性单症状性遗尿和复杂性遗尿。中医认为遗尿主要与肺、脾、肾三脏功能失调有关, 以肾阳虚最为多见, 约占遗尿患儿的 65% 以上。《诸病源候论·尿床候》曰: "夫人有于眠睡不觉尿出者, 是其禀质阴气偏盛, 阳气偏虚者, 则膀胱肾气俱冷……夜卧则阳气衰伏, 不能制于阴, 所以阴气独发, 水下不禁, 故于眠睡而不觉尿出也。" 本病是儿童常见症状, 发病率高, 疗效差。据统计, 大约有 16% 的 5 岁儿童、10% 的 7 岁儿童和 5% 的 11~12 岁儿童患有遗尿症, 且男孩的发病率是女孩的 2 倍, 并且有明显的家庭倾向。儿童夜间遗尿虽不会对患儿造成急性伤害, 且部分患儿可随着年龄的增长自然痊愈, 但仍有相当比例的患儿症状不能缓解。长期尿床不仅影响患儿生活质量, 还可对患儿的身心健康、心理发育及良好人格的形成造成不良影响, 导致患儿缺乏自信心, 胆小怕事, 社会交往能力差, 随着年龄的增长, 患儿羞耻感增强, 会由此产生自卑感, 不愿意参加社交活动, 社交面变窄。本病多见于 10 岁以下的儿童。

一、病因病机

(一) 西医学认识

其发病机制十分复杂, 涉及中枢神经系统 (若干神经递质和受体)、生理节律 (睡眠和排尿)、膀胱功能紊乱以及遗传等多种因素。目前认为, 中枢睡眠觉醒功能与膀胱联系的障碍是单症状性夜遗尿的基础病因, 而夜间抗利尿激素分泌不足导致的夜间尿量增多和膀胱功能性容量减小是促发夜遗尿的重要病因。遗尿是由多种原因所致, 其发生的因素包括遗传、心理和社会因素、睡眠状况、膀胱功能性容量等。

(1) 遗传因素 遗尿儿童常有家族史, 单卵双胎的孪生儿共同发病的概率高于双卵双胎者。双亲有遗尿症者, 在后代中发现有遗尿症者达 77%, 父母中 1 人有遗尿症者, 子女患遗尿症为 44%。然而, 仅仅白天有遗尿症的儿童似乎与遗传无关, 而那些白天和黑夜均有遗尿的儿童, 有明显

的男性家族遗传史。Shaffer 等发现阳性家族史在原发性遗尿和继发性遗尿中都很常见，说明遗传因素起一定的作用。最近丹麦的一些研究证实遗尿的显性基因是在第 13 号染色体上，这一发现为遗尿症的遗传学研究提供了进一步的证据。

（2）早产　遗尿症的流行病学研究证实，早产是儿童日间遗尿最显著的一个高危因素。这些早产儿除了有遗尿之外，还往往伴随其他的问题，如注意缺陷、多动障碍，有学者提示这可能是轻微神经损伤的缘故。

（3）不能从睡眠中觉醒　遗尿儿童的父母常常报道他们的子女有睡眠过深和难以唤醒的现象。实际上，夜间遗尿与睡眠深度无关，遗尿可以发生在睡眠任何阶段中，其主要问题是当膀胱充盈时，患儿不能从睡眠中觉醒。临床上又区分为患儿夜间是否自己醒来去厕所排尿、是否要他人唤醒还是自己醒来。

（4）心理和社会因素　强烈的应激因素如幼儿时期的不良遭遇（父母离异、死亡，儿童与父母突然分离，因病住院或意外事故）、初入学不适应新的学习环境等均可导致儿童在控制排尿的关键时期因心理紧张而遗尿。遗尿症儿童也常有较多的行为问题和情绪问题，如多动、抽动、不合群、害羞、脾气古怪等。据报道，遗尿症儿童中约 10% 有注意缺陷障碍，男孩多于女孩。

（5）膀胱容量小　遗尿症儿童的膀胱容量较无遗尿的同龄儿童小。正常儿童的每次尿量约为 10ml/kg，而遗尿症的小儿其尿量达不到应有的膀胱容量。一般来说，这些儿童平均每次尿量小于 10ml/kg，白天排尿频繁（＞7 次），有尿急现象，晚上遗尿次数可以不止 1 次，尿量或多或少。

（6）便秘　遗尿症儿童常有便秘的问题，特别多见的是日间遗尿的儿童，这是因为便秘时，直肠壶腹部的粪块强烈刺激感觉神经，影响大脑对膀胱充盈的感知而造成遗尿。

（7）血管加压素缺乏　血管加压素在夜间升高，使儿童在睡眠中尿量减少。有一些仅夜间遗尿的儿童因为血管加压素缺乏正常的昼夜分泌节律，致使夜间尿量增多，超过膀胱的容量，造成遗尿。患儿常在入眠后不久即遗尿，一般在夜眠最初 1/3 的时间发生遗尿，且尿渍大，如家长唤醒患儿排尿，则可无遗尿现象。

（二）中医学认识

中医学认为，小儿遗尿的病因主要为胎禀不足，肾气亏虚，也有因脾肺气虚、肝经郁热所致者。肾气不足，下元虚寒，使膀胱气化功能失调，不能制约水道而致遗尿。《幼幼集成》云："此皆肾与膀胱虚寒也。"《证治准绳·幼科》曰："肾与膀胱俱虚，而冷气乘之，故不能拘制其水，出而不禁，谓之遗尿。"此外，肺通调水道，脾主运化，共同维持水液输布与排泄，若脾肺气虚，则上虚不能制下，下虚不能上承，运化无力，节制无权，则水液趋下，膀胱失约，关门不固而遗尿。肾气不充，气化不足，下元不能固摄，膀胱约束无权，导致遗尿。肝经循少腹，聚会阴，肝经之热最易蕴结下焦，热迫膀胱，亦发为遗尿。本病的病因分为虚、实两大类，其中以虚为主。先天禀赋不足，素体虚弱，或久病大病后失于调养，以致肺脾肾亏虚；或情志过极，湿热下注，膀胱开合失司，约束无力而致遗尿。本病病位在肾与膀胱，与肺、脾、肝密切相关。亦有由于对小儿照顾不周，训练不当，小儿时多用尿不湿，有尿随时随地尿，日久天长影响膀胱贮藏存量及膀胱泌尿反应的形成，养成不良排尿习惯，这也是遗尿原因之一。此外，因憋尿不及时排尿，滞碍膀胱气化，尿液久留化生湿热，湿热客于膀胱，也可造成遗尿，尤其8~9岁儿童更为多见。

二、临床诊断

（一）辨病诊断

1.病史

注意有无遗传因素，遗尿是否由婴儿开始，后来才出现者及日间有遗尿症状者可能为继发性遗尿。同时有便秘或神经系统疾患者可能继发于神经源性膀胱。

2.体格检查

做全身详细的体格检查，特别注意肛门括约肌张力是否正常，有无脊柱裂，会阴部感觉有无减退及下肢活动是否正常。

3.实验室检查

血、尿、大便常规检查正常，一般实验室检查正常。监测尿糖、白细胞尿、血尿和蛋白尿、尿比重，应排除尿路感染、慢性肾脏疾病等，进行尿常规或尿培养检查，尿比重测定可排除因血管加压素缺乏所致的遗尿。

4.X线、膀胱尿道造影、腰骶部MRI检查

X线平片观察有无脊柱裂，膀胱尿道造影观察有无机械性梗阻，对伴有明显日间排尿症状者及排便异常者，可考虑进行尿流动力学检查及腰骶部磁共振成像等检查。可协助诊断儿童膀胱功能异常和泌尿系统先天畸形。

5.尿流动力学检查

尿流率检查观察有无下尿路梗阻，膀胱内压测定观察有否无抑制性收缩。

（二）辨证诊断

1.肾气不足证

（1）临床证候　睡中经常遗尿，小便清长，多则一夜数次，面白少华，神疲乏力，肢冷畏寒，或智力较同龄儿稍差。舌质淡，苔白滑，脉沉无力。

（2）辨证要点　遗尿日久，次频量多，兼见神疲乏力，肢冷畏寒。舌淡，苔白滑，脉沉无力。

2.肺脾气虚证

（1）临床证候　夜间遗尿，日间尿频，常自汗出，易感冒，面色少华，神疲乏力，食欲不振，大便溏薄。舌质淡，苔薄白，脉细弱。

（2）辨证要点　夜间遗尿，日间尿频，汗多易感，面色少华，食少便溏。舌淡，苔薄白，脉细弱。

3.肝经湿热证

（1）临床证候　睡中遗尿，尿黄量少，气味臊臭，烦躁易惊，性情急躁，面赤唇红，口渴欲饮。舌质红，苔黄腻，脉滑数。

（2）辨证要点　遗尿，色黄量少，气味臊臭，性情急躁。舌红，苔黄腻，脉滑数。

三、鉴别诊断

本病需与热淋相鉴别，后者常有尿频、尿急、尿痛，白天清醒时小便也急迫难耐而尿出，小便常规检查有白细胞或脓细胞，尿培养常阳性。

四、临床治疗

（一）提高临床疗效的要素

（1）谨守病机，辨证论治。本病的病因分为虚、实两大类，其中以虚为主，临床治疗当虚则补之，实则泻之，随证而治。

（2）注重小儿行为锻炼及情志调节。鼓励小儿做排尿练习，提高其膀胱括约肌功能。帮助孩子适应新环境，调畅情志。

（3）注重日常行为调护。在整个治疗过程中要树立信心，照顾到患者的自尊心，多劝慰鼓励，少斥责、惩罚，减轻他们的心理负担，这是治疗成功的关键。要正确处理好引起遗尿的精神因素。

（二）辨病治疗

（1）药物治疗　遗尿药物治疗主要包括去氨加压素、抗胆碱能药物、三环类抗抑郁药物等。其中去氨加压素因起效快、疗效好、不良反应小，作为治疗小儿遗尿的首选药物，其作用机制在于加强抗利尿作用，适用于夜间抗利尿激素分泌不足致夜间多尿和高膀胱容量的遗尿患儿。但去氨加压素价格昂贵，复发率高，而且还会引起患儿眩晕、胃痛、电解质紊乱、肝肾功能损害等不良反应。抗胆碱能药物主要包括以下几种：奥昔布宁、丙派维林、托特罗定等，奥昔布宁5岁以上儿童口服每次5mg，2次/日，最大剂量为每次5mg，3次/日，5岁以下儿童不推荐使用；酒石酸托特罗定缓释胶囊推荐剂量为每次4mg，1次/日，完整吞服，剂量可减至每日2mg。这些药物的作用机制是松弛膀胱平滑肌，适用于因逼尿肌过度活动及膀胱容量不足导致的遗尿。但是有研究表明，此类药物不良反应较多，如便秘、口干、高眼压，尤其是对心脏有不良作用。三环类抗抑郁药物常选用丙咪嗪、阿米替林等，存在严重不良反应，目前不推荐常规使用，丙咪嗪青少年和老年患者的推荐量为每次10mg，睡前服，逐渐增加至每次30~50mg，睡前服；阿米替林6岁以上儿童每次12.5~25mg，每日2~3次。6岁以下儿童禁用。

（2）遗尿报警器　国际儿童尿控协会将醋酸去氨加压素联合遗尿报警器作为遗尿症的一线治疗方案。报警器在夜间儿童遗尿时，会接通电源，发出震动或响声，促使儿童觉醒，通过反复训练，建立有效的膀胱充盈与排尿的条件反射，以达到自行控制排尿的目的。但存在起效时间长、患儿依从性差、价格比较高等不足之处。

（3）行为治疗　行为治疗在小儿遗尿症的治疗方面具有至关重要的作用，主要包括排尿训练、定时唤醒疗法、饮食治疗、心理疏导等。一般在上述治疗的基础上配合行为训练，效果明显，复发率低。

综上所述，因发病机制及原因不明，西医学主要通过药物、警报器及行为疗法等开展治疗，行为疗法及使用警报器起效时间长，患儿依从性差，复发率高，常作为治疗小儿遗尿的辅助治疗手段，而药物存在不良反应，患儿家长不易接受。

（三）辨证治疗

1.肾气不足证

治法：温补肾阳，固涩止遗。

处方：中极、膀胱俞、次髎、夹脊穴、百会、三阴交、关元、肾俞。

操作：中极、膀胱俞、夹脊穴、百会常规刺，平补平泻。次髎针用泻法。三阴交直刺，针用补法。关元、肾俞可用灸法。留针30分钟，1日1次，7日为1个疗程。

方义：中极穴为膀胱募穴，配合膀胱俞组成俞募配穴，两穴合用，可疏导膀胱气机，调理气化功能。次髎与夹脊穴合用，可疏调膀胱经气。百会为诸阳之会，可调神导气。三阴交可调理肝、脾、肾。关元穴为小肠募穴，可培补元气，导赤通淋。肾俞可补肾益气。诸穴合用，共奏温补肾阳、固涩止遗之功。

2.肺脾气虚证

治法：补肺健脾，升阳固涩。

处方：中极、膀胱俞、次髎、夹脊穴、百会、三阴交、肺俞、脾俞、足三里。

操作：中极、膀胱俞、夹脊穴、百会常规刺，平补平泻。次髎针用泻法。三阴交直刺，针用补法。肺俞、脾俞、足三里针用补法。留针30分钟，1日1次，7日为1个疗程。

方义：中极穴为膀胱募穴，配合膀胱俞组成俞募配穴，两穴合用，可疏导膀胱气机，调理气化功能。次髎与夹脊穴合用，可疏调膀胱经气。百会为诸阳之会，可调神导气。三阴交可调理肝、脾、肾。肺俞、脾俞、足三里合用可补益肺脾之气。诸穴合用，共奏补肺健脾、升阳固涩之功。

3. 肝经湿热证

治法：清肝泻热，佐以疏利。

处方：中极、膀胱俞、次髎、夹脊穴、百会、三阴交、曲骨、阴陵泉。

操作：中极、膀胱俞、夹脊穴、百会常规刺，平补平泻。次髎、曲骨、阴陵泉针用泻法。三阴交针用泻法。留针30分钟，1日1次，7日为1个疗程。

方义：中极穴为膀胱募穴，配合膀胱俞组成俞募配穴，两穴合用，可疏导膀胱气机，调理气化功能。次髎与夹脊穴合用，可疏调膀胱经气。百会为诸阳之会，可调神导气。三阴交可调理肝、脾、肾。曲骨穴通利小便，调经止痛，阴陵泉为足太阴脾经之合穴，是祛湿要穴，可清利湿热，健脾理气。诸穴合用，共奏清肝泻热、疏利膀胱之功。

（四）其他疗法

1. 药物填脐法

（1）黑胡椒粉适量，伤湿止痛膏1张。每晚睡前将适量胡椒粉放在肚脐中，以填满为度，然后用伤湿止痛膏贴盖，并将其周围压紧，以免活动时药粉漏掉，24小时后去掉或更换，7次为1个疗程。非器质性的小儿遗尿症一般用药1~3个疗程可愈。使用中局部皮肤微有热感，偶有大便干燥现象，停药即可消失。

（2）补骨脂30g，捣为细末，取0.3g放入患儿肚脐内，纱布覆盖，胶布固定，隔日换药1次。

（3）小儿遗尿属脾肾两虚者，可用覆盆子、金樱子、菟丝子、补骨脂、桑螵蛸、山茱萸、仙茅各60g，丁香、肉桂各30g，共研为细末，每次取药1g，以酒调敷脐，

胶布固定，每天换药1次。

2. 激光照射法

取关元、气海、百会、足三里、三阴交。以1.5~2mW的氦－氖激光照射。每穴照1~2分钟，1日或隔日1次，6~10次为1个疗程，连用2~3个疗程。用于肾气不固与脾肺气虚型遗尿。

五、预后转归

本病大多病程长，或反复发作，重症病例白天睡眠时也会发生遗尿，严重影响患儿的身心健康。无器质性疾病的夜间遗尿症应首先排除本症对小儿情绪的影响，给以信心和支持，避免过多的检查及处理。未经治疗的本症，每年有10%~20%的缓解率，且随年龄增长而增加。50%的患儿在发病4年后虽无特殊治疗也不再遗尿。

六、预防调护

（一）预防

（1）勿使患儿白天玩耍过度，睡前不要饮水太多。

（2）幼儿每晚按时唤醒排尿，逐渐养成自控的排尿习惯。

（3）积极治疗各种疾病（如蛲虫病），加强锻炼，增强体质。

（二）调护

（1）夜间遗尿后要及时更换裤褥，保持干燥及外阴部清洁。

（2）白天可饮水，晚餐不进稀饭、汤水，睡前尽量不喝水，中药汤剂也不宜晚间服。

（3）既要严格要求，又不能打骂体罚，消除患儿的紧张心理，使其积极配合治疗。

主要参考文献

［1］李丹丹，呼婧婧. 针灸治疗小儿遗尿研究

进展 [J]. 河南中医，2014，34（3）：530–531.

第六节　注意缺陷障碍

注意缺陷障碍又称儿童多动症、小儿注意缺陷障碍、轻微脑功能障碍综合征、注意力缺陷多动症，或脑功能轻微失调综合征，是一种常见的儿童行为异常疾病。

一、病因病机

（一）西医学认识

儿童多动症可能有不同的原因。一般认为产前、产时或产后的轻度脑损害是重要因素，主要与脑外伤、中毒等有关。有人认为城市环境污染、临床上不显症状的轻度铅中毒亦可为病因。近年的调查研究，在患儿血统父母、寄养父母以及儿科其他病儿的比较中发现，血统父母中的某些精神疾病，如乙醇中毒、病态性格等的发生率比对照组高，多动症儿童的父母童年期有多动症历史者较多，多动症儿童的同胞兄弟姐妹患病率高于对照组3倍，情感性精神病也多见。单卵双生子的多动症儿童发病率高于双卵双生子，同胞兄弟儿童发病率也约为半同胞兄弟的5倍多，提示某些患儿的轻微脑功能失调可能与遗传因素有关，遗传因素影响儿童的心理发育。不少患儿未能找到病因。

研究发现，多巴胺受体的密度与儿童发育有关，多巴胺受体密度的特异性变化直到少年期才固定。多动症儿童易被影响的区域认为是前叶的多巴通路。神经心理研究提示，多动症儿童的前叶功能未成熟。人们认为前叶皮层与儿童的冲动和攻击行为有关。测定发现多动症儿童的局部脑血流，主要是半叶和尾状核两个部位的脑血流受累。有些研究已证明用药使基底节和中脑的血流增加，而使运动区的血流减少。这些发现可以解释为什么服哌甲酯后可使多动症儿童的注意力能协调精细动作和粗大运动。其他研究多集中在丘脑、网状激活系统和前中脑束。多动症儿童和正常儿童比较，神经内分泌也有些区别，研究发现，多动症患儿的生长激素对苯丙胺或哌甲酯的反应是不同的，这进一步证明了多动症儿童和正常儿童有生物学的不同。

不论是皮肤电位还是诱发电位的研究，均发现多动症儿童一般对刺激表现为觉醒水平的不足，以前的研究也发现觉醒水平不足与反社会行为和品行障碍有关，因为觉醒不足，奖惩行为在一般心理水平不能起作用，多动症儿童难以吸取以前教训，其行为问题也难以矫正。

（二）中医学认识

本病内因主要是先天禀赋不足或遗传因素，外因包括过食肥甘厚味导致营养不均衡，或因教育方式不当，外伤产伤瘀滞，或感染中毒等其他因素致病。

基本病机为阴阳失衡。病位责之于心、肝、脾、肾。阳动有余，阴静不足所致的脏腑功能失调是主要病机特点。由于小儿体禀少阳，阳常有余，阴常不足，故易出现阴亏阳亢的病理变化。阳失制约则出现兴奋不宁、多动不安、烦躁易怒等症，但同时伴有神智涣散、健忘失聪、动作迟滞笨拙，故本虚，虚阳浮动。

脏腑功能失调是主要病理改变，多表现为心、肝、脾、肾的功能失调。心主血，藏神，为智意之源。心神得养则神志清晰，思维敏捷，反应灵敏。若心气不足，心阳虚弱，神失所养，可出现神志飞扬不定，精神不专，反应迟钝，健忘。小儿心常有余，心火易亢，而出现心神不宁，多动不安。或心阴亏损而心火有余，以致静不足以制动，神不足以为用，故多动不安，精神不专，注意力涣散。肝为刚脏，其性主动，肝藏魂，其志怒，其气急，体阴而用阳。小儿肝常有余，若久病、热病之后，耗伤肝阴，肝体之阴不足，肝之用阳偏亢，则小儿冲动任性，烦躁易怒，叫喊多动。脾属土为至阴之脏，其性静，藏意，在志为思，为气血生化之源。小儿脾常不足，若调护失宜或疾病所伤，脾虚受损，则思虑不周，出现情绪不稳，兴趣多变，语言冒失，做事有头无尾。脾虚则化源不足，气血两虚，心神失养，则神思涣散，多动不宁。亦有因脾失健运，痰湿内生，郁而化热，内扰心神者，症见多语多动，烦躁易怒。肾藏志，主骨生髓，髓通于脑。若肾精不足，髓海不充，脑失所养，则神思涣散，反应迟钝。肾阴不足，水不涵木，肝阳偏亢，火无水制，心火偏亢，而见心烦、急躁、易怒等症。

二、临床诊断

（一）辨病诊断

诊断过程中，需详尽采集多动症的病史，家族中有无类似疾病或其他神经精神病史，患儿的母亲孕期情况及幼儿期生长发育、疾病史。

1.临床表现

（1）活动过度　大多始于幼儿早期，进小学后表现显著。上课时小动作不停，撕书，把书本涂得不成样子，凡能碰的东西都要碰，喜挑逗，常与同学斗殴。

（2）注意力不集中　学习时不专心，上课时专心听课的时间短，对来自各方的刺激都起反应。

（3）学习困难　患儿智力正常，但由于多动带来学习上的困难，部分儿童存在认知活动障碍和综合分析障碍。病程长，通常于7岁前起病，病程持续6个月以上。

（4）性格失和或行为障碍　患儿多任性、倔强，情绪易冲动而缺乏自我克制能力，在集体生活中不合群，好与人争吵。行为幼稚或怪僻，行为无目的，贪玩，逃学，打架，甚至说谎、偷窃等，往往虽教育也无济于事。少数病例成年后，还留有性格和行为上的缺陷。

2.诊断标准

（1）症状标准　与同龄的大多数儿童相比下列症状更常见，需具备下列行为中的8条。

①常常手或脚动个不停，或在座位上不停扭动（年长儿或少年仅限于主观感到坐位不安）。

②要其静坐时难以安静坐。

③容易受外界刺激而分散注意力。

④在游戏或集体活动中不能耐心地排队等待轮换上场。

⑤常常别人问话未完即抢着回答。

⑥难以按别人的指示去做事（不是由于违抗行为或未能理解所致），如不做完家务事。

⑦在作业或游戏中难以保持注意力集中。

⑧常常一件事未做完又换另一件事。

⑨难以安静地玩。

⑩经常话多。

⑪常打断或干扰、扰乱别人的活动，如干扰其他儿童的游戏。

⑫别人和其说话时常似听非听。

⑬常常将学习和活动要用的物品，如玩具、铅笔、书和作业本等丢失在学校或家中。

⑭常常参与对身体有危险的活动而不考虑可能导致的后果（不是为了寻求刺激）。

（2）病程标准　通常于7岁前起病，病程持续6个月以上。

（3）排除标准　不是由于广泛性发育障碍、精神发育迟滞、儿童期精神障碍、器质性精神障碍、神经精神系统疾病和药物不良反应等引起。

（二）辨证诊断

1. 精血亏虚证

（1）临床证候　形体羸瘦，面色萎黄，精神不振，反应迟钝，注意力涣散，多语而语声低微，多动而不暴戾，记忆力欠佳，自控能力差，遗尿，梦多。舌淡，苔薄润，脉沉弱。

（2）辨证要点　神思涣散，反应迟钝，记忆力欠佳，神疲乏力。脉沉弱。

2. 肾虚肝亢证

（1）临床证候　多动多语，急躁易怒，易冲动任性，动作笨拙，注意力不集中，难以静坐，并可有两颧潮红，五心烦热，盗汗，大便秘结。舌红，少苔或无苔，脉细弦。

（2）辨证要点　注意力不集中，多动难静，急躁易怒，五心烦热。舌红，少苔或无苔，脉细弦。

三、鉴别诊断

（一）西医学鉴别诊断

通常本病患儿中，有许多会同时患有学习障碍、忧郁症等其他小儿精神方面的障碍。临床上，原本以为患有忧郁症或学习障碍的孩子，其实同时患了儿童注意缺陷障碍，甚至有些是因为注意缺陷障碍才造成后续衍生出来的忧郁症状或学习障碍。

1. 学习障碍

所谓的学习障碍是指在听、说、读、写、推理、运算，以及在其使用上明显地出现困难的情况，但学习障碍患儿不会同时具备与发育水平不一致的注意力不集中和活动过度。

2. 忧郁症

注意缺陷障碍患儿约有1/3患有忧郁症。儿童忧郁症的症状有沮丧、孤僻、爱计较、注意力下降、记忆发生障碍、与朋友之间的互动不好、睡眠形态与体重变化、活力不足等。但忧郁症患儿多以注意力下降、对人对事淡漠等表现为主，少有冲动易怒以及活动过度等表现。

3. 抽动症 / 妥瑞氏症

抽动症与本身的意志无关。其可分为两类：其一为不自主地反复发出诡异声音之声音型抽动；其二为持续在脸部与身体部位做出小动作的动作型抽动。其症状有眨眼睛、皱眉、噘嘴、耸肩、摇头晃脑、像清喉咙般的咳嗽声、蹙鼻或发出类似吸进鼻涕的声音等，虽然可暂时抑制抽搐，但由于抽搐本身与意志无关，是一种不由自主出现的动作。如果同时出现动作型抽动和声音型抽动，且其现象持续1年以上，即称为妥瑞氏症。

4. 躁郁症

躁郁症是一种交替极端性的情绪，例如高昂的情绪（躁症）与低落的情绪（忧郁症）交替。大部分会出现在成人期，但也会出现在10岁以上的青春期，出现在儿童期的比率非常稀少。

（二）中医学鉴别诊断

抽搐

抽搐是起病于儿童或青少年时期的一种神经精神障碍性疾病，以不自主、反复、突发、快速、重复、无节律性的一个或多个部位运动抽动和发声抽动为主要特征，症状不能长时间自控。

四、临床治疗

（一）影响针灸疗效的要素

（1）年龄　针刺治疗小儿注意缺陷障碍有较好的持续疗效，且针刺疗效与患儿年龄密切相关，年龄较小疗效较好，年龄在 12 岁以前尤为突出。幼童大脑神经系统发育较迅速，针刺治疗有较强的调节作用。12 岁以后儿童大脑形态发育接近成人水平，因而针刺调节作用有所降低。

（2）注意缺陷障碍类型 针刺疗效在不同的类型中差异亦较显著，对多动、冲动或混合疗效优于注意涣散型。这可能与针刺对运动功能调整作用较强，而对抽象意识功能调整作用较弱有关。

（3）疗程 针刺疗效与疗程关系密切，随着疗程延长，疗效有升高的趋势，说明针刺对神经系统功能的调节有一个逐步完善的过程，一般要坚持 3 个月的最短疗程。

（二）辨病治疗

（1）药物治疗 治疗此病的药物可分为中枢神经兴奋剂、抗忧郁剂、抗精神病药及抗癫痫剂等，但一般以中枢神经兴奋剂哌甲酯或右苯丙胺为常用药品。分别介绍如下。①哌甲酯：即利他林，是常用药物。其每次剂量为 5~10mg，每日 2 次，于早、午服用。②右苯丙胺：也是常用药物，剂量为每次 2~5mg，每日 2 次，早、午服用。③另一种精神振奋剂——匹莫林：对多动症有明显效果，其药物作用时间长，早晨上学之前服 1 次即可。不良反应少，较右苯丙胺和哌甲酯更少引起厌食和失眠。6 岁以下儿童最好不用。开始剂量为 10mg，如疗效不满意可增加 20~40mg。④咖啡因：对儿童的多动症也有效，每次服 100~150mg，每日 2 次，但疗效不如哌甲酯与右苯丙胺。⑤丙米嗪：属于抗抑郁性药物，对本症也有较好疗效。剂量从 10mg 开始，常用剂量为每日 25~50mg，视儿童年龄、体重而定。⑥抗精神药物：如氯丙嗪、硫利达嗪，适用于有破坏性行为的患儿，氯丙嗪儿童肌内注射或静脉滴注，每次 0.5~1mg/kg，每日 1 次或 2 次，静脉滴注应缓慢，速度应控制在每分钟 0.5mg。⑦抗癫痫药：如苯妥英钠、扑痫酮，适用于伴发惊厥的患者。苯妥英钠儿童开始每日 5mg/kg，分 2~3 次服用，按需调整，以每日不超过 250mg 为度。维持量为 4~8mg/kg 或按体表面积 250mg/m²，分 2~3 次服用，如有条件可进行血药浓度监测，忌用巴比妥类的镇静剂，因有时反可使症状加重；扑痫酮儿童每日 12.5~25mg/kg，分 2~3 次服。

（2）物理治疗 物理疗法相对于药物相比，具有无不良反应、依赖性疗效显著的特点。经颅微电流刺激疗法通过微电流刺激大脑，能够直接促使大脑分泌一系列有助于改善多动症和抽动症症状的神经递质和激素，如内啡肽、乙酰胆碱，这些激素参与调节人体多项生理和心理活动，能够全面改善多动和抽动症患儿情绪不稳、易激惹、活动过度等症状。

（3）精神治疗 药物和物理治疗的同时，不可忽视家庭和学校方面的适当教育和管理。对患儿要给予耐心、关怀和爱护的态度，对患儿的不良行为要正面给予教育，多予启发和鼓励，遇到行为治疗有效时，给予奖励，不应在精神上施加压力，更不能打骂或体罚。对有不良习惯和学习困难的患儿，应多给予具体指导，培养其规律的生活作息和良好习惯，帮助他们克服学习上的困难，不断增强其信心。文献资料指出，药物治疗有效，但药物与教育、行为上的指导相结合更为有效。

（4）认知行为治疗 对控制多动行为、冲动控制和侵略行为有效。

（三）辨证治疗

1. 精血亏虚证

治法：调神安志，益肾养心。

处方：局部取穴——印堂、百会、四神聪（调神定志，健脑益智）；远端取穴——肾俞、心俞、涌泉（补益心肾，益髓养脑）；风池、阳陵泉、太冲、合谷（疏肝理气，活血通络）。

操作：四神聪向百会透刺，余穴常规操作。

方义：局部取百会、四神聪位于头颅之颠，为醒脑之要穴，印堂位两目之间，重在调神，远端取肾俞、心俞，属足太阳膀胱经腧穴，二穴相伍，相辅相成，具有补肾益气、养心安神之功，涌泉作为肾经的第一个穴位，具有补肾气、补肾脏的功能。风池为少阳经头项部穴，功善清热疏风，阳陵泉为足少阳之合穴，"合主逆气而泻"，两穴相合，清利少阳之热，解散肝胆之郁；太冲为肝经原穴，能疏肝解郁，调理气血，与合谷相配，为"开四关"，具有疏肝理气的作用。

2. 肾虚肝亢证

治法：安神定志，育阴潜阳。

主穴：局部取穴——四神聪（健脑益智，安神定志）；远端取穴——神门、内关（宁心安神）；三阴交、太溪、太冲（育阴潜阳）。

配穴：肾虚肝亢加肾俞、行间；脾虚肝旺加脾俞、行间。

操作：毫针常规操作。

方义：四神聪位于头颅之颠，为醒脑之要穴；内关为心包经原穴，神门为心经腧穴，配合补益气血，宁心安神；太溪为肾经原穴，滋补肾阴，三阴交调补肝肾，太冲为肝经原穴，能疏肝解郁，调畅气机，平肝潜阳。

（四）其他疗法

1. 耳针

取心、神门、交感、脑干。浅刺不留针，1日1次。或用王不留行籽压穴，主穴取脑干、枕穴、神门。

2. 腹针

取中脘、下脘、气海、关元、滑肉门、外陵、大横。操作：选用0.22mm×30mm毫针，常规消毒皮肤，避开血管，对准穴位直刺，一般只捻转不提插，视腹壁厚度，针刺3~8mm，留针15分钟。每天1次，10次为1个疗程，疗程间隔时间为1周，治疗6个月后统计疗效。

3. 刮痧

常规消毒后，在相应的部位上涂刮痧活血剂，在印堂—百会—大椎区域刮拭，重点以印堂、百会、大椎穴为主，刮至局部发红，再在大椎穴以下至命门穴部位以上的足太阳膀胱经第一侧线、第二侧线上刮拭，重点是心俞、肝俞、脾俞、肾俞，以皮肤潮红、皮下有瘀点为度，之后再在背部拔火罐。

4. 经皮浅刺

取四神聪、百会、内关、风池、大椎、太冲、太溪、足三里、三阴交。采用沿皮浅刺法，常规消毒后，用毫针沿皮刺入0.5寸。不要求针感，不行针，留针30分钟。10次为1个疗程。

5. 梅花针叩刺

取百会、四神聪。方法：轻叩刺以微出血为度，时间为5分钟，隔日1次，7次为1个疗程，共治疗4个疗程。

6. 针刺配合闪罐

取穴：针刺取百会、四神聪、风池、三阴交。心脾两虚配神门；肾阴不足配太溪；肝阳偏亢配太冲；痰火壅盛配丰隆。一次选2~3穴，轮换配取。闪罐取大椎、身柱、灵台、筋缩。心脾两虚配心俞、脾俞；肾阴不足配肾俞；肝阳偏亢配肝俞；痰火壅盛配肝俞、肺俞、脾俞。一次选4~5穴，轮换选取。头顶5穴选用15~25mm毫针，"飞针"刺入腧穴，其余穴选用40mm毫针，刺入腧穴1~1.5寸，留针20分钟。同时采用闪罐手法治疗，取中号火罐（内径4cm左右），以闪火法快速"吻"接背部腧穴皮肤2~5秒，然后立即倾斜拔起火罐，治疗腧穴可反复多次，以局部皮肤潮红、发热为宜。每周2次，8次为1个疗程（1个月）。3个月后统计疗效。

（五）医家诊疗经验

1. 刘振寰教授针灸治疗注意缺陷障碍临证经验

头针选用智七针（四神聪穴＋神庭穴＋左右两侧本神穴）、情感区（前正中线左右旁开2cm，自前发际上2cm向后平刺25mm）、心肝区（左侧瞳孔直上发际处为起点，向上引平行于前后正中线2cm长直线为肝区；右侧瞳孔直上发际处与前后正中线之间中点处为起点，向上引平行于前后正中线2cm长直线为心区）。刘教授认为，针刺心肝区能平肝养心，提高智力活动；针刺情感区改善情感障碍、注意障碍；针刺前额叶相应头皮部位，能促进其功能觉醒及恢复，调整脑电活动，改善脑血流速度。体针针刺内关、神庭镇静安神，太冲疏肝理气，平肝息风，三阴交、足三里培元扶正，达到调整脏腑精气之功。《灵枢·经脉》谓："耳为宗脉之所聚。"现代理论证明，耳穴贴压疗法促进皮质觉醒，调整皮质兴奋与抑制功能平衡。刘教授辨证选取心、脑点、脑干、神门以填精益髓，醒神定志，再取肝穴以平肝息风，取皮质下穴以调整大脑皮质的兴奋与抑制。诸穴合用，共同达到疏通经络、宁神定志的目的。

2. 周德安教授针灸治疗注意缺陷障碍临证经验

周德安教授将小儿注意缺陷障碍分为肝肾阴亏和痰热内扰两型。肝肾阴亏型患儿临床多见神志涣散，健忘，多动多语，少寐易醒，五心烦热，兴趣多变，动作粗钝笨拙，唇舌干红，脉细数。治疗时针刺百会、神庭、神门以安神定智，辅以太冲、太溪以滋补肝肾，并加强诸穴养血安神的

作用。痰热内扰型患儿临床可见躁动不宁，反复无常，头昏胸闷，食欲不振，喉间痰鸣，小便黄浊，舌红苔黄腻，脉弦滑数。针刺百会，加用足三里、内关、丰隆、公孙以加强健脾利湿、化痰通窍的作用。

3. 张家维教授针灸治疗注意缺陷障碍临证经验

张家维教授将小儿注意缺陷障碍分为肝肾不足型和肝郁气滞型两型。肝肾不足型取四神聪、率谷、脑户、神庭、内关、三阴交、太溪。手法用捻转补法，留针20分钟。用梅花针循经络走向，叩打背部督脉、膀胱经6次，并重点叩打肝俞、肾俞穴。肝郁气滞型取四神聪、率谷、脑户、神庭、劳宫、太冲。手法用捻转泻法，留针20分钟。用梅花针逆经络走向，叩打双上肢心包经及手指尖。两型均配合王不留行籽耳穴贴压，取神门、心、肝、胆、肾、脑、皮质下、交感。针刺及梅花针叩打为隔日1次，耳穴贴压每星期1次。

五、预后转归

随着多种治疗方法的应用，儿童注意缺陷障碍的预后是较乐观的。但如不治疗，患儿到成人时，大约有1/3的人符合DSM-Ⅲ-R轴Ⅰ上的诊断。主要有四大类：①多动症的残留症状。②反社会的人格障碍。③酒精依赖。④癔病、焦虑症和一些类精神分裂症。很多有人格障碍的成人有儿童多动症史，有难以控制的冲动行为障碍，忍受应激的阈值低，情绪不稳，长期存在不满情绪。追踪未经治疗或很少治疗的多动症儿童，给我们提供了多动症儿童的一个自然病程。有人报告，未经治疗的多动症儿童，随年龄增大，无目的性的过度活动水平降低，但有20%的人在青春期有犯罪行为、物质滥用、学业低下，冲动和注意力不集中仍然存在。

近年来，我国应用中枢兴奋剂在取得

疗效的同时，也伴随着难以避免的各种不良反应，如长期服药出现体重、身高停止生长的现象。已有很多研究证明针刺结合小剂量药物治疗本病具有优势。经过正规治疗，大部分患儿预后良好，有研究认为，约有50%的患儿到成年仍有一定症状，所以应早期发现，早期治疗，积极、持续治疗，争取彻底治愈。

主要参考文献

［1］杜元灏，石学敏. 中华针灸临床诊疗规范［M］. 南京：江苏科学技术出版社，2007.

［2］刘寰忠，钟怡. 2018版加拿大儿科学会《儿童青少年注意缺陷多动障碍诊疗指南》解读［J］. 中国全科医学，2019，22（14）：1641-1647.

［3］中华医学会儿科学分会发育行为学组. 注意缺陷多动障碍早期识别、规范诊断和治疗的儿科专家共识［J］. 中华儿科杂志，2020，58（3）：188-193.

［4］吴遥，胡治国，刘宏艳. 注意缺陷多动障碍患者的情绪调节异常及其机制［J］. 中华行为医学与脑科学杂志，2020，29（1）：84-88.

［5］何丽，张雨平. 儿童注意缺陷多动障碍循证研究进展［J］. 山东医药，2020，60（7）：94-97.

［6］周鑫，王婷婷，田博. 经颅直流电刺激治疗注意缺陷多动障碍的研究新进展［J］. 国际精神病学杂志，2020，47（2）：240-242+308.

［7］刘瑞杰，蔡晓雯，颜国雄，等. 针灸治疗儿童注意缺陷多动障碍概况［J］. 河南中医，2021，41（2）：305-309.

［8］张萍萍. 家庭干预联合托莫西汀对儿童注意缺陷多动障碍的临床观察［J］. 临床医药实践，2020，29（3）：196-198.

第七章　妇科病症

第一节　经前期综合征

经前期综合征（PMS）指在黄体期出现周期性躯体、精神症状及行为改变等一系列症候群的综合征，以25~45岁育龄期女性多见，临床常表现为乳房胀痛、头痛、抑郁、易怒、记忆力减退等，至月经来潮后症状渐缓或消失。PMS属于育龄期女性的常见病、多发病，且随着学习、工作及社会压力的增高而日益增多，成为严重影响女性工作学习及生活质量的一种疾病。

中医古籍中虽无"经前期综合征"病名，但根据其临床症状可归属于中医学"经行头痛""经行眩晕""经行乳房胀痛""经行泄泻"等范畴。各病症可单独存在，也可数症并见。

一、病因病机

（一）西医学认识

本病发病的确切原因尚无定论，可能与精神、卵巢激素失调和神经递质异常有关。

1. 精神社会因素

经前期综合征患者对安慰剂治疗的反应率高达30%~50%，部分患者精神症状突出，且情绪紧张时常使原有症状加重，提示社会环境与患者精神心理因素均参与经前期综合征的发生。

2. 卵巢激素失调

最初认为雌、孕激素比例失调是经前期综合征的发病原因，患者孕激素不足或组织对孕激素敏感性失常，雌激素水平相对过高，引起水钠潴留，致使体重增加。近年研究发现，经前期综合征患者体内并不存在孕激素绝对或相对不足，补充孕激素不能有效缓解症状，而是可能与黄体后期雌、孕激素撤退有关。临床补充雌、孕激素合剂以减少性激素周期性生理变动，能有效缓解症状。

3. 神经递质异常

经前期综合征患者在黄体后期循环中类阿片肽浓度异常降低，表现内源性阿片肽撤退症状，影响精神、神经及行为方面的变化。其他还包括5-羟色胺等活性改变。

（二）中医学认识

中医学认为，本病的形成与经前血注冲任血海，全身阴血相对不足，阴阳失调，脏腑功能紊乱有关。由于女性经、孕、产、乳的生理特点，数伤其血，使其常处于阴血偏虚、阳气偏亢的状态，经前期冲脉血海逐渐满盈，经期血海由满而溢，由盛而虚，发生剧烈变化，使全身已偏虚的阴血更显不足，此时如患者素体虚弱，或阴阳偏盛偏衰，或情志所伤，使某些脏腑功能或气血暂时失调而导致该病的发生。月经干净后，冲任二脉相互资助，阴血逐渐恢复，气血渐趋于调顺，脏腑功能也暂时恢复平衡，诸症随之消失。本病涉及的脏腑以肝、脾、肾为主，常表现为两脏或三脏同时发病或气血同病。

二、临床诊断

（一）辨病诊断

1. 临床表现

（1）症状　出现于月经前1~2周，月经来潮后迅速减轻至消失。主要症状有以下三类。

①躯体症状：头痛、乳房胀痛、腹部胀满、肢体浮肿、体重减轻等。

②精神症状：焦虑、抑郁、情绪不稳定、疲乏以及饮食、睡眠、性欲改变等。

③行为症状：思想不集中、工作效率低、意外事故倾向，易有犯罪行为或自杀意图。

（2）体征　部分患者有乳房小叶增生，触痛明显；或有不同程度的面部、四肢水肿。

2. 相关检查

（1）雌、孕激素测定　在月经后期孕酮水平低下或正常，而雌二醇浓度偏高。雌二醇／孕酮比值增高。

（2）催乳素测定　水平较高，但一般＜50ng/ml，抽血测定宜在醒后3~4小时。

（3）阴道细胞学检查　角化细胞异常持久，说明雌激素水平偏高，孕激素不足。但亦有显示正常周期表现者。

（4）宫颈黏液检查　如宫颈黏液稀薄透明，延展性强，或黄体期涂片仍可见羊齿叶状结晶者，表明雌激素水平高。

（5）基础体温测定　大多为双相，但排卵后体温上升缓慢，或不规则，或上升持续日短，说明黄体功能不全。也有呈单相型体温者。

（6）其他检查　如血常规、尿常规、肝功能、肾功能、血浆蛋白，主要是排除全身性疾病引起的水肿。

（二）辨证诊断

1. 气血不足证

（1）临床证候　经期或经后头晕头痛，心悸气短，少寐多梦，神疲体倦，月经量少、色淡质稀。舌淡，苔薄，脉细弱。

（2）辨证要点　经期或经后头晕头痛，心悸气短，月经量少、色淡质稀。舌淡，苔薄，脉细弱。

2. 肝肾阴虚证

（1）临床证候　经行或经后潮热，盗汗，头晕目眩，腰膝酸软，或乳房作胀，或口舌糜烂，口燥咽干，或音哑，五心烦热，月经常先期、量少色红，或经期延长。舌质红，少苔，脉细数。

（2）辨证要点　经行或经后潮热，盗汗，五心烦热，月经常先期、量少色红，或经期延长。舌质红，少苔，脉细数。

3. 痰浊上扰证

（1）临床证候　经行面浮肢肿或经行前后头晕沉重，胸闷呕恶，纳呆腹胀，甚则神志不清。平素带下量多，色白质黏，月经量少色淡。舌体胖，舌质淡，苔厚腻，脉濡滑。

（2）辨证要点　经行面浮肢肿或经行前后头晕沉重，胸闷泛恶。舌淡红，苔白滑，脉濡滑或沉缓。

4. 气滞血瘀证

（1）临床证候　经前乳房胀痛，似有硬结或有块，小腹胀痛连及两胁，烦躁易怒，或精神抑郁，善叹息，甚或狂躁不安，失眠，或头痛剧烈，或肢体肿胀。苔薄白，脉弦或弦滑。

（2）辨证要点　经前乳房胀痛，似有硬结或块，小腹胀痛连及两胁，烦躁易怒。苔薄白，脉弦或弦滑。

三、鉴别诊断

（一）西医学鉴别诊断

1. 精神性疾病

PMS 的症状均非 PMS 所特有，因而常需与其他疾病鉴别，尤其要与精神病疾患鉴别。首先要注意症状有无周期性出现这一特点，如忽视症状的周期性及经前期出现这一特点，PMS 就容易与通常的精神焦虑及抑郁症混淆，后者在月经周期的 3 个阶段（卵泡期、排卵期及黄体期）症状相同，但缺乏规律性改变。

2. 特发性、周期性水肿

通过卵泡期有无症状存在这一特点与周期性加剧的慢性疾病相鉴别，如常遇见的特发性、周期性水肿，它是一种好发于女性的不明原因水肿，其特征是周期性肿胀及焦虑情绪发作，标志着水电解质失衡（醛固酮分泌增加）。与 PMS 鉴别的依据是它在整个月经周期均可出现症状，而在月经前症状加剧。应用过多利尿剂可能加重症状，以转内科诊治为宜。

（二）中医学鉴别诊断

1. 热入血室

热入血室往往见经水适来适断，昼日明了，入夜谵语，如见鬼状等情志症状。病因适逢经期，外邪乘血虚侵袭而致，故有往来寒热，或寒热如疟之症。本病则无寒热之证，这是两者的区别。

2. 脏躁

妇人无故自悲伤，不能控制，甚或哭笑无常，呵欠频作者，称"脏躁"。二者虽都有情志改变，但脏躁无周期性，与月经无关，而本病则伴随月经周期发作。

四、临床治疗

（一）提高临床疗效的要素

经前期综合征的临床表现多样，轻重不一，因此临床上必须依据该病当时的病理生理和精神社会学特点，采取个体化治疗方案，以达到最佳疗效。根据患者存在的疑虑思想，通过一定的方式，解除其不必要的怀疑，去掉思想包袱，尽快恢复健康；把患者的注意力从疾病上转移到其他方面，以提高经前期综合征的疗效。

（二）辨病治疗

1. 一般治疗

（1）心理疏导　给予患者精神安慰，帮助患者调整心理状态，从而正确认识疾病并建立自信心，这对相当一部分患者有效，同时也应对患者家属进行相关的保健宣教，便于其配合治疗。

（2）体育运动、自我放松　国外学者发现 2 个月经周期以放松为目的的认知 - 行为治疗（静坐，重复"1"20 次，2 次 / 天）可改善经前期综合征的症状。

（3）饮食调节　合理的饮食有助于缓解症状，如多摄入碳水化合物和低蛋白饮食，免喝咖啡、浓茶可改善经前期综合征的精神症状，如抑郁、紧张、易怒等。

2. 药物治疗

对非药物治疗效果差者，可分析引起患者症状的病理生理机制，正确选择药物。目前经双盲对照研究已证实治疗严重经前期综合征的有效药物有三类，即 5- 羟色胺抗抑郁剂、促性腺激素释放激素类似物、抗焦虑剂。

（1）5- 羟色胺抗抑郁剂　氟西汀（SSRI）主要减轻经前期综合征情感症状。每次 20mg，每日 1 次，整个月经周期服用。

（2）抗焦虑剂　阿普唑仑属对苯二氮䓬类药物，是一种抗焦虑和抗惊厥剂。

（3）抑制排卵　①促性腺激素释放激素激动剂（GnRH-α）：作用于垂体，使垂体细胞受体被占满，无法合成释放 FSH、LH，出现降调作用，抑制卵巢的激素分泌功能，达到药物切除卵巢的效果，从而缓解经前期综合征症状。②达那唑：是一种人工合成的 17α- 乙炔睾酮衍生物，对丘脑、垂体促性腺激素具有抑制作用，每天予足够量可抑制排卵，但副作用明显，如体重增加、多毛、肝损害。临床少用。

（4）其他药物 ①利尿剂：螺内酯（醛固酮抑制剂）对血管紧张素有直接抑制作用，从而有利尿作用。螺内酯（每次25mg，每日3次）对于经前期综合征生理、精神症状显著缓解。②溴隐亭：是泌乳素的抑制剂，可减轻经前乳房胀痛症状。但因其副作用多，临床仅用于经前严重乳房胀痛者。③维生素 B_6：调节自主神经系统与下丘脑 – 垂体 – 卵巢轴间的关系，可抑制催乳素的合成。补充维生素 B_6 可减轻经前期综合征的抑郁症状。

3. 手术治疗

卵巢切除：研究发现经前期综合征与卵巢功能有明显关系。有学者建议采用手术切除卵巢的方式治疗严重的经前期综合征。

（三）辨证治疗

1. 辨证论治

（1）气血不足证

治法：益气养血，针灸并用，用补法。

处方：神门、百会、太冲、膻中、三阴交、足三里、脾俞。

操作：毫针常规刺，补法，脾俞穴向下或朝脊柱方向斜刺，不宜直刺，以免刺伤内脏。月经来潮前 5~7 天开始治疗。

方义：神门为心之原穴，可养心安神；百会位于颠顶，可镇静宁神；太冲有疏肝解郁、清肝养血之功；膻中为八会穴之气会，可调畅气机；三阴交为肝、脾、肾三阴经之交会穴，可健脾调血、补益肝肾；足三里为胃之下合穴，可益气养血，脾俞为脾之背俞穴，合用足三里，可补益后天之本。诸穴合用，共奏益气养血之功。

（2）肝肾阴虚证

治法：补养肝肾，以针为主，平补平泻。

处方：神门、百会、太冲、膻中、三阴交、太溪、肝俞。

操作：毫针常规刺，平补平泻，肝俞向下或朝脊柱方向斜刺，不宜直刺，以免刺伤内脏。月经来潮前 5~7 天开始治疗。

方义：神门为心之原穴，可养心安神；百会位于颠顶，可镇静宁神之功；太冲有疏肝解郁、清肝养血之功；膻中属任脉，八会穴之气会，调理气机的作用显著；三阴交为肝、脾、肾三阴经之交会穴，可健脾调血、补益肝肾；太溪为肾经原穴，可补益肾气、调冲任，取肝之背俞穴肝俞，肝肾同补。诸穴合用，共奏补养肝肾之功。

（3）痰浊上扰证

治法：化痰通络，以针为主，用泻法。

处方：神门、百会、太冲、膻中、三阴交、脾俞、丰隆。

操作：毫针常规刺，泻法，脾俞穴向下或朝脊柱方向斜刺，不宜直刺，以免刺伤内脏。月经来潮前 5~7 天开始治疗。

方义：神门为心之原穴，可养心安神；百会位于颠顶，可镇静宁神之功；太冲有疏肝解郁、清肝养血之功；膻中属任脉，八会穴之气会，调理气机的作用显著；三阴交为肝、脾、肾三阴经之交会穴，可健脾调血，补益肝肾；取脾之背俞穴脾俞，合丰隆健脾化痰。诸穴合用，共奏化痰通络之功。

（4）气滞血瘀证

治法：行气活血，以针为主，用泻法。

处方：神门、百会、太冲、膻中、三阴交、合谷、膈俞、内关、期门、水沟、神庭。

操作：诸穴以常规针刺为主。膈俞穴向下或朝脊柱方向斜刺，不宜直刺，以免刺伤内脏。月经来潮前 5~7 天开始治疗。

方义：神门属于心经原穴，可镇静安神；百会位于颠顶，为督脉入脑之处，可安神宁志；膻中属任脉、八会穴之气会，调理气机的作用显著；太冲为肝经原穴，有疏肝解郁、清肝养血的作用；三阴交是脾、肝、肾三经交会穴，可健脾摄血、补肝益肾，为治疗妇科疾病的要穴；合谷、太冲合用可"开四关"，取合谷、膈俞行气化瘀理血；内关、期门行气止痛；水沟、神庭安神定志。

2. 成药应用

（1）逍遥丸

药物组成：柴胡、当归、白芍、白术（炒）、茯苓、炙甘草、薄荷、生姜。

用法：每次9g，每日2次，口服。经前1周开始服用。

适应证：肝郁气滞型患者。

（2）知柏地黄丸

药物组成：知母、黄柏、熟地黄、山药、山茱萸（制）、牡丹皮、茯苓、泽泻。

用法：每次10g，每日2次，口服。经后1~2天开始服用，连服10天，连续服用3个月。

适应证：肝肾阴虚型患者。

（3）杞菊地黄丸

药物组成：枸杞子、菊花、熟地黄、山药、山茱萸（制）、牡丹皮、茯苓、泽泻。

用法：每次6g，每日2次，口服。

适应证：对肝肾阴虚，肝阳上亢之经行眩晕、经行头痛有持久疗效。

（4）血府逐瘀颗粒

药物组成：当归、赤芍、桃仁、红花、川芎、地黄、牛膝、枳壳（麸炒）、桔梗、柴胡、甘草。

用法：每次1袋，每日3次，口服。

适应证：瘀阻型经前期综合征患者。

（5）经前平颗粒

药物组成：白芍、香附、丹皮等。

用法：每次1袋，每日3次，口服。月经来潮前10天开始服用，连服10天，2个月经周期为1个疗程。

适应证：经前期紧张综合征之肝气逆证。

（四）其他疗法

1. 皮肤针疗法

在下腹部任脉、脾经、肝经和腹股沟以及下肢足三阴经循行线上轻轻叩刺，以局部皮肤潮红为度。每日或隔日1次。

2. 耳针疗法

取子宫、皮质下、内分泌、肝、肾。每次3~5穴，毫针中等刺激，留针15~30分钟，每日或隔日1次；也可用埋针或压丸法，2~3日更换1次。

3. 磁片贴耳穴

取神门、脑点、枕、颞、额、内分泌，贴妥后患者自己按压，每日数次，于经前5~7天开始治疗。适用于经前头痛者。

4. 激光穴位照射

体针取三阴交（双）、内关（双）；耳穴取神门、交感、内分泌，于经前10天开始，用氦-氖激光照射，每穴10分钟，每日1次。

（五）医家诊疗经验

疏肝调神针法是名老中医单秋华教授在中医理论的基础上，结合多年临床经验提出的一种治疗经前综合征的针刺治疗处方，穴取百会、印堂、四神聪、神庭、本神、太冲、内关。取用心经、肝经以及脑部腧穴来调神宁心、疏肝理气、通经止痛，比起单纯以疼痛局部作为施针部位的传统针法，有着更好的临床疗效。

百会，位于头部颠顶，是督脉要穴，亦是足三阳经、肝经、督脉等多经之交会部位。督脉循行入脑，上颠与肝经相会，且督脉与任脉相接，与冲脉同出一源，故百会可调节阴阳、安神定志、醒神开窍。神庭、四神聪之前后两穴皆位于督脉脑部循行线上，具有醒神清窍之功。足太阳膀胱经"上额交巅""其直者，从巅入络脑"，四神聪的左右两穴旁通膀胱经，具有调神醒脑的功能。因此，通过针刺脑部穴位可调神，神常则气血和调，情志舒畅。

内关有统调全身气血的作用。此外，内关还通过相维系的六阴经与内脏广泛联系，具有多元化的调节作用，可以通血脉、调心气、醒脑神、止痛。

《灵枢·经脉》云："肝足厥阴之脉……上出额，与督脉交于巅。"所以，肝脑相通。太冲是肝经原穴，为肝脏元气留止之处；又是肝经输穴，故具有调神、疏肝、理气、止痛之功效。足少阳胆经"上抵头角……循颈"，循行于头颈部，与肝经相表里，胆经穴位本神是足太阳经与阳维脉之交会穴，阳维脉有"维系"人体阳经的功能，联络各阳经而通于督脉，故本神既可调神醒脑开窍，又可疏肝理气止痛。

五、预后转归

伴随月经周期反复发作是本病的特点。病情轻者，不需要药物治疗，每次月经过后则自然消失；病情严重者除影响工作和学习外，还可导致月经不调、不孕等疾病，甚至引发精神失常，导致家庭和社会的不安定。

虽然目前尚无特殊药物根治PMS，但中西医治疗本病对控制症状均有明显疗效，尤其中医中药临床疗效明显高于西药治疗，而且无副作用。大多数患者约需2年（极个别需要治疗至绝经期）可望治愈。

六、预防调护

（一）预防

（1）调情志　本病的发生多与精神因素有关，故除药物治疗外，还应重视心理治疗，尤其在经期，应保持情怀舒畅，使气血调和。

（2）饮食调节　经期、经前勿过食寒凉，以免损伤脾阳；勿食辛燥之品，以防伤阴。

（3）适寒温　经前、经期注意避免感受风寒或风热，勿居潮湿之地，勿冒雨涉水。

（4）劳逸结合　尤其在经期不宜过度消耗脑力和体力。注意经期宣教，防止伤气伤心，劳伤心脾。

（二）调护

（1）调畅情志，保持心情愉快，避免不必要的精神刺激。

（2）忌食刺激性食物，如咖啡等。

（3）严重者应卧床休息。

主要参考文献

［1］谢幸. 妇产科学［M］. 北京：人民卫生出版社，2018.

［2］王启才. 针灸治疗学［M］. 北京：中国中医药出版社，2003.

［3］徐惠明. 经前期综合征的研究现状及临床探讨［D］. 成都中医药大学，2002.

第二节　月经不调

月经不调的含义有广义和狭义之分，广义的月经不调，泛指一切月经病；狭义的月经不调仅指月经的周期、经色、经量、经质出现异常改变，并伴有其他症状。本节主要介绍月经周期的异常，包括月经先期、月经后期和月经先后无定期。月经先期是指周期缩短，月经提前7天以上，甚至20天左右一行者，又称"经早"；月经后期是指周期延长，月经延后7天以上，甚至3~5个月一行者，又称"经迟""月经稀发"；月经先后无定期是指月经周期时或提前、时或错后7天以上者，又称"经乱"。

西医学的排卵型功能失调性子宫出血、生殖器炎症或肿瘤引起的阴道异常出血等疾病可参照本节。

一、病因病机

（一）西医学认识

1. 下丘脑 - 垂体 - 卵巢轴失调

西医学认为，月经受垂体前叶和卵巢分泌的激素的调节，而呈现周期性子宫腔流血。如下丘脑 - 垂体 - 卵巢三者之间的动态关系失去平衡，则导致其功能失常而产生月经不调。

2. 卵巢因素

育龄期女性月经不调一般多是因为卵巢黄体功能不好，常表现为有周期，但是周期缩短，或者月经出血比较多。这是常见的引起月经不调的原因。

3. 器质性病变或药物因素

这种月经不调的原因包括生殖器官局部的炎症、肿瘤及发育异常、营养不良；颅内疾患；其他内分泌功能失调，如甲状腺、肾上腺皮质功能异常，糖尿病，席汉综合征等；肝脏疾患；血液疾患等。使用治疗精神病的药物；内分泌制剂或采取宫内节育器避孕者均可能发生月经不调。某些职业如长跑运动员容易出现闭经。

4. 肥胖

女性长期肥胖将导致机体内分泌与新陈代谢失常而引起月经失调、月经稀发、闭经、功能性子宫出血。

（二）中医学认识

中医学认为月经与肝、脾、肾关系密切，肾气旺盛，肝脾调和，冲任脉盛，则月经按时而下。

（1）月经先期或因素体阳盛，过食辛辣，助热生火；或情志急躁或抑郁，肝郁化火，热扰血海；或久病阴亏，虚热扰动冲任；或饮食不节，劳倦过度，思虑伤脾，脾虚而统摄无权。

（2）月经后期或因外感风寒，寒凝血脉；或久病伤阳，运血无力；或久病体虚，阴血亏虚，或饮食劳倦伤脾，使化源不足，而致月经推后。

（3）月经先后无定期或因情志抑郁，疏泄不及则后期；气郁化火，扰动冲任则先期。或因禀赋素弱，重病久病，使肾气不足，行血无力，或精血不足，血海空虚则后期；若肾阴亏虚，虚火内扰则先期。

二、临床诊断

（一）辨病诊断

1. 月经先期

（1）症状　月经周期提前7天以上，或20天左右一行，连续发生2个周期或以上。

（2）检查　①妇科检查一般无明显的阳性盆腔体征。②辅助检查：基础体温监测、月经3~7天性激素六项测定、月经前1天或月经来潮6~12小时内行诊断性刮宫并子宫内膜活检（后者因属于创伤性检查，临床上不轻易采用），均有助于判断患者卵巢有无排卵及黄体功能是否健全。

2. 月经后期

（1）症状　月经周期错后7天以上，甚至3~5个月一行，或伴有经量或经期的异常。

（2）检查　①妇科检查一般无明显异常，或有卵巢体积增大。②辅助检查：基础体温监测、性激素测定及B超检查有助于诊断。如月经3~5个月一行伴有月经量少者，临床又称月经稀少，应查性激素及胰岛素释放试验，以明确有无高雄激素、高泌乳素、高胰岛素血症，并结合B超综合判断有无多囊卵巢综合征或卵巢功能低下等。

3. 月经先后无定期

（1）症状　月经周期提前或错后7天

以上，二者常交替出现，连续发生 3 个周期或以上。

（2）检查　①妇科检查一般无明显异常。②辅助检查：基础体温监测、性激素测定有助于判断患者卵巢有无排卵及黄体功能是否正常。

（二）辨证诊断

临床辨证时先根据月经的周期特点辨别是何种类型的月经不调，再根据月经色、量、质及全身症状，结合舌苔、脉象进行辨证。

1.月经先期

（1）临床证候　月经周期提前 7 天以上，甚至 10 余日一行。

兼见月经量多，色深红或紫，质黏稠，伴面红口干，心胸烦热，小便短赤，大便干燥，舌红苔黄，脉数者，为实热证；月经量少或多，色红质稠，两颧潮红，手足心热，舌红苔少，脉细数者，为虚热证；月经量多，色淡质稀，神疲肢倦，心悸气短，纳少便溏，舌淡，脉细弱者，为气虚证。

（2）辨证要点　月经周期提前 7 天以上，量多，色深红或紫，舌红苔黄，脉数者，为实热证；量少或多，色红质稠，两颧潮红，手足心热，舌红苔少，脉细数者，为虚热证；量多，色淡质稀，心悸气短者，为气虚证。

2.月经后期

（1）临床证候　月经推迟 7 天以上，甚至 40~50 日一潮。

兼见月经量少色暗，有血块，小腹冷痛，得热则减，畏寒肢冷，苔薄白，脉沉紧者，为实寒证；月经周期延后，月经色淡而质稀，量少，小腹隐隐作痛，喜暖喜按，舌淡苔白，脉沉迟者，为虚寒证。

（2）辨证要点　月经推迟 7 天以上，量少色暗，小腹冷痛，得热则减，苔薄白，脉沉紧者，为实寒证；月经延后，月经色淡而质稀量少，小腹隐痛，喜暖喜按，舌淡苔白，脉沉迟者，为虚寒证。

3.月经先后无定期

（1）临床证候　月经或提前或错后，连续 2 个月经周期以上，经量或多或少。

兼见月经色紫暗，有块，经行不畅，胸胁乳房作胀，小腹胀痛，时叹息，嗳气不舒，苔薄白，脉弦者，为肝郁证；经来先后不定、量少、色淡，腰骶酸痛，头晕耳鸣，舌淡苔白，脉沉弱者，为肾虚证。

（2）辨证要点　月经或提前或错后、色紫暗有块，胸胁乳房作胀，小腹胀痛，时叹息，苔薄白，脉弦者，为肝郁证；量少色淡，腰骶酸痛，头晕耳鸣，舌淡苔白，脉沉弱者，为肾虚证。

三、鉴别诊断

1.崩漏

崩漏也可见月经周期异常，但经量或暴下如注，或漏下不止，或交替出现，流血多时常继发贫血；本病经血过多时无崩漏之猛，一般不会淋漓不止。

2.早孕

月经超过 1 周未行者应排除早孕，可进行尿妊娠试验及其他检查，以资鉴别。

四、临床治疗

（一）提高临床疗效的要素

单一使用西药副作用大，远期疗效不理想，越来越多的医家采取中医中药联合西药治疗本疾病。中药、针灸、西药的联合使用可降低患者的副作用，提高患者治愈疾病的信心。使用中药后，疾病的复发率也能够明显降低。

（二）辨病治疗

在治疗月经不调上，西医学主要以调

整月经周期为主，应用雌、孕激素序贯疗法，使子宫内膜呈周期性脱落。也可根据情况运用孕激素后半周期疗法，重新整合正常的月经周期。若由于黄体功能不足而引发月经紊乱，则以调整性腺轴功能为主，应用促排卵药物，促使卵泡发育和成熟，改善正常的黄体形成时间。某些高催乳素血症的患者，给予溴隐亭降低催乳素水平，促进雌、孕激素合成，改善黄体功能。排卵型功能失调性子宫出血、生殖器炎症或肿瘤引起的阴道异常出血等疾病，须辨明病因，进行针对性治疗。

（三）辨证治疗

1. 辨证论治

（1）月经先期

治法：清热调经。取任脉和足太阴经穴为主。

主穴：关元、三阴交、血海。

配穴：实热证者，加太冲或行间；虚热证者，加太溪；气虚者，加足三里、脾俞；月经过多者，加隐白；腰骶疼痛者，加肾俞、次髎。

操作：关元、三阴交用平补平泻，血海用泻法。配穴按虚补实泻法操作。气虚者针后加灸或用温针灸。

方义：本方主要作用是清热和血，调理冲任。关元属任脉，为调理冲任的要穴。血海清泻血分之热。三阴交调理肝脾肾，为调经之要穴。

（2）月经后期

治法：温经散寒，和血调经。取任脉及足太阴、足阳明经穴为主。

主穴：气海、三阴交、归来。

配穴：实寒证者，加子宫；虚寒证者，加命门、腰阳关。

操作：气海、三阴交用毫针补法，可加灸法。归来用泻法。配穴按虚补实泻法操作，可用灸法或温针灸。

方义：气海可益气温阳，温灸更可温经散寒。三阴交为肝、脾、肾三经交会穴，可调补三阴而和血调经。归来为足阳明经穴，可调理气血而调经。

（3）月经先后无定期

治法：疏肝益肾，调理冲任。取任脉和足太阴经穴为主。

主穴：关元、三阴交、肝俞。

配穴：肝郁者，加太冲、期门；肾虚者，加太溪、肾俞；胸胁胀痛者，加膻中、内关。

操作：肝俞用毫针泻法，其余主穴用补法。配穴按虚补实泻法操作。

方义：关元补肾培元，通调冲任。三阴交为足三阴经交会穴，能补脾胃、益肝肾、调气血。肝俞乃肝之背俞穴，有疏肝理气之功。

2. 成药应用

（1）四物合剂

药物组成：当归、川芎、白芍、熟地黄。

用法：每次服10ml，每日3次。

适应证：血虚所致的面色萎黄、头晕眼花、心悸气短及月经不调。

（2）定坤丹

药物组成：红参、鹿茸、西红花、三七、白芍、熟地黄、当归、白术、枸杞子、黄芩、香附、茺蔚子、川芎、鹿角霜、阿胶、延胡索、鸡血藤、红花、益母草、五灵脂、茯苓、柴胡、乌药、砂仁、杜仲、干姜、细辛、川牛膝、肉桂、炙甘草。

用法：每次3.5g（水蜜丸），每日2次。

适应证：气血两虚，气滞血瘀所致的月经不调。

（3）乌鸡白凤丸

药物组成：乌鸡（去毛、爪、肠）、人参、白芍、丹参、香附（醋制）、当归、牡蛎（煅）、鹿角、桑螵蛸、甘草、熟地黄、青蒿、天冬、黄芪、地黄、川芎、银柴胡、芡实（炒）、山药。

用法：水蜜丸每次服6g，大蜜丸每次服1丸，每日2次，温黄酒或温开水送服。

适应证：气血两亏引起的月经不调。

（4）复方益母草膏（安坤益母草膏）

药物组成：益母草、当归、川芎、白芍、地黄、木香。

用法：每次服10~20g，每日2~3次。

适应证：气滞血瘀引起的月经不调。

（四）其他疗法

1. 皮肤针法

在腰椎至尾椎、下腹部任脉、脾经、肝经和腹股沟，以及下肢足三阴经循行线轻轻叩刺，以局部皮肤潮红为度，每日或隔日1次。

2. 耳针疗法

取子宫、皮质下、内分泌、肝、脾、肾。每次3~5穴，毫针中等刺激，留针15~30分钟，每日或隔日1次；也可用耳穴贴压法，2~3日更换1次。

3. 穴位注射法

选关元、三阴交、气海、血海、肝俞、脾俞、肾俞。每次选2~3穴，用5%当归注射液或10%丹参注射液，每穴注入药液0.5ml，隔日1次。

（五）医家诊疗经验

郭诚杰教授在治疗妇科病症时以调经为要。若月经失调，则疾病易生；肝藏血之功受损，久则血虚而耗阴，故火旺，继则伤及肾阴，肾阴亏虚，肾阳亦损，故摄胞无力而病生；若肝疏泄失职，月经未按时而下，必致气滞血瘀而见经来腹痛。郭诚杰教授认为治疗月经不调当从肝论治，同时气血不足也是月经不调的一大病机，强调脾胃在治疗月经不调病的作用。

心俞、三阴交、印堂、太冲及神门，重在疏肝理气、解郁安神；足三里、三阴交、脾俞、肾俞及外关，重在健脾和胃、补益气血；三阴交、肾俞、次髎、大肠俞及太溪，重在调理冲任、温经止痛。郭诚杰教授在临床实践中认为，疾病过程的基本病理反应取决于气血失常，气血失调是百病之始。故对于月经不调的治疗，在助肝调气血的同时辅以促进脾胃功能的穴位，以使气血有所生、湿痰有所化，从而邪去脉通。

以"三阴交、肾俞、足三里、次髎"为核心配伍，随证加减。如伴有气血亏虚，多配合针刺脾俞、胃俞以调理脾胃、补益气血；伴有冲任不调，多配合针刺子宫、中极和关元以调理冲任、温经止痛。三阴交穴为足太阴脾经、足少阴肾经和足厥阴肝经的交会穴，具有调补肝肾、补脾益气的作用；且足三阴经在循行上均经过小腹，并且与主胞宫的任脉和主一身精血的冲脉相会，而肾俞穴亦有补肾壮阳、益气行血的作用。二穴在临床上合用，共奏补肾益脾、益气行血的作用。足三里穴为胃经的下合穴，具有调理脾胃、补气行血的作用，可促进月经周期、血量恢复正常。次髎穴乃八髎之一，是足太阳膀胱经腰骶部的重要腧穴，也是治疗妇科病的要穴，具有通经活络、理气调经的功效。从其解剖位置看，此处的神经纤维分布极其丰富，有副交感神经达盆腔位置，可直接支配骨盆内器官的功能，可促进内分泌紊乱的恢复。四穴配伍能够起到相辅相成的作用，不仅能够益气补血，还能够理气调经，可谓标本兼治。

五、预后转归

月经不调属于功能失调性病症，多数属于有排卵型功能失调性子宫出血，少数也可能无排卵。中医辨证论治具有优势，若辨证准确，用药恰当，一般预后良好。若几个病症相兼出现，或失治、误治，则有可能加重或出现变证。如月经后期可发展为闭经；月经先后不定期可发展为崩漏或闭经，病程日久则成不孕症，或孕后发生胎漏、胎动不安，甚至堕胎、小产。

六、预防调护

（一）预防

（1）畅情志　保持心情舒畅，使气血调和。

（2）饮食调节　忌食生冷和辛辣刺激食物。

（3）适寒温　经前、经期注意避免感受风寒或风热，勿居潮湿之地，勿冒雨涉水。

（4）劳逸结合　尤其在经期不宜过度消耗脑力和体力。

（5）注意经期卫生。

（二）调护

（1）调畅情志，保持心情愉快，避免不必要的精神刺激。

（2）忌食刺激性食物。

（3）适当休息，注意经期卫生。

主要参考文献

[1] 罗颂平. 中医妇科学 [M]. 北京：人民卫生出版社，2016.

[2] 石学敏. 针灸学 [M]. 北京：中国中医药出版社，2002.

[3] 谢幸. 妇产科学 [M]. 北京：人民卫生出版社，2018.

[4] 武昕，姜英. 围绝经期生殖系统炎症所致阴道出血 [J]. 中国实用妇科与产科杂志，2012，28（10）：739-742.

[5] 荆业腾，张豪斌，刘娟，等. 国医大师郭诚杰教授针灸治疗月经不调临证经验分析 [J]. 针灸临床杂志，2022，38（5）：88-92.

第三节　痛经

痛经是指行经前后或经期出现周期性下腹部疼痛、坠胀，伴有腰酸或其他不适，甚至剧痛晕厥者，亦称"经行腹痛"。

西医学将痛经分为原发性和继发性。原发性痛经又称功能性痛经，系指无盆腔器质性病变，占痛经90%以上，常见于年轻未育女性，其发病率随年龄增长而逐渐下降；继发性痛经是指盆腔器质性病变导致的痛经，如盆腔子宫内膜异位症、子宫腺肌病、慢性盆腔炎、宫腔粘连、子宫畸形、宫颈狭窄、宫内异物等，多发生于育龄期女性，其发病率随年龄增长而逐年增高。本节主要论述原发性痛经。

一、病因病机

（一）西医学认识

原发性痛经主要与月经时子宫内膜前列腺素（prostaglandin，PG）含量增高有关。研究表明，痛经患者子宫内膜和月经血中前列腺素 F2α 和 PGF2 含量较正常女性明显升高。PGF2α 含量增高是造成痛经的主要原因。PGF2α 和 PGF2 是花生四烯酸的衍生物，在月经周期中，分泌期子宫内膜前列腺浓度较增生期子宫内膜高。月经期因溶酶体酶溶解子宫内膜细胞而使 PGF2α 和 PGF2 含量增高。PGF2α 含量增高可引起子宫平滑肌过度收缩，血管痉挛，造成子宫缺血、缺氧，而出现痛经。此外，原发性痛经还受精神、神经因素影响，疼痛的主观感受也与个体痛阈有关。增多的前列腺素进入血液循环，还可引起心血管和消化道等症状。无排卵的增生期内膜因无孕酮刺激，所含前列腺素浓度低，通常不发生痛经。

（二）中医学认识

中医学认为，痛经多由情志不畅，肝气郁结，血行受阻；或经期受寒饮冷，坐卧湿地，冒雨涉水，寒湿之邪客于胞宫，气血运行不畅所致；或由脾胃素虚，或大病久病，气血虚弱，或禀赋素虚，肝肾不足，精血亏虚，加之行经之后精血更虚，胞脉失养而引起痛经。痛经的主要病机为冲任、胞宫气血阻滞，"不通则痛"；或冲任胞宫失于濡养，"不荣则痛"。其病位在冲任、胞宫，变化在气血，表现为痛证。

二、临床诊断

（一）辨病诊断

1. 临床表现

经行小腹疼痛，伴随月经周期规律性发作，腹痛多发生于行经第1~2天或经期前1~2天，可呈阵发性痉挛性或胀痛下坠感，疼痛可引及全腹或腰骶部，或外阴、肛门坠痛，可伴有恶心、呕吐、腹泻、头晕、乏力等症状，严重者可出现面色苍白、出冷汗、手足发凉等晕厥现象。疼痛程度虽有轻重，但一般无腹肌紧张或反跳痛，偶有经行腹痛延续至经净或于经净后1~2天发病。

2. 相关检查

（1）妇科检查　无阳性体征者属于功能性痛经，部分患者可见子宫体极度屈曲或宫颈口狭窄；如有盆腔内粘连、包块、结节、附件区增厚或子宫体均匀增大者，可能是盆腔炎性疾病后遗症、子宫内膜异位症、子宫腺肌病等所致。

（2）辅助检查　B超、腹腔镜、宫腔镜检查，子宫输卵管造影有助于明确痛经的原因。

（二）辨证诊断

痛经以疼痛为主症，故辨证应首先识别痛证的属性。根据疼痛发生的时间、性质、部位以及疼痛的程度，结合月经期、量、色、质及兼证、舌脉，并根据素体情况，参考发病相关因素等辨其寒热虚实。

临床证候：经期或行经前后下腹部疼痛，历时数小时，有时甚至达2~3天，疼痛剧烈时患者脸色发白，出冷汗，全身无力，四肢厥冷，或伴有恶心、呕吐、腹泻、尿频、头痛等症状。

腹痛多在经前或经期疼痛剧烈，拒按，经色紫红或紫黑，有血块，下血块后疼痛缓解，属实证。经前伴乳房胀痛，舌有瘀斑，脉细弦者，为气滞血瘀；腹痛有冷感，得温热疼痛可缓解，月经量少，色紫黑有块，苔白腻，脉沉紧者，为寒湿凝滞。

腹痛多在经后，小腹绵绵作痛，少腹喜揉喜按，月经色淡、量少，属虚证。面色苍白或微黄，倦怠无力，头晕眼花，心悸，舌淡，舌体胖大边有齿痕，脉细弱者，为气血不足；腰膝酸软，夜寐不宁，头晕耳鸣，目糊，舌红少苔，脉细者，为肝肾不足。

三、鉴别诊断

（一）西医学鉴别诊断

本病应与发生在经期的有腹痛症状的内、外、妇诸科疾病，如急性阑尾炎、结肠炎、卵巢囊肿扭转等鉴别。重点应与阴道流血伴有小腹疼痛的异位妊娠、胎动不安相鉴别。

1. 异位妊娠

异位妊娠多有停经史和不孕史。阴道不规则出血，突然一侧下腹部撕裂样疼痛，甚至晕厥或者休克。腹部检查：下腹一侧或全腹压痛、反跳痛，肌紧张不明显，可有移动性浊音。妇科检查：后穹隆饱满，宫颈举痛，子宫稍大而软，宫旁可触及痛性包块，后穹隆穿刺可抽出不凝血。HCG阳性，血红蛋白下降，红细胞计数正常或稍高。B超示宫内无妊娠囊，宫外有混合型包块。痛经虽然可出现剧烈下腹部疼痛，但无以上妊娠征象。

2.胎动不安

胎动不安多有停经史，阴道少量流血，腰酸腹痛或下腹坠胀，但不严重。妇科检查：子宫增大程度与孕周相符。HCG阳性，B超可探及宫内妊娠囊，有胎芽、胎心。痛经则无上述妊娠征象。

（二）中医学鉴别诊断

1.盆腔炎

盆腔炎表现为少腹疼痛拒按，多伴有发热、白带增多，不具有周期性发作的特点。

2.经行吐衄

经行吐衄表现为小腹疼痛，多伴有周期性的吐衄或衄血，且经量减少或不行等。

四、临床治疗

（一）提高临床疗效的要素

中医针对原发性痛经一般可取得良好疗效，中医药治疗无副作用且更加安全、有效。为提高其临床疗效，需注意以下几个方面。

（1）必须针对病因治疗　避免引起痛经的原因，青春期女子应消除经前恐惧心理，学习有关女性生理卫生知识。注意饮食、起居有常，限制辛辣、酸性和碳酸食物的摄入量，能有效缓解月经疼痛。经期多增强营养，补充维生素和矿物质。注意经期卫生，避免经期过度疲劳，避免经期感寒及过食生冷，经期保持心情舒畅。

（2）西药治疗的即时止痛作用明显，但是副作用大，且只能暂缓疼痛不能根治疾病。中医方法如药物、针灸、运动疗法等联合治疗，会取得比单独使用更好的疗效。

（二）辨病治疗

1.一般治疗

处于青春期的女性月经痛患者，我们应当给予其相关的健康教育宣传，向其详尽地解释月经生理、病理机制，协助患者找到病因，做到未发病先预防。同时休息调养，饮食均衡，营养充足，行经前可做小腹和背部理疗，加强有氧运动等。加强对女性痛经者的生理教育宣讲，消除痛经者畏惧、不安心理；嘱其养成良好个人卫生习惯，注意经期卫生，避免生理期剧烈运动。

2.药物治疗

（1）PG合成酶抑制剂　血液中PG合成被PG合成酶抑制剂抑制，PG合成酶抑制剂降低PG对靶器官子宫肌细胞的作用，促进子宫平滑肌舒张，同时舒缓子宫平滑肌痉挛性收缩，达到缓解疼痛效果，是临床使用频率相对较高的药物，如布洛芬片（口服，成人一次0.2g）、拜阿司匹林（一日75~150mg，每日1次）等。但患有胃肠道疾病者应当谨慎使用此类药物，因其对胃肠道有副作用。

（2）口服避孕药　此法适用于没有生育要求的患者，且此药不需要每天服用，故适用于要求用简便方法达到治疗目的者。本类药物通过减少排卵，控制血中雌激素、PG、加压素水平，减少子宫活动，从而减轻疼痛。但是此类药物不适宜长期使用，因其有较多副作用。

（3）β受体拮抗剂　本类药物在临床上多以雾化吸入的方式使用，使用方便、作用迅速，且疗效显著。但此类药物多有加速心率、升高血压等副作用。此类药物的作用机制为使β受体产生兴奋反应,与钙离子的结合加强,使子宫平滑肌得以处于松缓状态,从而迅速缓解疼痛。

(4)钙通道阻滞剂 硝苯地平、氨氯地平等属于常用的钙离子通道阻滞剂。硝苯地平一般起始剂量为每次10mg,每日3次,口服。通过抑制钙离子的释放,使平滑肌得以松弛,血管得以扩张,子宫内供血、供氧得到进一步改善。抑制疼痛效果良好,起效迅速,且几乎没有特殊不良反应。

(5)维生素类 因维生素类药物相较于其他药物而言副作用较小,因此更容易被经患者接受。其中维生素E治疗原发性痛经的作用机制为抑制PG生物合成而起作用。维生素B_6能增长子宫肌细胞内Mg^{2+}的浓度,从而激发三磷酸腺苷酶活性耗损掉三磷酸腺苷使子宫平滑肌松弛,缓解因痉挛导致的疼痛,治疗经痛目的方能达到。

(三)辨证治疗

1.辨证论治

(1)实证

治法:行气散寒,通经止痛。取足太阴经及任脉穴为主。

主穴:三阴交、中极、次髎。

配穴:寒凝者,加归来、地机;气滞者,加太冲;腹胀者,加天枢、气穴;胁痛者,加阳陵泉;胸闷者,加内关。

操作:毫针泻法,寒邪甚者可用艾灸。发作期每日治疗1~2次,间歇期可隔日1次,月经来潮前3天开始治疗。

方义:三阴交为足三阴经的交会穴,可止痛。中极为任脉穴位,可通调冲任之气,散寒行气。次髎为治疗痛经的经验要穴。

(2)虚证

治法:调补气血,温养冲任。取足太阴、足阳明经穴为主。

主穴:三阴交、足三里、气海。

配穴:气血亏虚者,加脾俞、胃俞;肝肾不足者,加太溪、肝俞、肾俞;头晕耳鸣者,加悬钟。

操作:毫针补法,可加用艾灸。

方义:三阴交为肝、脾、肾三经的交会穴,可健脾益气,调补肝肾。肝脾肾精血充盈,胞脉得养,冲任自调。足三里补益气血。气海为任脉穴,可暖下焦,温养冲任。

2.成药应用

(1)元胡止痛胶囊

药物组成:延胡索(醋制)、白芷。

用法:每次服4~6片,每日3次。

适应证:经期腹痛、胃痛、胁痛、头痛等症。

(2)艾附暖宫丸

药物组成:艾叶(炭)、香附(醋炙)、吴茱萸(制)、肉桂、当归、川芎、白芍(酒炒)、地黄、黄芪(蜜炙)、续断。

用法:每次服1丸(9g),每日2~3次。

适应证:子宫虚寒所致的月经不调、经来腹痛、腰酸带下等症。

(3)痛经灵颗粒

药物组成:丹参、赤芍、香附(醋制)、玫瑰花、蒲黄、延胡索(醋制)、五灵脂(制)、桂枝、红花、乌药。

用法:每次服1~2袋,每日2次,隔日服,2~3个经期为1个疗程。

适应证:气滞血瘀所致的痛经。

(四)其他疗法

1.皮肤针疗法

在相应背俞穴及夹脊穴(腰骶部为主)、下腹部任脉、足少阴肾经、足阳明胃经、足太阴脾经、带脉等,循经叩刺,中等刺激,重点叩刺腰骶部、下腹部穴。隔日1次。

2. 耳针疗法

取内分泌、内生殖器、肝、肾、皮质下、神门。每次选 3~5 穴，毫针中等刺激，留针 15~30 分钟，隔日治疗 1 次；也可行埋针、药丸贴压。

3. 皮内针疗法

取气海、阿是穴、三阴交、地机。消毒穴位后，取揿钉型或麦粒型皮内针刺入，外用胶布固定，埋入 2 天后取出。

4. 穴位注射疗法

取肝俞、肾俞、脾俞、气海、石门、关元、归来、气海、三阴交等穴，每次选 2~3 穴，可用黄芪、当归、红花等中药制剂，或胎盘组织液、维生素 B_{12} 等，每穴每次注入药液 1~2ml。

（五）医家诊疗经验

郭诚杰教授认为原发性痛经多是因虚寒导致行经期间胞宫寒凝血瘀所致，治疗当疏气血，通胞络，补肾阳，调冲任。临床注重针药结合，针刺贵在调理冲任，中药常以补虚泻实，艾灸重在培元固本。郭教授认为针刺治疗痛经首选任、督、冲脉，三者一源而三歧，皆起于少腹胞宫。督脉为"阳脉之海"，命门为督脉、带脉之交会穴，配伍腰阳关、肾俞可补肾益精，温通胞络。

任脉为"阴脉之海"，关元穴为任脉与足三阴经和冲脉交会穴，又位于胞宫，可补下焦真元而助精血化生，配伍中极、气海能够调理冲任，培元固本。三阴交为肾、脾、肝三条阴经的交会穴，配伍足阳明胃经的合穴足三里、足太阴脾经之血海、足太阳膀胱经次髎可补气养血，调理脏腑。"子宫穴"是治疗痛经的经验要穴，配合足太阴脾经郄穴之地机能通胞络，活血理血止痛而发挥"急则治其标"作用。兼有肝气郁滞者加阳陵泉、太冲以疏肝解郁；兼肝肾不足者加肾俞、太溪以滋肝补肾；兼

气血两虚者加脾俞、气海以补益气血。在临床操作中郭教授主张以平为期，对奇经穴位施以平补平泻法。对于腹痛明显者独取地机穴持续施以提插捻转等强刺激行针手法至痛止；对久病体虚者于腹部神阙、关元等穴处施以灸法培元固本，对寒证明显者用盐块炒热外敷于腰部以达调理之功。

郭教授认为中药治疗虚寒性痛经当以扶阳暖宫、活血止痛为基本治疗原则，善于应用炒艾叶、熟附子、肉桂、干姜、吴茱萸等药物。

五、预后转归

痛经的预后与其类型有关，原发性痛经经过适当的治疗、体育锻炼及心理疏导，大部分患者症状可减轻或消失；或经足月分娩后痊愈，预后良好。继发性痛经者则与引起痛经的各种原发性疾病有关，个别病例由于原发病的影响，经久不愈，可能发生恶性变，应明确诊断后积极治疗原发病。在治疗过程中，应嘱患者避免精神刺激和过度劳累，防止受凉和进食生冷食物。

六、预防调护

（一）预防

注意精神、神志调养。青春期女性应消除经前恐惧心理，学习有关女性生理卫生知识。注意饮食、起居有常。经期多增强营养，补充维生素和矿物质。注意经期卫生及产后摄生保健，节制房事。

（二）调护

注意经期卫生；避免经期过度疲劳；避免经期感寒及过食生冷；经期保持心情舒畅。

主要参考文献

[1] 谢幸. 妇产科学 [M]. 北京：人民卫生出

版社, 2018.

［2］石学敏. 针灸学［M］. 北京：中国中医药
出版社, 2002.

［3］郑晓萌, 彭雁, 李汉青, 等. 近五年针灸
治疗原发性痛经的研究进展［J］. 实用妇科
内分泌电子杂志, 2020, 7（29）：7+9.

［4］段雯雯, 王富春. 针灸治疗原发性痛经的
作用机制概况［J］. 中国中医急症, 2022,
31（9）：1485-1488+1504.

［5］李彬锋, 惠建荣, 刘智斌, 等. 国医大师
郭诚杰针药结合治疗虚寒型痛经经验探析
［J］. 现代中医药, 2022, 42（5）：65-67.

第四节　闭经

闭经是妇科疾病中常见的症状，可以
由各种不同的原因引起。通常将闭经分为
原发性和继发性两种。原发性闭经指年龄
超过 16 岁、女性第二性征已发育、月经还
未来潮，或年龄超过 14 岁尚无女性第二性
征发育者。继发性闭经指正常月经建立后
月经停止 6 个月，或按自身原来月经周期
计算停经 3 个周期以上者。青春期前、妊
娠期、哺乳期及绝经后的月经不来潮属生
理现象，本节不展开讨论。

一、病因病机

（一）西医学认识

闭经有生理性和病理性之分。青春期
前、妊娠期、哺乳期、绝经后月经的停止，
均属于生理性闭经。此处讨论的只是病理
性闭经。月经是由下丘脑－垂体－卵巢轴的
周期性调节造成子宫内膜周期脱落形成的，
正常月经的建立和维持，有赖于下丘脑－垂
体－卵巢轴的神经内分泌调节，以及靶器
官——子宫内膜对性激素的周期性反应和下
生殖道通畅性，其中任何一个环节发生障
碍均可能引起闭经。

1. 原发性闭经

原发性闭经较少见，往往由于遗传学
原因或先天性发育缺陷引起。根据第二性
征的发育情况，分为第二性征存在和第二
性征缺乏两类。

（1）第二性征存在的原发性闭经

①先天性子宫阴道缺如综合征：由副
中肾管发育障碍引起的先天畸形，染色体
核型正常，为 46，XX。外生殖器、性腺发
育正常，女性第二性征正常，有排卵。主
要临床表现为无子宫、无阴道或仅有始基
子宫，可伴泌尿器官、骨骼发育畸形。

②雄激素不敏感综合征：也称睾丸女
性化综合征。占原发性闭经的 6%~10%，性
腺为睾丸，可能位于腹股沟或腹腔内。染
色体核型为 46，XY，但雄激素受体基因缺
陷导致靶器官对雄激素不反应或反应不足。
睾酮水平在男性范围，但不发挥生物学效
应，睾酮可通过芳香化酶转化为雌激素，
所以表型为女性，阴道为盲端，子宫及输
卵管缺如；乳房发育良好，但乳头及乳晕
外观常苍白且不成熟。

③卵巢不敏感综合征：即卵巢抵抗综
合征，染色体核型为 46，XX。可能系卵巢
缺乏促性腺激素（Gn）受体或 Gn 受体变
异，或因卵巢局部调节因子异常致卵巢对
内、外源性 Gn 缺乏有效反应。卵巢形态
饱满，内有多数始基卵泡和少数初级卵泡。
患者表现为原发性闭经，第二性征发育欠
佳或不发育，生长发育正常。

（2）第二性征缺乏的原发性闭经

①特纳综合征：由一条 X 染色体缺失
或变异所致，染色体核型主要为 45，XO。
此外可见多种嵌合型，如 45，XO/46，XX；
46，XX/47，XXX；45，XO/47，XXX；
46，XX/47，XX+21 等。表现为性腺不发育、
第二性征缺失、子宫发育不良，常合并泌
尿系统和心血管系统异常。

②46XX 单纯性腺发育不全：染色体核

型为 46, XX, 表型为女性, 性腺呈条索状, 内外生殖器均发育不良, 第二性征不发育。

③46, XY 单纯性腺发育不全: 也称 Swyer 综合征, 染色体核型为 46, XY, 主要病因可能是 SRY 基因异常或 SRY 蛋白作用必需的另一种基因功能丧失。

2.继发性闭经

继发性闭经发生率明显高于原发性闭经。病因复杂, 根据控制正常月经周期的 4 个主要环节, 以下丘脑性闭经最常见, 而后依次为垂体、卵巢及子宫性闭经。

（1）下丘脑性闭经　最常见的一种闭经, 以功能性原因为主。

（2）精神应激性　多见于年轻未婚女性, 从事紧张脑力劳动者。发病机制可能是机体处于精神生物与精神社会的应激时将通过下丘脑促肾上腺皮质激素释放因子刺激肾上腺系统平衡应激状态。

（3）体重下降和神经性厌食。

（4）运动性闭经　长期剧烈运动或芭蕾舞、现代舞等训练易致闭经。

（5）药物性闭经　长期应用甾体类避孕药等药物, 如吩噻嗪衍生物、利血平等, 可引起继发性闭经。

（6）颅咽管瘤　好发部位是蝶鞍之上垂体柄漏斗部前方。肿瘤常因压迫垂体柄而引起颅内高压、视力障碍、下丘脑和垂体功能异常。青春期前发病可表现为原发性闭经、性幼稚、生长障碍, 可引起肥胖生殖无能综合征。

（7）垂体性闭经　主要病变在垂体。腺垂体器质性病变或功能失调可影响促性腺激素的分泌, 继而影响卵巢功能而引起闭经。如垂体梗死、垂体肿瘤、空蝶鞍综合征。

（8）卵巢性闭经　闭经的原因在卵巢。卵巢分泌的新激素水平低下, 子宫内膜不发生周期性变化而导致闭经。如卵巢早衰、卵巢功能性肿瘤、多囊卵巢综合征。

（9）子宫性闭经　闭经的原因在子宫。月经调节功能正常, 由于子宫内膜受破坏或对卵巢激素不能产生正常的反应出现闭经。如阿谢曼综合征、子宫内膜炎、子宫切除后或宫腔放射治疗后。

（10）其他内分泌功能异常　甲状腺、肾上腺、胰腺等功能紊乱也可引起闭经。

（二）中医学认识

中医学认为, 血海满溢则月经来潮, 月经的产生是脏腑、天癸、气血、冲任共同协调作用于胞宫的结果。肾、天癸、冲任、胞宫是产生月经的主要环节, 其中任何一个环节的功能失调都可导致血海不能满溢, 月经久不来潮。原因归纳起来不外虚实两端。虚者, 多因肾气不足, 冲任虚弱; 或肝肾亏损, 精血不足; 或脾胃虚弱, 气血乏源; 或阴虚血燥等; 导致精亏血少, 冲任血海空虚, 源断其流, 无血可下, 而致闭经。实者, 多为气血阻滞, 或痰湿流注下焦, 使冲任受阻, 血海阻隔, 血流不通, 经血不得下行而成闭经。临床常见气血虚弱、肾气亏虚、阴虚血燥、气滞血瘀、痰湿阻滞或虚实错杂等复合病机。

《金匮要略》提出, "虚、积冷、结气" 是引起妇人杂病的三个主要病因, 其中, "积冷" 指寒邪久积, 凝聚不散。寒凝胞脉, 经血凝滞可致妇人闭经。隋代巢元方重视寒邪致病, 认为 "得寒则涩闭, 既为冷所结搏, 血结在内", 可令月水不通。竹林寺僧曰: "妇女情欲不遂, 沉思极郁, 心脾气结, 致伤冲任之源, 而肾气日消, 轻则或早或迟, 重则渐成枯闭。" 尤昭玲认为闭经的基本病机是肝肾精血不足, 肝藏血, 肾藏精, 肝肾同源而同司下焦, 又为冲任之本。妇人如先天禀赋不足, 青春期肾精不足, 或者由于后天疾病, 或房劳、流产、分娩出血过多过久, 导致肝血不足、冲任血虚, 表现为月经延期、量少, 渐至闭经;

或因肾虚失于封藏出现月经量多，淋漓不尽，最后导致肝肾精血不足而闭经。

二、临床诊断

（一）辨病诊断

1.辨病要点

（1）病史　了解停经前月经情况，如月经初潮、周期、经期、经量、色质等情况；了解停经前有无诱因，如精神刺激、学习紧张、环境改变、药物等，有无近期分娩、宫腔手术及疾病史；了解停经时间，停经后出现症状。原发性闭经需了解生长发育情况，幼年时健康情况，急慢性病史，其母妊娠情况，同胞姐妹月经情况等。

（2）临床表现　女子逾16周岁未有月经初潮；或月经初潮1年余，已建立月经周期后，停经达6个月以上。需注意有无周期性下腹胀痛、头痛及视觉障碍，有无溢乳、厌食、恶心等，有无体重变化、畏寒、面色潮红或阴道干涩等症状。

2.相关检查

（1）体格检查　观察患者体质、发育、营养状况，全身毛发分布，第二性征发育情况。

（2）妇科检查　了解外阴、子宫、卵巢发育情况，有无缺失、畸形和肿块。对原发性闭经者尤需注意外阴发育情况，处女膜有无闭锁，有无阴道、子宫、卵巢缺如。

（3）辅助检查　①基础体温（BBT）、阴道脱落细胞检查、宫颈黏液结晶检查：此三种检查均可间接了解卵巢功能。BBT变化可显示卵巢有无排卵，闭经者BBT单相，阴道脱落细胞检查及宫颈黏液结晶检查无周期变化。②血清性激素测定：包括卵泡刺激素（FSH）、黄体生成激素（LH）、雌二醇（E_2）、孕酮（P）、睾酮（T）、泌乳素（PRL）等，可协助判断闭经的内分泌原因。③影像学检查：B超检查可排除先天性无子宫、子宫发育不良或卵巢所致闭经。蝶鞍X线或CT、MRI检查，可排除垂体肿瘤所致闭经。④内窥镜、宫腔镜检查：可直接观察子宫内膜及宫腔情况，以排除宫腔粘连所致闭经。⑤诊断性刮宫：可了解性激素分泌情况、子宫颈与宫腔有无粘连、子宫内膜有无结核。

（二）辨证诊断

1.气血虚弱证

（1）临床证候　月经逐渐后延，量少，经色淡而质薄，继而停闭不行；或头昏眼花，或心悸气短，神疲肢软，或食欲不振，毛发不泽、易脱落，羸瘦萎黄。舌淡，苔薄，脉沉缓或细弱。

（2）辨证要点　月经逐渐后延，量少，经色淡质薄，神疲肢软。舌淡，苔薄，脉沉缓或细弱。

2.肾气亏损证

（1）临床证候　年逾16岁尚未行经，或月经初潮偏迟，时有月经停闭，或月经周期建立后，有月经周期延后。经量减少渐至月经停闭；或体质虚弱，全身发育欠佳，第二性征发育不良，或腰膝酸软，头晕耳鸣，倦怠乏力，夜尿频多。舌淡暗，苔薄白，脉沉细。

（2）辨证要点　年逾16岁尚未行经，或月经周期建立后，月经周期延后，经量减少渐至停闭，全身发育欠佳，或腰膝酸软，夜尿频。舌淡暗，苔薄白，脉沉细。

3.气滞血瘀证

（1）临床证候　月经停闭不行，胸胁、乳房胀痛，精神抑郁，少腹胀痛拒按，烦躁易怒。舌紫暗，有瘀点，脉沉弦而涩。

（2）辨证要点　月经停闭，胸胁、乳房胀痛。舌紫暗，有瘀点，脉沉弦而涩。

4.痰湿阻滞证

（1）临床证候　月经延后、经量少、

色淡、质黏腻，渐至月经停闭，伴形体肥胖，胸闷泛恶，神疲倦怠，纳少痰多，或带下量多、色白。苔腻，脉滑。

（2）辨证要点　月经延后、量少、色淡、质黏腻，胸闷泛恶，带下量多、色白。苔腻，脉滑。

三、鉴别诊断

（一）西医学鉴别诊断

1.少女停经

少女初潮后，可有一段时间月经停闭，这是正常现象。因为此时正常周期尚未建立，但绝大部分可在1年内建立，一般无须治疗。闭经是月经周期已建立而出现的月经停闭6个月以上。

2.育龄期停经

育龄期女性月经停闭达6个月以上者，需与妊娠相鉴别。妊娠虽有月经停闭，但可有厌食、择食、恶心呕吐等早孕反应，乳头着色等妊娠体征。妇科检查见宫颈着色、质软，子宫增大；B超检查提示子宫增大，宫腔内见胚芽，甚至胚胎或胎儿。闭经者停经前大部分有月经紊乱，继而闭经，无妊娠反应和其他妊娠变化。

（二）中医学鉴别诊断

1.月经后期

月经后期指月经周期延后7天以上，甚至3~5个月一行者。闭经指正常月经建立后月经停止6个月，或按自身原来月经周期计算停经3个周期以上者。

2.月经先后无定期

月经先后无定期指月经周期时或提前，时或延后7天以上，连续3个周期以上者，若月经延后超过6个月则可以诊断为闭经。

四、临床治疗

（一）提高临床疗效的要素

闭经的治疗应根据临床具体情况，虚者补而通之，实者泄而通之，虚实夹杂者当补中有通，攻中有养。切不可不分虚实概以活血理气通之。特别是虚者因血海空虚、源断无血可泻，若一概泻而通之必会伤及脏腑、气血、经络，适得其反。只有通过补益之法，使气血恢复、脏腑平衡、血海充盛，则经自行。若因病而致经闭，当先治原发疾病，待病愈则经可复行；经仍未复潮者，再辨证治之。

（二）辨病治疗

1.病因治疗

病因治疗需找到引起闭经的器质性疾病，给予恰当治疗，例如对于结核性子宫内膜炎可给予抗结核治疗；宫腔粘连患者应扩张宫腔并放置节育环，以防再次粘连。垂体或卵巢肿瘤在诊断明确后，可根据肿瘤的部位、大小、性质确定治疗方案，选择手术、放疗、化疗或其他综合措施。

2.性激素替代疗法

对先天性卵巢发育不良，卵巢功能受损或破坏以致卵巢早衰者可用性激素替代疗法。一般应用性激素人工周期疗法，治疗后常出现月经样的周期性撤药性出血，既可纠正患者的生理和心理状态，又能在一定程度上促进生殖器官和第二性征的发育。

（1）小剂量雌激素周期治疗　其作用是促进垂体功能，分泌黄体生成素，从而刺激卵巢分泌雌激素，并促进排卵。

（2）雌、孕激素序贯治疗　其作用是抑制下丘脑－垂体系统，停药后月经可能恢复并排卵。

（3）雌、孕激素合并治疗　其作用是

抑制垂体促性腺激素而使月经恢复并排卵，停药后偶有回跳作用。口服避孕药每晚服1次，自月经第5天起服，连服22天停药。下次月经第5天起开始第二疗程，共用3~6个周期。

（4）诱发排卵　对于卵巢功能未衰竭，并要求生育的患者，可采用激素或其类似物诱发排卵：①垂体功能不全者采用绝经后女性尿中提取的人类绝经期促性腺激素（hMG），以促使卵泡发育，分泌雌激素；并合并应用类似垂体黄体生成素的绒毛膜促性腺激素（hCG），可促进卵泡成熟以致排卵，并促进黄体的形成与发育。②性功能低落时卵巢和垂体有正常反应，下丘脑功能不足或不协调者，即用氯底酚胺促进下丘脑促性腺激素释放激素的分泌，以纠正其功能而诱发排卵。

（三）辨证治疗

1.气血虚弱证

治法：养血调经。

主穴：关元、归来、脾俞、足三里、气海、胃俞。

配穴：心悸加内关，纳呆者加中脘。

操作：毫针补法，可施灸。

方义：关元为任脉与足阳明经交会穴，可补下焦真元而化生精血。足三里、归来为胃经穴，配脾俞、胃俞、气海健脾胃而化生气血。血海充盈，月事自能按时而下。

2.肾气亏损证

治法：补益肾气，调理冲任。

处方：关元、归来、脾俞、足三里、肾俞、太溪。

操作：毫针补法，可在背部穴或腹部穴加灸。

方义：关元为任脉与足三阴经交会穴，可补下焦真元而化生精血。足三里、归来为胃经穴，配脾俞、肾俞健脾胃而化生气血，补益肾气。太溪穴滋阴补肾。血海充

盈，月事自能按时而下。

3.气滞血瘀证

治法：活血行气，调理冲任。

主穴：中极、归来、三阴交、合谷、血海、太冲。

配穴：寒凝加命门、神阙。

操作：毫针泻法，寒湿凝滞者可施灸法。

方义：中极为任脉穴，能通调冲任，疏通下焦。归来、合谷、三阴交、血海、太冲通胞脉而调和气血，合谷配太冲开四关。气调血行，冲任调达，经闭可通。

4.痰湿阻滞证

治法：健脾燥湿化痰，活血调经。

主穴：中极、归来、三阴交、合谷、阴陵泉、丰隆。

配穴：胸胁胀满加膻中、内关。

操作：毫针泻法，寒湿凝滞者可施灸法。

方义：中极为任脉穴，能通调冲任，疏通下焦。归来、合谷、三阴交通胞脉而调和气血。气调血行，冲任调达，经闭可通。阴陵泉、丰隆化痰祛湿。

（四）其他疗法

1.耳针疗法

主穴：内分泌、卵巢、皮质下、肝、肾、神门。

配穴：虚证脾肾不足和肝肾亏损时，取脾穴、肾穴、肝穴，以益气养血，滋补肝肾；实证气滞血瘀时取肝穴，以理气活血化瘀。

操作：每次选3~4穴，以毫针刺，用中等刺激，隔日1次，留针20分钟。或在耳穴埋豆，每周2~3次。

功效主治：耳穴治疗继发性闭经效果理想，取子宫穴为相应部位取穴，可调和胞宫气血，卵巢穴、缘中穴、内分泌穴则调节内分泌、卵巢功能。

2. 电针疗法

取穴：归来、三阴交；中极、地机；天枢、血海。

操作：每次选用1~2组，或各对穴交替使用，选用疏密波，通电20~30分钟，每日或隔日1次。

3. 皮肤针疗法

取穴：腰骶部膀胱经第一侧线，脐下任、冲脉循行路线，归来、血海、足三里等。

操作：循各经反复叩打3遍，然后重点叩刺肝俞、肾俞、次髎，其后再叩刺其他各穴。中等刺激，隔日1次。5次为1个疗程，疗程间休息3~5日。

4. 推拿疗法

取穴：关元、气海、血海、三阴交、足三里、膈俞、肝俞、脾俞、肾俞。

操作：患者仰卧，术者用摩法施于小腹部，同时配合按、揉关元、气海，按揉血海、三阴交、足三里，再施一指禅推法于腰椎旁的膈俞、肝俞、脾俞、肾俞等穴，或用滚法在腰椎两旁治疗；然后再按、揉上述穴位2~3遍，以患者感觉酸胀为度。

（五）医家诊疗经验

老锦雄教授认为，继发性闭经多因脾肾气血虚弱、经血化生不足而产生，间杂肝郁、血瘀、血热、痰滞等情况。治法上应当以"补"为主，以"通"为辅。温针灸治疗继发性闭经疗效确切，其治疗选穴具有鲜明的特点。闭经多虚实兼杂，治疗上应补泻兼施。温针灸恰好可以补虚泻实，调整月经生理的阴阳平衡，蠲除相关病理因素。

老锦雄教授在临证治疗继发性闭经时，先后天并重，除选用以背俞穴为主的督脉、膀胱经等腰背部穴位外，还着重选取脾、胃经穴。补膀胱经与督脉即补肾，补益先天之本；补脾、胃经即补脾胃，补益后天之本。一般选取的脾经穴位为血海、阴陵泉（脾之合穴）、三阴交（足三阴经交会），选取的胃经穴位为足三里（胃之合穴）、梁丘（胃之郄穴）；同时还选取与脾胃关系密切的腹部穴位，如中脘（胃之募穴、腑会）、下脘、天枢、气海。以温针灸治疗激发阳气，常能使经脉通达，月经正常来潮。

五、预后转归

闭经的预后与转归取决于疾病的病因、病位、病性，以及患者体质、所处环境、精神状态、饮食等诸多因素。若病因简单，病损脏腑单一，病程短者，一般预后稍好，月经可行，但对建立和恢复排卵有一定难度。若闭经久治不愈，可导致不孕症，或性功能障碍、代谢障碍、心血管病等。

六、预防调护

闭经发生与诸多因素有关。虽然无确切的方法可以预防，但注意调摄可以降低本病的发病率。如正确处理产程，防止产后大出血；注意精神调摄，保持精神乐观，情绪稳定，避免暴怒、过度紧张和压力过大；采取避孕措施，避免多次人流或刮宫；饮食适宜，少食辛辣、油腻食品，以保养脾胃，增强体质；经行之际，避免冒雨涉水，忌食生冷；适当参加体育活动，但需避免剧烈运动，注意营养；不宜长期服用某些药物，如避孕药、减肥药等；及时治疗某些慢性疾病，消除闭经因素。

主要参考文献

［1］竹林寺僧. 竹林寺女科［M］. 太原：山西科学技术出版社，2012.

［2］赖毛华. 尤昭玲教授治闭经经验［J］. 辽宁中医药大学学报，2008，10（6）：88.

［3］刘江涛，周艳丽，臧云彩，等. 基于《伤寒杂病论》"先表后里"理论探讨针灸治疗闭经的临床思路［J］. 时珍国医国药，

2022, 33（3）: 670-672.

[4] 许浩琦, 周冰雪. 老锦雄教授背俞穴温针灸治疗继发性闭经经验 [J]. 河北中医, 2019, 41（4）: 490-492+501.

第五节　崩漏

崩漏是指经血非时暴下不止或淋漓不尽，前者谓之崩中，后者谓之漏下。崩与漏出血情况虽不同，然二者常交替出现，且病因病机基本一致，故概称崩漏。

一、病因病机

（一）西医学认识

西医学认为，本病是由调节生殖的神经内分泌机制失调引起的异常子宫出血，经检查无器质性病变者称为功能失调性子宫出血，简称功血。

1. 无排卵性功能失调性子宫出血

引起无排卵性功血的原因，在青春期和围绝经期不同。青春期功血多由于下丘脑－垂体－卵巢轴发育成熟不全或延迟，在下丘脑－垂体与卵巢之间尚未建立起完善的反馈调节机制，在垂体促卵泡激素（FSH）和黄体生成素（LH）的作用下，卵泡发育分泌雌激素，但尚不能形成正常月经周期中 FSH 和 LH 高峰，因而卵巢中虽有卵泡发育但不能排卵。围绝经期功血主要是由于卵巢功能自然衰退，卵泡数量减少且成熟障碍，同时对垂体分泌的促性腺激素反应降低，从而导致排卵停止并出现围绝经期无排卵功血。

2. 排卵性功能失调性子宫出血

引起排卵性功血的主要原因如下。

（1）黄体功能不足　月经周期中有卵泡发育及排卵，但黄体期孕激素分泌不足或黄体过早衰退而导致出血。

（2）子宫内膜脱落不全　由于黄体萎缩不全，雌孕激素水平不能迅速下降，子宫内膜不规则脱落，使出血期延长、血量增加。

（3）排卵期出血　进入排卵期雌激素水平短暂下降，子宫内膜失去激素的支持而出现部分子宫内膜脱落引起撤退性出血；排卵后 1~2 日雌激素水平逐渐上升，当雌激素分泌足够量时则内膜又被修复而止血。

（二）中医学认识

崩漏的发病是肾－天癸－冲任－胞宫生殖轴的严重失调所致，主要病机是冲任不固，不能制约经血，使子宫藏泻失常。崩漏的常见病因有脾虚、肾虚、血热和血瘀。

汪碧涛认为瘀血存在于崩漏的发生发展过程中。罗元恺根据岭南人多阴虚、气虚体质，提出了"肾阴虚、脾气虚是致病之本"。杨一桐在李东垣"补中气、升清阳、泻阴火"的基础上，结合热证崩漏患者多气虚、多湿热、多瘀滞的病理特点，提出治崩大法——清邪气、补脾肾、调气机，拓宽了临床治疗崩漏的思路。

二、临床诊断

（一）辨病诊断

1. 辨病要点

（1）病史　注意患者的年龄及月经史，尤需询问以往月经的周期、经期、经量有无异常，有无崩漏史，有无口服避孕药或其他激素，有无宫内节育器及输卵管结扎术史等。此外，还要询问有无内科出血病史。

（2）临床表现　月经周期紊乱，行经时间在半月以上，甚或数月断续不休；亦有停闭数月又突然暴下不止或淋漓不尽；常有不同程度的贫血。

2. 相关检查

（1）妇科检查　无明显的器质性病变，

如发现子宫颈息肉、子宫肌瘤等原发疾病应按该病论治。

（2）辅助检查　主要是排除生殖器肿瘤、炎症或全身性疾病（如再生障碍性贫血等）引起的阴道出血，可根据病情需要选做B超、MRI、宫腔镜检查，或诊断性刮宫、基础体温测定等。

（二）辨证诊断

1.实证

（1）血热证

①临床证候：崩漏下血量多，或淋漓不断，血色红、质黏稠、气味臭秽，口干喜饮。舌红，苔黄，脉滑数。

②辨证要点：崩漏下血量多，或淋漓不断，血色红、质黏稠。舌红，苔黄，脉滑数。

（2）湿热证

①临床证候：崩漏下血量多，或淋漓不断，色紫红而黏腻，带下量多、色黄臭秽，阴痒。苔黄腻，脉濡数。

②辨证要点：崩漏下血量多，或淋漓不断，色紫红而黏腻，带下量多、色黄臭秽。苔黄腻，脉濡数。

（3）气郁证

①临床证候：崩漏下血量多，或淋漓不断，血色正常，或夹有血块，烦躁易怒，时欲叹息，小腹胀痛。苔薄白，脉弦。

②辨证要点：崩漏下血量多，或淋漓不断，烦躁易怒，小腹胀痛。苔薄白，脉弦。

（4）血瘀证

①临床证候：漏下不止，或突然下血甚多，色紫红而黑、有血块，小腹疼痛拒按，下血后疼痛减轻。舌紫暗有瘀点，脉沉涩。

②辨证要点：漏下不止，或突然下血甚多，色紫红而黑、有血块。舌紫暗有瘀点，脉沉涩。

2.虚证

（1）脾虚证

①临床证候：崩漏下血，或淋漓不净，血色淡、质薄，面色萎黄，神疲肢倦，气短懒言，纳呆便溏。舌淡而胖，苔白，脉沉细无力。

②辨证要点：崩漏，或淋漓不净，血色淡，神疲肢倦，纳呆便溏。舌淡胖，苔白，脉沉细无力。

（2）肾阳虚证

①临床证候：崩漏下血量多，日久不止，色淡红，少腹冷痛，喜温喜按，形寒畏冷，大便溏薄。舌淡，苔白，脉沉细而迟。

②辨证要点：崩漏下血，量多，色淡红，形寒畏冷。舌淡，苔白，脉沉细而迟。

（3）肾阴虚证

①临床证候：崩漏下血，血量少、色红，头晕耳鸣，心烦不寐，腰膝酸软。舌红，少苔，脉细数。

②辨证要点：崩漏下血，量少色红，头晕耳鸣，腰膝酸软。舌红，少苔，脉细数。

三、鉴别诊断

1.月经先期、月经过多、经期延长、月经先后无定期

月经先期是周期缩短，月经过多是经量过多如崩，经期延长是行经时间长似漏。月经先后无定期主要是周期或先或后，但多在1~2周内波动，经期、经量基本正常。这种周期、经期、经量的各自改变与崩漏的周期、经期、经量的同时严重失调易混淆，但上述各病各自有一定的周期、经期和经量可作鉴别。

2.经间期出血

崩漏与经间期出血都是经血非时而下，但经间期出血发生在两次月经中间，颇有规律，且出血时间仅2~3天，多不超过7

天而自然停止；而崩漏是周期、经期、经量的严重失调，出血不能自止。

四、临床治疗

（一）提高临床疗效的要素

崩漏属血证、急证。根据"急则治其标，缓则治其本"的原则，暴崩之际，急当"塞流"止崩，以防厥脱，崩漏止血后治疗是治愈崩漏的关键。但临证中个体化治疗要求较高。对青春期患者，有两种治疗目标：一是调整月经周期，并建立排卵功能以防复发；二是调整月经周期，不强调有排卵。育龄期患者多因崩漏而致不孕，故治疗要解决调经种子的问题；至于围绝经期患者，主要是解决崩漏导致的体虚贫血、防止复发及预防恶性病变。

（二）辨病治疗

（1）止血　①孕酮类药物：止血机制是在雌激素作用下使持续增生的子宫内膜转化为分泌期，停药后内膜脱落较完全，故又称"子宫内膜脱落法"或"药物刮宫"。适用于体内有一定水平雌激素的患者。黄体酮每日 20~40mg，肌内注射 3~5天；甲羟孕酮片每日 6~10mg，共 10 日；地屈孕酮片每次 10mg，口服，每日 2 次，共 10 日。对闭经较久，内膜较厚者，同时用丙酸睾酮，年轻者每日 25mg，年长者每日 50mg，肌内注射 3~5 天。②雌激素制剂：也称"子宫内膜修复法"。应用大剂量雌激素可迅速提高血雌激素水平，促使子宫内膜生长，短期内修复创面而止血，适用于血红蛋白低于 80g/L 的青春期患者。己烯雌酚 2mg，每 6~8 小时 1 次，血止后 3天递减 1/3 量，维持剂量为每日 0.5mg，至血止后 20 天。不能耐受口服药物者可用苯甲酸雌二醇每日 3~4mg，分 2~3 次肌内注射，递减法同上，血止后改用口服己烯

雌酚。③其他止血药物：如肾上腺色腙片（安络血）、酚磺乙胺（止血敏）、氨甲苯酸（止血芳酸）、维生素 K 等，但效果不理想，故仅作为止血的辅助措施。

（2）调整月经周期（血止后应用）　①人工周期治疗。②雌孕激素联合治疗：一般用口服避孕药，服法同避孕，适用于生育年龄而无生育要求者。③孕激素治疗：下次出血前 1~2 天或见血后肌内注射黄体酮，每日 20mg，共 3 天，或口服醋酸甲羟孕酮（安宫黄体酮）、妇康片等。适用于围绝经期功血，连用 3 个周期。

（3）恢复排卵功能　治疗青春期和生育期无排卵性功血的根本措施。①枸橼酸氯米芬（克罗米芬）。②他莫昔芬。③绒毛膜促性腺激素：于月经周期第 16~18 天，每次 5000~10000IU，隔日肌内注射 1 次，共 2 次。④促性腺激素释放激素：于月经中期连续脉冲式给药，每天 5mg，共 3 天。

（4）诱导闭经　对围绝经期及老年女性用甲睾酮每日 5~10mg，或棉酚类药抑制子宫内膜，使月经量渐少直至闭经。

（5）子宫切除术　用于保守治疗无效及无须生育的重症患者。

（三）辨证治疗

1. 辨证论治

（1）实证

治法：通调冲任，祛邪固经。取任脉及足太阴经穴为主。

主穴：关元、三阴交、公孙、隐白。

配穴：血热证加中极、血海，湿热证加中极、阴陵泉，气郁证加膻中、太冲，血瘀证加膈俞、血海。

操作：关元用平补平泻法，其余穴位用毫针泻法。

方义：关元为任脉穴，公孙通冲脉，二穴配合可通调冲任，固摄经血。三阴交为足三阴经交会穴，可清泻三经之湿、热、

瘀等病邪，又可疏肝理气，邪除则脾可统血。隐白为脾经的井穴，是治疗崩漏的经验穴。或配中极、血海清热止血，或配中极、阴陵泉利湿，或配膻中、太冲调畅气机，或配膈俞、血海活血化瘀。诸穴合用，共奏通调冲任、祛邪固经之功。

（2）虚证

治法：调补冲任，益气固经。取任脉及足太阴、足阳明经穴为主。

主穴：气海、足三里、地机、三阴交。

配穴：脾虚证加脾俞、胃俞，肾阳虚证加肾俞、命门，肾阴虚证加肾俞、太溪。

操作：毫针补法，可用灸法。

方义：气海益气固本，调补冲任。三阴交健脾生血。地机为脾经郄穴，可促进脾之统血作用。足三里补益气血，使经血化生有源。或配脾俞、胃俞健运脾胃，或配肾俞、命门补益肾阳，或配肾俞、太溪滋阴补虚、益气固经。诸穴合用，共奏调补冲任、益气固经之功。

2.成药应用

（1）十灰丸

药物组成：大蓟、小蓟、荷叶、侧柏叶、白茅根、茜草根、栀子、棕榈皮、大黄、牡丹皮。

用法：每次服 6g，每日 3 次。

功效主治：凉血止血，适用于血崩、出血不止之血热证。

（2）固经丸

药物组成：黄柏、黄芩、椿皮、香附、白芍、龟甲。

用法：每次服 9g，每日 3 次。

功效主治：滋阴清热，固经止带。适用于崩漏之阴虚血热者。

（四）其他疗法

1.耳穴疗法

取子宫、内分泌、神门、皮质下、肝、脾、肾等耳穴，用王不留行籽贴压耳穴

治疗。

2.艾灸疗法

取百会、神阙、隐白穴，以艾条灸20分钟，隔日1次。

（五）医家诊疗经验

刘红梅医师采用子宫针法治疗崩漏，针刺中极穴及双侧子宫穴，具有调理冲任、破结散瘀、缩宫止血之效。3次为1个疗程，出血急者连续治疗，慢性则隔日针刺1次。中极穴为足三阴经与任脉之交会穴，经穴所过，主治所及，具有调理冲任、通经止痛之功效；子宫穴为经外奇穴，左右各一，由其命名可知其为胞宫之外应，主胞宫病，循其穴而针之，则内应于奇恒之腑，得效甚速。在针具及针刺深度的选择上，刘红梅医师遵循"病有沉浮，刺有浅深"（《素问·刺要论篇》）之理。若患者病程日久，病邪深入胞宫，已迁延为慢性疾病，一般选择 0.25mm×75mm 毫针进行深刺，深度为 2 寸半；若患者病程短、病情轻则选择 0.25mm×60mm 毫针。在针感追求上，"气至病所"是关键，刘红梅医师通过快破皮、慢推移、慢针细捻的手法使针感传达到胞宫，既要求针者手下有如鱼吞钩感，同时也要求患者有子宫收缩感及大腿内侧收紧感。由于针感强烈，针刺前应向患者进行说明。

关于留针时间，依据"久病者，邪气入深，刺此病者，深内而久留之"（《灵枢·终始》），一般留针30分钟，期间注意行针保持针感。如辨证为寒证、虚证可配合温针灸或加用红外线照射。

崩漏的发病原因以子宫内膜增生不均尤为常见，运用子宫针治疗崩漏即是通过针感传导的作用，达到促进子宫收缩，改善子宫内局部病变组织血脉瘀滞状态的目的，发挥类似于西医学手术中清宫诊刮操作的作用。对老年或者无生育要求的患者，

子宫针能发挥塞流的作用，对育龄期女性既可以体现澄源的功效，又可通过促进子宫收缩达到复旧的意义，可谓一举三得。值得临床推广应用。

五、预后转归

崩漏转归，常多脏受累，气血同病，因果转化。暴崩下血，气随血耗，阴随血伤，不论病发何因，均易出现气阴（血）两虚夹瘀的结果，气阴两虚可阴损及阳，血崩日久化寒，正如《血证论》曰："阳不摄阴，阴血因而走溢"，形成新的病因；崩漏日久，离经之血为瘀，故出血期必有瘀阻冲任、子宫，止血治疗务必兼顾病机转归灵活处理。

六、预防调护

崩漏是可以预防的，重视经期卫生，尽量避免或减少宫腔手术；应早期治疗月经过多、经期延长、月经先期等有出血倾向的月经病，以防发展成崩漏。崩漏一旦发生，必须及早治愈，并加强锻炼，以防复发。崩漏调摄首重个人卫生防感染，次调饮食增营养，再适劳逸畅情怀。

主要参考文献

[1]汪碧涛.《金匮要略》治崩漏方的祛瘀思想阐微[J]. 辽宁中医杂志, 2006, 33（12）: 1573–1574.

[2]杨一桐, 李潇, 张宇航. 基于阴火理论论治热证崩漏[J]. 中医学报, 2022, 293（37）: 2083–2087.

[3]尤玉伟, 苟琦, 邓婷婷, 等. 针灸治疗崩漏的临床研究进展[J]. 中医外治杂志, 2023, 32（2）: 108–110.

[4]白晓娟, 李云波, 刘红梅. 子宫针法治疗崩漏经验探析[J]. 陕西中医药大学学报, 2022, 45（3）: 19–22.

第六节　带下病

带下病是中医特有的病名，指女性阴道内流出的黏腻或清稀液体的量明显过多、过少或色、质、气味异常，并伴有全身或局部症状者。常有"十女九带"的说法，表明带下病是妇科多发病、常见病，可见于阴道炎、宫颈炎、盆腔炎和肿瘤等西医妇科疾病中。若不及时治疗、治疗不彻底，或病程迁延日久，可致月经不调、腹痛、腰痛、阴痒、阴痛、闭经、癥瘕，甚则不孕等病症。

一、病因病机

（一）西医学认识

西医学认为，正常白带是阴道黏膜渗出物、宫颈腺体分泌物，以及子宫内膜、输卵管腺体、前庭大腺分泌的黏液等，其主要成分是阴道上皮的脱落细胞、阴道杆菌等。白带的形成与女性体内雌激素的作用有关，在排卵期、月经期前后、妊娠早期白带量常显著增多。临床上将带下异常分为非炎性和炎性带下，前者主要是因为雌激素水平偏高或孕激素偏低而使得黏膜中腺体细胞分泌增多所致，或者由于盆腔充血类疾病（如盆腔肿瘤、盆腔淤血综合征）而使盆腔静脉血液回流受阻、组织渗出液增多而致；炎性带下病主要由于抵抗力低下或病原体直接侵入外阴、阴道导致，或由内生殖器炎症分泌物直接浸润宫颈、阴道而致，相当于西医学中生殖系统炎症引起的带下异常。

（二）中医学认识

本病的主要病机是湿邪伤及任、带二脉，使任脉不固，带脉失约。湿邪是导致本病的主要原因，但有内外之别。脾、肾、肝三脏是产生内湿之因，脾虚失运，水湿内生；肾阳虚衰，气化失常，水湿内停；肝郁侮脾，肝火夹脾湿下注。外湿多因久居湿地，或涉水淋雨，或不洁性交等，以致感受湿邪。罗元恺认为，带下病的致病因素可分为外来感染和内在病变。外来因素包括西医妇科学中常提及的细菌、霉菌、滴虫、淋菌等；内在因素可包括患者自身体质虚弱、有肿瘤或其他疾病等。有学者认为带下病是脾虚运化无力，湿汇聚下焦所致；或为肝阳兼有湿热，肝郁化火，肝热脾湿，湿热互结，流注下焦，损及任带，约固无力，带脉失约所致。

二、临床诊断

（一）辨病诊断

1. 临床表现

阴道分泌物增多，外阴瘙痒。妇检可见阴道黏膜充血，见异常分泌物。

2. 相关检查

白带检查可见滴虫，或假丝酵母菌，或线索细胞阳性。

（二）辨证诊断

1. 湿热下注证

（1）临床证候　带下量多、色黄、黏稠、如脓如涕、气秽臭，阴中瘙痒，小腹作痛，小便短赤，身热，口苦咽干。舌红，苔黄，脉滑数。

（2）辨证要点　带下量多、色黄、黏稠、气秽臭，小便短赤。舌红，苔黄，脉滑数。

2. 脾虚证

（1）临床证候　带下量多、色白或淡黄、无臭味、质黏稠、连绵不断，面色萎黄，食少便溏，神疲乏力。舌淡，苔白腻，脉濡弱。

（2）辨证要点　带下量多、色白或淡黄、连绵不断，食少便溏。舌淡，苔白腻，脉濡弱。

3. 肾虚证

（1）临床证候　带下色白、量多、质清稀、绵绵不断，小腹凉，腰部酸痛，小便频数清长，夜间尤甚，大便溏薄。舌淡，苔薄白，脉沉。

（2）辨证要点　带下色白、质清稀、绵绵不断，腰部酸痛，夜尿多。舌淡，苔薄白，脉沉。

三、鉴别诊断

（一）西医学鉴别诊断

病理性带下需与生理性带下相鉴别：女性从青春期开始，阴道中常有一种无色透明，或白色无臭的液体。一般于月经期前后、排卵期、妊娠期增多，不伴有其他症状，此属正常生理现象，与病理性带下不同。

（二）中医学鉴别诊断

带下呈白色时需与白浊鉴别。白浊是指尿窍流出混浊如米泔的一种疾患，多随小便排出，可伴有小便淋沥涩痛。而带下病之分泌物是出自阴道。

四、临床治疗

（一）提高临床疗效的要素

带下病的治疗，宜辨其初病、久病。初病多以邪实为主，治宜祛邪为主；病久多以正虚为主，治宜扶正为主。久病不愈或年老体衰者，多为肾虚精气滑脱，治疗时应酌加固涩之品。治疗上予以中西医结合，及时治疗。根据病情不同采取相应的治疗方式，保证治疗及时、彻底。

（二）辨病治疗

目前西医治疗带下病多根据阴道分泌

物的实验室检查结果进行对症治疗，以局部用药（外洗、阴道上药）为主。

（1）细菌性阴道病　治疗予以口服甲硝唑或克林霉素等，局部甲硝唑凝胶或克林霉素软膏等阴道给药。

（2）滴虫性阴道炎　治疗予以口服甲硝唑及替硝唑药物，局部使用甲硝唑制剂或克霉唑栓剂等。

（3）外阴阴道假丝酵母菌病　即念珠菌阴道炎，是由假丝酵母菌引起的阴道炎；常予口服氟康唑，局部给予咪康唑栓剂、克霉唑栓剂或制霉菌素栓剂纳阴治疗。

（4）老年性阴道炎　绝经后的老年女性，或双侧卵巢切除术后的女性，雌激素水平较低，阴道内 pH 值升高，抵抗力降低，易被病菌侵入而引起炎症；临床上可用乳酸或醋酸冲洗阴道，调节阴道酸碱性，抑制细菌生长繁殖，洗后可应用抗生素纳阴，也可于阴道深部放入己烯雌酚或局部涂抹妊马雌酮软膏，来提高机体的抵抗能力。在全身用药方面，可口服尼尔雌醇。

（5）慢性宫颈炎　慢性宫颈炎是由急性宫颈炎治疗不彻底或未经治疗转化而来，病原体藏于子宫颈黏膜内可形成慢性炎症。临床中可采用物理疗法、药物治疗等。①物理疗法：常用的治疗慢性宫颈炎的方法有电熨治疗、激光治疗、冷冻治疗、微波治疗、波姆光治疗及红外线凝结术等。②药物治疗：A.阴道冲洗，可用 1∶5000 高锰酸钾溶液，在上药前冲洗阴道。B.局部上药：阴道冲洗后，用棉签蘸 10%、20% 硝酸银或重铬酸钾溶液，擦于糜烂面上，此类药液为强氧化、腐蚀收敛剂，有杀菌、消肿的作用。

（三）辨证治疗

1.辨证论治

（1）湿热下注证

治法：固摄带脉，利湿化浊。取足少阳经、任脉及足太阴经穴为主。

处方：带脉、中极、白环俞、阴陵泉、水道、次髎。

操作：带脉用平补平泻法，中极、白环俞、阴陵泉、水道、次髎用毫针泻法。

方义：带脉穴固摄带脉，调理经气；中极可清理下焦，利湿化浊；白环俞助膀胱之气化，利下焦之湿邪；阴陵泉、水道、次髎健脾利湿止带。

（2）脾虚证

治法：固摄带脉，利湿化浊。取足少阳经、任脉及足太阴经穴为主。

处方：带脉、中极、白环俞、阴陵泉、脾俞、足三里。

操作：带脉用平补平泻法，中极、白环俞、阴陵泉用毫针泻法，脾虚、足三里用毫针补法。

方义：带脉穴固摄带脉，调理经气；中极可清理下焦，利湿化浊；白环俞助膀胱之气化，利下焦之湿邪；阴陵泉、脾俞、足三里健脾利湿止带。

（3）肾虚证

治法：固摄带脉，利湿化浊。取足少阳经、任脉及足太阴经穴为主。

主穴：带脉、中极、白环俞、阴陵泉、肾俞、照海。

配穴：阴痒加蠡沟、太冲；带下色红加血海、三阴交；腰部酸痛加腰眼、小肠俞；纳少便溏加中脘、天枢。

操作：带脉用平补平泻法，中极、白环俞、阴陵泉用毫针泻法，肾俞、照海用毫针补法。

方义：带脉穴固摄带脉，调理经气；中极可清理下焦，利湿化浊；白环俞助膀胱之气化，利下焦之湿邪；阴陵泉、肾俞、照海固摄带脉、利湿止带。

2.成药应用

（1）止带丸

药物组成：炒白术、党参、当归、白

芍、川芎、醋香附、木香、砂仁、盐炒小茴香、醋延胡索、盐炒杜仲、续断、盐炒补骨脂、鸡冠花、青黛、炒椿皮、煅牡蛎。

用法：口服，每次 3~6g，每日 2~3 次。

功效主治：温肾健脾，除湿止带。适用于脾肾阳虚型带下病。

（2）二妙丸

药物组成：苍术（炒）、黄柏（炒）。

用法：口服，每次 6~9，每日 3 次。

功效主治：清热利湿止带。适用于湿热下注型黄带。

（3）安坤赞育丸

药物组成：香附（醋制）、鹿茸、阿胶、紫河车、白芍、当归、川牛膝、北沙参、没药（醋制）、补骨脂（盐制）、龙眼肉、茯苓、黄柏、龟甲、锁阳、杜仲（盐制）、秦艽、鳖甲（醋制）、艾叶（炭）、白薇、延胡索（醋制）、山茱萸（酒制）、鹿尾、枸杞子、鸡冠花、黄芪、乳香（醋制）、赤石脂（煅）、鹿角胶、菟丝子、肉苁蓉（酒制）、鸡血藤、桑寄生、琥珀、甘草、人参、乌药、丝棉（炭）、血余炭、白术（麸炒）、西红花、地黄、砂仁、沉香、酸枣仁（炒）、续断、陈皮、橘红、川芎、泽泻、黄芩、青蒿、远志（制）、肉豆蔻（煨）、藁本、红花、柴胡、木香、紫苏叶、熟地黄、丹参。

用法：口服，每次 1 丸，每日 2 次。

功效主治：补气血，益肝肾。适用于肾阳不足型带下病。

（四）其他疗法

1. 耳针疗法

取内生殖器、内分泌、膀胱、三焦、脾、肝、肾穴。毫针用中等刺激，亦可用埋针或压丸法。

2. 刺络拔罐法

取十七椎、八髎、血海、委阳、太冲穴。三棱针刺入使紫血流出，血色转淡再加拔火罐，留罐 15 分钟，起罐后消毒针口。每隔 1~2 周治疗 1 次。

3. 穴位注射法

取中极、水道、气冲、八髎、白环俞、膀胱俞、血海、三阴交穴。每次选 2 个穴位，用当归注射液，每穴注入 2ml，隔日 1 次。

4. 外洗疗法

用洁尔阴、妇阴洁等洗剂外洗，适用于各类阴道炎。

5. 阴道纳药法

临床中常用洁尔阴泡腾片、保妇康栓等纳阴治疗，适用于各类阴道炎。

6. 外敷疗法

将止带散（石榴皮 20g，苍术、白术各 20g，车前子 15g，柴胡 5g，升麻 5g）研磨，取适量用稀小米粥调成糊状，每晚睡前将适量药物敷于神阙穴，用塑料薄膜覆盖并用胶带固定，然后将热水袋放置脐部直至水凉，晨起将药物取下。适用于带下过多。1 次 / 天，100 天为 1 个疗程，总有效率为 95.37%。

（五）医家诊疗经验

承淡安教授认为，带下病的病位在子宫，以病因分寒热立论。带下病患者阴部流出黏液，似水似脓，或稀或稠，根据分泌物颜色可分为白带、赤带、赤白带，多因子宫蓄热或有寒。属热者少腹隐隐作痛，所下之物或夹秽臭，阴道灼热；属寒者则不痛无秽臭，所下之物，白色为多。归来、中极穴近子宫，能直达病灶；三阴交穴针刺则清热养阴，灸则温暖下焦，用之以为合穴之佐使。属热则针泻以清热，属寒则艾灸以除寒。赤带系子宫炎肿，黏液夹血而下，故针刺血海以清血，针刺三焦俞、小肠俞以清下焦之火。若病情久延，体质渐衰，食减面黄者，当加刺肾俞、命门、关元、脾俞穴，以补脾肾、固下元。

五、预后转归

带下病经过及时治疗多可痊愈，预后良好。若治疗不及时或不彻底，或病程迁延日久，致使邪毒上客胞宫、胞脉，可致月经不调、癥瘕和不孕症等病症。若带下病久不愈，见五色带下、秽臭，伴癥瘕或形瘦者，要注意排除恶性病变，预后差。

六、预防调护

（1）保持外阴清洁干爽，勤换内裤。注意经期、产后卫生，禁止盆浴。

（2）经期勿冒雨和久居阴湿之地，以免感受湿邪。不宜过食肥甘或辛辣之品，以免滋生湿热。

（3）对具有交叉感染的带下病，在治疗期间需禁止性生活，性伴侣应同时接受治疗。禁止游泳和使用公共洁具。

（4）做好计划生育工作，避免早婚多产，避免多次人工流产。

（5）定期进行妇科普查，发现病变及时治疗。

（6）进行妇科检查或手术操作时，应严格执行无菌操作，防止交叉感染。

主要参考文献

[1] 刘海涛，刘俊宏，杜晓娟. 健脾除湿法治疗带下病的临床体会 [J]. 中医临床研究，2017，9（14）：26-27.

[2] 张媛，李淑萍. 孟河医派费氏治疗带下病用药规律研究 [J]. 中国中医基础医学杂志，2019，25（5）：674-676.

[3] 王艺颖，李瑛. 浅析《针灸甲乙经》中带下病的针灸治疗 [J]. 中国民间疗法，2022，30（3）：3-5.

[4] 王冰清，周惠芳. 承淡安针灸治疗带下病的经验与实践 [J]. 中医临床研究，2022，14（34）：71-74.

附：盆腔炎

盆腔炎性疾病（PID）是指女性上生殖道及周围组织的一组感染性疾病，主要包括子宫内膜炎、输卵管炎、输卵管卵巢脓肿、盆腔腹膜炎。未得到及时正确的诊断或治疗，可能会发生盆腔炎性疾病后遗症，既往称慢性盆腔炎。

一、病因病机

（一）西医学认识

盆腔炎性疾病的病因，目前已研究得比较全面，具体为以下几点。

（1）产后、剖宫产及流产后 由于细菌的上行感染，病原体经剥离面或者残留的胎膜、胎盘、子宫切口等到达子宫的肌层、蔓延至输卵管及卵巢、盆腔腹膜而发生炎症。研究表明，此类上生殖道感染多属多重微生物感染，即混合感染所致。

（2）妇科手术操作 又称为医源性PID，如放置宫内避孕器、人工流产术后、输卵管通液术或造影术等操作，任何通过宫颈黏液屏障的手术操作都有可能导致盆腔感染。

（3）不良卫生习惯 包括不注意性卫生保健、经期性交等。由于月经期宫颈口开放，子宫内膜剥脱面有凝血块及扩张的血窦，为细菌的上行感染及滋生提供了良好的环境。此外，经常进行阴道冲洗者较普通女性盆腔炎性疾病的发病率要高。

（4）下生殖道感染 多数为上行感染，病原体多来自于前庭大腺炎、细菌性阴道病、宫颈炎、尿道炎等上行至输卵管及卵巢而致病，主要的病原体为沙眼衣原体和淋病奈瑟球菌。

（5）邻近器官炎症的蔓延 最常见的是腹膜炎、阑尾炎等，病原体以大肠埃希菌为主。

（6）盆腔炎性疾病急性发作 盆腔炎性疾病引起的盆腔广泛粘连、输卵管损伤及扭曲等可致输卵管防御能力下降，免疫力低下，容易造成再次感染，导致急性发作。

（二）中医学认识

中医古籍无"盆腔炎"的病名。根据其发病与症状特点可散见于"妇人腹痛""癥瘕""月经不调""不孕症""痛经""带下病"等病症的记载中。中医学认为本病是因产后胞宫胞脉空虚，余血浊液未净，产褥不洁，热毒之邪乘虚而入；或阴部手术时消毒不严，或经期性交，致使湿热之邪乘虚入侵，与冲任气血相搏结，云集胞脉，瘀结胞宫，或肝经积郁，气滞血瘀，不通则痛，进而形成虚实错杂，缠绵难愈之证，其中湿热与瘀为其主要的致病病机。如宋代陈自明《妇人大全良方》云："夫妇人小腹疼痛者，此由胞脉之间夙有风冷，搏于血气，停结小腹，因风虚发动，与血相击，故痛也。"

二、临床诊断

（一）辨病诊断

1.辨病要点

（1）病史 患者近期有行经、产后、房事不洁经历，或有宫内节育器；或近期有妇产科手术史或手术感染史，近期有急性盆腔炎、阴道炎病史等。

（2）临床表现 下腹部疼痛，痛连腰骶，可伴赤白带下或恶露增多，可伴有高热或低热起伏，易疲劳，劳则复发，月经不调，甚则不孕。

2.相关检查

（1）妇科检查 下腹部肌肉紧张、压痛、反跳痛；阴道充血，脓血性分泌物量多；宫颈充血，宫体有触痛、压痛，且两侧压痛明显，甚至触及包块；盆腔形成脓肿，位置较低者后穹隆饱满，有波动感。

（2）辅助检查 血常规检查见白细胞升高，中性粒细胞升高更明显；阴道、宫腔分泌物或血培养可见致病菌；后穹隆穿刺可吸出脓液；B超检查可见盆腔内有炎性渗出液或肿块。

（二）辨证诊断

1.湿热瘀结证

（1）临床证候 常有低热起伏或病后低热持续不退，腹痛腰酸，经前加重；月经先期量多，带下黄稠、味臭，多伴尿黄便干。舌红，苔黄腻，脉沉缓。

（2）辨证要点 常有低热起伏或病后低热持续不退，带下黄稠、味臭。舌红，苔黄腻，脉沉缓。

2.寒湿阻滞证

（1）临床证候 小腹胀痛，腰骶酸坠，得温则舒，遇寒或劳累后加重；月经量少，带下色白、质稀，多伴畏寒肢冷、乏力。舌淡或有瘀斑，苔白腻，脉沉缓。

（2）辨证要点 小腹胀痛，遇寒或劳累后加重，带下色白、质稀。舌淡或有瘀斑，苔白腻，脉沉缓。

3.气滞血瘀证

（1）临床证候 小腹胀痛或刺痛，按之痛甚，经前或经期疼痛明显；经色暗有血块，块下痛减，或经前淋漓不断，多伴经前乳胀、精神郁闷或烦躁易怒。舌暗有瘀斑，苔白，脉弦涩或沉细。

（2）辨证要点 小腹胀痛或刺痛，经前或经期疼痛明显，多伴经前乳胀。舌暗有瘀斑，苔白，脉弦涩或沉细。

三、鉴别诊断

1.异位妊娠

输卵管妊娠流产、破裂者，腹腔内出

血，临床表现为腹痛、阴道流血，甚至昏厥休克，hCG（＋），后穹隆穿刺可抽出不凝血。盆腔炎者高热，白细胞明显升高，后穹隆穿刺可吸出脓液。

2.急性阑尾炎

虽然急性阑尾炎与急性盆腔炎都有身热、腹痛、白细胞升高，但急性阑尾炎多有转移性右下腹痛，麦氏点压痛、反跳痛；而盆腔炎患者痛在下腹部正中或两侧，病位较低，可伴有月经异常。

3.卵巢囊肿

卵巢囊肿蒂扭转或破裂常突然腹痛，逐渐加重，甚至伴有恶心呕吐，常于体位改变时发作。B超或妇科检查可鉴别。

4.盆腔淤血综合征

盆腔淤血综合征是引起妇科盆腔疼痛的重要原因之一，表现为腰骶骨部间发性疼痛及小腹疼痛，向下肢放射，久站及劳累后症状加重。检查可见宫颈呈紫蓝色，但子宫附件无异常，症状与体征不符时，可通过盆腔静脉造影确诊。

四、临床治疗

（一）提高临床疗效的要素

盆腔炎急性发作时发病急，病情重。病因以热毒为主，兼有湿、瘀，故临证以清热解毒为主，祛湿化瘀为辅。治疗必须及时彻底治愈，不可迁延。若转为慢性盆腔炎，其邪热余毒残留，则日久难愈，耗伤气血，虚实错杂。除辨证内服有关方药外，还常常以中药保留灌肠、理疗、热敷、离子导入等方法综合治疗，以提高疗效。

（二）辨病治疗

（1）药物治疗（抗生素）　及时准确的抗生素治疗可清除病原体，改善症状及体征，减少后遗症。绝大多数盆腔炎经及时、恰当的抗生素治疗能彻底治愈，即使输卵管卵巢脓肿形成，75%的脓肿也能得到控制。若感染后未给予及时治疗，盆腔炎后遗症将明显增加。由于急性盆腔炎多为需氧菌、厌氧菌及衣原体的混合感染，需氧菌及厌氧菌又有革兰阴性及阳性之分，故抗生素多采用联合用药。

（2）手术治疗　当药物治疗无效，或脓肿持续存在，或脓肿破裂时，应选择手术治疗。

（3）物理疗法　物理疗法能促进盆腔局部血液循环，改善组织营养状态，提高新陈代谢，有利于炎症吸收和消退。常用的有激光、短波、超短波、微波、离子导入等方法。

（三）辨证治疗

1.辨证论治

（1）湿热瘀结证

治法：清热利湿，活血化瘀。

处方：带脉、子宫、阿是穴、中极、水道、次髎、曲骨、阴陵泉、行间。

操作：带脉向前斜刺；中极在排空小便的情况下直刺；次髎向耻骨联合方向斜刺，通向骶骨孔直达盆腔，以少腹部有胀感为度，不宜过深，以防刺伤直肠。子宫、水道、阿是穴可带电针仪，疏密波，刺激20分钟。子宫、阿是穴可用隔姜灸法。余穴常规操作。

方义：带脉、子宫化瘀通络，除湿止带；阿是穴化瘀通络，止痛；中极、水道、次髎清热利湿；曲骨、阴陵泉、行间清热利湿活血。

（2）寒湿阻滞证

治法：温化利湿，活血化瘀。

处方：带脉、子宫、阿是穴、中极、水道、次髎、神阙、腰阳关、阴陵泉。

操作：带脉向前斜刺；中极在排空小便的情况下直刺；次髎向耻骨联合方向斜刺，通向骶骨孔直达盆腔，以少腹部有胀感为度，不宜过深，以防刺伤直肠。子宫、水道、阿是穴可带电针仪，疏密波，刺激20分钟。子宫、阿是穴可用隔姜灸法。余穴常规操作。

方义：带脉、子宫化瘀通络，除湿止带；阿是穴化瘀通络，止痛；中极、水道、次髎清热利湿；神阙、腰阳关、阴陵泉温化利湿，活血化瘀。

（3）气滞血瘀证

治法：清热行气，活血化瘀。

处方：带脉、子宫、阿是穴、中极、水道、次髎、期门、内关、血海、膈俞。

操作：带脉向前斜刺；中极在排空小便的情况下直刺；次髎向耻骨联合方向斜刺，通向骶骨孔直达盆腔，以少腹部有胀感为度，不宜过深，以防刺伤直肠。子宫、水道、阿是穴可带电针仪，疏密波，刺激20分钟。子宫、阿是穴可用隔姜灸法。余穴常规操作。

方义：带脉、子宫化瘀通络，除湿止带；阿是穴化瘀通络，止痛；中极、水道、次髎清热利湿；期门疏肝行气；内关、血海、膈俞活血化瘀止痛。

2. 成药应用

（1）金刚藤胶囊

药物组成：金刚藤。

用法：口服，每次4粒，每日3次。

功效主治：清热解毒，化湿消肿。用于湿热下注所致的带下量多、黄稠，经期腹痛；慢性盆腔炎、附件炎和附件炎性包块见上述证候者。

（2）妇炎康复片

药物组成：败酱草、薏苡仁、川楝子、柴胡、陈皮、黄芩、赤芍。

用法：口服，每次5片，每日3次。

功效主治：清热利湿，化瘀止痛。用于湿热瘀阻所致女性带下色黄、质黏稠，或如豆渣状，气臭，少腹、腰骶疼痛。

（四）其他疗法

1. 艾灸疗法

主穴：气海、中极、归来。

配穴：大肠俞、次髎。

操作：每次取2~3个穴位。可用传统法隔姜灸。取纯艾做成直径1.5cm、高1.8cm的艾炷，置于0.4cm厚的鲜姜片上点燃，每穴灸3壮，每壮需6~7分钟。每日1次，10次为1个疗程，疗程间隔3~5日，共需2~3个疗程。

2. 拔罐疗法

主穴：关元、肾俞、三阴交、十七椎。

配穴：气海、腰眼、大椎、八髎。

操作：每次选用2~3个穴位，每日或隔日拔罐1次，穴位交替轮用，10次为1个疗程。

3. 贴敷疗法

取穴：下腹痛取归来、水道，腰痛取命门、肾俞、气海俞、腰阳关；腰骶痛取关元俞、膀胱俞、上髎、次髎；炎性包块取阿是穴。

操作：敷药制备，炮姜30g，草红花24g，肉桂15g，白芥子、胆南星各18g，麻黄、生半夏、生附子各21g，红娘子、红芽大戟各3g。用香油5斤将上药炸枯去渣，按每斤油加入樟丹240g，1.5斤油加麝香4g，藤黄面30g，摊成大膏药每张重6g，小膏药每张重3g，备用。将所选穴区洗净拭干，把膏药加温烘烊后贴穴，除阿是穴用大膏药，余均用小膏药。夏季每12小时换药1次，冬季每2日换药1次。月经期停用，12次为1个疗程。

4. 温针疗法

主穴：关元、归来、足三里。

操作：患者排空小便，以1.5~2寸毫针刺入。得气后，在针柄上套一个2~3cm长的艾段，点燃，待艾段燃尽后出针。每日1次，10次为1个疗程，疗程间隔3日。一般要 3 个疗程。

（五）医家诊疗经验

盛灿若教授善用针刺治疗盆腔炎性疾病后遗症——慢性盆腔痛。盛老认为慢性盆腔痛以肾阳不足为本虚，兼有外寒之标实，扶正祛邪是其根本治疗原则。在论治的过程中，把握虚实变化，尤其是肾阳与外寒的关系尤为重要。若患者有较明显的外寒，当先祛外邪，散局部之寒；待寒逐渐散去，或本无明显外寒者，当扶正为主，及时调整扶正与祛邪的穴位配伍；若寒邪已散，则补肾温阳、补益督带而收功。盛老认为，在论治慢性盆腔痛时，以督脉为纵坐标，带脉为横坐标，以此为纲从阳引阴而治之。第 1 胸椎棘突下缘到第 4 骶椎棘突下缘之间，脊柱旁开 2.5 寸范围内的带状区域为背俞功能带，区域内有膀胱经和督脉循行，穴位包括督脉穴、夹脊穴、膀胱经第一侧线上的背俞穴；同一脊柱水平上的穴位，具有相同的发展渊源、作用机制和功效。结合临床经验，盛老补肾阳调督脉时多沿督脉取腰骶部夹脊穴，升提带脉时沿带脉循行在腰部取穴。

散寒常用穴位，小腹痛取子宫、归来、局部阿是穴；腰骶痛取志室、次髎、局部阿是穴；补益督脉经气常取腰骶部夹脊穴；补益带脉经气常取腰骶部带脉循行线上的穴位；补肾常取肾俞、志室、三阴交、复溜、太溪。阿是穴、带脉穴位均应揣穴而定。散寒穴位宜直刺 15~30mm，行提插捻转泻法，可结合齐刺法（即直刺 1 针，左右或上下再各刺 1 针，3 针齐下）操作；针刺腰部补肾穴位或补益督脉、带脉经气穴位时，多采用毛刺卧针法（针刺轻浅，透皮卧刺），结合捻转补法；下肢补肾穴位直刺约 10mm，行提插捻转补法。

在慢性盆腔痛的治疗中，盛老重视局部揣穴，以拇指循经揣按，寻找拒按、喜按、局部皮温较低等阳性反应点。若疼痛拒按多为实证，酸痛喜按为虚证，皮温较低多为有寒，结合舌象、脉象、伴随症状等，判断寒热虚实，调整补泻手法和针刺深度。盛老擅于辨证施用不同针刺手法，常用的古针刺法有毛刺、齐刺等。如温补肾阳、补益督脉经气时，常采用毛刺补法，而寒邪深聚、疼痛剧烈、痛有定处时常采用齐刺泻法。盛老强调，选用不同针刺法目的是针到病所，做到"刺肉者无伤脉，刺脉者无伤皮，刺皮者无伤肉"，并随证调整治疗方案。

五、预后转归

急性盆腔炎经及时有效治疗，多可在短期内治愈，失治误治，病情加重，可发展为全腹膜炎、败血症、休克，甚至死亡；治疗迁延，多转为慢性盆腔炎，可见长期腰腹疼痛、带下量多，常影响生育。慢性盆腔炎通过积极有效的治疗，大多可好转或治愈，因本病常反复，故治疗周期较长。未愈者常有失眠、疲劳等不适，对患者的生活质量有一定影响，亦可转为急性盆腔炎。

六、预防调护

（一）预防

（1）作好经期、孕期及产褥期的卫生宣传。

（2）严格掌握产科、妇科手术指征，作好术前准备。

（3）注意性生活卫生。

（4）如有外阴、阴道不适，白带异常，应及时就诊，遵医嘱治疗。

（二）调护

（1）对急性盆腔炎要彻底治愈，防止转为慢性而反复发作。

（2）卧床休息，半卧位。补充营养，多吃高热量、高蛋白、易消化的食物。

（3）清淡饮食，忌食辛辣食品及刺激性调味品，忌服烈性酒，忌食生冷，鱼、虾等海鲜类产品更不应食用。

主要参考文献

［1］钱菁. 夏桂成教授辨治盆腔炎的经验与特色［J］. 南京中医药大学学报，2005，5（2）：182-183.

［2］谷灿灿，李娟，胡国华. 胡国华教授从"虚"论治慢性盆腔炎经验［J］. 时珍国医国药，2015，26（9）：2257-2258.

［3］谢文雅，李梦，刘维. 针灸治疗慢性盆腔炎的研究进展［J］. 中医药临床杂志，2015，27（4）：582-584.

［4］胡钧，李建兵，盛艳，等. 盛灿若针刺治疗盆腔炎性疾病后遗症慢性盆腔痛经验［J］. 中国针灸，2022，42（10）：1155-1158.

第七节　产后恶露不绝

恶露是指胎儿、胎盘娩出后，随胞宫缩复而经阴道排出的胞宫中的余血浊液。血性恶露一般持续3~4天，若产后血性恶露持续10天以上仍淋漓不断者，称为"产后恶露不绝"。产后恶露不绝相当于西医学产后子宫复旧不全、胎盘胎膜残留、晚期产后出血等病。恶露时间过长可造成不同程度贫血，且导致生殖道易受病原体侵袭，引起局部和全身的继发性感染，甚至继发不孕等，严重影响产妇的身心健康。

一、病因病机

（一）西医学认识

西医认为产后子宫复旧不全与胎膜残留、慢性消耗性疾病、贫血、产程长、妊娠子宫张力大、剖宫产，以及多产后子宫缩复力差有关。也可因子宫后位、宫腔积血、蜕膜残留、剖宫产刀口血肿、胎盘组织残留等致产褥期感染而致产后恶露不绝。陈海丽等通过研究发现，产后恶露不绝发病与产妇体质有着密切的关系，即产妇个体体质的差异性使其对某些产后疾病有着易感性、倾向性。

（二）中医学认识

本病的病机是冲任失固，气血运行失常。病因有气虚、血瘀、血热之分，但三者往往相兼为患。正如《医宗金鉴》云："产后恶露乃裹儿污血，产时当随胎而下，若日久不断，时时淋漓者，或因冲任虚损，血不收摄，或因瘀行不尽，停留腹内，随化随行。"《胎产心法》云："产后恶露不止，非如崩症暴下之多也，由于产时伤其经血虚损不足，不能收摄，或恶露不尽，则好血难安。相并而下，日久不止。"由于分娩或流产时出血较多，致使阴血骤伤而生虚火，加之产后或流产后血室正开，邪毒乘侵，损伤胞络，或瘀血滞留胞宫，久而化热而致病。

（1）气虚　素体虚弱，产时气随血耗，其气更虚或产后操劳过早、过度，劳倦耗伤中气。气虚则冲任不固，血失统摄而恶露不绝。

（2）血热　素体阴虚，复因产时亡血伤津，营阴更亏，虚热内生；或因产后过食辛辣温燥之品；或感受热邪；或郁怒伤肝，肝郁化热。热扰冲任，迫血下行，导致恶露不绝。

（3）血瘀　产后胞脉空虚，寒邪乘虚而入，寒凝血瘀；或胞衣残留，影响冲任，血不归经；或因七情所伤，气滞而血瘀。瘀血内阻，冲任不畅，新血难安，以致恶露淋漓不断。

以上三者之间又常是相互影响，互为

因果的，如产后气虚则无力运血，血行不畅，瘀血留滞，而形成气虚血瘀之虚实夹杂证，或瘀血久留，蕴结化热，则为瘀热内阻。日久亦可出现气阴两虚证。故临床常是相互兼见，夹杂为患。傅萍认为女性分娩后，多有虚、瘀、寒的病理特点：一是临产失血耗气，阴津损伤，易致气血不足乃至亏虚；二是恶露未净，瘀血内阻，气机不利；三是产后体虚易汗，怕冷喜暖，且易感外邪。

二、临床诊断

（一）辨病诊断

1.临床表现

产后恶露超过 3 周仍淋漓不断，色、质或气味异常，或伴有不同程度的腹痛。

2.相关检查

（1）妇科检查　可检查外阴伤口及腹部、盆腔的情况，通过检查子宫的大小、质地等初步评估产褥期子宫复旧的程度，是否存在子宫压痛、阴道异常分泌物等感染迹象。子宫复旧不全，子宫较正常产褥者同期之子宫大而软，常有轻度压痛，宫口松弛。胎盘残留者有时可见胎盘组织堵塞子宫颈口处。应注意有无残留组织及软产道损伤。

（2）辅助检查　血常规、尿常规、超敏 C 反应蛋白、降钙素原、血沉、血 hCG 检查等，可判断患者失血的情况，是否存在感染，是否存在妊娠组织物残留等，并排除滋养细胞疾病。血常规可呈贫血或有炎症相关指标改变，可了解子宫复旧情况及宫腔内是否有残留组织；将宫内刮出物送病理检查，可以明确诊断。

（二）辨证诊断

1.气虚证

（1）临床证候　产后恶露过期不止，量多或淋漓不断，质稀，无臭气。小腹空坠，精神不振，神疲体倦，少气懒言，面色㿠白。舌淡，苔薄白，脉缓弱。

（2）辨证要点　恶露量多或淋漓不断，质稀，无臭气。小腹空坠，神疲体倦，少气懒言，面色㿠白。舌淡，苔薄白，脉缓弱。

2.血热证

（1）临床证候　产后恶露过期不止，量较多，色深红，质黏稠，气味臭秽。舌红，苔少，脉虚细而数。

（2）辨证要点　恶露量较多，色深红，质黏稠，气味臭秽。舌红，苔少，脉虚细而数。

3.血瘀证

（1）临床证候　产后恶露过期不止，淋漓量少，色暗有块。少腹疼痛拒按，块下腹痛暂缓。舌紫暗或有瘀斑、瘀点，脉沉涩。

（2）辨证要点　恶露淋漓量少，色暗有块。少腹疼痛拒按，块下腹痛暂缓。舌紫暗或有瘀斑、瘀点，脉沉涩。

三、鉴别诊断

（一）西医学鉴别诊断

1.子宫黏膜下肌瘤

子宫黏膜下肌瘤可见产后阴道出血淋漓不尽，B 超提示黏膜下肌瘤，宫内无残留胎盘组织，可资鉴别。

2.绒毛膜癌

本病除产后阴道出血淋漓不尽外，有时可见转移病灶，尿 hCG、B 超、胸片以及宫内刮出物病理可明确诊断。

（二）中医学鉴别诊断

1.产后血崩

产后血崩多在产后 7 天内，尤其是产后 24 小时内，阴道大量出血，出血时间也可发生于产后 3 周以内，但不是淋漓少量，也不是时多时少，而是其势如崩。

2. 产后发热

若属产后邪毒感染发热，恶露可以超过 3 周未尽，其量或多或少，但气味臭秽，形如败酱，并伴有发热寒战、体温升高。

四、临床治疗

（一）提高临床疗效的要素

产后多虚，泻实勿忘补虚，故临床多用补泻兼施之法。应卧床静息，安定情绪；饮食宜清淡而富含营养，忌食生冷；起居要调适寒温，避免过热及着凉；不宜过劳，禁忌房事。

（二）辨病治疗

西医学主要通过抗生素、子宫平滑肌兴奋药、止血药、刮宫术、介入、手术等方式治疗。缩宫素、前列腺素类（卡前列甲酯栓、卡前列素氨丁三醇和米索前列醇）为常用的促进子宫收缩的药物。卡前列甲醛栓：于胎儿娩出后，立即戴无菌手套将卡前列甲酯栓 2 枚（1mg）放入阴道，贴附于阴道前壁下 1/3 处，约 2 分钟。卡前列素氨丁三醇：250μg 卡前列素氨丁三醇注射液（1ml 欣母沛），做深部肌内注射。缩宫素能够通过结合肌细胞膜上的受体，增加钙离子内流量，兴奋子宫平滑肌；而前列腺素类药物尤其适用于子宫收缩乏力所致的产后出血。若出现产后恶露持续未净，易增加产褥期感染的发生率，为预防进一步出现子宫内膜炎等并发症，需积极使用抗生素预防感染。若分娩过程中出现胎盘自娩欠完整或手剥胎盘，需结合产后 B 超判断是否有胎盘、胎膜及蜕膜的残留，如有残留需行清宫术。如果以上治疗方法均没有效果，还可采用子宫压迫缝合术、盆腔血管结扎、子宫动脉栓塞（介入治疗）等手术改善症状，若仍无效，且出现危及患者生命的可能，则考虑子宫切除术。除以上的治疗方式外，由于部分产妇对药物及传统手术方式的排斥，低强度超声波等物理治疗逐渐成为人们关注的热点。

（三）辨证治疗

治法：固摄冲任，清热凉血，散瘀止血。气虚者针灸并用，用补法；血热、气血瘀滞者只针不灸，用泻法。取任脉和足太阴经腧穴为主。

主穴：关元、气海、血海、三阴交。

配穴：气虚失摄证，加足三里、脾俞健脾益气，摄血生血；血热内扰证，加中极、行间、然谷疏散热邪，兼清虚热；气血瘀滞证，加地机、膈俞理气活血化瘀。小腹空坠者，加灸百会以升阳举陷；腹痛拒按者，加灸归来以温通胞脉，化瘀止痛。

操作：关元、气海二穴直刺 1 寸左右，不宜深刺，以免伤及尚未复原的胞宫，用补法或温针灸法；气虚失摄者，刺血海、三阴交，先泻后补，使益气摄血而不留余邪；气血瘀滞及血热内扰，刺法应补泻兼施，使泻邪而不伤正气，益气而不留瘀浊。

方义：新产之后，元气大伤，冲任不固。关元、气海位于脐下丹田部位，邻近胞宫，穴属任脉，通于足三阴经，人身元气从此而发，补关元、气海则能益元气、固冲任、调理胞宫、令血归经，有益气摄血和益气生血之效；血海、三阴交同属足太阴脾经，为理血调经要穴，用补法则理血补血以生新血，用泻法则通络活血而化瘀，用平补平泻法则养阴凉血而清虚热。诸穴合用，以扶正为主，兼清余邪，调理冲任、统摄血行。

（四）其他疗法

1. 电针疗法

取关元、气海、血海、三阴交，针刺

得气后接通电针仪，用疏密波，强度以患者能耐受为度，每次 20~30 分钟。

2. 耳针疗法

取内生殖器、皮质下、交感、内分泌。弱刺激，每次 15~20 分钟。也可用针法、压籽法、压磁法。在耳穴贴压抗早孕的取穴研究中发现，肝行少腹，绕阴器，调理冲任二脉，取肝穴在减少出血量、调节子宫收缩方面起重要作用；神门、交感可以提神调气，镇静止痛；取子宫、神门、内分泌穴，旨在调节子宫收缩和宫颈扩张之功能。刺激肝、肾、耳中等穴可以充分地调动自身因素，进行自我调节，从而达到新的平衡。

3. 拔罐疗法

取穴：第 1 腰椎至骶尾部脊柱中线及两侧膀胱经内侧循行线。

操作：采用走罐法，至皮肤潮红为度。或先用大罐密排罐拔于穴位上，留罐 10~15 分钟；排罐后，在命门、十七椎、肾俞、大肠俞、小肠俞等穴位上走罐 5~6 次，1~2 日 1 次。发热恶寒者，加配大椎穴施行刺络拔罐法。

4. 穴位贴敷疗法

（1）贴敷疗法 1

配方：红花 6g，熟地黄、赤芍、煅莪术、全当归、炒蒲黄、陈黑豆、干姜、肉桂各 30g，麻油适量。

用法：用麻油熬药，黄丹收膏，贴丹田处。

适应证：血瘀型产后恶露不绝。

（2）贴敷疗法 2

配方：黄芪、党参、白术各 15g，升麻、龙骨（水飞）各 10g，甘草 6g，米醋适量。

用法：上药共研细末，取药 15~30g 米醋调糊敷脐。

适应证：气虚型产后恶露不绝。

（五）医家诊疗经验

田丽颖教授临床采用温针灸联合生化汤加减治疗产后恶露，能够缩短气虚血瘀型产后恶露不绝患者的血性恶露持续时间，促进子宫复旧，减轻患者的痛苦，提高临床疗效。针灸可促进子宫复旧，温针灸具有活血化瘀、补肾益精、调和冲任之功，生化汤加减具有补气活血化瘀、补血养血生新之功，针药联用，改善了气虚血瘀的临床症状，减少了血性恶露的持续时间，促进子宫复旧。

五、预后转归

本病若能及时治疗，大多可痊愈。反之，出血日久可致贫血；如有胎盘胎膜残留，可继发感染；严重者可因出血过多而昏厥，需积极抢救。对于产后出血淋漓不止达 2~3 个月者，高度警惕妊娠滋养细胞肿瘤，宜做相关检查。

六、预防调护

（一）预防

（1）分娩时应仔细检查胎膜、胎盘是否完整，如有缺损，应立即清理宫腔。

（2）产褥期要保持外阴清洁，忌房事及盆浴，避免或减少感染的可能。

（二）调护

加强产后护理，注意腹部保暖，避免感受外邪。忌食辛辣或寒凉等食物。调畅情志。卧床休息后可采取半卧位，以利于恶露排出。

主要参考文献

[1] 张玉珍. 中医妇科学 [M]. 2 版. 北京：中国中医药出版社，2007.

[2] 徐峻苗，傅萍. 傅萍论治产后恶露不绝经

验［J］．浙江中医杂志，2021，56（11）：
829-830.

［3］陈海丽．产后恶露不绝与产妇中医体质的
临床研究［J］．临床医药文献电子杂志，
2017，4（37）：7191.

［4］巫小燕，邱秀峰，朱连芳．温针灸治疗产
后气虚血瘀型恶露不绝临床观察［J］．中国
中医药现代远程教育，2023，21（16）：119-
121.

第八节　缺乳

缺乳为产妇在哺乳期内，乳汁甚少或全无，亦称"乳汁不行""乳汁不足"。本病首见于《经效产宝》，多发生于新产后至半个月内，也可发生在整个哺乳期。

一、病因病机

（一）西医学认识

西医学认为，乳汁的合成及分泌是一个复杂的生理过程。下丘脑、垂体、卵巢、胎盘、甲状腺、肾上腺及胰腺等都参与了这个调节过程。任何精神因素，如情绪紧张、焦虑、忧郁、睡眠等都可直接或间接地通过神经反射抑制催乳素和缩宫素的分泌，影响乳汁的合成与分泌。在胎盘从子宫娩出后，孕激素、雌激素水平突然下降，产妇开始泌乳，同时乳腺的发育、产妇的营养健康状况及情绪均与泌乳有密切的关系。缺乳最主要的原因是垂体泌乳素缺少，乳汁分泌受多种激素的调节，催乳素是泌乳的基础，乳汁分泌还与缩宫素、孕激素有关。

针灸具有良好的催乳效果，其作用机制主要为通过对下丘脑-垂体轴功能的良性双向调节，使缩宫素、催乳素分泌增多，有利于乳汁的分泌。同时，针刺能够通过调节雌激素、孕激素的分泌，使之相应减少，以减少其抑制乳汁分泌的作用。实验研究表明，针刺对垂体分泌及生殖内分泌功能的影响，主要通过针刺激活脑内多巴胺系统，调节下丘脑-垂体的自身功能，使其适应机体的各种功能状态来实现泌乳效用。

（二）中医学认识

中医学认为，乳汁为血所化生，而赖气以运行。缺乳病名始于隋代《诸病源候论》，认为缺乳皆因津液暴竭、经血不足而导致。唐代《经效产宝》则认为"气血虚弱，经络不调"为缺乳病因。宋代《三因极一病证方论》分虚实论缺乳，"产妇有两种乳脉不行，有气血盛而壅闭不行者，有血少气弱涩而不行者，虚当补之，盛当疏之。"金代张子和《儒门亲事》云："妇人本生无乳者不治，或因啼哭悲怒郁结，气溢闭塞，以致乳脉不行。"清代《傅青主女科》言："失乳乃气血之所化也，无血固不能生乳汁，无气亦不能生乳汁。""气旺则乳汁旺，气衰则乳汁衰，气涸则乳汁也涸，必然之势也。"因此，气血虚弱以致乳汁化源之不足或情志抑郁致肝气不舒影响乳汁生成，是导致缺乳的主要发病机制。从经络循行来看，胃经过乳房，有"乳头属肝，乳房属胃"之说，故本病主要与肝、胃有关。产妇情志欠调畅可致泌乳的始动时间延后，乳汁分泌量减少。

二、临床诊断

（一）辨病诊断

（1）病史　产妇有产后出血史，有抑郁症等心理疾病史，平素营养状况欠佳等。

（2）症状　哺乳期中，乳汁量少，甚或全无，不能满足婴儿需要。

（3）体征　乳房松软无胀痛，挤压乳房见乳汁点滴而出，乳汁清稀；或乳房

胀硬成块，挤压乳汁疼痛难出或有乳腺发育欠佳。此外，还要注意有无乳头凹陷和皲裂。

（二）辨证诊断

缺乳需分为虚实两端。一般乳房柔软、乳汁清稀者，多为虚证；乳房胀硬而痛，乳汁浓稠者，多为实证。

1. 气血虚弱证

（1）临床证候　产后乳少，甚或全无，乳汁清稀，乳房柔软，无胀满感，神倦食少，面色无华。舌淡，苔少，脉细弱。

（2）辨证要点　乳汁清稀，乳房柔软，无胀满感，神倦食少，面色无华。舌淡，苔少，脉细弱。

2. 肝气郁滞证

（1）临床证候　产后乳汁涩少、浓稠，或乳汁不下，乳房胀硬疼痛，情志抑郁，胸胁胀闷，食欲不振，或身有微热。舌淡红，苔薄黄，脉弦细或弦数。

（2）辨证要点　乳房胀硬疼痛，情志抑郁，胸胁胀闷。舌淡红，苔薄黄，脉弦细或弦数。

三、鉴别诊断

本病当与乳痈相鉴别。乳痈多发生乳汁瘀滞不通，也表现为缺乳，但乳痈初起恶寒发热，乳房红肿热痛，继而化脓破溃成痈。缺乳则无局部皮肤改变。

四、临床治疗

（一）提高临床疗效的要素

（1）针灸治疗产后乳少效果较好。

（2）应积极早期治疗，在缺乳发生1周内进行治疗，治疗越早针灸疗效越好。

（3）哺乳期保持心情舒畅，避免过度劳累，保证充足睡眠，掌握正确的哺乳方法，多进食高蛋白流质食物。

（二）辨病治疗

（1）一般治疗　应根据产后缺乳的常见原因分析，有针对性地进行产后护理。首先应保证产妇的营养摄入及液体摄入充足。饮食方面宜高蛋白、易消化，忌生冷。其次，产妇应保持心情舒畅，学会舒缓压力。产后女性因哺乳问题常常会出现睡眠不足，因此要尽量保证充足睡眠。最后，应学习正确的哺乳方式及乳房护理，注意产褥期卫生，避免感染等发生。

（2）尽量早期哺乳　现在越来越多的观点认为，产后应尽早给婴儿哺乳，这样既有利于刺激乳房形成泌乳反射，又利于母婴亲子互动。要配合正确的乳房护理方法，如毛巾热敷、手法按摩等。

（3）抽吸乳汁　可用吸乳器适当地抽吸乳头，使乳汁加快易排出，在一定程度上可代替新生儿吸吮，有刺激乳头的作用。

（4）药物治疗　甲氧氯普胺，又叫灭吐灵、胃复安，是一种多巴胺受体拮抗剂，多应用于消化系统疾病，如反流性胃炎。但近年来，有研究报道，甲氧氯普胺可用于治疗产后缺乳，每次 5~10mg（1~2片），每日 3 次，连续服用 7 天，机制仍未完全明确。可使用大剂量维生素 E 治疗（每次 200mg，每日 3 次）。

（三）辨证治疗

1. 气血虚弱证

治法：调理气血，疏通乳络。

处方：乳根、膻中、少泽、足三里、脾俞、胃俞。

操作：乳根针尖向乳房基底部横刺至双乳微胀为佳；膻中向两侧乳房横刺 0.5~1寸；少泽点刺出血。气血不足者可加灸。

方义：乳根疏通阳明经气而催乳；膻中为气会，调气通络而催乳；少泽为通乳之经验穴。三穴合用，共达催乳、通乳之功。足三里为胃之下合穴，可补益后天之本，取脾俞、胃俞补益脾胃。

2. 肝气郁滞证

治法：疏肝理气，散结通乳。

主穴：乳根、膻中、少泽、太冲、内关。

配穴：食少便溏者，加中脘、天枢；失血过多者，加肝俞、膈俞；胸胁胀满者，加中脘、足三里。

操作：少泽点刺出血，其余主穴用平补平泻法。配穴按虚补实泻法操作。

方义：乳根可调理阳明气血，疏通乳络。膻中为气会，功在调气通络。少泽为通乳的经验穴；太冲可调畅气机；内关为八脉交会穴，可调畅心胸气机。

（四）其他疗法

1. 皮肤针疗法

背部从肺俞至三焦俞及乳房周围，叩刺强度根据证候的虚实决定轻重，一般多用轻刺激或中等刺激。背部从上而下每隔2cm即叩打一处，并可沿肋间向左右两侧斜行叩刺，乳房周围做放射状叩刺，乳晕部做环形叩刺，每次叩刺10分钟，每日1次。

2. 耳针疗法

（1）选胸、内分泌、交感、肝、脾。毫针用中等刺激，或埋揿针或用王不留行籽贴压。

（2）取乳腺、内分泌，配以胃、肝、脾、三焦，于临产后潜伏期开始，找出相应耳穴最强刺激点，用王不留行籽贴压，每天按揉3次，每次每穴0.5分钟。

（3）取神门、交感、乳腺、耳迷根、内分泌，用小块麝香虎骨膏粘王不留行籽贴于上述耳穴，每3日交替贴对侧耳穴，2周为1个疗程。

3. 穴位注射法

取穴：乳根、膻中、肝俞、脾俞。用维生素B_1、维生素C注射液各10ml混合，每穴注入1~2ml，每日1次。

4. 贴敷疗法

处方：金银花根30g，通草20g，当归6g，芙蓉花叶60g。

用法：将药物捣烂成膏状（其中通草、当归宜粉碎成末），外敷乳房周围，用大号乳罩托起固定，每日换药2次。

5. 刺血疗法

取穴：天宗、膻中、乳根、肩贞。

用法：用圆利针刺络拔罐法。用圆利针直刺双侧天宗穴，得气后出针，使针孔有少量血渗出，然后在此穴加拔火罐，留罐20分钟。同时用毫针针刺其他穴位，留针30分钟。每周治疗1次，3次为1个疗程。

（五）医家诊疗经验

靳瑞教授认为，对于某些病证，其症状与经络循行及该经所属脏腑有关，可取该经脉上相邻近的腧穴治疗。脏腑之间通过经脉相互络属，相属络之脏腑在属性上阴阳相合，功能上互相为用，病理上相互影响，形成了紧密相连的"脏腑相合"关系，故在治疗脏腑病变时常以脏病治腑、腑病治脏、脏腑同治等为治疗原则。在常规辨证取穴和远部取穴的基础上，靳教授常结合脏腑辨证，选用与该脏腑及相互络属脏腑有关的特定穴为主组穴。

靳教授在针刺过程中不仅注重"调神"，还强调针刺补泻手法，认为针刺补泻手法是关乎临床疗效的重要因素。关于补泻手法，《灵枢》中有提插补泻、捻转补泻、徐疾补泻、开阖补泻、呼吸补泻等各种单式补泻手法。

产后缺乳主要是指哺乳期内产妇乳汁甚少或无，分为虚实两端，其中虚者最常见的为气血亏虚，通过按摩乳腺的方法能够促进乳汁的分泌，但疗效稍差，针灸的治疗效果更佳。

靳瑞教授创的乳三针可以有效缓解产后乳汁不足，分别为乳根，膻中，肩井。

五、预后转归

用热水或葱汤熏洗乳房，应及时治疗。一般来说，本病产后半月内治疗效果较好，若在产后一两个月才治疗，往往效果不佳。

六、预防调护

（一）预防

做好孕期乳头护理；及时纠正孕期贫血；预防产后大出血。提倡早期哺乳，定时哺乳，采取正确的哺乳方法，促进乳汁分泌。

（二）调护

1. 日常调护

保证充分的休息和睡眠，保证心情舒畅，使气血调和。饮食宜清淡，忌食辛辣、酸味，多食富含蛋白质的食物、新鲜蔬菜及汤食。

2. 食疗

（1）鲫鱼芝麻汤

配方：鲜鲫鱼200g以上（去鳞、内脏），黑芝麻30g（炒微焦研面），王不留行20g，通草10g，芫荽适量。

用法：先将王不留行、通草用纱布包好，同鲫鱼一起加水适量，共煮汤1000~1500ml，然后加入黑芝麻面和芫荽，1日内分次服下。气血虚弱者加黄芪、当归各30g；气郁者加柴胡12g，均包入纱布中与鱼共煮，连用7日。

功效：疏通乳络，醒脾和胃。

（2）赤小豆粥

配方：赤小豆30g，大米50g，白糖适量。

用法：将赤小豆、大米择洗干净，赤小豆研细，同放入锅中，加清水适量煮粥，待熟时调入白糖，再煮一二沸即成。每日1剂，连续3~5日。

功效：健脾利湿，解毒消肿，下气通乳。

（3）猪蹄2只、通草适量，煮熟，去通草，食猪蹄、饮汤。适用于气血虚弱之缺乳。

主要参考文献

［1］郑贵真．针刺治疗产后缺乳的临床研究［D］．广州中医药大学，2015．

［2］谢金荣，赵彦昌，麦宝红．通乳络方辅助治疗气血两虚型产后缺乳的效果［J］．内蒙古中医药，2021，40（8）：17-18．

［3］符小航，许欢，杨倩，等．基于脏腑经络辨证针刺治疗产后缺乳［J］．陕西中医药大学学报，2021，44（6）：101-105．

［4］施秋凤．产后缺乳的中医药研究进展［J］．中外医学研究，2014，12（7）：157-158．

［5］范靖琪，谢晓燕，徐子乔，等．浅析靳三针疗法学术特色［J］．上海针灸杂志，2022，41（8）：853-856．

第九节　子宫脱垂

子宫脱垂，即子宫从正常位置沿阴道下降，子宫颈外口达坐骨棘水平以下，甚至子宫全部脱出于阴道口外。常伴发阴道前、后壁膨出。

一、病因病机

（一）西医学认识

1. 分娩损伤

现代医学认为分娩时损伤是子宫脱垂的最主要病因。在分娩过程中，特别是经阴道手术助产或第二产程延长者，盆底肌、筋膜和子宫韧带均过度伸展，张力降低，甚至出现撕裂。产褥期损伤组织尚未修复，产妇过早参加重体力劳动，过高腹压能将子宫轴与阴道轴仍相一致的未复旧的后倾子宫推向阴道以致发生子宫脱垂。多次分娩增加盆底组织受损机会，更易致子宫脱垂发生。

2. 长期腹压增加

长期慢性咳嗽、习惯性便秘、排便困难、经常超重负荷（肩挑、举重、蹲位、长期站立）、盆腔或腹腔巨大肿瘤及大量腹水等均可使腹腔内压力增加，迫使子宫向下移位。

3. 盆底组织发育不良或退行性变

临床上偶见子宫脱垂发生于未产妇或无性生活女性，系因先天性盆底组织发育不良，常合并有其他脏器脱垂，如胃下垂。绝经后期女性因雌激素水平下降盆底组织萎缩退化，也可发生子宫脱垂或脱垂程度加重。

4. 术后生殖道脱垂

由于子宫疾病或其他原因，曾行子宫切除或行子宫脱垂术后，生殖道再出现脱垂。这类患者在病因、发病机制及治疗上，均有一定的特殊性。

（二）中医学认识

中医学认为，子宫脱垂与气虚、肾虚关系密切，多因过劳、房劳伤肾或年老肾气亏损，中气不足，气虚下陷，无以摄纳而引发本病。治宜补中益气，升阳举陷，补肾填精，调和冲任。

二、临床诊断

（一）辨病诊断

1. 辨病要点

（1）病史　外阴部有块状物脱出，可伴有尿频、尿急等病史。

（2）临床表现　腰骶部疼痛或下坠感，走路、负重、久蹲后症状加重，休息后可减轻。肿块自阴道脱出，初起于腹压增加时脱出，休息卧床后能自动回缩。久之脱出组织淤血、水肿，甚至无法还纳，暴露于阴道外，可发生糜烂、溃疡、感染，有脓性分泌物。可伴有尿路感染或张力性尿失禁。

2. 妇科检查

（1）患者屏气，增加腹压，即见子宫体或子宫颈位置下降，子宫颈口达坐骨棘水平以下或露于阴道口。

（2）注意子宫脱垂的分度，确定是否伴有膀胱膨出、直肠膨出及肠瘘。

（3）观察肿块表面有无水肿、糜烂及溃疡，会阴有无陈旧性裂伤。

（4）令患者屏气或咳嗽，检查有无尿液自尿道口流出，如有尿液流出，再用食、中两指压迫尿道两侧后重复上述检查，压迫后咳嗽无尿液溢出则表示有张力性尿失禁存在。

3. 分度

患者取膀胱截石位，根据屏气时子宫颈、子宫体的位置对子宫脱垂进行分度。Ⅰ度轻型：子宫颈外口达坐骨棘水平以下，但未达到处女膜缘；Ⅰ度重型：子宫颈已达处女膜缘，但未超过该缘，检查时在阴道口见到子宫颈。Ⅱ度轻型：子宫颈已脱出于阴道口外，但宫体仍在阴道内；Ⅱ度重型：子宫颈、子宫体部分脱出于阴道外。Ⅲ度：子宫颈、子宫体全部脱出于阴道外。

（二）辨证诊断

1. 脾虚证

（1）临床证候　子宫下移或脱出于阴道口外，阴道壁松弛膨出，劳则加重，小腹下坠；身倦懒言，面色不华，食少便溏，小便频数，带下量多，质稀色淡；舌淡苔白，脉缓弱。

（2）辨证要点　劳则加重，小腹下坠；

身倦懒言，面色不华，食少便溏，小便频数，带下量多，质稀色淡；舌淡苔白，脉缓弱。

2.肾虚证

（1）临床证候　子宫下脱，日久不愈；头晕耳鸣，腰膝酸软冷痛，小腹下坠，小便频数，入夜尤甚，带下清稀；舌淡红，脉沉弱。

（2）辨证要点　头晕耳鸣，腰膝酸软冷痛，小腹下坠，小便频数，入夜尤甚，带下清稀；舌淡红，脉沉弱。

3.湿热下注证

（1）临床证候　子宫脱出日久，局部破溃，红肿不消，黄水淋漓，灼热痒痛；带下量多，小便黄赤；舌红，苔黄，脉虚数。

（2）辨证要点　局部破溃，红肿不消，黄水淋漓，灼热痒痛；带下量多，小便黄赤；舌红，苔黄，脉虚数。

三、鉴别诊断

（一）西医学鉴别诊断

1.宫颈延长

宫颈细长如柱状，宫体仍在盆腔内，向下屏气并不移位。阴道前后壁无膨出，前后穹隆位置无下降。

2.阴道前壁脱垂（膀胱膨出）

阴道前壁脱垂时可见阴道前壁呈半球形块物膨出，柔软，患者常误认为子宫脱垂。检查时可于膨出物上方触及宫颈及宫体，不难确诊。

3.宫颈肌瘤、宫颈息肉、子宫黏膜下肌瘤

可脱出至阴道口，但脱出物下界见不到宫颈外口，阴道内可触及宫颈。

（二）中医学鉴别诊断

癥瘕：有情志抑郁、经行产后感受外邪，月经不调、带下异常等病史，妇人有异常子宫出血，如月经量多等。CT、MRI等影像学检查有助于鉴别。

四、临床治疗

（一）影响针灸疗效的要素

（1）患者病情及一般情况　针灸疗法对Ⅰ度、Ⅱ度子宫脱垂，以及卧床时子宫能自行回纳者，效果较好，对于Ⅲ度和先天性子宫脱垂者效果欠佳。年龄较小、孕产次数少和体质较好的患者，针灸疗效较好。

（2）子宫托的配合应用　针灸治疗的同时，提倡应用子宫托。子宫托是一种支持子宫和阴道壁并使其维持在阴道内不脱出的工具，常用的有喇叭形、环形和球形3种。重度子宫脱垂伴盆底肌明显萎缩，以及宫颈或阴道壁有炎症、溃疡者不宜使用，经期、妊娠期停用。应用子宫托能促进盆底肌张力的恢复，可提高针灸疗效。

（二）辨病治疗

1.保守治疗

Ⅰ度、Ⅱ度轻型的子宫脱垂，或Ⅲ度脱垂因年老体弱及其他疾病不能耐受手术者，可给予保守治疗。

（1）支持疗法　增强体质，加强营养，注意适当休息，保持大便通畅，避免重体力劳动及其他增加腹压的因素。治疗慢性咳嗽、腹泻、便秘等。

（2）子宫托　目前我国常用的子宫托为塑料制的喇叭花形、环形、球形等。子宫托的大小必须适宜，放置或取出方便，放入阴道后不易脱落，放置时间为每日早晨放入，晚上临睡前取出，清洗后备用。

2.手术治疗

经保守治疗无效，或Ⅱ度重型、Ⅲ度子宫脱垂合并阴道壁膨出、有张力性尿失禁者宜用手术治疗。可根据全身健康情况及患者年龄选择适宜的手术方式。

（1）曼氏手术 宫颈部分切除术加主韧带缩短、阴道前、后壁修补术，适用于年龄较轻、宫颈较长希望保留生育功能者。

（2）阴式全子宫切除术及阴道前、后壁修补术 适用于子宫脱垂Ⅱ、Ⅲ度合并阴道前、后壁膨出，年龄较大无生育要求且无手术禁忌者。

（3）阴道闭合术 适用于Ⅲ度子宫脱垂年老体弱的患者或因其他疾病不能耐受较复杂手术，并已排除生殖道恶性病变者，可将阴道部分封闭，于阴道两侧各留一小通道以便阴道分泌物排出，术后失去性生活功能。

（4）腹部子宫悬吊术 为悬吊圆韧带及宫骶韧带缩短术，适用于轻度子宫脱垂、年轻而需保留生育功能的女性，或因其他疾病需开腹治疗时，可同做。

（三）辨证治疗

1. 脾虚证

治法：补脾益肾，固摄胞宫。取督脉、任脉及足少阳经穴为主。

主穴：百会、气海、维道、子宫、足三里、三阴交、关元。

配穴：伴有膀胱膨出者，加曲骨、横骨；直肠膨出者，加会阳、承山。

操作：诸穴均常规针刺；早期气虚为主予补法加灸；后期兼湿热下注予补泻兼施或平补平泻，不灸；百会从前向后平刺1~1.5寸，先针后灸或针灸同施，也可单行艾炷灸法。

方义：百会位于颠顶，为督脉穴位，可振奋阳气，升阳举陷。气海为任脉穴，能益气固胞。维道为足少阳与带脉之会，可维系带脉，固摄胞宫。子宫乃经外奇穴，是治疗阴挺之有效穴。足三里补益脾胃之气。三阴交补益脾肾。关元固摄胞宫。

2. 肾虚证

治法：补肾益气，固摄胞宫。

主穴：百会、气海、维道、子宫、关元、肾俞、太溪。

配穴：伴有膀胱膨出者，加曲骨、横骨；直肠膨出者，加会阳、承山。

操作：诸穴均常规针刺；早期气虚为主予补法加灸；后期兼湿热下注予补泻兼施或平补平泻，不灸；百会从前向后平刺1~1.5寸，先针后灸或针灸同施，也可单行艾炷灸法。

方义：百会位于颠顶，为督脉穴位，可振奋阳气，升阳举陷。气海为任脉穴，能益气固胞。维道为足少阳与带脉之会，可维系带脉，固摄胞宫。子宫乃经外奇穴，是治疗阴挺之有效穴。关元固摄胞宫。肾俞、太溪补益肾气。

3. 湿热下注证

治法：清热利湿，固摄胞宫。

主穴：百会、气海、维道、子宫、关元、阴陵泉、行间。

配穴：伴有膀胱膨出者，加曲骨、横骨；直肠膨出者，加会阳、承山。

操作：诸穴均常规针刺；予补泻兼施或平补平泻法，不灸；百会从前向后平刺1~1.5寸，先针后灸或针灸同施，也可单行艾炷灸法。

方义：百会位于颠顶，为督脉穴位，可振奋阳气，升阳举陷。气海为任脉穴，能益气固胞。维道为足少阳与带脉之会，可维系带脉，固摄胞宫。子宫乃经外奇穴，是治疗阴挺之有效穴。关元固摄胞宫，补益肾气。阴陵泉、行间健脾利湿。

（四）其他疗法

1. 芒针法

选子宫、提托、气海、带脉，每次选1个穴，以5~8寸长毫针，针尖朝向耻骨联合方向，针深达肌层，横行刺入，反复捻转，使患者会阴和小腹有抽动感，或单向捻针，使肌纤维缠绕针身后，再缓慢提针。隔日 1 次。

2. 穴位注射法

取穴：百会、气海、维道、子宫。每次选 2~3 穴，用黄芪注射液、当归注射液等，每穴注入药液 2ml。

3. 耳针疗法

（1）取肾、脾、内生殖器、外生殖器、皮质下、交感穴。每次选 2~3 穴，毫针刺用弱刺激，留针 30 分钟，或用揿针埋藏或用王不留行籽贴压。

（2）取子宫、皮质下、外生殖器穴。双侧交替使用。常规消毒后，用 28 号 0.5~1.0 寸毫针斜刺或平刺耳穴。每天针刺 1 次，每次留针 20 分钟，留针期行针 2~3 次，每次行针 5~10 秒，行针用中等强度捻转手法，捻转的幅度为 2~3 圈，捻转频率为每秒 2~4 往复。

4. 穴位埋线法

肾俞透气海俞、曲骨透横骨、关元透中极，穴位依次埋入羊肠线 2~3cm 长，20 天后再埋植 1 次。

5. 电针疗法

主穴：维胞、子宫、维道、中极、三阴交。

配穴：百会、气海、关元、足三里、太冲。

操作：分为两步，第一步进针操作与体针疗法一样，第二步按照电针疗法操作。第一步操作完毕后，在同侧体穴之间，分别连接电针治疗仪的两极导线，采用断续波或疏密波，刺激量的大小以出现明显的局部肌肉颤动或患者能够耐受为宜。每次电针 4~6 个穴位（交替使用），每次电针 20 分钟。每天治疗 1 次。没有接电疗仪的穴位，按普通体针疗法进行操作。

6. 艾灸疗法

处方：神阙。

操作：常规消毒后，用纯净干燥的食盐敷脐，使其与脐平，上置大艾炷施灸，当患者稍感灼痛时，更换艾炷，每次灸 7~9 壮，使整个腹部有温热感。每日治疗 1 次，10 次为 1 个疗程。

7. 刺络法

处方：腰俞、阴陵泉。

操作：常规消毒后，用三棱针点刺出血 5ml 左右，每周 1~2 次。

8. 头针法

处方：足运感区、生殖区。双侧取穴。

操作：常规消毒后，选用 28~30 号 1.0~2.0 寸毫针，针与头皮呈 15°~30° 夹角，快速刺入皮下后，与头皮平行刺入 0.5~1.5 寸。留针 30 分钟，留针期间行针 3~5 次，采用捻转手法，捻转频率在 200 次 / 分以上，捻转角度在 180°~360° 的范围，每次捻转 2~3 分钟。每天治疗 1 次，1 次为 1 个疗程。两疗程间休息 2~3 天。

（五）医家诊疗经验

1. 王秀珍治疗子宫脱垂临床经验

王秀珍运用刺血疗法治疗肾气亏损、失于固摄型 II 度子宫脱垂。取腰俞穴，针刺出血，并嘱加强营养、适当休息。刺血后患者自觉腰酸腹胀减轻，饮食增加，自觉子宫有收缩感。15 日后复诊于阴陵泉针刺出血，子宫恢复到正常位置。随访 10 多年，患者仍从事拉车搬运工作，子宫未再下垂。

2. 郑魁山治疗子宫脱垂临床经验

郑魁山采用补中益气、升提举陷、固摄胞宫之法治疗气血虚损，中气下陷，胞宫不固型 III 度子宫脱垂。针刺中脘、气海、提托穴用热补法，使患者腹部有热感，会阴部有抽动感，三阴交用热补法，使热感传到腹部，留针 30 分钟，第 2 天复诊，患者小腹重坠和会阴部闷胀感减轻。治疗 3 次后，妇科检查子宫明显回缩，腰腿酸软等症也明显好转，共治疗6次，患者症状即完全消失，子宫位置也恢复了正常。1年后随访未再复发。

3.张涛清治疗子宫脱垂临床经验

张涛清治疗中气不足、气虚下陷型Ⅲ度子宫脱垂并发膀胱壁膨出，治以补中益气、升提举陷之法。取穴：百会、气海、维宫、足三里、三阴交。维道透中极。方法：先针后灸，用补法，每次留针30分钟，间歇期运针2~3次，隔日1次。治疗1个月时，精神好转，食纳改善，小腹胀痛减轻。治疗2个月时，脱出的子宫已完全回缩，尿频减少，又治疗1个月，子宫再未下垂，腰酸、腹胀、尿频诸症全除，经妇科复查，子宫恢复正常，膀胱壁亦不膨出。

五、预后转归

Ⅱ~Ⅲ度子宫脱垂的患者保守治疗效果不理想，西医多采用手术治疗。年老体弱不耐手术者应加强护理，防止出现并发症。

六、预防调护

（1）实行新法接生，正确处理分娩，减少产伤，若有产伤应及时正确修复。

（2）鼓励产后运动，促进产后恢复。注意劳逸结合，产褥期避免久蹲及担提重物。

（3）产后应及时排空膀胱，保持大便通畅。

（4）注意围绝经期身心健康，加强锻炼，经常做提肛运动，防止盆底组织松弛。

（5）积极治疗气管炎、腹泻、便秘等增加腹压的疾病。

（6）治疗期间多进食益气升提的食物药物，避免登高、举重及劳力太过，以防复发。

主要参考文献

［1］任蓉，林国华. 针灸治疗子宫脱垂疗效观察［J］. 上海针灸杂志，2014，33（7）：644.

［2］罗颂平，张玉珍. 罗元恺妇科经验集［M］. 上海：上海科学技术出版社，2005.

［3］刘媛媛，奚玉凤，邹婷. 针刺配合穴位注射治疗轻型子宫脱垂45例疗效观察［J］. 国际医药卫生导报，2007，13（5）：80-81.

第十节　不孕症

不孕症是指育龄女性未避孕，其配偶生殖功能正常，婚后有正常性生活，同居一年以上而未受孕者，或曾经有过生育或流产，而又一年以上未受孕者；前者称为原发性不孕，后者称为继发性不孕。本病常因先天肾虚，精血不足，冲任脉虚，胞脉失养；或情志不畅，肝气郁结，疏泄失常，气血不和，冲任不能相资；或脾失健运，痰湿内生，痰瘀互结，气机不畅，胞脉受阻，不能摄精成孕。

一、病因病机

（一）西医学认识

（1）排卵障碍　主要是下丘脑-垂体-卵巢轴调节功能失常，如下丘脑-垂体功能低下性闭经、多囊卵巢综合征、高泌乳素血症或垂体瘤，以及由甲状腺功能亢进或减退、肾上腺先天或后天增生等导致的无排卵现象。

（2）输卵管及腹腔因素　特异性或非特异性输卵管炎症引起的输卵管阻塞或部分阻塞及粘连，是女性不孕的重要因素。炎症从破坏输卵管内膜纤毛上皮活动到破坏输卵管全层组织的变化，影响或阻拦了精子或受精卵的活动。腹腔因素主要是指子宫内膜异位症，不仅引起输卵管粘连和活动障碍，还影响了卵巢和精子的微环境。

（3）子宫因素　子宫内膜过薄、子宫腺肌病、子宫内膜炎等都影响受精卵的着床和发育。子宫颈口狭窄、宫颈炎症等都会影响精子的活动和功能。

（4）免疫因素　少数女方产生抗精子抗体或抗透明带抗体。

（5）精神因素　过度紧张使肾上腺分泌皮质醇过高影响排卵功能。

（二）中医学认识

（1）肾气不足　肾为先天之本，精血充盈，任通冲盛，月经按期来潮，两精相搏，方能有子。若肾气虚衰，精血不足，冲任脉虚，胞脉失养，则难以求嗣。

（2）肝郁气滞　肝主疏泄，疏泄正常，冲任调和，胞脉得养，方能经调受孕。若情志失调，导致肝气失调，气血不和，冲任不能相助，而致不孕。

（3）痰湿阻滞　多因素体肥胖，或恣食膏粱厚味，脾虚不运，肾虚不化，痰湿内生，气机不畅，胞脉闭塞，而致不孕。

二、临床诊断

（一）辨病诊断

1.临床表现

夫妇正常性生活1年未避孕，配偶生殖功能正常而未受孕，可诊断为不孕症。

2.相关检查

可配合妇科检查、宫颈黏液检查、基础体温测定、体内激素测定，以及输卵管通畅试验查等，以帮助本病的诊断。

（二）辨证诊断

不孕症的辨证首先依据月经的变化、带下病的轻重程度，其次依据全身症状及舌脉进行全身分析，明确脏腑、气血、寒热、虚实。

1.肾气不足证

（1）临床证候　婚久不孕，月经后期、量少，性欲淡漠，腰膝酸软。舌红苔少，脉沉细。

（2）辨证要点　腰膝酸软。舌红苔少，脉沉细。

2.肝郁气滞证

（1）临床证候　经期先后不定，经来腹痛，经前乳胀，精神抑郁，胸胁胀满，喜太息、嗳气，或烦躁易怒。舌红苔薄，脉弦。

（2）辨证要点　精神抑郁，胸胁胀满，喜太息、嗳气，或烦躁易怒。舌红苔薄，脉弦。

3.痰湿阻滞证

（1）临床证候　经行延后，甚或闭经。脘腹胀满，白带量多、质稠，黏滞如痰状。舌淡胖或有齿痕，苔白腻，脉滑或沉濡。

（2）辨证要点　脘腹胀满，白带量多、质稠，黏滞如痰状。舌淡胖或有齿痕，苔白腻，脉滑或沉濡。

三、鉴别诊断

癥瘕：常见经量偏多，色暗黏稠，夹有血块，行而不畅或经期延长、淋漓不净；多伴炎性肿块、子宫内膜异位症、子宫腺肌病、异位妊娠等，多为宿瘀夹滞。临证多见下腹结块、疼痛反复、病程迁延；舌质紫暗，脉弦涩或沉涩等。

四、临床治疗

（一）辨病治疗

1.病因治疗

（1）积极治疗器质性病变　如阴道横膈、阴道炎症、盆腔肿块等。对子宫腔粘连，可给予诊刮分离粘连的治疗。

（2）促进排卵　无排卵性的不孕者应诱发排卵，常用的药物如下。①氯米芬：

为临床首选的促排卵的药物，适用于体内有一定雌激素水平者，月经第 5 日起每日服 50mg，连续 5 日，停药后 5~11 日排卵，如无效可加大剂量至 100~150mg，排卵率为 80%，但受孕率为 30%~40%，同时可加用绒毛膜促性腺激素促进排卵。②绒毛膜促性腺激素（hCG）：当卵泡发育近成熟时，用药可促进排卵，常与氯米芬合用。一般在氯米芬停药 7 日左右加用 2000~5000IU 的 hCG，肌内注射，绝经期促性腺激素能促使卵泡生长发育成熟。从月经第 6 日开始，每日肌内注射 1 支 5000IU 的 hCG，共 7 日，用药过程中要观察宫颈黏液及血激素水平，B 超监测卵泡发育情况，当卵泡已发育成熟即停止用药。停药后用 5000~10000IU 的 hCG，肌内注射，促发排卵和黄体形成。③黄体生成激素释放激素。④溴隐亭：适用于无排卵伴有高生乳素血症者。

（3）促进黄体功能　月经第 15 日开始，每日肌内注射绒毛膜促性腺激素 1000~2000IU，或于月经第 20 日开始肌内注射黄体酮 10~20mg，共 5 日。

（4）输卵管阻塞的治疗　有生殖道炎症时可向宫腔内注入抗生素，使药物直接向病灶接触，并通过注射时产生的压力，分解粘连或对扭曲的输卵管壁起到治疗作用。发现输卵管某部堵塞，可开腹行输卵管成形术，手术大致可分为输卵管造口术、输卵管移植术等。

2.人工授精

人工授精是用人工的方法，将精液注入女性生殖道，取代性交，以达到妊娠目的的一种方法。

（二）辨证治疗

1.肾气不足证

治法：补肾益精，调理冲任。

主穴：太溪、肾俞、关元、三阴交。

配穴：偏肾阳虚者，配命门；偏肾阴虚者，配阴谷。

操作：毫针刺，用补法，可灸，肾阳虚明显者可重灸。

方义：太溪、肾俞补益肾精，关元、三阴交调理冲任、补益肾气。

2.肝郁气滞证

治法：疏肝解郁，调理冲任。

主穴：肝俞、太冲、气海、三阴交。

配穴：经前乳房胀痛者，配阳陵泉；经行涩滞者，配地机；白带量多者，配次髎。

操作：毫针刺，用泻法，可灸。

方义：肝俞、太冲疏肝解郁，气海调畅气机，三阴交调补肝、脾、肾三经，调理冲任。

3.痰湿阻滞证

治法：健脾化湿，调理冲任。

主穴：关元、足三里、丰隆、归来。

配穴：头晕、心悸者，配百会、内关；带下量多者，配次髎；纳差脘闷者，配足三里、中脘。

操作：毫针刺，平补平泻法，关元、足三里可用艾灸。

方义：关元调补冲任，足三里健运脾胃化痰，丰隆健脾化痰湿，归来调理冲任。

（三）其他疗法

1.隔药灸法

选用温肾助阳、化瘀行气类中药，共研细末，填于神阙穴，上置生姜片以大艾炷灸之，随年壮，每日 1 次。

2.耳针疗法

取内分泌、内生殖器、肾、皮质下，每次 2~3 穴，毫针弱刺激，每次留针 20~30 分钟，每日 1 次；或用耳穴埋针法、压籽法、压磁法。

3.中药灌肠法

红藤 15g，地丁 15g，黄柏 15g，延胡索 15g，乌药 15g，桃仁 10g，红花 10g，丹参 15g。下腹疼痛明显，伴肛门坠胀感时，可用上述药代煎成包后予以灌肠，每日 1 次，7 次为 1 个疗程。

4. 中药热敷法

红藤 20g，艾叶 20g，透骨草 15g，花椒 15g，红花 20g，延胡索 20g，乌药 20g。将上述药打成粗粉，置于布袋中，隔水蒸热后外敷下腹部，每日 1 次，每包药可用 3 次，每次用法同前。

5. 大黄芒硝外敷法

盆腔内有炎性包块或压痛明显时，可将大黄与芒硝按 1∶5 比例用布包好后，紧扎于下腹部过夜，每日换药。

（四）医家诊疗经验

赖新生教授在针灸学以阴阳调节为核心的理论基础上结合自身 40 余年的临床实践独创了"通元疗法"。通元疗法包含"通督养神"与"引气归元"两个部分，其理论基础是"调节阴阳，治病求本"。根据病证的阴阳属性调整阴阳偏盛偏衰，达到"阴平阳秘"状态，就是通元疗法基本精神。临床应用此法针药结合治疗不孕症有显著的疗效。赖教授认为不孕症与脏腑、经络皆有密切关系。脏腑以肾虚为主，兼见肝郁、脾虚；经络则以任、督为主。临床分型包括肾虚、肝郁、瘀滞胞宫、痰湿阻滞等，治疗以补肾为基础，并结合临床辨证灵活加减。①肝肾不足者宜补肝肾、调冲任，常取关元、肾俞、肝俞、三阴交、太溪、照海；②脾肾阳虚者宜补肾阳、益督脉，常取中极、命门、肾俞、三阴交、太溪、大赫；③肝郁气滞者宜疏肝郁、调冲任，常取肝俞、三阴交、关元、太冲、期门、内关；④宫寒者宜温宫散寒、调理冲任，常取中极、气海、命门、归来、三阴交、足三里。⑤寒湿者宜温脾燥湿、调理冲任，常取中极、脾俞、气海、足三里、丰隆、阴陵泉。

五、预后转归

不孕症的预后常与病因有关，因排卵与否、患或未患盆腔炎及子宫内膜异位症等情况而有区别。临床治疗中应进行细致检查，准确判断患者病情，兼顾输卵管及排卵问题，以取得满意疗效。妊娠并非治疗的最终目的，尤其是无排卵或子宫内膜异位症患者，妊娠分娩后病因仍在，应告知患者继续治疗原发病。

六、预防调护

（1）积极防治生殖道炎症、子宫内膜异位症等疾病。

（2）保持心态平和、心情愉快，培养广泛兴趣。

（3）注意自我保护，进行可能影响生育的工作时应注意防护，避免接触放射线、有害化学品、重金属等，避免高温作业，避免吸烟、饮酒。

（4）增加营养，加强锻炼。平时宜节欲，避免房事过频，选择女方排卵期同房以增加受孕机会。

主要参考文献

［1］程英龙，马晓荣，刘丽. 针灸治疗不孕症的研究进展［J］. 针灸临床杂志，2020，36（4）：94-100.

［2］杨子正. 赖氏通元法针药结合治疗不孕症临床思路与经验总结［D］. 广州中医药大学，2016.

第十一节　围绝经期综合征

围绝经期综合征即中医学的绝经前后诸症，是由于卵巢功能衰退，引起下丘脑－垂体－卵巢轴的功能失调，出现以内分泌失调和自主神经功能紊乱为主，伴有精神心理症状的一组临床症候群，又称为围绝经期综合征。常表现为月经紊乱、烘热汗出、胸闷烦躁、头晕心悸、失眠多梦，或精神抑郁、焦虑、忧愁等。多发于45~55岁女性，是妇科常见病、多发病。

一、病因病机

（一）西医学认识

（1）内因　卵泡分泌雌孕激素的功能减退，下丘脑、脑垂体和卵巢间的平衡失调，雌激素对脑垂体的反馈抑制作用减弱，导致脑垂体促性腺激素分泌增加，从而影响下丘脑与脑垂体的调节机制及其他内分泌腺（如甲状腺、肾上腺）与垂体间的平衡关系，并干扰大脑皮层与自主神经系统的功能，引起自主神经功能及代谢紊乱，出现各种临床症状。

（2）外因　女性围绝经期症状与多种外界因素相关，症状表现程度与女性健康状况、社会经济状况、个人行为呈显著相关性，影响因素包括家庭状况、婚姻满意度、吸烟、酗酒、肥胖、营养、受教育程度与经济收入状况等。女性普遍对围绝经期综合征认识不足，当各种躯体症状出现时感到非常恐惧与紧张，不懂得寻求医源性帮助，存在严重心理负担，引起一系列生理、生化的改变。

（二）中医学认识

中医古代医籍中原无相应的病名，但绝经的年龄界限及本病的病因病机、临床表现及中医药的资料亦多见记述。如《素问·上古天真论篇》云："女子……七七，任脉虚，太冲脉衰少，天癸竭，地道不通，故形坏而无子也。"《金匮要略·妇人杂病脉证并治》指出："妇人脏躁，喜悲伤欲哭，象如神灵所作，数欠伸。"本病以肾虚为本。肾阴亏虚或肾阳亏虚使诸脏腑之间失

去平衡，尤以肝、脾、心等脏腑功能的失调常见。

二、临床诊断

（一）辨病诊断

1.临床表现

（1）月经紊乱　半数以上女性绝经前出现月经紊乱，月经周期延长，经量减少或月经周期不规则，经期延长，经量增多，甚至大出血或出血淋漓不断或月经突然停止。

（2）血管舒缩症状　潮热为围绝经期最常见症状，主要表现为面部和颈部皮肤阵阵发红，伴烘热，继之出汗，持续时间长短不定。

（3）精神神经症状　围绝经期女性往往激动易怒、焦虑不安，或情绪低落、郁郁寡欢，甚至出现记忆力及认知障碍，对生活和工作造成重要影响。

（4）泌尿生殖道症状　尿道缩短，黏膜变薄，括约肌松弛，常有尿失禁；膀胱因黏膜变薄，易反复发作膀胱炎。

（5）心血管疾病　因雌激素水平低下，血胆固醇及各种脂蛋白增加，故绝经后易发生动脉粥样硬化、心肌缺血、心肌梗死、高血压和脑卒中等。

（6）骨质疏松　绝经后女性骨吸收速度快于骨生成，促使骨质丢失、骨小梁减少，约25%患有骨质疏松症。

（7）皮肤和毛发变化　雌激素不足和皮肤胶原蛋白减少，皮肤皱纹增多加深；皮肤变薄、干燥甚至皲裂；皮肤色素沉着，出现色斑；皮肤营养障碍，表现为皮炎、瘙痒、多汗、浮肿。大多数绝经后女性出现毛发分布改变，通常是口唇上方毫毛消失，代之以恒久毛，形成轻度胡须，阴毛、腋毛有不同程度的丧失，躯体和四肢毛发增多或减少，偶有轻度脱发。

2. 相关检查

（1）FSH、LH、E$_2$测定　绝经期 FSH > 10IU/L，提示卵巢储备功能下降；FSH > 40IU/L，提示卵巢功能衰竭。

（2）盆腔磁共振、CT、B超等检查可展示子宫和卵巢全貌以排除妇科器质性疾病。

（3）分段诊刮及子宫内膜检查　排除子宫内膜肿瘤。

（4）阴道涂片脱落细胞检查　绝经后显示雌激素水平低落。

（5）骨密度测定　了解有无骨质疏松。

（6）脑电图检查　精神症状严重者，做此检查，以排除神经系统器质性病变。

（二）辨证诊断

本病阴虚者在肾，涉及心、肝，治宜滋阴清降宁心；阳虚者亦在肾，涉及心、脾，治宜益肾助阳；兼有痰浊、血瘀、水湿者，当合而治之。

1. 肾阴虚证

（1）临床证候　绝经前后，头晕耳鸣，腰酸腿软，烘热汗出，五心烦热，失眠多梦，口燥咽干，或皮肤痒，月经周期紊乱、量少或多，经色鲜红。舌红，苔少，脉细数。

（2）辨证要点　经色鲜红，腰酸腿软，五心烦热。舌红少苔，脉细数。

2. 肾阳虚证

（1）临床证候　绝经前后，头晕耳鸣，腰痛如折，腹冷阴坠，形寒肢冷，小便频数或失禁；带下量多，月经不调、量多或少、色淡质稀，精神萎靡，面色晦暗。舌淡，苔白滑，脉沉细而迟。

（2）辨证要点　腰痛如折，腹冷阴坠，形寒肢冷。舌淡，苔白滑，脉沉细而迟。

3. 肾阴阳俱虚证

（1）临床证候　绝经前后，乍寒乍热，烘热汗出，月经紊乱、量少或多，头晕耳鸣，健忘，腰背冷痛。舌淡，当薄，脉沉弱。

（2）辨证要点　烘热汗出，腰背冷痛。舌淡，苔薄，脉沉弱。

4. 心肾不交证

（1）临床证候　绝经前后，心烦失眠，心悸易惊，甚至情志失常，月经周期紊乱、量少或多，经色鲜红，头晕健忘，腰酸乏力。舌红，苔少，脉细数。

（2）辨证要点　心烦失眠，心悸易惊，头晕健忘，腰酸乏力。舌红，苔少，脉细数。

三、鉴别诊断

（一）西医学鉴别诊断

1. 甲状腺功能亢进症

当甲亢症状不典型而表现为抑郁、淡漠、焦虑时，需测定甲状腺功能指标，如促甲状腺素（TSH）和血清甲状腺素（T$_3$）、三碘甲状腺原氨酸（T$_4$）。

2. 冠心病

当患者以心悸、心律不齐、胸闷症状为主时应首先考虑冠心病，经查体、心电图检查及性激素测定可鉴别。

（二）中医学鉴别诊断

癥瘕：经断前后好发癥瘕，如出现月经过多或经断复来或有下腹疼痛、浮肿，或带下五色、气味臭秽，或身体骤然明显消瘦等症状者，应结合西医学辅助检查明确诊断。

四、临床治疗

（一）提高临床疗效的要素

（1）注重肾虚是围绝经期综合征的主要因素。

（2）重视"瘀"在围绝经期综合征中的致病作用。

（3）明确肝郁是导致围绝经期综合征的重要病机。

（4）考虑年龄与辨证的关系。

（二）辨病治疗

1.对症治疗

镇静药：睡前服艾司唑仑2.5mg；谷维素，口服，每次20mg，每日3次。

2.性激素治疗

（1）雌激素制剂　①戊酸雌二醇，每日口服1~2mg。②结合雌激素，每日口服0.3~0.625mg。③17β-雌二醇经皮贴膜，每周更换2次或1次。④尼尔雌醇，为合成长效雌三醇衍生物，每周服1~2mg。

（2）组织选择性雌激素活性调节剂　替勃龙，每日口服1.25~2.5mg，还可治疗骨质疏松症。

（3）选择性雌激素受体调节剂　雷洛昔芬，每日口服60mg，用于预防和治疗骨质疏松症，长期应用有发生静脉血栓的可能。

（4）孕激素制剂　醋酸甲羟孕酮，每日口服2~6mg；或用微粒化孕酮，每日口服100~300mg。

3.非激素类药物治疗

（1）选择性5-羟色胺再摄取抑制剂　盐酸帕罗西汀20mg，每日1次，早上口服，可有效改善血管舒缩症状及精神神经症状。

（2）钙剂　氨基酸螯合钙胶囊每日口服1例（1g），可延缓骨质丢失。

（3）维生素D　每日400~500U，和钙剂合用有利于钙的吸收。

（三）辨证治疗

1.辨证论治

（1）肾阴虚证

治法：滋阴补肾。

主穴：关元、三阴交、肾俞、太溪、照海。

配穴：头晕目眩者，加百会、风池；腰脊酸痛者，加腰眼；烘热者，加涌泉。

操作：主穴均施补法，百会、涌泉泻法，风池、腰眼平补平泻。

方义：太溪、肾俞、照海补益肝肾；三阴交可调理肝、脾、肾，益气养血；关元为任脉穴，当足三阴、任脉之会，乃调理冲任之要穴。

（2）肾阳虚证

治法：温补肾阳。

主穴：关元、三阴交、肾俞、命门、太溪、三阴交。

配穴：头晕目眩者，加百会、风池；腰脊酸痛者，加肾俞、腰眼。

操作：主穴均施补法，百会泻法，风池、腰眼平补平泻。

方义：太溪、肾俞补益肝肾；三阴交可调理肝、脾、肾，益气养血；关元为任脉穴，当足三阴、任脉之会，乃调理冲任之要穴；命门温补肾阳。

（3）肾阴阳俱虚证

治法：滋补肾精，调理冲任。

主穴：关元、三阴交、肾俞、太溪、照海、命门。

配穴：头晕目眩者，加百会、风池；腰脊酸痛者，加肾俞、腰眼。烘热者，加涌泉。

操作：主穴均施补法，百会、涌泉泻法，风池、腰眼平补平泻。

方义：太溪、肾俞补益肝肾；三阴交可调理肝、脾、肾，益气养血；关元为任脉穴，当足三阴、任脉之会，乃调理冲任之要穴；照海滋阴补肾，命门温补肾阳。

（4）心肾不交证

治法：补益心血，交通心肾。

主穴：心俞、肾俞、脾俞、神门、三阴交。

配穴：心中烦乱懊恼，呻悲面热，五

心烦热者，宜换神门为通里，加照海；噩梦多者，选百会、大陵或神门透大陵。

操作：心俞、脾俞、肾俞、神门、照海施补法，三阴交、通里、大陵平补平泻，神门透大陵、百会轻泻。

方义：心俞、肾俞、脾俞分别为心、肾、脾之背俞穴，刺之调补心、肾、脾；神门为心之原穴可补益心血，三阴交可调理脾、肾，养血活血。

2. 成药应用

（1）更年安胶囊

用法：每次 4 粒，每日 3 次。

适应证：肝肾阴虚型围绝经期综合征。

（2）天王补心丹

用法：每次 1 丸，每日 2 次。

适应证：心肾不交型围绝经期综合征。

（3）龟甲养阴丸

用法：每次 4 片，每日 2 次。

适应证：阴虚肝旺型围绝经期综合征。

（四）其他疗法

1. 耳穴贴压疗法

选取神门、交感、内分泌、肾、皮质下等穴位。用胶布将中药王不留行籽贴于耳穴部位。嘱患者自行按压所贴耳穴 3~5 次，使耳部感到有酸痛、麻胀、发热感。

2. 拔罐疗法

取第 7 颈椎至第 5 腰椎督脉、膀胱经的第一及第二侧线，以及大腿部足阳明胃经循行路线。用闪罐法在各部操作 3 遍后，于心俞、膈俞、脾俞、肾俞穴处留罐 5~10 分钟，每日或隔日 1 次。

3. 隔药饼灸

选用葫芦壳、茯苓皮、泽泻、牵牛子、首乌、三棱、莪术、槟榔、茵陈、山楂、决明子、莱菔子、生大黄，按等量配比，碾成细末。以黄酒调和成直径为 20mm，厚 6mm 的药饼。穴位选取神阙、大赫、足三里，药饼置于穴位上，药饼上置 1.5cm 艾条，从底部点燃。每日 1 次，每周治疗 5 次，20 次为 1 个疗程。

4. 低能量氦氖激光血管内照射（ILIB）

尤其对顽固性失眠、潮热、出汗、头痛、记忆功能减退、腰背关节痛等症状的缓解效果好。对易激动、神经质、忧郁、疑心也有一定疗效。一般治疗 1 个疗程后症状缓解，平均随访 1~3 月，未见复发在治疗过程中，除个别患者局部偶有微热感外（未处理，停止治疗后自动消失），其余均无不良反应。

（五）医家诊疗经验

庄礼兴教授全面继承了"靳三针"疗法，并结合岭南针灸名家司徒玲教授的独特针法，进一步发展了"靳三针"疗法的调神思想，形成了一套以神志病及躯体神志病为主要治疗对象的调神针法，取穴简便，效果明显，适应证广泛。

穴位通常取四神针、印堂、智三针（神庭、本神）、神门、三阴交、照海、申脉。四神针穴在头部的投影区较百会穴大，可以调节脑腑精气、振奋精神，调神之效显著。因神能驭气，通过调神，可使围绝经期诸多症状之失眠、焦虑等精神症状得到缓解。神庭与本神皆位于前额部，额叶主宰情志活动，故智三针有激发经气、调节元神的作用。在庄氏调神针法的基础上，于神门、三阴交行补泻手法，可达到滋阴降火的作用，以增宁心安神、助益睡眠之功，尤其适用于阴虚火旺型围绝经期综合征失眠患者。针刺三阴交疏通肝、脾、肾三经之气血，气血通达则能滋养心神，发挥安神调神的效果。治疗失眠时配以申脉、照海可调整阴跷脉、阳跷脉功能，更好地调节阴阳。

五、预后转归

本病持续时间长短不一，短则几个月，

长则 5~10 年。若能及时、积极治疗，特别是药物结合心理治疗，往往短时间内可痊愈。病程长，亦能好转或治愈。

六、预防调护

（一）预防

（1）培养健康的心理状态，形成良好的人际关系，防止情志内伤。

（2）参加适当的体育锻炼，增强体质，增强抵抗力，防止早衰。

（3）医护人员在用药物治疗的同时，注意心理咨询疏导，解除患者的心理障碍，消除致病因素，使患者能正确对待疾病，以早日康复。

（二）调护

（1）避免精神刺激。

（2）注意调节生活规律。

（3）饮食调摄　多饮水，多吃新鲜的水果、蔬菜、含钙类食物、养血降压或滋阴之品。

主要参考文献

［1］陈霞，詹群，益坤钦. 对围绝经期综合征患者性激素影响的临床研究［J］. 江苏中医，2004，25（5）：14-15.

［2］李艺，何金森. 针灸治疗更年期综合征临床研究进展［J］. 辽宁中医杂志，2009，36（6）：1046-1048.

［3］王敬泽，李炳芳，低能量氦氖激光治疗更年期综合征 23 例的临床观察及护理［J］. 解放军护理杂志，2000，17（5）：50.

［4］许洪伟. 庄氏调神针法治疗女性更年期阴虚火旺型失眠的临床研究［D］. 广州中医药大学，2019.

第八章　外科病症

第一节　流行性腮腺炎

流行性腮腺炎是由腮腺炎病毒引起的急性呼吸道传染病。其临床特征为腮腺非化脓性肿胀、疼痛、发热，并伴随咀嚼受限，有累及各种腺体组织或脏器的情况，常可引起脑膜炎、睾丸炎、胰腺炎、乳腺炎、卵巢炎等疾病。流行性腮腺炎全年均可发病，但以冬春季为发病高峰，散发为主，亦可流行。本病中医学称"痄腮"，古称"大头病""大头瘟""蛤蟆瘟""时行腮肿""时毒""大头天行"等，主要侵犯儿童，90% 的病例发生在 5~15 岁年龄组。本病发病有痄腮接触史，发生腮肿前可有轻度发热、头痛、呕吐等症状。主要表现为腮部肿胀，一侧或两侧均可发生，其特点是以耳垂为中心漫肿，边缘不清，外表皮肤不红，触之有压痛，张口不利，咀嚼疼痛，腮腺管口可见红肿，腮腺肿胀持续 4~5 天开始消退，整个病程 1~2 周。患病后获得持久免疫力。

一、病因病机

（一）西医学认识

1. 病因

流行性腮腺炎主要由腮腺炎病毒感染引起，其传染源主要是早期患者和隐性感染者。病毒侵入上呼吸道及眼结膜，在黏膜上皮细胞中繁殖后侵入血液循环，播散到腮腺和中枢神经系统等器官，引起腮腺炎和脑膜炎。

2. 病理

腮腺的主要病理改变为非化脓性炎症改变，腺体及周围组织充血、水肿，腺泡细胞有混浊及肿胀，或呈坏死并碎解。腺体间质中有浆液性纤维素渗出物伴淋巴细胞浸润。

（二）中医学认识

中医学认为，痄腮主要是因外感风温邪毒。病邪由口鼻而入，毒邪内侵少阳、阳明经脉，足少阳之脉绕耳而行，经脉失和，毒邪与气血相搏，壅阻于颈侧，凝聚面部，故见腮下坚硬弥漫、肿大疼痛。

流行性腮腺炎的主要病机为邪毒壅阻足少阳经脉，与气血相搏，凝滞于耳下腮部。《疮疡经验全书·痄腮毒》记述："此毒受在牙根耳聤，通于肝肾，气血不流，壅滞颊腮，此是风毒症。"指出本病的病因和病机特点。

邪犯少阳时邪，病毒从口鼻而入，侵犯足少阳胆经。胆经起于眼外眦，经耳前、耳后下行于身之两侧，终止于两足第四趾端。邪毒循经上攻腮颊，与气血相搏，凝滞于耳下腮部，则致腮部肿胀疼痛；邪毒郁于肌表，则致发热恶寒；邪毒郁阻经脉，关节不利，则致咀嚼不便；邪毒上扰清阳，则头痛；邪毒内扰脾胃，则致纳少、恶心、呕吐。

足少阳经与足厥阴经相表里，足厥阴之脉"过阴器抵小腹"，当邪毒传至厥阴时，则邪毒侵犯足厥阴经，引起睾丸肿胀疼痛，或少腹疼痛等症，此为毒窜睾腹之变证。肝经热毒壅滞乘脾，还可出现上腹疼痛、恶心呕吐等症；若温毒炽盛，窜入营分，陷入心包，引动肝风，可出现惊厥昏迷，此为邪陷心肝之变证。

痄腮的发病特点主要体现在季节性、

传染性、好发于小儿等方面。

季节性：痄腮一年四季均可发生，但春季易于流行，亦好发于冬、夏两季。江瓘在《名医类案》中指出"泰和二年四月，民多疫病……俗云大头伤寒"；俞根初认为"大头瘟，多发于春冬雨季"，而"暑风挟湿热气蒸，亦多发此病"。

传染性：指痄腮在人群中传播，引起多人发病。王好古认为"大头痛者……溃裂脓出，而又染他人"，俞根初亦指出"大头伤寒，病多互相传染，长幼相似"。

好发于小儿：痄腮在任何年龄均可发病，但以小儿发病率高。吴鞠通在《温病条辨》中讨论痄腮时指出："小儿纯阳火多，阴未充长，亦多有是证。"

二、临床诊断

（一）辨病诊断

1. 临床表现

患者多发病于腮腺炎流行期间或有与腮腺炎患者的接触史，本病潜伏期14~25日，多数患者前期症状一般较轻，少数可表现为体温中度增高、头痛、肌肉酸痛等。腮腺肿大常是本病的首发体征，一般持续7~10天，常一侧腮腺先肿，2~3天后对侧腮腺亦出现肿大，有时肿胀仅为单侧。腮腺肿大的特点是以耳垂为中心，向前、后、下扩大，边缘不清，触之有弹性感，有疼痛及触痛，表面皮肤不红，可有热感，张口、咀嚼，特别是吃酸性食物时疼痛加重。

2. 相关检查

（1）血常规 白细胞计数大多正常或稍增加，淋巴细胞相对增多。有并发症时白细胞计数可增高，偶有类白血病反应。

（2）血清和尿淀粉酶 90%患者的血清淀粉酶有轻至中度增高，尿中淀粉酶也增高，有助诊断。淀粉酶增高程度往往与腮腺肿胀程度成正比。

（3）血清学检查 中和抗体试验、补体结合试验、血凝抑制试验。

（4）其他辅助检查 心肌炎时心电图示心律不齐、T波低平、ST段压低。

（二）辨证诊断

1. 邪犯少阳证

（1）临床证候 耳下腮部漫肿疼痛，皮色不红，压之有弹性，张口困难，咀嚼不便。伴有恶寒发热、咽红等全身轻度不适。舌尖红，苔薄白或微黄，脉浮数。

（2）辨证要点 耳下腮部漫肿疼痛，皮色不红。舌尖红，苔薄白或微黄，脉浮数。

2. 热毒壅盛证

（1）临床证候 腮部漫肿，疼痛较重、拒按，张口不便，咀嚼困难。伴有壮热、头痛、烦躁、咽喉肿痛、大便干结、小便短赤。舌红，苔黄腻，脉弦数或滑数。

（2）辨证要点 腮部漫肿，疼痛较重、拒按，壮热、头痛、大便干结、小便短赤。舌红，苔黄腻，脉弦数或滑数。

3. 邪陷心肝证

（1）临床证候 腮部肿胀，高热，头痛，烦躁不安，神疲嗜睡，颈项强直，呕吐，甚则神昏不语，四肢抽搐。舌红绛，苔黄燥，脉弦数。

（2）辨证要点 腮部肿胀，高热，神疲嗜睡，颈项强直，四肢抽搐。舌红绛，苔黄燥，脉弦数。

4. 毒窜睾腹证

（1）临床证候 腮部肿胀，发热，烦躁，口苦咽干，男性睾丸肿痛，女性少腹痛。舌红，舌苔黄，脉弦数。

（2）辨证要点 腮部肿胀，发热，男性睾丸肿痛，女性少腹痛。舌红，舌苔黄，脉弦数。

三、鉴别诊断

1. 化脓性腮腺炎

化脓性腮腺炎常为一侧腮腺局部红肿、压痛明显，晚期有波动感，挤压时有脓液自腮腺口流出，腮腺口位于第二磨齿相对的颊黏膜处。白细胞总数和中性粒细胞明显增多。

2. 颈部及耳前淋巴结炎

颈部及耳前淋巴结炎的肿大不以耳垂为中心，而是局限于颈部或耳前区，为核状体，较坚硬边缘清楚，压痛明显，表浅者活动。可发现与颈部或耳前区淋巴结相关的组织有炎症，如咽峡炎、耳部疮疖等。白细胞总数及中性粒细胞增高。

3. 症状性腮腺肿大

在糖尿病、营养不良、慢性肝病中，应用某些药物如碘化物、羟布宗、异丙肾上腺素等可引起腮腺肿大，为对称性无痛感，触之较软。组织学检查主要为脂肪变性。

4. 其他病毒性腮腺炎

流感病毒、副流感病毒、巨细胞病毒、艾滋病毒等都可以引起腮腺肿大，可依据病毒分离加以鉴别。

四、临床治疗

（一）提高临床疗效的要素

西医主要是抗病毒治疗，出现并发症时要对症治疗。中医一般以清热解毒、疏风通络、行气活血、消肿散结为基本治疗原则。

（二）辨病治疗

1. 一般治疗

适当休息，发热患者应卧床，食物以软食或半流质饮食为宜，多喝水，注意口腔卫生。

2. 药物治疗

（1）利巴韦林　人工合成的广谱抗病毒药主要是通过抑制肌苷酸 5- 磷酸脱氢酶，阻断肌苷酸变为鸟苷酸，从而抑制病毒核酸的合成。

（2）双嘧达莫　研究表明，双嘧达莫有抗病毒作用，在体内能稳定地诱导干扰素。

（3）激素　利用其非特异性的抑制炎症作用，减轻中毒症状，解除患者的痛苦，是一个暂时性的治疗药物。

3. 对症治疗

无明显发热及局部疼痛的轻症患者，除一般治疗外，不必给予其他治疗，遇高热或全身症状明显者，必须对症治疗其并发症。

（三）辨证治疗

1. 辨证论治

（1）邪犯少阳证

治法：清热解表，疏风散毒。取手少阳三焦经、足阳明胃经穴为主。

主穴：翳风、颊车、合谷、外关。

配穴：热盛者，加大椎、商阳点刺出血。

操作：针用泻法，或三棱针点刺出血。

方义：风温邪毒壅阻少阳经脉，故取手足少阳之会翳风，合以足阳明经穴颊车。翳风、颊车又为局部取穴，两者配伍疏调少阳、阳明经气，宣散局部气血壅滞；合谷、外关为足阳明、手少阳经远端腧穴，清泻阳明、少阳经郁热，导热下行、通络消肿。

（2）热毒壅盛证

治法：清热解毒，软坚散结。取手足少阳经、阳明经腧穴为主。

主穴：翳风、颊车、合谷、中渚、足临泣、大椎、曲池。

配穴：头痛甚者，加太阳、头维；咽

喉肿痛者，取少商点刺出血。

操作：针用泄法。

方义：翳风、颊车为局部取穴，分属手少阳和足阳明经，以疏调少阳、阳明经气，且可宣散局部气血之壅滞，以消郁结之肿块。曲池、合谷清阳明邪热。中渚清少阳邪热。大椎泄热毒以退热。足临泣可导热下行。

（3）邪陷心肝证

治法：醒神开窍，息风镇痉。取督脉穴、十宣穴为主。

主穴：劳宫、百会、水沟、行间、十宣。

配穴：高热不退者，加大椎、曲池、合谷；项强者，加天柱；头痛甚者，加太阳、印堂；呕吐者，加内关。

操作：针用泻法，十宣、三棱针点刺出血。

方义：劳宫清心包之热，行间平肝息风。外加百会、水沟以醒神息风开窍。十宣放血，以宣泄营血之毒热。

（4）毒窜睾腹证

治法：清肝泻火，活血止痛。取足厥阴肝经、足少阳胆经穴为主。

主穴：足临泣、曲泉、大敦、归来。

配穴：高热腮肿者，取穴按本病"热毒壅盛证"处理。

操作：针用泻法。

方义：大敦浅刺，疏通厥阴经气，以消肿止痛。足临泣、曲泉清泻厥阴邪热。归来调理气机以止少腹之痛。

2.成药应用

（1）紫金锭

用法：调醋外涂，每日1次。

功效：辟瘟解毒，消肿止痛。

（2）青黛散

用法：调醋外涂，每日1次。

功效：清热解毒，消肿止痛。

3.单方验方

活地龙（白颈蚯蚓为佳）5~6条，洗净，白糖适量，冰片少许。先清洁蚯蚓脏泥（勿用清水清洗），然后将蚯蚓置于容器中，加入白糖适量搅拌，约半小时后成淡灰色液，弃去蚯蚓加入冰片、乙醇少许即成地龙液。用此液浸湿纱布敷于患处，3~4小时换药1次。

（四）其他疗法

1.皮肤针

取合谷、耳门、颊车、翳风、外关、胸1~4夹脊穴。先叩刺耳门，经过颊车至翳风，然后叩刺合谷、外关、胸1~4夹脊穴，使皮肤潮红或微微出血。

2.耳针

取腮腺、面颊、皮质下、相应区域压痛点，每次选2~3穴，毫针用中、强刺激，每隔5~10分钟行针1次；也可埋针或药丸按压。

3.穴位注射

用板蓝根注射液或2%利多卡因或普鲁卡因注射液，每次选1~2穴，每穴注入0.5~1ml。每日1次。

4.三棱针

取耳尖、委中、太阳、十宣。每次选1~2穴，每穴可放血数滴。每日1~2次。连续治疗不超过7~10日。

5.电针

取双侧合谷、少商、角孙及患侧腮腺炎刺激点（肿大腮腺之上缘处），针刺腮腺炎刺激点时由肿大之腮腺上缘呈45°角刺入，深1~1.5寸，通电10~15分钟。起针后点刺双侧少商出血，每穴5~7滴，每日1次。

6.指针

用大拇指和食指捏挤角孙穴，每次捏挤50下，强度以患者能接受为度，每日1次，3次为1个疗程。

7.拔罐

在水罐中灌入50℃左右的温水拔于腮

腺肿大部位，局部肿甚者，可拔 2~3 个水罐，每次 15 分钟，每日 1 次，连续治疗 5~7 次。

8. 耳穴压籽

用探针找出耳穴敏感点，取腮腺（双）、耳尖和神门（均取单侧），将王不留行籽分别压在敏感点上，以胶布固定，每日按压王不留行籽 4~5 次。待肿大之腮腺消退后取下。一般疗程为 2~4 天。

9. 灸疗

取患侧角孙穴，用 75% 乙醇常规消毒，用火柴燃后之火星轻点角孙穴，每日 1 次，一般 1~3 次可使腮腺炎肿消痛止。取穴要点：选择准确的穴位点，耳廓向内折叠，上尖部对准的正好是角孙穴。嘱患者按时针刺。

五、预后转归

针灸治疗流行性腮腺炎，具有局部消肿和整体调节的作用。针灸不仅能减轻腮部、少腹部及睾丸疼痛，且针灸对人体内环境有整体改善作用，通过针刺治疗可提高人体免疫功能和自身修复功能，有利于局部炎症的缓解和消除。在治疗中，应及时有效地将体温降下来，可用较强刺激针刺大椎、曲池、合谷、外关等穴，大椎穴可加灸，必要时可在耳尖、委中、十宣等处适度放血和用皮肤针叩刺有关部位。流行性腮腺炎经过系统规范的治疗，一般预后良好。

本病多见于儿童与青少年，其对针灸的感觉敏感，针灸起效快，疗效好。相对而言，成人的敏感性较差，针灸疗程较长。但因儿童患者接受针灸的程度较差，故医者要尽量使其克服恐惧心理，这就要求医者加强自身针刺水平，同时用循按等刺激手法转移其注意力。

临床资料显示，针灸对流行性腮腺炎有很好的治疗效果。特别是源于《黄帝内经》"以火泻者，疾吹其火"思想的灯火灸疗法，以及在此基础上发展的火柴棒灸法，用具简单、方便，且同样可获良效。针灸在本病的初期疗效最好，若出现脑膜炎等严重并发症，不宜单独使用针灸治疗，但可作为临时应急措施和辅助治疗使用。

六、预防调护

（一）预防

（1）管理传染源，早期隔离患者直至腮腺肿胀完全消退。接触者一般不需检疫，但在集体儿童机构、部队等应留验 3 周，对可疑者应立即暂时隔离。

（2）切断传播途径，勤通风、勤晒被子。平时加强户外锻炼，增强抗病能力。

（3）保护易感人群，被动免疫。腮腺炎高价免疫球蛋白有一定作用，但来源困难，不易推广。一般的球蛋白对本病的预防效果可疑。自动免疫：目前麻疹、腮腺炎和风疹三联疫苗免疫效果较好，属于国家免疫规划接种，初种对象为 8 月龄和 18~24 月龄各 1 剂，皮下或肌内注射。本病流行期间可取颊车、合谷、足三里穴用大艾炷施无瘢痕灸，每穴 5~7 壮；或用艾条灸，每穴 10 分钟，每日 2 次，作为预防。

（二）调护

（1）发病期间应隔离治疗，直至腮部肿胀完全消退后 3 天为止。患儿的衣被、用具等物品均应煮沸消毒。居室用食醋加水熏洗，每次 30 分钟，每日 1 次，进行空气消毒。

（2）患儿应卧床休息直至退热，并发睾丸炎者适当延长卧床时间。腮部肿痛者可用青黛散醋调外敷或局部冷敷，并发睾丸炎者可用丁字带将阴囊托起，局部间歇冷敷。

（3）给易于消化、清淡流质饮食或饮食适宜，忌吃酸、硬、辣等刺激性食物。每餐后用生理盐水或 4% 硼酸溶液漱口或清洗口腔，以保持口腔清洁。

（4）高热、头痛、嗜睡、呕吐者，应密切观察病情，注意是否为脑膜炎先兆。及时给予必要的处置。

主要参考文献

[1] 李曰庆，何清湖. 中医外科学 [M]. 北京：中国中医药出版社，2012.

[2] 李乃卿. 中西医结合外科学 [M]. 北京：中国中医药出版社，2005.

[3] 杨占林，吕景山. 实用针灸手册 [M]. 北京：人民军医出版社，2005.

[4] 高希言，刘轲. 临证针灸医案 [M]. 北京：人民军医出版社，2004.

[5] 孙姝. 中药外治流行性腮腺炎 [J]. 当代医学，2010，16（16）：153.

[6] 陆凤美. 平刺翳风穴加中药外敷治疗流行性腮腺炎 [J]. 中国民族民间医药，2012（3）：87.

[7] 张汉肖. 火柴灸角孙穴配合大鱼际放血治疗流行性腮腺炎疗效观察 [J]. 现代诊断与治疗，2013，24（20）：4586.

第二节　乳腺炎

乳腺炎是指由于乳汁淤积、肝郁胃热或感受外邪，导致乳汁淤积在乳腺管中引起阻塞，继发炎症反应或者由于细菌进入乳腺的结缔组织和导管内引发的乳腺组织的感染化脓性炎症。主要表现为乳腺组织红、肿、痛，局部乳房肿块破损还可引发化脓性感染，患者可出现全身发热、畏寒等症状。中医将乳腺炎称为"乳痈"，根据其发病时间的不同可分为哺乳期乳腺炎和非哺乳期乳腺炎两种类型。近年来，非哺乳期乳腺炎的发病率呈上升趋势，由于非哺乳期乳腺炎的临床表现复杂、症状反复性强、治疗难度较大，对久治不愈者的生活治疗造成严重困扰。

一、病因病机

（一）西医学认识

乳腺炎是乳腺的急性化脓性感染，如治疗不及时可形成乳腺脓肿，大多为金黄色葡萄球菌感染引起。最常见于产后 3~4 周的哺乳期女性，尤其是初产妇。其原因和发病机制归结于两点：一是乳汁淤积，二是细菌入侵。

（二）中医学认识

乳腺炎属中医学"乳痈"范畴。乳痈指发生于乳房的痈肿。以患病乳房局部红肿热痛，逐渐形成脓疡为特征，可伴有全身寒热起伏、头痛身痛等症。

由于乳痈发病时间和病因的不同，中医把乳痈分为三类：产后或哺乳期所患为外吹乳痈，妊娠期间所患为内吹乳痈，在非哺乳期和非妊娠期所患为不乳儿乳痈。

（1）乳汁淤积　初产妇乳络不畅，或回乳不当，或乳头破损后，惧怕疼痛不愿哺乳，均会妨碍乳汁排出，引起乳汁淤积，宿乳蓄积，化热酿脓，而成乳痈。乳汁淤积是乳腺炎产生的前提，乳汁内有丰富的蛋白质、水分、糖分等，这些原料为细菌的繁殖提供了很好的培养基，婴儿吸吮过程中口腔内会有多种细菌，但若乳汁排出通畅，不会导致疾病的发生，但倘若因为乳多食少，或怕痛拒哺等原因导致乳汁排出不畅，局部淤积，则极易引起哺乳期乳腺炎。《圣济总录·乳痈》谓："然此病产后而有者……新产之人，乳脉正行，若不自乳儿，乳汁蓄结，气血蕴结，即为乳痈。"说明乳汁淤积是重要致病因素之一。

（2）肝胃蕴热　女子乳头属肝，乳房

属胃。新产伤血，肝失所养，若忿怒郁闷，肝气不舒，则肝疏泄失畅，乳汁分泌失调；或饮食不节，胃中积热，则肝胃失和，肝郁胃热，阻滞乳络，乳汁淤积，气血瘀滞，热盛肉腐，终成乳痈。乳汁淤积是急性乳腺炎发生的前提，而肝胃郁热则是重要诱因。尤其随着生活水平的提高，产妇营养不良发生率降低，过食厚味的情况比较普遍，加之产后抑郁、愤懑等原因导致肝气不疏，极易导致乳腺炎的发生。临床常见到一些乳腺炎患者，本身哺乳过程比较顺利，生气后出现乳房胀痛加重，加上哺乳不及时，很快出现了乳房积块、红肿、全身不适的感觉，到医院后诊为急性乳腺炎。清代吴谦所著《医宗金鉴·外科心法要诀·乳痈》云："此症总由肝气郁结，胃热壅滞而成，男子生者稀少，女子生者颇多。"道出了肝胃蕴热这一病因。

（3）外邪侵袭　新产体虚，汗出腠理疏松，授乳露胸，容易感受风邪；或外邪从破碎的乳头处乘隙而入；或乳儿口气燉热，含乳而睡，热气从乳孔吹入，均可使邪热蕴结于肝胃之经，闭阻乳络，变生乳痈。

急性乳腺炎的基本病机是乳络不畅、肝胃经气壅滞，因病因、病情发展所处的阶段及以往治疗情况的不同而临床表现有所差异。

二、临床诊断

（一）辨病诊断

1. 临床表现

哺乳期乳腺炎是在各种原因造成的乳汁淤积基础上，引发的乳腺炎症反应，伴或不伴细菌感染。临床表现为乳房疼痛，排乳不畅，乳腺局部出现肿块，形状为楔形或不规则形，可发生于乳房的任何部位，乳房皮肤可出现红、肿、热、痛，病变区域皮温升高，有压痛；全身症状包括发热，体温可达 39~40℃，伴有寒战、全身出汗、头晕、乏力等症状。

2. 相关检查

（1）实验室检查　血常规及 C 反应蛋白用于判断是否伴有细菌感染；伴有高热（体温 ≥ 38.5℃）者行血培养、药敏试验及血生化检查；取乳汁、穿刺液或脓液行细菌培养及药敏试验。

（2）乳腺超声检查　①哺乳期乳腺炎超声可见病变区域因水肿，皮肤增厚，皮下脂肪层回声增强；腺体层可增厚，一般腺体浅层回声增强、深部回声减低，其内无明显液性暗区。②哺乳期乳腺脓肿超声可见病变区域皮肤增厚，皮下脂肪层回声增强，腺体层厚度明显增加，腺体回声不均匀增强或减低，其内可见不规则液性暗区（可呈无回声、低回声或混合回声），病变边界不清、壁厚、形态多不规则，可位于皮下、腺体层、乳房后间隙。

（3）乳腺 X 线检查　一般不推荐用于哺乳期乳腺检查，只有在不能排除乳腺恶性肿瘤时才考虑进行乳腺 X 线检查。

（4）病理组织学检查　经正规抗感染治疗 1 周，局部症状无缓解或加重，不能排除炎性乳腺癌或其他特殊感染类型时，应考虑行空芯针穿刺活组织检查明确组织学诊断。

（二）辨证诊断

1. 肝经郁热证（乳汁郁积，初期乳痈）

（1）临床证候　乳房局部形成硬结，肿胀疼痛，表面红肿，痛而拒按，或乳窍不通。多位于乳房外上方，身发寒热，头痛身疼，胸闷恶心，食少，便秘，溲黄。舌红，苔黄，脉弦数或浮数。

（2）辨证要点　乳房局部红肿热痛，身热。舌红，苔黄，脉弦数或浮数。

2. 胃热壅滞证

（1）临床证候　乳房肿块增大，皮肤局限焮热，有剧烈跳痛感，或硬块中心渐软，按之应指，憎寒壮热，烦躁不安，口苦咽干，便秘。舌红，苔黄腻，脉洪数。

（2）辨证要点　乳房肿块，红、热、痛，跳痛明显，憎寒壮热。舌红，苔黄，脉洪数。

3. 气血两亏证（溃脓期）

（1）临床证候　乳痈脓成，破溃日久，排出不畅，低热起伏，疮口不收，脓汁清稀，甚至形成乳瘘，面色㿠白，困倦乏力。舌淡或暗红，苔薄，脉沉缓无力。

（2）辨证要点　乳痈虽溃，但脓汁清稀，排出不畅，久不收口。低热起伏，面白乏力。

三、鉴别诊断

（一）西医学鉴别诊断

1. 炎性乳腺癌

炎性乳腺癌是一种特殊类型的乳腺癌。多发于青年女性，尤其是在妊娠期或哺乳期。由于癌细胞迅速浸润全乳，在乳腺皮肤淋巴网内扩散，故表现为炎症样改变。

2. 晚期乳腺癌

晚期乳腺癌皮下淋巴管被癌细胞破坏，淋巴回流障碍，造成皮肤水肿，癌细胞坏死后将近破溃时，其表面皮肤也常有红肿现象，易误诊为乳腺炎。

3. 乳房部蜂窝织炎

乳房部蜂窝织炎多发生于平时不注意卫生的哺乳期女性。发病急骤，来势凶险，病变范围较大。

（二）中医学鉴别诊断

1. 乳中结核

乳中结核以乳房出现结块为特征，早期偶有与痈症相混淆者，但无寒热，皮色不变，疼痛多在月经期、情志不畅或劳累时出现；生长速度缓慢，病程长，一般不溃脓。

2. 乳痰（乳腺结核）

乳痰也称乳痨。初起乳中结核，形如梅李，推之可动，质硬不坚，皮色如常，触之不痛，边界不清。不经有效治疗，数月后，肿块渐增大，皮色微红，与皮肤粘连，推之不动，溃后多形成瘘管，患侧腋窝常有明显的肿大结块。不同于乳痈，初起即有身热、局部红肿热痛，触压痛剧难忍。

四、临床治疗

（一）影响针灸疗效的要素

（1）病变的时期　根据急性乳腺炎的病情发展，可分为初起（早期）、成脓（中期）、溃后（后期）3个不同的病理阶段。初期乳痈不红或微红，呈现大小不等之结块、疼痛，排乳不畅，或乳窍不通，发病部位大多在乳房外上方，可兼见全身寒热、头痛身疼、胸闷恶心等症状，一般发病2~3日内是针灸治疗的最佳时机，治疗得当，多能消散痊愈。

（2）刺法　本病的刺法对疗效影响极为重要，要在不同的时期采用正确的刺血、拔罐和灸法，尤其是刺血和拔罐是决定针灸疗效的关键因素。如初期的拔罐要将淤滞的乳汁拔净，在远端部位或耳尖采用刺血法；中期一定要等脓成熟后方可刺脓拔罐，否则容易扩大感染。

（二）辨病治疗

临床上，抗生素常选用哌拉西林（成人中度感染一日8g，分2次静脉滴注；严重感染一次3~4g，每4~6小时静脉滴注或注射。一日总剂量不超过24g）、头孢哌酮（成人常用量：一般感染，一次1~2g，每

12 小时 1 次；严重感染，一次 2~3g，每 8 小时 1 次。成人一日剂量不超过 9g，但在免疫缺陷患者有严重感染时，剂量可加大至每日 12g）、阿莫西林（成人一次 0.5g，每 6~8 小时 1 次，一日剂量不超过 4g）、左氧氟沙星（成人一次 0.1g，一日 2~3 次，病情较重者，最大剂量可增至一日 0.6g，分 3 次口服）等抗生素。

已形成脓肿者，应切开排脓。切口应与乳头成放射方向，避开乳晕。乳腺后脓肿或乳房下侧深部脓肿，可在乳房下胸乳折处做弧形切口。须掌握脓肿成熟切开引流时机，任何抗生素都无法代替切开引流效果。急性乳腺炎患者回乳不利于炎症消退和母婴健康，不可轻易决定回乳。

（三）辨证治疗

1. 辨证论治

（1）肝经郁热证

治法：疏肝清热。

处方：肩井、膻中、乳根、期门、天井。

操作：均施泻法。

方义：肩井属足少阳胆经，是多条经脉的交会穴，有行气止痛、通经下乳、散结消肿的作用，是治疗乳痈的经验效穴。期门是足厥阴肝经的止点，为肝之募穴，期门和肩井两穴配伍，一阴一阳、一气一血，以疏肝理气、化瘀止痛。乳根作为胃经气血下行的中枢，散结通乳效用最佳。膻中宽胸理气，活血通络，通乳。天井穴是手少阳经合穴，可软坚散结、通络止痛。

（2）胃热壅滞证

治法：清胃泄热，散结止痛。

处方：肩井、膻中、乳根、期门、内庭。

操作：均施泻法。

方义：肩井属足少阳胆经，是多条经脉的交会穴，有行气止痛、通经下乳、散结消肿的作用，是治疗乳痈的经验效穴。

期门是足厥阴肝经的止点，为肝之募穴，期门和肩井两穴配伍，一阴一阳、一气一血，以疏肝理气、化瘀止痛。乳根作为胃经气血下行的中枢，散结通乳效用最佳。膻中宽胸理气，活血通络，通乳。内庭为足阳明胃经之荥穴，可清泻胃热。

（3）气血两亏证

治法：益气养血，托毒排脓。

处方：肩井、膻中、乳根、期门、三阴交、关元。

操作：施补法。

方义：肩井属足少阳胆经，是多条经脉的交会穴，有行气止痛、通经下乳、散结消肿的作用，是治疗乳痈的经验效穴。期门是足厥阴肝经的止点，为肝之募穴，期门和肩井两穴配伍，一阴一阳、一气一血，以疏肝理气、化瘀止痛。乳根作为胃经气血下行的中枢，散结通乳效用最佳。膻中宽胸理气，活血通络，通乳。三阴交是足太阴、少阴、厥阴经交会穴，可滋阴补肾，调理气血。关元穴是任脉腧穴，能调理冲任。

2. 成药应用

（1）逍遥丸

药物组成：柴胡、当归、白芍、白术（炒）、茯苓、炙甘草、薄荷、生姜。

用法：每次 6~9g，每日 1~2 次。

功效主治：疏肝健脾，养血调经。用于肝气不舒，胸胁胀痛，头晕目眩，食欲减退，月经不调。

（2）新癀片

药物组成：三七、人工牛黄等。

用法：每次 2~4 片，每日 3 次。

功效主治：清热解毒，活血化瘀，消肿止痛。用于热毒瘀血所致的咽喉肿痛、牙痛、痹痛、胸胁痛、黄疸、无名肿毒等症。

（3）血府逐瘀胶囊

药物组成：桃仁（炒）、红花、赤芍、

川芎、枳壳（麸炒）、柴胡、桔梗、当归、地黄、牛膝、甘草。

用法：每次 6 粒，每日 2 次。

功效主治：活血祛瘀，行气止痛。用于瘀血停滞胸中而见胸痛、头痛，痛如针刺而有定处，或呃逆干呕、烦急、心悸失眠、午后潮热等症。

（4）八珍冲剂

药物组成：人参、白术、茯苓、甘草、地黄、芍药、当归、川芎。

用法：开水冲服，每次 1 袋，每日 2 次。

功效主治：益气养血。用于气血两虚，食欲不振，四肢乏力，月经过多。

（四）其他疗法

1. 灸法

乳痈未成脓时可用葱白、蒜泥铺灸患处 10~20 分钟，每日 1~2 次。

2. 刺络拔罐法

痈脓形成阶段，可在患部刺络拔罐。

3. 穴位放血法

主穴：附分、魄户、膏肓、神堂。

配穴：大椎、陶道。

操作：用三棱针点刺放血，每穴 3~5 滴血。

4. 热敷法

局部热敷，或用鲜蒲公英、银花叶各 60g 洗净加醋或酒少许，捣烂外敷。用宽布带或乳罩托起乳房。

五、预后转归

乳痈初起，及时正确治疗有望消散。化脓后，及时切开排脓，配合药物治疗，也可很快痊愈。若排脓不畅，则脓液可波及其他乳络而成传囊乳痈，或破溃后穿入乳管，脓液可自乳头流出；或乳汁从疮口流出形成乳瘘，收口缓慢，甚至反复发作，日久不愈。

六、预防调护

（一）预防

（1）妊娠后期和哺乳期必须经常清洗乳头，保持乳头清洁。有乳头内陷者应及时纠正。

（2）要养成良好的喂奶习惯，定时哺乳，不要让婴儿含乳头睡觉，每次哺乳应将乳汁吸空，如有淤积，可用吸乳器或按摩排空乳汁，哺乳后应清洗乳头。

（3）乳头有破损或皲裂者应及时治疗。

（4）注意婴儿口腔卫生。

（二）调护

（1）乳头有破损或皲裂时，可用麻油、蛋黄油拌生肌散擦涂患处。身体其他部位有化脓性感染时，应及时治疗。

（2）断乳时应先逐步减少哺乳时间和次数，再行断乳。断乳前可先用麦芽 60g，山楂 60g 煎汤代茶饮。并用芒硝 60g 装入纱布袋中外敷。

（3）情志调摄　因不良精神刺激，过度疲劳均可诱发或加重本病，故患者应心情舒畅，注意休息，保持情绪安定、乐观，忌恼怒忧郁。

（4）生活调摄　①在未成脓或溃破后，均宜用吸奶器充分吸出乳汁，或自行挤去。②若在急性乳腺炎感染严重或脓肿切开引流后形成乳漏，此时乳汁色黄已变质，因乳汁中可能含有细菌或脓液，对婴儿健康不利，宜停止哺乳，但乳汁必须用吸奶器吸尽。而炎症消退，乳汁色白无腥味时，一般可不必中断哺乳，这样可防止乳汁滞留，有助乳管通畅，减轻炎症的发展。

（5）饮食调摄　宜食清淡而富于营养之品，如番茄、鲜藕、丝瓜、牛奶、鲫鱼汤、瘦肉汤等；忌辛辣、刺激、荤腥油腻之品。可作为饮食治疗的药材与食物有橘子、橘核、橙子、金橘、黄瓜、菊花、荸荠、芹菜、茼蒿、赤小豆、绿豆、山慈菇、豆腐、蛋、木瓜、陈皮、鹿角片、露蜂房、鲜马齿苋、黄芪、党参、白通草、穿山甲（代）、鲜虾、花生、猪蹄、竹丝鸡等。

主要参考文献

［1］刘远娇，曹来英．新编妇产科疾病诊疗学［M］．北京：人民卫生出版社，2002．

［2］程蔚蔚．乳腺疾病［M］．北京：中国医药科技出版社，2009．

［3］杜元灏，石学敏．中华针灸临床诊疗规范［M］．南京：江苏科学技术出版社，2007．

［4］张董晓，赵文洁，付娜，等．中医古籍"乳痈"证治探析［J］．长春中医药大学学报，2017，33（1）：151-153．

［5］徐碧红．中医综合治疗哺乳期急性乳腺炎早期30例的临床观察［J］．中国中医急症，2018，27（9）：1623-1625．

［6］汪唐顺，滕占庆，陈晓晓，等．小切口引流联合中药外用治疗急性化脓性乳腺炎［J］．中国中西医结合外科杂志，2017，23（3）：297-300．

［7］郭明明，吴佩佩．针刺治疗哺乳期早期急性乳腺炎48例［J］．广西中医药，2016，39（4）：37-38．

［8］何云仙，吴昊，陈瑞清，等．穴位按摩联合拔罐治疗产褥期急性乳腺炎的效果观察［J］．天津护理，2015，23（6）：532-533．

［9］张万云．推拿结合针刺治疗急性乳腺炎的临床研究［J］．中国中医急症，2018，27（9）：1580-1583．

［10］彭健雄，梁燕芬，陈梦丽，等．中西医结合治疗哺乳期早期乳腺炎疗效分析［J］．岭南现代临床外科，2017，17（4）：474-476+480．

［11］鲁秀蕾，戴萌萌，陈华德．针灸治疗急性乳腺炎选穴规律分析［J］．新中医，2020，52（6）：117-120．

第三节　乳腺增生

乳腺增生是指乳腺上皮和纤维组织增生，乳腺组织导管和乳小叶在结构上的退行性病变及进行性结缔组织的生长，是女性最常见的乳房疾病，其发病率占乳腺疾病的首位。近些年，该病发病率呈逐年上升趋势，年龄也越来越低龄化。本病属中医"乳癖"范畴。

一、病因病机

（一）西医学认识

西医学认为其发病原因及发病机制与内分泌失调、精神因素有关。雌激素过高、孕激素过少或激素水平不协调，表现为黄体期孕激素分泌减少，雌激素的量相对增多，致使雌激素长期刺激乳腺组织，而缺乏孕激素的节制与保护作用，乳腺导管和小叶在周而复始的月经周期中，增生过度而复旧不全，从而导致乳腺增生。

（二）中医学认识

乳癖是生长于乳房的一种非化脓性结块，其特点是不破溃，不转移，无浸润，形状各异，数目不一，大小不等，生长缓慢，病程长。也称"乳栗""乳粟""乳痞"。

本病的病因病机多由情志不畅，肝气郁结，或肝火亢盛，湿邪水饮不化，凝聚成痰，痰湿与血互结于乳房而成。

二、临床诊断

（一）辨病诊断

1.临床表现

乳房可触及单个或多个大小不等之不规则结节或条索状，质韧，多位于外上方，结节与周围组织不粘连，可被推动，边缘不清，常有轻度触痛，腋下淋巴结不大。

2. 相关检查

（1）钼靶 X 线 X 线检查是发现早期癌和微小癌的重要手段，对于微钙化的检查，其他的影像学方法不能与之比较。

（2）彩色多普勒超声 临床中乳腺彩超诊断符合率较高，可达 93.1%。

（3）乳腺近红外扫描检查 红外线诊断图像可见到乳腺增生边界不清晰，肿块质地中等，且按之有疼痛感，被扫描的肿块部位可出现云雾状，周围血管较正常增粗。

（4）乳管镜、乳管造影检查 患者若有乳头溢液，可通过乳管镜或乳管造影检查，与细胞学检查相结合进行鉴别诊断。

（5）病理学检查 病理学检查是诊断乳腺良恶性疾病的金标准，必要时行肿块针吸细胞学检查及局部活组织病理检查，以排除乳腺癌、乳腺纤维瘤等其他乳腺良性、恶性疾病。

（6）其他检查 乳腺磁共振（MRI）、CT 可作为对乳腺增生进行定性并分型的辅助检查。

（二）辨证诊断

1. 肝郁气滞证

（1）临床证候 乳核增大，胀满钝痛不适，经前明显，兼有情绪郁闷，心烦善怒，胸胁满痛，连及肩背。苔薄白，脉弦或细涩。

（2）辨证要点 乳核增大结块，随情绪波动而增大或缩小，乳房胀痛，痛连胸胁。脉弦或细涩。

2. 肝肾阴虚证

（1）临床证候 乳房结块，伴腰膝酸软，两颧潮红，头晕耳鸣，失眠。舌淡，无苔或少苔，脉沉细无力。

（2）辨证要点 乳房结块，腰膝酸软，两颧潮红，头晕耳鸣。舌淡，无苔或少苔，脉沉细无力。

3. 冲任不调证

（1）临床证候 年近七七，乳房结块，胀痛，随月经周期及情志变化而消长，兼月经周期先后不定，血量或多或少，心烦易怒，精神不振，倦怠乏力，失眠多梦，经行腰骶及下腹疼痛不适。舌暗红，脉濡。

（2）辨证要点 绝经期前后，乳房结块、胀痛。情志不舒，精神抑郁，心烦易怒，腰酸乏力，月经不调。舌暗红，脉濡。

三、鉴别诊断

（一）西医学鉴别诊断

1. 乳腺纤维腺瘤

乳腺纤维腺瘤好发于 20~30 岁女性，多为单发，肿块为无痛性，生长缓慢。

2. 积乳囊肿

积乳囊肿多在哺乳后发现。触诊时乳房较边缘部位可触及直径 1~2cm 或更大的圆形或椭圆形肿物，边界清楚，表面光滑，稍有压痛，质地柔韧而有囊性感，活动度好，偶有粘连。

3. 乳腺癌

乳腺癌症见乳房无痛性肿块，逐渐增大，少数生长迅速。肿块质地较硬，表面凹凸不平，与周围组织粘连，活动度差，局部皮肤呈"橘皮样"改变，或有乳头高或内陷，同侧腋窝淋巴结可有肿大。

（二）中医学鉴别诊断

乳痈

初起结块可较硬，尤其是位于深部者，皮肤红赤不明显，但有疼痛及发热，血白细胞升高。

四、临床治疗

（一）影响针灸疗效的要素

（1）病理分型 乳腺增生从病理形态上可分为囊性增生和小叶增生，相对而言，针刺治疗小叶增生疗效优于囊性增生。这是因为小叶增生是乳腺腺泡增生，而囊性是间质或腺管增生，腺泡增生的消退要易于腺管及间质增生的消退。

（2）患者的自身情况　如果乳腺增生患者乳痛发生与月经周期呈明显的规律性消长，则针灸疗效好；反之，针灸疗效较差。另外，年龄也与针刺疗效有关，年龄小、未婚者多属实证；年龄大、已婚者都属虚证或虚实夹杂，针灸疗效以年龄小者优于年龄大者。

（3）刺法　临床实践表明，本病在治疗时要重视乳房局部穴位的刺法，由于乳房针感差，因此局部穴用电针有重要意义，可明显提高针刺疗效。

（二）辨病治疗

三苯氧胺配合乳癖消可治疗乳腺增生。三苯氧胺：每日2次，每次剂量10mg。乳癖消：每日3次，每次4片。单独应用三苯氧胺治疗，患者常出现较多不良反应，如恶心呕吐等。

筛选过程中，一旦怀疑乳腺非典型增生，从早期发现和早期诊断乳腺癌角度出发，应做穿刺活检，确诊为非典型增生时，轻度者可以定期随访观察；中度者，视为临界性病变，可做乳腺区段切除进一步诊断或定期复查；重度者则应及时做乳腺区段切除，一旦发现为癌，则按乳腺癌处理。

（三）辨证治疗

1. 辨证论治

（1）肝郁气滞证

处方：乳根、膻中、天井。

操作：患者取仰卧位，常规消毒，用28号1.5寸毫针。乳根穴向乳房平刺进针0.5寸，用平补平泻法使针感传至整个乳房。膻中穴向下平刺0.8寸，用捻转泻法。天井穴直刺1寸，用提插泻法，使针感传至腋下，每穴施手法1分钟。

方义：乳房属足阳明胃经，乳头属肝，冲脉属阳明，乳根穴是足阳明胃经腧穴，又分布在乳下，可疏通经络、调理气血。天井穴是手少阳经合穴，可软坚散结、通络止痛。膻中穴是心包的募穴，可疏肝解郁、化痰理气。

（2）肝肾阴虚证

处方：乳根、三阴交、照海。

操作：三阴交沿胫骨后缘刺入，与皮肤成45º角斜刺进针1.0~1.5寸，采用提插补法，使针感上传至腹部，余穴用平补平泻法。

方义：乳房属足阳明胃经，乳头属肝，冲脉属阳明，乳根穴是足阳明胃经腧穴，又分布在乳下，可疏通经络，调理气血。照海是八脉交会穴之一，可滋补肝肾、活血止痛。三阴交是足太阴、少阴、厥阴经交会穴，可滋阴补肾、调理气血。

（3）冲任失调证

处方：乳根、血海、关元、照海。

操作：针刺上穴，其中血海、关元用补法，余穴用平补平泻法。

方义：乳房属足阳明胃经，乳头属肝，冲脉属阳明，乳根穴是足阳明胃经腧穴，又分布在乳下，可疏通经络，调理气血。血海可调冲任气血，关元穴是任脉腧穴，能调理冲任，照海是八脉交会穴之一，可滋补肝肾、活血止痛。上述各穴相配，可调整脏腑经络气血的功能状态，维护性激素的相对平衡，解除病因，消除症状，达到治疗目的。

2. 成药应用

（1）乳康片

药物组成：黄芪、丹参、夏枯草、海藻、牡蛎、瓜蒌、玄参、三棱、莪术、没药、乳香、浙贝母、天冬、白术、鸡内金。

用法：每次2~3次，每日3次。

功效主治：疏肝解郁，理气止痛，活

血破瘀，消积化痰，软坚散结，补气健脾。适用于乳腺增生。

（2）乳宁颗粒

药物组成：柴胡、当归、香附、丹参、白芍、王不留行、赤芍、白术、茯苓、青皮、陈皮、薄荷。

用法：每次1袋，每日3次。

功效主治：疏肝养血，理气解郁。适用于肝气郁结所致的乳癖。

（3）红金消结胶囊

药物组成：金荞麦、五香血藤、大红袍、柴胡、三七、香附、八角莲、鼠妇、黑蚂蚁、鸡矢藤。

用法：每次4粒，每日3次。

功效主治：疏肝理气，软坚散结，活血化瘀，消肿止痛。用于气滞血瘀所致的乳腺小叶增生。

（4）乳核内消液

药物组成：浙贝母、当归、赤芍、漏芦、茜草、香附、柴胡、橘核、夏枯草、丝瓜络、郁金、甘草。

用法：每次10ml，每日2次。

功效主治：疏肝活血，软坚散结。适用于经期乳胀痛有块，月经不调或量少色紫成块以及乳腺增生。

（5）乳核散结片

药物组成：柴胡、当归、黄芪、郁金、光慈姑、漏芦、昆布、海藻、淫羊藿、鹿衔草。

用法：每次4片，每日3次。

功效主治：疏肝解郁，软坚散结，理气活血。适用于乳腺囊性增生。

（6）乳癖消胶囊

药物组成：鹿角、蒲公英、昆布、天花粉、鸡血藤、三七、赤芍、海藻、漏芦、木香、玄参、牡丹皮、夏枯草、连翘、红花。

用法：每次5~6粒，每日3次。

功效主治：软坚散结，活血消痛，清热解毒。适用于乳癖结节、乳痛初起、乳腺囊性增生。

（7）乳增宁片

药物组成：艾叶、淫羊藿、柴胡、川楝子、天冬、土贝母。

用法：每次2~3片，每日3次。

功效主治：疏肝解郁，调理冲任。适用于肝郁气滞、冲任失调引起的乳痛症及乳腺增生。

（四）其他疗法

1. 刺络拔罐

取穴：膈俞、肝俞、脾俞。单侧交替使用。患者取俯卧位，暴露后背部取穴，先在所取穴位周围用手挤按，使血液瘀积于皮下，局部皮肤常规消毒，以7号一次性注射针头迅速在穴位及周围点刺3~5下不等，迅即用闪火法在其上拔罐。留罐约5分钟，每次出血量5ml左右。取罐后，用消毒棉球拭净血渍，罐内血块亦应清洗干净。三穴中每次选取两穴，均取单侧，交替使用，隔日放血1次，3次为1个疗程，疗程间休息2日，月经期间停止治疗，治疗3个疗程。

2. 耳针

取穴：乳腺、胸、内分泌、肝、皮质下、肾。

方法：双耳廓常规消毒后，用探针在穴区找到敏感点，选该点为治疗点，选准穴位后，每穴用0.5cm×0.5cm胶布将王不留行籽固定于耳穴上，嘱患者早、中、晚三次自行揉按压，每次每个穴位按30次。贴压1周或月经来潮时取下。

3. 腹针

选用直径0.25mm、长40mm不锈钢针，参照腹针疗法，选取中脘、下脘、气海、关元、滑肉门（患侧）。

操作：中脘、下脘、气海、关元深刺至较深的皮下组织中，深度约25mm；滑肉门浅刺，其深度为穿过皮下，位于脂肪层，在肌层之上。只捻转不提插，无需得气的感觉。进针后停留20分钟谓之候气，每隔10分钟在滑肉门穴调针一次，使针尖朝乳腺增生的方向进行捻转，加强针刺效应，留针20分钟起针。腹针的补泻手法依刺激的强弱而定，弱刺激为补，强刺激为泻。每周2次，治疗周期为5周。

4. 穴位埋线

取穴：膻中、肝俞、脾俞、膈俞。

操作：取00号羊肠线置于人工麝香0.5g、20ml的75%乙醇中，15日后备用。埋线针具使用一次性任氏穴位埋线针（专利号为98252138.3）。穴位皮肤用碘伏常规消毒，将制备好的羊肠线剪成1cm长段，置于埋线针内，根据穴位肌肉的丰厚程度决定进针深度，推针刺于穴位肌层内，产生针感后，一边向外拔埋线针，一边向内推针芯，把羊肠线注入穴位内，出针，按压针孔，不出血后贴创可贴。12小时后揭掉创可贴。20~30日治疗1次，3次为1个疗程，半年后评定疗效。

5. 循经刮痧联合艾灸

（1）循经刮痧　根据刮拭部位不同采取相应体位，暴露拟刮痧部位，取专用刮痧油均匀涂在刮痧部位，医生位于患者旁侧，手持刮痧板与皮肤成45°。①循胃经，上从气户穴至膺窗穴，下由乳根穴至天枢穴。②循肝经，从章门穴至期门穴。③循任脉，上从天突穴至中庭穴，下从鸠尾穴至中极穴（避开神阙穴）。④循脾经，从大横穴至腹哀穴。⑤循冲脉（腹部正中线旁开0.5寸与肾经并行部分肓俞穴至幽门穴）。⑥循膀胱经，双侧膈俞穴至胃俞穴。用均匀力度由上向下、由外向内刮拭，至局部出痧（斑点或斑块）。⑦乳房局部刮痧，从乳房四周边缘向乳头以均匀力度刮拭，乳腺组织增厚或有肿块疼痛部位力度稍加大，至局部出痧（斑点或斑块）。刮痧完毕后让

患者饮200~300ml热开水。3~4天治疗1次，10次为1个疗程，共治疗3个疗程（约持续3个月）。

（2）艾灸　循经刮痧完毕后，使用药艾轮流做隔姜灸。取穴：①膏肓穴、肾俞穴、肝俞穴、脾俞穴、胃俞穴、关元穴、神阙穴；②膻中穴、丰隆穴、太冲穴、血海穴、屋翳穴、期门穴、阿是穴。每次选取一组穴位，每穴灸3炷，3~4天治疗1次，10次为1个疗程，共治疗3个疗程（约持续3个月）。

6. 中药离子导入

中药离子导入法有温经通络、祛瘀散结之功，通过热效应直接感应于患部，促进药物吸收，改善乳房血运，消肿散结，能够明显减轻局部症状，并反射性调节内分泌功能。

（五）医家诊疗经验

郭诚杰教授治疗乳腺增生，结合其发病部位与主要病机，以疏肝理气、畅阳明经气为原则，选胸、背部两组有效穴位进行施治。胸组取屋翳、膻中、合谷；背组取肩井、天宗、肝俞。肝火旺加刺太冲；肝肾阴虚去合谷加太溪；气血虚去合谷加足三里、脾俞；月经不调加三阴交。两组穴交替使用，每日1次，用提插捻转手法，补虚泻实。也可接G6805-2型治疗机，选用连续波，频率6~10Hz，电流强度以患者舒适为度，胸组接屋翳、膻中2穴，背组接天宗、肝俞2穴。留针30分钟，12次为1个疗程，疗程间休息3~5天，再继续第2个疗程。经期停针。

五、预后转归

乳癖包括乳房囊性增生症和乳房纤维腺瘤，其中乳房囊性增生症经中医辨证施治，疗效较好。乳房纤维腺瘤单纯用中药治疗效果并不理想，多需手术切除。二者

均有恶变的可能，有乳癌家族史或肿块较大者以尽早手术为宜。

六、预防调护

（一）预防

（1）舒畅心情，稳定情绪　心理因素、社会因素对乳腺增生的发生、发展和预后起着十分重要的作用，不良的情绪已经成为本病的主要病因。因此，患者应保持乐观，避免不良的精神刺激，如紧张、忧郁、恼怒、悲伤等，消除恐癌心理。另外，医生在接诊时要耐心宽慰患者，解除或缓解不良情绪的刺激，有助于疾病的康复。

（2）调节饮食，控制脂肪摄入　乳腺增生与激素代谢有关，宜摄入足量的蛋白、维生素，以利于乳腺组织的修复，大量的纤维素也有利于组织的康复。体内脂肪的堆积可刺激内分泌系统，使雌激素和促乳素（催乳素）含量增高，加重乳腺增生，诱发乳腺癌，所以要控制脂肪的摄入。

（3）调摄生活，适时婚育　适时婚育，积极哺乳，创造和谐的家庭气氛，夫妻双方和睦相处，提倡和谐的性生活，避免使用含雌激素的护肤养颜保健品，起居要规律，劳逸结合，注意保持大便通畅。

（4）未病先防，定期检查　高危人群要定期检查，及时治疗月经失调等妇科疾患和其他内分泌疾病。

（二）调护

乳腺增生严格来说是一种女性的生理状况，只有少数高度增生或不典型增生才有可能向恶性转化。因此要做好一级和二级的预防工作。

一级预防即病因预防。要低脂饮食，减少脂肪类（包括动物脂肪和植物脂肪）食物的摄入；要经常参加锻炼，保持体重的稳定；尽可能保持良好的生活方式，如调整生活节奏，减轻各种压力，改善心理状态；不吸烟、少喝酒、多运动等。

二级预防即早期发现、早期诊断、早期治疗。学会自我检查方法，每次月经后第7天自检；每半年到专业医院检查1次，可选择B超或钼靶等影像学检查。

主要参考文献

［1］罗元恺. 实用中医妇科学［M］. 上海：上海科学技术出版社，2010.

［2］程蔚蔚. 乳腺疾病［M］. 北京：中国医药科技出版社，2009.

［3］杜元灏，石学敏. 中华针灸临床诊疗规范［M］. 南京：江苏科学技术出版社，2007.

［4］邱新红. 乳腺病名医秘验绝技［M］. 北京：人民军医出版社，2006.

［5］宋爱莉，乳腺病中医特色诊疗［M］. 北京：人民军医出版社，2009.

［6］马薇，金泉秀，吴云飞，等. 乳腺增生症诊治专家共识［J］. 中国实用外科杂志，2016，36（7）：759-762.

［7］王莉，罗宏霞. 彩色多普勒超声诊断乳腺增生症的临床应用价值研究［J］. 世界最新医学信息文摘，2019，19（90）：191-192.

［8］王艳. 三苯氧胺与乳癖消联合治疗乳腺增生的临床疗效评估［J］. 全科口腔医学电子杂志，2019，6（10）：129+134.

［9］杨启帆，马界. 针灸治疗乳腺增生症的选穴规律［J］. 中国民间疗法，2019，27（23）：18-19.

［10］苏晓兰，赵丹. 针刺疗法治疗乳腺增生病临床研究进展［J］. 国医论坛，2019，34（3）：63-66.

［11］谭玉培，张董晓，付娜，等. 中医外治法治疗乳腺增生症的临床研究进展［J］. 世界中西医结合杂志，2020，15（2）：388-392.

第四节 急性阑尾炎

急性阑尾炎是阑尾管腔梗阻和多种细菌混合感染引起的常见急腹症，本病除婴儿期外，可发生于其他任何年龄，以青壮年为多，其发病是因狭小的阑尾管被异物、粪石、寄生虫等梗阻而引起的炎症。主要临床特征：腹痛起始于胃脘或脐周，数小时后转移至右下腹，伴发热、恶心、呕吐，右下腹持续性疼痛、拒按。据统计，本病患者可占一般综合性医院外科住院患者的10%左右。

中医称本病为"肠痈"，肠痈病名最早见于《素问·厥论篇》，曰："少阳厥逆……发肠痈不可治，惊者死。"中医学认为，饮食不节，湿热壅于肠道间，或因饱食后剧烈运动，肠络受损，或因寒温不适，郁而化热，或情志失常，暴急奔走，跌仆损伤及胎前产后等，引起肠道传化失司，气机痞塞，瘀血停聚，糟粕积滞，均可发为肠痈。本病之病位主要在肠腑，恢复期或慢性期可影响脾胃，早期多属里热实证，但在重症或转成慢性者，多为虚实夹杂证。

一、病因病机

（一）西医学认识

1. 病因

急性阑尾炎的发病过程往往是复杂的，其发病有三种学说。

（1）阑尾腔梗阻学说　该发病机制在阑尾炎的发病机制中占重要地位。阑尾腔细长，开口狭小，因种种原因极易造成阑尾腔的梗阻。

（2）细菌感染学说　阑尾炎的病理改变为细菌感染性炎症，致病菌多为各种革兰阴性杆菌和厌氧菌。

（3）神经反射学说　该学说认为阑尾炎的发病和神经系统的活动有着密切的关系。

上述三种因素在急性阑尾炎的发病过程中可相继出现，且相互影响，互为因果。

2. 病理

急性阑尾炎在不同发展阶段可出现不同的病理变化，可归纳为四种临床类型。

（1）急性单纯性阑尾炎　炎症局限于阑尾黏膜及黏膜下层，逐渐扩展至肌层、浆膜层。

（2）化脓性阑尾炎　炎症发展到阑尾壁全层，阑尾显著肿胀，浆膜充血严重，附着纤维素渗出物，并与周围组织或大网膜粘连，腹腔内出现脓性渗出物。

（3）坏疽或穿孔性阑尾炎　病程进一步发展，阑尾壁出现全层坏死、变薄而失去组织弹性，

可限于阑尾的一部分或整个阑尾，坏死部位呈暗紫色或黑色。

（4）阑尾周围脓肿　化脓或坏疽的阑尾被大网膜或周围肠管粘连包裹，脓液局限于右下腹而形成阑尾周围脓肿。

以上各型阑尾炎如能得到及时治疗，均可得到控制，趋向好转或痊愈。

（二）中医学认识

本病属中医学"肠痈"范畴。中医学认为急性阑尾炎病在肠腑，属里、热、实证，其病因病机如下。

（1）饮食不节　由于暴饮暴食，嗜食膏粱厚味，或恣食生冷，致脾胃功能受损，导致肠道功能失调，传导失司，糟粕积滞，生湿生热，遂致气血瘀滞，积于肠道而成痈。

（2）寒温不适　由于外感六淫之邪，外邪侵入肠中，导致经络阻塞，气血凝滞，郁久化热而成。

（3）情志不畅　由于郁闷不舒，致肝

气郁结，气机不畅，肠道传化失职，易生食积，痰凝瘀积壅塞而发病。

（4）暴急奔走或跌仆损伤 由于劳累过度，或饱食后暴急奔走、跌仆损伤，致气血失调，败血浊气壅遏肠中而成痈。

二、临床诊断

（一）辨病诊断

1.临床表现

（1）症状 转移性右下腹疼痛：70%~80%的急性阑尾炎患者具有这种典型的腹痛，腹痛多始于上腹部或脐周，呈阵发性疼痛并逐渐加重，数小时甚至1~2天后疼痛转移至右下腹部（阑尾点，麦氏点）。

腹痛的性质和程度与阑尾炎病理类型有一定的关系。单纯性阑尾炎多呈隐痛或钝痛，程度较轻；梗阻化脓性阑尾炎一般为阵发性剧痛或胀痛；坏疽性阑尾炎开始多为持续性跳痛，程度较重，而当阑尾坏疽后即变为持续性剧痛。

（2）体征 包括压痛、反跳痛、腹肌紧张及右下腹包块。①压痛：右下腹局限性显著压痛是阑尾炎最重要的特征。压痛点通常在麦氏点，但可随阑尾位置和阑尾尖端的部位而改变，即使在早期，疼痛尚在反射痛阶段，阑尾处也可有局限性压痛。随着炎症逐渐加重，压痛范围亦随之扩大。②反跳痛：在化脓性阑尾炎时出现，随炎症加剧而加重。医生将手指放在右下腹阑尾部位或腹部其他象限，逐渐缓慢压迫至深处，然后迅速抬手放松，若患者感到该区腹内剧痛则为阳性。反跳痛为炎症波及壁层腹膜时的表现。③腹肌紧张：腹膜壁层受到刺激后可出现防御性腹肌紧张，其程度及范围大小是区别各型阑尾炎的重要依据。急性单纯性阑尾炎多无腹肌紧张，轻型化脓性阑尾炎可有轻度腹肌紧张，严重化脓、坏疽穿孔性阑尾炎腹肌紧张显著。

但肥胖、体弱、老人、孕妇、儿童及盲肠后位阑尾炎时，腹肌紧张可不明显；触觉敏感的患者往往容易出现假性腹肌紧张，临床上需反复细致轻柔地检查，方能作出准确的判断。④右下腹包块：若阑尾周围脓肿形成，右下腹可扪及痛性包块，边界不清且固定。

2.相关检查

（1）血常规 多数患者白细胞升高，中性粒细胞比例也有不同程度的升高。

（2）尿常规 由于阑尾炎刺激输尿管、膀胱，部分患者可在尿中出现少量红细胞与白细胞，但应与泌尿系统疾病相鉴别。

（3）其他辅助检查 如钡灌肠、超声显像、同位素扫描、CT检查。

3.特殊类型

（1）小儿急性阑尾炎 发病率较成人低，多与上呼吸道感染或肠炎同时发生，病情发展快且较为严重。腹肌紧张不明显，压痛范围一般较广而不局限，容易发生阑尾穿孔及其他严重并发症。患儿高热、恶心呕吐出现早而频，常可引起脱水和酸中毒。

（2）老年急性阑尾炎 因老年人对痛觉迟钝，反应性差，故症状和体征常常不典型，转移性右下腹痛常不明显，腹膜刺激征多不明显；有时虽炎症较重，但白细胞计数和中性粒细胞比例仍可在正常范围。阑尾坏疽穿孔和其他并发症的发生率都较高。由于临床表现和病理变化往往不相符合，容易延误诊治，应当警惕。

（3）妊娠期急性阑尾炎 临床上亦较常见。其特点是随着妊娠月数增加而阑尾压痛点不固定，腹肌紧张和压痛均不明显，穿孔后由于胀大的子宫的影响，腹膜炎症不易局限，炎症刺激子宫可致流产或早产。

（4）异位急性阑尾炎 症状及体征多不典型，有盆腔内、盲肠后、腹膜外、肝下、左下腹等不同部位的阑尾炎。

（二）辨证诊断

本病按病机演变，初为气机痞塞，胃肠结滞，肠络不通，属肠腑瘀滞。随之瘀久化热，属胃肠湿热，甚则热度炽盛，痛脓溃破，属肠腑热毒。因此可分为3期。

1. 瘀滞期（初期）

（1）临床证候　腹痛出现于上腹或脐周围，数小时至一二天转于右下腹，呈持续性钝痛或胀痛，可有阵发性加剧，右下腹阑尾点有局限性压痛或轻度拒按。脘腹胀闷，嗳气纳呆，恶心欲吐，大便正常或秘结。舌苔白腻，脉弦滑。

（2）辨证要点　腹痛出现于上腹或脐周围，数小时至一二天转于右下腹，右下腹阑尾点有局限性压痛或轻度拒按。舌苔白腻，脉弦滑。

2. 蕴热期（酿脓期）

（1）临床证候　若病情发展，腹痛加剧，右下腹明显压痛、反跳痛，右下腹可扪及包块，壮热不退，恶心呕吐，纳呆，便秘或腹泻，小便短赤。舌苔厚腻而黄，脉洪数。

（2）辨证要点　右下腹明显压痛、反跳痛，右下腹可扪及包块，壮热不退。舌苔厚腻而黄，脉洪数。

3. 毒热期（溃脓期）

（1）临床证候　溃脓或不能局限者，腹痛从右下腹扩展到全腹，全腹压痛、反跳痛，腹胀、恶心呕吐，大便秘结。舌红，苔黄糙，脉洪数或弦数。

（2）辨证要点　溃脓或不能局限者，腹痛从右下腹扩展到全腹，全腹压痛、反跳痛。舌红，苔黄糙，脉洪数或弦数。

三、鉴别诊断

（一）西医学鉴别诊断

1. 急性出血性坏死性肠炎

急性出血性坏死性肠炎起病多急骤，腹痛为首发症状者约占90%，脐周或中上腹阵发性绞痛，其后可转为全腹持续性疼痛，腹膜刺激征。主要鉴别点：腹痛伴有腹泻，每日数次至数十次，或果酱色便，肠鸣音亢进或减弱。

2. 急性胰腺炎

急性胰腺炎起病突然，常于饱餐和饮酒后发病，腹痛位于左上腹、中上腹或右上腹。主要鉴别：疼痛位于左上腹，并向腰部放射，恶心呕吐。实验室检查：血尿淀粉酶升高。

3. 右侧输尿管结石

右侧输尿管结石在输尿管内下降时可引起绞痛，输尿管上段的结石，疼痛常位于脊肋角、腰部或腹部，输尿管中段或下段结石沿输尿管向下放射。主要鉴别：下腹部疼痛伴尿频、尿急、尿痛，排尿困难，肉眼血尿，泌尿系X线检查是最主要的诊断方法。

4. 急性胆囊炎

急性胆囊炎多发于饱餐或进食油腻后，疼痛多由上腹部逐渐转至右上腹，主要鉴别：右上腹疼痛可放射至右肩胛下角，胆囊区压痛明显，恶心、呕吐、大便秘结或呈灰白色。舌苔黄腻，脉弦滑数。胆囊B超对此病诊断意义大。

5. 妇产科疾病

（1）异位妊娠破裂　常有急性失血症状和下腹疼痛症状，有停经史。妇科检查见阴道内有血液，阴道后穹隆穿刺有血等。

（2）急性附件炎　腹部检查时压痛部位以下腹两侧为主，并有白带增多，或阴道有脓性分泌物。分泌物涂片检查可见革兰阴性双球菌。盆腔B超、阴道检查或肛门指诊有助于诊断。

（3）卵巢滤泡或黄体破裂和出血　卵巢滤泡破裂多在两次月经的中期；黄体破裂多在月经中期以后，下次月经前14天以内。临床表现与异位妊娠相似，必要时行腹腔或阴道后穹隆穿刺。

（二）中医学鉴别诊断

积证

肠痈腹痛瘀血型腹中无结块，积证腹中有结块，且结块固定不移。肠痈腹痛可伴有消化道症状、腹部压痛、反跳痛，发热等症状；积证可伴有胁痛、黄疸、鼓胀等病症。

四、临床治疗

（一）提高临床疗效的要素

根据病因病机拟定治疗法则。六腑以通为用，因此以通腑除热、化瘀消痈、行气止痛为肠痈的治疗大法，清热解毒、活血化瘀法的及早应用可缩短疗程。针刺治疗急性阑尾炎，应严格掌握适应证，急性单纯性阑尾炎、化脓性阑尾炎初起、急性阑尾炎穿孔已形成包块均属针刺治疗范畴，治疗过程中要密切观察病情，特别注意特定穴的配伍使用，可收到较好疗效。

（二）辨病治疗

对诊断明确的急性阑尾炎，西医治疗大致可分为2种方案，即手术治疗和保守治疗。目前一般主张尽早采用手术疗法，尤其是老年人、小儿、妊娠期急性阑尾炎，其主要方法是行阑尾切除术。腹腔渗液严重，或腹腔已有脓液的急性化脓性或坏疽性阑尾炎，应同时行腹腔引流；阑尾周围脓肿，如有扩散趋势，可行脓肿切开引流。对急性单纯性阑尾炎和慢性阑尾炎，可行经腹腔镜阑尾切除术。

此外，还应给予抗生素进行抗感染治疗，同时对患者进行补液，维持电解质平衡治疗。用生理盐水、葡萄糖等补液及保持电解质平衡；注射用奥美拉唑保护胃黏膜，40mg+0.9%氯化钠注射液100ml，静脉滴注，每日1~2次抗感染治疗。但是大

多数单纯的西医保守治疗并不能达到替代手术治疗的效果，较长的治疗时间让患者需要经受更长时间的疼痛，增加治疗费用。同时，长时间地使用抗生素会引起肠道菌群紊乱，导致其他临床症状。超声引导下腹横肌平面阻滞可作为阑尾炎或阑尾周围脓肿的保守治疗方法，这种方法是麻醉医师用于围手术期腹壁疼痛控制的一种成熟的区域麻醉阻滞。

（三）辨证治疗

1. 瘀滞期（初期）

治法：行气活血，通腑泄热。

处方：上巨虚、曲池、天枢、足三里、内关、中脘、合谷、丰隆、腹部压痛点。

操作：上巨虚、曲池，直刺进针1.5~2寸，施提插捻转之泻法，施手法20分钟，留针1小时，每20分钟施手法一次；天枢用30号毫针深刺2~2.5寸，行捻转泻法；足三里、内关，施捻转提插泻法；丰隆、合谷，施捻转泻法；中脘进针2寸，施呼吸泻法；腹部压痛点，进针1.5~2寸，施呼吸泻法。

方义：本病为大肠腑病，天枢为大肠经募穴，中脘为胃经募穴，上巨虚为大肠经下合穴，三穴可通调肠腑，清泻肠腑积热；曲池为大肠经合穴，合治内腑；足三里、丰隆为足阳明经穴位，取之清泻胃腑热；内关、合谷可止呕吐；腹部压痛点行气活血止痛。

2. 蕴热期（酿脓期）

治法：通腑泄热，利湿解毒。

处方：上巨虚、天枢、曲池、大椎、内庭、丰隆、腹部压痛点。

操作：上巨虚、天枢、曲池、丰隆、腹部压痛点操作同"瘀滞期"。内庭进针1寸，施呼吸泻法。

方义：本病为大肠腑病，天枢为大肠经募穴，上巨虚为大肠经下合穴，诸穴可

通调肠腑，清泻肠腑积热；曲池为大肠经合穴，合治内腑；丰隆为足阳明经穴位，取之清泻胃腑热；腹部压痛点行气活血止痛；大椎为督脉穴，内庭为足阳明荥穴，刺之可清热。

3. 毒热期（溃脓期）

治法：通腑排脓，养阴清热。

处方：上巨虚、曲池、天枢、水沟、支沟、阴陵泉、腹部压痛点。

操作：上巨虚、曲池、天枢、腹部压痛点操作同"瘀滞期"。水沟用重雀啄手法，以眼球充满泪水为度；支沟、阴陵泉，施提插泻法，行针20分钟，每5分钟施手法1次。

方义：本病为大肠腑病，天枢为大肠经募穴，上巨虚为大肠经下合穴，三穴可通调肠腑，清泻肠腑积热；曲池为大肠经合穴，合治内腑；支沟为手少阳三焦经合穴，可清泻三焦之热；水沟位于督脉，刺之泄热；阴陵泉可利湿；腹部压痛点行气活血止痛。

（四）其他疗法

1. 耳针法

处方：阑尾、耳舟中段新阑尾点（对耳轮耳腔缘，在臀与腰椎之间）。

方法：在穴区进行轻度按压，寻找最痛之点，半寸毫针刺入，行中强刺激，留针20~30分钟，留针期间间歇行针，每日1次，10次为1个疗程。或在耳穴用嵌钉式皮内针，选定穴位后，稍捻转一下即嵌入皮肤，再粘贴固定，嘱患者时时按压，至腹痛缓解。

2. 灸法

处方：气海、陷谷、大肠俞、太白。

方法：用小艾炷灸，每穴3~5壮，敷贴淡膏药使之化脓，隔日再施灸1次，或用非化脓灸法。亦可用艾条温和灸，每穴灸10分钟，每日1次，5次为1个疗程。

3. 氦-氖激光针法

处方：阿是穴（麦氏点）、阑尾穴、腹结、府舍。

方法：阿是穴激光照射10分钟，其他穴位各照射5分钟。阑尾穴取双侧，腹部穴位取右侧。每日可治疗2次，10次为1个疗程。

4. 中药外敷法

临床常用双柏散（大黄、侧柏叶各2份，黄柏、泽兰、薄荷各1份，研成细末），以水、蜜，调成糊状，热敷于右下腹，每日1次。或用消炎散（芙蓉叶、大黄、黄芩、黄连、黄柏、泽兰叶、冰片，共研细末），以黄酒或75%乙醇调成糊状，按照炎症范围大小敷于患处，每日2次。

5. 中药灌肠法

采用通里攻下、清热化瘀的中草药煎剂200ml或通腑泄热灌肠合剂（大黄、龙胆草、山栀子、芒硝、莱菔子、忍冬草、虎杖）250ml做保留灌肠，每日2次。中药灌肠法能充分发挥中药的局部和整体治疗作用，抗炎消肿，并能促进肠蠕动，预防肠粘连和并发症的发生。

（五）医家诊疗经验

刘耀兰临床采用金黄败毒饮配合针刺治疗急性阑尾炎，取得良好疗效。中药内服予金黄败毒饮，药物组成：生大黄15g，牡丹皮10g，败酱草30g，厚朴10g，蒲公英30g，金银花30g，薏苡仁30g，青皮15g，冬瓜仁15g，桃仁10g。每日1剂，水煎分3次服用。针刺疗法取穴：足三里（双）、阑尾穴（双）、上巨虚（双）、阑尾点（鼻翼外侧中段，左右各一点）。均用泻法，再用电子脉冲治疗仪强刺激（连续波，30Hz）30分钟。每日1次。

五、预后转归

针刺治疗肠痈有一定疗效，适用于急

性单纯性阑尾炎。急性化脓性、坏疽性阑尾炎则应以外科治疗为主，若不及时治疗病情多会加重，甚至危及生命。慢性阑尾炎急性发作针灸治疗虽然有一定疗效，但根治较难。实验表明，针刺后白细胞吞噬作用显著加强，机体防御反应活动增强。针刺治疗急性阑尾炎的过程中，主要观察患者的症状和体征是否有好转，一般针刺治疗后，患者疼痛症状会有明显减轻，而压痛、反跳痛则需2~3天才逐渐消失。针刺治疗以后2~4小时内，患者自觉症状有明显减轻，如果症状没有变化，或反而加重，说明针刺效果不明显，应同时配合其他疗法或手术治疗，以免耽误病情。日久不愈而未加重者可转成脾胃虚弱证。

六、预防调护

（一）预防

（1）避免饮食不节和食后剧烈运动；注意饮食调节，少吃多餐，忌暴饮暴食。

（2）养成良好卫生习惯，及时驱除肠道内寄生虫，预防肠道感染。

（3）养成规律性排便习惯。

（二）调护

（1）初期可根据食欲与病情给予清淡易消化的流质或半流质饮食。

（2）卧床休息或半坐卧位。

（3）经保守治疗症状消失后，仍需坚持服药。

主要参考文献

[1]李日庆，何清湖. 中医外科学[M]. 北京：中国中医药出版社，2012.

[2]李乃卿. 中西医结合外科学[M]. 北京：中国中医药出版社，2005.

[3]石学敏. 针灸学[M]. 北京：中国中医药出版社，2002.

[4]刘耀兰. 金黄败毒饮配合针刺治疗急性阑尾炎经验[J]. 河北中医，2008，30（1）：40.

[5]郑有鑫，郑有福，苏伟，等. 神阙灸预防化脓性阑尾炎术后肠粘连临床观察[J]. 中国中医药信息杂志，2013，20（2）：83-84.

第五节　胆石症

胆石症泛指胆囊、胆总管、胆管及肝内胆管等胆道系统的结石，是较为常见的胆道系统疾病。在我国，本病的发病率在急腹症中占第二位，可发生于任何年龄，但以30~50岁多见，任何季节均可发病。此外，女性多于男性，男女发病之比约为1：2。其临床特征为胁肋疼痛、寒战高热、黄疸等。

本病属于中医"黄疸""胁痛""胆胀""结胸"等范畴。

一、病因病机

（一）西医学认识

胆石的成分有胆固醇、胆色素、胆酸、黏液物质、钙及其他一些无机盐，它们以不同的组合构成各种胆石，临床上主要有胆色素结石、胆固醇结石和混合性结石三种。胆石可发生在胆管系统的任何部位，胆囊内的结石为胆囊结石，左右肝管汇合部以下的包括肝总管结石和胆总管结石为肝外胆管结石，汇合部以上的为肝内胆管结石。其中存在于胆管内结石及肝内胆管内结石多为胆色素结石和混合性结石；而形成于胆囊内的结石多为胆固醇结石和混合性结石。胆石形成的主要病因如下。

1.胆汁淤积

因胆道系统形态结构异常，延长了胆汁在胆道内的滞留时间，使某些成分易于瘀滞沉淀，从而形成结石。而且这为胆结石的形成提供了动能，后者目前被认为也是结石形成的必要条件。

2. 胆道感染

细菌感染一方面可改变胆汁成分，有利于胆色素类结石的形成；另一方面又可造成胆道组织的损害，形成狭窄，继发胆汁瘀滞，从而导致感染与梗阻互为因果的恶性循环。

3. 胆道异物

胆道寄生虫感染是最常见的胆道异物。

4. 代谢因素

体内的代谢紊乱是形成致石性病理胆汁的重要因素，尤其是胆汁酸、胆固醇、胆红素的代谢紊乱是产生形成胆固醇类与胆色素类结石的致石性胆汁的重要基础。

（二）中医学认识

中医对胆道系统早有认识，早在《灵枢·本输》中就提到"肝和胆""胆者，中精之府"。至元代《脉诀刊误》中又有"胆之精气，则因肝之余气溢入于胆"的记载。后世医家均认为胆为六腑之一，主贮藏和疏泄静汁（胆液）而不传化水谷和糟粕，因而称"奇恒之腑"。

中医学认为胆石症病位在胆腑，属里、热、实证。因饮食不节、蛔虫上扰、情志失调等病因，导致肝胆疏泄失司，肝胆气郁化热；脾胃失健，湿浊内生；肝胆之热和脾胃之湿蕴蒸，发为本病。本病发展变化多端，常是气郁、湿热、血瘀和实结四个病理环节相互兼夹，相互转化，并多反复发作，迁延缠绵，甚至变证百出。其主要病机如下。

（1）饮食不节，损伤脾胃　脾主运化，胃主受纳，脾胃共司水谷精微的运化。若饮食不节，恣食生冷油腻，则能损伤脾胃，致使脾胃运化失健，湿浊内生。脾胃之湿浊可阻碍肝胆气机疏泄，导致肝胆气郁，进而化热。肝胆郁热再与脾胃湿浊蕴蒸，

可致本病。

（2）蛔虫上扰，气郁化热　蛔虫具有喜温恶寒的特点，且其有钻孔的习性，蛔虫病患者若因各种因素导致脾胃虚寒，遇寒蛔则骚动不安，上钻孔入膈，导致肝胆气机不畅。气郁而化热，其热与脾虚所生之湿热蕴蒸，可致本病。

（3）情志刺激，疏泄不畅　肝主疏泄、性喜条达。胆依附于肝，肝胆经脉互相络属，以疏泄为顺。若遇情志刺激，导致疏泄不畅，气机郁滞，一方面肝木克脾土，脾失健运，湿浊内生；另一方面气郁进而化热，则发为本病。

二、临床诊断

（一）辨病诊断

有胆囊、胆总管、胆管及肝内胆管等胆道系统的结石，即可诊断为胆石症。临床应进一步分清是胆囊结石、肝外胆管结石和肝内胆管结石，并辨别导致胆石症的病因。

1. 胆囊结石

胆囊结石主要是胆固醇结石，胆汁的主要成分是胆固醇、胆酸盐和卵磷脂呈比较恒定的比例，如胆汁的成分和理化性质发生改变，胆固醇易于呈过饱和或晶体析出形成结石。

2. 肝外胆管结石

肝外胆管结石分为原发性和继发性胆管结石。

（1）原发性胆管结石　在胆管内（包括肝内外胆管）形成的结石，多为胆色素结石或混合性结石。

（2）继发性胆管结石　胆囊结石排至肝总管，多为胆固醇结石或黑色素结石，也有混合性结石。

3. 肝内胆管结石

肝内胆管结石为胆色素结石，原发于

肝内胆管，在我国南方较多见。可能与胆道感染和华支睾吸虫有关。

（二）辨证诊断

中医根据临床症状不同，分为以下证型：肝郁气滞证、肝胆湿热证、肝胆脓毒证和肝阴不足证。肝郁气滞证是指由于肝的疏泄功能异常，疏泄不及而致气机郁滞所表现的证候。又称肝气郁结证，简称肝郁证。肝胆湿热证是指湿热蕴积在肝胆的病症，多由于外感湿热、饮食肥甘辛辣，或者脾胃运化功能失常，郁久化热，阻滞于肝胆而成。肝胆脓毒证是指肝胆感染脓毒血症，一派红、肿、热、痛的表现。肝阴不足证是指阴液亏损，肝失濡润，阴不制阳，虚热内扰的虚热证候。上述四种证型虽然有本质的不同，但在一定条件下，亦可能互相转换，需要用动态的观点进行辨证。

1. 肝郁气滞证

（1）临床证候　胁肋痛或绞痛时牵扯掣背部疼痛，口苦咽干，心烦易怒，脘腹胀满，不欲饮食，或呃逆嗳气。舌暗红，苔薄白，脉弦。

（2）辨证要点　胁肋痛或绞痛时牵扯掣背部疼痛，心烦易怒，脘腹胀满，或呃逆嗳气。舌暗红，苔薄白，脉弦。

2. 肝胆湿热证

（1）临床证候　胁肋胀闷疼痛，背部酸沉疼痛，口苦而黏，恶心欲呕，厌油腻，周身困倦；大便不畅或便溏，目黄身黄，尿黄。舌红胖，苔黄腻，脉弦滑数。

（2）辨证要点　胁肋胀闷疼痛，口苦而黏，厌油腻。舌红胖，苔黄腻，脉弦滑数。

3. 肝胆脓毒证

（1）临床证候　除有肝胆湿热证候外，尚有寒热往来，神昏谵语，持续腹痛，肌紧张、拒按或反跳痛，休克等征象。

（2）辨证要点　除肝胆湿热证候外，尚有寒热往来，神昏谵语，持续腹痛拒按或反跳痛等征象。

4. 肝阴不足证

（1）临床证候　隐钝痛持续存在，神志不清或昏迷，面色枯萎，语声低微，皮肤黄晦，间成青紫，甚至有出血倾向；腹呈气臌，轻度压痛，肝脏肿大，并多有触痛，小便黄短，大便秘结。舌质绛紫，舌苔干枯如砂皮样，脉象弦数或沉数。

（2）辨证要点　隐钝痛持续存在，腹呈气臌，轻度压痛，肝脏肿大、触痛，小便黄短，大便秘结。舌质绛紫，舌苔干枯如砂皮样，脉弦数或沉数。

三、鉴别诊断

（一）西医学鉴别诊断

1. 胃、十二指肠溃疡急性穿孔

早期无高热和畏寒，上腹部突发刀割样剧痛；腹壁压痛范围广，可出现板样腹、肌紧张、肠鸣音消失。X线可见膈下游离气体。

2. 急性胰腺炎

左上腹持续性剧痛，有时放射到腰部；血、尿淀粉酶升高；重者可呈休克表现；B超可辅助鉴别。

3. 胆道蛔虫病

单纯的胆道蛔虫病多见于青少年，通常表现为突然发作的剑突下绞痛或钻顶样疼痛，少数患者会采取膝胸卧位以减轻疼痛，疼痛常呈现阵发性发作，缓解期一如常人。B超检查有时在胆管内可发现虫体影。

4. 急性阑尾炎

高位阑尾炎易被误诊。阑尾炎多无反复发作史，多有转移疼痛病史。

5. 右下肺肺炎或右下胸膜炎

肺炎或胸膜炎有呼吸道感染症状；腹痛持续，呼吸时加重；可伴胸痛、寒战、

咳痰、咳嗽；X线可见病变处变化。

6.心绞痛或急性心肌梗死

少数心绞痛或心梗患者可表现为剑突下剧痛，且疼痛可向左上腹和右上腹放射，严重时常有烦躁不安、出冷汗，或出现濒死感。心电图检查可见宽而深的Q波（坏死Q波）、ST段弓背抬高及T波倒置等改变。血清肌酸磷酸激酶（CPK）、谷草转氨酶（AST）、乳酸脱氢酶（LDH）及肌钙蛋白T/I（TnT、TnI）、肌红蛋白（MyO）升高等对确诊有帮助。

（二）中医学鉴别诊断

肝痛

西医称作肝炎，主要表现为右胁腹疼痛，呕恶，尤以发热、寒战明显。B超可鉴别。

四、临床治疗

（一）提高临床疗效的要素

当前治疗胆石症的方法主要包括手术疗法和保守疗法两类，而对于一般的胆结石患者（结石在2cm以下）建议用非手术疗法进行治疗，若胆结石大小超过2cm、长期药物治疗无效、疼痛剧烈、出现高热、胆囊破裂致胆汁性腹膜炎或肝脏积脓可能性大时，要立刻接受手术治疗。但这两种方法均有一定的适应证和相对的局限性，而针灸治疗胆石症有着广阔的前景，尤其是针药结合治疗效果突出。针灸对于胆石症而言有较好的正性调节作用，无论是对胆囊的生理功能，还是对结石的病理改变，其基本效应均为促进机体功能的逐步恢复。同时使机体外在的各项指标趋于恢复正常。同时针灸治疗有其自身的优势，其着重于对机体的整体调节，对人体的生物、免疫功能等均有一定的调节作用，能改善机体的内外环境并促进机体修复；同时诸多临床观察均发现，针灸对胆石症的治疗具有一定的作用，特别是对于缓解胆绞痛有较好的疗效。当前对于胆石症的临床研究已逐渐展开，通过对既往治则、穴位、手法的研究和改进，必将会进一步提高临床疗效。

（二）辨病治疗

胆石症分为急性发作期和缓解期，急性发作期是因为结石嵌顿于胆囊颈部或胆管内，引发急性感染而促使平滑肌痉挛，出现剧烈胆绞痛，治疗以消炎杀菌、解痉止痛为主。

缓解期主要是控制饮食、口服药物对症治疗。饮食上避免摄入高脂、油腻食物刺激胆囊，三餐规律，尤其重视早餐。

（三）辨证治疗

1.肝郁气滞证

治法：疏肝理气，排石止痛。

主穴：肝俞、胆俞、日月（右）、期门（右）、胆囊穴。

配穴：内关、公孙。

操作：针刺得气后，用手法行针数分钟，使气至病所。尤其在针胆俞、日月等穴时，以局部有针感传至胆区为好。行针时间视患者病情而定，留针20~30分钟，病情重者可长达1小时以上，留针期间每隔5分钟行针1次，以增强疗效。

方义：胆俞配日月（右），肝俞配期门（右），疏肝利胆止痛；胆囊穴为特定穴，此五穴为治疗主穴。公孙配内关，"公孙冲脉胃心胸，内关阴维下总同"，两穴相配，共治一切心胸疾病。

2.肝胆湿热证

治法：清热祛湿，利胆排石。

主穴：肝俞、胆俞、日月（右）、期门（右）、胆囊穴。

配穴：大椎、曲池、外关、阴陵泉、

行间。

操作：针刺得气后，用手法行针数分钟，使气至病所。尤其在针胆俞、日月等穴时，以使局部有针感传至胆区为好。行针时间视患者病情而定，留针 20~30 分钟，病情重者可长达 1 小时以上，留针期间每隔 5 分钟行针 1 次，以增强疗效。

方义：胆俞配日月（右），肝俞配期门（右），疏肝利胆止痛；胆囊穴为特定穴，此五穴为治疗主穴。配穴大椎、曲池、外关、阴陵泉、行间有利湿清热之功。

3. 肝胆脓毒证

治法：泻火解毒，养阴利胆。

主穴：肝俞、胆俞、日月（右）、期门（右）、胆囊穴。

配穴：大椎、十宣、水沟、关元。

操作：针刺得气后，用手法行针数分钟，使气至病所。尤其在针胆俞、日月等穴时，以局部有针感传至胆区为好。行针时间视患者病情而定，留针 20~30 分钟，病情重者可长达 1 小时以上，留针期间每隔 5 分钟行针 1 次，以增强疗效。

方义：胆俞配日月（右），肝俞配期门（右），疏肝利胆止痛；胆囊穴为特定穴，此五穴为治疗主穴。配穴大椎、十宣、水沟有泻火解毒之功，关元可培补元气，以补先天之功。

4. 肝阴不足证

治法：滋阴柔肝，养血通络。

主穴：肝俞、胆俞、日月（右）、期门（右）、胆囊穴。

配穴：三阴交。

操作：针刺得气后，用手法行针数分钟，使气至病所。尤其在针胆俞、日月等穴时，以局部有针感传至胆区为好。行针时间视患者病情而定，留针 20~30 分钟，病情重者可长达 1 小时以上，留针期间每隔 5 分钟行针 1 次，以增强疗效。

方义：胆俞配日月（右），肝俞配期门

（右），疏肝利胆止痛；胆囊穴为特定穴，此五穴为治疗主穴。配穴三阴交为足三阴经气血交会处，有养血通络之功。

（四）其他疗法

1. 穴位注射法

处方：胆俞、中脘、足三里、胆囊穴。

操作方法：所用药物为当归注射液或 10% 葡萄糖注射液，每次选用 1~2 穴，每穴注入药液 5ml，肌肉丰厚处可略多，每日治疗 1~2 次，10 次为 1 个疗程。

适应证：适应范围较为广泛，凡具备针灸的适应证大部可用本法治疗。

2. 耳针法

处方 1：肝、胆管、三焦、胆、十二指肠、直肠下段、肛门。

操作方法：用王不留行籽对准穴位贴敷其上，以按压有灼痛或烧灼感为得气，频频按压，急性发作时按压次数适当增加。留置 2 天更换，两耳交替，15 次为 1 个疗程。

处方 2：胰胆、肝、三焦、胃、十二指肠、食道、交感、耳尖、耳迷根。

操作方法：每次选取 4~6 穴，用经络诊疗器探头在穴位上进行电针治疗，每次 10 分钟，1 个月为 1 个疗程。也可以用毫针针刺，然后接上 G-6805 电针仪，频率 200~250 次 / 分，强度以患者能耐受为度。其中耳尖穴可行放血治疗，有较好的炎症控制作用。

处方 3：选取耳背较明显的血管 1~2 条，以及阴陵泉、三阴交。

操作方法：主要行放血疗法。将所取耳背血管经揉搓后，充分消毒，然后用手术刀划破血管放血数滴，并贴以消毒敷料，每周 1 次，同时配合体针针刺治疗。

3. 氦-氖激光针法

处方：胆俞、阿是穴。

操作方法：胆俞取右侧，以氦-氖激

光器照射，波长 6328A，激光管口距皮肤距离 30~60cm，输出功率为 2mA，光斑直径 2cm 左右，每穴照射 10 分钟，每日 2 次。同时服 33% 硫酸镁溶液，每次 10~20ml，每日 3 次。

适应证：氦－氖激光针具有无痛、无菌、无损伤、无强烈刺激等优点，通常来说针灸的适应证大部分可用本法治疗。

4. 总攻疗法

胆石症的"总攻疗法"适用于气郁型、湿热型的肝胆管内结石，以及手术后胆管残余结石或复发结石等（表 8-5-1）。

表 8-5-1　总攻方案

时间	措施
8:30	排石方 6 号或"总攻"辨证方 200ml（1 剂），口服
9:30	吗啡 5mg，皮下注射
10:10	亚硝酸异戊酯 1 支，吸入
10:15	33% 硫酸镁 40ml，口服
10:20	0.5% 稀盐酸 30ml，口服
10:25	脂餐（油煎鸡蛋 2~3 个）
10:30	电针：右胆俞（阴极），日月或梁门或太冲（阳极），可调波，治疗半小时

带引流管的残余结石患者，在服用排石汤及注射吗啡期间应先夹闭引流管使胆囊压升高。当吸入亚硝酸异戊醋，服用硫酸镁、稀盐酸时，让患者取坐位，再放开引流管，然后在无菌条件下，向胆道引流管内注入 1% 利多卡因 5~10ml，再注入液状石蜡 10~20ml，最后用无菌等渗盐水冲洗胆管，以利胆石排出。胆囊已切除的患者，暂停脂肪餐；做过胆管肠吻合术的患者，可以暂时不用吗啡。每次总攻疗法耗时约 2 个半小时，次数和间隔时间根据患者体质和治疗后反应来决定，一般体质较强、反应轻者可每周治疗 2~3 次；体质较弱、反应重者可每周治疗 1 次，"总攻" 4~6 次为 1 个疗程。如需再做下一疗程，应休息调整一段时间。

针灸排石疗效确切，可以作为一个治疗手段。但针灸排石尚存在一定的不足，如排石不全等。针灸诸法中，以耳穴为主，配合体针以及中西药物综合治疗效果最好，此法对于胆囊泥砂样结石、胆管 1.0cm 以下直径的结石效果较好，对于其他类型的结石也有一定的作用。

针灸后再次出现腹痛、发热、脉数、黄疸等问题，常提示结石已被推至胆总管以下，此为排石先兆。如突然腹痛消失、体温下降，则表明结石已排出，应密切注意观察。如出现明显腹痛也可配合使用针灸。

五、预后转归

单纯胆囊结石，手术疗效通常较为满意，临床治愈率在 95% 以上，仅少数年老体弱的患者，可能会出现一些并发症，并导致不良后果。如原发性胆管结石，尤其肝内胆管结石，预后一般不良，可出现严重甚至不可控制的感染或胆汁性肝硬化。胆囊炎胆石症术后的复发率为 38.2%，近期死亡率为 18.4%。急性梗阻性化脓性胆管炎为常见的死亡原因。

针灸治疗胆结石的作用体现在以下两方面。①促进胆囊收缩和胆管扩张：针刺可促进胆囊收缩、排空，降低胆囊内压力，降低括约肌张力，防治胆汁及炎性产物瘀滞，减少细菌感染及结石的形成，增加炎性产物及结石的排出。②干预结石的形成：有研究认为，针刺不但可以促进排石，也能对结石的形成起到预防和抑制作用。针刺可降低血浆胆固醇含量，增加胆酸的分泌和抑制胆管内胆固醇的结晶化。

六、预防调护

饮食调控是防止胆石症、胆囊癌发生的最理想预防方法，应避免过食肥甘厚腻。进行总攻疗法或估计有结石排出时，应留大便查石，最好对结石进行成分鉴定。结石发作绞痛、并发感染时，宜观察血压、脉搏、体温，特别是腹痛情况变化，以便于及时更改治疗方案。手术取结石的患者给予一般外科术后护理。

主要参考文献

［1］李曰庆，何清湖．中医外科学［M］．北京：中国中医药出版社，2012．

［2］李乃卿．中西医结合外科学［M］．北京：中国中医药出版社，2005．

［3］杨占林，吕景山．实用针灸手册［M］．北京：人民军医出版社，2005．

［4］夏太国．针灸治疗胆石症80例的疗效观察［J］．医学信息，2009，1（4）：103-104．

［5］罗红显，王建仁．耳穴针刺配合艾灸治疗胆石症80例［J］．中国现代医生，2008，46（15）：181．

［6］金渊光．针灸治疗胆石症研究进展［J］．中医药信息，2005，22（2）：31-34．

［7］吕杭州，巩浩然．冲击排石方治疗胆石症临床观察［J］．现代中西医结合杂志，2016，25（21）：2347-2348．

［8］刁永红，韩秀华，马华．电针治疗胆石症的临床观察［J］．针灸临床杂志，2010，26（9）：36-38．

［9］王健彤．电针"阳陵泉"穴对急性胆囊炎家兔肿瘤坏死因子-α和胆囊B超的影响［D］．北京中医药大学，2016．

［10］王燕翼．针药结合治疗急性发作期胆囊炎、胆石症45例［J］．福建中医药，2007，38（6）：34-35．

第六节　丹毒

丹毒，因其特点是患部皮肤或黏膜发红，状如涂丹之色而得名。大多是由乙型溶血性链球菌侵犯皮肤和黏膜的网状淋巴管及周围软组织所致急性炎症性皮肤病。西医称急性网状淋巴管炎，主要表现为皮肤突然变赤，色如涂丹，焮热疼痛，伴发热、恶寒等全身症状，多反复发作，病情严重者可能出现化脓性淋巴管炎、败血症，甚至脓毒血症等严重并发症，而一旦演变为脓毒血症性休克或多器官功能障碍综合征，常危及患者生命。本病常发于春秋两季。

丹毒虽以"毒"命名，却并不是病毒感染引起的，而是由细菌感染引起的急性化脓性真皮炎症。中医对于发生部位不同，名称各异，如生于面部者，称之为"抱头火丹"；生于胁下、腰髋部者，称之为"内发火丹"；生于两腿部者，称之为"腿游风"；生于胫踝部者，称之为"流火"；游行于周身者，称之为"赤游丹毒"。

一、病因病机

（一）西医学认识

1.病因

细菌感染：病原菌为乙型溶血性链球菌，有时亦可由金黄色葡萄球菌引起。诱发因素为手术伤口或鼻孔、外耳道、耳垂下方、肛门、阴茎和趾间的裂隙。皮肤的任何炎症，尤其是有皲裂或溃疡的炎症为致病菌提供了侵入的途径。轻度擦伤或搔抓、头部以外损伤、不清洁的脐带结扎、预防接种和慢性小腿溃疡均可能导致此病。

致病菌可潜伏于淋巴管内，引起复发。丹毒多在身体免疫功能降低时发生，全身疾病如糖尿病、慢性肾炎、低γ球蛋白血症以及酗酒者均可成为本病的发病诱因。婴儿如发生丹毒可导致败血症，死亡率较高。

2. 病理

丹毒为累及皮肤及浅层蜂窝组织的一种特殊类型的蜂窝织炎，蔓延迅速。病变区域的淋巴管和毛细血管明显扩张，周围有水肿及以淋巴细胞、中性粒细胞为主的炎性浸润。浸润涉及真皮层，严重的达皮下组织。一般不化脓，没有明显的组织坏死。丹毒的复发可引起持续性局部淋巴水肿，最后结果是永久性肥厚性纤维化，称为慢性链球菌性淋巴水肿。乳癌患者腋部淋巴结清扫术后由于淋巴淤滞，也易反复患丹毒。

（二）中医学认识

此症最早见于《素问·至真要大论篇》，称为"丹熛疮疡"。丹毒之名出自《诸病源候论·丹毒病诸候·丹候》。孙思邈的《备急千金要方》称其为"天火"。《外科大成》中说："丹毒者为肌表突然变色，如丹涂之状也。"中医学对本病的病因、辨证、诊断与治疗都有较明确的认识和详细的论述。宋代《圣济总录·诸丹毒》说："热毒之气暴发于皮肤间，不得外泄，则蓄热为丹毒。以其色如涂丹之赤，又复阳气伏于皮中，放谓之丹也。"《医宗金鉴·外科心法要诀》中云："丹名虽多，其理则一也……诸丹毒总属心火、三焦风邪而成，如色赤而干，发热作痒，形如云片者，即名赤游丹，属血分有火而受风也……"

本病多由火邪侵犯，血分有热，火邪与血热相搏结；蕴阻肌肤，不得外泄而发。或由于皮肤黏膜破坏，毒邪乘隙侵入，浸淫肌肤所致。发于头面者夹有风热；发于胸腹者多夹有肝火；发于下肢者多夹有湿热。新生儿丹毒，多由内热火毒所致。

二、临床诊断

（一）辨病诊断

1. 临床表现

本病发病较急，多于春秋季节发于小腿、颜面部、头皮和小儿的腹部等处。发病期多有皮肤或黏膜破损史。潜伏期2~5天，发病前数小时常有周身不适感、畏寒、头痛、口渴、关节疼痛等症，在发作时体温可突然升高（39~41℃），严重者可有惊厥、呕吐、谵妄等，皮肤症状开始出现局部红、肿、热、痛，逐渐呈大片猩红色皮肤损害，按之退色，与正常皮肤界限清楚。向外蔓延时，皮疹中央的红色逐渐消退，成棕黄色，并有轻度脱屑，有些患者受累的皮肤可发生含有浆液或脓性分泌物的水痘。严重者可迅速发生坏疽，成为坏疽性丹毒。

2. 相关检查

（1）血常规　白细胞总数或中性粒细胞增多，血沉加快，抗链球菌溶血素增多。

（2）组织病理　真皮高度水肿，毛细血管及淋巴管扩张，结缔组织肿胀，中、小动脉内皮细胞肿胀。管腔为纤维蛋白栓塞，真皮及扩张的淋巴管中有弥漫的炎性细胞浸润（以中性粒细胞为主），有时可见链球菌，水肿剧烈者可见表皮内水肿或大疱。

（3）其他检查　伤口及破损处应行拭子革兰染色和细菌培养；下肢丹毒应行足趾间皮屑真菌学检查；面部丹毒应行鼻旁窦放射线检查。

（二）辨证诊断

1. 风热蕴毒证

（1）临床证候　发于头面部，恶寒发

热，皮肤焮红灼热，肿胀疼痛，甚至发生水疱，眼睛肿胀难睁开。舌质红，苔薄黄，脉浮数。若见壮热烦躁、神昏谵语、恶心呕吐者，视为毒邪内攻之陷证。

（2）辨证要点　发于头面部，恶寒发热，皮肤焮红灼热，肿胀疼痛。壮热烦躁、神昏谵语者，为毒邪内攻之陷证。

2. 湿热毒蕴证

（1）临床证候　发于下肢，除发热等症状外，局部以红赤肿胀、灼热疼痛为主，亦可发生水疱、紫斑，甚至结毒化脓或皮肤坏死。苔黄腻，脉洪数。反复发作，可形成大脚风（象皮腿）。

（2）辨证要点　发于下肢，发热，局部以红赤肿胀、灼热疼痛为主，甚至结毒化脓或皮肤坏死。苔黄腻，脉洪数。

三、鉴别诊断

（一）西医学鉴别诊断

1. 接触性皮炎

接触性皮炎有接触刺激物史而发生的皮肤炎性反应。临床特点：接触部位出现边缘鲜明的皮损，轻者为水肿性红斑，重者有丘疹、水疱，甚至大疱。

2. 蜂窝织炎

通常认为蜂窝织炎与链球菌感染有关，但葡萄球菌、流感杆菌、大肠埃希菌、厌氧杆菌亦可致病，该病是一种疏松结缔组织炎症，可发生在正常皮肤，也可继发于创伤和溃疡后。

3. 多形日光疹

多形日光疹是发生在面部及暴露部位的多形发疹。其损害有红斑、毛细血管扩张、水肿性红斑、斑丘疹、丘疱疹及水疱或苔藓化等多形皮疹。

4. 血管神经性水肿

血管神经性水肿为一种暂时性、局限性、无痛性的皮下或黏膜下水肿。多发生在组织疏松而易肿胀的部位，如眼睑、口唇、耳垂、外生殖器、喉头等处。

（二）中医学鉴别诊断

1. 类丹毒

类丹毒是由类丹毒杆菌感染引起，多发生于接触鱼肉的手部，出现类似丹毒的损害，其特点以青壮年男性为多见，手指有刺伤史，皮损微高而边缘清楚。中央区为褪色的紫红色斑片，局部肿胀，活动受限，常伴有低热或指关节活动障碍。个例出现败血症型红色盘型红斑或紫癜样皮疹，需根据临床症状及血培养确定诊断。

2. 癣菌疹

癣菌疹是由皮肤癣菌感染引起的，其特点：急性发作，可见发热、全身不适、厌食、全身淋巴肿大、脾肿大等症。临床分型以丹毒样型为其鉴别诊断的要点。该型发生于原发足癣病灶肢侧下肢，常伴寒战、高热（达40℃），皮损为鲜红色急性红斑，边缘鲜明，比较规则，呈掌心大小多片缠连，从小腿上部发展至上股部，肿硬不著，亦无痛感。

3. 发颐

发颐表现为局部红肿，但中间明显隆起而色深，四周肿势较轻而色较深，边界不清，胀痛呈持续性，化脓时跳痛，大多发生坏死、化脓溃烂，一般不会反复发作。相当于西医学的急性化脓性腮腺炎。

四、临床治疗

（一）提高临床疗效的要素

丹毒是临床常见的外科病种，针灸疗效较好。本病治疗根据"盛则泻之""菀陈则除之"的原则，多取手足阳明经及膀胱经穴，并予局部点刺出血，使热毒得除，常会收得良好的疗效。治疗丹毒重在泄血祛邪，疏经祛风，务求其尽。控制出血量是关键，若单纯刺络不用加拔火罐，往往瘀血留驻不消，贼邪伏而不退，以致"在浅不疗，遂生大病"。而刺络拔罐正是泄瘀血邪气，固守经隧的最佳方法。以"菀陈者除之"为原则："视其血络，刺出其血，无恶血得入于经，以成其疾。"

（二）辨病治疗

1. 系统治疗

患者应卧床休息并及时对症治疗，抗生素以青霉素疗效最好，一般用药 2~3 天后，体温常能恢复正常，但需持续用药 2 周左右。磺胺类药亦能取得良好的疗效，根据病情必要时可与青霉素同时应用。对青霉素过敏者可使用四环素、红霉素等大环内酯类抗生素。

2. 局部治疗

皮损表面可外用各种抗菌药物。加压治疗可减轻淋巴水肿，有助于预防复发。可辅以物理疗法，如窄波紫外线照射等。

3. 物理治疗

炎症吸收期可选用音频电疗，电流输出小于 $0.3mA/cm^2$，治疗时间 20~30 分钟，每日或隔日治疗；或超短波治疗，每次治疗 10~15 分钟，1 次 / 日；或紫外线照射，亚红斑量 30 分钟，1 次 / 日。

4. 外科治疗

对以上治疗方案无效的持续性硬性水肿，推荐使用整形外科治疗。若引起皮肤坏疽，一切不宜外科手术。如有积脓，于坏死部分切一小口，以达到引流目的，外掺九一丹。

（三）辨证治疗

1. 辨证论治

（1）风热蕴毒证

治法：疏风散热解毒。

主穴：曲池、解溪、合谷、风门、委中、阿是穴。

配穴：发于胸腹者加内关、内庭；肝火旺者加行间；壮热神昏者加刺十宣出血。

操作：施以泻法。委中、阿是穴以三棱针点刺放血。

方义：本方以曲池、解溪清阳明热邪；风门为督脉、足太阳之会，与合谷同有疏风解表之功；委中有"血郄"之称，与阿是穴散刺出血，共同清泻血分热毒。

（2）湿热毒蕴证

治法：清热解毒化湿。

主穴：合谷、足三里、内庭、阴陵泉、血海、阿是穴。

配穴：胸闷呕吐加内关、中脘。

操作：毫针泻法，阿是穴用三棱针散刺放血。

方义：合谷、足三里、内庭清泻阳明之热；阴陵泉、血海化太阴之湿；阿是穴散刺出血，可使恶血排出，热毒外泄。

2. 成药应用

（1）银翘解毒丸（片）

用法：每次 6g，每日 2~3 次，以芦根汤或温开水送服。

功效主治：辛凉解表，清热解毒。用于风热感冒、丹毒。

（2）连翘败毒丸

用法：每次 6g，每日 2 次，口服。

功效主治：清热解毒，散风消肿。用于脏腑积热，风热湿毒引起的疮疡初起，红肿疼痛，憎寒发热，风湿疙瘩，遍身刺痒，大便秘结。

（3）小败毒膏

用法：每次 10~20g，每日 2 次，口服。

功效主治：清热解毒，消肿止痛。用于疮疡初起，红肿热痛。

（4）活血消炎丸

用法：每次3g，每日2次，温黄酒或温开水送服。

功效主治：活血解毒，消肿止痛。用于痈、丹毒等皮肤病。

（四）其他疗法

1. 刺络法

① 取穴：皮损周围皮下呈暗紫色小血管紧张处及血海、隐白。

方法：局部消毒后，用圆利针（或28号半寸毫针）刺入血管，慢出针，待黑血自行渗出，每次刺4~5针。小血管不紧张者，取周围显露血管。并刺血海、隐白，摇大针孔，挤血数滴。每日或隔日1次。

② 取穴：四缝（左病取右，右病取左）。

方法：局部常规消毒后，用三棱针刺四缝，挤出黏液。病轻者只刺中指一穴，隔日一次，三次无效者改用他法。

2. 耳针法

取穴：耳尖、肾上腺、肺、大肠、皮质下相应部位耳穴。

方法：耳尖点刺放血，余穴用毫针刺，中强刺激。每日或隔日1次，每次留针30分钟。

3. 皮肤针法

在红肿部用七星针扣刺出血，加拔火罐，留罐3~5分钟，每日1~2次。

4. 穴位注射法

取穴：① 地机、丰隆。② 血海、足三里。

方法：抽取银黄注射液4ml，每穴2ml，每日1次，左右交替，两组轮换使用。8次为1个疗程。

5. 拔罐法

取穴：阿是穴、大椎、曲池（双）、委中（双）。

方法：先于局部做常规消毒，持小号三棱针在皮肤发红的范围内先上后下，快速散刺，使之出血如珠，再据皮损大小取适当型号之玻璃罐，用闪火法吸拔，留罐1分钟左右，取罐后擦净患处血迹。隔日1次，7~10次为1个疗程。发于上部者，配合谷、尺泽；发于下部者配血海、阴陵泉、足三里、解溪、太冲。亦可用梅花针叩刺后拔罐法。头面部丹毒可取大椎、身柱、肺俞、肩外俞、曲池及病变周围的健康皮肤处。

6. 中药外敷法

用玉露散或金黄散，以冷开水或鲜丝瓜叶捣汁或金银花露调敷。或鲜荷花叶、鲜蒲公英、鲜地丁全草、鲜马齿苋、鲜冬青树叶等捣烂湿敷。干后调换，或以冷开水时时湿润。

若流火结毒成脓者，可在坏死部位做小切口引流，掺九一丹，外敷红油膏。

五、预后转归

本病系火毒侵袭所致，故治疗延误可造成严重后果，其转归为丹毒毒邪内攻，邪入营血出现壮热烦躁，神昏谵语，恶心呕吐等邪入心包之危候。如治疗及时，一般预后较好。

六、预防调护

（1）患者应卧床休息，日常饮食以清淡为主，牛、羊肉及海鲜等偏热及辛辣食物在发病时都不能吃。禁忌一切发物、助湿食品及酒类，多饮水，床边隔离。

（2）加强个人防护，多休息，不要过于疲劳。过度劳累，能耗伤人体的气血，使机体抵抗能力下降。应劳逸结合，加强体育锻炼，提高机体的抗病能力。

（3）流火患者应抬高患肢30°~40°。

（4）注意破损部位的卫生及护理，防

止外伤，有肌肤破损者，应及时治疗，以免感染毒邪而发病。因脚湿气导致下肢复发性丹毒患者，应彻底治愈脚湿气，可减少复发。

（5）在发病期间要戒烟、戒酒。保持良好的卫生习惯，为防止接触性传染，不与家人共用洁具，平素应养成勤洗脚的良好习惯，每天用温水洗脚，切忌用太热的水烫脚。保持下肢清洁卫生，应勤晒袜，并经常更换鞋袜。

（6）不宜过早停止治疗，应在全身和局部症状消失 3~5 天后才能停用抗生素，以免丹毒复发。

（7）本病痊愈后，往往在原发部位有反复再发的倾向，应保护原发部位，防止意外撞伤、虫叮、蚊咬或用力搔抓。

主要参考文献

[1] 李曰庆，何清湖. 中医外科学 [M]. 北京：中国中医药出版社，2012.

[2] 李乃卿. 中西医结合外科学 [M]. 北京：中国中医药出版社，2005.

[3] 杨占林，吕景山. 实用针灸手册 [M]. 北京：人民军医出版社，2005.

[4] 王盛隆，张晓兰. 张晓兰治疗急性期丹毒经验 [J]. 吉林中医药，2013，33（10）：1006-1007.

[5] 庞江虎，靳四海，孙立哲. 刺血法联合中药外敷治疗下肢丹毒疗效分析 [J]. 河南外科学杂志，2011，17（1）：75-76.

第七节　血栓闭塞性脉管炎

血栓闭塞性脉管炎，又称 Buerger 病，是一种慢性周期性加剧的全身中小动、静脉阻塞性病变，主要累及下肢，偶可累及上肢。临床特征是下肢端坏疽和慢性溃疡，伴剧烈疼痛。病变呈全血管炎，血栓形成、管腔闭塞，最后导致肢端坏死。患者大多为青壮年男子，几乎占到患者的 95%，多发生在冬季。

本病属于中医"脱疽""痹证"的范畴，又名"脱痈""脱骨疽""十指零落"。

一、病因病机

（一）西医学认识

1.病因

本病的病因及病机目前尚不明确。初步认为其发病可能与性激素、肾上腺皮质功能、神经调节功能紊乱以及免疫等因素有关，这是发病的内因。在寒冷、潮湿、吸烟、外伤等外因的刺激下，更易于发病。病变常侵犯下肢，晚期可影响上肢、脑、肠、心、肾等内脏血管。病变主要在中、小型动脉，而且常呈节段性分布，节段间有未闭塞的管腔和正常的管壁，界限非常清楚。静脉变化较动脉要轻。病变属于非感染性的动脉全层炎症，有广泛的内皮细胞和成纤维细胞增生及淋巴细胞浸润。病变后期，血管壁及周围组织可发生广泛的纤维化。

2.病理

（1）早期多侵犯中小动、静脉，病情进展可波及腘、股、髂动脉和肱动脉，侵犯主动脉及内脏血管者罕见。

（2）病变多呈节段性分布，病变两端之间的血管比较正常。

（3）可分为急性期和慢性期，在急性期为急性动、静脉炎和其周围炎，并可波及伴行神经。血管全层有广泛的内皮细胞和成纤维细胞增生，并有淋巴细胞浸润，中性粒细胞浸润较少，还可见巨细胞、血管内皮增生和血栓形成。慢性期管腔内血栓机化，内有新生细小血管再通，含有大量成纤维细胞，并与增生的血管内膜融合粘连。动脉内弹力层显著增厚，动脉各层有广泛的成纤维增生。动脉周围显著纤维化，呈炎症性粘连，使动脉、静脉、神经包裹在一起，形成坚硬的索条。呈周期性发作，故有急、慢性变化。

（4）当血管闭塞时都会有侧支循环建立，如果代偿不足，或侧支血管痉挛，即可引起肢体循环障碍而出现发凉、麻木、疼痛、溃疡和坏疽。

（二）中医学认识

中医学记载本病最早见于《灵枢·痈疽》："发于足指，名曰脱痈，其状赤黑，死不治；不赤黑不死。不衰，急斩之，不则死矣"。"脱痈"即是本病中医最早的命名，后在晋代皇甫谧的《针灸甲乙经》中改称"脱疽"，故本病属中医"脱疽"范畴。中医学认为，血栓闭塞性脉管炎的发病与脏腑、经络及营卫气血有密切关系。"血脉营卫周不休""脉道以通，气血乃行"。如情志不舒、饮食失节、劳伤虚损和禀赋素虚等，可使心、肾、脾、肝的功能失调，而导致经络、气血功能紊乱，最后引发本病。心阳不足，心血耗伤，血脉运行不畅。《冯氏锦囊》谓："郁怒有伤肝脾……气血难达，易致筋溃骨脱"。思虑伤脾，或饮食不节，脾阳不振；怒则伤肝，肝气郁结或横逆，脾的运化功能失常，不能散精血脉，逐渐气血两亏，气血难达四肢末端。肾阳虚，心火偏亢，则心肾失调，而导致元气大虚，气血运行不畅。总之人体脏腑功能紊乱，以致营卫气血运行失调，再加寒邪客于经络，气滞血瘀。经络瘀阻，阳气不能达到四肢而发病。

二、临床诊断

（一）辨病诊断

1.临床表现

起病常从下肢趾端开始，逐渐向上发展，并累及其他肢体，临床上常将本病分为三期。

第一期（局部缺血期）：患肢疼痛，间歇性跛行，每走500~1000m路后，患肢小腿或足底即有胀痛或抽痛，稍停或休息后，症状缓解或消失，再行走相当一段距离后，症状复出。同时见患肢麻木、发凉、酸胀、易疲劳，足背动脉或胫后动脉搏动减弱或消失。

第二期（营养障碍期）：病情逐渐发展，间歇性跛行愈来愈明显，疼痛转为持续性，夜间疼痛更剧烈，患者常抱膝而坐，不能入睡。患肢动脉搏动消失，足部不出汗，趾甲生长缓慢，增厚变形。皮肤干燥，呈潮红、紫红或苍黄色，汗毛脱落，小腿肌肉萎缩。

第三期（坏死期）：在上两期症状的基础上进一步发展，患肢趾端发黑、干瘪、坏疽，形成溃疡。如继发感染，可转为湿性溃烂，很难愈合，疼痛更剧。患者日夜抱膝抚足坐床，甚至需将下肢下垂床边，以减轻疼痛，以致肢体极度肿胀、红紫。根据坏疽的范围，大致可分为三级：仅限于趾部者为一级；坏疽延及趾关节和断部者属二级；坏疽延及跟、踝或腿部者属三级。

本病病程较长，发展缓慢，数年后症状才趋严重。但也有急性发作者，常数月内症状即明显发展。如不治疗，症状可反复发作，逐渐加重；如治疗及时，血管痉挛缓解，侧支循环建立，临床表现可逐渐减轻或消失，病情可从三期转化为二期或一期。

2.相关检查

血栓闭塞性脉管炎患者血流动力学检查可提供有参考价值的资料，如肢体血流图、肢体血管彩色超声、肢体多普勒超声和节段动脉压、踝部压力指数等检测，可以确定肢体动脉狭窄或闭塞的部位、程度、肢体血流状态以及侧支循环形成的情况。

一般根据病史和体检，即可诊断血栓闭塞性脉管炎。

（二）辨证诊断

中医临床辨证分型尚无统一标准。现据临床主要情况归纳为以下五种证型。

1. 阴寒凝滞证

（1）临床证候　患肢麻木疼痛，局部皮肤苍白，触之冰冷，遇冷加重，得温则减。创面色白或暗红，迟迟不愈。舌质淡，苔薄白，脉沉细而迟。

（2）辨证要点　患肢麻木疼痛，局部皮肤苍白，触之冰冷，遇冷加重。舌质淡，苔薄白，脉沉细而迟。

2. 血络瘀阻证

（1）临床证候　患肢或患趾（指）固定性持续疼痛，静止痛明显。患肢皮肤呈紫红、暗红或青紫，下垂时尤明显，皮肤干燥，趾甲增厚，肉萎毛枯。舌质红绛或紫暗，有瘀斑，舌苔薄白，脉沉细涩。

（2）辨证要点　患肢或患趾（指）固定性持续疼痛，患肢皮肤呈紫红、暗红或青紫，下垂时尤明显。舌质红绛或紫暗，有瘀斑，舌苔薄白，脉沉细涩。

3. 热毒炽盛证

（1）临床证候　患肢发生溃疡或坏疽，继发严重感染，红紫痛剧，肿势散漫，脓液甚多，有恶臭气味。全身症状可有高热寒战，烦躁，大便干，小便黄。舌质红绛，舌苔黄腻、黄燥或黑褐苔，脉弦滑洪大或弦细数。

（2）辨证要点　患肢发生溃疡或坏疽，继发严重感染，红紫痛剧，脓液多，有恶臭味，可有高热寒战。舌质红绛，舌苔黄腻、黄燥或黑褐苔，脉弦滑洪大或弦细数。

4. 气血两虚证

（1）临床证候　患者身体虚弱，面容憔悴萎黄，消瘦无力，皮肤干燥脱屑，趾（指）甲干燥增厚，肌肉萎缩，创口生长缓慢，久不愈合，肉芽灰淡、暗红，脓液清稀。舌质淡，舌苔薄白，脉沉细无力。

（2）辨证要点　患者身体虚弱，面容憔悴萎黄，消瘦无力，创口生长缓慢，久不愈合，肉芽灰淡、暗红，脓液清稀。舌质淡，舌苔薄白，脉沉细无力。

5. 肾虚证

（1）临床证候　多见于寒湿、血瘀和热毒证之久病后，兼见面暗神萎、上半身热而下半身寒、口淡不渴，头晕腰痛，筋骨痿软，大便不爽。脉细无力。

（2）辨证要点　多见于寒湿、血瘀和热毒证久病后，兼见面暗神萎，头晕腰痛，筋骨痿软。脉细无力。

三、鉴别诊断

1. 雷诺综合征

雷诺综合征为血管神经功能紊乱引起的肢端小动脉发作性痉挛，其临床主要表现为当受冷或情绪激动后，手指（足趾）皮色突然变为苍白，继而发紫，逐渐转为潮红，然后恢复正常。雷诺综合征的特点如下：①大多为青年女性；②发病部位多为手指，且常为对称性发病；③患肢动脉搏动正常，即使病程较长，指（趾）端也很少发生坏疽。

2. 多发性大动脉炎

多发性大动脉炎多见于青年女性；病变常累及多处大动脉；活动期常有低热、红细胞沉降率增快；血管动脉造影显示主动脉主要分支开口狭窄或阻塞。

3. 结节性动脉周围炎

结节性动脉周围炎主要侵犯中、小动脉，肢体可出现类似血栓闭塞性脉管炎的缺血症状，其特点：①病变广泛，常累及肾、心、肝、胃肠道等动脉；②皮下有循动脉行径排列的结节、紫斑、缺血或坏死；③常有发热、乏力、红细胞沉降率增快及高球蛋白血症等；④确诊常需行活组织检查。

4.糖尿病性坏疽

血栓闭塞性脉管炎发生肢端坏疽时，需与糖尿病性坏疽鉴别。糖尿病患者有烦渴、易饥、多尿的病史，尿糖阳性，血糖增高。

四、临床治疗

（一）提高临床疗效的要素

（1）严格戒烟，患肢保暖，防止外伤，避免情绪激动及紧张，适当锻炼。

（2）中西医结合治疗可取得良好效果，其目的主要是建立侧支循环，以改善病变区供血。

（3）西医的治疗原则为扩血管、抗凝、化瘀、对症治疗，或通过手术方法解决和改善侧支循环。

（4）中医治疗原则为温经通络、清热解毒、活血化瘀和补气补血。

（二）辨病治疗

1.非手术疗法

（1）药物疗法　①低分子右旋糖酐500ml，静脉滴注，每日1次，10~14日为1个疗程。②盐酸妥拉唑啉25~50mg，每日3次；丁酚胺25~50mg，每日3次。③止痛药物，如普鲁卡因穴位封闭、静脉封闭或股动脉周围封闭。④泼尼松5~10mg或地塞米松0.75~1.5mg，每日3~4次。⑤有局部全身感染时，选用合适的抗生素。

（2）肢体负压疗法　将患肢置入密闭舱内，上肢给予 -10.6kPa（-80mmHg），下肢予 -13.3kPa（-100mmHg）压力，每次10~15分钟，1~2次/日，10~20次为1个疗程。

（3）交感神经阻滞、高压氧治疗等。

2.手术疗法

（1）胸或腰交感神经节切除术适用于早期患者。

（2）当药物和其他方法都无法解决肢体远端动脉闭塞时，可以考虑施行血管重建术。

（3）发生坏疽、溃疡，适合截肢（趾、指）条件者，予以截肢（趾、指）术。

（4）在局麻下根据病变部位，施行胫神经、腓浅、腓深神经压榨术，多数患者有立即止痛的效果。

（三）辨证治疗

1.辨证论治

主穴：血海、经渠。

配穴：按辨证分型选穴。①阴寒凝滞证：阳陵泉、三阴交、足三里、下巨虚、太渊、上巨虚。②血络瘀阻证：列缺、尺泽、膈俞、上巨虚、下巨虚。③热毒炽盛证：太溪、复溜、列缺、尺泽、鱼际、阴陵泉。④气血两虚证：列缺、尺泽、阴陵泉、足三里、上巨虚、鱼际。⑤肾虚证：膻中、膈俞、阴谷、三阴交、尺泽、太溪。

操作：主穴每次必取，配穴按证选用。并据证型施用不同刺灸手法。寒湿证，太渊用无瘢痕灸法，麦粒大艾炷，灸九壮，余穴进针后用捻转补法，并温针40分钟，每日2次；血瘀证，进针得气后施平补平泻之法，留针15分钟，每日2次；热毒证，得气后用紧提慢插之泻法，每日3次，每次20分钟；气血两虚证，进针得气后，行捻转补法，每日1次，每次60分钟；肾虚证，进针得气后，行捻转结合小幅度提插补法，刺激量宜轻，每次留针亦为60分钟。

方义：本病多与人体脏腑、经络及营卫气血相关，血海可疏通经络气血。阴寒凝滞证：太渊穴、经渠位于腕关节处，可舒筋利节；阳陵泉为筋之会穴，可舒筋通络、化瘀止痛；足三里、下巨虚、上巨虚位于足阳明经，足三里为足阳明经合穴，阳明经多气多血，配用足太阴经之血海、三阴交可通行气血、化瘀止痛。血络瘀阻证：列缺为肺经络穴，尺泽为肺经合穴，调节肢体经络气血；膈俞为血会，可养血和血、化瘀通络；上巨虚、下巨虚位于足阳明经，阳明经多气多血，配用足太阴经之血海可通行气血、化瘀止痛。热毒炽盛证：配太溪、复溜清热，列缺、尺泽、鱼际宣肺清热，调节肢体经络气血；阴陵泉利湿清热。气血两虚证：列缺、尺泽调节肢体经络气血；阴陵泉可健脾利湿；足三里、上巨虚位于足阳明经，足三里为足阳明经合穴，阳明经多气多血，配用足太阴经之血海可通行气血、化瘀止痛，鱼际清热。肾虚证：膻中为气会，可引气归元；膈俞为血会，可养血和血、化瘀通络；阴谷位于膝关节局部，可活血化瘀止痛；足太阴经之三阴交可通行气血、化瘀止痛；尺泽为肺经之合穴，刺之补肺气，合肾经原穴太溪补益肾气，二穴金水相生。

2.成药应用

（1）通塞脉片

用法：治疗血栓性脉管炎，一日3次，一次5~6片。

功效主治：活血通络，益气养阴。用于轻中度动脉粥样硬化性血栓性脑梗死（缺血性中风中经络）恢复期之气虚血瘀证，症见半身不遂、偏身麻木、口眼歪斜、言语不利、肢体感觉减退或消失等；血栓闭塞性脉管炎（脱疽）的毒热证。

（2）复方丹参片

用法：口服，一日3次，一次3片。

功效主治：活血化瘀，理气止痛。用于气滞血瘀所致的胸痹，症见胸闷、心前区刺痛；冠心病心绞痛见上述证候者。

（3）血栓通注射液

用法：静脉注射，一次2~5ml，以氯化钠注射液20~40ml稀释后使用，一日1~2次；静脉滴注，一次2~5ml，用10%葡萄糖注射液250~500ml稀释后使用，一日1~2次。

功效主治：活血祛瘀，能够扩张血管，改善血液循环。用于视网膜中央静脉阻塞、脑血管病后遗症、内眼病、眼前房出血等。

3.单方验方

（1）椋木散

组成：椋木。

用法：煎服，每次用量30~50g，碾粉冲服，每次5~10g，每日2~3次。

加减：热毒偏盛加银花、连翘、板蓝根；血瘀偏重加桃仁、红花、赤芍、丹参；寒凝加桂枝、细辛、干姜；体虚加黄芪、党参、当归、熟地。

（2）白花丹参制剂

组成：白花丹参。

用法：①用白花丹参入白酒浸泡，去渣服酒，每服20~30ml，重者可服50ml，每日3次。②用白花丹参30~60g煎服，每日2~3次。③用白花丹参制成注射剂，每次2~4ml，肌内注射，每日1~2次。临床显示酒剂效果比煎剂、针剂好。

（四）其他疗法

（1）未溃者　可选用冲合膏、红灵丹油膏外敷；亦可用当归15g，独活30g，桑枝30g，威灵仙30g，煎水熏洗，每日1次；或用附子、干姜、吴茱萸各等分研末，蜜调，敷于患足涌泉穴处，每日换药1次，如发生药疹即停用；或用红灵酒少许揉擦患肢足背、小腿，每次20分钟，每日2次。

（2）已溃者　溃疡面积较小者，可用上述中药熏洗后，外敷生肌玉红膏；溃疡面积较大，坏死组织难以脱落者，可先用冰片锌氧油（冰片2g，氧化锌油98g）软化创面硬结痂皮，按疏松程度依次清除坏死痂皮，先除软组织，后除腐骨，彻底的清创术必须待炎症完全消退后方可施行。

（五）医家诊疗经验

1. 曹春华治疗血栓闭塞性脉管炎临床经验

曹春华等人使用针刺、按摩加 TDP 治疗血栓闭塞性脉管炎 20 例，针刺以足阳明经穴为主，外加中脘、神门、环跳、血海、八风等，针刺穴位由少到多，手法由轻到重，留针时间由短到长，留针期间加 TDP 照射膝关节以下部位，重点照射足趾部，以患者感觉温热为度。1 日 1 次，10 次为 1 个疗程。推拿时患者选适当体位，揉患肢，点按委中、承山、足三里、丰隆、阳陵泉、太冲、解溪，共 20 分钟。总有效率达 100%。治疗时间最短 3 个疗程，最长 4 个月。

2. 罗子华治疗血栓闭塞性脉管炎临床经验

罗子华使用艾灸以减轻血栓闭塞性脉管炎疼痛，选取 30 例确诊患者，以三阴交、悬钟、血海与梁丘为主穴，阴陵泉和阳陵泉为配穴。选用艾叶为主体的药用艾条。每天伤口换药后，将患肢放于舒适体位。取温和灸，在距皮肤 2~3cm 处进行熏烤。由于以上 3 对穴位均为可透之穴，故双手同时各执一个点燃的艾条对准内外两侧阴阳之穴行温灸，效果更佳。每次每穴灸 5~10 分钟，每日 1 次，15 日为 1 个疗程。经 2 个疗程后，总有效率可达 93.33%。

五、预后转归

血栓闭塞性脉管炎是慢性进展性疾病。患者不会有立即死亡的危险，但他们的期望寿命会比正常人缩短。虽然继续吸烟者的死亡率并不会增高，但他们截肢的危险是戒烟者的 2 倍。虽然该病患者的血管表现出严重的炎症反应，但一般抗炎药物如类固醇并没有良好的疗效，不过间断性低剂量给药有一定的消炎、止痛作用。类似的抗凝药物，如阿司匹林或其他代用品没有明显的消凝效果。目前已知唯一能够延缓疾病进展的方法只有戒烟。

针灸治疗血栓闭塞性脉管炎，对于皮肤未溃烂者效果明显。如已发生溃烂，则需配合外科处理。

六、预防调护

（1）避免寒冷刺激。冬季宜穿长筒棉套，使患肢保暖。穿着宽大舒适的鞋袜，避免因局部摩擦、挤压而引起外伤。

（2）注意卫生，患肢常用温水或肥皂清洗。经常修剪趾（指）甲，积于趾间的污垢，尤其要及时去除。

（3）除有严重组织坏死、剧烈疼痛的患者外，均应下床活动，以不感疲劳为宜。节制性生活。

（4）饮食宜清淡而富有营养，多食瘦肉、豆制品、新鲜蔬菜、水果等。可选用一些温性食物，如牛肉、羊肉、鸡肉等，有利于温通经络。还可选食山楂、马兰头、油菜、芹菜等有扩张血管作用的食品和绿豆、海带、淡菜、荞麦面等能软化血管的食品。忌食生冷食物。禁食辛辣刺激性食物，如辣椒、大蒜等。有吸烟习惯的患者必须戒烟。

（5）保持心情愉快，情绪乐观，增强战胜疾病的信心，积极主动地配合治疗，避免精神刺激和忧愁思虑。

主要参考文献

［1］李日庆，何清湖. 中医外科学［M］. 北京：中国中医药出版社，2012.

［2］李乃卿. 中西医结合外科学［M］. 北京：中国中医药出版社，2005.

［3］杨占林，吕景山. 实用针灸手册［M］. 北京：人民军医出版社，2005.

［4］曹春华，储德林. 针刺、按摩加 TDP 治疗血栓闭塞性脉管炎 20 例［J］. 按摩与导引，

2006（9）：9.

[5] 罗子华. 艾灸减轻血栓闭塞性脉管炎疼痛的临床观察 [J]. 护理研究，2007（19）：1747-1748.

第八节　痔疮

痔疮是指直肠末端黏膜下和肛管以下的静脉丛发生扩大、曲张所形成柔软的静脉团。根据发病部位的不同，临床上可分为内痔、外痔和混合痔，生于齿线以上者为内痔，生于齿线以下者为外痔，内外兼有者为混合痔。本病以便血、脱出、肿痛为主要临床特点，是肛门直肠疾病中的常见疾病，俗有"十人九痔"之说，男女老幼皆可发病。发病与季节无关。

本病古代统称"痔漏"，又有"牛比痔""血痔"之名。认为本病多因久坐、久负重物，或饮食失调，嗜食辛辣，或泻痢日久，体质亏耗，或妊娠多产，或七情郁结，气机失宜，或长期便秘等各种因素，导致肛肠气血不调，络脉阻滞，燥热内生，下达大肠，湿热与血瘀结滞肛门而发病。

一、病因病机

（一）西医学认识

痔是肥大、移位的肛垫，而不是曲张的直肠上静脉末支，这一观点已被认同。肛垫内正常纤维弹力结构的破坏、伴有肛垫内静脉的曲张和慢性炎症纤维化，肛垫出现病理性肥大且向远侧移位后形成痔。长期饮酒和恣嗜辛辣等刺激性食物可使局部充血。肛周感染可引起静脉周围炎使肛垫肥厚。营养不良可使局部组织萎缩无力。久坐、久立、便秘、妊娠、前列腺增生等使腹内压升高，可影响痔静脉回流，均可诱发痔。

（二）中医学认识

中医学认为，本病的发生多因脏腑本虚，兼因久坐久立，负重远行，或长期便秘，或泻痢日久，或临厕久蹲，或饮食不节，过食辛辣醇酒厚味，都可导致脏腑功能失调，风湿燥热下迫大肠，瘀阻魄门，瘀血浊气结滞不散，筋脉阻滞形成痔。日久气虚，中气下陷，不能摄纳则痔核脱出。正如《素问·生气通天论篇》中所说："因而饱食，筋脉横解，肠澼为痔。"其病因病机如下。

（1）风伤肠络　风邪善行而数变，多夹热邪，风热伤于肠络，导致血不循经而溢于脉外，所以下血色泽鲜红，下血暴急呈喷射状。

（2）湿热下注　多因饮食不节，恣食生冷，肥甘厚腻，伤于脾胃而生内湿。湿热互结，下迫大肠，以致气血纵横、经络交错而生内痔。湿热下注大肠，肠道气机不畅，经络阻滞，则痔核脱出。

（3）气滞血瘀　气为血之帅，气行则血行，气滞则血瘀。热结肠燥，气机阻滞而运行不畅，气滞则瘀血阻于谷道，久则痔核脱出，坠胀疼痛，或气机不畅，统摄无力，则血不循经，进而形成血栓。

（4）气虚下陷　年老之人多气虚（年四十，而阴气自半也。起居衰矣），或妇人生育过多子女，或久泻久利，以致脾胃失常，中气不足，脾虚下陷，以致痔核脱出不得回纳。气虚则无力摄血，气虚则血虚，进而气血两虚，故下血量多而色淡。

二、临床诊断

（一）辨病诊断

1.临床表现

（1）便血　无痛性间歇性便血是内痔最常见的早期症状。多表现为便后肛门出血，血色鲜红，不与粪便相混或便中带血，或血染手纸，或滴血，或呈喷射状出血，便后出血自行停止。内痔出血多为间歇性，粪便干燥、疲劳、饮酒、过食刺激性食物常为出血诱因。少数患者因长期便血，导致严重贫血。

（2）便秘 痔疮患者常因便时恐惧出血而人为地控制大便，造成习惯性便秘，再因便秘而大便干燥而极易擦破痔核黏膜引起出血，从而形成恶性循环。

2.分类

由于痔的发生部位不同，可分为内痔、外痔、混合痔。

（1）内痔 内痔发生于齿线上，由直肠上静脉丛淤血、扩张、屈曲所形成的柔软静脉团。内痔是肛门直肠疾病中最常见的一种疾病，以便血、坠胀、肿块脱出为主要临床表现。常见并发症有下血、嵌顿、贫血。内痔表面为直肠黏膜覆盖，好发于肛门右前、右后和左侧正中部位（即膀胱结石位3、7、11点处）。

（2）外痔 外痔发生于齿线下，由痔外静脉丛扩大、曲张，或痔外静脉丛破裂，或反复发炎纤维增生所形成的疾病。以自觉坠胀、疼痛和有异物感为主要临床表现。外痔表面为肛管皮肤所覆盖，不能送入肛门，不易出血。

（3）混合痔 混合痔是直肠上、下静脉丛淤血、扩张、屈曲、相互沟通吻合而形成的静脉团。其位于齿线上下，表面同时被直肠黏膜和肛管皮肤所覆盖。主要表现便后下血、痔核脱出、肛门肿痛等，既有内痔的症状表现，又有外痔的症状。一般好发于截石位3、7、11点处。当脱出痔块在肛周呈梅花状时，称为"环形痔"。脱出痔若被痉挛的括约肌嵌顿，可发生水肿、淤血，甚至坏死，临床上称嵌顿性痔或绞榨性痔。

（二）辨证诊断

1.湿热下注证

（1）临床证候 以便血鲜红，量较多，肛内肿物脱出，色暗红，肛门灼热或有滋水。舌红，苔黄腻，脉滑数。

（2）辨证要点 便血鲜红，肛门灼热。舌红，苔黄腻，脉滑数。

2.气虚下陷证

（1）临床证候 以肛门坠胀，痔核脱出，不易回纳，便血色淡，伴面色少华，头昏神疲，少气懒言，乏力，纳少便溏。舌淡白胖嫩，边有齿痕，苔薄白，脉细弱。

（2）辨证要点 肛门坠胀，痔核脱出，少气懒言，神疲乏力。舌淡白胖嫩，边有齿痕，苔薄白，脉细弱。

3.风伤肠络证

（1）临床证候 以大便带血、滴血或喷射状出血，血色鲜红，或有肛门瘙痒。舌红，苔薄白或薄黄，脉浮数。

（2）辨证要点 大便带血、滴血或喷射状出血，血色鲜红。舌红，苔薄白或薄黄，脉浮数。

4.气滞血瘀证

（1）临床证候 以肛内肿物脱出，甚或嵌顿，肛管紧缩，坠胀疼痛，甚则肛缘有血栓、水肿而触痛明显。舌暗红，苔白或黄，脉弦或细涩。

（2）辨证要点 肛内肿物脱出，肛缘有血栓、水肿。舌暗红，苔白或黄，脉弦或细涩。

三、鉴别诊断

1.直肠息肉

痔与直肠息肉的共同点是肿物脱出及便血。但直肠息肉多见于儿童，脱出物为肉红色，一般为单个，有长蒂，头圆，表面光滑，质地较痔核硬，可活动，容易出血，以便血、滴血为主，一般位于齿线上

3~5cm 直肠壶腹部，可活动。

2. 肛乳头肥大

肛乳头肥大位于齿线上，质略硬，呈三角形，表面呈黄白色，不出血，触之疼痛，常与内痔并存。

3. 直肠黏膜脱垂

直肠黏膜脱垂多见于老年人及儿童，脱出物呈圆柱状或圆锥状，表面光滑，为环状形黏膜皱襞，黏膜松弛而重叠，呈环状沟纹，质软，色鲜红，无静脉曲张，很少出血，分泌黏液多。

4. 直肠癌

直肠癌发病年龄多在 40 岁以上，有黏液脓血便，恶臭。早期可仅见便血鲜红，有大便习惯改变，或大便变形、肛门坠胀、疼痛。低位者可于指诊时触及表面菜花状肿物，质硬，不活动，表面脆，触之易出血，晚期有肠腔狭窄、恶病质。高位直肠癌则需肠镜检查才能见到。确诊需借助于病理检查。

5. 肛裂

肛裂症见便血鲜红，肛门疼痛剧烈，呈周期性，多伴有便秘。局部检查可见截石位 6 或 12 点处肛管有裂口。

四、临床治疗

（一）辨病治疗

1. 保守治疗

（1）饮食疗法　调整饮食结构，叮嘱患者摄入足量液体，多吃膳食纤维，保持良好的排粪习惯，多数指南推荐摄入充足的水分来缓解痔的症状。

（2）磁疗　主要将磁疗棒，于患者肛管内产生横向、竖向磁场，以改善血液微循环障碍，纠正患者组织缺血、缺氧的状态，从而有效地吸收渗出物，消除炎症。

（3）药物疗法　使用缓泻剂、静脉活性药物、镇痛药、局部外用药等。

2. 器械治疗

治疗对象：①保守治疗无效的Ⅰ～Ⅲ度内痔患者；②不愿接受手术治疗；③具有手术禁忌证的Ⅳ度内痔患者。

方法：胶圈套扎法或注射疗法（葡萄糖溶液、氯化钠溶液等）。早期内痔每个痔区注入消痔灵 2~4ml。中晚期内痔用 1% 普鲁卡因溶液稀释消痔灵，配制比例为 1∶1 或 2∶1（2 份原液加 1 份 1% 普鲁卡因）。根据痔的大小，每个内痔注入 8~13ml，总量为 20~40ml。

胶圈套扎疗法适用对象：各级内痔、混合痔的内痔部分，尤其是合并出血和脱出的Ⅱ～Ⅲ度内痔。套扎部位：齿状线上区域。并发症：盆腔感染、外痔血栓、迟发性出血、疼痛、坠胀感、直肠不适等。

3. 手术治疗

（1）痔切除术　适用对象为Ⅱ～Ⅳ度内痔、外痔，或伴有脱出的混合痔患者。

（2）吻合器痔切除术　适用对象为伴有环状脱垂的Ⅲ～Ⅳ度内痔或反复便血的Ⅱ度内痔。

（3）经肛痔动脉结扎术　适用对象为Ⅱ～Ⅲ度内痔患者。

（二）辨证治疗

1. 辨证论治

（1）湿热下注证

治法：清热利湿，凉血止血。取足太阳膀胱经、足太阴脾经穴为主。

主穴：次髎、长强、二白、会阳、承山、阴陵泉、三阴交。

配穴：便血甚者，加血海、膈俞；湿热甚者，加商丘。

操作：诸穴均施泻法。

方义：近部取长强、会阳，长强属督脉，会阳属足太阳，亦为督脉之气所发，同次髎合用，可疏导肛门瘀滞之气血；足太阳经别入肛中，故取承山以清泻肛肠湿热；二白为经外奇穴，为治痔的经验穴，有清热利湿、止血消痔的作用，《玉龙歌》中说："痔漏之疾亦可憎，表里急重最难禁，或痛或痒或下血，二白穴在掌后寻。"阴陵泉、三阴交以清热利湿，凉血止血。

（2）气虚下陷证

治法：益气升陷。取督脉、任脉和足阳明胃经穴为主。

主穴：百会、神阙、脾俞穴、足三里、会阳穴。

配穴：肛门热痛者加劳宫；肛门肿痛者加飞扬。

操作：补泻兼施，加隔姜灸、隔盐灸等。

方义：百会位居颠顶，为督脉与诸阳经之交会穴，脉系于肛门，灸之能益气升阳，提肛举陷；神阙为真气所系，灸之能温阳益气。脾俞穴、足三里，能补脾益气，壮后天之本。近取会阳穴，能行气活血，化瘀除滞，祛邪而不伤正。

（3）风肠伤络证

治法：疏风清热，凉血止血。取足太阳膀胱经穴为主。

主穴：会阳、承山、二白、曲池、血海、膈俞。

配穴：兼便秘者，加大肠俞、上巨虚。

操作：针用泻法。

方义：肛门乃足太阳膀胱经循行所过之处，其经别别入肛门，故取足太阳膀胱经穴为主。会阳穴位于肛门旁，可行气活血、化瘀导滞。承山能清热凉血、行气消痔，《玉龙歌》中称："九般痔漏最伤人，必刺承山效若神。"二白为治痔的经验穴，善治痔漏下血。曲池既能疏风解表，清气分之郁热，又能清热凉血。血海配血会膈俞，能清热凉血止血。血海和曲池又可祛风止痒。

（4）气滞血瘀证

治法：活血化瘀，通络止痛。取足太阳膀胱经穴为主。

主穴：白环俞、承山、次髎、三阴交、膈俞。

配穴：兼便秘者，加大肠俞、天枢；肛门坠胀者，加秩边。

操作：针用泻法。

方义：近取白环俞、次髎，泄之以疏通肠络，祛瘀止痛。远取承山以调肠行气止痛。三阴交清热利湿。血会膈俞，以活血化瘀。

2. 成药应用

马应龙麝香膏

用法：外用，涂搽患处。

功效主治：清热燥湿，活血消肿，去腐生肌。用于湿热瘀阻所致的痔疮、肛裂，症见大便出血，或疼痛，有下坠感。

（三）其他疗法

1. 灸法

处方：长强、腰阳关、次髎、外痔疮面。

加减：脱肛严重者，加灸百会；体质虚弱明显者，加灸神阙、关元俞。

方法：以上穴位以艾条行雀啄灸，每穴10~20分钟，至局部皮肤红润，局部湿热为度。外痔疮面用艾炷隔姜灸5~10壮，以痔疮焮红，流水为宜。百会施灸时，先剪去百会周围的头发，露出此穴，用熏灸或隔饼、隔姜灸3~5壮，不宜壮数过多，以防灼伤皮肤。灸法操作每日或隔日1次，10次为1个疗程。

2. 割治法

处方：龈交。

方法：暴露上唇系带，局部消毒，在系带中部有米粒状突起处或系带颜色变红时，用手术刀迅速做0.3~0.5cm的半月形切除，随即以消毒棉球压迫止血。或在该穴用三棱针点刺放血。也有人在上唇系带两侧，以1%普鲁卡因做穴位注射，每穴注入药液 1.5ml，每日 1 次。

3. 耳针法

处方：直肠下段、大肠、皮质下、脾、肾上腺、神门。

方法：每次选取 2~3 个穴位，针刺行中强刺激，留针 20~30 分钟，或加用电针，每日 1 次，10 次为 1 个疗程。亦可用王不留行籽按压。

4. 穴位埋线法

处方：关元俞、大肠俞、承山。

方法：关元俞透大肠俞，先埋一侧，常规消毒，用 0 号羊肠线埋入，20~30 天后轮换另一侧。

5. 皮肤针法

处方：八髎穴。

方法：用七星针叩刺八髎穴，至局部微出血为度。每日或隔日 1 次，10 次为 1 个疗程。

6. 外敷法

将药物外敷在患处，具有消肿止痛、收敛止血、祛腐生肌等作用。根据不同病情可选用油膏或散剂，如九华膏、黄连膏、消痔散（膏）、五倍子散等。

（1）九华膏　消肿止痛、生肌收口，适用于发炎肿痛的外痔、内痔嵌顿、直肠炎、肛窦炎及内痔术后（压缩法、结扎法、枯痔法等）。

（2）黄连膏　清火解毒，适用于皮肤湿疹、红肿热疮、水火烫伤、乳头肿痛。

（3）消痔散　适用于鼻痔、内痔。

（4）五倍子散　调理脾胃、敛疮止血，适用于痔疮、胃及十二指肠溃疡出血。

7. 火针法

将针烧红，快速在痔核上由里向外隔 0.3~0.5cm 扎 1 针，如痔核较大可扎 2~3 针，深度达痔的基底部。火针可以排毒、解毒、散瘀、止痛，当痔疮局部有红肿、化脓及窦道形成时，可用火针局部点刺，以收到较好的疗效，多用于治疗外痔，一般 1 次治愈。

8. 针挑痔点法

处方：取大肠俞或于第七胸椎两侧至腰骶部范围内，寻找红色丘疹，即为痔点。

方法：以上痔点个数不一样，部位也可有不一致，用粗针逐一挑破，并挤出血珠或黏液，每 6~7 日施治 1 次。或用三棱针挑破穴位表面皮肤，向内深刺挑出白色纤维样物，挑后消毒贴上胶布，每次 1 个穴，3~5 天再挑另一侧，一般挑 2 次即可见效。

适应证：内痔出血。

五、预后转归

对各期各型痔疮急性感染的疼痛和瘙痒症状，针灸具有镇痛、消炎、止血的功效。作为一种保守治法，针灸对于内痔 I 期疗效最好，其次为 II 期，对 III、IV 期内痔疗效较差。外痔以感染性外痔针灸疗效较好，血栓性外痔、静脉曲张性外痔次之。如果痔疮反复发作，痔核已机化，或多次手术、激光、枯痔等治疗后复发者，针灸疗效较差。且相对而言，年轻患者针灸疗效优于老年患者，其原因在于年老体弱或长期疾病导致营养不良使局部组织萎缩无力，静脉容易扩张。针灸治疗痔疮，在保守治疗中是一种比较可取而有效的治疗方法，它治疗局部感染后肿痛、血栓外痔的剧痛，以及便后出血等方面，都有较好的效果。在保守治疗过程中，也有部分人能消除痔核，但仍可复发，根治作用较差。当病情允许，患者不愿手术时，或局部感染发炎，不宜行手术时，针灸是一种很好的治疗方法。

六、预防调护

起居有常，劳逸结合。养成每天定时排便的良好习惯，保持大便通畅，蹲厕时间不宜过长，防治便秘。注意饮食调和，多喝开水，多吃新鲜蔬菜，少食辛辣等刺激性食物。避免久坐久立、负重远行。保持肛门局部清洁卫生。进行适当的活动和肛门功能锻炼。吸气时收缩提肛，呼气时缓缓松弛肛门括约肌。也可在临睡前进行自我按摩，以促进肛门局部血液循环，从而达到防治痔疮的目的。发现身患痔疮要积极治疗。

主要参考文献

[1] 李曰庆，何清湖. 中医外科学 [M]. 北京：中国中医药出版社，2012.

[2] 李乃卿. 中西医结合外科学 [M]. 北京：中国中医药出版社，2005.

[3] 杨占林，吕景山. 实用针灸手册 [M]. 北京：人民军医出版社，2005.

[4] 张颂. 自动痔疮套扎术治疗痔疮出血的疗效观察 [J]. 现代诊断与治疗，2014，25（18）：4120-4121.

[5] 甘建平. 地奥司明与马应龙麝香痔疮膏联用治疗血栓性痔的临床效果分析 [J]. 中国当代医药，2014，21（4）：57.

[6] 龚鸿. 针灸联合马应龙麝香痔疮膏治疗急性痔疮 100 例疗效观察 [J]. 云南中医药杂志，2010，31（12）：57.

[7] 王伟. 中药外洗法治疗痔疮临床疗效观察 [J]. 亚太传统医药，2014，10（11）：75-76.

[8] 张立群，史浩田. 针灸、刺络和耳穴压丸法综合治疗痔疮疗效观察 [J]. 中国疗养医学，2013，22（8）：712-713.

[9] 孙亚玲，李晓梅. 针灸结合熏洗治疗痔疮 43 例 [J]. 中国中医药现代远程教育，2013，11（16）：72-73.

[10] 王超，郭义. 挑刺龈交穴为主综合治疗痔疮脱垂治验 1 则 [J]. 针灸临床杂志，2010，26（8）：15-16.

第九节 脱肛

脱肛为直肠脱垂的中医说法，肛管、直肠甚至乙状结肠部分或全部向下移位，称为直肠脱垂。中医学称之为"脱肛痔""重叠痔""盘肠痔"等，临床上以肛门脱出为特点。直肠黏膜下移或直肠壁部分下移，称直肠黏膜脱垂或不全脱垂；直肠全层脱出称为完全脱垂。若下移的直肠在肛管直肠腔内称内脱垂，脱出肛门外者称外脱垂。好发于老人、产妇、儿童。本病多因气虚下陷，升举固涩无力，或湿热下注，络脉损伤，肛门约束受损所致。

一、病因病机

（一）西医学认识

直肠脱垂的病因尚未完全清楚，目前认为与下列因素有关。

（1）解剖缺陷 小儿骶骨曲形成较晚，直肠呈垂直状态，且较易活动，在长期增加腹压时，直肠黏膜或全层易于脱出，这是婴幼儿脱肛的主要因素。

（2）盆底组织软弱 先天发育不良、全身性营养不良、年老体弱、多次分娩或手术损伤或骶尾神经损伤等因素既可以导致骨盆底部脂肪组织分布较少，支持组织空虚，又能造成盆底肌松弛无力，直肠获得的支持、固定的作用减弱，易于脱出。

（3）腹压增加 长期咳嗽、习惯性便秘、久泻久痢、前列腺肥大、排尿困难等症状可使腹压持续增高，继发直肠脱垂。

（4）神经、肌肉受损 外伤、手术损伤腰部神经或损伤肛管直肠环，可致使肛门括约肌松弛，直肠肛管下移，发生脱垂。

（5）脱出性疾患 因内痔、直肠息肉等经常脱出，向下牵拉直肠黏膜，使黏膜层与肌层分离，容易引起直肠黏膜脱垂。

（二）中医学认识

本病由于脾胃功能失常，致使中气不足而为病，小儿气血未旺或小儿久泻久痢，老年人气血衰退，也有因妇人生育过多，或女性分娩用力，以及某些慢性疾病，如慢性泄泻、习惯性便秘、长期咳嗽均易致气血下陷，固涩收取失司而成，皆能导致中气不足，气血下陷，无以摄纳而引起直肠脱垂。《医学入门》中说"脱肛全是气下降"，元代朱丹溪在《丹溪心法脱肛》中说："肺与大肠相表里，故肺脏蕴热，则肛门闭结；肺脏虚寒，则肛门脱出。"又指出"妇人产育用力，小儿久泄，皆致此"。《疡科心得集》指出："老人气血已衰，小儿气血未旺皆易脱肛。"《疮疡经验全书·痔漏图说》中说："肺与大肠相为表里，故肺脏蕴热则肛闭结，肺脏虚寒则肛门脱出，此至当之论。"《千金方》中云："妇人产育过多，力尽血枯，气虚下陷，及小儿久痢，皆能使肛门突出。"《张氏医通·脱肛》中说："难经云，出者为虚。肛门之脱，非虚而何？况大肠与肺为表里，肺藏蕴热则闭，虚则脱，须升举而补之，慎不可用坠气之药。产育及久痢用力过多，小儿气血未壮，若人气血衰，故多患此疾。是气虚不能约束禁固也。"《外科证治全书》中记载："脱肛属气虚，有虚寒而脱者，有热极而脱者，寒则洞泄不涩，热则涩。"故本病是以肺、脾、肾气虚，中气下陷，固摄失司所致。若肛门脱出不收，失于调护，可染受邪毒，形成湿热证候。

本病的发生与肺、脾、肾功能失调有直接关系。各种原因导致的肺、脾、肾虚损均可引发本病。其主要病因病机如下。

（1）脾虚气陷　小儿先天不足，气血未旺，或老年气血衰退，或因劳倦，久病体虚，妇人生产用力努挣，以致气血不足，中气下陷，不能固摄而成。

（2）肾气不固　肾虚固摄无本，肠失约束下滑脱出。

（3）湿热下注　素体虚弱，摄纳失司，复染湿热，邪气下迫大肠而脱。

二、临床诊断

（一）辨病诊断

（1）症状　本病以肛门部肿物脱出为主要临床表现，反复脱出日久可致黏液血便、坠胀不适、肛门潮湿等症状，甚至发生嵌顿坏死。①肿物脱出：发病初期，排便时仅有直肠黏膜脱出，便后可自行还纳。随着病情的发展和日久失治，脱出物逐渐增长变粗，不易复位，需用手托还纳或卧床休息方能复位，重者咳嗽、下蹲或走路时也会发生脱出，甚或嵌顿水肿，还纳不能。②排便异常：直肠脱垂引起的排便异常多为便秘或大便失禁两种。③坠胀和疼痛：由于黏膜下垂，反复脱出，致使直肠或部分结肠套叠，压迫刺激肛门部，可出现坠胀，或有里急后重。④嵌顿：便时肛门直肠黏膜脱出，未能及时复位，以致局部静脉回流受阻，继而发生黏膜充血、水肿，并导致脱出部分嵌顿。

（2）体格检查　局部视诊可见肛门呈散开状。直肠黏膜内脱垂宜侧卧或蹲位检查，直肠壶腹部可触摸到折叠的黏膜，质地柔软，可上下活动。胸膝位或下蹲时嘱其用力努挣时，可见肛门外有直肠脱出，或呈放射状黏膜皱或呈环状而有层次的黏膜皱襞，甚或水肿嵌顿，无法还纳，或可见肛周皮肤潮湿、色素沉着。直肠指诊是直肠脱垂定性的重要方法。手指沿脱出物上行，在突出的黏膜外侧与肛管之间能触摸到环形沟的是直肠黏膜脱出。如无环形沟，肛管内层亦随着下脱，可见肛门瓣和肛乳头的为直肠全层脱垂。早期患者，脱出物触之柔软无弹性，随着病情加重，脱出物触之较厚有弹性；食指纳肛可触及直肠黏膜折叠堆积，有绕指感，同时感受肛门括约肌是否紧缩有力。

（二）辨证诊断

1. 脾虚气陷证

（1）临床证候　便后肛门有物脱出，甚则咳嗽、行走、排尿时脱出，劳累后加重；排便困难，便时努挣，伴肛门坠胀感，或堵塞感，或排便不尽感，神疲乏力，甚则头晕，腰酸膝软。舌淡，苔薄白，脉细弱。

（2）辨证要点　便后肛门有物脱出，劳累后加重，肛门坠胀感，神疲乏力。舌淡，苔薄白，脉细弱。

2. 肾气不固证

（1）临床证候　脱肛每遇劳累即发或加重，肛内肿物脱出，肛门坠胀，肛门松弛，腰膝酸软，头晕耳鸣，或下腹部坠痛，腰痛、腹股沟及两下肢有胀感和沉重感。舌淡，苔白，脉沉细。

（2）辨证要点　遇劳累即发，肿物脱出，腰膝酸软疼痛，耳鸣，腹股沟及两下肢有胀感和沉重感。舌淡，苔白，脉沉细。

3. 湿热下注证

（1）临床证候　直肠脱出，嵌顿不能还纳，伴肛门肿痛，排便不畅，便时努挣，伴肛门坠胀感，或堵塞感，或排便不尽感，或肛门灼热感，口干口臭，小便短赤，大便溏薄或便软腥臭。舌红，苔薄黄或黄腻，脉弦或濡数。

（2）辨证要点　直肠脱出，排便不畅，肛门有坠胀感和灼热感，口干口臭，小便短赤。舌红，苔薄黄或黄腻，脉弦或濡。

三、鉴别诊断

（一）西医学鉴别诊断

1. 内痔脱出

内痔脱出多呈颗粒状或花瓣状，无环状黏膜皱襞，痔核色暗红或青紫，容易出血，痔核之间有凹陷的正常黏膜。

2. 直肠息肉

低位直肠息肉病久失治，肛内可见肉红色肿块脱出，触之质软有弹性，常带蒂，多为单个，表面组织为黏膜，发炎时表面呈鲜红草莓状，易出血。

3. 肛乳头瘤

肛乳头瘤是肛肠科常见的良性肿瘤之一，多以排便有不尽感、肛门瘙痒或肿痛为主要临床症状，其肿物基底位在齿线上，色多灰白，随瘤体增大而脱出肛外。

4. 肠套叠

一般的肠套叠发生部位较高，多位于结肠或乙状结肠，并多伴有严重腹痛。

5. 直肠癌

低位肛管直肠部的癌肿晚期较大时可突出肛外，表面呈菜花样，质坚硬或脆，肛门持续疼痛且进行性加重，组织坏死时可产生脓血，味臭秽。

（二）中医学鉴别诊断

1. 内痔

内痔，同西医内痔脱出，内痔脱出多呈颗粒状或花瓣状，无环状黏膜皱襞，痔核色暗红或青紫，容易出血，痔核之间有凹陷的正常黏膜。

2. 息肉痔

息肉痔，同西医直肠息肉，本病多见于儿童，低位直肠息肉病久失治，肛内可见肉红色肿块脱出，触之质软有弹性，常带蒂，多为单个，表面光滑，质地较痔核硬，可活动，容易出血，以便血、滴血为主，一般位于齿线上 3~5cm 直肠壶腹部，可活动。

四、临床治疗

（一）提高临床疗效的要素

临证方法颇多，可多法并施，有内外药物治疗、针灸、注射和手术治疗等。针灸及内外药物治疗可增强盆腔内的张力，增强直肠的支持固定作用，对Ⅰ度直肠脱垂，尤其对儿童可收到较好疗效。但对于Ⅱ、Ⅲ度直肠脱垂仅能改善症状，很难彻底治愈。注射与手术治疗主要是使直肠与周围组织或直肠各层组织粘连固定，使直肠不再下脱。

（二）辨病治疗

手术治疗直肠内脱垂的手术治疗方法有经肛门和经腹手术两大类，选择正确的术式是手术成功的关键。

（1）黏膜切除缝合术和纵切横缝术　适用于不完全脱垂和轻度完全性脱垂。

（2）直肠悬吊及固定术　对于完全性脱垂手术效果肯定。

（3）直肠黏膜胶圈套扎术　适用于直肠黏膜内脱垂。在齿线上方黏膜脱垂处做 3 行胶圈套扎，每行 1~3 处，最多套扎 9 处，以去除部分松弛的黏膜。

（4）经直肠行远端直肠黏膜纵行缝叠加硬化剂注射固定术　适用于直肠远端黏膜内脱垂和全环黏膜内脱垂。

此外，还有直肠瘢痕支持固定术、肛门紧缩术和直肠悬吊术等手术方法。

（三）辨证治疗

治法：脾虚气陷、肾气不固者，治宜补中益气、培元固本，针灸并用，用补法；湿热下注者，治宜清利湿热、提托止痛，只针不灸，用泻法。取督脉和足太阳经穴为主。

主穴：长强、百会、承山、大肠俞。

配穴：脾虚气陷者，加脾俞、气海、足三里调补脾胃，益气固摄；肾气不固者，加气海、关元、肾俞补益肾气，培元固本；湿热下注者，加三阴交、阴陵泉清热除湿，疏调肛门气机而固脱。

操作：百会针用补法，并用温和灸或雀啄灸法；长强斜刺，针尖向上与骶骨平行刺入 1 寸左右，要求针感放射至肛门周围，注意不要刺穿直肠。余穴常规针刺。

方义：长强为督脉之别络，位近肛门，局部取穴可增强肛门约束力；百会位于颠顶，为督脉与太阳经之交会穴，其属阳，流于督脉，针灸并用能使阳气旺盛，有升阳举陷之功；足太阳经别自尻下别入肛门，取足太阳经之承山穴能清泻肛肠湿热、消肿止痛；肛门为大肠的连属部分，大肠俞为大肠腑气转输之处，又隶属于膀胱经，可调节、充实肠腑之气。

（四）其他疗法

1. 耳针法

取直肠、大肠、皮质下、神门穴。毫针中强度刺激，也可埋针或用王不留行籽贴压。

2. 穴位注射法

按针灸处方选穴，用生理盐水或维生素 B_1、维生素 B_{12} 注射液、2% 普鲁卡因注射液进行常规穴位注射。隔日 1 次。

3. 穴位埋线法

取承山（两侧交替）、长强、提肛穴，埋入羊肠线。每月 1~2 次。

4. 熏洗法

以苦参汤加石榴皮、枯矾、五倍子，煎水熏洗，每日 2 次。苦参汤药物组成：苦参，蜀椒，川柏，地肤子。功效：清热泻火，安定神志。

5. 外敷法

以五倍子散外敷。药物组成：五倍子、槐花。功效：调理脾胃，敛疡止血。

6. 熨敷法

熨敷法多用于治疗小儿脱肛。方法为把砖块烧热后外包毛巾或布，趁热熨敷肛门局部，每次20~30分钟。

7. 电针法

取长强、承山、大肠俞、会阴穴，快速针刺后并捻转，使针感向肛门方向传导，然后加电极，刺激量逐渐加大，每次10分钟，亦可间休片刻重复治疗2~3次，每日1次。

五、预后转归

针灸治疗对Ⅰ度直肠脱垂疗效显著，重度脱肛应采取综合治疗。针刺的作用机制主要有通过直接刺激加强肛提肌和盆底组织收缩，加强肛门约束能力，促进直肠回收。另外针刺通过反射可对阴部神经丛的肌支和深部神经的肛门神经进行调节，促进肛提肌的收缩。各种治疗方法治疗后均有复发可能，采用手术治疗术后治愈率可达85%。

六、预防调护

（一）预防

（1）幼儿直肠脱垂多为黏膜脱垂，往往在5岁前可自愈，因此预后较好。

（2）患脱肛后应及时治疗，防止发展到严重程度。

（二）调护

（1）避免负重远行，积极治疗原发病如慢性腹泻、久咳、便秘等，以降低腹压。

配合腹肌功能锻炼，经常做提肛练习。局部可采用丁字形托带垫棉固定，或每天进行提肛运动锻炼。

（2）积极治疗原发病如慢性泄泻、久咳、便秘等，以降低腹压。

（3）平日宜清淡饮食，避免烟、酒和辛辣食物的不良刺激。

主要参考文献

［1］李曰庆，何清湖. 中医外科学［M］. 北京：中国中医药出版社，2012.

［2］李乃卿. 中西医结合外科学［M］. 北京：中国中医药出版社，2005.

［3］杨占林，吕景山. 实用针灸手册［M］. 北京：人民军医出版社，2005.

［4］陈秀华，符文彬. 陈全新针灸经验集［M］. 北京：人民卫生出版社，2004.

［5］高希言，刘钶. 临症针灸医案［M］. 北京：人民军医出版社，2004.

［6］唐泗明，黄安清. 艾灸关元穴治疗直肠脱垂57例分析［J］. 山西中医，2009，25（1）：25.

［7］杨凤. 艾灸百会穴结合加味四逆汤治疗老年性脱肛147例［J］. 中医临床研究，2012，4（23）：48-49.

［8］施耀辉，吴诗城，姜浩. 针灸联合穴位注射治疗直肠黏膜内脱垂20例［J］. 湖南中医杂志，2010，26（2）：67-68.

［9］李凤智，李敏然，张兴国. 中药加针灸治疗脱肛的体会［J］. 内蒙古中医药，2009，28（3）：119-120.

［10］刘斌，谌建平，胡晓阳. 热敏灸在直肠黏膜脱垂术后的临床疗效观察［J］. 实用中西医结合临床，2011，11（2）：45-46.

第九章 骨伤科病症

第一节 扭伤

扭伤是常见的关节运动性损伤，只要是四肢关节运动超过了正常范围，都可以导致关节的扭伤。根据扭伤的部位不同，可分为颈部扭伤、肩部扭伤、肘部扭伤、腕部扭伤、指间关节扭伤、髋部扭伤、膝部扭伤、踝部扭伤、腰部扭伤等。

中医学认为，扭伤一般是跌倒等外部力量引起。如不慎滑倒，手撑地或者崴脚，搬东西用力不当，关节过度活动或受力不均等，均可致关节扭伤。

一、病因病机

（一）西医学认识

扭伤多急性起病，因外力作用或关节的突然扭转致使受力关节、韧带超过正常活动范围而受伤。如开车时突然急刹车，或者遇到车辆碰撞，导致颈部的挥鞭伤，儿童一起玩耍打斗高处跌落，踢足球时不慎摔倒，头部着地，都可引起我们的颈椎损伤即颈扭伤。如跑步姿势不对，或用力过度，足部受力不均或者路面不平，突然崴到，导致足部的扭伤。如果跌倒的时候，手不小心撑到地上或者肘部撑到地上就会导致腕关节或者肘关节以及肩关节的扭伤。

扭伤发病与关节部位的解剖结构特殊性有关，特殊的解剖关系对扭伤会造成两个方面的影响。一是人体关节解剖局部的强弱会对扭伤有影响，人关节体解剖位置一般有强和弱的区分，解剖结构较强的关节，不会轻易发生损伤，解剖位置较弱的

关节，韧带支持不足，就容易损伤。例如我们的髋关节，关节的解剖结构和关节四周韧带都非常坚韧，如果不是非常大的暴力，一般不会轻易造成关节的扭伤。二是关节解剖位置是否正常，如果关节位置正常，就可以承受很强的外力，一般就不会导致关节的损伤；如果关节的解剖位置有变异，就不能很好地承受外力，一般就会比有正常的解剖位置的患者更容易发生扭伤；还有一些关节，局部的韧带支持较少，相对而言也比较容易发生关节的扭伤，例如踝关节是活动范围较大的关节，其关节外侧的支持韧带也较薄弱，因此损伤的机会也就比其他部位多。

（二）中医学认识

扭伤的病因有很多种，一般分为内因和外因两个方面。

1. 内因

内因通常是指人体内在的因素使得关节扭伤。扭伤本身与人体的生理特点、身体素质和病理因素有关。如身体强壮，血气旺盛，就能很好地承受外在的力量，因此不容易发生扭伤；反之，如果身体条件较差，气血亏虚，肝肾不足，导致筋骨变弱，则无法承受很大的暴力，这样就容易发生扭伤。

2. 外因

外在的因素，我们一般分为直接的外力或间接的外力，这也是扭伤的主要原因，外在的暴力冲击或者说撞到我们的身体局部，比如说重物砸伤或者受到别人攻击以及跌倒会导致我们的组织、肌肉或者是骨骼都会发生损伤，根据外力作用部位，因传导的部位不同会导致我们的这个关节发

生的极度的扭曲，如果肌肉的骤然收缩，关节活动超过了它的正常范围就会导致局部的扭伤，还有一种就是我们长期反复地做某一个动作也会导致某些部位日积月累，形成慢性的损伤，扭伤一般好发于关节负重或者活动较多的部位，比如说腕关节，肘关节，膝关节，踝关节，在日常生活中，使用得比较多，局部损伤的机会也比较大。

二、临床诊断

（一）辨病诊断

扭伤均有明确的外伤史。受伤后局部出现肿胀、疼痛、淤青，一般会有受伤关节的活动受到限制，其受限多为暂时性。

（1）颈部扭伤　有明确的外伤史。扭伤者可出现颈部的疼痛活动受限，挫伤者局部会有瘀肿疼痛，压痛明显。

（2）肩部扭伤　有明确外伤史。伤后肩关节周围有疼痛活动受限，部分患者有肿胀淤青，可根据活动受限的程度来判断肩部扭伤的严重性，如果局部有弹性固定，肩峰塌陷，则可能是肩关节脱位。

（3）肘部扭伤　有明确外伤史，伤后出现肘关节的活动受限，一般处于强迫体位，局部会有肿胀、疼痛，严重者会有关节弹性固定，或者有瘀斑。查体可检查出局部压痛，压痛点通常在肘关节侧副韧带附着点或关节的后方。

（4）腕部扭伤　有明确的外伤史，受伤后腕关节肿胀疼痛，查体有局部压痛，严重者腕关节活动受限。

（5）指间关节扭伤　有明确的外伤史。手指的远侧和近侧指间关节均可发生指间关节的扭伤，以远侧较多见。

（6）髋部扭伤　一般有运动锻炼不当或外伤史。髋关节受损后会出现局部的肿胀疼痛，无法负重行走。可呈现保护性步态，如拖行步态，跛行等。

（7）膝部扭伤　膝关节为人体最复杂也是最大的关节。由一个较为平坦的胫骨平台和弧形的两个股骨内、外髁以及在前方的髌骨组成。由骨骼、肌肉和韧带来维持关节的稳定性。

（8）踝部扭伤　有明确的外伤史：踝关节在扭伤后出现突然的疼痛肿胀，行走困难，或者行走时局部疼痛难忍，逐渐加重，甚至淤青，查体有明显压痛点。

（9）腰部扭伤　一般好发于弯腰搬抬重物或者腰部用力不当后。扭伤后会有腰部的剧烈疼痛伴活动受限，一般疼痛会持续不缓解，咳嗽或者稍微用力活动均可诱发剧烈疼痛，患者为了防止因活动产生严重的疼痛，习惯用手撑住腰部，但休息后仍然无法缓解疼痛。腰部一般呈现强迫体位，查体可见局部肌肉僵硬紧张，腰椎不能自由屈伸活动，棘突旁有明显的压痛点，严重者可卧床起身困难以及不能坐立，有时可伴有下肢牵涉痛。

（二）辨证诊断

扭伤多为急性外伤起病，局部瘀斑肿胀疼痛，舌淡暗，苔白，脉弦或弦细，多为气滞血瘀证，部分体弱者可见气虚血瘀证。

1. 气滞血瘀证

（1）临床证候　局部瘀斑，肿胀疼痛，疼痛剧烈，痛有定处，伴有活动受限。舌淡暗，苔白，脉弦。

（2）辨证要点　痛有定处，疼痛拒按。舌淡暗，苔白，脉弦。

2. 气虚血瘀证

（1）临床证候　局部瘀斑，肿胀疼痛，疼痛隐隐，痛有定处，伴少气懒言，体倦乏力。舌淡暗，苔白或少，脉弦细。

（2）辨证要点　疼痛隐隐，伴少气懒言，体倦乏力。舌淡暗，苔白或少，脉弦细。

三、鉴别诊断

扭伤当与骨折相互鉴别，结合X线片、CT等可明确鉴别。X线检查对骨折的诊断和治疗具有重要价值。凡疑为骨折者应常规进行X线拍片检查，X线可显示临床上难以发现的不完全性骨折、深部的骨折、关节内骨折和小的撕脱性骨折等，即使临床上已表现为明显骨折者，X线拍片检查也是必要的，可以帮助了解骨折的类型和具体情况，对治疗具有指导意义。X线片应包括正、侧位，必须包括邻近关节，有时须加摄斜位，切线位或健侧相应部位的X线片，仔细阅读X线片后应辨明以下几点：①骨折是损伤性或病理性。②骨折是否移位，如何移位。③骨折对位对线是否满意，是否需要整复。④骨折是新鲜的还是陈旧的。⑤有无邻近关节或骨伤损伤。

四、临床治疗

（一）提高临床疗效的要素

（1）诊断明确　所有扭伤疾病，均需明确诊断，因为不同的疾病，其治疗方法可能完全不同，其预后及转归也不同。如诊断不明确，造成误诊漏诊，导致延误治疗，极易引起医疗纠纷，并且给患者造成不必要的痛苦。如扭伤合并骨折，则不能按照单纯扭伤治疗，需要局部制动，待骨折愈合。

（2）治疗方法得当　同样为扭伤的患者，不同的医生运用不同的治疗方法，可能效果完全不同。应当选择一种对患者最为适合的治疗方法，从而提高临床疗效。

（3）医患配合　如果一种治疗方法，不能得到患者的配合，其疗效必然大打折扣。如踝关节扭伤，早期需要局部制动以防止损伤加重。但患者不愿意配合，则治疗效果必然受到影响。

（二）辨病治疗

根据扭伤部位辨病治疗。踝关节扭伤的治疗如下，其他关节扭伤的治疗同踝关节扭伤。

（1）口服与外用药物治疗　轻度踝关节扭伤较少运用药物治疗，但损伤严重者需口服非甾体类止痛药如美洛昔康、布洛芬、塞来昔布、依托考昔等。口服药物需要经过小肠吸收，绝大多数患者在短期服用该类药物时出现的不良反应较轻微，可耐受，且停药后不良反应可逐渐消失，但长期服用则会出现上腹隐痛、恶心呕吐、饱胀嗳气、食欲减退等消化不良症状。

（2）功能锻炼。

（3）手术治疗。

（三）辨证治疗

1.辨证论治

（1）颈部扭伤　以针灸理疗和休息为主，结合手法、药物和练功等治疗。

①针灸治疗

主穴：阿是穴、风池、颈百劳、肩井。

配穴：可根据受伤部位的经络所在，配合循经远取，如中渚、后溪穴。也可根据受伤部位的经络所在，在其上下循经邻近取穴，如颈夹脊、肩中俞等。

操作：诸穴都用普通针刺的泻法操作；陈旧性损伤可用艾条灸或艾盒灸。

方义：《针灸聚英·肘后歌》言："打扑伤损破伤风，先于痛处下针攻。"扭伤一般是关节局部的筋骨疾病，或称之为筋伤，属经病，故治疗一般以局部阿是穴或经穴取穴为主，达到祛瘀通络，通则不痛的目的。

②理筋手法：有松解肌肉痉挛、消散瘀血、通络止痛的作用。常用的手法有按摩、点压、拿捏、滚法及旋提复位法等。患者正坐，术者立于背后，用右手拇自颈

部棘突从上到下作按揉法，反复三次，左手可扶住患者额部做固定，再用右手拇食指拿捏点按风池、阿是穴及天柱穴等，反复三次。可以使用一指禅推法，在患处做上下来回推揉，再用拿捏手法，对颈部痉挛的肌肉进行放松治疗。如果有小关节的明显坎墩，可用旋提复位法复位。扭伤后如果有颈部明显偏歪者，可用颈部牵引治疗或佩戴颈托固定，如果患者颈部可以放松，可选择旋提复位法复位再配合佩戴颈托固定颈部。

③练功活动：在颈部疼痛缓解后可以做左右旋转和前屈后伸动作来锻炼颈椎，以达到增加局部肌肉力量、舒利关节的作用。

（2）肩部扭伤　上肢悬吊三角巾制动为主，配合针灸治疗，结合手法、药物、理疗和练功等治疗。

①针灸治疗

主穴：阿是穴、肩髃、肩髎、肩贞。

配穴：可根据受伤部位的经络所在，配合循经远取。也可根据受伤部位的经络所在，在其上下循经邻近取穴。治疗关节扭伤也有疗效便捷的方法，如关节对应取穴法，又称之为手足同名经取穴法，因为脉气相通，手足同名经可对应取穴。如肘关节与膝关节对应，腕关节与踝关节对应，肩关节与髋关节对应；例如取髋部环跳、承扶穴位，可治疗肩关节扭伤，足太阳经病，可取手太阳经对侧穴位，如腕关节阳谷穴、养老处寻找痛点明显的穴位施针。

方义及操作同前。

②理筋手法：术者立于患侧，患者正坐，一手握住患侧手腕，嘱尽量放松上肢肌肉，一手以虎口贴患处，慢慢从肩部向下按摩到肘部，重复5~6次。接着术者一手握患腕，一手托患肘，将患肢慢慢向上提拉，又慢慢降下，可反复多次。最后患

侧手腕用术者双手握住，肘关节伸直，肩外展60°，作持续的抖动动作30秒至1分钟，可使伤处疼痛感减轻。

③固定方法：扭挫伤急性患者，如果疼痛严重，可用肩关节固定带局部固定制动，限制肩关节活动2到3周。

④练功活动：患者在疼痛有所减轻后，可适当做肩关节的自动耸肩、叉手托上、内外旋转、前伸后屈等锻炼，使尽快恢复肩关节的功能。

（3）肘部扭伤

①针灸治疗

主穴：阿是穴、曲池、小海、天井。

配穴：可根据受伤部位的经络所在，配合循经远取。也可根据受伤部位的经络所在，在其上下循经邻近取穴。也可应用手足同名经取穴法，取对侧膝关节对应穴位针刺之。

操作及方义同颈部扭伤操作。

②理筋手法：伤后即来诊治者，需要观察患者肘关节的活动度，如果屈伸明显活动受限，X线片未见明显异常，可将肘关节作拉伸后行被动屈曲，再伸直，如果肘关节有半脱位或移位，此次可听到"咔嗒"的复位声，再次检查患者肘关节屈伸，一般可以恢复正常。如果有明显压痛点，可以局部轻轻按揉1~2分钟，能够起到缓解疼痛的作用。不宜反复操作，易引起骨化性肌炎，影响关节活动。对于幼儿桡骨小头半脱位，可以一手扶肘，大拇指按住桡骨小头前外侧，另一只手握住患儿前臂远端，使用内旋屈肘再外旋伸肘复位，通常会听到关节复位的弹响声或拇指处复位弹跳感，如不成功，可反复数次，患儿停止哭闹，愿意用患肢玩耍够物，提示复位成功。

③固定方法：一般早期用三角巾悬吊患肢，肘关节放置于功能位，即屈曲90°，使肘关节的伸屈运动得到适当的限制，并

让患者保持每天行握拳及手指伸屈运动，以利消肿。

④练功活动：患肢肿胀疼痛缓解后，在伤后3周开始行肘关节的屈伸运动，如果主动活动较差，可增加被动运动以便松解关节囊的粘连，逐渐使肘关节功能趋于正常。但需要禁止作粗暴的屈伸运动，必须循序渐进，以患肢疼痛不明显为度。

（4）腕部扭伤　局部制动为主，可佩戴支具制动3周，配合针灸治疗，结合手法、药物、理疗和练功等治疗。

①针灸治疗

主穴：阿是穴、阳溪、阳池、阳谷。

配穴：可根据受伤部位的经络所在，配合循经远取。也可根据受伤部位的经络所在，在其上下循经邻近取穴。也可应用手足同名经取穴法，取对侧踝关节对应穴位针刺之。

操作及方义同颈部扭伤操作。

②理筋手法：患者坐位或卧位，术者在腕关节肿胀部位行点按揉及抚摩的手法，再拔伸、屈腕。重复以上动作2~3次，并依次拔伸五个手指，最后背伸腕关节。再将各个肌腱行理筋手法2~3次。

③固定方法：对于扭伤后局部疼痛严重者，可行局部小夹板固定或者石膏以及腕关节支架固定3周，一般固定于功能位。

（5）指间关节扭伤

①针灸治疗

主穴：阿是穴、四缝穴。

配穴：可根据受伤部位的经络所在，配合循经远取。

方义及操作同颈部扭伤。

②理筋手法：如果是侧副韧带撕裂者，应将分离的韧带组织慢慢推到原位，按照韧带的行走方向轻轻推挤，捋顺，使撕裂的韧带连接到一起，并行局部的固定。同时术者一只手托住患手，另一只手握住患指的关节向远端牵拉，拉宽关节间隙，将

筋膜捋顺，再慢慢屈伸、缓慢移动关节。

③固定治疗：可用山树皮小夹板或者可塑性铝板以及指套支具固定3周，如果有关节的撕脱骨折，根据骨折的位置，行关节或屈曲，或过伸固定4到6周，复查X线片显示骨折愈合后，再行关节的屈伸锻炼，如果是指伸肌腱完全断裂，需要行手术肌腱吻合术。

④练功活动：一旦固定解除，即刻开始手指的屈伸锻炼，在锻炼前可行局部的熏蒸或者热敷，锻炼以不引起疼痛为限，应循序渐进，禁止做剧烈的被动活动。

（6）髋部扭伤　卧床制动为主，可配合针灸治疗，或手法、药物等治疗。

①针灸治疗

主穴：环跳、阿是穴、承扶、秩边。

配穴：可根据髋部疼痛的部位，通过局部经络取穴，也可循经取穴。也可根据受伤部位的经络所在，在其上下循经邻近取穴。也可应用手足同名经取穴法，取对侧肩关节对应穴位针刺之。

操作及方义同颈部扭伤操作。

②理筋手法：患者仰卧位，用揉拿按摩等手法作用于髋部痛处；再改为俯卧位，术者在患者髋部痛点试行点按揉等手法，最后一手握膝，一手固定骨盆，在屈髋屈膝时一边摇转关节，一边下压，并外展外旋下拉伸直膝关节及下肢2~3次，可使滑膜嵌顿的关节得到松解，解除关节周围肌肉的紧张状态，恢复关节的正常活动。

（7）膝部扭伤　局部制动为主，制动3周，可佩戴支具，配合针灸治疗，结合手法、药物、理疗和练功等治疗，韧带完全断裂者手术治疗。

针灸治疗

主穴：阿是穴、膝眼、血海、梁丘。

配穴：可根据受伤部位的经络所在，配合循经远取。也可根据受伤部位的经络所在，在其上下循经邻近取穴。也可应用

手足同名经取穴法，取对侧肘关节对应穴位针刺之。

操作及方义同颈部扭伤操作。

（8）踝关节扭伤　局部制动为主，制动3周，可佩戴支具，避免负重行走，配合针灸治疗，结合手法、药物、理疗和练功等治疗。

针灸治疗

主穴：阿是穴、申脉、丘墟、解溪。

配穴：可根据受伤部位的经络所在，配合循经远取。也可根据受伤部位的经络所在，在其上下循经邻近取穴。也可应用手足同名经取穴法，取对侧腕关节对应穴位针刺之。

操作及方义同颈部扭伤操作。

（9）腰部扭伤　卧床制动为主，避免下地行走，配合针灸、手法治疗，结合药物、理疗和练功等治疗。

①针灸治疗

主穴：阿是穴、肾俞、腰痛穴、委中。

配穴：可根据受伤部位的经络所在，配合循经远取，如委中、水沟穴、印堂、腹部任脉的气海、关元穴等。也可根据受伤部位的经络所在，在其上下循经邻近取穴。

操作及方义同颈部扭伤操作。

②理筋手法：如扭伤为腰部小关节滑膜坎墩，在查体时，患者站立位过伸腰椎会可引起腰痛加重，腰椎棘突有向一侧偏斜，在偏斜部位有明确压痛点，此时可行正骨手法复位，一手拇指抵按棘突偏斜处，行斜扳法或坐位旋转法复位，一般症状可以即刻缓解。一般理筋手法，有活血祛瘀，通络止痛，缓解肌肉紧张状态的作用。常用的手法有按摩、拿捏、点压、擦法、旋提手法等。

2.成药应用

（1）内服药

①跌打七厘片

用法：每次1~3片，每日3次。

功效主治：活血散瘀，消肿止痛。用于跌打损伤，外伤出血。

②三七伤药胶囊

用法：每次3粒，每日3次。

功效主治：舒筋活血，散瘀止痛。用于急慢性挫伤，扭伤，关节痛，神经痛，跌打损伤。

③三七片

用法：每次2~6片，每日3次。

功效主治：散瘀止血，消肿定痛。用于外伤出血，跌仆肿痛。

（2）外用药

①复方南星止痛膏

用法：外贴。选最痛部位，最多贴3个部位，贴24小时，隔日1次，共贴3次。

功效主治：散寒除湿，活血止痛。用于寒湿瘀阻所致的关节疼痛，肿胀，活动不利，遇寒加重。

②活血止痛膏

用法：外用，贴患处。

功效主治：活血止痛，舒筋通络。用于治疗筋骨疼痛，肌肉麻痹，痰核流注，关节酸痛。

（四）其他疗法

1.物理疗法

可采用热疗、磁疗、光疗、超短波、蜡疗等，以减轻疼痛、促进恢复。

2.小针刀疗法

小针刀疗法是在中医古代针具九针的基础上，结合现代注射器针头的灵感而发明的一种针头扁平具有切割作用的针具，是近年广泛运用于软组织疾患的一种新的中医独特治疗方法，它使我们针灸的针和外科的刀融为一体，以现代解剖学为基础的，一种闭合性微创治疗疗法。小针刀治疗的着眼点放在松解软组织粘连，起到平衡人体肌肉筋膜组织状态的作用。一般的筋伤后局部组织都会有瘢痕、粘连或者硬结，小针刀通过微小的扁平针头能够很好地松解组织粘连、缓解局部痉挛紧张状态，使局部的气血运行趋于正常。但我们在使用小针刀疗法时，需要严格掌握各项操作方法，了解其适应证以及禁忌证，并且熟悉各项注意事项，才能充分发挥小针刀的特长，并且能够避免不必要的医源性损伤。不同于针灸治疗，小针刀属于微创治疗，需要严格要求无菌操作，尤其在体弱患者或者关节等封闭腔隙附近，需要按照手术标准进行严格无菌操作，防止不必要的感染发生。

3.水针疗法

水针治疗是在针灸的基础上，将药物直接注射在筋伤局部的穴位，通过药物的作用达到消炎止痛的作用，同时又有针灸刺激穴位的作用。常用的注射药物有曲安奈德或复方倍他米松，一般用0.5%~1%盐酸利多卡因加复方倍他米松0.3~1mg或者1~2ml曲安奈德（5~10mg），7~10天1次，2~3次为1个疗程。水针疗法也要注意无菌操作，按照小针刀的标准进行局部消毒铺巾，注射需要精准定位，尤其是腰背部，要防止损伤内脏。有糖尿病、皮肤溃疡的患者需要禁止使用类固醇类激素药物。

（五）医家诊疗经验

治疗急性腰扭伤的施杞教授经验耳穴：皮质下区域到颈椎穴，寻找痛点。以痛点为基点，进行按压，采用施氏手法按，同时加揉。每次治疗时持续按揉15秒，休息5秒，重复3次。按压力量分轻、中、重3种。轻度为患者感到痛，无剧痛；中度为患者感到痛、伴剧痛，能忍受；重度为患者感到痛、伴剧痛，不能忍受。施压时嘱患者站立，四肢放松，平和呼吸，治疗前后作腰前俯后伸动作，检查其功能改善状况。治疗后用王不留行籽单耳留穴压贴。回家后每隔2小时按压王不留行籽1次，每次按压1分钟。以后每天按压3次（早、中、晚），每次按压1分钟。第3、5、7、10、14天复诊，复诊时重复初诊时手法，并换耳留穴。

五、预后转归

扭伤如果治疗及时，方法得当，大多数预后转归良好，一般无后遗症。

六、预防调护

（一）预防

扭伤强调以预防为主，劳动或运动前做好充分准备活动，生活中避免各类意外发生。平时要经常锻炼身体，增强体质。部分扭伤，如踝关节扭伤，如果固定不及时，容易使得局部的韧带松弛，可能会造成局部的慢性疼痛或者再次发生扭伤，一定要告知患者及时制动的必要性。

（二）调护

扭伤急性期，在24小时内应当以冰敷为主，严禁使用热敷，造成局部出血及肿痛加剧，24小时后可适当热敷，以利于局部消肿和缓解疼痛。伤后应避免过度活动，适当休息，并要求避免受凉，注意保暖，配合局部制动，适当进行物理治疗。

主要参考文献

[1]王和鸣.中医骨伤科学[M].北京：中国中医药出版社，2007.

[2]张胜钺.梅花针叩刺配合按摩治疗踝关节扭伤[J].湖北中医杂志，2001，23（1）：47.

[3]周勤，施杞，唐德志，等.施氏手法按压耳穴配合中药治疗急性腰扭伤疗效观察[J].上海针灸杂志，2011，30（11）：746-748.

第二节　落枕

落枕，又名失枕。一般因睡眠后颈部受寒或姿势原因，导致醒后颈项部疼痛伴活动受限，感觉虽然起来了，但脖子仍然留落在枕头上，故名落枕。

落枕以晨起后颈项部疼痛伴活动受限为主要症状，中医学认为该病多为外感风寒和外力损伤所致。

一、病因病机

（一）西医学认识

西医学认为，落枕多因睡眠时颈部受寒或姿势原因颈部固定在一个位置太久，使颈项部肌肉长时间紧张，导致肌肉的持久性被动牵拉，产生应力性损伤。

（二）中医学认识

中医学认为，落枕多因负重颈部过度扭转，使颈部脉络受损；或风寒侵袭颈背部，寒性收引，使筋络拘急，颈部筋脉失和，气血运行不畅，不通而痛。颈项侧部主要由手三阳和足少阳经所主，因此，手三阳和足少阳筋络受损，气血阻滞，为本病的主要病机。

二、临床诊断

（一）辨病诊断

临床表现：在早晨起床时感到颈部突然疼痛伴活动受限，颈部歪斜，活动不利，自由转动困难。如强行扭转颈部，可诱发疼痛加重。查体一般颈项部会有肌肉紧张，局部可触及肌肉痉挛或硬结，在菱形肌、肩胛提肌、斜方肌等常见部位会有压痛。

（二）辨证诊断

本病多为风寒束表，如有外伤史，多为气滞血瘀型，颈项强痛者，可有渐渐恶风，身有微热，头痛等表证。

1. 风寒束表证

（1）临床证候　颈项强痛伴有恶风或恶寒，或身有微热，头痛不适。舌淡，苔白，脉弦紧。

（2）辨证要点　有风寒侵袭史，伴有恶风或恶寒，身微热，脉弦紧等。

2. 气滞血瘀证

（1）临床证候　颈项疼痛较剧，无法转动，动则痛甚。舌暗，苔白，脉弦涩。

（2）辨证要点　有颈部外伤史或长期颈部固定姿势作业史，疼痛以刺痛为主，痛有定处，疼痛拒按。舌暗，脉弦涩。

三、鉴别诊断

1. 落枕与颈型颈椎病

落枕当与颈型颈椎病相鉴别，两者都以颈项部疼痛为表现。但本病往往起病较快，病程较短，2~3天即能缓解，1周内多能痊愈。颈型颈椎病多为慢性起病，颈项部疼痛时轻时重，遇劳累后加重，休息后可减轻，部分伴有颈部活动受限。如果时常反复落枕，可能是颈椎病的早期征兆。

2. 落枕与颈部挥鞭伤

落枕当与颈部挥鞭伤相鉴别，两者都以颈部疼痛伴活动受限为表现，但落枕症状缓解迅速，而颈部挥鞭伤多伴有颈椎关节错缝，临床恢复较慢，在针灸治疗的同时，需行颈椎正骨或颈托制动治疗。如落枕治疗1周无缓解，需行颈椎X线片检查，以便与其他疾病相鉴别。

四、临床治疗

（一）提高临床疗效的要素

（1）诊断明确　落枕作为临床常见病与多发病，诊断难度不大，但需与其他疾病相鉴别，因为不同的疾病，其治疗方法可能不同，其预后及转归也不同。

（2）治疗方法得当　如落枕急性期，患者疼痛剧烈，一般不宜行颈椎扳动类手法治疗，如强行扳动颈椎，可能导致患者病情加重。

（3）医患配合　如果一种治疗方法，得不到患者配合，不能按时治疗，其疗效必然不佳。

（二）辨病治疗

（1）颈部急性纤维组织炎　保守治疗为主，其发病急，急性期需以休息为主，可采用热敷、针灸、推拿等物理治疗，也可外敷非甾体抗炎药治疗，一般预后良好。

（2）痉挛性斜颈　保守治疗为主，急性期以休息为主，可采用热敷、推拿、针灸等物理治疗，或外敷非甾体抗炎药治疗。一般积极治疗，预后良好。

（三）辨证治疗

治法：调经活血，通络止痛。一般取手太阳经穴、局部痛点阿是穴和足少阳经取穴为主。

主穴：阿是穴、后溪、落枕穴、肩井、悬钟。

配穴：风寒袭络者，加风池、合谷；气血瘀滞者，加内关及局部阿是穴点刺出血；肩痛者，加肩髃、外关；背痛者，加天宗。

操作：针刺均取泻法。先刺远端穴落枕、后溪、悬钟，用泻法持续捻转，嘱患者慢慢转动颈部，一般轻度落枕其疼痛可立即缓解。再针局部的腧穴，可加艾灸。

方义：落枕穴是治疗本病的经验穴。手太阳、足少阳循行于颈项侧部，后溪、悬钟分属两经腧穴，与局部阿是穴合用，远近相配，可疏调颈项部经络气血，舒筋通络止痛。

（四）其他疗法

1.理筋手法

推拿理筋对治疗落枕有很好的疗效，能有效地减轻肌肉组织水肿，缓解疼痛。所用点按、拿捏等手法同颈部扭挫伤，可施展手法至上背部痛点，如果是疼痛缓解期，可用旋提手法，通常经过数次治疗后，症状可明显减轻。患者坐在低凳上，嘱其尽量使颈项部肌肉放松，患者枕部抵于术者胸前，术者肘部托住患者下颌，在颈部疼痛椎体棘突处用术者一手拇指抵住，向患侧旋转以达到最大幅度，同时用两手向上提拉，此时患者的身体部分重量有反牵引的作用，在向上提拉的时候，可边提拉边轻轻旋转摇动头部，左右缓缓转动头部2到3次，提拉的动作慢慢放松。该种手法可重复2~3次，以活动脊柱小关节，理顺伤筋、一般会有很好的效果。

2.物理疗法

选用磁疗、蜡疗、电疗、微波等，以局部热透，缓解肌肉痉挛。

3.小针刀疗法

针对顽固性落枕，可以痛为腧，选取2~3个疼痛剧烈的反应点，常规消毒，避开重要的神经血管，针刀沿肌纤维走向垂直迅速刺入，深达肌筋膜组织，进行纵向疏通和横向剥离，并迅速出针，局部按压，无菌敷料外敷，多能迅速缓解疼痛，一次治愈。

4.水针治疗

水针治疗是在针灸的基础上，将药物直接注射在颈部局部的穴位，通过药物的作用达到消炎止痛的作用，同时又有针灸刺激穴位的作用。常用的注射药物有曲安奈德或复方倍他米松，一般用0.5%~1%盐酸利多卡因加复方倍他米松0.3~5mg或者1~2ml曲安奈德（5~10mg），7~10天1次，2~3次为1个疗程。水针疗法也要注意无菌操作，按照小针刀的标准进行局部消毒铺巾，注射需要精准定位，尤其是腰背部，要防止损伤内脏。有糖尿病、皮肤溃疡的患者需要禁止使用类固醇类激素药物。

5. 推拿疗法

推拿作为传统中医学的组成部分，在治疗落枕方面有其独到之处。可先用推拿手法作用于患者疼痛周围区域，再逐渐转移到痛点，并可沿着患者颈部肌肉方向反复操作数次。然后再施以其他手法。

6. 拔罐疗法

运用拔罐疗法治疗落枕，能达到温经散寒，祛瘀生新的目的。起罐后可用万花油涂于拔罐部位以温经散寒，活血通络。

7. 熏蒸疗法

熏蒸疗法是中医常用的外治法之一，也是物理疗法的一种。可采用活血祛瘀、温经通络的药物，浓煎取汁，药物蒸气熏蒸患者颈部。

（五）医家诊疗经验

刘智斌教授治疗落枕注重推拿为主，针推合璧，分期论治。拿揉肩井穴、风池可舒筋通络，疏风清脑止痛，同时斜方肌起止点治疗的方法之一；擦按肩部，拿揉弹拨颈项、重在改善局部血液循环，同时能放松肌肉，活血通络镇痛；如果想纠正颈部小关节紊乱，可配以定点提牵旋转复位法，改善颈椎生理曲度和活动度，缓解肌肉痉挛，调节脊柱力学平衡；放松结束手法为分抚双肩，可理筋活血。刘智斌教授认为，落枕发病急性痉挛期在3天内，如果要改善局部血液循环可尽早配合刮痧，可缓解肌肉痉挛，解除粘连，促进淋巴回流，滑利关节，加速炎性渗出物的吸收，常能一次治愈。发病3~7天内，可配合针刺后溪、昆仑穴，行强刺激捻转泻法，嘱患者轻轻转动头部配合，重针后溪

穴治疗左右转头受限，针昆仑穴为主可治疗前后活动受限；后溪穴为手太阳小肠经腧穴，通于督脉，八脉交会穴，太阳经多气多血，昆仑穴为足太阳膀胱经穴，经脉循行都经过颈项肩部，针刺昆仑、后溪穴施强刺激捻转泻法，为"经脉所过，主治所及"。可缓解头项强痛，疏通颈肩部气血循环，恢复颈部活动度。如果落枕在1周以上，临床治疗需配合电针、推拿、理疗、拔罐等综合治疗，可取穴肩井、阿是穴、天宗、颈夹脊、风池等，重点在肝俞穴附近斜方肌下缘条索状硬结处，可应用捻转泻法刺合谷，临床效果奇佳。

五、预后转归

落枕如果治疗及时，一般预后转归良好，无后遗症。

六、预防调护

（一）预防

避免睡眠时的不良姿势，枕头不宜过硬、过低或过高。外出骑车或乘车，注意保暖防寒。睡觉时注意保暖，不要受凉，避免风寒袭体。

（二）调护

落枕后尽量避免剧烈活动头部，保持在功能位，以便肌肉保持放松状态。可用热毛巾等适当局部热敷以消肿止痛。

主要参考文献

[1] 王和鸣. 中医骨伤科学［M］. 北京：中国中医药出版社，2007.

[2] 周蜜娟. 针灸按摩治疗落枕临床研究进展［J］. 河北中医，2006，28（4）：316-317.

[3] 蔡品一，刘元奇，夏仲海，等. 通过对落枕辨治的思考探讨辨病论治与辨证论治

的重要性［J］. 中国民间疗法, 2009, 17（10）: 54-55.

［4］冯卫星. 刘智斌教授针灸推拿治疗落枕验案举隅［J］. 吉林中医药, 2009, 29（9）: 804-805.

第三节 颈椎病

颈椎病是指由于颈椎椎间盘退变突出、骨质增生、后纵韧带钙化或颈项韧带骨化等改变, 导致颈部肌肉劳损, 或刺激压迫局部的神经、血管、脊髓而产生的一系列症状和体征的综合征。

颈椎病是临床常见病, 在中国传统医学中, 没有明确的颈椎病病名提法, 不过相关的症状早有记载, 如项强、眩晕、痹证、痿证等症的论述。

一、病因病机

（一）西医学认识

由于颈椎椎间盘退变突出、骨质增生、后纵韧带钙化或颈项韧带骨化等改变, 导致颈部肌肉劳损, 或刺激压迫局部的神经、血管、脊髓, 并由此产生头、颈、肩、上肢甚至全身症状的一种疾病, 称其为颈椎病。在人体的脊柱中, 颈椎是其中体积最小的一个组成部分, 但却活动度最大, 最为灵活, 活动频率高, 然而缺少像腰椎那样有力的肌肉支持保护, 一般会因为各种急、慢性劳损的累积效应以及随着年龄的增长, 逐渐导致颈椎间盘髓核退变、脱水, 甚至髓核突出, 逐渐演变为椎体不稳、韧带松弛、椎间隙狭窄, 从而导致邻近的血管神经受到局部释放的炎症介质刺激, 或受到机械刺激、牵拉, 产生一系列的临床症状。现代医学一般将颈椎病分为五型, 即颈型、椎动脉型、脊髓型、神经根型、和交感型。

（二）中医学认识

中医理论认为, 动作失度、跌扑损伤、感受外邪、可使颈项部经络气血运行不畅, 故项部疼痛、酸胀、僵硬; 气血亏损, 肝肾不足, 筋骨失养, 督脉空虚, 气血不能养益脑窍, 经络受阻, 气血运行不畅, 而出现耳鸣、头晕、头痛、耳聋; 导致上肢疼痛麻木等症状。从经络理论来说, 颈椎病主要与督脉和手、足太阳经脉密切相关。

二、临床诊断

（一）辨病诊断

（1）神经根型颈椎病　主要表现为与脊神经根分布区相一致的感觉障碍、反射变化及运动障碍。大多数患者表现为颈项部一侧至肩背部的剧烈疼痛, 可沿神经根支配区域向上肢放射, 呈烧灼样、电击样疼痛。

（2）脊髓型颈椎病　表现为缓慢进展性的双下肢麻木、无力感、疼痛、发冷、走路打软腿、欠灵活、严重者有踩棉花感, 不能跨越障碍物, 易绊倒摔跤。症状时轻时重, 可突然加重也可进行性加重。严重者可有下肢或四肢不全瘫, 伴二便功能障碍或尿潴留。

（3）椎动脉型颈椎病　目前椎动脉型颈椎病诊断争议较大, 结合临床诊治体会, 认为将其称之为颈性眩晕或寰枕型颈椎病更为合适, 其病变通常发生在上颈椎, 以寰枢椎及颈枕部为主。

（4）交感神经型颈椎病　症见偏头痛或头痛, 有时伴有呕吐、恶心、胸闷、心慌等, 颈项部有酸胀疼痛, 上肢发凉发麻, 可以是间断性也可以是持续的, 心前区持续性压迫痛, 心动过速, 心律不齐。

（5）颈型颈椎病　通常以颈部酸胀、

疼痛或沉重不适感为主要症状，颈部肌肉紧张、有压痛，僵硬感，部分疼痛可向肩背部及枕部放射，但无明显神经根症状。

（二）辨证诊断

颈椎病辨证，当先辨明标本虚实，凡病程长，反复发作，遇劳累加重，神疲乏力，脉细或弱者，多属虚证，凡病程短，或突然发作，形体壮实者，多属实证。

1. 肝阳上亢证

（1）临床证候　颈项部疼痛伴头晕，耳鸣，头目胀痛，失眠多梦，遇烦劳郁怒加重，急躁易怒。舌红苔黄，脉弦。

（2）辨证要点　头晕伴头目胀痛，急躁易怒。舌红苔黄，脉弦。

2. 气滞血瘀证

（1）临床证候　颈项部疼痛剧烈，或伴头疼，偶有上肢麻木或疼痛，痛有定处，疼痛拒按，面色晦暗。舌暗有瘀斑，脉弦或涩。

（2）辨证要点　疼痛剧烈，痛有定处，面色晦暗。舌暗有瘀斑，脉弦或涩。

3. 肝肾亏虚证

（1）临床证候　疼痛隐隐，或头目昏沉，心慌气短，神疲乏力，劳累后加重，休息后可减轻，伴有腰膝酸软，倦怠懒言。舌淡苔少，脉细弱。

（2）辨证要点　疼痛隐隐，时轻时重，遇劳加重，腰膝酸软。舌淡苔少，脉细弱。

4. 痰瘀阻络证

（1）临床证候　痛无定处，时轻时重，或头重昏蒙，胸闷恶心，耳鸣耳聋，精神不振，倦怠懒言。舌淡暗，苔白腻，脉弦或滑。

（2）辨证要点　痛无定处，头重昏蒙，倦怠懒言。舌淡暗，苔白腻，脉弦或滑。

三、鉴别诊断

神经根型颈椎病应与腕管综合征、胸廓出口综合征、尺神经炎等疾病作鉴别。椎动脉型颈椎病应与精神性眩晕、贫血、前庭神经炎、颅内病变及高血压、低血压等内科疾病引起的头晕相鉴别。脊髓型颈椎病应与脊髓空洞症、脊髓肿瘤等疾病作鉴别。颈型颈椎病当与颈部劳损性疾病相鉴别。单纯交感型颈椎病诊断较为困难，应注意与神经官能症、冠脉综合征等疾病作鉴别。

四、临床治疗

（一）提高临床疗效的要素

（1）诊断明确　不同类型的颈椎病，需明确诊断，因为不同的疾病，其治疗方法完全不同，其预后及转归也不同。如诊断不明确，造成误诊漏诊，导致延误治疗，易引起医疗纠纷，并且给患者造成不必要的痛苦。如脊髓型颈椎病多伴有下肢症状，如不注意仔细鉴别，加之患者有腰痛，极易当成腰椎间盘突出症治疗，但却长期不见效果，更有甚者腰椎做完手术才发现问题在颈椎，临床必须做到全面体格检查，减少漏诊误诊发生。

（2）治疗方法得当　同一种疾病，运用不同的治疗方法，可能效果完全不同。应当选择一种对患者最为适合的治疗方法，从而提高临床疗效。如神经根型颈椎病，单纯针灸或药物治疗，不配合行颈椎牵引，则其疗效无法达到预期。

（3）医患配合　如果一种治疗方法，不能得到患者的配合，必然影响疗效。如神经根型颈椎病需要行颈椎牵引治疗，但疗程长，需要患者耐心配合，坚持治疗，才能取得满意疗效。

（二）辨病治疗

（1）神经根型颈椎病　以保守治疗为主。急性期注意保证休息，可行颈椎卧位持续牵引治疗，治疗间隙佩戴颈托固定，并配合口服非甾体炎药物以减轻疼痛；可配合针灸、推拿等物理治疗。如颈椎磁共振证实颈椎间盘突出严重或髓核脱入椎管，神经受压严重，保守治疗无效，可行颈椎后路内镜微创手术治疗。

（2）脊髓型颈椎病　此型症状严重，一旦延误诊治，常发展成为不可逆性神经损害。其疾病成因较为复杂，多有椎管狭窄，如椎间盘突出，椎管矢状径狭窄，可伴有后纵韧带骨化、脊髓受压等，若合并椎体不稳，则对脊髓的刺激或压迫更为严重，此型发病较为隐匿，一旦发现临床症状多较严重，保守治疗的周期较长一般在半年以上，如果保守治疗无效，则需要手术治疗，早期发现的病例，椎管手术减压成功后，一般治疗效果理想。

（3）椎动脉型颈椎病　或称颈性眩晕或寰枢椎型颈椎病，其病变发生在上颈椎，以寰枢椎为主。此型诊断明确后，一般行上颈椎旋提手法复位，结合风池穴局部针灸或寰枕筋膜针刀松解治疗，疗效非常显著，一般数次即可治愈，为针灸正骨推拿最佳适宜病种之一。此型不主张手术治疗。

（4）交感神经型颈椎病　此型临床症状表现复杂，不易确诊。此种分型存在临床争议。如果排除其他疾病引起的各种交感神经型颈椎病的症状，可诊断为交感神经型颈椎病。其治疗也以保守治疗为主，多采用内服抗交感神经兴奋药物或针灸等物理治疗，部分病例有理想的疗效。

（5）颈型颈椎病　此型为颈椎病的早期表现，主要以颈部疼痛、酸胀及沉重不适感为症状，也是所有类型颈椎病中疗效最为明显的一种。一般采用保守治疗为主，局部针灸、推拿、拔火罐等物理治疗均能达到临床痊愈，大多不需要内服药物治疗。

（三）辨证治疗

1. 辨证论治

治法：取颈夹脊及手、足太阳，足少阳经穴为主。

主穴：风池、颈夹脊、天柱、肩井、后溪、合谷、外关、百会。

配穴：可配局部阿是穴。肝肾亏虚者，加太溪、足三里；肝阳上亢者，加太冲；痰瘀阻络者，加丰隆。

操作：太溪、足三里用补法，余穴用泻法或平补平泻法。针对神经根型颈椎病，可沿患者根性疼痛分布区域针刺，不必拘泥于传统腧穴。针对颈性眩晕患者，患者取坐位双手伏案，颈部前屈低头，额头置于双手背，暴露寰枕部，用1寸针在风池穴行强刺激，针尖朝向鼻尖方向，强刺激后不留针，局部按压一分钟，嘱患者闭目平卧半小时。

方义：颈夹脊、天柱、肩井为局部选穴，可舒筋骨，通经络，疏导颈项部气血；风池可祛风，后溪为手太阳经穴，为八脉交会穴，后溪通督脉，百会位于督脉，疏导颈项部气血，合谷、外关舒筋骨，为远部取穴。

2. 成药应用

（1）颈复康冲剂

药物组成：黄芪、党参、川芎、白芍、桃仁、生地黄、红花、地龙、葛根、穿山甲、威灵仙、丹参、王不留行、羌活、秦艽、乳香、没药、生石决明。

用法：每次1~2袋，每日2次。饭后服用。

功效主治：益气养血，活血通络，散风止痛。用于颈椎骨质增生引起的脑供血不足所致的头痛、头晕、颈项僵痛、肩背酸痛、手臂麻木等症。

（2）痹祺胶囊

药物组成：马钱子（调制粉）、地龙、

党参、茯苓、白术、甘草、川芎、丹参、三七、牛膝。

用法：每次4粒，每日2~3次。

功效主治：益气养血，祛风除湿，活血止痛。用于气血不足、风湿瘀阻所致的肌肉关节酸痛，关节肿大，僵硬变形，或肌肉萎缩，气短乏力。

（3）仙灵骨葆胶囊

药物组成：淫羊藿、续断、丹参、知母、补骨脂、地黄。

用法：每次3粒，每日2次。

功效主治：滋补肝肾，活血通络，强筋壮骨。用于肝肾不足，瘀血阻络所致的骨质疏松症。

3. 单方验方

根痛平冲剂（经验方）

药物组成：伸筋草、牛膝、红花、没药（制）、乳香（制）等。

用法：每袋12g，开水冲服，每次1袋，每日2~3次，饭后服，孕妇忌服。

功效主治：活血通络，舒筋止痛。用于风寒阻络所致的颈椎病，症见肩颈疼痛，活动受限，上肢麻木等。

（四）其他疗法

1. 理筋手法

推拿理筋对治疗颈椎病有很好的疗效，能有效地减轻肌肉组织水肿，缓解疼痛。所用点按、拿捏等手法同落枕手法操作，可施展手法至上背部痛点，如果是缓解期，可用旋提手法，通常经过数次治疗后，症状可明显减轻。患者坐在低凳上，嘱其尽量使颈项部肌肉放松，患者枕部抵于术者胸前，术者肘部托住患者下颌，在颈部疼痛椎体棘突处用术者一手拇指抵住，向患侧旋转以达到最大幅度，同时用两手向上提拉，此时患者的身体部分重量有反牵引的作用，在向上提拉的时候，可边提拉边轻轻旋转摇动头部，左右缓缓转动头部2~3次，提拉的动作慢慢放松。该种手法可重复2~3次，以活动脊柱小关节，理顺伤筋，一般会有很好的效果。此手法必须在颈部肌肉充分放松、始终保持头部的上提力量下旋提，不可用暴力，旋提手法若使用不当有一定危险，故宜慎用；脊髓型颈椎病禁用，以免发生危险。

2. 牵引治疗

通常用卧位或坐位枕颌带牵引法。牵引姿势以头部略向前倾为宜，每日1~2次，牵引重量可逐渐增大至6~8kg，每次30~40分钟。枕颌带牵引可以缓解颈部肌肉紧张状态，增加椎间隙，减轻神经根的水肿和受压状态，牵引间隙需配合佩戴颈托固定，以保证牵引后的疗效。

3. 练功活动

患者疼痛缓解后可作颈部的"米"字操锻炼：左右侧屈、前屈后伸、左右旋转及前伸后缩等功能康复锻炼。此外，还可以打太极拳、练瑜伽、做健美操等运动锻炼。

4. 物理疗法

可选用电疗、磁疗、超声波等，以局部透热，缓解肌肉痉挛。

5. 小针刀疗法

小针刀疗法是在中医古代针具九针的基础上，结合现代注射器针头的灵感而发明的一种针头扁平具有切割作用的针具，是近年广泛运用于软组织疾患的一种新的中医独特治疗方法，它使我们针灸的针和外科的刀融为一体，以现代解剖学为基础的，一种闭合性微创治疗疗法。小针刀治疗的着眼点放在松解软组织粘连，起到平衡人体肌肉筋膜组织状态的作用。但我们在使用小针刀疗法时，需要严格掌握各项操作方法，了解其适应证以及禁忌证，并且熟悉各项注意事项，才能充分发挥小针刀的特长，并且能够避免不必要的医源性损伤。针对颈椎病，可以痛为腧，选取3~5

个疼痛剧烈的反应点，常规消毒，避开重要的神经血管，针刀沿肌纤维走向垂直迅速刺入，深达肌筋膜组织，进行纵向疏通和横向剥离，并迅速出针，局部按压，无菌敷料外敷，多能迅速缓解疼痛。对于顽固性颈椎病，针刀松解疗法是一种非常好的治疗方法。

6. 水针疗法

水针疗法是在针灸治疗的基础上，将药物直接注射在颈部局部的穴位，通过药物达到消炎止痛的作用，同时又有针灸刺激穴位的作用。水针疗法也要注意无菌操作，按照小针刀的标准进行局部消毒铺巾，注射需要精准定位，尤其是腰背部，防止损伤内脏。有糖尿病、皮肤溃疡的患者禁止使用类固醇类激素药物。用1%~2%盐酸利多卡因1~4ml加曲安奈德5~20mg，选取2~3个痛点，每个痛点视情况注射0.5~1ml。针对神经根型颈椎病的急性根性疼痛，可行椎间孔水针治疗，一般用触诊找到病变节段椎间孔神经根出口处，可在超声引导下或C型臂X光机定位下局部注射常用药物，如复方倍他米松注射液或曲安奈德，注意利多卡因用量宜小，避免出现霍纳综合征。针对无法明确诊断的顽固性眩晕，可以诊断性使用精神类药物，也可以在风池穴使用水针疗法，双侧风池穴注射异丙嗪或复方倍他米松注射液，很多眩晕症状可以迅速缓解。

五、预后转归

本病经过治疗，各种症状可得到一定程度缓解，但容易复发。

六、预防调护

（一）预防

合理用枕，保持良好的睡眠体位，选择合适的硬度与高度的枕头。避免长期低头及伏案工作，注意颈部保暖。

（二）调护

急性发作期应注意卧床休息，以动为辅，以静为主，可佩戴颈托或者颈围固定1~2周。疼痛缓解期以功能锻炼为主。颈椎病常常容易反复，保守治疗缓解后需加强功能康复锻炼，不可操之过急，同时要注意心理干预，帮助患者树立信心，积极配合治疗。

主要参考文献

[1] 王和鸣. 中医骨伤科学［M］. 北京：中国中医药出版社，2007.

[2] 王正，王峰，张建华，等. 丁锷分型论治颈椎病经验［J］. 安徽中医学院学报，2011，30（1）：35-36.

第四节　肩关节周围炎

肩关节周围炎简称"肩周炎"，是发生于肩关节周围软组织的无菌性炎症，表现为肩部酸重疼痛及肩关节活动受限制的临床综合征。中医学根据其发病原因、临床表现和发病年龄等特点有"漏肩风""肩凝症""冻结肩""五十肩"之称。本病的好发年龄在50岁左右，女性发病率略高于男性，多见于体力劳动者。如得不到有效的治疗，有可能严重影响肩关节的功能活动。肩关节可有广泛压痛，并向颈部及肘部放射，还可出现不同程度的三角肌萎缩。

中医学认为本病的病变部位在肩部的经脉和经筋。五旬之人，正气不足，营卫渐虚，若局部感受风寒，或劳累闪挫，或习惯偏侧而卧，筋脉受到长期压迫，可致气血阻滞而成肩痹。肩痛日久，局部气血行不畅，气血瘀滞，以致患处肿胀粘连，最终关节僵直，肩臂不能举动。

一、病因病机

（一）西医学认识

肩周炎的发生与组织退行性变、慢性劳损、外伤和风寒湿邪侵袭有关。

（1）本病大多发生在50岁以上中老年人，软组织退行病变，对各种外力的承受能力减弱。

（2）长期过度活动、姿势不良等所产生的慢性致伤力。

（3）上肢外伤后肩部固定过久，肩周组织继发萎缩、粘连。

（4）肩部急性挫伤、牵拉伤后治疗不当等。

（5）颈椎病，心、肺、胆道疾病发生的肩部牵涉痛，因原发病长期不愈使肩部肌肉持续性痉挛、缺血形成炎性病灶，转变为真正的肩周炎。

（二）中医学认识

中医学认为，本病系体虚、劳损、风寒之邪侵袭肩部，经气不利所致。肩部感受风寒，气血运行不畅，或过度劳累、外伤损及筋脉，气滞血瘀，或年老气血不足，筋骨失养，皆可致肩部经络气血不利，不通则痛。病情迁延日久，常因寒湿凝滞、气血瘀阻导致肩部肌肉萎缩，疼痛反而减轻。本病若以肩前中府穴区疼痛为主，后伸疼痛加剧者属太阴经证；以肩后侧肩贞、臑俞穴处疼痛为主，肩内收时疼痛加剧者属太阳经证。肩部主归手三阳经所主，内外因素导致肩部经络阻滞不通或失养，是本病的主要病机。中医学根据其发病部位、病因、临床症状的不同，而有"肩痛""漏肩风""锁肩风"等不同的称谓。

1.内因

（1）肝肾亏损　肝藏血、主筋，具有贮藏血液和主筋肉运动的功能。肝血充盈，才能濡筋柔筋。肾主骨、生髓。《素问·上古天真论篇》说："七八肝气衰，筋不能动，天癸竭，精少，肾脏衰，形体皆极。"因此，肩痹多发生于五旬之人。《素问·痿论篇》曰："肝主身之筋膜，筋膜干，则筋急而挛，发为筋痿。"故肝虚则筋病丛生，可发为筋痿、筋软和筋挛等多种病变。

（2）气血虚弱　气血是人体生命活动的动力和物质基础，由脾胃化生。人体皮肉筋骨、脏腑需要气血的充养，才能进行各种生理活动。《素问·五脏生成篇》说："肝受血而能视，足受血而能步，掌受血而能握，指受血而能摄。"而年老之人，脾胃虚弱，气血生化功能减退，造成气血虚衰，外不充养四肢骨肉，内不濡灌五脏，故日久出现肌肉痿弱，肩部举动无力，正如《灵枢·本神》中所说："脾虚则四肢不用。"筋骨关节长期缺乏气血的濡养，则可造成筋挛肉缩，关节屈伸不利，在肩则发为肩周炎。

2.外因

（1）六淫　《素问·痹论篇》中说："风寒湿三气杂至，合而为痹也。"故肩痹多与风寒湿邪有关。肩周炎中医又称为漏肩风，即夜宿露肩受风所致。

（2）劳损　劳损即长年累月慢性损伤。劳损不仅包括过度劳累损伤了气血筋骨，同时也包括运动太少，因静力损伤而致气滞血凝。如《理伤续断秘方》中说："劳损筋骨，肩背疼痛。"《素问·宣明五气篇》说："久视伤血，久卧伤气，久坐伤肉，久立伤骨，久行伤筋，是谓五劳所伤。"以上论述都说明了劳损可引起肩周炎。

（3）外伤　多见于负重姿势不当，用力过猛，或受到挫、闪、扭及外力等，造成肩关节损伤，如《张氏医通》中所说："或因提掣重物，皆致痹痛。"

二、临床诊断

（一）辨病诊断

1. 临床表现

根据病史和临床症状多可诊断本病。起初肩部呈阵发性疼痛，多数为慢性发作，之后疼痛逐渐加剧或呈钝痛，或呈刀割样痛，且呈持续性，气候变化或劳累后常使疼痛加重，疼痛可向颈项及上肢（特别是肘部）扩散，当肩部偶然受到碰撞或牵拉时，常可引起撕裂样剧痛，肩痛昼轻夜重为本病一大特点，若因受寒而致痛者，则对气候变化特别敏感。

肩关节向各方向活动均可受限，以外展、上举、内旋、外旋更为明显，随着病情进展，由于长期废用引起关节囊及肩周软组织的粘连，肌力逐渐下降，加上喙肱韧带固定于缩短的内旋位等因素，使肩关节各方向的主动和被动活动均受限，特别是梳头、穿衣、洗脸、叉腰等动作均难以完成，严重时肘关节功能也可受影响，屈肘时手不能摸到同侧肩部，尤其在手臂后伸时不能完成屈肘动作。

患者肩怕冷，不少患者终年用棉垫包肩，即使在暑天，肩部也不敢吹风。多数患者在肩关节周围可触及明显的压痛点，压痛点多在肱二头肌长头肌腱沟处、肩峰下滑囊、喙突、冈上肌附着点等处。此外，部分患者可出现三角肌、冈上肌等肩周围肌肉痉挛，晚期可发生失用性肌萎缩，出现肩峰突起，上举无力，后伸不能等典型症状，此时疼痛症状反而减轻。

2. 相关检查

常规摄片：大多正常，后期部分患者可见骨质疏松，但无骨质破坏，可在肩峰下见到钙化阴影。年龄较大或病程较长者，X线平片可见到肩部骨质疏松，或冈上肌腱、肩峰下滑囊钙化征。

3. 诊断标准

肩周炎诊断标准参考《中医病证诊断疗效标准》。

（1）有慢性劳损或外伤史，或气血不足，复感受风寒湿邪所致。

（2）好发年龄在50岁左右，女性发病率高于男性，多见于体力劳动者，多为慢性发病。

（3）肩周疼痛，夜间为甚，常因天气变化及劳累而诱发，肩关节活动功能障碍。

（4）肩部肌肉萎缩，肩前、肩后、肩外侧均有压痛，肩外展功能受限明显，出现典型的扛肩现象。

（5）X线检查结果多为阴性，病程久者可见骨质疏松。

（二）辨证诊断

1. 以病因为主的辨证诊断

（1）风痹　风为阳邪，其性善行数变。

临床证候：肩周酸楚疼痛，痛无定处，游走窜痛，关节屈伸不利。

（2）湿痹　湿为阴柔之邪，黏腻滞涩，缠绵不愈。

临床证候：肩部沉重疼痛，痛点固定，或有浮肿，压之凹陷，关节酸沉，屈伸不利，患肢局部皮肤胀木或感觉迟钝。

（3）寒痹　寒为阴邪，其性收引凝聚。

临床证候：肩部疼痛剧烈，痛有定处，冷痛拘挛，得热痛减，遇寒痛甚，关节活动不灵。

（4）热痹　热为阳邪，其性暴烈。

临床证候：起病急骤，关节红肿热痛，伸屈不利。

（5）瘀血痹　跌打损伤瘀滞脉络或慢性筋脉劳损，不通则痛。

临床证候：患肢肿胀，肤色紫暗，关节重痛，痛点固定，功能受限。

2. 以临床表现为主的辨证诊断

（1）瘀血证

临床证候：肩部疼痛剧烈，如针刺或

刀割样跳痛，痛处不移，拒按，夜晚痛甚，局部肿胀或青紫，关节活动受限。舌质暗或有瘀斑、瘀点，脉沉涩或弦细。

（2）筋脉失养证

临床证候：肩臂拘挛疼痛，活动或劳累后加重，休息后减轻，伴气短懒言，身倦乏力，关节活动受限，局部肌肉萎缩。舌淡苔白，脉细弱。

（3）风寒证

临床证候：肩部拘急疼痛，痛牵肩胛、背部、上臂及颈项，痛点固定不移并向周围放散痛，压痛明显，得热痛减，阴冷无加剧，夜晚痛重，关节屈伸不利。舌淡，苔薄白，脉沉紧或弦紧。

（4）湿热证

临床证候：肩部酸重疼痛或局部肿胀灼热，遇热痛重，得凉稍缓，疼痛拒按，关节活动受限。舌红，苔黄腻，脉滑数或弦数。

（5）痰湿证

临床证候：肩部沉重酸痛，或有肿胀，痛有定处，肌肤麻木，关节活动不利，遇冷痛重，得热则舒。舌淡，苔白腻，脉濡缓。

3. 以经络为主的辨证诊断

（1）手阳明大肠经型

临床证候：肩部肩峰处有明显结节和疼痛点，肩膀不能上举，并伴有大肠功能慢性疾病，如便秘、结肠炎等。

（2）手少阳三焦经型

临床证候：肩部肩峰后有明显条索和疼痛点，肩膀不能上举和内收搭肩，并伴有三焦气机不畅，可见失眠、偏头痛、内分泌失调等病症。

（3）手太阳小肠经型

临床证候：肩胛骨天宗穴附近有明显疼痛，肩内收搭肩困难，并伴有消化道慢性病变，如慢性肠炎、腹泻等病症。

（4）手太阴肺经型

临床证候：肩关节肩峰前疼痛明显，不能向后背伸上肢，并伴有慢性呼吸系统疾病，如鼻炎、咽炎、慢性支气管炎等病症。

（5）手厥阴心包经型

临床证候：肩部前下方肌腱有明显疼痛，不能外展上肢，并伴有失眠、多梦、烦躁、易怒等症。

（6）足少阳胆经型

临床证候：肩井穴处肌腱有明显疼痛，不能上举上肢做梳头动作，并伴有偏头痛、失眠等症。

三、鉴别诊断

临床上常见的伴有肩周炎的疾病包括颈椎病、肩关节脱位、化脓性肩关节炎、肩关节结核、肩部肿瘤、风湿性关节炎、类风湿关节炎、单纯性冈上肌腱损伤、肩袖撕裂、肱二头肌长头肌腱炎及腱鞘炎等。这些病症均可表现为肩部疼痛和肩关节活动功能受限。但是由于疾病的性质各不相同，病变的部位不尽相同，所以，有不同的并发症可供鉴别。

四、临床治疗

（一）提高临床疗效的要素

患者病程对本病的治疗有明显影响，病程越短，治疗起效也越快。这可能是因为患者病程越短，肩关节周围的病理改变越轻。

患者对肩周炎发病初期不够重视，认为内服或外用止痛药物，加之注意活动，患肩就可痊愈，但往往事与愿违，而错过了最佳治疗机会。一旦出现肩关节活动受限，疼痛也会逐渐加剧，不但治疗时间延长，更重要的是日常生活和工作也会受到不同程度的影响，造成不必要的精神、经济和时间的损失。因此应通过不同的方式做一些相关的宣传，使人们对肩周炎有正确的认识，把握好治疗时机，并指导患者选择最佳的治疗方法，使患者尽早解除病痛，恢复健康。

（二）辨病治疗

1. 非手术治疗

（1）急性期　症状以剧烈疼痛为主，治疗原则是止痛，解除肌肉痉挛。目前国际上缓解疼痛的治疗手段主要包括以下几种。

①口服药物：如消炎镇痛药，疗效有限且不良反应大。目前临床应用较多的是双氯芬酸钠肠溶缓释胶囊，其缓解疼痛的效果优于其他非甾体类镇痛抗炎药。

②局部痛点封闭：用皮质激素混悬液加利多卡因局部封闭。注射部位包括各压痛点及关节腔内。局部麻醉，可以缓解肩周炎的疼痛症状，然而疗效维持时间不够长久。

③降钙素：有肌内注射和鼻腔喷雾给药两种剂型，治疗原理是基于肩周炎属于"反射性交感神经营养不良"的理论，尚有待深入研究。

（2）慢性期　剧烈疼痛已减轻，关节挛缩导致功能障碍加重。治疗原则是在止痛条件下做适当的功能锻炼，防止关节挛缩加重。在药物止痛、物理治疗配合下做一些温和的被动运动和功能练习以及肩周肌肉的推拿按摩治疗。

（3）功能恢复期　如肩关节前举＞90°，外展＞70°的患者，一般无须做手法松解术，可采用物理疗法及功能练习，能使关节功能进一步改善和恢复。对高龄或有重度骨质疏松的患者而言，手法松解术应列为禁忌。

2. 手术治疗

对伴有重度关节挛缩及运动功能障碍者，经非手术治疗无改善时，也可考虑用手术方法松解。手术松解包括开放手术和关节镜微创手术。

（三）辨证治疗

治法：舒筋通络、行气活血，针灸并用，用泻法。取肩关节局部阿是穴及手三阳经穴为主。

主穴：肩髃、肩前、肩贞、阿是穴、阳陵泉中、平穴（足三里下1寸）。

配穴：太阴经证，加尺泽、阳陵泉；阳明、少阳经证，加手三里、外关；太阳经证，加后溪、大杼、昆仑；痛在阳明、太阳经，加条口透承山。

操作：肩前、肩贞要把握好针刺角度和方向，切忌向内斜刺、深刺；条口透承山可用强刺激；局部畏寒发凉可加灸；肩部针后还可加拔火罐行走罐；余穴均按常规针刺。凡在远端穴位行针时，均令患者活动肩部。

方义：局部近取肩髃、肩前、肩贞，谓"肩三针"，配局部阿是穴，针刺泻法并加艾灸，可祛风散寒、疏通经络；循经远取阳陵泉能舒筋活络、通经止痛；中平穴系现代新发现的治疗肩周炎的经验效穴。诸穴远近相配，使病邪得祛，筋脉舒通，气血调和，疼痛自止。

（四）其他疗法

1. 芒针

取肩髃透极泉、肩贞透极泉、条口透承山等。肩不能抬举者可局部多向透刺，使肩能抬举。条口透承山时边行针边令患者活动患肢，动作由慢到快，用力不宜过猛，以免引起疼痛。

2. 刺络拔罐

对肩部肿胀疼痛明显而瘀阻浅表者可用皮肤针中强度叩刺患部，使局部皮肤微微渗血，再加拔火罐；如瘀阻较深者可用三棱针点刺2~3针致少量出血，再加拔火罐，使瘀血外出，邪去通络。每周2次。

3. 耳针

取肩、肩关节、锁骨、神门、对应点等。每次选3~4穴，毫针强刺激，留针30分钟；也可用王不留行籽贴压。

4. 电针

取肩髃、肩髎、肩前、天宗、曲池、外关等。每次选2~4穴，接通电针仪，早期用连续波、后期用断续波强刺激10~15分钟。

5. 穴位注射

肩部穴位注射当归、川芎、元胡、红花等注射液或10%葡萄糖注射液、维生素B_1注射液，每穴0.5ml。如压痛点广泛，可选择2~3个压痛点最明显处注射。

（五）医家诊疗经验

宋海云、何华琼采用浮针刀配合手法松解治疗肩关节周围炎，疗效显著。浮针疗法是近年来出现的一种物理治疗方法，是以局部疼痛点为基准，在疼痛周围的正常组织上进针，针尖对准痛点，针体沿皮下疏松结缔组织推进，对各种疼痛性疾病，其治疗效果非常显著，扫散动作是浮针的真正特色。扫散手法能扩大治疗面积，浮针针体在皮下疏松结缔组织扫散，皮下疏松结缔组织是液晶状态，具有电压效应。扫散运动时，使疏松结缔组织产生并释放生物电信号，通过疏松结缔组织的纤维传导生物电信号，使细胞电压门控通道改变状态，从而迅速改变细胞组织的微观电生理，改善肌肉及其他组织的痉挛、挛缩，激发疏松结缔组织的治疗作用，提高局部血液循环，减少致痛物质，起到止痛及修复炎症的作用。

五、预后转归

肩周炎病程较长，病史多在数月至1~2年，起病隐匿，逐渐发展是本病早期临床特点之一。一般认为本病具有自愈倾向，不过这种自然恢复的时间不能预计，一般要经过数月至2年左右的自然转归时间。即使有自愈倾向，也需要采取主动的治疗措施，早期诊断，及时治疗是决定本病预后好坏的关键。一般患者经过积极治疗，症状一般在数月内得到缓解。肩周炎的预后好坏与功能锻炼密切相关，发生"扛肩"现象时，如穿衣、梳头、摸背、擦肛等日常活动都会发生困难，伴随疼痛及肩关节活动受限，在晚期出现三角肌等肩部肌肉不同程度的萎缩现象，特别是肩外侧三角肌萎缩不仅导致患者失去肩部原有的丰满外观，出现肩峰突起现象，还可由此加重肩关节运动障碍的程度。对于关节出现挛缩变形、活动障碍者经过保守治疗无效，可考虑外科手术治疗。

六、预防调护

1. 注意防寒保暖

由于自然界的气候变化，寒冷湿气不断侵袭机体，可使肌肉组织和小血管收缩，肌肉较长时间的收缩，可产生较多的代谢产物，如乳酸及致痛物质聚集，使肌肉组织受刺激而发生痉挛，久则引起肌细胞纤维样变性，肌肉收缩功能障碍引发各种症状。因此，在日常生活中注意防寒保暖，特别是避免肩部受凉，对于预防肩周炎十分重要。

2. 加强功能锻炼

对于肩周炎来说，特别要注重关节的运动，可经常打太极拳、太极剑、门球，或在家里进行双臂悬吊运动，使用拉力器、哑铃以及双手摆动等，但要注意运动量，以免造成肩关节及其周围软组织损伤。

3. 纠正不良姿势

纠正不良姿势。对于经常伏案、双肩经常处于外展工作的人，应注意调整姿势，避免长期的不良姿势造成慢性劳损和积累性损伤。

4. 注意相关疾病

注意容易引起继发性肩周炎的相关疾病，如糖尿病、颈椎病、肩部和上肢损伤、胸部外科手术以及神经系统疾病，患有上述疾病的人要密切观察是否有肩部疼痛症状，肩关节活动范围是否减小，并应开展肩关节的主动运动和被动运动，以保持肩关节的活动度。

5. 对健侧肩积极预防

对已发生肩周炎的患者，除积极治疗患侧外，还应对健侧进行预防。有研究表明，有40%的肩周炎患者患病5~7年后，对侧也会发生肩周炎，约12%的患者会发生双侧肩周炎。所以，对健侧也应采取有针对性的预防措施。

主要参考文献

［1］王和鸣. 中医骨伤科学［M］. 北京：中国中医药出版社，2007.

［2］王启才. 针灸治疗学［M］. 北京：中国中医药出版社，2011.

［3］赵昭和. 针刺与推拿归位手法治疗肩关节周围炎临床对照研究［D］. 广州中医药大学，2008.

［4］宋海云，何华琼. 浮针刀配合手法松解治疗肩周炎临床研究［J］. 辽宁中医药大学学报，2015，17（2）：114–116.

第五节　肘劳

肘劳是以肘部疼痛、关节活动障碍为主症的疾病，一般起病缓慢，反复发作，无明显外伤史，属中医学"伤筋""痹证"范畴。其病位是肘部手三阳经筋，筋脉堵塞、气血痹阻是其根本病机。前臂行拧拉、旋转等动作次数过多、时间过长，会累及肘部经筋，发生肘劳。该病相当于西医学的"肱骨内或外上髁炎""尺骨鹰嘴炎"等

疾病，其中以"肱骨外上髁炎"最为常见。

一、病因病机

（一）西医学认识

1. 肱骨外上髁炎

肱骨外上髁炎又称"肘外侧疼痛综合征""前臂伸肌总腱炎"等，是一种肘部慢性劳损性肌筋膜炎，解剖部位在肱骨外上髁处附着的前臂腕伸肌总腱，临床表现为肘部外侧疼痛，有僵硬不适感。本病多见于前臂劳动强度较大的工作人群，如泥瓦工、钳工、木工和网球运动员，特别是网球运动员患本病概率更高，故又称为"网球肘"。

2. 肱骨内上髁炎

肱骨内上髁炎又称"高尔夫球肘"，是指附着于肱骨内上髁区域的前臂腕屈肌腱发生的一类损伤性慢性肌筋膜炎。

3. 尺骨鹰嘴炎

尺骨鹰嘴炎又称"矿工肘""学生肘"，是指尺骨鹰嘴处附着的肌腱发生慢性劳损性疾病。

（二）中医学认识

中医学认为本病病因以慢性劳损为主。肘、腕持续劳作时间过长，劳累汗出，打破营卫平衡，寒湿之邪于肘部经络积聚，或高强度伸腕、旋前等动作伤及筋脉，积滞瘀血造成肘部气血无法顺利流通，引发疼痛。肘部外侧为手三阳经所过之处，故手三阳经筋受损为本病的主要病机。

二、临床诊断

（一）辨病诊断

肘劳以活动时肘关节疼痛为主症，有时可向上肢、前臂和腕部放射，有固定的压痛点，活动可不受限。临床应根据症状、体征、实验室检查进一步明确受损部位，

并根据损伤经络采取针对性的治疗。

1. 临床表现

（1）症状　肘关节活动时疼痛，可向上肢、前臂及腕部放射，局部无明显肿胀，有明确而固定的压痛点。

（2）体征　①肱骨外上髁炎：表现为肱骨外上髁与肱桡关节区域明显压痛，同时大面积压痛见于伸腕肌分布区域。在体格检查环节，米耳氏（Mill）试验、前臂伸肌紧张试验皆阳性。②肱骨内上髁炎：表现为肱骨内上髁及指浅屈肌、尺侧腕屈肌处压痛明显。当前臂进行抗阻力旋前或屈腕时疼痛加剧。③尺骨鹰嘴炎：症状为尺骨鹰嘴区域见程度不等的压痛，且有肿物见于肘部后方，肘关节功能轻微受限。

2. 相关检查

X 线片：主要用于排除局部骨折或脱位，肘劳 X 线多为阴性，偶见外上髁处骨质密度增高的钙化阴影或骨膜肥厚影像。

（二）辨证诊断

1. 辨证

（1）寒湿痹阻证

①临床证候：肘关节疼痛，区域固定，遇低温时疼痛加重，高温时疼痛减轻，肌肉重着、酸楚，关节无法正常屈伸，肌肤失去感觉。舌淡，苔白腻，脉濡紧。

②辨证要点：肘关节疼痛，部位固定，遇寒则痛甚，得热则痛缓，肌肉酸楚、重着。舌淡，苔白腻，脉濡紧。

（2）瘀血阻络证

①临床证候：肘关节刺痛，且区域固定，或肌肤肿胀、紫暗，肢体无法正常屈伸，顽麻。脉弦涩，舌见瘀斑或呈紫暗色，苔白。

②辨证要点：肘关节刺痛，或肌肤紫暗。舌紫暗或有瘀斑，苔白，脉弦涩。

2. 辨筋

（1）手阳明经筋病证　肱骨外上髁周围有明显的压痛点。

（2）手太阳经筋病证　肱骨内上髁周围有明显的压痛点。

（3）手少阳经筋病证　尺骨鹰嘴处有明显的压痛点。

三、鉴别诊断

首先，须鉴别"肱骨外上髁炎""肱骨内上髁炎"和"尺骨鹰嘴炎"。根据病史、症状和典型体征，以及相关检查，三者不难鉴别。其次，尚需与以下疾病鉴别。

1. 肘关节外伤性骨化性肌炎（与肱骨外上髁炎鉴别）

肘关节外伤性骨化性肌炎有外伤史，肿胀消退后，局部肌肉僵硬，皮肤和皮下组织发生粘连，无弹性，主要表现是肘关节活动受限，X 线片显示肌间隙出现钙化。

2. 肘关节尺侧副韧带损伤（与肱骨内上髁炎鉴别）

若肘关节行外旋、外展时过于用力，常会使本韧带的前、后束受伤，同时伤及滑膜，见关节区域肿胀、内侧间隙有明显压痛症状，体格检查发现存在外翻、屈伸肘痛，X 线片显示关节间隙变宽。

3. 肱三头肌腱炎（与尺骨鹰嘴炎鉴别）

肱三头肌腱炎之疼痛见于肘尖部，局部未见明显软组织肿胀表现，触诊时未见囊性物，经体格检查证实肱三头肌存在阻抗痛。

四、临床治疗

本病病位在肘部手三阳经脉，基本病机是筋经不通、气血痹阻，故以通经活络、舒筋祛痛为主要治法。《素问·长刺节论篇》云："病在筋，筋挛节痛，不可以行，名为筋痹。"说明经筋为病，可表现为筋经循行部位的疼痛和功能障碍。手三阳经循行均经过肘部，诊断为肘劳时，肘关节疼痛，可伴有活动障碍，其关节周围有阳性反应点，提示在病位辨证上应注重辨经论治。由于本病包括"不痛则痛""不荣则痛"两种情况，故可选用祛寒除湿、活血化瘀、益气活血等治法。

（一）提高临床疗效的要素

本病是发生于肱骨外上髁的局部病变，它涉及肱骨外上髁及前臂伸肌肌群的波及相对广泛的一种骨骼肌疾病。对于它的治疗不能局限于肱骨外上髁，而应当同时兼顾前臂伸肌肌群。针灸和针刀治疗的效果得到了普遍的认可，而且在临床工作中不断发展，目前是中医临床工作中主要的治疗手段，临床效果肯定。

（二）辨病治疗

1. 非手术治疗

（1）口服药物　非甾体抗炎药的特点是能够快速缓解疼痛症状，同时减轻水肿等炎性反应，它也是目前临床上治疗肱骨外上髁炎的基本药物。

（2）功能锻炼　适当地休息，同时有效避免诱发肘关节疼痛的活动，有助于肱骨外上髁炎症状的缓解。

（3）理疗　超声引导下经皮穿刺电刺激，是一种新型的治疗肱骨外上髁炎的微创方法。

（4）冲击波治疗　常用的方法是通过特定频率的声波直接施加于腕短伸肌的局部皮肤处治疗。

（5）激素注射　类固醇皮质激素局部注射治疗的机制，是通过抑制炎症反应进而抑制局部肉芽组织的形成，但激素封闭治疗有可能使局部脂肪液化、肌肉萎缩，甚至肌腱组织坏死。

（6）自体血液制品治疗　局部注射自体血液制品后，可以诱发炎症反应进而促进退变肌腱的重建。

2. 手术治疗

（1）开放手术　基本原则是对腕短伸肌附着点处增生的纤维组织进行松解、清理。虽然目前对于治疗肱骨外上髁炎的术式尚未达成共识，但长期随访的手术效果已证实了开放手术的良好效果。

（2）经皮手术　手术方法是在肱骨外上髁隆突位置做一个纵行小切口，暴露伸肌总腱的附着点并切断，使伸肌总腱起点处形成一个缺口。此方法无须清理肱骨外上髁处的病理组织，也无须切断腕短伸肌，因此患者恢复相对较快。

（3）关节镜治疗　关节镜手术的优点是创伤小、恢复快，缺点是学习曲线长而且手术时间比开放手术长，且术中存在桡神经和外侧副韧带损伤的风险。关节镜手术多采取肘关节前内和后外入路，术中行关节内清理和相关韧带切断。

（三）辨证治疗

1. 辨证论治

治法：舒筋通络。取局部阿是穴为主。

主穴：肘髎、曲池、阳陵泉、阿是穴。

配穴：若为手阳明经筋证，加手三里、三间；若为手少阳经筋证，加天井、外关；若为手太阳经筋证，加阳谷、小海。

操作：毫针用泻法。针对局部压痛点，建议行多向透刺（或多针齐刺）疗法，待已得气，再留针，同时局部结合艾灸干预，主要选择隔姜灸、温和灸或温针灸等。

方义：将阿是穴视为作用穴位，可舒筋去痛、通经活络。肘劳的发生部位以肘外侧为主，此区域有手阳明经脉分布，对此经脉的肘髎与曲池施以作用，对气血经络具有疏通之效；阳陵泉是筋会，与局部穴位联合应用，能够舒筋去痛。

2. 成药应用

（1）复方南星止痛膏

用法：外贴。选最痛部位，最多贴

3个部位，贴24小时，隔日1次，共贴3次。

功效主治：散寒除湿，活血止痛。用于寒湿瘀阻所致的关节疼痛，肿胀，活动不利，遇寒加重。

（2）红药贴膏

用法：外用，洗净患处，贴敷，1~2日更换一次。

功效主治：祛瘀生新，活血止痛。用于跌打损伤，筋骨瘀痛。

（四）其他疗法

1. 刺络拔罐法

选取局部压痛点，用皮肤针叩刺出血，再加拔火罐。2~3日治疗1次。

2. 小针刀疗法

用针刀松解肱骨内上髁、肱骨外上髁处肌腱附着点的粘连。

3. 耳针法

取肘关节、神门、肾上腺为主穴，肝、脾、内分泌为配穴。常规消毒后，中强度刺激，留针0.5~1小时，1日或2日1次，一个疗程10次。或行耳压治疗。

4. 穴位注射法

取阿是穴，常规消毒后，用复方倍他米松注射液1ml加2%利多卡因注射液4ml局部注射，每周2次，根据病情需要可连续注射4~5次。

5. 穴位贴敷法

取乌梢蛇与鸡血藤皆30g，川芎与木瓜皆10g，乳香、羌活、草乌、独活、川乌、桂枝与秦艽皆5g，木香3g，均研磨为细末，再与等量甘油和凡士林调为糊状，置于瓶内，待用。取出适量药膏，向曲池、阿是穴处外敷，再上覆一层纱布，通过胶布加以固定，每3日更换1次，待痊愈再结束治疗。

（五）医家诊疗经验

1. 路玫治疗肘劳临床经验

路玫教授用"努运滞针法"对肘劳施以治疗，作用穴位是阿是穴。他发现该方法治疗肘劳能够起到恢复气血运行、舒筋活络、消肿祛痛的作用，且可迅速见效，具备简便性与安全性。

2. 戚永济治疗肘劳临床经验

戚永济先生在对肘劳进行治疗时，基于"以痛为腧"治则，大多采取曲池、阿是两穴艾灸干预。他提出，肘劳的发生部位以手三阳经脉为主，尤其是手阳明经，此经"主润宗筋"，具备多气多血特点，因此对其与曲池施以联合作用。同时借助艾灸温经散寒、消瘀散结的功效，使气机畅达，营卫调和，可以达到舒筋通络止痛的疗效。

3. 白新文治疗肘劳临床经验

白新文教授临床上多采用小针刀松解肘部，再配合四子散（白芥子50g、吴茱萸50g、莱菔子50g、紫苏子50g、粗盐250g）热敷治疗肘劳。其中复方倍他米松具有抗炎镇痛的作用，起效快，药效时间长。小针刀具有松解粘连、疏经通络的作用。四子散局部热敷具有温经通络、散寒除湿、调和气血之效。综合治疗，可快速缓解患者症状，达到消炎止痛的目的。

五、预后转归

该病经早期积极治疗后，大部分患者可治愈，预后尚可，但病情易反复，应注意日常调护，预防再发。

六、预防调护

（一）预防

本病起病缓慢，多由积累性劳损引起。本病重在预防，长期从事前臂旋转、肘关节屈伸的工作人群多发，如木工、矿工、水电工及网球运动员，在工作中要注意劳逸结合，同时避免肘部受凉。

（二）调护

肘劳的发生主要与慢性劳损有关，故临床上应早发现、早治疗。治疗期间注意休息，避免手提重物，进行关节部位保暖。同时注重日常生活的调护，具体措施如下。

（1）饮食调摄　多食富含铁、锌、锰等微量元素的食物，如动物肝脏、海产品、蘑菇、黄豆，少食辛辣刺激、油腻煎炸食物，戒烟限酒，不饮浓茶，避免钙、铁吸收障碍，延缓病情的恢复。

（2）起居有节　早期注意休息，避免过度疲劳，注意肘部保暖、少做伸腕运动。用手指轻柔点压按摩痛点，舒筋活血，缓解肌肉痉挛。

（3）预防调护　在日常劳作前进行功能锻炼准备，加强手臂力量和柔韧性。劳作时应注意工作强度，不可过度疲劳。打字、做家务疲劳时可做手臂和手腕的内旋、外旋、背伸活动来放松肌肉，防止"肘劳"的产生。

主要参考文献

[1]高树中，杨骏. 针灸治疗学［M］. 10版. 北京：中国中医药出版社，2016.

[2]尹航，董博，康武林，等. 肱骨外上髁炎中西医治疗进展［J］. 辽宁中医药大学学报，2022，24（3）：132-136.

[3]孙祯杰. 发散式体外冲击波循手阳明经近治取穴治疗肱骨外上髁炎临床研究［D］. 北京中医药大学，2022.

[4]肖芷兰，文明霞，高扬，等. 近15年以古典针刺手法治疗网球肘的研究进展［J］. 四川中医，2019，37（5）：218-219.

[5]袁义明，李凯华，黄卫国，等. 水针刀循经阿是穴治疗肱骨外上髁炎［J］. 中国中医骨伤科杂志，2019，27（6）：40-45.

[6]关伟强，郑若楠，崔尚敏，等. 路玫教授"努运滞针法"治疗肘劳撷萃. 中医学报［J］. 2013，28（4）：514-515.

[7]宋翔，汪俏，夏有兵. 澄江针灸学派传人戚永济先生临床灸法探究［J］. 浙江中医药大学学报，2018，42（3）：207-212.

[8]梁海松，舒从科，白新文. 白新文治疗肱骨外上髁炎经验［J］. 实用中医药杂志，2022，38（9）：1627-1628.

第六节　腱鞘囊肿

腱鞘囊肿是筋膜部位发生的囊性肿物，囊肿外观呈圆形隆起，表面光滑，边缘清楚，质软，囊内含有透明、微白色或淡黄色的浓稠黏液，有波动感，局部压痛、酸痛、乏力，活动受限，以腕关节多见，也可发生于手掌指关节和足趾的背面、腘窝等处。属于中医的"筋瘤""筋结"等范畴。各年龄段均可发病，多见于青壮年女性。

一、病因病机

（一）西医学认识

本病起因尚不明确，多认为与外伤、过分劳损、骨关节炎、一些系统免疫疾病，甚至是感染有关，长期发展会影响肢体活动，给患者造成很大的痛苦。西医学对腱鞘囊肿发病机制，主要观点如下。

（1）多数人认为是关节囊、腱鞘或韧带上的结缔组织因营养不良等原因而发生黏液样变性或胶样变性所致。

（2）有人认为关节囊或腱鞘在某个薄弱处向外膨出，加之滑液的流入而形成疝状物。

（3）还有人认为是外力作用于关节囊或腱鞘，造成其薄弱处的破损，关节囊内或腱鞘内的滑液经破损处漏出，停留在软组织层中，周围逐渐形成囊壁。囊肿腔可借漏孔处与关节囊或腱鞘腔相通，滑液也可相互流动。囊肿的腔多为单房性，也可为多房性。囊壁属致密的纤维组织，内层可有滑膜细胞。囊内有无色、透明或半透明的黏液，比正常滑膜液黏稠，病程长者则呈胶冻状。

（二）中医学认识

腱鞘囊肿属中医学的"筋痹""聚筋""筋肿"或"筋瘤"范畴。与西医学认识相一致，认为多由劳作伤筋、累及筋脉，血行不畅，气血郁聚不散，筋膜聚结，津液内停，或外伤筋膜，邪气所居，郁滞运化不畅，水液积聚于骨节经络，发为囊肿。

二、临床诊断

（一）辨病诊断

1. 临床表现

患者有慢性劳损史或外伤史，腕背侧、掌侧、肘部或足背等处逐渐出现局部半球形囊性肿块，生长缓慢，少数可自行消退，也可再长出。囊肿多数表面光滑，边界清楚，根基固定，移动度不大，无粘连，少数柔软，有波动感。早期柔软，后期硬韧，轻度压痛，皮肤温度、肤色无大变化，邻近软组织受牵拉时可产生不同程度的疼痛，影响活动。

2. 相关检查

（1）X线检查　无异常病变。

（2）B超检查　B超检查对肌肉骨骼系统的检查越来越成熟，诊断价值突出，且与病理诊断符合率基本一致，彩色多普勒显示，内无血流信号，囊壁周围可见少许血流信号。

（3）临床上行穿刺细胞学检查，结合病史、症状，一般可明确诊断，吸出物一般为黏稠液体，镜下以黏液性成分为背景，细胞稀疏，当长期受摩擦或挤压后易并发肿块周围异物肉芽肿性炎。

（二）辨证诊断

1. 气滞证

（1）临床证候　多为发病初期，肿物按之柔软，有波动感，可移动，时大时小，局部有疼痛及胀感。舌红，脉弦。

（2）辨证要点　多为发病初期，肿物按之柔软，有波动感，时大时小，局部有胀感。舌红，脉弦。

2. 瘀结证

（1）临床证候　病程长，多有反复发作病史，肿块较小，但触之硬韧，疼痛，移动度差，局部活动有不同程度受限。舌质暗红，脉弦滑。

（2）辨证要点　多有反复发作病史，肿块较小，但触之硬韧疼痛，移动度差。舌质暗红，脉弦滑。

三、鉴别诊断

1. 与腕背隆突综合征相鉴别

腕背隆突综合征表现为第2、第3掌骨及腕掌关节背侧部可见骨性隆起，局部疼痛，压痛阳性，腕无力。X线检查可见第2、第3掌骨基底背侧与头状骨之间关节间隙狭窄，边缘有唇样增生，局限性骨质硬化。

2. 与腕关节扭挫伤相鉴别

腕关节扭挫伤有明显的外伤史，腕关节广泛性肿胀，无局灶性肿物，腕关节多方向活动受限，且活动痛。

3. 与关节结核相鉴别

关节结核表现为关节间隙附近有弥漫性肿胀，无局灶性肿物，病程长者肿胀部位触及揉面感，关节僵硬，活动不利，可伴有低热、乏力、盗汗等全身性结核中毒症状，血沉增快；关节液结核菌培养阳性。

4.与腱鞘炎相鉴别

腱鞘炎是包绕肌腱的鞘状结构。外层为纤维组织，附着在骨及邻近的组织上，起到固定及保护肌腱的作用。内层为滑膜可滋养肌腱，并分泌滑液，有利于肌腱的滑动，由于反复过度摩擦，引起肌腱及腱鞘发生炎症、水肿，纤维鞘壁增厚形成狭窄环，肌腱的纤维化和增粗造成肌腱在鞘管内滑动困难，就是狭窄性腱鞘炎。

四、临床治疗

（一）提高临床疗效的要素

腱鞘囊肿是临床上常见的一种疾病，复发率较高，药物不容易控制，临床上没有特殊有效的方法。目前常用的治疗方法是用手法和穴位注射等破坏囊壁，待囊肿自行吸收，但因囊壁破坏不完全，还会慢慢重新形成囊肿，导致复发。手术治疗虽然可以较彻底治愈腱鞘囊肿，很少复发，但是由于手术治疗费用较高，患者痛苦大，一般不为患者接受。

而针灸治疗腱鞘囊肿具有疗效好，创伤小，起效快等优点，被广泛地运用于临床。在取穴上，以局部阿是穴为主，配合辨证取穴。在刺法上，采用齐刺、扬刺等多种手法。很多临床医生在针刺治疗的基础上，结合本病的中西医病理特点，综合运用艾灸、按摩、拔罐及药物注射等多种治疗方法，减少患者的痛苦，提高了一次治愈率，缩短治疗过程，具有操作简单、安全性高的优点，可以很好地提高临床疗效。

（二）辨病治疗

治疗方法主要包括传统保守疗法、穿刺抽吸药物封闭疗法以及外科手术切除等，各种治疗方法均有其独特价值，随着临床技术的不断成熟，介入微创治疗成为一种治疗手段，在临床治疗中占据了重要的位置，而超声引导下介入治疗更佳，开创了更直观的技术诊疗手段，其临床价值突出，备受广大医院患者的青睐。

传统保守治疗主要采取限制活动、挤破囊肿，对于新发、直径较小且不影响患者正常生活的轻微表浅腱鞘囊肿，因治疗方便，创伤小，并发症少，可首先推荐保守疗法。

穿刺抽吸药物封闭治疗依然作为临床常规的治疗手段，具有安全简单，有效率高，不遗留瘢痕等优点，大部分患者偏向于选择该治疗方法。注射抗炎药、抗胆碱类或硬化剂疗法能从一定程度上治疗腱鞘囊肿，但复发率也偏高，对于 B 超检查怀疑与关节囊相通的腱鞘囊肿或隐性囊肿者，为了避免药物注入关节腔而产生严重并发症，需要进一步做 CT 或 MRI 检查。

（三）辨证治疗

治法：活血散结，疏调经筋。治疗位置取囊肿局部。

主穴：囊肿局部阿是穴。

配穴：发于腕背者，加外关；发于足背者，加解溪。

操作：囊肿局部常规消毒，用较粗的毫针在囊肿的正中和四周各刺入 1 针，以刺破对侧的囊壁为度，留针 20~30 分钟，出针时尽量摇大针孔，每日 1 次，用手指由轻到重挤压囊肿片刻，将囊液尽可能全部挤出，最后用消毒纱布加压敷盖。如果囊肿复发可再行针刺。

方义："在筋守筋"，取局部阿是穴，采用点刺法，可起到活血散结，疏调经筋的作用，达到治愈的目的。

（四）其他疗法

1.温针法

于囊肿中央直刺 1 针，施以温针灸法。

针后在囊肿处加压，挤出囊液，加压包扎。

2. 火针法

在囊肿上选 2~3 个点做标记，待火针烧红后，迅速点刺。出针后，用手指由轻到重挤出囊液，并用消毒纱布加压敷盖。

3. 三棱针法

先在局部皮下或囊肿内注入 2% 利多卡因 1~2ml，然后用三棱针点刺 2~3 处，起针后按揉局部囊肿处，使胶状囊液从针孔中挤出，针后用无菌纱布加压包扎囊肿处 3~5 日，若复发可再刺。

4. 小针刀疗法

若囊肿按之较硬韧，说明在囊壁厚的基础上，囊腔内的滑液黏稠度过高，难以经小针孔排出。可以选择小针刀，它不但能刺破囊壁，还可以在囊壁上做适当切割，让囊壁开口，有利于高黏度的囊内胶冻样物质排出。整个操作应在无菌条件下进行。

5. 手法治疗

对于发病时间较短，囊肿壁较薄者可以借助手法挤破囊壁，消除囊内滑液。具体有两种操作方法。

（1）指推压法　先通过调整体位，使囊肿壁处于紧张状态，然后施术者用拇指抵住囊肿的侧壁突然用力推按，达到囊破液散的目的。

（2）敲击法　准备硬纸壳封面且具有一定厚度的书一本，将患肢放于硬质平面上，尽量使囊肿壁紧张，然后用书背突然打击囊肿，使之破散。

五、预后转归

（1）针灸治疗本病有效，可作为首选之法。

（2）操作时要注意局部严密消毒，防止感染。挤出囊液后最好在局部加压包扎 2~3 天。如囊肿复发，可再予针刺，依然有效。

（3）治疗期间和治愈之后 1 个月内应注意局部保暖，避免寒湿侵入。

六、预防调护

（一）预防

本病一般对人体影响不大，注意休息，极少数可自行消失。由于本病是由于反复过度摩擦引起炎症反应，虽有多种方法治疗本病，但多数病例仍有复发的可能。复发者，可再次治疗。因此，患过这种病的人，一定要避免过量的手工劳动。

（二）调护

可以用以下调护方法预防，常常用热水洗手足，适时活动关节，并由浅入深地进行自行按摩，做一些温和的手部运动以缓解疼痛。饮食方面应多吃清淡食物。腱鞘囊肿的患者要多注意对患处的保护与观察，少吃辛辣食物。长时间使用电脑应每隔一小时休息 5~10 分钟，休息时勤做室内运动，活动关节，这样会减轻手腕腱鞘囊肿症状，预防患上手腕腱鞘囊肿。运动所有的腕肌肉，恢复血液循环，并消除手腕的弯曲姿势，弯手姿势常引起手腕痛等症状。

主要参考文献

[1] 洪卫. 超声引导下高浓度臭氧联合 RP 液治疗腱鞘囊肿疗效的回顾性分析 [D]. 遵义医学院，2018.

[2] 陈大春. 火针配合拔罐治疗腱鞘囊肿 120 例 [J]. 中国民间疗法，2004，12（7）：37.

[3] 王东来，艾均. 针刀治疗腕背侧腱鞘囊肿 45 例 [J]. 陕西中医，2012，33（2）：218-219.

[4] 罗吉祥，王远军. 小针刀治疗四肢浅表腱鞘囊肿 238 例疗效分析 [J]. 中国伤残医学，2013，21（4）：127.

[5] 杨晓爱. 针灸加按揉法治疗腱鞘囊肿 32 例

疗效观察［J］. 云南中医中药杂志，2004（1）：27-28.

附：腱鞘炎

腱鞘炎是由外伤或劳损后腱鞘发生纤维性病变，使肌腱在腱鞘内活动受限而引起局部肿胀、疼痛为主的常见疾病。常以受损关节屈伸不利、局部肿痛并向患侧肢体放射为主要症状。中医学认为，本病多由劳伤损及经筋，气血运行不畅所致，属于"筋痹"或"筋凝证"的范畴。

针灸治疗本病有较好效果，治疗期间患者应注意保暖，避免寒湿。

一、病因病机

（一）西医学认识

腱鞘炎或因长期从事手工劳动，反复、过量的劳损引起肌腱及腱鞘的病变，或因腕、手部用力不当或被动强力尺侧屈，使腕桡背侧第一腱鞘中的拇长展肌和拇短伸肌因过度牵拉而损伤，并演变为慢性炎性变。因机械性摩擦而引起的腱鞘慢性无菌性炎症，致使腱鞘充血、水肿，甚或引起慢性纤维结缔组织增生、肥厚、粘连。主要症状是桡骨茎突部局部隆起、疼痛，拇指及腕关节活动受限，活动时加重疼痛。该病因其病变解剖部位不同，临床常见又有"桡骨茎突部狭窄性腱鞘炎"和"指屈肌腱狭窄性腱鞘炎"之分。桡骨茎突狭窄性腱鞘炎是指腕背侧韧带在腕的背侧部及桡侧部向深层发出若干纤维束，形成的6个纤维性间隔，桡侧的第1个间隔内第1个腱鞘中拇长展肌与拇短伸肌同时走行于其中，且80%的人尚有分裂的拇长展肌副腱束也挤在该腱鞘中，肌腱及腱鞘在长期过度的磨损下产生无菌性炎症，形成了明显的狭窄。指屈肌腱狭窄性腱鞘炎是指手

指屈肌腱在其终末端有纤维性腱鞘包绕，在过度劳动等诱因下，肌腱增粗或腱鞘狭窄，导致肌腱在腱鞘内滑动不利，临床表现为指屈伸受限，由于典型的临床表现为手指屈伸时在指根的掌侧部可以产生"咯嗒"之响声，类似扣动枪扳机的声音，故称为"扳机指"或"弹响指"，以拇指为最多见，小指最少见。各年龄组均可发病，但是目前本病有年轻化的趋势，女性多于男性。

（二）中医学认识

中医学中没有明确提出腱鞘炎这个病名，根据其病因病机，多将其归属于中医的"痹证""筋痹""筋粗"等范畴。"筋痹"属于五痹之一，五痹之病名起源于《黄帝内经》。《素问》中提到"风、寒、湿三气杂至合而为痹也""所以痹者，各以其时重感其邪风寒湿气也……五痹为何？以冬遇此者为骨痹，以春遇此者为筋痹"。风、寒、湿、热等邪气的入侵是发病的外因。中医脏腑理论中，认为肝主筋，"筋痹不已，复感于邪，内含于肝"，筋痹主要与肝有关。从经络学说方面进行阐述，腱鞘属于"经筋"的范畴，结聚于关节，具有约束骨骼、屈伸关节，维持人体正常运动的功能。经络是人体内气血运行的通道，发挥着调和阴阳、运行气血、抗御病邪、营养全身、保卫机体的功能。腱鞘炎病变部位在拇指及腕部的掌侧，属于手太阴肺经的循行部位，拇指及腕部的背侧，则属于手阳明大肠经的循行部位，由于经络不通，可导致局部气血运行障碍。综上所述，古人认为腱鞘炎多是因劳作过度、积劳伤筋，然后局部外感风、寒、湿等邪实，致使局部气血凝滞、不能濡养经筋而发病，出现局部疼痛，甚至活动受限的症状，这与西医学认识基本一致。

中医学认为，桡骨茎突部狭窄性腱鞘

炎，腕、手部活动过多，耗伤气血，津血不足，筋腱失于濡养而易于磨损，或外伤累及筋腱，并伤气血，筋腱本已受损，再加之气机不畅，血脉瘀滞，失去对筋腱的温煦与濡养，久之肌腱变性、增粗，腱鞘狭窄发为本病。

指屈肌腱狭窄性腱鞘炎患者长期气血供应不足，筋腱失濡养而病损，变性增粗，壅遏气机，血脉瘀滞，筋腱供养更加匮乏，故而运行不利，屈伸受限，强力屈伸，筋腱相抵拢而产生弹响。

腱鞘炎属于本虚标实病证。所谓本虚，是指患者腕部长期反复劳累过度，致使局部气血亏虚。所谓之标实，是指患者局部气血亏虚后，致使患者局部筋脉失于濡养而失滑利，加重并阻滞气血结聚于局部，致使局部肿胀疼痛，同时加重了局部筋挛，使活动肢体时，关节出现功能障碍和疼痛加重。本病治疗应遵循"急则治其标、缓则治其本"的原则，在急性发病期（瘀滞型）以缓急止痛、恢复功能活动为主。在慢性病变期（虚寒型）以补气活血、通络止痛为主。

二、临床诊断

（一）辨病诊断

1.临床表现

桡骨茎突部狭窄性腱鞘炎患者大多有长期手工劳动史，少数人有腕部的抻、扭伤史，逐渐出现腕桡侧部位疼痛。早期部分患者有局部的微红、微肿、微热，桡骨茎突的外侧部及茎突下部压痛，可放射到手部及前臂，局部还可以触及硬结及摩擦感。提物无力，拇指对掌及腕关节尺侧屈受限。Finkelstein征阳性，即拇指屈于掌心，其余四指握盖于拇指之外，然后做腕关节侧屈动作，若诱发腕桡侧部剧烈疼痛则为阳性。

指屈肌腱狭窄性腱鞘炎起病比较缓慢，初期手指屈伸不灵活，轻度疼痛，并具有晨起或劳累后加重，热敷后减轻的特点。随着病情的加重，疼痛逐渐加重，可以沿着病变肌腱走行向远近两侧放射，屈伸活动受限也表现明显，并可在屈伸活动时产生弹响。重者手指屈不能伸或伸不能屈。在患指掌指关节的掌侧部可触及肌性结节，按压疼痛。还可通过手指的屈伸，感觉到结节的移动与弹跳感。病情时轻时重，可反复发病。

2.相关检查

目前本病暂无特异的理化检查指标和影像学检查。近年来，临床利用高频超声技术高分辨率的优点，逐渐将其应用到检查及诊断肌肉或者肌腱病变等软组织疾患。支绍钢等利用高频超声诊断仪器，对确诊为腱鞘炎的患者进行检查，发现大部分病变的腱鞘与肌鞘在超声下均表现为增粗、增厚、回声不均匀。高频超声不仅分辨率高，还能动态观察肌腱的活动度，从而提高本病的确诊率，是一种值得推广的检查技术。

（二）辨证诊断

1.瘀滞证

（1）临床证候　发病早期，有急性劳损史。腕桡侧部轻度肿胀，微红微热，桡骨茎突外侧部疼痛拒按，拇指屈伸及对掌活动受限。舌苔薄黄或薄白，脉弦或弦涩。

（2）辨证要点　发病早期，有急性劳损史。腕桡侧部轻度肿胀，桡骨茎突外侧部疼痛拒按。舌苔薄黄或薄白，脉弦或弦涩。

2.虚寒证

（1）临床证候　多为后期，劳损日久，腕桡侧部酸痛无力，休息减轻，劳累加重，喜温喜揉按。舌质淡，苔薄白，脉沉细。

（2）辨证要点　多为后期，腕桡侧部

酸痛无力，劳累加重，喜温喜揉按。舌质淡，苔薄白，脉沉细。

三、鉴别诊断

1. 桡骨茎突部狭窄性腱鞘炎与腕三角纤维软骨损伤、腕舟骨骨折和腕背隆突综合征的鉴别

（1）腕三角纤维软骨损伤 疼痛及压痛部位在下尺桡关节间隙的远端处、腕关节尺侧屈肘可诱发腕中部疼痛。运动受限主要表现在前臂旋转动作。在腕关节的运动中可以产生软骨损伤所特有的弹响声。

（2）腕舟骨骨折 有明确的外伤史。鼻咽部肿胀、疼痛，并有明显的压痛。向近端纵行挤压第1、第2掌骨可诱发鼻咽部疼痛。腕关节桡侧屈疼痛，尺侧屈疼痛减轻。X线检查可见舟骨上的骨断裂影。

（3）腕背隆突综合征 在第2、第3掌骨基底的背侧部有骨性隆起，局部疼痛、压痛。腕关节活动无明显障碍。X线检查可见第2、第3掌骨基底背侧与头状骨之间隙狭窄，并可在边缘见到骨质增生退变、局限性骨质硬化。

2. 指屈肌腱狭窄性腱鞘炎与掌指关节扭挫伤和类风湿关节炎的鉴别

（1）掌指关节扭挫伤 有明显的外伤史。掌指关节肿胀，向远端牵拉或旋转手指时可诱发疼痛，屈伸活动时无弹响声，无交锁现象。

（2）类风湿关节炎 呈多关节性，无明显的肌性结节，活动时无明显弹响，无交锁现象。

四、临床治疗

（一）提高临床疗效的要素

对于腱鞘炎的治疗原则，首要目标是充分减轻或消除患处的疼痛，其次是扩大拇指及腕部功能活动的范围，从而提高生活质量，应遵循"急则治其标、缓则治其本"的原则，在急性期以缓急止痛、恢复功能活动为主。在慢性病变期，则要以补气活血、通络止痛为主。

（二）辨病治疗

（1）非甾体抗炎药 适应证广泛，针对桡骨茎突狭窄性腱鞘炎有确切临床疗效。双氯芬酸二乙胺临床疗效稳固，不良反应较少。双氯芬酸钠属于弱酸，透皮率高，其分子小可迅速扩散，深达真皮层和皮下组织3mm以上，从而达到较好的治疗效果。两种药物在进入血液循环中的剂量比较，后者仅为前者使用量的1/6。

（2）超声波和体外冲击波 西医学治疗慢性疼痛性疾病的重要方式，二者在临床应用各显优势。大量文献证实，对比超声波，体外冲击波临床疗效更为优异，但体外冲击波疗法因其设备较为昂贵而较难普及。基层医院条件有限，可强化超声波技术，实现理想疗效。另外，超声波作业依靠的行波场和驻波场效应力，相比体外冲击波作业依靠不同介质的声阻抗差产生的应力，两者在同时提升治疗强度时，超声波可以更好地保护人体中的组织器官。聚焦超声波的物理效应可刺激细胞组织，发挥诱发细胞功能的积极改善作用，产生许多正向生物反应，无论是对腕关节疼痛、功能或尺偏活动度都有明显的改善。体外冲击波应用机械波的声光效应集聚于病灶部位，使病灶周围产生大量气泡，通过其空化效应、热效应将能量传递到肌腱、韧带起止点、关节软骨面及骨皮质上，从而改善微循环，松解关节软组织粘连。

（3）局部封闭注射法 桡骨茎突狭窄性腱鞘炎常用的局部封闭注射液大多数是糖皮质激素类药物。

（4）手术 包含传统手术及微创手术法。

（三）辨证治疗

治法：舒筋活络、消肿止痛。针灸并用，用平补平泻法。

处方：以局部阿是穴为主，可配以阳溪、合谷、列缺。

操作：在压痛点处进行傍针刺或齐刺，也可从压痛点中心向四周透刺，每日或隔日1次，10次为1个疗程。

方义：腱鞘炎病变部位累及手太阴肺经和手阳明大肠经的循行部位。阿是穴、阳溪、合谷和列缺均在病变部位及周围，有舒筋活络、消肿止痛的作用。

（四）其他疗法

1. 小针刀治疗

以掌指关节为中心，做适当消毒，先给予局麻，然后在肌性结节处刺入小针刀，刀刃朝远端。用小针刀试探找出腱鞘的近端边缘。并由近侧缘开始向远端逐渐切开腱鞘。切开长度以达到手指屈伸不受限为止。

2. 耳针法

选取相应的敏感穴，配以神门。方法：用中强度刺激，留针10~25分钟。也可用耳穴贴压法，在敏感穴处用王不留行籽贴压，每日按压3次，每次按压以耳朵发热为度。

3. 埋针法

在压痛点处将皮内针埋入，胶布固定，留针2~4天。

4. 灸法

在压痛点局部用艾条行雀啄灸10~20分钟，或用隔姜灸3~5壮，均为每日1~2次，10次为1个疗程。

5. 物理治疗

选择热敷、蜡疗、磁疗等方法，可以起到舒筋活血之功效，每日1~2次。

五、预后转归

本病预后较好，注意防止复发。

六、预防调护

本病的重要诱因就是长期的过度劳累，临床对于腱鞘炎患者要进行健康宣教，嘱咐患者治疗期以制动休息为主，注意保暖、不要接触冷水等。

主要参考文献

［1］张沈屹婷. 再灌注手法治疗桡骨茎突狭窄性腱鞘炎的临床研究［D］. 福建中医药大学, 2022.

［2］李锦鸣. 针灸治疗腱鞘炎70例［J］. 云南中医中药杂志, 2010, 31（2）: 44.

［3］傅俊钦. 针灸治疗桡骨茎突腱鞘炎［J］. 北京中医药, 2010, 29（1）: 49-50.

［4］田成海, 张立春, 米继强. "以灶为腧"电针治疗桡骨茎突狭窄性腱鞘炎70例［J］. 长春中医药大学学报, 2011, 27（6）: 1033.

［5］杨鲜丽, 简琐. 小针刀治疗屈指肌腱鞘炎46例［J］. 陕西中医, 2005, 26（5）: 453-453.

第七节　外伤性截瘫

外伤性截瘫是指由外伤导致的脊髓横断性病变，是一种严重致残性疾病，多见于胸椎和腰椎的压缩性、粉碎性骨折或合并脱位后脊髓受损，属中医学"痿证""体惰"范畴。

一、病因病机

（一）西医学认识

外伤性截瘫绝大多数是由外伤、急救或搬运不当导致脊柱各部位的骨折和脱位后的移位，即脊髓损伤。脊髓损伤有开放性和闭合性之分，开放性脊髓损伤多由火器伤所致；闭合性脊髓损伤多由高处坠下、重物砸伤、工矿交通事故或地震伤造成。椎体及其附件骨折和脱位、关节突跳跃征、椎间关节脱位、椎间盘挤压、硬膜内外出血、脊髓内外水肿和黄韧带压迫等均可导致脊髓损伤。

脊髓损伤的最终神经学损害分为两种，即原发性损伤和继发性损伤。原发性损伤（包括脊髓的挫伤、裂伤及穿刺伤等实质损伤、机械压迫、脊髓动静脉受压破裂等），多被动发生在损伤4小时内，且产生不可逆的神经损害。继发性损伤（包括水肿、炎症反应、缺血、细胞因子再灌注等对脊髓产生的毒害作用），是在原发损伤后的数分钟到数天内逐渐形成的，是一种细胞分子水平主动调节的过程，伴随一系列的细胞内代谢，演变过程长，具有可逆性且可被控制。

（二）中医学认识

本病的病因比较单一，外伤性截瘫多因外伤所致，如高处坠下、车祸、重物压砸等损伤脊髓。本病的病机为督脉受损，导致督脉与其他经络、督脉与脏腑及督脉与气血之间功能失常，从而出现一系列症状。《难经·二十八难》中云："督脉者，起于下极之俞，并于脊里，上至风府，入属于脑。"《素问·骨空论篇》中指出，督脉起于少腹胞中，下抵阴器及会阴部绕臀，在尾骨端与足少阴、足太阳经的脉气会合，贯脊，属肾。督脉因外力损伤致病，造成气乱四溢，阻滞不通，则主要出现肢体瘫痪不仁、肌肉萎缩无力、二便失禁等症。

从经络之间的功能关系上来看，督脉是"阳脉之海"，督脉损害则涉手足阳经气血不能温养肢体，出现肢体麻木，不能活动。如伤及足太阳膀胱经则出现排尿功能失常，伤及手阳明大肠经则出现大便功

能障碍。从经络与脏腑之间的关系上看，督脉贯脊属肾，督脉损伤则导致肾阳不足。肾开窍于二阴而司二便，肾阳不足，气化失司则致二便潴留或失禁等症状。肾主生殖，肾阳不足则致性功能障碍。

从经络与气血之间的关系上看，经络具有运行气血之功能，并且督脉主一身之阳，血行赖其温煦和推动，故《难经》中说："经言动者，气也；所生病者，血也。"督脉受损，经气不利，气血运行不畅则气滞血瘀。《黄帝内经》中有："人有所堕坠，恶血留内。"说明忽然闪挫会造成气血凝滞。《张氏医通》中说："损伤一证，专从血论，但须分其瘀血停积，而亡血过多之证，盖打扑堕坠皮不破而内损者，必有瘀血。"

另外，损伤引起经脉破损，则导致血离络脉。唐容川云："离经之血即是瘀血。""血不归经为血瘀"，瘀血既为督脉损伤的病理产物，又是致病因素，壅塞于经道，则肢体瘫痪、痿软麻木。"瘀血不去则新血不生"，停留于经脉的瘀血会进一步损伤督脉，使督脉与其他经络、脏腑的功能更加紊乱。

综上所述，通常认为脊髓损伤的病机是在瘀血内停的基础上损伤督脉，且涉及经络、脏腑、气血多环节的功能失调，又因督脉具有特殊的生理功能，在临床则主要表现为一派阳经气衰、肾阳不足之象。

二、临床诊断

（一）辨病诊断

1.临床表现

（1）症状　受损脊髓的部位不同，会表现为不同损伤平面以下的临床症状。

如颈段前方严重受压，可能发生前侧脊髓综合征，偶可见四肢瘫痪，而下肢和会阴部尚有位置觉和深感觉。胸段损伤会导致双下肢痉挛性瘫痪；腰段损伤可以表

现为下肢弛缓性瘫痪，同时伴有损伤平面下多种感觉缺失，尿潴留或尿失禁，大便秘结或失禁，患肢表面皮肤干燥、脱屑、汗腺分泌功能失常等。脊髓半横切损伤可能发生损伤平面下同侧肢体的活动和深感觉的消失，对侧肢体痛觉及温度觉均消失。

伤后出现的截瘫平面以下肢体皮肤麻木、活动困难、脊髓休克等症状与脊髓实质性损伤的早期症状相似，均表现为弛缓性瘫痪，应注意鉴别。脊髓休克一般不出现完全性瘫痪，且在短期内有部分恢复，最后可完全恢复。脊髓实质性损伤的患者多为完全性瘫痪，且短期内不能恢复。

（2）体征　不同脊髓节段的损伤有不同的临床体征，根据临床神经系统的全面检查可判断脊髓损伤的节段，作出脊髓的定位诊断。

①颈髓损伤：多为颈椎骨折或脱位所致，膈神经主要由第2~4颈髓神经组成。第4颈髓以上的完全横断，称之为高位横断，患者表现为四肢瘫痪，膈肌、肋间肌和腹肌瘫痪，呼吸困难，若无人工辅助呼吸，多因窒息而死亡。第5颈髓以下的损伤，由于膈神经未受损伤，患者表现为腹式呼吸，若颈髓横断，则表现为锁骨以下的躯干和下肢瘫痪，感觉完全消失，而上肢则有区域性感觉障碍、部分运动丧失，称之为四肢瘫痪。横断水平越低，上肢瘫痪越不完全。如第7颈髓横断者，则肱三头肌瘫痪，失去伸肘功能，因肱二头肌为第5、第6颈髓神经所支配，故屈肘功能正常，因此表现为典型的屈肘位瘫痪。颈髓横断后，交感神经丧失大部分功能，因而横断平面以下汗腺分泌功能异常，体温失调，随环境气温而变化，夏有高热，冬有低温，常是致死原因之一。此外也可能出现大小便功能障碍。

②胸髓损伤：损伤后临床表现为下肢痉挛性瘫痪，膝、踝反射亢进，感觉消失，

平面高至腋窝、低至腹股沟，大、小便多初期不通，后期失禁。第1~5胸髓节段损伤，肋间肌功能正常，常发生姿势性低血压，由平卧位搬起时可突然发生晕厥。第6~9胸髓损伤，则腹直肌上部未受损，但脐孔被牵拉向上。第10胸髓损伤，腹直肌下部功能正常，腹壁反射上、中部正常。第12胸髓损伤，全部腹肌功能正常，腹壁反射存在，但提睾反射消失，下肢出现痉挛性瘫痪。

③腰髓损伤：多为第10至第11胸椎骨折或脱位所致。损伤后临床表现为下肢感觉和运动部分或完全丧失，出现痉挛性瘫痪，膝、踝反射亢进，初期大小便排便障碍，中、晚期可形成反射性排尿。第1腰髓损伤，下肢感觉和运动全部消失。第2、第3腰髓损伤，感觉平面达大腿前上1/2，可屈髋。第4、第5腰髓损伤，脊髓、大腿内收及伸膝功能正常，患者可站立，但走路出现摇摆步态，下肢后部、小腿前部感觉消失。

④骶髓损伤：多为第12胸椎与第1腰椎骨折或脱位所致。损伤后出现足部部分功能障碍，排便、排尿功能障碍及性功能障碍，下肢后侧和鞍区感觉消失。

⑤马尾神经损伤：损伤后的临床表现以不完全性弛缓性瘫痪为主，如果马尾神经彻底撕裂，损伤平面下的感觉、运动、反射就会全部消失，膀胱功能障碍则出现满溢性失禁，大量尿液潴留于膀胱中，表现为无张力性膀胱。

2. 相关检查

（1）X线检查　骨X线摄片检查可以判断脊柱损伤的部位、类型、程度、移位方向以及有无骨片刺入椎管等，可根据X线片估计脊髓损伤平面及其程度。骨X线检查需拍摄标准前后位、侧位和双斜位片，尤其是颈椎损伤。若结合临床神经系统检查结果，可以进一步判断脊髓和神经损伤

的程度和平面。X 线片检查必须与临床检查相结合，才能作出正确的诊断。

（2）CT 检查　CT 检查可以了解骨折部位、移位情况，以及椎间盘、黄韧带对硬膜、脊髓神经根的压迫情况，对治疗方案的选择也有一定的参考价值。

（3）肌电图和诱发电位检查　通过肌电图检查，可以推测神经损伤的性质及部位。

（4）磁共振成像（MRI）检查　MRI 能较好地显示椎管及神经根内软组织的成像。观察脊髓、椎管损伤以及确定其部位和脊髓损伤的性质是水肿、血肿、压迫或脊髓萎缩，效果优于 CT。

（二）辨证诊断

1. 经脉瘀阻证

（1）临床证候　腰部肿胀、压痛，后凸畸形，下肢麻木不仁，活动受限或痿废不用，皮肤干燥，色紫而冷，口干目涩，二便不利，食少腹胀，夜寐不安。舌质紫暗，苔白，脉沉涩。

（2）辨证要点　腰部肿胀、压痛，后凸畸形，下肢麻木不仁，活动受限或痿废不用，皮肤干燥，色紫。舌质紫暗，苔白，脉沉涩。

2. 经络阻隔证

（1）临床证候　多因脊髓压迫性疾患引起，肢体痿软无力，麻木不仁，肢端冰冷，二便不利。舌淡苔白，脉沉细。

（2）辨证要点　多因脊髓压迫性疾患引起，肢体痿软无力，麻木不仁。舌淡苔白，脉沉细。

3. 湿热入络证

（1）临床证候　发热或无发热，肢体软弱无力，活动不灵，行走不正，如脚踩棉花感，甚则完全瘫痪，肌肤不仁，重压疼痛。舌红苔黄，脉滑数。

（2）辨证要点　发热或无发热，肢体软弱无力，甚则完全瘫痪，肌肤不仁。舌红苔黄，脉滑数。

4. 肝肾阴亏证

（1）临床证候　渐见下肢痿软不用，腰背酸痛，肢体麻木不仁，时发痉挛，消瘦乏力，低热盗汗，五心烦热，头晕目眩，耳鸣如蝉，咽干口燥，遗精早泄。舌红少苔，脉细数。

（2）辨证要点　渐见下肢痿软不用，腰背酸痛，肢体麻木不仁，低热盗汗，五心烦热，耳鸣，遗精早泄。舌红少苔，脉细数。

5. 脾肾阳虚证

（1）临床证候　腰部酸冷，下肢麻木，站立困难，形寒肢冷，面色苍白，面浮肢肿，食少便溏，遗尿阳痿。舌淡苔白，脉沉细。

（2）辨证要点　腰部酸冷，形寒肢冷，面浮肢肿，食少便溏，遗尿阳痿。舌淡苔白，脉沉细。

三、鉴别诊断

（一）西医学鉴别诊断

应与脊髓灰质炎相鉴别。后者常于夏季流行，多见于 1~6 岁儿童，以 1 岁内婴儿最多见。主要表现为肌肉韧带松弛，肌张力减低，肌力减退。肌肉神经营养失调和废用致成肌肉萎缩，肢体变细，肢体循环不良，皮温降低，肌腱挛缩，骨关节畸形及姿态异常。严重时出现肢体疼痛，可发生不规则和轻重程度不等的弛缓性瘫痪。对称性弛缓性瘫痪多为一侧下肢，也可有截瘫、四肢瘫痪、腱反射消失等，但感觉正常。

（二）中医学鉴别诊断

与中风鉴别：后者可见昏迷，多有口眼㖞斜，语言不利，半身不遂，清醒后多有后遗症。

四、临床治疗

（一）提高临床疗效的要素

在脊髓损伤的急性期应该以外科手术治疗抢救生命、药物治疗、组织细胞移植、物理治疗等，等待脊柱稳定、病情稳定、生命体征平稳后应尽早行针灸、按摩等康复训练治疗，以提高临床疗效。

（二）辨病治疗

（1）整复手术　如脊椎骨折脱位合并截瘫后严重合并伤，X线摄片显示椎管内无骨折片，感觉障碍固定在一定水平，无进行性上长趋势者，可施行闭合复位。

（2）手术治疗　①椎体或椎板骨折，有骨折片进入椎管或压迫脊髓者。②关节突交锁，手法复位不能成功者。③伤后神经症状进行性加重者。④第二腰椎以下严重骨折、脱位并有马尾神经损伤者。

（3）高压氧治疗　研究证实高压氧可阻止或逆转本病的继发性病理改变，通过抑制自由基介导的脂质过氧化过程，提高细胞膜脂质结构的抗氧张力，减少细胞外钙离子内流，保护脊髓细胞和组织结构，促进神经纤维再生和传导功能的恢复。

（4）神经修复技术　神经修复技术作为一种生物疗法，是利用神经干细胞修复神经损伤机制，持续增殖分化为新生神经元及胶质细胞，促使脊髓神经突触的再生。

（5）基因治疗　包括体内直接基因治疗与体内间接基因治疗。

（6）细胞渗透修复疗法　研究表明，截瘫患者，尤其是接受治疗较早的患者，通过细胞渗透修复疗法有希望重新恢复行走能力。

（三）辨证治疗

治法：祛邪通络，濡养筋肉。取督脉和下肢三阳经腧穴为主。

主穴：①上肢取肩髃、曲池、手三里、合谷、外关、颈、胸夹脊。②下肢取髀关、伏兔、阳陵泉、足三里、三阴交、腰夹脊。

配穴：经脉瘀阻者加合谷、太冲、膈俞；肝肾亏虚者加肝俞、肾俞、关元；上肢瘫痪者加肩髃、曲池、手三里、合谷、外关；下肢瘫痪者加秩边、风市、丰隆、太冲；大便失禁者加长强、大肠俞；小便失禁者加中极、关元、肾俞、膀胱俞；尿急者加气海、关元、阴陵泉。伤及脊柱上部、下1~2个棘突者取夹脊穴、环跳、委中、阳陵泉、悬钟、足三里、三阴交。

操作：督脉穴用2寸毫针，往上斜刺约1.5寸，若在进针过程中阻力骤然消失，并伴触电样感觉放射至二阴和下肢，进针应立即结束，以免引起新一轮脊柱损伤。夹脊穴能刺入椎间孔，让针感朝向脊柱的两侧、对应肢体放射，或者在对应位置体腔有紧束感。中极、关元应于排空膀胱之后针刺，使针感放射到外生殖器上。如果是尿潴留的患者，要注意针刺的深度不能太深。其余穴位按常规操作。

方义：取肢体局部肩髃、曲池、手三里、合谷、外关、髀关、伏兔、阳陵泉、足三里、三阴交诸穴，能活血化瘀。外伤性截瘫系督脉受损，督脉为"并于脊里"，取伤脊柱上方、棘突下1~2个督脉穴与其夹脊穴能刺激损伤部位的经气，调节脏腑阴阳，运行气血，促进神经功能的恢复；环跳、委中、阳陵泉、足三里能调经气，舒筋活血通络，有利于肢体运动功能的恢复；悬钟即"髓会"，在下肢痿躄治疗中被作为常用穴位；三阴交为足三阴经的交会穴，针之能健脾益肾、濡养筋脉。

（四）其他疗法

1.电针

选择督脉或瘫痪肢体的2~3个穴位，

行针到得气，与电针仪连接，用断续波进行适度刺激，以轻缩肌为度，留针20~30分钟。这种方法适用于弛缓性瘫痪。

2. 头针

取顶颞前斜线、顶颞后斜线，顶旁一线。针刺入，迅速捻转1~2分钟，再用弱电流激发15~20分钟。

3. 皮肤针

取督脉、足太阳经和瘫痪肢体的手足三阳经，太阴经穴。一次选择2~3经脉，根据循行的位置，用适度的力逐经叩击，以皮肤发红或有隐约可见的流血为度。因瘫痪肢体神经功能失调，故叩刺前必须严格消毒，以防感染。

4. 芒针

取大椎穴，于后正中线上沿皮肤向下透刺，直至破坏椎体，或者从受损椎体双侧夹嵴穴透入骶髂关节。不可能每次都到达病灶的阻力，可视情况分段透刺2~3针。

5. 穴位注射

选用维生素 B_1、维生素 B_{12}、红花注射液等，取受损椎体的上下方、两侧夹脊穴，配伍肾俞、次髎、髀关、血海、足三里、三阴交、腰俞等，每次选穴2~3对，每穴注射0.5~1ml。

6. 按摩

动作宜轻不宜重，尤以痉挛性瘫痪为主，以不造成肌肉痉挛性收缩为度。通常先用摩法松解，然后用揉法、拿法揉肌肉。弛缓性瘫痪可采用指掐或指振的方法按摩。痉挛性瘫痪仅能摩、揉穴，轻轻捶击患肢。如有不排便的，要顺时针揉捏腹部10~15分钟，同时取穴天枢气海、关元等穴位按摩。最后嘱患者低头休息，施术者于腰骶部、臀部和大腿后侧施滚法，能防压疮，取肾俞、命门及其他穴位推拿。

（五）医家诊疗经验

张安仁教授在长期的临床实践中，将经穴理论与神经解剖学、现代康复理论结合，应用针刺督脉穴、背俞穴至神经根加下肢关键肌运动点联合取穴的"截瘫三联针法"。该针法和单纯体针相比较，可改善外伤性胸腰段脊髓损伤患者的感觉功能、运动功能、日常生活活动能力和综合功能，但"截瘫三联针法"远期疗效较优。

五、预后转归

该病的致残率很高，且预后大多较差。至今还没有一种令人满意的疗法。针灸、中药治疗在这些案例中，有些取得了一定效果。恢复的程度取决于损伤程度、年龄、体质、病程、治疗方法及其他诸多因素决定。针灸治疗该病疗程长，有的患者需治疗多年，故应鼓励患者建立战胜疾病的自信心，坚持治疗与功能锻炼相结合，无论是自主锻炼还是被动锻炼，都能达到早日康复的目的、与针灸治疗相配合是必不可少的一环。此外，还应采用综合疗法对截瘫患者进行治疗，能够极大地改善患者的情况。但就其目前疗效而言，该病仍不能根治，部分受损较重的截瘫患者在短期内未见明显康复。有待在其他科学领域取得突破性进展，探讨根治本病更为行之有效的方法。

六、预防调护

（一）预防

1. 呼吸系统并发症

脊髓损伤，必须保持呼吸道通畅，预防肺部感染发生，尤其是高位截瘫的患者。颈髓损伤，因肋间肌瘫痪和膈肌运动障碍，使肺内气体交换量下降，分泌物增多而易导致肺部感染。因此，治疗过程中应密切观察患者的呼吸功能，鼓励其呼吸与咳痰，拍击患者背部以利于痰液排出，同时给予祛痰剂或雾化吸入，并根据痰培养的结果选用敏感的抗生素。

若治疗不当，可发生坠积性肺炎、肺不张和呼吸性酸中毒，甚至窒息死亡。若患者呼吸困难，可做气管切开，并经常吸痰。

2. 压疮

截瘫平面以下皮肤失去知觉，患者不能主动翻身，且4~6小时不变换体位，则受压骨突部的皮肤易发生压疮，常见部位有坐骨结节、骶部、髂前上棘、跟骨和外踝等。预防压疮发生的关键是要做好护理工作，截瘫出现后应积极预防压疮的发生。在治疗与护理过程中，应经常变换体位，每2~3小时翻身1次。床褥应柔软平顺，保持清洁干燥，骨突部位要用软垫或气圈垫好，使其不受压迫。

若压疮已发生，则应积极处理。初期治疗应避免再度受压，定期清洁换药，局部可用四黄膏或双柏散外敷。疮口有肉芽生长，脓液稀薄者，可用橡皮膏或生肌膏外敷。创面化脓者，可用九一丹、生肌玉红膏或拔毒生肌散外敷。久治不愈者，可采用植皮疗法。

3. 排尿障碍

脊髓损伤后，部分患者可能由于体质虚弱，抵抗力差，加之长期卧床及手术治疗等因素引发尿路感染、结石、肾盂积水等导致尿毒症而死亡。因此，脊髓损伤后应注重对泌尿系统的治疗，防止尿路感染等严重并发症的出现。截瘫后，应进行膀胱训练，促使患者习惯规律性排空膀胱，以避免长期留置导尿管，导致膀胱容量减少发生膀胱挛缩症。也可配合针刺关元、气海、中极、曲骨、三阴交和阴陵泉等穴位治疗。

若自动反射性膀胱或自主脊髓膀胱建立，则可拔除导尿管。外伤性截瘫患者，理想的排尿功能是拔去导尿管后能随意排尿，或虽不随意但能有规律地排尿，残余尿量甚少，建立及保持无菌尿，没有尿失禁。经过长期治疗，膀胱功能不能恢复者，少数患者可做尿道括约肌切开术。

4. 便秘

截瘫后若发生腹胀和便秘，可用番泻叶10g泡茶冲服，或用开塞露便前注入肛门。护理人员或者本人应经常在腹部顺时针方向推揉，以增强肠蠕动，促进排便。截瘫后期，可通过训练建立反射性排便，使患者习惯于每日定时排便。一般采用坐位排便，并给以适当刺激，如用手按压腹部，日久可引起结肠收缩和肛门括约肌松弛，并形成反射，达到自行排便的目的。

5. 关节强直

因瘫痪肢体的肌肉痉挛、肌力失衡而关节活动不佳，日久可出现肌肉挛缩和关节强直等症状。早期按摩被动活动及主动活动，有助于预防发生畸形。针灸加理疗能提高瘫痪肌肉的肌力，辅助关节功能恢复。

（二）调护

避免外伤，在有保护措施的条件，进行体育锻炼，防止工伤及外伤事故的发生。

主要参考文献

[1] 印卫锋，郭风劲，陈安民. 高压氧治疗胸腰椎骨折合并脊髓损伤[J]. 中国康复，2004（5）：292-293.

[2] 陈东. 针灸推拿结合康复训练治疗外伤性截瘫的临床研究[D]. 湖北中医药大学，2016.

[3] 王文春. "截瘫三联针法"复合康复训练治疗外伤性脊髓损伤的临床观察[D]. 成都中医药大学，2011.

第八节　足跟痛

足跟痛是跟部周围由急性或慢性损伤引起的一系列疼痛性质病的总称，以跟部跖侧疼痛为主，常伴有跟骨骨刺。足内在肌张力失常、跟骨内压增高或局部炎症、跟骨关节部损伤、骨质增生等，均可导致足跟痛。此病多发生于40~60岁的中、老年人，女性及肥胖的男性尤为多见。本病一般属中医学"痹证""骨痹"等范畴。

一、病因病机

（一）西医学认识

足跟部是人体负重的主要部分，从解剖上看，跟下部皮肤是人体中最厚的部分，因皮下脂肪致密而发达，亦称脂肪垫。在脂肪与跟骨之间有滑液囊存在。跖筋膜及跖短屈肌附着于跟骨结节前方。另一方面，足的纵弓由跟骨、距骨、舟骨、第一楔骨和第一跖骨组成，而维持纵弓的跖腱膜，起自跟骨跖面结节，向前伸展沿跖骨头面附着于5个足趾的脂肪垫上，再止于骨膜上。它们的关系有如弓与弦，在正常步态中，跖趾关节背屈、趾短屈肌收缩、体重下压之压力，均将集中于跟骨跖面结节上。上述的各种解剖结构在人体中有重要作用，随着机体素质的下降、长期慢性的劳损，以及某些持久的站立和行走的刺激，均可发生跟骨周围的病症。

临床上一般可将本病分为三类：跟后痛、跟下痛、跟骨病。跟骨病指跟骨本身的疾病，如跟骨骨髓炎、骨结核及跟骨良恶性肿瘤等，需相应专科诊治，本节不作描述。

（二）中医学认识

足跟痛属中医学痹证范畴，劳累过度可损伤气血筋骨，而足跟部可因气血筋骨损伤发生疼痛。因为足跟部是人体负重的重要部位，长期过度站立、行走、跑跳，跟部筋骨肌肉必然受到过度牵拉，跟骨结节附着处也必然发生慢性牵拉损伤，导致局部充血、组织增生变性，加之寒湿入侵，经络受阻，功能失调，跟骨及周围组织失养，即可出现足跟疼痛等症。其病因病机如下。

（1）肝肾虚损　此是本病发病最关键的内在因素，肝主筋，肾主骨。特别是肝肾二脏的气血不足、阴阳失和，属于"不荣则痛"的病因。如《诸病源候论·腰脚疼痛候》云："肾气不足，受风邪之所为也，劳伤气虚，虚则受风于冷，风冷与正气交争，故腰脚痛。"可见，久病肝肾亏虚或劳伤，导致其跟骨及周围组织气血耗损。

（2）外感邪气　风寒湿是足跟疼痛的诱发原因。《医宗金鉴》曰："此症生于足跟，顽硬疼痛不能步履，始着地更甚，由脚跟着冷或遇风侵袭于血脉，气血瘀滞而生成。"由于足跟位于体位的最下端，而湿性趋下，所以足跟的气血最易遭受寒湿之气，从而导致经络受阻，足跟疼痛，属于"不通则痛"的病因。

（3）跌仆损伤　跌打损伤致筋脉损伤、出血，日久形成气滞血瘀，导致疼痛。

二、临床诊断

（一）辨病诊断

1. 跟后痛

（1）跟后滑囊炎　本病多发于青壮年女性，因经常穿高跟鞋，过度提踵，鞋与跟骨结节之间长期摩擦刺激，滑囊液增多，囊腔增厚，滑囊产生慢性炎性病变导致。

（2）跟腱止点撕裂伤　有反复损伤如长期步行或经常弹跳史，使跟腱附着处过度疲劳或部分纤维撕裂，产生充血、水肿、组织增生，从而导致局部疼痛、肿胀、压痛，足尖着地无力，足跖屈抗阻力减弱，X线片常无异常发现或跟腱附着处有少量增生。

（3）痹证性跟痛症　本病青少年较为多见，一般无明显外伤史，原因不明，部分患者有发热、关节痛病史，有人认为本病是类风湿关节炎在跟骨部位的表现。

2. 跟下痛

（1）跖腱起点筋膜炎　站立或走路时，跟骨下面疼痛，跟骨内侧痛较重，疼痛可沿跟骨内侧向前扩展到足底。尤其是早晨起床后或休息后开始走路时疼痛更明显，步行一段时间以后疼痛反而减轻，压痛点在跟骨大结节或跖腱膜处。

（2）跟骨下滑囊炎　走路或站立时跟下疼痛较明显，跟骨结节下方可有肿胀，局部有压痛，按之有囊性感。X线片可帮助排除骨性疾病。

（3）跟骨脂肪垫炎　多有跟部外伤史，站立或走路时跟骨下方疼痛，按压时似有肿胀性硬块感，并有压痛。本病与跟下滑囊炎鉴别之处在于后者触摸时有囊性感，而前者没有。

（4）肾虚性跟痛症　患者行走、站立时自觉双腿酸软无力，双足跟部酸痛，行走时间越长酸痛越明显，但双侧足跟部均无明显的压痛点，全身症状明显，或有原发病变，或久病初愈，或年老体弱，X线片可见跟骨有脱钙，皮质变薄。

（二）辨证诊断

1. 风寒痹阻证

（1）临床证候　局部疼痛，行走不利，行走则疼痛加剧或伴畏风，得热痛减，遇寒则甚，或伴关节屈伸不利。舌淡苔白，脉弦紧。

（2）辨证要点　足跟部疼痛，或呈走窜痛无定处。舌淡苔白，脉弦紧。

2. 湿热阻滞证

（1）临床证候　局部灼热疼痛，行走不利，行走则疼痛加剧，或伴口渴胸闷，小便短黄，大便秘结。舌红，苔黄燥，脉滑数。

（2）辨证要点　足跟部灼热红肿疼痛，得凉痛减。舌红苔黄，脉滑数。

3. 气滞血瘀证

（1）临床证候　局部疼痛，时轻时重，固定不移，行走不利，行走则疼痛加剧。舌质紫暗或见瘀点瘀斑，苔白腻，脉细涩。

（2）辨证要点　痛有定处，或伴有踝关节活动功能障碍。舌紫暗，苔白，脉细涩。

4. 肝肾亏虚证

（1）临床证候　局部疼痛，行走不利，行走则疼痛加剧，或伴头目眩晕，腰膝酸软，肢体乏力。舌淡，苔薄白，脉细弱。

（2）辨证要点　足跟疼痛，伴有耳鸣耳聋，腰膝酸软无力。舌淡，苔白，脉细弱。

三、鉴别诊断

1. 跟腱滑囊炎

跟腱滑囊炎一侧跟腱抵止点疼痛较多见，行走、站立和剧烈活动后疼痛加剧。跟腱附着处压痛，可触及肿物或有摩擦感。

2. 类风湿跟骨炎

类风湿跟骨炎主要症状多局限于跟骨两旁、跟骨结节及跟腱上端，X片显示足骨骨质疏松，足跟后部及底部软组织阴影增厚，在增厚的组织下方有时可见骨皮质轻度破坏及增生。

3. 跟骨下脂肪垫功能不全

跟骨下脂肪垫功能不全表现为跟骨下疼痛及胀感，疼痛范围较广，有浅压痛。

四、临床治疗

（一）提高临床疗效的要素

西医药物、物理治疗，局部药物注射以及手术治疗，均会造成或多或少的不良反应，选用时需较谨慎。针灸治疗见效快，"效之速莫过于针"，即刻止痛效应强，而且能加快局部血液循环并促进炎症吸收。灸法温经通脉，补益气血，驱邪外出。中药、针灸、推拿治疗、穴位注射以及针刀治疗各有特色，也有一定利弊，临床治疗扬长避短，选取最优方案，提高临床疗效。

（二）辨病治疗

1.药物治疗

药物治疗包括口服以及注射治疗。服用非甾体抗炎药可以有效缓解炎症导致的足跟痛，但是长期服用产生的副作用也不可小觑。注射治疗是近年来新兴的一种治疗方式，可选类固醇皮质激素、透明质酸钠以及富集血小板血浆等，可直接作用于病变部位，虽然有报道证明其疗效，但仍缺乏大数据支持。

2.物理治疗

物理疗法包括体外冲击波、跖腱膜牵拉训练、红外线照射、矫形鞋或矫形鞋垫、射频热凝技术等。其方法多样，绿色无副损伤，受到很多患者的青睐，跖腱膜牵拉训练可通过缓解肌紧张以缓解疼痛。这些疗法成本低廉且不具有侵入性、相对安全，但通常只能暂缓，无法根治。夜间夹板与矫形鞋是一种无痛矫正异常足部形态的疗法，疗效较好，但由于其具有限制性，其所需治疗时间一般较长，相对麻烦，部分患者依从性不是很好。

3.侵入疗法

侵入疗法，可清除病变组织，松解粘连，由于其有创性被大多患者拒之门外，一般为剧烈足跟痛患者的最终选择。常规手术创口大，不易恢复，且常伴创口疼痛；微创疗法的开展为广大患者带来了福音，但并不代表微创疗法绝对安全。

（三）辨证治疗

治法：实证祛邪通络止痛；虚证补肝益肾止痛。以局部取穴为主。

主穴：阿是穴、太溪、昆仑、跗阳。

配穴：风寒痹阻证，加风池、大椎；湿热阻滞证，加三阴交、阴陵泉；气滞血瘀证，加血海，局部点刺放血；肝肾亏虚证，加肝俞、肾俞。

操作：毫针针刺，阿是穴进针宜深，使针直达病所；太溪、昆仑、跗阳用平补平泻法，刺激宜强，使针感放散至足底。配穴按虚补实泻法操作，风寒痹阻可在局部加温针灸；湿热阻滞及气滞血瘀可于局部压痛点行三棱针点刺放血。

方义：阿是穴为病位之所在，取之可疏通局部经气，"通则不痛"。"肾主骨"，且足少阴肾经"循内踝之后，别入跟中"，太溪穴为肾经之原穴、输穴，针之可以滋阴益肾、强筋健骨；膀胱经"出外踝之后"，与足少阴经一内一外、一表一里，取昆仑以行气通络止痛，两穴相配，又同属近端取穴，能疏通局部气血。跗阳为阳跷之郄穴，《难经·二十八难》："阳跷者，起于跟中，循外踝上行……"取之善止疼痛。诸穴合用，有疏经活血、通络止痛之功。

（四）其他疗法

1.电针法

取患侧阿是穴、昆仑穴。患者取俯卧位，足跟底部向上，通常在足跟底部中央或偏侧缘可以找到压痛点，作为阿是穴。操作：常规消毒后，选用 0.30mm × 15mm 毫针，昆仑穴沿与皮肤 45°角刺入；阿是穴采用夹持进针法直刺 8~12mm，以针尖深达骨膜为度。然后接脉冲治疗仪，用连续波，频率调节0.5~1Hz，留针30分钟。每日1次，5次为1个疗程。

2.水针疗法

用2%利多卡因4ml，泼尼松龙50mg，地塞米松5mg，维生素$B_1$100mg，维生素B_{12}0.5mg，丹参注射液4ml，接6~7号注射针头，以胫骨内踝的顶部与跟骨尖部连线的中点为进针点，垂直进针，达骨面后提针少许注药。每5天1次，3次为1个疗程。

3.小针刀疗法

①患者俯卧位，踝关节下垫一小枕头，足跟朝上。选择疼痛最敏感点，以甲紫标记，常规消毒铺巾。

②于足跟部压痛最明显处用1%利多卡因做局部麻醉后，用小针刀在标记处进针，刀口与足纵轴垂直或与跟腱纵轴方向平行刺入，跟后滑囊炎行左右铲剥。陈旧性跟腱止点撕裂伤，纵行疏通剥离，瘢痕重者可切开剥离2刀。跟骨下滑囊炎与跟骨下脂肪炎与前法相同，进针深度按不同的解剖位置确定。跖腱起点筋膜炎找最痛点，一般在骨刺尖处（结合X线片）进针刀，刀口线和足纵轴垂直，针体和足跟底后的水平面成60°角深度达骨刺尖部，做横行切开剥离3~5次，剥离过程中应将骨刺尖磨平，不必过多消除。针孔覆盖好消毒敷料后，医者以一手使患足过度背屈，另一手拇指向足背方向推顶足弓部的趾长韧带和跖腱2~3次。每周治疗1次，一般1~3次即可。跖腱起点筋膜炎可配合运用滚跟疗法，用直径约5cm圆滑硬球，如铁球或石球皆可，穿软平跟鞋，在平整地上，用足跟踩上，力量由轻到重滚动，用力震击痛点处20~30分钟。

4.火针疗法

①患者俯卧位，膝关节屈曲90°，足底朝上，助手扶患者小腿及足前部以固定，医者以拇指在患者足跟部做深部触压，寻找压痛最明显处作为治疗点，以甲紫药水标记。

②局部碘伏消毒，取中火针，用酒精灯将针尖至针身2~3cm范围烧红发亮后，对准治疗点快速刺入病灶，并迅速出针。每个点每次针3针，骨内压增高型患者则在足跟中央及旁开前后左右各约1cm处，共5个治疗点做治疗，中央点每次针2针，其他4个点每次针1针，均深达骨面。针后针孔以创可贴贴敷，2天内勿沾水。每隔5天治疗1次，3次为1个疗程。

5.手针疗法

①患者站立位，双手垂直为解剖位，在大陵穴和劳宫穴连线下1/3处凹陷中取穴。左足痛取右手的足痛点；右足痛取左手的足痛点。

②穴位常规消毒后，以毫针直刺快速进针后，令患者同时抬患足下蹲，边蹲边提插捻转行针，直至疼痛消失为止。留针20分钟，每隔半分钟行针1次，同时令患者带针来回行走，以足跟着地为主。如痛点转移到足跟外侧，针刺方向转至拇指方向提插捻转；如疼痛转向内侧，针刺方向转至向外侧提插捻转。直至疼痛消失。

6.腕踝针疗法

取患侧下1、下4、下6穴，均向下平刺。

7.钩针疗法

患者俯卧位，踝关节跖屈20°，寻找最明显的压痛点。常规消毒，以1%利多卡因2ml局部浸润麻醉。针体直刺痛点，触骨或针下有细沙样感后，轻提针体沿跖筋膜方向纵划3~4次，并左右剥拨，然后倾斜针体行横铲2~3次。术中患者出现酸胀、酥麻为正常针感，退针后以创可贴贴敷针孔。术毕嘱患者做跖屈、背伸活动。

8.皮内针疗法

取风府穴，局部剪去3cm×3cm头发，常规消毒后，医者以左手拇指、食指将准备埋针之处的皮肤绷紧，右手持皮内针，向下平行刺入皮内，以不痛、舒适为宜，然后以 3cm×3cm 胶布固定。3~5 天换针 1 次，3 次为 1 个疗程。

9. 耳穴压籽疗法

选取耳穴肝、肾、足、内分泌。常规消毒后以王不留行籽或磁珠贴于相应部位。嘱患者每日自行按压 5~6 次，以感到局部酸、麻、痛为宜。一般单侧病变同侧取穴，双侧病变两侧取穴。每日或隔日换 1 次。

（五）医家诊疗经验

杨骏教授在中医经典理论的基础上，结合自身临床经验，认为肾精亏虚、筋骨失其濡养为足跟痛的主因，外邪乘虚侵入患部则为本病诱因。治宜补肾强骨，佐以温行气血。从而形成了"从肾论治"的治疗原则，近取足少阴肾经太溪穴、大钟穴，远取足少阳胆经风池穴，对侧大陵穴治疗足跟痛取得满意疗效。太溪穴为足少阴肾经输穴、原穴。古人云："所注为输。""输主体重节痛。"故输穴常用来治疗身体沉重、关节疼痛病证。大钟穴为足少阴肾经络穴，主治络脉虚实的病证，可温煦濡养脏腑。风池穴是阳维脉与足少阳胆经的交会穴，而阳维脉和足少阳胆经在循行上都经过足跟部。《灵枢·经脉》云："胆足少阳之脉……是主骨所生病者，头痛颔痛……胸胁肋髀膝外至胫绝骨外踝前及诸节皆痛……为此诸病。"所以针刺风池穴治疗足跟痛疗效显著。依据关节对应理论，杨教授认为，足跟的位置对应着人对侧的腕横纹中点处，即大陵穴。亦为《灵枢·官针》"巨刺者，左取右，右取左"理论之体现。

五、预后转归

本病病因尚未完全清楚，发病初期积极治疗调护预后较好，但易反复发作，应注意预防调护。中老年患者，病程较长时，常缠绵难愈。

六、预防调护

平时穿鞋宽松，以减少足跟部的挤压和摩擦。长时间跑跳、站立、步行后，尽量避免穿着软的薄底布鞋，用厚的软垫保护，注意劳逸结合，不宜过久站立和行走，每晚用温水泡脚，促进局部血液循环，以保障足跟部位气血通畅。足跟痛初发，应积极治疗，防止病邪传变。疼痛明显者可用中空跟痛垫来空置骨刺部位以减轻局部按摩损伤；经常做脚底蹬踏动作，增强跖腱膜张力加强其抗劳损的能力，减轻局部炎症。有条件时辅以理疗可以减轻局部炎症缓解疼痛。

主要参考文献

[1] 郭庆福. 综合治疗足跟痛 [J]. 中国现代医生，2009，7（47）：20.

[2] 李新建. 筋伤内伤与骨病临床诊治 [M]. 北京：科学技术文献出版社，2006.

[3] 张仲源，徐三文，侍小丽. 中医治疗四肢关节痛 [M]. 北京：科学技术文献出版社，2009.

[4] 王毅刚. 常见百病针灸点按穴法图解 [M]. 北京：科学技术文献出版社，2005.

[5] 朱现民，苏红利，张蕊. 督脉铺灸法在四肢筋骨病证中的应用 [J]. 黑龙江中医药，2013，42（3）：45-46.

[6] 丁丽玲. 管氏跟痛六平穴治疗足跟痛 34 例临床观察 [J]. 云南中医中药杂志，2009，30（12）：47.

[7] 徐彦龙. 铺灸疗法治疗足跟痛 50 例疗效观察 [J]. 甘肃中医，2007，20（11）：37-38.

[8] 韩海俊. 手足对应点治疗足跟痛 160 例 [J]. 中国中医药现代远程教育，2009，7（11）：119.

[9] 谭树生，庄小强. 应用触发点疼痛原理诊治足跟痛 31 例 [J]. 右江民族医学院学报，

2008, 30（5）: 880-881.

[10] 许广里, 吕红艳, 顾灵溪. 针刺运动疗法治疗足跟痛的临床观察 [J]. 吉林中医药, 2011, 31（10）: 995-996.

[11] 解鸿宇, 周超, 杨骏, 等. 杨骏从肾论治足跟痛经验举隅 [J]. 江西中医药大学学报, 2019, 31（2）: 21-24.

[12] 姜华, 辛仲斌. 中医药治疗足跟痛的临床研究进展 [J]. 中国中医骨伤科杂志, 2011, 5（19）: 5.

第九节 颞颌关节紊乱综合征

颞颌关节紊乱综合征（TMD）是病发于颞下颌关节，以开闭口或咀嚼时颞颌关节部位疼痛，关节有摩擦音或弹响感或伴有开闭口障碍等为主要临床表现的疾病总称。本症以青壮年为多见，并且女性较多，亦不少老年人患此病，是一种慢性劳损性疾病。

本病属中医学"颌痛""颊痛"和"颊车骱痛"等病范畴。诸阳经筋，皆在于头，三阳经筋并络于颌颊，夹于口。诸阳经为风寒所客，或外伤经筋，或厥气上逆，导致三阳经气不利，经筋挛急，而致张口受限，颞颌关节酸痛牵强，机关不利。

一、病因病机

（一）西医学认识

1. 病因

（1）外伤与劳损 外伤多是由于下颌部直接受到硬物撞击或咀嚼硬物所致；劳损则多是慢性积累性损伤，急性外伤可使关节腔内软骨盘破裂，关节囊及其周围韧带撕裂、出血、水肿，咀嚼肌反应性痉挛，从而使颞下颌关节内外力平衡失调而发为本病；而反复的慢性积累性损伤，则造成颞颌关节周围肌群力量失调，使用力频繁的肌肉和韧带发生变性而致病。

（2）结构因素 此症的诱发因素之一还有颞颌部的结构因素。如一侧关节发育不对称，或中老年人一侧牙齿缺失、颌面过低等，都可引起颞部两侧关节的不协调运动，时间一长就会使关节腔软骨盘磨损。

（3）炎症 当颞颌关节周围组织的炎性病变（如牙周炎、牙龈炎等）波及颞颌关节时，可使关节囊、肌肉、韧带发生炎性渗出、水肿，肌肉韧带在炎性渗出物的吸收消散过程中发生粘连或变形，从而使肌群力量平衡失调，继而发生病变。

2. 病理

本病可有早、中、晚三期的病理改变。早期无器质性改变；中期可有关节盘、关节囊及韧带松弛等，包括弹响；晚期有关节及软骨组织的损伤，如骨质增生、关节软骨盘破裂、关节结节和髁状突的破坏等。故出现关节张合不利及局部疼痛不适之症。

（二）中医学认识

中医学认为，本病多因风寒湿邪交缠面颊，筋脉阻滞，气血失运，肌肉、经筋、骨节失于濡养，出现肌肉充血水肿、筋脉拘急挛缩，关节劳损失用，从而引起关节功能紊乱。本病又或由于素体虚弱，正气不足，病邪乘虚深入骨底，以致筋关节经络不通，气血运行不畅，濡养失养而致关节筋脉之病，故有"虚"之说。脾胃为后天之本，运化之主也。且脾主肌肉，而脾失健运则水湿运化不利，则肌肉无力，影响关节开合。其病因病机如下。

（1）风寒湿邪，侵袭颞颌 人体肌表关节经络感受外邪侵袭，引起气血运行不畅，经络或关节筋脉受阻，因而筋骨、肌肉、关节麻木疼痛，开合不利。

（2）肝肾不足，筋脉失养 肝主筋，肾主骨，肝肾亏虚，复因局部劳损，关节不利，筋脉关节失于濡养，容易发生酸痛，甚至启口受限，或有头晕、耳鸣。

（3）脾失健运，水湿滞留 脾虚则运化失常，气血生化乏源，水湿排泄不利，肌肉虚弱无力，影响关节开合。

二、临床诊断

（一）辨病诊断

根据颞颌部位疼痛，摩擦音或弹响感，或伴有开闭口障碍等，易于诊断。但本病由于病损部位和病理改变的不同，其临床表现亦有不同。

（1）翼外肌功能亢进 常在大开口之末和闭口之初出现弹响，弹响声为单纯、清脆的弹拨音，局部常无压痛。

（2）咀嚼肌痉挛 开口、咀嚼、前伸及侧方活动时均感疼痛，其压痛点在关节深处，以下关穴和上颌结节后方压痛明显。

（3）关节囊和关节盘松弛 每于开口过大时出现关节交锁或半脱位现象。此时X线片可见髁状突前移至关节结节前方，关节造影可显示关节囊松弛和半脱位。

（4）关节盘穿孔、破裂 常于开闭口、下颌前伸或侧向活动时出现细碎的弹响，局部疼痛、咀嚼乏力，并常出现关节交锁现象。X线平片显示关节间隙狭窄，关节造影可显示关节盘穿孔、破裂或脱位。

（5）关节盘后区损伤 其疼痛和压痛部位在髁状突的后方。

（6）髁状突破坏 患者多有化脓性感染，或类风湿关节炎病史，多为咀嚼或开口时疼痛，并有摩擦音，开口受限，关节区压痛。X线可见关节间隙狭窄，髁状突滑动范围小，髁状突及关节凹破坏。

（二）辨证诊断

1.寒湿痹阻证

（1）临床证候 畏风恶寒，下颌开口不利，时有酸痛，活动障碍，遇寒或湿则症状加重。舌淡胖，苔薄白或白腻，脉弦紧。

（2）辨证要点 畏风恶寒，感寒遇湿加重。舌淡胖，苔薄白或白腻，脉弦紧。

2.风湿热痹证

（1）临床证候 颞颌关节不利，酸痛，局部有灼热感，得寒则舒，可有发热，口干喜饮，大便秘结。舌红，苔黄腻，脉滑数。

（2）辨证要点 局部有灼热感，得寒则舒。舌红，苔黄腻，脉滑数。

3.肝肾阴虚证

（1）临床证候 张口不利，牙根不固，或有头晕，耳鸣，腰酸，心悸，失眠多梦。舌红，少苔，脉细数。

（2）辨证要点 牙根不固，或有头晕，耳鸣，腰酸，失眠多梦。舌红，少苔，脉细数。

4.脾胃虚弱证

（1）临床证候 咀嚼无力或酸痛，咀嚼时肌肉胀痛，四肢乏力，胃纳不佳，面色萎黄，大便溏薄。舌淡，苔薄白，脉濡细。

（2）辨证要点 咀嚼无力，四肢乏力，胃纳不佳，面色萎黄。舌淡，苔薄白，脉濡细。

三、鉴别诊断

1.肿瘤

由于肿瘤在深部不易发现，而误诊为颞颌关节紊乱综合征，甚至因为治疗不当，失去了早期根治肿瘤的良机，因此，当出现开口困难，尤其是同时伴有脑神经症状或其他症状时，应考虑是否有下列部位的肿瘤：①颞下颌关节良性或恶性肿瘤，特别是髁状突软骨肉瘤。②翼腭窝肿瘤。③颞下窝肿瘤。④上颌窦后壁癌。⑤腮腺恶性肿瘤。⑥鼻咽癌等。

2. 耳源性疾病

外耳道疖和中耳炎症也常放射到关节区疼痛并影响开口和咀嚼，仔细进行耳科相关检查能够鉴别。

3. 茎突过长症

茎突过长症除了吞咽时咽部疼痛和感觉异常外，常常在开口、咀嚼时可引起髁状突后区疼痛以及关节后区、耳后区和颈部牵涉痛。X线片检查容易确诊。

4. 癔病性牙关紧闭

癔病性牙关紧闭如和全身其他肌痉挛或抽搐症状伴发，则诊断比较容易。此病多发于女青年，既往有癔病史，有独特的性格特征，一般在发病有精神因素，然后突然发生开口困难或牙关紧闭。此病用语言暗示或间接暗示常能奏效。

四、临床治疗

（一）提高临床疗效的要素

临床对于急性TMD应早发现、早诊断、早治疗，减少急性患者发展为慢性的可能性。针灸就是通过全身的经络、腧穴的感应传导作用，以及医者运用一定的操作手法，可对全身疾病进行治疗的方法。具有治疗范围广、见效快、安全稳当、方便、节约等优点，临床针灸疗法如针刺运动、火针、水针等可发挥协调作用，临床效果倍增。

（二）辨病治疗

1. 颌治疗

（1）颌垫治疗　通过运用人造颌垫，使上、下排牙分开，避免口腔关节运动损害，因此可以减轻因关节运动对肌群造成的损害，恢复关节的各物理特性及位置，从而改善其功能。

（2）调整颌结构　颌的结构对于关节运动及其功能的表现有着非比寻常的作用，颌的结构改变常可引起TMD的各种相关症状。

2. 心理治疗

西医学越来越接受生物–心理模式，其也的确贯穿于整个TMD的各个阶段。国内外对该病逐渐开始结合心理治疗取得良好效果。

3. 药物治疗

（1）镇痛类药物　疼痛的产生与脑内神经组织分泌前列腺素有关，因此对抗此机制作用时可以缓解疼痛。

（2）非甾体抗炎药　该药的作用机制除与上述镇痛类药物相似外，还可对抗炎性因子的代谢而起作用。

（3）肌松剂　顾名思义，是作用于肌肉组织并使之放松而起作用的一类药物。对于TMD的治疗主要是表现在咀嚼肌痉挛状态的解痉治疗，可改善关节活动并减轻症状。

（4）激素　绝大多数TMD患者都伴有不同程度的疼痛，激素具有抑制免疫反应作用，无论口服或肌内注射都可缓解局部反应而减轻疼痛。

（5）抗焦虑或抗抑郁药物治疗：既然精神心理因素已明确为TMD的致病因素，因此，运用精神类药物如抗焦虑或抗抑郁药物可从病因上对本病进行治疗。

4. 外科手术治疗

TMD有多种类型表现，其中对于结构紊乱严重及骨关节病两类，保守治疗常常难以有效，并且严重损害关节功能和影响患者的正常生活，这时行颞下颌关节外科手术是临床获益较大的，可以有效地改善关节功能，减短治疗时间，甚至可使关节功能恢复。

（三）辨证治疗

治法：舒筋通络，滑利机关。以手足阳明经穴和局部取穴为主。

主穴：听宫、下关、颊车、合谷。

配穴：寒湿痹阻加腰阳关、关元；风湿热痹加大椎、曲池、阴陵泉；肝肾阴虚加肝俞、肾俞、太溪；脾胃虚弱加脾俞、足三里、天枢；血瘀加膈俞、颧髎；偏头痛加百会、太阳、率谷、风池、侠溪；头晕加百会、四神聪；耳鸣耳聋加翳风、外关、阳陵泉。

操作：先针听宫，张口取穴，进针后行针使针感向面颊部放射；闭口后再针下关，针尖稍向后进针，使针感扩散至整个颞颌关节；针颊车时针尖为向上斜刺，使针感放射至整个颊部；均用中等刺激泻法；合谷用平补平泻，刺激宜较强。配穴按虚补实泻法操作，寒湿痹阻可在下关、腰阳关、关元用艾灸或温针灸，风湿热痹大椎用三棱针点刺出血。

方义：听宫为手太阳与手、足少阳之会穴，下关为足阳明、少阳之会穴，颊车为足阳明经穴，三穴位居颞颌关节附近，针而泻之，能疏风通络、开噤止痛；"面口合谷收"，配合远刺之，可加强祛风邪、通经络、调气血、利关节之功。

（四）其他疗法

1. 水针疗法

选取下关、颧髎、耳门、听宫、听会中2~3穴，选择红花注射液、川芎注射液或当归注射液中一种，或2~3种等分混合，注入下关、颧髎各1ml，耳门、听宫、听会各0.5ml。隔日1次，10次为1个疗程。

2. 耳针疗法

上颌、下颌、面颊区、神门、颞颌穴（平喘穴与腮腺穴之间），针刺以中强刺激，留针20~30分钟；或耳穴埋豆、埋掀针1~2日。

3. 手法治疗

对痛点部位进行点、按、揉。

4. 中药外敷法

取桃仁10g、红花10g、乳香10g、没药10g、艾叶10g、细辛10g、川芎10g，将其粉碎后分为两包，冷水浸泡3~5分钟后，将药袋蒸热10~15分钟，热敷于关节部位，每次10~20分钟，每日1~2次。

（五）医家诊疗经验

（1）贺普仁临床经验处方 天枢，火针点刺。

（2）奚永江临床经验处方 太冲、血海、足三里、后溪、局部阿是穴。颞颌关节疼痛在中央部位，触诊时查足临泣穴，如有压痛取足临泣和外关穴，可一次见效。颞颌关节疼痛取养老穴，效果很好。

（3）何广新临床经验处方 曲鬓、足三里、颊车。

（4）管遵惠临床经验处方 下关、太阳透下关、颊车透下关。咀嚼疼痛较重者加止痛穴（翳风穴下1.5寸）；张口受限，关节弹响者加颧髎透下关；体弱者加足三里；重型者下关、颊车、颧髎，止痛后加醋酸泼尼松龙、普鲁卡因混合液穴位注射。

（5）冯玉华临床经验处方 上关、下关（轮换用），听宫、耳门（轮换用），翳风、息痛（翳风下1.5寸，轮换用），颊车、合谷（双侧）。进针得气后接电针。患侧肌肉萎缩者加内关、足三里；患侧颌面隆起者加地仓。

五、预后转归

本病多为慢性疾病，病程较长，迁延反复，如果及时治疗和注意调摄，可有效减少发作，但本症不会引起关节强直。

六、预防调护

（1）避免咀嚼硬质食物，预防颞颌关节在治疗过程中发生劳损。

（2）注重情绪的调节，消除精神紧张，

使身心保持愉悦的状态。

（3）神经衰弱者，要养成良好的睡眠习惯，积极治疗。

（4）注意防寒保暖，尤其要尽量避免寒凉刺激。

（5）有牙齿残缺者要及时就诊。

主要参考文献

[1] 韦贵康，施杞. 实用中医骨伤科学 [M]. 上海：上海科学技术出版社，2006.

[2] 王永钦. 中医耳鼻咽喉口腔科学 [M]. 北京：人民卫生出版社，2001.

[3] 孙国杰. 针灸学 [M]. 北京：人民卫生出版社，2000.

[4] 邱蔚六，张震康. 口腔颌面外科学 [M]. 北京：人民卫生出版社，2005.

[5] 丁学强. 口腔疾病 [M]. 北京：科学技术文献出版社，2000.

[6] 岑经途. 针刺运动疗法结合火针治疗颞下颌关节紊乱病的临床研究 [D]. 广州中医药大学，2016.

[7] 邱茂良，孔昭遐，邱仙灵. 针灸治法与处方 [M]. 上海：上海科学技术出版社，2009.

[8] 奚永江. 奚永江针灸临证验案 [M]. 北京：学苑出版社，2009.

[9] 何广新，曲延华. 针刺运动疗法与疼痛治疗 [M]. 北京：学苑出版社，2005.

[10] 王悦军. 扬刺疗法治疗颞颌关节紊乱综合征 [J]. 山西中医，2011，27（10）：59.

[11] 吴杰凤. 针刺加运动疗法治疗颞颌关节紊乱综合征的临床观察 [J]. 第三军医大学学报，2010，33（3）：306.

[12] 胡沛，马莉，吴振清，等. 颞下颌关节炎的中医辨证论治体会 [J]. 中医正骨，2009，21（11）：69-70.

第十章　皮肤科病症

第一节　神经性皮炎

　　神经性皮炎是一种与精神情志因素有关的慢性炎症性皮肤病。本病易出现于颈项处、四肢伸侧及腰骶等部位，临床表现以皮肤呈椭圆形或多角形的苔藓样变且成片出现，并伴有剧烈瘙痒为特点。本病以青中年为多，老年人和儿童也可患病。临床上有局限性和播散性两个类型。

　　本病因其好出现于颈项处，中医称"摄领疮"，《诸病源候论·疮病诸候》曰："摄领疮，如癣之类，生于颈上，痒痛，衣领拂着即剧。云是衣领揩所作，故名摄领疮也。"又因为其病程迁延顽固，故而称之为"顽癣""牛皮癣"，如《外科正宗·顽癣第七十六》所说："牛皮癣如牛项之皮，顽硬且坚，抓之如朽木。"

一、病因病机

（一）西医学认识

　　本病病因不清，发病机制不明，常被认为与大脑皮层兴奋和抑制功能失常有关。患者常有神经衰弱的临床症状，如头晕、失眠、烦躁、坐卧不安等。可诱发本病或导致病情加重的因素有胃肠功能紊乱、内分泌失调、感染、乏力、精神焦虑、日晒、机械物理性损伤（如搔抓、摩擦）、饮酒等。

（二）中医学认识

　　中医学认为，神经性皮炎初起为风、湿、热邪气郁滞肌肤，气血失和、经脉失养，日久则气阴两伤、血虚生燥，肌肤失

于濡养。本病病位在肺、脾二经。脾经湿热、肺经风毒克于肌肤腠理之间，兼感风、湿、热毒所致；热盛则肌肤起瘰，风盛则明显瘙痒，湿性黏腻故病情反复发作，迁延不愈。如《外科正宗》曰："顽癣乃风、热、湿、虫四者为患，发之大小圆斜不一，干湿新久之殊……此等总皆血燥风毒克于脾、肺二经。"

　　（1）外邪阻滞　吴谦在《医宗金鉴·外科心法要诀》中论："此证总由风热湿邪，侵袭皮肤，郁久风盛，则化为虫，是以瘙痒之无休也。"强调了风、湿、热等邪气是本病的病因。风、湿、热邪，阻滞肌肤，日久不散，化燥生风，燥易伤阴，阴血受损，经脉失养，肌肤失和，遂致肌肤干痒。

　　（2）营血不足　大病久病或体弱日久，气血不荣于外，营血不足，血虚生风化燥，肌肤失于濡养，故而产生瘙痒。

　　（3）情志内伤　若有焦躁易怒等精神情志因素变化，五志化火、生热，火热伏于营阴，迫血外伤于肌肤，气血失和，血热生风，风盛化燥，则皮肤瘙痒、干燥脱屑。

二、临床诊断

（一）辨病诊断

　　根据皮肤苔藓样变和阵发性剧烈瘙痒的典型临床表现及好发部位，临床易于诊断。依其病变范围的大小，可分为局限性和播散性两种类型。

（二）辨证诊断

　　神经性皮炎是一种慢性反复性瘙痒性

皮肤病，"风、湿、热"邪停滞于经络之中，非表非里，难以祛除。根据本病病机及发展规律，可分为肝郁化火证、风湿热阻证、血虚风燥证3种证型。

1. 肝郁化火证

（1）临床证候　皮疹颜色发红，伴见焦躁易怒或精神抑郁、不寐、多梦、头晕、心悸、口苦咽干。舌红，苔薄白，脉弦数。

（2）辨证要点　情绪波动，睡眠较差，口苦咽干。苔薄白，脉弦数。

2. 风湿热阻证

（1）临床证候　皮损局部呈片状分布、黄褐色、粗糙肥厚，伴有局部肌肤发红、糜烂和血痂，阵发性剧烈瘙痒，夜间尤甚。苔薄黄或黄腻，脉滑数。

（2）辨证要点　成片黄褐色皮损伴发红、糜烂，阵发性剧烈瘙痒。苔薄黄或黄腻，脉滑数。

3. 血虚风燥证

（1）临床证候　病程迁延，皮损局部淡白或灰白，且干燥、粗糙肥厚、脱屑，状如牛皮样。舌淡苔薄，脉沉细。

（2）辨证要点　皮损色淡白或灰白，粗糙肥厚如牛皮样。舌淡苔薄，脉沉细。

三、鉴别诊断

1. 慢性湿疮

慢性湿疮多因急性湿疮转变而来，是一种以皮损浸润肥厚、瘙痒明显为主的皮肤慢性过敏性炎症性疾病。皮损同时也可以表现为苔藓化，但有丘疹、小水泡、点状糜烂等病变，多在四肢屈侧。

2. 白疕

白疕以躯干、四肢出现红斑鳞屑为主要临床表现，治疗效果差，病程迁延，是一种临床常见的慢性炎症性皮肤病。皮损局部呈淡红色，表面被银白色鳞屑覆盖，有薄膜现象，剥落后有点状出血点。

四、临床治疗

（一）提高临床疗效的要素

本病较难治愈，针灸治疗有一定疗效，可联合局部用药治疗提高疗效，需长期坚持治疗。

（二）辨病治疗

由于没有专用的靶向药物，因此神经性皮炎的治疗目的主要以对症止痒为主。重症神经性皮炎见全身泛发、剧烈瘙痒者应以系统治疗为主。治疗方案常以止痒、抗炎、镇静，配合抗过敏、调节免疫、抗焦虑抑郁等为法。临床上可以一种方法或多种方法联合应用。

（三）辨证治疗

治法：祛风清热，凉血化瘀，养血润燥。取皮损局部、手阳明和足太阳经穴为主。

主穴：风池、大椎、曲池、血海、委中、膈俞、皮损局部。

配穴：肝经化火证加行间、侠溪；风热湿阻证加阴陵泉、三阴交；血虚风燥证加足三里、三阴交；心悸失眠者加内关、神门、照海。

操作：每次选用4~5个穴位。体强者可用泻法，病久体弱者可用平补平泻法。皮损局部取4~6个点用毫针围刺，针尖沿病灶基底部皮下向中心平刺。膈俞可配合拔罐治疗。

方义：针刺皮损局部可疏通经气，祛风泻火，养血止痒；风池为足少阳经与阳维脉交会穴，针刺可祛在表之风邪而止痒；大椎、曲池可清热止痒；神经性皮炎多为血虚血热之证，曲池、血海、膈俞、委中皆为调理血分之要穴，取"治风先治血，血行风自灭"之意。诸穴合用，共奏祛风清热、凉血化瘀、养血润燥之功。

（四）其他疗法

1.艾灸疗法

局限性肥厚者，可用艾条灸患处，15~30分钟/次，10次为1个疗程。

2.耳针疗法

取肺、神门、肾上腺、皮质等耳穴或敏感点，留针或贴王不留行籽。

3.皮肤针疗法

每次选择大椎、血海、曲池、肺俞、膈俞中的2~3个穴位，以皮肤针中度扣刺为宜，背部腧穴扣刺后加拔罐。2~3日1次，15次为1个疗程。苔藓样变明显者，可用皮肤针在患处来回移动扣刺，每日1次。

（五）医家诊疗经验

赵党生教授将西医学"神经、精神因素致病"观点和中医情志致病学说结合，指出内在因素多为精神过度紧张、焦虑忧郁，心神失守，心火偏盛，经络失疏，以致气血运行失职，凝滞肌肤所致；或情志不遂，肝失疏泄，气郁化火，肝火郁滞，气血失和，导致皮肤干燥枯槁、阵发性瘙痒。若病情迁延日久，失治误治，阴液耗伤，营血亏虚，血虚生风化燥，肌肤失于濡养，以致皮肤粗糙肥厚，状如枯木。"外科之法，最重外治。"与内服药物相比，外治法直达病所、针对性强、操作简便，起到以外治内、扶正祛邪的重要作用，从而达到治愈疾病的目的。赵党生教授强调外治法以火针治疗为主，常用火针联合中药治疗神经性皮炎。

赵教授认为，火针可使皮肤的"痒"迅速转化为"痛"而达到止痒的目的。据相关研究显示，火针止痒是由致痒因子与选择性受体、传入神经纤维和脑网络痒觉表达特定区域三个部分协同完成的，相互间密切联系。赵教授强调火针有效治愈牛皮癣的机制可能在于：第一，火针刺入皮损后，周围病理组织被灼伤坏死，刺激周围正常组织将坏死的病理组织吸收，然后缺损的组织通过周围健康组织的再生进行修复，重新恢复原有的正常皮肤组织；第二，火针直接刺激皮损，病变组织被灼至炭化，粘连的组织得到疏通松解，局部血液循环状态随之改善。此外，赵党生教授结合国医大师贺普仁先生的学术观点，在原有针刺操作的基础上配合补泻行针手法，既发挥了火针的治疗作用，又拓展出普通针刺补泻行针的功效，使火针的治疗效果大大提高。

五、预后转归

神经性皮炎是一种慢性炎症性皮肤病，与精神情绪因素有关，本病的发病原因和机制尚未阐明，但与心理因素密切相关，故本病又被定义为心因性疾病。治疗神经性皮炎的关键在于打破通常以抗组胺类药物缓解瘙痒为主、停药后易反复发作的瘙痒—搔抓恶性循环。中医认为，本病为风、湿、热邪蕴结皮肤所致，迁延日久可耗伤阴血，血虚生风化燥，经针灸辨证施治，效果显著，对局部皮炎可迅速减轻症状、促使消退，副作用较少。本病呈慢性病程，易反复发作，常缠绵难愈。

六、预防调护

（1）禁止用手搔抓或用肥皂、热水烫洗。

（2）内衣宜穿棉布制品，不宜穿过硬的衣服，以免刺激皮肤。

（3）忌食辛辣刺激性食物，忌烟酒。

（4）调整情绪，避免紧张情绪的产生，避免过度劳累。

主要参考文献

[1]李曰庆，何清湖.中医外科学［M］.北京：中国中医药出版社，2012.

［2］孙国杰. 针灸学［M］. 北京：人民卫生出版社，2000.

［3］雷琳，陈姣姣，郑洲. 神经性皮炎的针灸诊疗特点研究［J］. 湖北中医药大学学报，2022，24（2）：118-121.

第二节 皮肤瘙痒症

皮肤瘙痒症是一种无原发性皮肤损害，而以皮肤瘙痒为主的神经功能障碍性皮肤病，好发于老年及青壮年，多见于冬季，少数在夏季发作。其特点是皮肤瘙痒剧烈，在搔抓后可出现继发性皮肤变化，如继发充血、抓痕、血痂、皮肤肥厚、苔藓样变、色素沉着、脓疮或淋巴结炎等损害。皮肤瘙痒的范围不定，可局限于1~2处或广泛发生，也可全身皮肤发痒。瘙痒的程度也不定，一般间歇出现，也可连续不断。

根据其临床表现，属中医学"风瘙痒"范畴，《诸病源候论》云："此由游风在于皮肤，逢寒则身体疼痛，遇热则瘙痒。""风瘙痒者，是体虚受风，风入腠理与血气相搏，而俱往来在于皮肤之间，邪气微，不能冲击为痛，故但瘙痒也。"

一、病因病机

（一）西医学认识

皮肤瘙痒症可见于肿瘤、神经功能障碍、内分泌功能障碍、病灶感染，或某些内脏疾病，亦与饮食、服用药物等密切相关。

（二）中医学认识

中医学认为，本病病因分内、外两个方面。内因多与脏腑气血失调相关，外因常与风、湿、热、虫相关。肌肤气血不和是痒产生的病理基础。如《外科证治全书》曰："遍身瘙痒，并无疮疥，搔之不止。"皮肤内蕴风热、湿热或虫毒之邪，与气血相搏，往来于肌肤，使经气不宣，发为瘙痒；或风邪外感久留体内，血热内蕴生风，引发瘙痒；或年老体弱、久病不愈，阴精、气血亏虚，无以充养肌肤，虚风内动而致病；或饮食不节，过食辛辣油腻、鱼腥海味，伤及脾胃，内生湿热，熏蒸肌肤，内不得疏泄，外不得透达，郁于皮肤腠理，以致病发；或因情志郁结、精神失畅，脏腑气机失调，五志化火，生热动风，发为本病。

二、临床诊断

（一）辨病诊断

根据皮肤瘙痒为主的临床表现及好发部位，易于诊断。本病依其受累范围的大小，可分为全身性瘙痒症和局限性瘙痒症两种类型。

（二）辨证诊断

1. 血热风盛证

（1）临床证候 多见于青壮年，好发于夏季。皮肤瘙痒色红，触之灼热，有明显抓痕及血痂，受热遇暖则剧，遇冷受凉则减，每遇心神不宁或食入辛辣而瘙痒加剧，伴心烦、口渴。舌红苔薄黄，脉滑或略数。

（2）辨证要点 皮肤色红瘙痒，遇暖及食辛辣后加剧，伴心烦、口渴。舌红苔薄黄，脉滑。

2. 湿热蕴结证

（1）临床证候 多见于肛周、外阴等部位，好发于春夏炎热潮湿之季。瘙痒为阵发性，夜间尤甚，搔抓时流黄水，因搔抓局部可出现浮肿、水疱、丘疹、脓疱。小便黄赤，大便不爽，口苦心烦。女性常伴有带下色黄、腥臭。舌红，苔黄腻，脉弦滑数。

（2）辨证要点　阵发性皮肤瘙痒，搔抓时流黄水，小便黄赤，大便不爽，口苦心烦。舌红，苔黄腻，脉弦滑数。

3. 血虚风燥证

（1）临床证候　多见于老年或体虚之人，好发于秋冬季节，夏季多减轻或自愈。皮肤干燥，遍布抓痕，夜间痒甚，经常搔抓处皮肤肥厚，上覆细薄鳞屑。病程迁延数月至数年，常伴食欲不振，面色无华，神情倦怠，心悸失眠。舌淡红，苔薄白，脉细。

（2）辨证要点　好发于秋冬季节，皮肤干燥，遍布抓痕，伴面色无华，心悸失眠。舌淡红，苔薄白，脉细。

4. 阴虚风盛证

（1）临床证候　多见于老年患者，无明显季节性。全身皮肤瘙痒，经久不愈，经常搔抓致皮肤纹理增深而呈苔藓样变。舌红绛而干，无苔，脉弦细或数。

（2）辨证要点　全身皮肤瘙痒，经久不愈，皮肤纹理增深而呈苔藓样变。舌红绛，无苔，脉弦细或数。

5. 瘀血阻滞证

（1）临床证候　可发于任何年龄，不分季节。瘙痒多限于腰围、足背、手腕部等受挤压部位，皮肤瘙痒夜间为甚，得冷得热皆痒剧，皮肤抓痕累累，伴紫色条痕或有结节，面色晦暗，口唇色紫，口干不欲饮。舌紫暗或有瘀斑，脉涩。

（2）辨证要点　瘙痒夜间为甚，得冷得热皆痒剧，抓痕累累，伴紫色条痕或有结节。舌紫暗或有瘀斑，脉涩。

三、鉴别诊断

1. 慢性湿疮

慢性湿疮多因急性湿疮转变而来，是一种以皮损浸润肥厚、瘙痒明显为主的皮肤慢性过敏性炎症性疾病。皮损同时也可以表现为苔藓化，但有丘疹、小水泡、点状糜烂等病变，多在四肢屈侧。

2. 疥疮

疥疮是疥螨寄生于患者皮肤角质层而引起的一种瘙痒性疾病，好发于皮肤皱褶处。夜间尤甚，皮疹以丘疱疹为主，局部可挑出疥螨。

四、临床治疗

（一）提高临床疗效的要素

以治疗非器质性病变引起的瘙痒症为主，对于继发性瘙痒症，应以治疗原发病为主，尽可能去除一切可疑致病因素。针灸可以缓解瘙痒症状，治疗过程中应避免搔抓，以免皮损后继发感染。

（二）辨病治疗

西医治疗以缓解患者瘙痒症状为主，常采用内用药、外用药及物理治疗。

（三）辨证治疗

治法：养血润燥，疏风止痒。取手足阳明经和足太阴经穴为主。

主穴：曲池、足三里、三阴交、血海、肺俞、膈俞。

配穴：血热风盛证加大椎、风池；湿热蕴结证加阴陵泉；血虚风燥证加风市、合谷；阴虚风盛证加太溪、风池；瘀血阻滞证结合肺俞、膈俞刺络拔罐。外阴瘙痒加蠡沟、中极、秩边；肛门瘙痒加长强、承山；头皮痒加风池、百会。

操作：毫针针刺，实证用泻法，虚证用补法。肺俞、膈俞可配合刺络拔罐治疗。

方义：曲池可清阳明之热邪，足三里、三阴交可健脾养血；血海配血会膈俞可活血化瘀，取"治风先治血，血行风自灭"之意；肺主皮毛，取肺俞刺络拔罐可泻皮肤之邪以止痒。诸穴合用共奏养血润燥、疏风止痒之功。

（四）其他疗法

1. 耳针疗法

取枕部、神门、肺、肾上腺等，留针或贴王不留行籽。

2. 艾灸疗法

选择瘙痒相对应穴位，用艾条悬灸，20分/次，1~2次/日，10天为1个疗程。老年性瘙痒症可艾灸神阙穴。肛门瘙痒症可艾灸长强穴。

3. 头针疗法

选择双侧感觉区上2/5及双侧足运感区，快速进针，捻转行针1分钟，留针30分钟，1次/日，10次为1个疗程。

4. 皮肤针疗法

每次选择大椎、肺俞、膈俞中的2~3个穴位，以皮肤针中度扣刺为宜，背部腧穴扣刺后加拔罐。2~3日1次，15次为1个疗程。苔藓样变明显者，可用皮肤针在患处来回移动扣刺，1次/日。

（五）医家诊疗经验

贺氏针灸三通法是贺普仁教授创立的针灸治疗理论体系，源于贺老"病多气滞，法宜三通"理论，包括微通、温通和强通法。其中，微通法以毫针刺法为主，强通法以三棱针刺络放血为主，温通法以火针、艾灸疗法为主。贺老认为，气滞是疾病发生发展过程中最重要的病机之一，致病因素干扰人体脏腑经络的生理功能常出现经络不调、气血瘀滞，气滞则病，气通则调，调则病愈。微通法可通过针刺相应腧穴可以调整和增强机体免疫功能；强通法是于病灶部位刺络拔罐放血，具有通经活络、放血排瘀功效，可以明显改善病灶局部的血液循环，加速代谢；温通法具有消癥散结，拔毒泄热，温阳补气，以热引热的功效，在临床中运用火针速刺皮损局部，给邪以出路，能够迅速消除或改善组织局部水肿、苔藓样变等病理变化，加快血液循环，促进表皮剥脱，使受损组织和神经重新修复，迅速缓解瘙痒症状。

五、预后转归

本病经一般的对症治疗后，消除病因则瘙痒症状可很快缓解或消失。部分顽固性瘙痒症患者，尤其由内脏疾病所致者，可因反复搔抓，导致皮肤苔藓样变并有色素沉着。抓伤的皮肤也容易感染而发生各种脓皮病及淋巴结炎。瘙痒也可导致失眠，部分患者出现神经衰弱。特别严重的瘙痒，可能因体内恶性肿瘤所致，通常提示预后不良。

六、预防调护

（1）注意寒风侵袭、被褥太热或夏季汗液的刺激，应及时调整衣着，宜穿棉织品或丝织品，不宜穿毛织品，减少对皮肤的刺激。

（2）避免接触或吸入漆粉、花粉、尘螨等常见致敏物质，保持室内空气新鲜。

（3）瘙痒处避免搔抓、摩擦、热水烫洗，或用强碱性肥皂洗澡，冬季减少洗澡次数。不用刺激性强的药物外涂。

（4）饮食宜清淡，不宜饮用酒、浓茶、咖啡，不宜食用辛辣刺激性食物，多食蔬菜水果，保持大便通畅。生活规律，调畅情志，保证充足睡眠。戒除不良生活习惯，不宜吸烟。

主要参考文献

[1]陈达灿，禤国维. 皮肤性病科专病中医临床诊治［M］. 北京：人民卫生出版社，2000.

[2]中国中医研究院广安门医院. 朱仁康临床经验集——皮肤外科［M］. 北京：人民卫生出版社，2005.

［3］赵炳南. 赵炳南临床经验集［M］. 北京：人民卫生出版社，2006.

［4］徐宜厚. 中国现代百名中医临床家丛书［M］. 北京：人民卫生出版社，2007.

［5］张志礼. 张志礼皮肤病临床经验辑要［M］. 北京：中国医药科技出版社，2000.

［6］赵辨. 中国临床皮肤病学［M］. 南京：江苏科学技术出版社，2009.

［7］王宏伟，张洁尘. 老年皮肤瘙痒症诊断与治疗专家共识［J］. 中国皮肤性病学杂志，2018，32（11）：1233-1237.

［8］廖寅邦，陈明岭，张训. 从肝论治老年性皮肤瘙痒症［J］. 辽宁中医药大学学报，2011，12（5）：234-236.

［9］孙海舒，李荫龙. 辨"痒"选择背俞穴配合温针灸治疗皮肤源性慢性瘙痒60例［J］. 中国针灸，2019，39（11）：1146-1148.

［10］宋月玲. 耳穴治疗皮肤瘙痒症22例［J］. 中国针灸，2000，20（10）：637.

［11］赵宏宇，宋龙增. 针刺八邪配合温针灸百虫窠治疗老年皮肤瘙痒症26例［J］. 针灸临床杂志，2011，27（7）：36-37.

［12］古玉杰. 针刺联合穴位注射治疗血虚风燥型老年性皮肤瘙痒症的临床疗效观察［D］. 山东中医药大学，2022.

［13］吴喜庆，张玉兰，曹宏梅，等. 针药刺络综合疗法治疗皮肤瘙痒症72例［J］. 四川中医，2011，29（10）：116-117.

［14］蓝海冰，徐萍萍，孙晨，等. 运用贺氏针灸三通法对慢性湿疹皮损EASI评分及瘙痒症状影响的临床疗效评估［J］. 中国中西医结合皮肤性病学杂志，2017，16（1）：52-54.

第三节　荨麻疹

荨麻疹俗称"风疹团""风团疙瘩"，本病是一种常见的皮肤黏膜过敏性疾病，临床表现为皮肤黏膜一过性大小不等的局限性水肿性风团，伴有剧烈瘙痒、红斑，风团轻度隆起，迅速发生与消退，退后无痕迹。属于中医学"风瘙瘾疹"的范畴。一年四季均可发生，尤以春季为发病高峰。临床上根据病程将荨麻疹分为急性和慢性两大类，一般把起病急、病程在3个月以内者称为"急性荨麻疹"；风团反复发作、病程超过3个月以上者称为"慢性荨麻疹"。针灸治疗该病方法多样，疗效确切。

一、病因病机

（一）西医学认识

荨麻疹最常见的原因是食物过敏，其次是药物过敏，尤其是急性荨麻疹。荨麻疹病因比较复杂，约半数以上病例找不到原因。总之，荨麻疹的发病机制和诱因是多方面的，这就给临床治疗带来了一定的困难。探明诱发因素及发病机制，有针对性的治疗才是治愈荨麻疹的根本。

（二）中医学认识

荨麻疹相当于中医学中的"瘾瘤""瘾疹""赤白游风"等病，民间俗称"风疹块""鬼饭疙瘩"等。中医对本病的认识很早，《素问·四时刺逆从论篇》中已有"隐轸"之名，《诸病源候论·风瘙瘾候》说："夫人阳气外虚则汗多，汗出当风，风气搏于肌肉，与风热并则生瘾瘙。"认识到本病的发生与风邪关系密切。历代医著对本病都有一定的记载，如明代《证治准绳》《外科真诠》对本病的临床表现观察得颇为仔细。《证治要诀》说"食鸡肉及獐、鱼动风等物"会导致本病的发作。清代《外科大成》根据本病非完全由外感风邪所致的看法，提出治疗"宜凉血润燥""慎用风药"；《疡医大全》则提出了"疏风、清热、托疹"的治疗大法，至今对临床仍有指导意义。中医治疗荨麻疹的机制研究尚不够深入，大量的临床报道多限于治验方药介绍及病例的积累，且各医家对荨麻疹的病因病机的阐述和辨证分型的方法很不一致，为了规范本病的诊断与治疗，现总结如下。

（1）六淫侵袭　风为百病之长，六淫中以风邪为导致本病的主要原因，且常兼夹寒、热、湿、燥等邪合而致病。风性善行而数变，慢性荨麻疹病程长，但其发病仍以骤起骤退，退后不留痕迹为特点，符合风邪致病特点。如《诸病源候论·风瘙隐胗候》："风入腠理，与血气相搏，结聚起，相连成隐胗。"《备急千金要方》言："《素问》云：风邪客于肌中则肌虚，真气发散，又挟寒搏皮肤，外发腠理，开毫毛，淫气妄行，则为痒也。所以有风疹瘙痒，皆由于此。"

（2）饮食内伤　饮食不当致脾胃损伤，运化失常，湿热内生，互结化热生风，内不能疏泻，外不得透达，逗留肌肤，怫郁于皮毛腠理而发为风团瘙痒。或饮食不洁，湿热生虫，虫积伤脾也可诱发本病。《证治要诀·发丹》谓："瘾疹，病此者，有人一生不可食鸡肉及獐、鱼动风之物，才食则丹随发，以此见得系脾风。"

（3）情志内伤，脏腑失调　忧思伤脾，脾虚则无力运化水谷精微以充养五脏，引起五脏功能失调，以肺脾气虚为主。如《外科枢要·论赤白游风》言："赤白游风，属脾肺气虚，腠理不密，风热相搏，或寒闭腠膜理，内热怫郁；或阴虚火动，外邪所乘；或肝火风热、血热。"《医学入门·外感类》云："赤白游风属肝火。"指出肺脾气虚、肝火妄动可以引发本病。

（4）禀赋不耐，内外合邪　素体虚弱，皮肤腠理不密，卫外不固，易发本病。如《诸病源候论》："夫人阳气外虚则多汗，汗出当风，风气搏于肌肉，与热气并，则生瘾疹也。"又曰："人皮肤虚，为风邪所折，则起瘾疹。"《医宗金鉴》亦曰："风邪多中表虚之人。"

综上所述，结合该疹的发病特点、临床症状，中医学对该病有了较为形象的命名，并且历代医家对该病的病因病机也有了比较详尽阐述，认为荨麻疹的病因病机的关键是：内为禀赋不耐，气血虚弱，卫气失固；外为虚邪贼风侵袭，前者为发病基础（本），后者为致病条件（标）。重视饮食情志对其产生的影响，进一步发现禀赋不耐在此病中的作用，更重要的是历代医家治疗该病积累了较丰富的经验，医疗水平逐渐提高，医疗方法也越来越丰富。

二、临床诊断

（一）辨病诊断

临床表现为皮肤黏膜一过性大小不等的局限性水肿性风团，伴有剧烈瘙痒、红斑，风团轻度隆起，迅速发生与消退，退后无痕迹。

（二）辨证诊断

1. 风热犯表证

（1）临床证候　风团色鲜红，灼热剧痒，遇热加重，伴发热恶寒，咽喉肿痛。苔薄黄，脉浮数。

（2）辨证要点　风团色鲜红，灼热剧痒，遇热加重，伴风热表证症状。苔薄黄，脉浮数。

2. 风寒束表证

（1）临床证候　皮疹色白，遇风寒加重，得暖则减，恶寒，口不渴。舌淡，苔薄白，脉浮紧。

（2）辨证要点　疹色白，遇风寒加重，得暖则减，恶寒。脉浮紧。

3. 肠胃实热证

（1）临床证候　皮疹色红，成块成片，伴脘腹疼痛，恶心呕吐，便秘或泄泻。苔黄腻，脉滑数。

（2）辨证要点　皮疹色红，成块成片，伴腹痛、便秘等。苔黄腻，脉滑数。

4.血虚风燥证

（1）临床证候　皮疹反复发作，迁延日久，午后或夜间加剧，伴心烦少寐，口干，手足心热。舌红，少苔，脉细数无力。

（2）辨证要点　皮疹反复发作，迁延日久，午后或夜间加剧。舌红，少苔，脉细数无力。

5.血热毒盛证

（1）临床证候　全身满布风团，颜色鲜红灼热，剧烈瘙痒，伴发热，头痛，烦躁，口干咽痛，大便秘结，小便短赤。舌红苔黄，脉滑数。

（2）辨证要点　全身满布风团，颜色鲜红灼热，痒剧，伴发热、头痛、烦躁，大便秘结。舌红苔黄，脉滑数。

6.气血亏虚证

（1）临床证候　多见于慢性荨麻疹，风团反复发作，久治不愈，夜晚或劳累时风团加重，四肢困倦，形瘦体弱或虚胖，面色无华。舌质淡，有齿痕，苔白，脉细弱。

（2）辨证要点　风团反复发作，久治不愈，夜晚或劳累时加重，四肢困倦，面色无华。舌质淡，有齿痕，苔白，脉细弱。

三、鉴别诊断

丘疹性荨麻疹：散在性，性质稍坚硬，顶端有小疱的丘疹，周围有纺锤形红晕，自觉瘙痒。本病瘙痒剧烈，多数认为与昆虫叮咬有关。儿童多见。

四、临床治疗

（一）提高临床疗效的要素

荨麻疹既是一种独立的疾病，也可能是某些疾病的一种皮肤表现。

（1）积极治疗原有疾病，如感染性疾病：寄生虫感染（如肠蛔虫、蛲虫等）、细菌性感染（如龋齿、齿槽脓肿、扁桃体炎、中耳炎、鼻窦炎等）、病毒性感染（如乙型肝炎）、真菌感染（如手足癣）。另外，糖尿病、甲亢、月经紊乱，甚至体内潜在的肿瘤等，都可能引起荨麻疹。因此，有效地诊断并治疗原有的疾病，有助于消除荨麻疹。

（2）保持健康心态，提高身体抵抗力。慢性荨麻疹的发作和加重，与人的情绪或心理应激有一定的关系。中医在防病治病方面有"恬淡虚无，病安从来"的理论，认为保持一种清心寡欲的心态，可以使人体气机调和，血脉流畅，正气充沛，久而久之，荨麻疹自然会消失在无形之中。

（3）要避免强烈抓搔患部，不要热水烫洗，不滥用刺激强烈的外用药物。在临床中，有些药物可以引起荨麻疹，如青霉素、四环素、氯霉素、链霉素、磺胺类药物、多黏霉素等抗生素，阿司匹林等解热镇痛剂等。

（4）多加强体育锻炼，增强体质。为适应寒热变化，多到户外运动，如散步、登山、做操、打球等，以改善血液循环，提高身体各项功能。适度的运动有助于提高抵抗力。

（5）采用中药预防。某些中药，如首乌、枸杞、人参、黄芪、灵芝、大枣、女贞子、菟丝子、五味子、黄精、怀山药、党参等，具有抗自由基、提高免疫功能、促进代谢、调节神经系统和内分泌系统等多种功能，有明显的抗过敏作用。有过敏体质的人可以从中选一二味熬汤当茶饮。

（二）辨病治疗

针对荨麻疹发病机制，目前西医治疗主要以药物为主。

（三）辨证治疗

1. 辨证论治

治法：风热犯表证，疏风清热、退疹止痒，只针不灸，用泻法；风寒束表证，疏风散寒、调和营卫，针灸并用，用泻法；肠胃实热证，清肠利湿、祛风止痒，以针刺为主，针用泻法；血虚风燥证，养阴益气、祛风止痒，以针刺为主，平补平泻；血热毒盛证，凉血清热解毒，只针不灸，用泻法；气血亏虚证，益气养血固表，针灸并用，用泻法。取手阳明、足太阴经腧穴为主。

处方：曲池、合谷、血海、三阴交、膈俞、大椎、风门。

操作：穴位常规刺，背部、局部阿是穴可刺络拔罐。

方义：选取曲池、合谷、血海、三阴交为主穴，因曲池、合谷分别为手阳明大肠经的合穴与原穴，善于散风清热解毒；"治风先治血，血行风自灭"，血海、膈俞为治血要穴；三阴交为足三阴经交会穴，健脾益肾，扶正祛邪；大椎祛风清热；风门为祛风止痒要穴。分清病因，辨证加减，风热型配风池祛风散邪，风寒型加风市祛风散寒，风湿型加阴陵泉祛湿利水，阴血不足型加足三里健运脾胃、调气养血。

2. 成药应用

乌蛇止痒丸

用法：每次 2.5g，每日 3 次。

功效主治：养血祛风，燥湿止痒。用于荨麻疹之皮肤瘙痒。

制剂规格：每 10 丸重 1.25g。

注意事项：服本药时不宜同时服藜芦、五灵脂、皂荚或其制剂；不宜喝茶和吃萝卜，以免影响疗效；因糖尿病、肾病、肝病、肿瘤等疾病引起的皮肤瘙痒，不属本品适应范围；感冒时，不宜服用本药；服药期间宜食清淡、易消化食物，忌食辛辣、油腻食物；患处不宜用热水洗烫；不宜滥用护肤、止痒的化妆品及外用药物。小儿使用本品时，应在医师指导下，减量服用；服用 1 周后，症状无改善者，应向医师咨询，或停用本品，去医院就诊；对本品过敏者禁用，过敏体质者慎用。

（四）其他疗法

1. 耳针法

取穴：神门、肺、枕、荨麻疹区（在耳舟区肘肩点上连线内上 1/3 处）、皮质下、内分泌。留针 1 小时。

2. 放血疗法

急性荨麻疹在双耳尖、双中指尖、双足趾尖者，部位经消毒后用三棱针放血，3 日 1 次。慢性荨麻疹在耳背静脉处用三棱针放血。针刺放血具有泻火解毒通络的作用，常配合其他针灸方法治疗慢性荨麻疹。放血方法为用三棱针点刺放血委中、尺泽，点刺后加拔罐，留罐 15 分钟，隔天 1 次。委中、尺泽穴分别为足太阳膀胱经、手太阴肺经的合穴，针刺放血具有祛风清热泻火的作用。

3. 穴位注射法

穴位注射法适用于治疗慢性荨麻疹，取合谷、曲池、血海、三阴交、大椎、膈俞等穴，每次选用 1~2 穴，用复方丹参注射液或自身静脉血加入抗凝剂注入，每穴 2~3ml。

4. 自血疗法

抽取自身静脉血 3~5ml，即刻肌内注射，隔天 1 次，治疗 5 次为 1 个疗程，适用于治疗慢性荨麻疹。

5. 拔罐法

取神阙穴，用大号玻璃罐拔之，先留罐 5 分钟，起罐后再拔 5 分钟，如此反复拔 3 次，也可用闪罐法反复拔罐至穴位局部充血。神阙穴拔罐治疗顽固性荨麻疹亦有疗效。

6.敷脐疗法

该方法适用于慢性荨麻疹脐部消毒后。用加味玉屏风散（黄芪 30g，防风 15g，白术 15g，乌梅 30g，荆芥 15g，冰片 3g，研极细末）适量，或用加味玉屏风散 10g 加盐酸苯海拉明片 50mg，共研粉末，直接填敷于脐窝部，外贴曲安奈德新霉素贴膏或普通胶布固定。每天换药 1 次，7 天为 1 个疗程。

7.艾灸疗法

艾灸神阙穴可治疗荨麻疹。艾灸神阙穴可激发经气，温阳通络。通过脐孔，药物布于脏腑经络，以达病所，温散毒邪，而产生较好的治疗效果。

8.中药外洗法

（1）消炎止痒洗剂外洗，适用于急性荨麻疹。

（2）荆芥 30g、防风 30g、川芎 20g、苏叶 20g、黄精 30g、蛇床子 30g，煎水外洗皮损，适用于慢性荨麻疹。

（3）1% 薄荷三黄洗剂、炉甘石洗剂、肤康止痒水外搽皮损。

（五）医家诊疗经验

陈峰教授经多年的临床实践发现，止痒点治疗荨麻疹瘙痒具有较好的疗效。手部毛细血管丰富，针刺手部穴位，促使流经远心端的血流速度及血流量增加，使心脏回流的血液增加，促进全身血液循环，进而改善全身功能状态。

荨麻疹病机之一为气血不足，《灵枢·经脉》言"实则腹皮痛，虚则痒搔""实则挺长，虚则暴痒"，说明体虚与痒症的发生有关，其病因为风邪侵袭，中医治则有"治风先治血，血行风自灭"，针刺止痒点能活血通络，改善人体循环功能，增加血流量，血液充足，津液生化有源，可濡润皮肤，同时提高人体免疫力，进而达到止痒之效。荨麻疹另一病机为胃肠积热，通过针刺止痒点可通腑泄热，增效减毒。肺主皮毛，荨麻疹病位在皮部，其病因为风邪犯表，针刺止痒点可祛风透邪达表。结合不同的针刺手法，能调和阴阳，使失衡的脏腑功能趋于正常。邪盛有余的实证，用"实则泻之"的治法，如针刺出血，使邪去而病退。对于表现为正气不足的虚证，采用"虚则补之"的治法，如扣按腧穴，使正气恢复，驱邪外出，人体康健。荨麻疹病位在肌肤腠理。《灵枢·经脉》认为"卫气先行皮肤，先充络脉"，皮部是卫气运行之处，能卫外固里。

五、预后转归

一般而言，急性荨麻疹诱因清楚，病程短，治疗及时预后良好；而慢性荨麻疹病因复杂，病程长，中西药治疗效果均较缓慢，少数迁延十年之余，反复发作，难以治愈。

六、预防调护

（一）预防

由于荨麻疹是一种过敏反应性皮肤病，因而应注意避免过敏物质，注意饮食调理，加强身体抗病能力。

（二）调护

1.生活调护

（1）避免接触可诱发荨麻疹的各种因素，如化学刺激物、吸入物（如花粉、灰尘等）。

（2）注意气候变化，增减衣物，如因冷热刺激而发病者，不宜过分避免，相反宜逐步接触，渐渐延长时间以求适应。

（3）有寄生虫感染者应驱虫治疗，对药物有过敏反应者，用药时应尽量避免使用，若不能避免时可考虑结合抗组胺药同时使用。

（4）注意卫生，避免昆虫叮咬。

2. 饮食调护

忌食辛辣、酒类，对某些食物特别是蛋白质一类食物，如鱼、虾蟹、蘑菇及其他海鲜等应禁食。可以用作饮食治疗的药材与食物有：蝉蜕、菊花、木瓜、黄芪、党参、山药、莲子等。

3. 精神调护

应尽量避免精神刺激和过度劳累，因精神刺激、过劳均可导致该病反复发作，平素患者的朋友与家人应尽量开导患者，以免其产生抑郁情绪。患者也要培养积极乐观的人生观，工作上注意劳逸结合。

主要参考文献

［1］石学敏. 针灸学［M］. 北京：中国中医药出版社，2002.

［2］王启才. 针灸治疗学［M］. 北京：中国中医药出版社，2003.

［3］王热闹，钱爱云. 慢性荨麻疹辨治体会［J］. 四川中医，2003，21（9）：80.

［4］闫若庸，阎超. 白长川教授从邪伏浮络论治慢性荨麻疹［J］. 中医研究，2008，21（11）：55-57.

［5］郑邦荣，李香. 针刺督脉经穴为主配合中药治疗慢性草麻疹42例［J］. 上海针灸杂志，2010，29（7）：463-463.

［6］李坚将，刘辉，陈狄，等. 针刺背俞穴加刺络拔罐治疗慢性荨麻疹及对其血清白细胞介素4、γ干扰素和免疫球蛋白E的影响研究［J］. 中国全科医学，2011，14（28）：3292-3294.

［7］崔迎春，袁莹，陈峰. 陈峰应用止痒点针刺治疗荨麻疹的经验［J］. 广西中医药大学学报，2019，22（1）：41-42.

第四节　湿疹

湿疹是一种临床常见的复发率较高的皮肤病类型，其临床症状多表现为剧烈的瘙痒，伴有皮肤的多形损害，表现为渗液、丘疹、水疱等。

一、病因病机

（一）西医学认识

湿疹的发病受遗传因素、环境因素、感染因素、饮食因素、药物因素、其他因素等多种因素的共同影响。

（二）中医学认识

根据发病部位及形态不同，湿疹在古代中医文献中有不同的名称，泛发全身的湿疹称为"浸淫疮"；发生在手部的湿疹称为"疮"；发于下肢的湿疹称为"湿毒疮"；发生于耳部的湿疹称为"旋耳疮"；阴囊湿疹称为"肾囊风"或"绣球风"；发于手足四弯的湿疹称为"四弯风"；发于乳房的湿疹称为"乳头风"。

中医认为，湿疹是由于禀赋不足，腠理疏松，外界风热湿邪浸淫；或久居湿地，风邪侵袭，外来风湿邪气与内在湿热邪气相合，发于肌肤；或饮食不节，过食辛辣荤腥，内伤脾胃，脾失健运，内生湿浊，湿蕴化热，结于血分，外搏肌肤，发为湿疹；或病程长久，湿热久羁，耗伤阴血，血虚生风化燥，肌肤失养，肥厚粗糙。

二、临床诊断

（一）辨病诊断

湿疹发病无年龄限制，可分为急性期、亚急性期、慢性期，三期之间没有明确的分界线，可渐进发展。三期皮肤损害表现可同时出现，如慢性湿疹，由于过度抓挠，致局部皮损急性发作，皮肤损害呈现渗出糜烂性，而其余部位皮损状态仍处于慢性期。湿疹也可发生于任何部位，在特定的环境和局部的刺激下，会出现各种形式的皮损。

（二）辨证诊断

湿疹病程中各阶段均存在风热湿毒的病理变化，只是轻重程度不同。

1. 湿热内蕴证

（1）临床证候　发病急，病程短，易复发，症见皮损潮红，肿胀，瘙痒剧烈，渗出显著，糜烂结痂，浸淫遍体，同时可伴口苦咽干，心烦易怒，大便秘结，小便短赤。舌红，苔黄厚腻，脉滑数。

（2）辨证要点　发病急，症见皮损潮红肿胀，瘙痒剧烈，渗出显著，糜烂结痂，浸淫遍体，可伴口苦咽干，心烦易怒，大便秘结，小便短赤。舌红，苔黄厚腻，脉滑数。

2. 脾虚湿盛证

（1）临床证候　本证多由湿热内蕴证迁延不愈而致，病程较长，反复发作，缠绵不已，症见红肿渐退，滋水渐少，糜烂渐敛，丘疱疹、脱屑尚存，常伴有腹胀纳呆，面色萎黄，腿脚浮肿，大便溏薄。舌淡水滑，苔白且腻，脉滑或缓。

（2）辨证要点　病程较长，缠绵不已，症见红肿渐退，滋水渐少，糜烂渐敛，丘疱疹、脱屑尚存，伴有腹胀纳呆，面色萎黄，大便溏薄。舌淡水滑，苔白腻，脉滑或缓。

3. 血虚风燥证

（1）临床证候　此证病程长，反复发作，患者经常搔抓或患部由于刺激，皮损色暗肥厚，苔藓样变，或脱屑，或脓痂不敛，或者少许溢液伴痂皮覆盖，或皲裂，或播散性色素沉着，甚或愈抓愈痒，愈痒愈抓，形成恶性循环，神情萎靡，腰酸肢软。舌质偏红，苔白，脉沉细。多见于慢性湿疹。

（2）辨证要点　病程长，反复发作，皮损色暗肥厚，苔藓样变，或脱屑，或脓痂不敛，或者少许溢液伴痂皮覆盖，或皲裂，或播散性色素沉着，甚或愈抓愈痒，愈痒愈抓，腰酸肢软。舌质偏红，苔白，脉沉细。

三、鉴别诊断

1. 牛皮癣

牛皮癣需与慢性湿疮鉴别。牛皮癣好发于颈项、肘、尾骶部，皮损分布常不对称；有典型的苔藓样变，皮损倾向干燥；无多形性损害。

2. 鹅掌风、脚湿气

鹅掌风、脚湿气需与手足部的湿疮鉴别。鹅掌风、脚湿气多从单侧发病，好发于掌跖或指趾间，有小水疱、脱屑等，向对侧传染蔓延；多伴有甲损害。真菌镜检阳性。

四、临床治疗

（一）提高临床疗效的要素

"标本缓急"理论是中医理论中的一个经典治疗原则，将其应用于湿疹的治疗，有利于更好地认识疾病，分清湿疹各个阶段治疗的主次轻重，对于指导湿疹的治疗、药物的选择、提高患者的生活质量等有重要意义。在疾病认识方面，标本关系可以概括湿疹的病因病机、症状以及病变过程中矛盾的主次先后关系，辨清病程病势、症状、新旧、"缓"与"急"，抓住疾病过程中的主要矛盾，急性期多选择药浴、溶液湿敷等方法清热利湿，慢性湿疹可选择涂擦等方法，使用油剂、乳膏、霜剂润肤止痒，并且医患相互配合会提高临床治疗效果。

（二）辨病治疗

湿疹的治疗分为一般预防原则、系统药物治疗、外用疗法。

（三）辨证治疗

1.辨证论治

（1）湿热内蕴证

治法：清热利湿，祛风止痒。取足太阳、手阳明、足太阴经穴为主。

主穴：阴陵泉、曲池、委中、肺俞、神门。

配穴：渗液多者，加水分。伴发热者，加大椎。大便干燥者，加天枢。

操作：针用泻法或三棱针点刺出血。

方义：阴陵泉健运脾胃，清热化湿。曲池为手阳明大肠经的合穴，合治内腑，既能清利肌肤湿热，又可清泻胃肠湿热。委中为足太阳经穴，太阳为一身之藩篱，故委中穴刺络出血，可清利在表的风湿热邪。肺主皮毛，取其背俞穴肺俞以透肌肤郁热。神门为心经的原穴，能清心安神止痒。

（2）脾虚湿盛证

治法：健脾化湿，清热止痒。取足太阴、足阳明经穴为主。

主穴：阴陵泉、脾俞、足三里、曲池、大都。

配穴：伴腹胀纳呆便溏者，加天枢、中脘。

操作：针用补泻兼施法。

方义：阴陵泉、脾俞、足三里三穴施以补法，以健脾化湿。曲池施以泻法，兼清湿热及血热，以清热利湿，祛风止痒。大都为脾经荥穴，荥主身热，脾主运化，泻法可清热化湿。

（3）血虚风燥证

治法：健脾化湿，养血润燥。取足太阴、足阳明经穴为主。

主穴：三阴交、足三里、血海、膈俞、曲池、神门、郄门。

配穴：剧痒甚者，于皮损局部梅花针扣刺。伴腰肢酸软者，加太溪、肾俞。

操作：针用补泻兼施法。还可根据病变位置所循行的经络，循经取穴，辨证施用刺灸方法。

方义：三阴交、足三里用补法，健脾化湿，补益气血，标本兼顾。血海、膈俞用平补平泻法，可养血祛风，润燥止痒。曲池施以泻法，兼清湿热及血热，以清热利湿，祛风止痒。心经原穴神门及心包经郄穴郄门，均用平补平泻法，以清心安神止痒。

2.中药外治

所谓"良医不废外治"，外治法可使药物直达病所，直接作用于皮下病变位置，便于渗透、吸收，加速湿疹消退、减轻自觉症状。中药外治法根据皮损的表现进行分型治疗。

（1）急性期湿疹 渗液明显，皮肤糜烂者，以中药湿敷，常用生地榆或马齿苋或黄柏等药物，选用1种，取30g，水煎。8层纱布用药液沾湿后敷于皮损上，约30分钟，每5分钟更换1次，每日3~4次。可收敛创口、清热解毒。湿敷后皮损渗出减少，易出现皲裂、疼痛等症状，此时应清热敛湿，生肌长肉，可外用药油，如湿疹膏、黄连油、紫草油，或用香油调糊青白散或二妙散。

（2）亚急性湿疹 皮损以红斑、丘疹、丘疱疹为主时，常外用冰黄肤乐软膏、止痒润肤霜等水包油霜剂，可引热外行，便于吸收。

（3）慢性湿疹 依据皮损形态进行治疗，治则为"外治之理即内治之理"。

①皮损角化肥厚或鳞屑多者，治以活血通络，疏风养血。常用药物：当归、红花、荷叶、丁香、透骨草、明矾、五倍子、王不留行，加水煎煮30分钟，温后泡洗患处。

②黄精、白及，适用于皮损肥厚皲裂者。桃仁、红花、当归适用于皮肤肥厚色

暗者。生地、丹皮适用于皮损色红者。白鲜皮、蛇床子、苦参，适用于瘙痒剧烈者。复方五倍子膏适用于泡洗后皮肤肥厚浸润者，玉红膏适用于皮肤皲裂者。

③皮损干燥瘙痒者，治以养血润肤、疏通腠理。常用药物：荆芥、防风、红花、丹参、艾叶、透骨草等药，各取30g，加水煎煮30分钟，温后泡洗患处。

（四）其他疗法

1. 耳针法

取穴：肾上腺、肺、神门。耳背静脉点刺出血，余穴均用毫针，进针后快速捻转，留针1~2小时。慢性湿疹，加皮质下、肝。

2. 皮肤针法

取膀胱经第一侧线或夹脊穴及皮损局部。轻叩脊柱两旁，以皮肤微微发红为度；重叩皮损部位，以微出血为度。若痒甚而失眠者，叩刺百会、四神聪、风池等穴。

3. 火针法

火针烧红后迅速点刺皮损部位，重点点刺病变部位。隔日1次。

4. 梅花针法

梅花针扣刺患处皮肤至微微充血，或采用放血疗法，梅花针扣刺出血后拔罐。适用于慢性湿疹且皮肤肥厚，苔藓样变者。

5. 艾灸法

每间隔1.5cm放1壮艾柱于皮疹四周，依次点燃，每两天1次，止痒效果显著。适用于慢性湿疹。

（五）医家诊疗经验

岭南陈氏针法取穴灵活多变，精要奏效。陈秀华结合多年临床经验，总结出治疗湿疹的常用处方：主穴取足三里、阴陵泉以培土制湿；取内关、神门、印堂清心调神，疏利三焦气机；肺与大肠相表里，风池、尺泽、曲池合用，宣上通下，卫表

郁结得除。配穴则根据病期及对症选穴，急性期、亚急性期，根据"大肠主津……能行津液于上焦，溉灌皮毛，充实腠理"理论，加肺俞、大肠俞以宣肺散结利湿；缓解期，根据"血会膈俞"，加脾俞、膈俞健脾活血养血；睡眠欠佳、精神焦虑者，加安眠、太冲、阳陵泉解郁安神；皮肤暗红干燥者，加血海、三阴交、照海活血养阴润燥；瘙痒剧烈者加百虫窝；头面部湿疹者加合谷、列缺、迎香疏通头面部经络气血。

陈秀华擅长治疗内脏疾病及全身性慢性疾病，常常联合使用腹针治疗湿疹。临证时腹针基本处方：引气归元、气穴、天枢、大横、上风湿点、下风湿点、水道。引气归元由中脘、下脘、气海、关元组成，配合气穴，能补脾固肾，先天后天得固；天枢、水道、大横三穴，共奏健运中焦、利湿调肠之效；上、下风湿点，具有通达四肢关节、除外周水湿瘀血的作用。

五、预后转归

湿疹反复发作，病程迁延，病因难寻，急性湿疹后2~3周可痊愈，慢性湿疹亚急性期患者经适当治疗后数周可痊愈，常反复发作。

六、预防调护

（1）过敏体质的人，应加强体育锻炼以增强体质和抵抗力，改善体质状态，减少或避免接触过敏原。

（2）患者在湿疹发生后，要减少和避免刺激因素，包括过度搔抓、开水烫洗、饮食不节等，以免加重病情，影响治疗效果。

（3）湿疹临床特点明显，表现为瘙痒剧烈、多形性损害、有渗出倾向、好发四肢屈侧，容易反复发作，诊断不难。在做

出明确诊断后，应早期治疗。

（4）衣着宽松，减少摩擦，勿使皮肤直接接触化纤及毛织品。

（5）生活规律，劳逸结合。

主要参考文献

［1］周仲瑛. 中医内科学［M］. 北京：中国中医药出版社，2007.

［2］石学敏. 针灸治疗学［M］. 北京：人民卫生出版社，2011.

［3］张静静，刘华，耿志强，等. 中医药治疗湿疹的临床研究概述［J］. 中医文献杂志，2019，37（3）：65-68.

［4］王丽坤，张燚. 中医药治疗湿疹的研究进展［J］. 中医研究，2019，32（1）：74-77.

［5］马淑然，龙晓华，徐雅，等. 湿热兼阳虚型慢性湿疹的临床治疗思路［J］. 环球中医药，2016，9（2）：239-241.

［6］鲜子兰，黄蜀，陈纯涛. 初探神阙穴治疗湿疹的理论基础［J］. 四川中医，2018，36（6）：58-61.

［7］武宗琴，彭勇，王英杰，等. 中医内、外治法治疗湿疹的研究进展［J］. 世界临床药物，2017，38（3）：149-153.

［8］吕嫔果，金永南，徐怀远. 中药复方苦参洗剂治疗婴儿急性湿疹40例临床观察［J］. 中医儿科杂志，2017，13（3）：50-52.

［9］蔡晓玲. 柏倍湿疹散治疗婴儿湿疹疗效观察［J］. 中医儿科，2011，7（3）：37-39.

［10］焦阳，张葆青. 儿科临床运用复方紫草油经验举隅［J］. 世界中医药，2019，14（11）：3032-3035.

［11］林嘉怡，陈秀华，陈艳婷，等. 陈秀华治疗湿疹经验［J］. 长春中医药大学学报，2022，38（6）：621-624.

第五节 痤疮

痤疮好发人群为青春期的男女，俗称青春痘，也可见于30~40岁的中年人，甚至老年人也偶有发生。属于影响面容的毛囊皮脂腺炎症。

一、病因病机

（一）西医学认识

痤疮病因较多，受年龄、遗传、内分泌、精神因素影响可加重痤疮。饮食同样可影响痤疮的发展及预后，如糖、辛辣刺激、脂肪、可可类等食物均会导致皮脂增多，使炎症加重。

（二）中医学认识

痤疮属中医学"粉刺"范畴，《医宗金鉴·外科心法要诀》记载："肺风粉刺，此证由肺经血热而成。每发于面鼻，起碎疙瘩，形如黍屑，色赤肿痛，破出白粉汁。日久皆成白屑，形如黍米白屑。宜内服枇杷清肺饮，外敷颠倒散缓缓自收功也。"故中医学又称痤疮为"肺风粉刺"。

二、临床诊断

（一）辨病诊断

临床表现是诊断痤疮的主要依据。皮损主要发生在颜面部，也可见于胸背上部或者肩部，其他部位偶有发生，但从不累及眼眶周围皮肤。大部分患者病发时患有黑头粉刺，同时伴有油性皮脂溢出，常有丘疹、结节、脓疱、脓肿、窦道以及瘢痕等伴随症状，程度不一，且往往以其中一两种为主，病程较长，一般无自觉症状，如果炎症比较严重，可引起疼痛或触痛，症状时轻时重，多数的患者在青春期后均症状减轻或自然痊愈。临床上根据皮肤损害的主要表现可分为以下几种类型：点状痤疮、丘疹性痤疮、脓疱性痤疮、结节性痤疮、萎缩性痤疮、囊肿性痤疮、聚合性痤疮、恶病性痤疮。

（二）辨证诊断

痤疮的证候较为复杂，不能单单以局部的炎症表现作为用药的依据，在治疗上要遵循辨证论治的原则，紧握病机特点，分清寒热虚实，局部辨证与整体辨证相结合。

1.肺经风热证

（1）临床证候　丘疹色红，或有痒痛，多发于颜面、胸背的上部。舌红，苔薄黄，脉数。

（2）辨证要点　疹色红或有痒痛。舌红，苔薄黄，脉数。

2.湿热蕴结证

（1）临床证候　皮疹色红，肿胀疼痛，或伴脓疱，伴口臭，便秘，尿黄。舌红，苔黄腻，脉滑数。

（2）辨证要点　疹色红，肿胀疼痛，伴口臭，便秘，尿黄。舌红，苔黄腻，脉滑数。

3.痰湿凝结证

（1）临床证候　皮肤损害多样，有脓疱、囊肿、结节、瘢痕，或伴纳呆，便溏。舌淡，苔腻，脉滑。

（2）辨证要点　皮肤损害有脓疱、囊肿、结节、瘢痕。舌淡，苔腻，脉滑。

三、鉴别诊断

1.酒齄鼻

酒齄鼻多见于青壮年人群；皮疹分布以鼻准、鼻翼为主，两颊、前额也可发生，不累及其他部位；无黑头粉刺，患部潮红、充血，常伴有毛细血管扩张。

2.职业性痤疮

职业性痤疮常发生于接触沥青、煤焦油及石油制品的工人，同工种的人往往多发生同样损害；丘疹密集，伴毛囊角化；除面部外，其他接触部位如手背、前臂、肘部亦有发生。

3.颜面播散性粟粒性狼疮

颜面播散性粟粒性狼疮多见于成年人；损害为粟粒大小淡红色、紫红色结节，表面光滑，对称分布于颊部、眼睑、鼻唇沟等处；用玻片压之可呈苹果酱色。

四、临床治疗

（一）提高临床疗效的要素

（1）缩短疗程，协同增效　针刺疗法简便易行、起效迅速、临床适应证广泛，但部分患者惧怕针刺疼痛，依从性较差；中药汤剂长期疗效稳定，能有效地改善患者的临床症状并降低疾病的复发率，但其治疗周期较长，部分患者难以长期坚持服用，针药结合可协同增效，缩短疗程。

（2）经脏并调，内外同治　《素问·移精变气论篇》曰："微针治其外，汤液治其内。"其中，针刺为外治之法，主要作用于经络，具有疏通经络、调畅气血阴阳之效。"其病生于内，其治宜毒药"，中药汤剂为内服之法，可以调理脏腑阴阳，提高人体的抗病能力。

（3）补泻兼施，扶正祛邪　针刺与中药都是在中医学理论体系的指导下，扶正祛邪、补虚泻实，最终达到辨治疾病的目的。湿热型痤疮为虚实错杂之证，其病因病机较为复杂，若能在正确辨证的基础上针药结合，则可增强扶正祛邪之效，发挥最佳治疗效果。

（二）辨病治疗

痤疮治疗的常用方法为外用药物及口服药物治疗，临床治疗中，在皮损明显消退后应继续维持治疗6~12个月。

（三）辨证治疗

1.肺经风热证

治法：清热解表，祛风止痒。取手阳

明大肠经、手太阴肺经穴为主。

主穴：合谷、曲池、尺泽、大椎、肺俞、委中。

配穴：兼咽喉痛者，加少商点刺出血。

操作：针用泻法。

方义：肺经与大肠经为表里经，颜面乃阳明经之分野，故取合谷、曲池疏风清热解表，以除肌肤之郁热。胸为肺经所布，故取尺泽配肺俞，以宣泄肺经郁热。背为足太阳经、督脉之所过，故取大椎、委中透达督脉、太阳经之郁热。

2. 湿热蕴结证

治法：清利湿热，通腑泄热。取手阳明大肠经、足阳明胃经和足太阴脾经穴为主。

主穴：合谷、曲池、足三里、三阴交、血海、内庭。

配穴：伴便秘者，加天枢、支沟。

操作：针用泻法。

方义：肺经与大肠经相表里，合谷配曲池能疏泄肌肤之郁热，清利湿热。合治内腑，荥主身热，取胃之下合穴足三里、荥穴内庭，通腑泄热。三阴交、血海清热凉血，运脾化湿。

3. 痰湿凝结证

治法：健脾利湿，化痰散结，兼以清热。取足阳明胃经、足太阴脾经穴为主。

主穴：脾俞、丰隆、合谷、足三里、三阴交。

配穴：伴纳呆便溏者，加中脘、天枢。脓疱甚者，加膈俞、大椎点刺出血及拔火罐。

操作：针用补泻兼施法。

方义：脾俞、足三里用平补平泻法，以健脾和胃，利湿化痰。丰隆、合谷用泻法，以行气化痰散结。三阴交用泻法，既可利湿清热，又能活血化瘀散结。

（四）其他疗法

1. 耳针法

取穴：肺、神门、内分泌、交感、皮质下、肾上腺、缘中、面颊。每次选 2~3 穴，用强刺激，留针 10~20 分钟，或用王不留行籽耳穴贴压。

2. 挑治法

在第 1 胸椎至第 12 胸椎旁开 0.5~3.0 寸的范围内，寻找阳性反应点，用三棱针挑刺，挑断皮下部分纤维组织，使之出血少许。隔日 1 次。

3. 刺血疗法

在大椎穴或肩胛间区肺俞、心俞、膈俞附近寻找痤疮点 1~2 个，用三棱针挑刺出血后留罐 10~15 分钟，并用三棱针在耳背静脉处点刺放血，每周 2 次，10 次为 1 个疗程；

4. 火针疗法

火针同时具有针与灸的双重优势，可鼓舞正气，促进气血运行。火针治疗可视为汗法，符合因势利导、汗而发之法。

5. 刺络拔罐法

在肺俞、心俞、肝俞、脾俞、胃俞、肾俞等背俞穴中选取两穴，三棱针点刺出血后留罐 10~15 分钟，5~7 天 1 次，6 次为 1 个疗程。

6. 刮痧疗法

头部：取额中线、额旁二线、额旁三线。背部：以督脉及膀胱经为主，选取大椎到至阳及其两侧膀胱经腧穴。患者取仰卧位，用刮痧板以中等力度先刮拭额中线、额旁二线、额旁三线，以头皮颜色变红为度，并配合刺络放血治疗。

（五）医家诊疗经验

体质，是人体生命过程中，在先天禀赋和后天因素的基础上形成的形态结构、生理功能和心理状态方面综合的、相对稳定的固有特质。人体体质是相对稳定的，又是动态可调的。傅杰英教授在治疗痤疮过程中，运用"辨体－辨病－辨证"相结合的诊疗模式。此种诊疗模式将中医数千年来辨证和辨病的诊疗思维尤其是辨证论治的思维解放，更加顺应世界卫生组织对健康的定义，即"健康是人在躯体上、心理上、社会适应上的完好状态，而不仅是没有疾病和虚弱"。通过调理体质从而使躯体、心理的偏颇以及适应社会的能力等各方面得到提升。傅杰英教授在痤疮的临床治疗中，强调患处局部处理的重要性，旨在标本兼治，提升功效。傅杰英教授用温针灸治疗阴虚质痤疮不同于苦寒泄热之法，而是从"热因热用"反治法的思维出发，温针灸涌泉，艾灸之热力与肾火同气相求，上越之火循经下行，退回命门，归于其位，发挥其原有的温煦作用；温针灸劳宫穴，以火攻火（荥主身热），导热外出，虚热得清。傅杰英教授认为劳宫、涌泉（均位于肘膝关节以下）二穴为标本根结理论当中本和根的所在部位，针刺艾灸二穴激发了心包经和肾经的经络之根、经络之本，靶向明确，直达经络所病之根本，激发本经之经气，协调阴阳，从而对心包经和肾经的经络之结、经络之标所在的面部所发之痤疮起到了治疗的目的。

五、预后转归

痤疮破溃或吸收后留下暂时性色素沉着或小凹坑状瘢痕。

六、预防调护

减少可能会诱发痤疮的食物摄入，如甜食、多脂类以及辛辣刺激食物；少饮酒，多饮水，改善皮肤状态；注意使用可能会引发痤疮的药物；避免接触可能诱发痤疮的化学物质。青春期阶段患者情绪敏感，易受刺激，尤其在意自身容貌，患病后极

为苦闷，求治心切，常常采取错误的治疗措施，需要优先安抚患者情绪，选择适当治疗方法，并对其日常生活进行指导。

主要参考文献

[1] 周仲瑛. 中医内科学 [M]. 北京：中国中医药出版社，2007.

[2] 石学敏. 针灸治疗学 [M]. 北京：人民卫生出版社，2011.

[3] 陈勇，刘桂华. 痤疮中医病因病机及治疗的研究进展 [J]. 中国当代医药，2018，25（23）：34-36+41.

[4] 顾炜，张小卿，吴景东. 从中医病因病机与常用药探讨痤疮的中医治疗特色 [J]. 辽宁中医杂志，2016，43（4）：739-742.

[5] 王成军，冯莹. 中医药治疗痤疮的研究进展 [J]. 中西医结合心血管病电子杂志，2016，4（11）：133+136.

[6] 贾广娟. 痤疮的辨证治疗与护理干预 [J]. 中国实用医药，2017，12（7）：186-188.

[7] 左永杰，徐优璐，于琴，等. 痤疮的中医外治临床研究进展 [J]. 新疆中医药，2019，37（2）：126-129.

[8] 董加利，崔艳霞，张锟，等. 中药外用治疗痤疮的临床研究 [J]. 世界最新医学信息文摘，2019，19（44）：21-22.

[9] 徐妙环，罗春燕. 膀胱经刮痧疗法治疗痤疮的疗效观察及护理 [J]. 内蒙古中医药，2017，36（11）：58-59.

[10] 钟泽斌，林煜芬，方明霞. 刮痧治疗痤疮临床疗效及其机理探讨 [J]. 亚太传统医药，2016，12（23）：63-64.

[11] 赵国栋. 刺血拔罐治疗寻常性痤疮的临床研究 [J]. 内蒙古中医药，2017，36（16）：123-124.

[12] 孙雪姣. 针灸治疗痤疮的临床研究进展 [J]. 广西中医药大学学报，2020，23（3）：86-89.

[13] 李敏，陈浩雄，朱根福，等. 傅杰英教授

温针灸劳宫、涌泉治疗阴虚质痤疮经验[J]. 针灸临床杂志, 2016, 32 (7): 75-77.

第六节　扁平疣

扁平疣是一种常见的病毒性皮肤病,多见于青年人,故又称青年扁平疣。本病好发于颜面、手背和前臂,是一种粟米至高粱粒大小的扁平丘疹,呈淡褐、灰褐或正常肤色,表面光滑,具有光泽,无炎症,皮疹往往多个,散在或密集分布。一般无自觉症状,偶有痒感,病程缓慢,往往可自行消退,但亦可复发。中医称本病为"扁瘊",又名"千日疮"。

一、病因病机

(一)西医学认识

西医学认为扁平疣是由人乳头瘤病毒引起,该病毒主要通过直接接触传染,也可通过污染器物感染损伤皮肤而间接传染。另外,外伤、自身抓挠皮肤,会导致传染。

皮损为表面光滑的扁平丘疹,针头、米粒到黄豆大小,呈淡红色、褐色或正常皮肤颜色,数目很多,边界清楚,散在分布或密集成群,有的相互融合。好发于颜面部、手背、前臂等处,一般无自觉症状,偶有瘙痒感,少数患者有时可以自行消退,但也可以复发。

(二)中医学认识

中医学文献中对疣的记载最早见于春秋时代的《五十二病方》。《灵枢·经脉》中有"虚则生疣"的论述,隋代《诸病源候论·疣目候》曰:"疣目者,人手足边忽生如豆,或如筋结,或五个或十个,相连肌里,粗强于肉,谓之疣目,此亦是风邪搏于肌肉变化也。"至明清时代对疣有了进一步认识,从病因、症状到治疗方面都有

很多论述,特别是对寻常疣的论述,对于扁平疣的论述,《医学入门》中提到:"疣疮如鱼鳞痣,与千日疮一样,多生手足,又名晦气疮,宜艾灸初起者,则余者皆落。"

关于本病的病因病机,中医学认为本病多因肝火妄动、气血不和,外感风邪之毒阻于肌肤所致。因风为百病之长,风邪致病常侵犯人体上部,使人皮肤腠理疏松,卫外不足,导致风热之毒乘虚而入皮肤,蕴结成疣;或因风热之毒侵犯人体,风为木气而通于肝,风热之邪侵犯人体后耗伤正气、热灼津液,致肝阴不足,肝火内动,火性上炎与风热之毒相互作用,凝结成疣。如长期留置不去,使人忧思伤神,影响脾之运化,后天之精不足弥补肝肾,使人体更加亏耗,肝火越旺,形成恶性循环。其损害大多骤然出现,为针帽大或扁豆大圆形、椭圆形、多角形的扁平丘疹,表面光滑质硬,颜色多为浅褐色或正常皮色,数目较多,散在或密集分布、也可相互融合,具有对称性;好发于颜面,手背前臂及肩脚等处,病程呈慢性发展,严重影响面容。

二、临床诊断

(一)辨病诊断

根据皮损特点、部位、发病年龄、是否有自觉症等,易于诊断。疾病临床可分为扁平疣早期、扁平疣中期、扁平疣晚期。

(二)辨证诊断

扁瘊多系肌肤气血不和,风热邪毒侵入,蕴于肌肤,热蕴日久,脉络不通,瘀血凝滞而成。本病在临床辨证时,要区分热盛、瘀阻,治疗时各有侧重。病之初期,一般为热毒蕴结证,治宜清热解毒为主,佐以凉血散结;病之日久,皮疹色暗坚硬,则为热蕴络阻,瘀血凝滞,故治宜活血化瘀通络为主,佐以清热解毒。

1.热毒蕴结证

（1）临床证候　皮疹淡红，数目较多，或微痒，病程短，伴口干不欲饮。舌红，苔薄白或薄黄，脉浮数或弦。

（2）辨证诊断　皮疹淡红，病程短，伴口干不欲饮。舌红，苔薄白或薄黄，脉浮数或弦。

2.瘀热互结证

（1）临床证候　病程较长，皮疹较硬，大小不一，其色黄褐或暗红，不痒不痛。舌红或暗红，苔薄白，脉沉弦。

（2）辨证诊断　病程较长，皮疹较硬，色黄褐或暗红，不痒不痛。舌红或暗红，苔薄白，脉沉弦。

三、鉴别诊断

1.紫癜风

紫癜风多发于四肢伸侧、背部、臀部；皮疹为多角形扁平丘疹，表面有蜡样光泽，多数丘疹可融合成斑片，色呈暗红色；一般瘙痒较重。

2.肺风粉刺

肺风粉刺的皮损特点多为散在的小丘疹，顶端有黑头，挤压后可见头黑体黄白的脂栓排出。易遗留凹陷性疤痕、部分患者可见小脓疱，少数患者除丘疹、脓疱外，尚可见蚕豆大小的结节或囊肿。囊肿可化脓，形或脓肿，破溃后形成窦道和疤痕。

四、临床治疗

（一）影响针灸疗效的要素

（1）病情　扁平疣较轻，分布局限，有明显的母疣者，针灸疗效较好；如果扁平疣面积大，散在性分布，针灸疗效不及前者。

（2）刺法　毫针治疗时，要注意针刺的角度和深度，外周刺者要刺达疣的基底部，破坏其血液供应，从而提高针灸疗效。

火针操作时宜浅点刺，将针烧至通红，速入疾出，轻浅点刺，既达到去除毒邪的目的，又避免破坏周围正常组织，否则可能留下瘢痕。

（二）辨病治疗

应该劝止患者摩擦、搔抓患处，以防新损害发生，男患者的面部尤其胡须部位有皮损时不要用剃须刀刮脸，只能用电剃刀或剪刀剪除胡须。扁平疣虽常持久，但可自然消失，消退前皮损常出现轻度红肿，有时在消除少数损害后，其余损害可以突然消退而不留痕迹。各种暗示疗法的精神作用可能影响免疫系统而有疗效，因此，患者要对治疗抱有充分的信心。

（三）辨证治疗

治法：肺胃蕴热者，疏风清热、泻肺胃之火，只针不灸，用泻法；脾湿痰瘀者，祛湿化痰、行气活血，针灸并用，用泻法。取局部和手阳明经腧穴为主。

主穴：合谷、曲池、太冲、三阴交、疣体局部。

配穴：肺胃蕴热者，加尺泽、内庭清热凉血，和营祛疣；脾湿痰瘀者，加商丘、阴陵泉健脾祛湿，化痰通络。

操作：经穴常规针刺；疣体局部严格消毒后用短粗毫针平刺其基底部，并从中央直刺一针，留针20分钟，出针时挤出少量血液。每日1次。

方义：疣之发生多由脾湿胃热所致。取合谷、曲池以泻阳明、太阴之风热；合谷配太冲称为"四关"，调和气血、疏肝理气；三阴交滋养脾肝肾，调肌肤气血；取疣体局部以通行气血、祛瘀除疣。

（四）其他疗法

1.耳针法

取穴：肺穴、面颊区、交感或阳性点

（反应点）。每次 2~4 穴，每日 1 次。

2. 穴位注射法

选取有关穴位：①面部皮疹，取足三里、曲池；②颈部皮疹，取血海、曲池；③手部皮疹，取血海、曲池。常规消毒，每个穴位进针得气后回抽无血，缓慢注射板蓝根注射液 1ml，1 次 / 天。

3. 中药外洗法

25% 补骨脂酊、30% 骨碎补酊外搽。或用木贼、香附、板蓝根、山豆根各 1 两，煎浓汤外洗涂擦。

五、预后转归

本病有自限性，1~2 年可自愈。

六、预防调护

（一）预防

（1）避免接触人乳头瘤病毒，杀灭已存在的人乳头瘤病毒。

（2）提高机体免疫能力。

（二）调护

（1）远离紫外线、电离辐射。

（2）避免创伤性治疗，如电离子、激光、自身疣体埋植治疗。此类治疗易形成"同型反应"，导致难以祛除的斑痕，且可加重病情。

（3）避免服用激素类药物。

（4）多喝水、多吃蔬菜、水果，少吃动物油和肥肉，忌酒，忌辛辣刺激性饮食。

（5）经常做水果面贴对治疗扁平疣有效，可以减少色素沉着，改善皮肤。

（6）保持愉快的心情，对扁平疣的治疗很有帮助。心情焦虑可以导致自身免疫力下降，因此该类型患者治愈的难度要比积极乐观者大 10 倍以上。

（7）皮肤功能锻炼　用冷水、温水交替洗脸。冷水温度一般以 15℃左右为宜，

温水温度一般以 45℃为宜。

主要参考文献

［1］方洪元. 朱德生皮肤病学［M］. 3 版. 北京：人民卫生出版社，2009.

［2］王启才等. 实用针灸临床辨证论治精要［M］. 北京：中医古籍出版社，2004.

［3］东贵荣，马铁明. 刺法灸法学［M］. 北京：中国中医药出版社，2012.

［4］布赫. 针刺大骨空穴治疗扁平疣［J］. 中国针灸，2007，27（1）：34.

［5］陈玉环. 扁平疣治疗新技术临床疗效分析［J］. 中外医学究，2014，12（28）：137-138.

［6］陈慧琴，马尊峰，贾敏. 贾敏教授治疗扁平疣的临床思路［J］. 现代中医药，2011，31（5）：8-9.

［7］段晓荣，何梅光. 张沛霖导师针刺治疗扁平疣经验［J］. 针灸临床杂志，2006，22（2）：28.

［8］姜水玉. 针刺结合穴位注射治疗扁平疣 22 例［J］. 现代中西医结合杂志，2007，16（28）：4125.

［9］陈纯涛，黄蜀，张颜，等. 火针配合刺络拔罐治疗扁平疣临床观察［J］. 四川中医，2005，23（5）：85.

［10］金霞霞，雷正权，秦乐瑶，等. 雷正权教授火针点刺联合四仁汤加减治疗扁平疣经验［J］. 河北中医，2022，44（2）：200-203.

第七节　带状疱疹

带状疱疹是由水痘 – 带状疱疹病毒引起的急性疱疹性皮肤病。中医有"缠腰火丹""蛇串疮""火带疮""火腰带毒""甄带疮""白蛇串""蛇丹"等名称。本病常突然发生，集簇性水疱排列成带状，沿一侧周围神经分布出现，伴有刺痛，多发于春秋季节，成年人多见。病程在 2~4 周，

愈后一般不再复发。

一、病因病机

(一)西医学认识

本病由水痘-带状疱疹病毒引起，病毒通过呼吸道黏膜进入人体，经过血行传播，在皮肤上出现水痘，但大多数人感染后不出现水痘，是为隐性感染，成为带病毒者。此种病毒为嗜神经性，潜伏在神经节中，当宿主的细胞免疫功能低下时，病毒又被激发，致使神经节发炎、坏死，同时再次激活的病毒可以沿着周围神经纤维再移动到皮肤发生疱疹。由于机体免疫状态不同，本病可表现为顿挫型（免疫功能较强者）、大疱型（免疫功能低下者）和泛发型。

(二)中医学认识

我国历代医家对此病阐述较多，因症状及部位不尽相同，故病名亦有所异。医籍对本病的记载始于隋代《诸病源候论》，如《诸病源候论·甑带疮候》曰："甑带疮者缠腰生……状如甑带，因以为名。"明清两代对本病多有论述，如明代《疮疡经验全书·火腰带毒》记载："火腰带毒，受在心肝二经，热毒伤心流滞于膀胱不行，壅在皮肤，此是风毒也。"明代《疡科证治准绳》称火带疮："或问绕腰生疮，累累如珠，何如？曰：是为火带疮，亦名缠腰火丹……"清代《外科大成·缠腰火丹》称本病："俗名蛇串疮，初生于腰，紫赤如疹，或起水疱，痛如火燎。"清代《医宗金鉴·外科心法要诀》中，对其辨证论治论述较详："此证俗名蛇串疮，有干、湿不同，红、黄之异，皆如累累珠形，干者色红赤，形如云片，上起风粟，发痒作热。此属心肝二经风火，治宜龙胆泻肝汤；湿者色黄白，水疱大小不等，作烂流水，较干者多

疼，此属脾肺二经湿热，治宜除湿胃苓汤。"此法仍为后世所遵从。

本病由湿热内蕴，感受毒邪所致。湿由脾运不周所生，内湿外发肌肤，聚于腠理，故起水疱；热由心肝气郁所生，热郁久化火，火热壅肤，则疱疹色红或起红斑；火热与外侵之毒邪搏结，阻滞经脉，不通则痛。由于湿热与毒邪常相兼为病，所表现证候也不同。若毒热盛于湿邪，临床上以皮肤焮红、密集水疱为主症，表现出毒热炽盛证。若湿热毒邪俱盛，临床上以密集水疱、破溃糜烂为主症，表现出湿毒搏结证。病至后期，皮损好转，余毒未尽，经脉失疏，气滞血瘀，常遗留疼痛不止，表现出气滞血瘀证。

二、临床诊断

(一)辨病诊断

根据成群水疱单侧发生，沿周围神经作带状分布并有疼痛的特点，本病不难诊断。在典型的症状发生之前，常有轻度全身症状，如轻度发热、疲倦无力、全身不适、食欲不振等。本病在临床上常有不典型的表现。在个别情况下，仅发生红斑、丘疹，不发生水疱或形成大疱等。

(二)辨证诊断

本病辨证，应辨清所属经络，区别虚实，治疗以"急则治标，缓则治本"为原则，应以清热利湿解毒为大法。肝经郁热证宜清肝火，祛湿毒；脾虚湿蕴证宜健脾利湿为主，佐以解毒。如本病后期，以局部疼痛为主时，应以理气活血，通络止痛为法。论治本病时，当全面考虑，综合治疗。

1.肝经郁热证

（1）临床证候 局部皮损鲜红，水肿，疱壁紧张，灼热刺痛，自觉口苦咽干，口

渴，烦躁易怒，食欲不佳，大便干或不爽，小便短赤。舌质红，苔薄黄或黄厚，脉弦滑微数。

（2）辨证要点　皮损鲜红，疱壁紧张，灼热刺痛，小便短赤。舌质红，苔薄黄或黄厚，脉弦滑微数。

2. 脾经湿热证

（1）临床证候　局部皮损颜色较淡，水疱多，疱壁松弛，疼痛略轻，口不渴或渴不欲饮，不思饮食，食后腹胀，大便黏而不爽，小便色黄，女性白带增多。舌质淡红体胖，苔白厚或白腻，脉沉缓或滑。

（2）辨证要点　皮损颜色较淡，水疱多，疱壁松弛，口不渴或渴不欲饮，食后腹胀，大便黏而不爽。舌淡红体胖，苔白厚或白腻，脉沉缓或滑。

3. 气滞血瘀证

（1）临床证候　皮疹消退后局部仍疼痛不止。舌质暗，苔白，脉弦细。

（2）辨证要点　皮疹消退后仍疼痛。舌质暗，苔白，脉弦细。

三、鉴别诊断

1. 热疮

热疮多发生于皮肤黏膜交界处，皮疹为针尖至绿豆大小的水疱，常为一群，1周左右痊愈，但易复发。

2. 漆疮、膏药风

漆疮、膏药风发病前有明确的接触史，皮疹发生在接触部位，与神经分布无关。无疼痛，自觉灼热、瘙痒。

四、临床治疗

（一）影响针灸疗效的要素

（1）病情和部位　皮损常发生在人体的一侧，沿某一周围神经分布区排列，一般不超过中线。发病以胸段最为多见，约占57%，其他为腰段、颈段及三叉神经分

布区。一般而言，发生于躯干部的带状疱疹针灸疗效优于头面部，而部分带状疱疹膝状神经节综合征患者或因病程较长，或因病情较重，或因神经受损，或素患糖尿病等因素，以致不能完全恢复，留下不同程度的后遗症，时间长，缠绵难愈，针灸疗效差。

（2）年龄　机体的免疫力下降是造成或诱发带状疱疹病毒感染的主要因素，60岁以上的老年带状疱疹患者中50%~80%会发生带状疱疹后遗神经痛。老年人的免疫力低下，神经组织修复过程较慢，因此疼痛也较持久，有的可持续数月甚至数年，严重影响患者的生活质量。一般而言，针灸治疗年龄轻者疗效优于年龄大者。

（3）刺法　本病的治疗应首选刺络拔罐法，这已被针灸临床所证实，刺法的合理选择对本病的针灸疗效具有重要意义。

（二）辨病治疗

对于一般患者，以止痛、缩短病程和防止继发感染为原则。

（三）辨证治疗

1. 辨证论治

（1）肝经郁热证

治法：凉血泻肝，泻火解毒。

处方：太冲、曲池、大椎、局部围刺。

操作：皮损局部围刺可先在皮损之头、尾各刺1针。两旁则根据病变大小，每隔2~3cm刺1针。四肢用直刺法。采用提插捻转泻法，留针20~30分钟，日1次，10次为1个疗程，亦可用电针。

方义：曲池活血调气，太冲疏肝理气，局部围刺以调和局部气血，大椎疏风清热解毒。

（2）脾经湿热证

治法：清热泻脾，利湿解毒。

处方：合谷、足三里、血海、阴陵泉、

局部围刺。

操作：皮损局部和两旁围刺同上。四肢用直刺法，采用平补平泻或泻法，留针20~30分钟，日1次，10次为1个疗程，亦可用电针。

方义：合谷、足三里清热；血海、阴陵泉化湿；局部围刺可调和局部气血，并使湿热外泄。

（3）气滞血瘀证

治法：活血通络，化瘀止痛。

处方：阴陵泉、行间、血海、膈俞。

操作：皮损局部和两旁围刺同上。四肢用直刺法，采用平补平泻法，留针20~30分钟，日1次，10次为1个疗程，亦可用电针。

方义：阴陵泉、行间通络止痛；血海、膈俞活血祛瘀；局部围刺以调和局部气血。

2. 成药应用

六神丸

用法：取六神丸适量，研细，醋调敷患处，每日3次；同时口服六神丸10粒，每日3次。

适应证：烂喉丹痧，咽喉肿痛，喉风喉痛，单双乳蛾，小儿热疖，痈疡疔疮，乳痈发背，无名肿毒。

制剂规格：每1000粒重3.125g。

注意事项：过敏体质者慎用；药品性状发生改变时禁止使用；儿童应遵医嘱，且必须在成人监护下使用；请将此药品放在儿童接触不到的地方；六神丸含有麝香，运动员慎用。

（四）其他疗法

1. 耳针法

取肝、神门，每日针刺1次，留针30分钟，或埋针3~5天。

2. 中药外洗法

带状疱疹不论初、中、后期，均可采用外洗法进行治疗。初、中期宜清热解毒、敛湿止痛，可用红条紫草30g，野菊花30g，蒲公英20g，地榆30g，苦参30g，大黄30g，每天1剂，煎水待冷后洗浴患处。后期活血化瘀、行气止痛，可用入地金牛、金粟兰、徐长卿、白芷、大黄、丹参煎水微温外洗。

3. 穴位注射法

（1）常用穴位

①体穴：阿是穴、足三里。

②耳穴：耳部肝、胆、肺、神门、内分泌、皮损所在区的耳廓对应区。

（2）常用药物

①中草药制剂：如复方当归注射液、丹参注射液、川芎嗪注射液等。

复方当归注射液：肌内、穴位或鞘内注射。肌内注射1次1~2支，1日1次；穴位注射，1穴0.3~1ml，1次2~6穴，1日或隔日1次；腱鞘内注射用水稀释至浓度为5%~10%后使用，1次1~5ml。

丹参注射液：肌内注射，1次2~4ml，1日1~2次；静脉注射，1次4ml（用50%葡萄糖注射液20ml稀释后使用），1日1~2次；静脉滴注，1次10~20ml（用5%葡萄糖注射液100~500ml稀释后使用），1日1次。

川芎嗪注射液：a. 缺血性脑血管病急性期及其他缺血性血管疾病，一般采用静脉滴注。以该品注射液40~80mg（1~2支），稀释于5%葡萄糖注射液或氯化钠注射液250~500ml中静脉滴注。速度不宜过快，1日1次，10日为1个疗程，一般使用1~2个疗程。b. 缺血性脑血管疾病恢复期及后遗症期，一般采用穴位注射。每次选3~4个穴位，每穴注射10~20mg（1/4~1/2支），隔日1次，15次为一疗程，一般使用1~2个疗程，在给药间隔日可配合头皮针治疗。

②维生素类制剂：如维生素B_1（成人建议每日摄取1.0~1.5mg）、维生素B_6、维生素B_{12}注射液、维生素C注射液等。

③其他常用药物：醋酸曲安奈德注射液（肌内注射：一周1次，1次20~100mg。关节腔或皮下注射：一般1次2.5~5mg）、麻疹减弱活疫苗穴位注射等。

（3）治疗方法

①耳穴：每穴0.1ml，每日或隔日1次，10次为1个疗程。

②体穴：每穴1ml，每日或隔日1次，10次为1个疗程。

4.神灯照射治疗

本方法适用于带状疱疹各期，先用消毒纱布蘸入地金牛液湿透敷盖在皮损处，然后用神灯进行照射，每次15~30分钟，每天或隔天1次。本方法有助于渗出、发红的皮损趋于干燥，同时能温通经络，有助于神经功能恢复，减少后遗神经痛的发生。

（五）医家诊疗经验

贺普仁教授认为，大多数疾病发生的关键是气的功能失常，即气滞，常伴血的功能异常，进而经络不通，故"病多气滞"。贺氏三通法通过不同的针灸方法，畅通经络，引正气来复，驱邪外出，从而恢复人体正常的功能活动。贺老认为带状疱疹即为脏腑经络之气阻滞所致，故法用"三通"。头面居人之最高位，为"诸阳之会""清阳之府""髓海所居"，毒邪为阳邪，易袭阳位；湿邪易阻遏清阳，气机郁滞，治疗须畅通经脉气血。微通法所用毫针刺法为一切针法基础，可微通经脉气血，调整脏腑阴阳，贯穿疾病治疗始终；疾病早期毒邪湿热内蕴，以泻法为主，疾病后期辨为气滞血瘀、气虚伤阴血瘀，随证取穴，以补为主。急性疼痛期采取强通法之放血疗法可使湿热毒邪外泄，气血经络通畅；亚急性疼痛期侧重清热解毒、活血行气；慢性疼痛期，取温通法之火针和温针灸，以热引热，温通经络，调气行血。毫

针刺法、刺络放血、火针及温针灸是临床上常见的针灸方法，具有普适性，易于操作推广。

五、预后转归

本病可自然痊愈，除了出血坏疽性带状疱疹愈后遗留瘢痕外，一般无后遗症，但角膜受损后可使视力减弱甚至失明，老年患者较易发生长期的疱疹后神经痛，少数患者可发生病毒性脑膜炎、面瘫等瘫痪疾病或耳聋等。

六、预防调护

（一）预防

（1）加强锻炼，增强体质，预防病毒感染。

（2）积极治疗体质消耗性疾病，如恶性肿瘤、系统性红斑狼疮等。

（3）劳逸结合，严重者须卧床休息。

（4）要及时治疗，尤其是发于头面者，尽可能防止发生眼损伤及脑神经的并发症。

（二）调护

（1）注意气候变化，及时添减衣服，防止感冒的发生，特别是春秋两季更要注意。

（2）生活要有规律，防止过度疲劳，避免外伤。

（3）增强体质，提高机体免疫功能。尽管一个未患过水痘的人接触带状疱疹患者可发生水痘，但带状疱疹患者作为传染源的意义仍相对较小，因此带状疱疹患者不必隔离，但应避免与易感儿童及孕妇接触。

（4）患处要防止摩擦，局部保持清洁干燥，以防止继发感染。

主要参考文献

［1］黄振，张恩生.阮继源教授针灸治疗带状

疱疹经验 [J]. 中国临床医生杂志, 2008, 36 (4): 70-71.

[2] 任磊, 黄敏, 段行武. 段行武教授治疗带状疱疹经验 [J]. 河北中医, 2011, 33 (3): 327-328.

[3] 王小莉, 张毅. 张毅教授治疗带状疱疹经验 [J]. 长春中医药大学学报, 2011, 27 (5): 734-736.

[4] 张志礼. 张志礼皮肤病临床经验辑要 [M]. 北京: 中国医药科技出版社, 2001.

[5] 张立欣, 许国. 针刺拔罐法治疗早期带状疱疹 42 例 [J]. 中医杂志, 2010 (51): 210-211.

[6] 谭薪兴, 娄伦田, 马界, 等. 针灸治疗急性带状疱疹机制及临床研究进展 [J]. 四川中医, 2022, 40 (1): 220-223.

[7] 王迷娜, 赵洛鹏, 刘璐, 等. 浅谈"病多气滞, 法用三通" [J]. 中医杂志, 2020, 61 (6): 546-549.

第八节　斑秃

斑秃是指头皮区域的毛发见突发性斑状脱落的一类病证, 通常不具自觉症状, 能够自行改善、复现。全秃, 即整个头皮所有毛发皆脱落; 普秃, 即整个机体的全部毛发皆脱落。在中医领域的命名是"油风", 俗称"鬼剃头"。全秃与普秃在皮肤科则属于难治性疾病。这些年, 其发病率不断攀升, 使得患者的心理压力与精神压力明显增大。

一、病因病机

(一)西医学认识

西医学认为, 本病病因尚未完全明确, 多数实验显示, 其属于一类组织特异性的自身免疫性疾病。关于斑秃的病因与病机, 研究发现, 遗传、免疫、精神因素、微循环障碍等多个因素在其发病中起着重要作用。

(二)中医学认识

中医学认为, 肝藏血, 发为血之余; 肾藏精, 为先天之本, 主骨生髓通脑, 其华在发。若思虑太过, 损伤脾胃, 气血生化乏源; 或房事不节, 肝肾不足, 精血亏虚; 或情志障碍, 郁而犯肝, 使得气机堵塞, 导致气滞血瘀, 新血不生。或饮食不当, 过食肥甘厚味或辛辣刺激之品, 致湿热内盛, 熏蒸于上, 毛窍受阻, 均可导致毛发失养而成片脱落。可见, 本病与肝脾肾三脏关系密切。其病因病机如下。

(1)肝肾不足　肝藏血主疏泄, 若肝气不调则气机不畅、血液运化不行, 毛发失于濡养而脱落。肾其华在发, 人体的毛发与肾精共荣枯, 肾精亏虚致发根不坚而致脱落, 因此毛发生长与肾关系密切。

(2)气血两虚　《诸病源候论》提及若气血充盈, 那么"可荣发", 见"须发而美"表现; 若气血不足, 则"无法使须发荣润, 则头发掉落"。"发为血之余", 气虚不能行血至肌肤, 血虚则不能濡养皮毛, 最终导致发根干涸, 毛发脱落。

(3)血热风燥　《外科心法要诀》描述斑秃"油风……毛孔风袭致伤血", 机体长期处于血热状态, 会使阴血受损, 木无法获得水的涵养, 造成血热生风。风热进而侵犯巅顶与发根, 阴血无法滋养毛发, 导致其发生脱落。

(4)气滞血瘀　《医林改错》中提到"阻塞血路, 新血不能养发, 故发脱落", 瘀血阻于局部致气行不畅, 气滞致瘀, 恶性循环, 使毛发失于血液濡养而脱落。

斑秃的病因病机总为虚实两端, 虚证多为肝肾不足、气血两虚, 实证多为血热血热风燥、气滞血瘀。

二、临床诊断

（一）辨病诊断

本病发生以青年为主，临床症状为突见椭圆状、圆状秃发斑，数量与大小皆不等。同时局部皮肤未见炎性活动，光亮且平滑，未见任何异常。可根据症状特点，辨别属于何种疾病。

（二）辨证诊断

若肝肾不足，则毛发根部因虚成片脱落；若气血两虚，则毛发失养而脱；若血热风燥，则毛发失去濡养而脱；若气滞血瘀，则清窍失养致发脱不生。

1. 肝肾不足证

临床证候：平素头发焦黄或花白，发病时头发大片而均匀地脱落，伴腰膝酸软，面色㿠白，头晕耳鸣，肢体畏寒。舌淡，无苔或少苔，脉沉细无力。

2. 气血两虚证

临床证候：脱发通常出现在病后、产后，面积不断扩大，数量不断增多，为渐进性加重表现，伴头昏，心悸，唇白，气短语微。舌淡，苔白，脉细弱。

3. 血热风燥证

临床证候：平素嗜食肥甘厚味或辛辣刺激之品，突然脱发，进展较快，常有大片大片头发脱落，伴头皮瘙痒，心烦易怒，头部烘热。舌质红，苔黄腻，脉细数。

4. 气滞血瘀证

临床证候：头皮刺痛或头痛先于斑块脱发出现，伴烦热失眠，夜多噩梦。舌暗，见瘀点，苔少，脉沉涩。

三、鉴别诊断

1. 面油风

此病即皮脂溢出区域的丘疹、红斑、油性或干性鳞屑状慢性或亚急性皮炎。通常出现在面部，表现为皮肤极痒、干燥或油腻，起白屑或结黄痂。本病多由湿热内蕴，感受风邪所致。

2. 白秃疮

白秃疮为白癣，多见于儿童，症状包括头皮表皮剥脱，有灰白色椭圆状或圆状鳞屑斑见于毛发根部，是感染了犬小孢子菌所致的头部真菌性皮肤病。

3. 肥疮

肥疮为黄癣，与风湿热邪侵袭有关。本病刚开始时头皮毛发根部见小脓疱或红色丘疹，似粟米状，未见较大皮损，见明显渗出，皮疹干后形成碟形硫黄色痂，逐渐蔓延扩大，肥厚发黏，边缘翘起，中央微凹陷有毛发贯穿。

四、临床治疗

（一）提高临床疗效的要素

保持良好心态，学会释放压力。

（1）精神因素诱发的斑秃　对于这种类型的斑秃，首先应该着重解决精神问题。患者要放松紧张的心情，坚定治疗的信念，并且养成乐观开朗的性格，什么事情都从好的方面去想，良好的心态才能有好的治疗效果。

（2）内分泌紊乱诱发的斑秃　主要以调理内分泌紊乱为主，患者可以在医生的指导下服用调经、理气血的中药材。

（3）肾气亏损诱发的斑秃　这类斑秃的治疗以补肾、活血化瘀、祛风除湿为主要治疗原则，此外还可以加用外用的药物，刺激皮肤毛囊的生长，改善血液循环，促进毛发生长。

（4）营养失衡诱发的斑秃　这类斑秃患者的治疗以饮食调理为主，建议平时注意保持均衡的饮食结构，多吃蛋白质含量丰富的食物，比如鸡肉、鱼肉、虾肉等，少吃含糖量和盐分含量较高的食物。

（二）辨病治疗

临床可采用外用、口服、局部注射法及神经封闭疗法治疗。

（三）辨证治疗

1. 辨证论治

治法：对于肝肾不足，气血皆虚者，为了滋养肝肾、养血生发，应同时进行针灸治疗，可用平补平泻法，也可采取补法；对于气滞血瘀、血热风燥，应通窍清瘀、行气活血，故仅行针疗，选择泻法。取局部和肝肾的背俞穴为主。

主穴：脱发区、百会、通天、大椎、肝俞、肾俞。

配穴：若气血皆虚，应补气养血，增足三里、血海与气海；若肝肾不足，应对其进行补益，增太溪与命门；若血热生风，应祛风泄热，增曲池与风池；若瘀血阻络，应活血清瘀，增太冲与膈俞。若前端见脱发，增内庭、合谷与上星；若侧头见病灶，增足临泣、外关与率谷；若头顶见病灶，增中封、太冲与四神聪；若后头部见病灶，增申脉、后溪与天柱。

操作：脱发区从病灶部位四周向中心沿皮刺，余穴按照实则泻之、虚则补之手法操作。

方义：脱发部位、通天与百会处皆采取局部取穴方式，能够对局部经络气血起到疏通作用；大椎为督脉，是"诸阳之会穴"，对诸阳经之气具激发效应，可生血补气；肾俞与肝俞的作用在于滋补肝肾并生发养血。

2. 成药应用

薄芝片

用法：每次4片，每天3次。

功效主治：扶正培本，滋补强壮，调节中枢神经。用于调治神经衰弱和女性围绝经期综合征，治疗硬皮病、红斑狼疮、斑秃、皮肌炎。

制剂规格：每片含干浸膏0.16g。

（四）其他疗法

1. 皮肤针法

处方一 主穴取脱发区、脊椎两侧、颈椎、内关、太渊与腰骶椎检出的阳性反应物与反应区。配穴：若合并肝经证候，增风池以及第8~10胸椎两侧穴位；若合并心经证候，增大椎、神门与第5~7胸椎两侧穴位；若合并脾经证候，增足三里、中脘与第5~12胸椎两侧穴位。在巩固调整时期，可对脊柱两侧施以作用，以脱发部位、肺俞穴与腰部为主。若患者脱发时间短，且无较多兼证，以手太阴肺经自肘下循行线、脱发部位、肺俞与颈部为主。操作：由年龄、病情与体质来决定叩刺量。选择的工具为梅花针，保持适中手法均匀密刺，最好采取腕力弹刺方式。对穴位进行叩刺，范围为穴位表面的0.5~1.5cm直径区间，初始阶段20次，接着上调到40~50次。沿经线叩刺，每条叩刺1行（也可为2行）。每2天实施1次扣刺，1个疗程为15次。

处方二 主穴取脱发部位及其附近。处理：基于患者体质状况、发病时间、具体面积，分别采用轻、重、中三种叩刺。通常情况下，对于耐受力良好、身体健壮，发病时间长、面积小的患者，采取重叩刺，1天1次，也可2天1次，叩至局部稍显渗血。针对极少数的严重患者，也可先叩刺，再将少许生发水涂于局部，用来提升刺激强度；对于缺乏良好耐受、发病时间短、面积大的患者，采取轻叩刺方式，工具为较钝的梅花针，最佳力度为叩至局部显红。1天1次，也可2天1次，若为普通病情，采取中叩刺方式，1天1次，也可2天1次。

处方三 主穴取病变部位皮肤。处理：手法程度最适为叩刺后的皮肤稍显红，且偶有小血珠渗出。对于患病区域，先擦涂二姜旱莲酊（墨旱莲、鲜毛姜与鲜老生姜皆20g，0.2L的75%乙醇。先充分清洗二姜，再切薄片，接着蒸熟墨旱莲，待其晾干，均浸于乙醇内，计时2天以上。若为脂溢性脱发，应增用20g的苍术），等到药已干，借助梅花针对于病变部位皮肤，从内至外，以螺旋状行叩刺操作，待皮肤稍显发红（或稍见出血）结束。等到叩刺结束，涂抹药酊。并告知患者应每天通过本酊对病区实施1次揉擦操作。

处方四　两组主穴：第1组为脱发部位；第2组为肾俞、脾俞、肝俞或膈俞、关元。3~6穴/次。操作：先用梅花针叩刺第1组穴位，适宜的力度为头皮发热发红，或者稍显出血，待叩打结束，涂擦鲜生姜；接着借助1寸28号针灸针对第2组穴位迅速刺入，安排20~30分钟的留针时间。1天1次，也可为2天1次，1个疗程为30天。在治疗脂溢性脱发方面，本方可获得较为理想的疗效。

处方五　主穴取局部皮损部位。处理：实施重刺。先对局部行常规消毒，再借助梅花针从内到外行3遍重叩，最适力度为稍显出血，接着通过艾条实施10~15分钟局部温和灸处理。每2天1次，1个疗程为10次。通常需进行2个疗程的干预。

处方六　主穴取生发、百会、头维与四神聪。配穴：若皮脂过多，增上星；若头部瘙痒，增大椎；若失眠，增翳明与安眠。处理：实施轻刺。对于以上作用穴位采取雀啄叩刺法。5~15分钟/次。1次/天，1个疗程为10次。

2. 水针法

处方一　取曲池、肺俞、风池、心俞、肾俞、膈俞、脾俞、肝俞。处理：VitB$_1$、VitB$_6$、VitB$_{12}$分别取0.1g、0.05g、0.2mg，每次对2对腧穴施以作用，每穴注射0.5~1ml，以上3种维生素注射液可以交替

应用，亦可混合应用，每日1次，10次为1个疗程。

处方二　取双侧曲池与足三里。处理：向各穴皆注射0.5ml的VitB$_{12}$注射液，两穴轮换注射，每2天1次，1个疗程为10次。

处方三　取魄户、肾俞与肺俞。处理：准备3ml灭菌鸡胚注射液，每次作用1穴，3穴轮换施治，1次/月，一疗程需2次或3次。

处方四　取斑秃局部。处理：准备1ml得宝松注射液、1ml利多卡因注射液（2%），采取头皮内刺入注射方式，各注射点相距长度为0.5~1cm，最好使局部见苍白色皮丘。3周实施1次，1个疗程需3次。

3. 埋线法

处方一　取斑秃局部。处理：采取穿线法。先对穴位行消毒局麻处理，再借助三角针引1号羊肠线自斑秃一侧刺入，自对侧穿出，将皮外两端线头剪除掉，接着自垂直一方进针，自对侧穿出，两线为"+"字交叉状态，若病变范围大，可采取双"+"字埋线法，一定要埋至斑秃区外缘，将线头植入皮下，禁止外露。将敷料覆于表面。10~20天埋线1次，1个疗程需5次。

处方二　取膈俞、太溪、神门与血海。处理：采取注线法。所用埋线为1cm的0号羊肠线，置于9号穿刺针前方，先对穴位行消毒、局麻操作，再向穴中刺入。对于膈俞，应朝脊柱斜刺，深度为2cm；对于神门，应朝上斜刺，深度为1.5cm，另外的穴位皆采取直刺法，深度为1.5cm，将羊肠线注入。20天埋线一次，1个疗程需5次。

处方三　取外关、风池、合谷与曲池。处理：采取植线法。先对穴位实施消毒局麻处理，再把2cm的0号羊肠线，放到局麻皮丘上，借助埋线针刺入，夹角为45°，缺口向下把羊肠线压至穴中，待线头进至

皮内的深度达 0.5~1cm，再取针，将敷料覆于表面。15 天埋线 1 次，1 个疗程需 5 次。

4. 隔姜灸法

对鲜姜切片（为 0.2~0.3cm 厚度），面积应较艾炷最下方的姜片偏大，于姜片核心处穿刺出若干小孔，将 1 个圆锥状艾炷置于姜片上，待点燃后放置于脱发区，以局部皮肤潮红、不发泡为度。每次可灸 3~6 壮，每日 1 次。

5. 艾条灸法

用艾条在脱发区局部施温和灸，每次灸至皮肤微红为度，每日 1 次。

（五）医家诊疗经验

张道宗教授善于针药并用治疗斑秃。其中，针灸处方为先通过刀片轻刮病患区域，接着轻涂姜片，之后皮肤针轻叩，显示红润即可，不需要见血，每天 1~2 次。同时结合中药辨证治疗。张老认为，不管斑秃是何病因所致，最后一定会造成精血不足、肝肾亏缺，此为斑秃的关键病机，其诱因则为情志异常。因此，在论治方面，主要采取养血益肾法，经验方所含地黄、首乌与当归发挥着重要作用，但应意识到肝肾亏损常会引发阴虚内热，存在此症状的患者，需养阴清热。"气为血之帅，血为气之母"，补血的同时还要紧密配合补气。针灸主要采取局部干预方式，在祛瘀生新方面，不管是刀片刮，还是皮肤针叩刺，皆起着重要作用，强调治疗的同时保持心情舒畅也是防治斑秃的一个不可忽视的方面。

五、预后转归

斑秃病因众多，包括应激反应、自身免疫与遗传因素等，临床报道治疗方法较多，但内外结合的综合疗法效果较好。运用针灸治疗本病具有独特的优势，疗效尚可。对于全秃和普秃患者，预后较差。

六、预防调护

首先要保持心情舒畅，避免烦恼、忧愁、动怒等异常情绪及精神紧张等；其次要注意劳逸结合，保证充足的睡眠；同时饮食要多样化，均衡摄取营养成分；应强调头发卫生，洗发时避免采用高碱性的肥皂，日常应降低吹烫头发的次数；应当戒除酒、烟；对头部行轻度按摩，能够使头皮血液循环得到改善，在一定程度上有助于斑秃的预防。

主要参考文献

［1］王启才. 针灸治疗学［M］. 北京：中国中医药出版社，2007.

［2］曹奕，陈幸生，李佩芳，等. 张道宗临床治验［M］. 合肥：安徽科学技术出版社，2010.

［3］李帮权. 针灸临证手册［M］. 北京：人民军医出版社，2008.

［4］黄尧洲. 皮肤病中医特色诊疗［M］. 北京：人民军医出版社，2008.

［5］王启才，王伟佳. 启才针灸治疗心悟［M］. 北京：人民军医出版社，2011.

［6］程爵棠. 梅花针疗法治百病［M］. 6 版. 郑州：河南科学技术出版社，2017.

［7］程爵棠，程功文. 水针疗法治百病［M］. 4 版. 郑州：河南科学技术出版社，2018.

［8］苗彦霞，邢玉瑞，邢芳瑞. 埋线疗法治百病［M］. 北京：人民军医出版社，2004.

［9］夏美霞，杨振江，彭天强，等. 针灸治疗斑秃临床研究进展［J］. 甘肃中医药大学学报，2017，34（3）：86-90.

第十一章　五官科病症

第一节　目赤肿痛

目赤肿痛是出现于诸多眼部疾病中的一类急性病症，初起时仅一目，后渐及两目，临床表现为目睛红赤、流泪、畏光、眵多。又称"暴风客热""风热眼""天行赤眼""赤脉传睛"等。本病具有传染性，常流行发病，多见于春秋季节。在西医领域，此症状大多出现在假性结膜炎、急性结膜炎、EKC（流行性角膜结膜炎）等疾病中。应判断其病因是过敏、病毒还是细菌感染。

一、病因病机

（一）西医学认识

结膜的正常功能包括眼表屏障作用，以及一定的免疫功能，若其防御功能下降或受到过多的外部致病因子刺激，会导致结膜组织发生炎性反应，通常见痒、异物感、畏光、烧灼感、流泪等临床表现，此类炎症即"结膜炎"。基于病因，本病存在微生物性、非微生物性之别，前者为主要病因，大多为微生物（含病毒、细菌与寄生虫等）感染。就病程而言，划分成超急性、急性、亚急性和慢性结膜炎。

（二）中医学认识

中医学提出，本病致因存在内部因素、外部因素之分，内因是肝胆火盛，外因主要是外感风热时邪。

（1）风热外袭　外感风热时邪，侵袭目窍，郁而不宣，发为目赤肿痛。

（2）肝胆火盛　肝开窍于目，与胆互为表里，肝胆火旺，循经侵犯上方，由此堵塞经脉，造成气滞血壅，突发目赤肿痛。

二、临床诊断

（一）辨病诊断

结膜炎的诊断依据为有炎症的出现，主要表现有流泪、异物感、痒、畏光、烧灼感。临床应进一步分清致病原因。

（二）辨证诊断

1. 风热外袭证

（1）临床证候　由外感风热时邪引起，以目赤肿痛为主症，兼有羞明，流泪，头痛，发热。舌红，苔白，脉浮数。

（2）辨证要点　外感风热时邪，目赤肿痛，羞明，流泪，头痛，发热。舌红，苔白，脉浮数。

2. 肝胆火盛证

（1）临床证候　以肝胆火盛引起，以目赤肿痛为主症，兼有羞明，流泪，口苦，烦热，便秘。舌红，苔黄，脉弦。

（2）辨证要点　目赤肿痛，羞明，流泪，口苦，烦热，便秘。舌红，苔黄，脉弦。

三、临床治疗

（一）提高临床疗效的要素

细菌或病毒引起的急性结膜炎须及早诊断、及时治疗，目赤肿痛多具有传染性，洗脸用具须隔离，针刺治疗目赤肿痛疗效较好，可明显缓解病情，本病虽然具有一定的自限性，一般在7~14天可自愈，但严重者可影响患者的身体健康以及学习、工作等，及时洗手是预防本病的有效方式之一，应注意对疾病的预防，做好用眼卫生的宣传，以减少发病率。

（二）辨病治疗

结膜炎需要针对不同的病因进行治疗，以局部给药为主。

（三）辨证治疗

1. 辨证论治

治法：清泄风热，去肿镇痛。取足少阳、足厥阴与手阳明经穴为主。

主穴：合谷、风池、太冲、睛明、太阳。

配穴：若为风热外袭证，增上星、少商；若为肝胆火盛证，增侠溪与行间。

操作：毫针泻法。少商、太阳、上星可点刺出血。

方义：目是"肝之窍"，上述三大经脉皆循行目系。合谷对阳明经气具有调节作用，从而可泄风热；风池与太冲各归胆、肝经，上下呼应，可下移肝胆之火；太阳的作用为清热去肿；睛明是阳明与足太阳的交会穴，对于局部郁热具宣泄作用。

2. 中药外治

（1）五黄丹

组成：薄荷 120g，黄丹、大黄各 60g，黄柏 30g，黄芩 24g，黄连 15g。

制备：将这些药物研磨为细末状，通过浓茶水与葱汁调制为糊状，待用。

用法：对双侧太阳穴与眼眶行贴敷操作。如果敷料变干燥，可通过茶水润之。

功效：疏风祛肿，清热泻火。

（2）熟地片

组成：熟地黄 1 块。

制备：先清洗干净、切片（厚度为 1~2cm），切出 4 片，待用。

用法：眼上贴敷熟地黄片，大概 2 分钟 1 次，交替重复应用。

功效：滋肾，消肿，止痛。

（3）天行膏

组成：生地黄 15g，红花 10g，当归尾 6g。

制备：把这 3 类共捣烂，使其呈泥状，待用。

用法：将适量膏贴敷于发病区域，换药频次为 1 次 / 天。

功效：清热凉血，活血止痛。

（4）二石散

组成：代赭石 2 份，生石膏 1 份，麝香少量，蜂蜜适量。

制备：把前 2 味放在一起研磨为细末状态，待用。

用法：临应用前，准备 10g 粉末，用蜂蜜调制为软膏，再加入少量麝香，充分搅拌，在内关、太阳与背部阿是穴（阳性反应区）上贴敷，同时包扎固定，换药频次为 2 次 / 天。

功效：消肿去痛，清热降逆。

（四）其他疗法

1. 皮肤针

处方一：主穴取脊柱两侧、眼区，重点刺激第 1~4 颈椎及两侧。操作：选择重刺法，对眼区行轻刺，先对脊柱两侧 3 行（夹脊、背俞和足太阳经背部第二侧线）实施 1 遍（或 2 遍）叩刺，再刺激局部眼区。叩打频次为 1 次 / 天，一个疗程为 5 次。

处方二：主穴取脊柱两侧、肘到指尖（上肢末梢）、前额部位、眼区，对第 2~5 颈椎与自身两侧施以着重刺激。操作：实施正刺法。轻刺眼区，重扣末梢。先对脊柱两侧 3 行实施 1 遍（或 2 遍）叩刺，再对肘到指尖、前额部位、眼区施以局部刺激。叩打频次为 1 次 / 天，一个疗程为 5 次。

处方三：主穴取光明、风池、合谷、

攒竹、太阳与睛明。操作：选择正刺法。借助梅花针对众主穴皮区分别实施15~20下叩刺，频次为1次/天，5次为1个疗程。

处方四：取足厥阴肝经循行区域、颈椎两侧、小腿部足阳明胃经、眼眶周边、前臂手三阳经脉循行区域。操作：选择正刺法与重刺激。针对上述作用区域行叩刺，最佳力度为中、重度，皮肤见点样出血即可。1次/天（也可为每2天1次），1个疗程为3次。

2. 刺血拔罐

在太阳穴处点刺出血后拔罐，隔日1次。

3. 挑刺

先定位两肩胛之间的丘疹状反应点，再对其行挑刺，也可于大椎两侧0.5寸处选点挑刺。隔日1次。

4. 水针

处方一：作用穴位为瞳子髎、合谷、睛明、曲池、丝竹空与攒竹。操作：注射试剂为0.25%~0.5%盐酸普鲁卡因（也可为注射用水），2~3穴/次，每个穴位0.5ml，每天1次。

处方二：作用穴位为太阳、风池、光明与肝俞。操作：若单眼患病，对同侧光明、太阳、肝俞，还有对侧风池施针；若两眼患病，轮换作用于两侧穴位，各穴维生素B₁的注入量皆为0.5ml，1次/天。

处方三：作用穴位为肝俞。操作：对作用穴位分别注入0.5~1ml的板蓝根注射液，每2天实施1次。也可两侧分别注入1ml的曲安奈德混悬液加等量利多卡因（2%），1次即可。

5. 耳针

主穴：眼、目1、目2、肝、肾上腺、神门、耳尖。配穴：肺、大肠。操作：常规针刺，采取强刺激，对于耳尖行点刺放血。设置30~40分钟的留针时间，1次/天，

1个疗程为3次。

6. 眼针

主穴：上焦。配穴：肝胆、脾胃。操作：采取泻法行常规针刺，设置10~15分钟的留针时间，1次/天，1个疗程为3次。

7. 面针

主穴：肺、心。配穴：肝胆、脾胃。操作：常规针刺，采取强刺激，设置30~40分钟的留针时间，1次/天，1个疗程为3次。

8. 腕踝针

主穴：上1区。配穴：上2区。操作：常规针刺，安排30~40分钟的留针时间，1次/天，1个疗程为3次。

9. 足针

主穴：目穴、肝穴。配穴：头痛点。操作：常规针刺，强刺激，留针30~40分钟，每日1次，3次为1个疗程。

（五）医家诊疗经验

承淡安先生在对五官科疾病进行治疗时，提倡辨证施治，他认为对于相同疾病，由于发病区域、症状、征象方面的区别，应采取不同的疗法，应具备灵活性。对目赤肿痛治疗方面，若患者眼赤暴痛但未肿，应针刺睛明、合谷、太阳与手三里；若目痛但红肿不明显，针刺阳溪、二间、大陵、三间、上星与前谷；若目眦急痛，对三间行针刺，同时煎服夏枯散。由于五官疾病常以急性、热性病症为主，临证取穴应精简，便于临床诊治，可以即刻奏效，改善病症。如目痒者，取光明、地五会刺之；眼肿痛、睛如裂出者取八关、十指尖针刺出血；舌卷者取液门、二间刺之；舌疾不收者取阴谷、风府刺之；喉中如梗者取间使、三间刺之；口干而有黏液者，取手下廉、太溪刺之。承淡安先生针对病症的辨证特点，采用不同的治疗方式。如对目疾一病，认为凡老年目昏花、视物不清晰、目无红丝、绝无异态者，针肝俞并灸之，

多效，不必针他穴；凡目红肿痛者，在耳后紫络上刺出血颇效，其他如刺太阳、攒竹、睛明3穴，亦可使目红肿痛即愈；而目淡红久而不愈者，刺肝俞、光明，用补法即愈。

四、预后转归

细菌或病毒引起的急性结膜炎若能及早诊断、及时治疗，一般不会遗留后遗症。免疫性结膜炎，易反复、不易根治，治疗较棘手。

五、预防调护

（1）细菌性结膜炎　重点做好个人与集体卫生，对于手部与脸部应做到勤洗，同时避免用衣袖或手擦拭眼部；对于急性阶段的患者，为了防止传染，应做隔离处理；对于患者曾接触的医疗器具，以及曾用过的手帕与洗脸用具，应实施规范消毒处理；医务人员接触患者前后应洗手消毒，佩戴防护眼镜。

（2）病毒性结膜炎　加强个人卫生和医院管理，切断传播途径。

（3）衣原体性结膜炎　成人应提高卫生知识。增大新生儿产前护理力度。

（4）免疫性结膜炎　避免接触一切可能的过敏原，注意平素清淡饮食，补充各种维生素，加强锻炼，提高机体免疫力。一旦发生过敏性结膜炎，及时治疗。

主要参考文献

［1］石学敏．针灸学［M］．北京：中国中医药出版社，2011.

［2］王启才．针灸治疗学［M］．北京：中国中医药出版社，2007.

［3］程爵棠．梅花针疗法治百病［M］．郑州：河南科学技术出版社，2009.

［4］苗彦霞，邢玉瑞，邢芳瑞．水针疗法治百病［M］．北京：人民军医出版社，2004.

［5］何玲．微针疗法治百病［M］．北京：人民军医出版社，2005.

［6］缪晚红，张兴儒．实用中医眼科学［M］．北京：中国中医药出版社，2015.

［7］刘淑君，姜鹏飞，刘少义，等．眼科学［M］．青岛：中国海洋大学出版社，2014.

［8］曾发平，沈玉兰，林伦清．中西医结合治疗急性结膜炎的疗效分析［J］．医学信息（中旬刊），2011，24（3）：1205-1206.

［9］程璐．针灸治疗急性结膜炎随机对照试验的系统评价［D］．北京中医药大学，2018.

［10］马继红，芦芸，吴旭，等．承淡安针灸治疗五官疾病诊疗特色初探［J］．中国针灸，2020，40（4）：415-418.

第二节　麦粒肿

麦粒肿又称睑腺炎，是指睫毛毛囊附近的皮脂腺或睑板腺的急性化脓性炎症。中医学称之为"针眼""眼丹"，多见于青少年，而多发性麦粒肿病程较长、病情反复，多见于儿童。该病病初有痒感及微痛，睑缘出现局限性红肿硬结，继之红肿渐扩大，几日后硬结顶端出现黄色脓点，破溃后流脓，重者眼皮红肿，不能睁眼，伴有全身发热，及耳前或颌下淋巴结肿大等症状。

麦粒肿病名首见于隋代巢元方所著的《诸病源候论》，在《证治准绳》中对该病的病名及病位作出了简要的论述："土疳证，谓脾上生毒，俗呼偷针是也，有一目生一目者。有止生一目者。"《审视瑶函》云："土疳病……微则自然消散，甚则出血流脓。"则对本病的转归做了简要的描述。《诸病源候论·目病诸候》则简明地载述该病的演变过程，书中谓："人有眼内眦头忽结成，三五日间便生脓汁，世呼为偷针。"以上文献分别从不同的症状、体征等方面进行描述，从而得出不同的病名，但是都与西医学之麦粒肿相类似，故属于同一类疾病。

一、病因病机

（一）西医学认识

麦粒肿分为内麦粒肿和外麦粒肿两型：外麦粒肿为 Zeis 腺（蔡氏腺）的急性化脓性炎症，初起睑缘部呈局限性充血肿胀，2~3 日后形成硬结，胀疼和压痛明显，以后硬结逐渐软化，在睫毛根部形成黄色脓疱，穿破排脓迅速。重症病例可有畏寒、发热等全身症状。内麦粒肿为睑板腺的急性化脓性炎症，其临床症状不如外麦粒肿来得猛烈。

（二）中医学认识

中医学将本病称为"针眼""土疳""眼丹"，即眼睑边缘生小硬结，红肿疼痛，形似麦粒，多发于一只眼睛，有惯发性，以青少年为多发人群。中医学认为本病多因风热之邪客于胞睑，火灼津液，变生疖肿；或过食辛辣，脾胃积热；或肝经之火循经上炎，热毒结聚于胞睑，发为疖肿；或脾虚湿热上攻于目，热毒壅阻于胞睑而生疖肿。《诸病源候论·目病诸候》曰："此由热气客在目间，热搏于津液所成。"而《证治准绳·杂病》进一步指出："犯触辛热燥腻风沙火。""窍未实，因风乘虚而入。"由此指出了本病的病因病机。胞睑覆盖于眼珠前部，司眼之开合，具有保护眼珠、濡润白睛、黑睛以及清除眼珠表面的灰尘和毒邪等功能。胞睑属五轮学说中之肉轮，内应脾，脾与胃相表里，上胞属脾，下胞属胃，故当胞睑有病时，多责之于脾和胃。由于胞睑位于眼珠前部，易受六淫之邪侵袭，为卫外之屏障，外邪入侵，首当其冲。内可因脾胃功能失调而发生胞睑病症，内外合邪则更易发病。凡风热毒邪外袭，客于胞睑；或过食辛辣、肥腻之品，助阳生火，循经上攻胞睑，燔灼脉络，壅滞气血，气、血、热三者互结，而致红、肿、热、痛，发为本病。若发病后治疗不彻底，余邪未尽，或素体虚弱，卫外不固，易感风邪者，常反复发作。风为阳邪，其性炎上，所以常急性起病，常以眼睛的红、肿、热、痛为多，并常伴有口渴、便秘等热象。多为实证，且为热证多见，多发于卫分、气分。

二、临床诊断

（一）辨病诊断

眼睑皮肤局部可触及硬结、红肿、疼痛，严重者球结膜水肿、发热，伴有颌下或耳前淋巴结肿大，甚至溃破。根据临床表现可辨别。

（二）辨证诊断

1. 风热外袭证

（1）临床证候　针眼初起，痒痛微作，局部硬结微红肿，触痛明显，伴有头痛发热，全身不适。舌苔薄黄，脉浮数。

（2）辨证要点　针眼初起，痒痛，硬结微红肿痛，头痛发热。舌苔薄黄，脉浮数。

2. 热毒炽盛证

（1）临床证候　胞睑红肿，硬结较大，灼热疼痛，有黄白色脓点，白睛壅肿，口渴喜饮，便秘溲赤。舌红，苔黄或腻，脉数。

（2）辨证要点　胞睑红肿灼痛，硬结较大，有黄白色脓点，白睛壅肿。舌红，苔黄或腻，脉数。

3. 热毒内陷证

（1）临床证候　胞睑肿痛增剧，伴见头痛、身热、嗜睡，局部皮肤暗红不鲜，脓出不畅。舌质绛，苔黄糙，脉洪数。

（2）辨证要点　胞睑肿痛增剧，伴头痛、身热，局部暗红不鲜。舌质绛，苔黄糙，脉洪数。

4.脾虚湿热证

（1）临床证候　针眼反复发作，但症状不重，面色少华，腹胀便结。舌红，苔薄黄，脉细数。多见于儿童。

（2）辨证要点　针眼反复发作，面色少华，腹胀便结。舌红，苔薄黄，脉细数。

三、鉴别诊断

1.胞肿如桃

胞肿如桃相当于西医学的眼睑炎性水肿，胞睑皮肤红赤，高肿难睁，状如桃李，肿痛拒按，白睛赤肿，而本病眼睑边缘生小硬结，形似麦粒，多发于一只眼睛，有惯发性。

2.眼痈

眼痈的发病部位在眼睑皮下，较针眼病势凶猛，红肿热痛甚，化腐成脓范围大，可波及全部眼睑，并有畏寒高热、头痛等全身症状，本病为眼睑边缘生小硬结，形似麦粒。

四、临床治疗

（一）提高临床疗效的要素

中医疗法对麦粒肿治疗效果确切，不仅能快速消除麦粒肿症状，达到临床痊愈的目的，还可调整机体的整体状态，增强抗病能力，减少麦粒肿的复发率，其治疗方法简单，使用安全，消除因开刀引脓而对眼睛造成创伤的危险，患者易于接受。

目前中药治疗方法多，但尚未形成统一的方案；非药物疗法的治疗机制也尚未明确，操作规范也尚未统一。因此，在肯定中医治疗麦粒肿的疗效的同时，必须找到科学的严格的实验研究及临床观察方法以明确其治疗机制，并形成统一治疗方案，

从而提高中医治疗麦粒肿的水平。

（二）辨病治疗

当皮下或结膜下出现脓头时则切开引流。顽固复发病例则除考虑使用自身疫苗注射外，尚需考虑有无糖尿病的可能。不论内睑腺炎还是外睑腺炎，切开前后切忌挤压，以免感染扩散。凡局部炎症反应剧烈，耳前淋巴结肿大，或伴有全身症状者，应卧床休息，保持大便通畅，给予大剂量抗生素。

（三）辨证治疗

本病以祛风清热、消肿散结为基本治疗原则。本病亦有反复发作、经久难消者，宜健脾扶正，兼清余毒，防其复发。同时，可根据胞睑属肉轮，内应脾胃，以及肝开窍于目和督脉主一身之表等理论，结合局部选穴和辨证选穴法，进行选穴。

根据"腧穴所在，主治所及"规律在局部选穴：眼区局部可选取攒竹、太阳、鱼腰、承泣、瞳子髎、丝竹空等。

根据病因及辨证选穴：本病以风热毒火为主要病因，因此可选风池、少商、二间、曲池、少泽、天井、内庭、太冲、行间、大椎等穴疏风清热泄毒。

治法：祛风清热、解毒散结，只针不灸，用泻法。以眼区局部取穴为主。

主穴：攒竹、太阳、二间、内庭。

配穴：风热外袭加风池、合谷疏风清热；热毒炽盛加大椎、曲池、行间泻热解毒；脾虚湿热加三阴交、阴陵泉健脾利湿。疖肿在目内眦处可加睛明，在目外眦可加瞳子髎、丝竹空，在两眦之间加鱼腰，在眼睑下缘可加承泣、四白。

操作：攒竹最宜透鱼腰、丝竹空，或与太阳同施点刺出血；二间、内庭用强刺激重泻手法，最好能点刺出血。

方义：攒竹为足太阳经穴，与太阳穴

均位于眼区，可清泻眼部郁热而散结；二间、内庭分别为手、足阳明经的荥穴，可加强清热散结的作用。

（四）其他疗法

1. 刺络拔罐法

取大椎穴，用三棱针点刺出血后拔罐。

2. 挑刺法

在肩胛区第1~7胸椎棘突两侧查找淡红色丘疹或敏感点，用三棱针点刺，挤出黏液或血水，亦可挑断疹点处的皮下纤维组织。

3. 耳针法

取眼、肝、脾、耳尖；毫针强刺激，留针20分钟，同时可在耳尖、耳背络脉点刺出血。

（五）医家诊疗经验

欧阳群教授在数十年的临床工作中积累了丰富的经验，以单穴治疗视神经炎、视网膜炎、假性近视等各种眼病。欧阳教授临床运用三棱针点按肺俞治疗麦粒肿、急性眼结膜炎，三棱针平置于以肺俞穴为中心1cm左右区域，以针尖雀啄式点按压，持续约1分钟，每日1次，一般1~3次即可。

五、预后转归

本病一般预后良好。只要及时治疗，避免对患部用力挤压，并发症也较少。若能在酿脓后及时切开排脓，愈后可不留明显瘢痕，但严重者，有少数可发展为眼丹。

六、预防调护

（1）针灸治疗本病初期疗效肯定，但成脓之后宜转眼科切开排脓。

（2）麦粒肿初起至酿脓期间可以热敷，切忌用手挤压患处，以免脓毒扩散。

（3）平时应注意眼部卫生，患病期间饮食宜清淡。

主要参考文献

［1］曾庆华. 中医眼科学［M］. 北京：中国中医药出版社，2007.

［2］王启才. 针灸治疗学［M］. 北京：中国中医药出版社，2011.

［3］庞英. 耳尖放血治疗风热客睑型麦粒肿的临床疗效分析［D］. 广州中医药大学，2009.

［4］齐慧芳. 耳尖放血治疗麦粒肿的随机对照研究［D］. 新疆医科大学，2013.

［5］沈钊雄. 中医治疗麦粒肿研究进展［J］. 中医研究，2012，25（5）：75-77.

第三节　眼睑下垂

眼睑下垂通常指的是上眼睑下垂，即上睑下垂，表现为上眼睑部分或完全不能抬起，致上眼睑下缘遮盖角膜上缘过多，从而使病眼的眼裂显得较正常眼裂小。

眼睑下垂古称"睢目"，又名"上胞下垂"，重者称"睑废"。常见于西医学的重症肌无力眼肌型、眼外伤、动眼神经麻痹等疾病。

一、病因病机

（一）西医学认识

眼睑下垂的病因非常多，其中发生于儿童的眼睑下垂主要包括先天性单纯性眼睑下垂、下颌瞬目综合征、重症肌无力、外伤等；发生于成年人的眼睑下垂的主要包括重症肌无力、慢性进行性眼外肌麻痹、甲亢性眼肌病、颅内动脉瘤压迫性眼睑下垂等；发生于老年人的眼睑下垂主要包括老年眼腱膜退行性变、重症肌无力、脑梗死后睑下垂、糖尿病性动眼神经麻痹等。

（二）中医学认识

《黄帝内经》中并未记载"眼睑""睑"或类似的解剖结构，所以也就不可能提出眼睑下垂精确的病变部位，而只是以"目不开""瞑目"来描述其症状。隋代《诸病源候论》中记载了"睑"这一解剖结构，并在"睢目候"的条目下有"风客于睑肤之间……其皮缓纵，垂覆于目，则不能开"的描述，明确提出该病的病变部位在"睑"。此后，亦有医家以"眼皮下达""胞垂""胞合""睥倦"来描述本病，但无论"眼皮""目胞"还是"睥轮"，与眼睑名异而实同。可以认为，自《诸病源候论》之后，眼睑下垂的病位便逐渐明确了。

《黄帝内经》成书的时代，医家对于眼的解剖结构和运动机制没有明晰的认识，故其笼统地用"目不开"来描述眼睑下垂。《诸病源候论》以风邪客于肌肤，腠理张大解释机体形态的改变，故该书倾向于以睑部皮肤形态的缓纵来描述眼睑下垂。而随着解剖知识的不断进步，以及金元时期新理论的产生，医家开始关注眼睑运动与脾主肌肉功能的关系。

纵观中医关于眼睑下垂病因病机的认识沿革，可以发现：①《黄帝内经》作为中医理论体系的奠基之作，已经为后世从不同角度认识眼睑下垂提供了可能性。后世无论是从"筋热驰纵""气血虚，风客睑"还是"脾虚气陷"来论治，其渊源都可以上溯到《黄帝内经》。②临床效果是检验学说合理与否的唯一标准。从筋论治、从风邪论治眼睑下垂的理论都曾经是某一时期内医家治疗眼睑下垂的主流，但最后却不免因达不到临床实践的要求而逐渐废弃，"脾虚气陷"虽成说最晚，但因为其阐述病因病机透彻、准确，更重要的是得到了临床实践的充分检验，而被各代医家充分讨论和阐发，并绵延至今。

二、临床诊断

（一）辨病诊断

为选择治疗方法，必须对上睑下垂类型、病因、下垂程度、提上睑肌功能与全身及其他神经肌肉的关系，认真加以检查及鉴别。

（二）辨证诊断

1.肝肾不足证

（1）临床证候　自幼上睑下垂，不能抬举，眼无力睁开，眉毛高耸，额部皱纹加深。小儿可伴有五迟、五软。舌淡，苔白，脉弱。

（2）辨证要点　自幼上睑下垂，眼无力睁开，额部皱纹加深。小儿伴五迟、五软。舌淡，苔白，脉弱。

2.脾虚气弱证

（1）临床证候　起病缓慢、上睑提举无力，遮掩瞳仁，妨碍视瞻，朝轻暮重，休息后减轻，劳累后加重。伴有面色少华、眩晕、食欲不振、肢体乏力甚至吞咽困难等症。舌淡，苔薄，脉弱。

（2）辨证要点　上睑提举无力，朝轻暮重，劳累后加重。面色少华，食欲不振，肢体乏力，甚至吞咽困难。舌淡，苔薄，脉弱。

3.风邪袭络证

（1）临床证候　上睑下垂，起病突然，重者，目珠转动失灵，或外斜，或视一为二，伴眉额酸胀或其他肌肉麻痹症状。舌红，苔薄，脉弦。

（2）辨证要点　突然上睑下垂，目珠转动失灵，或外斜，或视一为二，伴肌肉麻痹症状。舌红，苔薄，脉弦。

三、鉴别诊断

本病应与痿证相鉴别，二者均可出现

眼睑下垂，但痿证还可兼见肢体筋脉弛缓不收，下肢或上肢，一侧或双侧，软弱无力，甚则瘫痪，部分患者伴有肌肉萎缩。由于肌肉痿软无力，可有睑废、视歧，声嘶低暗、抬头无力等症状，甚则影响呼吸、吞咽。部分患者发病前有感冒、腹泻病史，有的患者有神经毒性药物接触史或家族遗传史，鉴别不难。

四、临床治疗

（一）提高临床疗效的要素

本病有原发性和继发性之分，针灸治疗原发性疗效较好。对于继发性眼睑下垂，应积极针对原发病进行治疗。

针灸对本病有一定疗效，尤其以病程短、症状轻者疗效好；对于病程迁延时间较长，症状重者疗效差。

（二）辨病治疗

临床对不同原因引起的眼睑下垂采取对应治疗。

（三）辨证治疗

治法：先天不足、脾虚气弱者，补肾健脾、益气养血，针灸并用，用补法；风邪袭络者，疏风通络、调和气血，针灸并用，平补平泻。以眼区局部取穴为主。

主穴：攒竹、丝竹空、阳白、三阴交。

配穴：先天不足加太溪、命门、肾俞益肾固本；脾虚气弱加足三里、脾俞健运脾胃，补气养血，另加督脉百会穴升提阳气；风邪袭络加合谷、风池宣通经络，疏风解表。

操作：攒竹、丝竹空、阳白既可相互透刺，又均可透刺鱼腰穴；风池穴应注意针刺方向、角度和深度；百会穴多用灸法。

方义：攒竹、丝竹空和阳白穴均位于眼上方，三穴合用可通经活络，调和局部

气血而升提眼睑；三阴交为脾、肝、肾三经的交会穴，具有补脾益肾、养血荣筋、调和气血的功效。

（四）其他疗法

1. 皮肤针

取患侧攒竹、眉冲、阳白、头临泣、目窗、目内眦—上眼睑—瞳子髎连线，轻度叩刺。隔日1次。

2. 穴位注射

取脾俞、肾俞、足三里、三阴交等穴位，采用黄芪、柴胡注射液进行穴位注射治疗。

3. 神经干电刺激

取眶上神经与面神经刺激点（耳上切迹与眼外角连线中点）。针刺之后接电针仪，眶上神经接负极，面神经接正极，电流强度以患者能耐受为度。每次20分钟左右，隔日1次。

（五）医家诊疗经验

严洁教授运用"额六针"治疗眼睑下垂经验

眼睑下垂主要的病变部位为上眼睑部，所属经络为足太阳膀胱经、足少阳胆经、足阳明胃经、手少阳三焦经和督脉。鉴于上眼睑为额肌、眼轮匝肌分布处，浅层多分布眶上神经，深层有面神经颞支分布，故严洁教授选用上眼睑局部的上下两组6个穴位，即上眼睑内侧下部的攒竹（攒竹为足太阳膀胱经腧穴，而膀胱经主治头面五官诸疾）、上部的神庭（神庭为督脉经穴，有醒脑开窍、宁心安神之功），中间下部的阳白、上部的头临泣（阳白、头临泣为足少阳胆经与阳维脉的交会穴，有和解少阳，调和营卫，梳理气机之功），外侧下部的丝竹空（丝竹空为手少阳三焦经之末穴，与足少阳胆经相交接，三焦为阳气之父，行于诸阳，故有振奋三焦阳气，助阳

行气祛寒之功），上部的头维（头维为足阳明胃经与足少阳胆经、阳维脉之交会穴，阳明经多气多血，有治"痿"独取阳明之说）。针刺时针尖朝上沿皮斜刺 0.5 寸左右，轻度捻转加震颤 15 秒左右，接 G6805-Ⅱ型治疗仪，疏波（频率 5~10Hz/s）。通过刺激这些穴位增强肌收缩达到提升额肌、颞肌肌张力的作用，使局部下垂的眼睑肌肉恢复正常。

眼睑下垂患者多因先天禀赋不足、后天失调，或情志刺激，或外感六淫所伤，或外伤手术，或疾病失治，或病后失养等致病。本病病因各不相同，严洁教授除了采用局部的"额六针"外，还结合患者的病情，辨证论治配合其他的穴位整体调整达到更佳的治疗效果。如吞咽困难加人迎、廉泉；咀嚼无力加颊车、下关；四肢无力加曲池、手三里、肩三针、伏兔、风市、足三里、地机；颈部无力加大椎、身柱、风池；眼球转动不利加睛明、球后、申脉、照海等。

患者针灸治疗完毕拔针后，给患者行面部刮痧，使经络穴位因刮拭刺激而使血脉通畅，达到行气活血，梳通毛孔纹理，平衡阴阳的目的，或者背部膀胱经梅花针叩刺，可以调理机体阴阳失衡、脏腑功能失调，补虚泻实，激发经脉之气，调整整体功能。

五、预后转归

本病两种类型皆病程漫长。先天性者，除造成视物困难及影响仪容外，其他危害不大。但后天重症肌无力引起者，病情逐渐发展，若全身症情得不到控制，严重时可危及生命。

六、预防调护

（1）针灸对本病有一定疗效，但需查明原因，辨证治疗。

（2）对先天性重症患者可考虑手术治疗。

（3）忌食辛辣刺激食物，保持充足睡眠，慎避风寒，预防感冒，节房事，勿过劳。

（4）如出现呼吸困难及吞咽障碍，常为重症肌无力之表现，应积极抢救治疗。

主要参考文献

［1］曾庆华. 中医眼科学［M］. 北京：中国中医药出版社，2007.

［2］王启才. 针灸治疗学［M］. 北京：中国中医药出版社，2011.

［3］陈伟，冉安林，李丹丹，等. 严洁教授运用"额六针"治疗眼睑下垂经验［J］. 中医药导报，2016，22（11）：55-56.

第四节　眼睑眴动

眼睑眴动又叫"目眴""胞轮振跳""脾轮振跳"，是指眼睑不自主的、不断重复地牵拽跳动的一种病症，民间称之为眼皮跳或眼眉跳，多为一侧发病，也可两侧均发病。《证治准绳·杂病》称之为"脾轮振跳"。明代眼科专著《审视瑶函·脾轮振跳》谓："此症谓目脾不待人之开合，而自牵拽振跳出。乃气分之病，属肝脾二经络之患。人皆呼为风，殊不知血虚而气不知顺，非纯风也。"清代黄庭镜的《目经大成》卷二指出："盖足太阴、厥阴荣卫不调，不调则郁，久郁生风，久风变热而致。主以全真一气汤、十味益荣煎、艾人理血汤，不移时立住。"

本病相当于西医学中的眼睑痉挛、面肌痉挛、眼睑痉挛-口下颌部肌张力障碍等。

一、病因病机

本病属眼科和神经内科常见病，主要

表现为眼睑不自主频繁振跳，重者可牵动口角乃至面颊部肌肉发生抽动。在情绪紧张、激动、疲劳、久视、睡眠不足情况下会加剧，入睡后则消失。

本病病位在胞睑，与肝脾关系密切。《素问·至真要大论篇》指出："诸风掉眩，皆属于肝。"《圣济总录》卷四十一谓："若肝藏气虚，不能荣养，则为风邪所侵，搏于筋脉，荣卫凝泣，关节不通，令人筋脉抽掣疼痛。"其病因病机如下。

（1）肝风内动　平素肝肾阴虚，或情志不遂、肝气郁结，久则肝风内动，上扰头面，引动阳明经气，使胞睑惕动振跳。

（2）心脾两虚　平素劳瞻过度，或久病、过劳、不寐，损伤心脾，心脾两虚，筋肉失养而惕动振跳。

（3）血虚生风　生血不足或失血过多，或久病耗伤营阴，肝血不足，日久生风，虚风内动，牵拽胞睑而振跳。

二、临床诊断

（一）辨病诊断

颜面、眼睑部肌肉痉挛，大致相当于西医学中的眼睑痉挛、面肌痉挛、眼睑痉挛－口下颌部肌张力障碍等。单纯眼睑不自主频繁振跳为诊断要点。根据临床表现，可作出相应诊断。

（二）辨证诊断

本病主要表现为上胞或下睑不自主地牵拽跳动，或及眉际、面颊，不能随意控制。胞睑皮肤正常，无赤痛，眼外观端好。

1.肝风内动证

（1）临床证候　胞睑振跳，牵拽面颊或口角，安静时减少，情绪波动、紧张时频繁，平素情志不遂、肝气郁结，或暴躁易怒，耳鸣头胀，或见两胁胀痛。舌红，或少津，苔薄，脉弦。

（2）辨证要点　胞睑振跳，情绪波动、紧张时频繁，平素情志不遂，或暴躁易怒。舌红少津，苔薄，脉弦。

2.心脾血虚证

（1）临床证候　胞睑振跳，时疏时频，劳累时重。兼心烦失眠，怔忡健忘，食少纳呆，体倦乏力，面色少华。舌淡，苔薄，脉细弱。

（2）辨证要点　胞睑振跳，兼心烦失眠，怔忡健忘，食少纳呆，面色少华。舌淡，苔薄，脉细弱。

3.血虚生风证

（1）临床证候　胞睑振跳不休，或与眉、额、面、口角相引，不能自控。面色、唇甲少华。妇人月经量少色淡。舌淡，苔薄，脉弦细。

（2）辨证要点　胞睑振跳，面色、唇甲少华。舌淡，苔薄，脉弦细。

三、鉴别诊断

1.肝中风

肝中风为风邪中于肝经而致的病证，除见头目瞤动外，还伴有胁痛，常伛偻步行，或踞坐不得低头等。

2.面瘫、口癖

面瘫、口癖为风邪挟痰浊入侵阳明之络，导致经脉失养、筋肉迟缓，表现为患侧口角向健侧歪斜，患侧眼睑下垂、睑裂增大、白睛外露、抬眉受限等。

四、临床治疗

（一）影响针灸疗效的要素

（1）病因　本病有原发性和继发性之分，针灸治疗原发性眼睑痉挛疗效优于继发性。对于继发性眼睑痉挛，应积极治疗原发病。所以，针对病因治疗，有利于提高临床疗效。

（2）病情　针灸对本病初发、病程短、

症状轻者疗效较好；对于病程迁延时间较长，而且痉挛症状严重者疗效不及前者；伴有脑神经受损症状者，属继发性面肌痉挛，应进一步检查脑神经受损的原因。

（3）患者自身因素　眼睑痉挛多与紧张、疲劳、情绪变化及睡眠质量有关，因此，患者在针灸治疗期间要保证充足睡眠，提高睡眠质量，调节情绪，对于提高和巩固针灸疗效有重要意义。

（二）辨病治疗

对于眼睑痉挛、面肌痉挛的治疗，目前西医临床一般选用Ａ型肉毒杆菌毒素局部注射、镇静药物治疗、阻滞疗法等方法。

（三）辨证治疗

1. 辨证论治

中医治疗本病，以舒调经筋、息风止痉为原则。根据肝主筋、诸风掉眩皆属于肝的理论，以眼部穴位为主，辨证选用远端相关穴位。具体选穴原则如下。

局部选穴：选取眼部周围的睛明、攒竹、鱼腰、阳白、丝竹空、承泣、四白、颧髎、太阳，临近选取风池、翳风等。

辨证选穴：肝风内动者，加风池、合谷、太冲、阴陵泉、太溪、三阴交等；心脾两虚者，加心俞、脾俞、劳宫、足三里、太白、公孙等；血虚生风者，加脾俞、肝俞、膈俞、血海、足三里、三阴交、合谷等。上睑痉挛选昆仑，下睑痉挛选足三里。

操作：攒竹与丝竹空互相透刺，或分别透鱼腰穴；四白最好刺入眶下孔中，余穴常规刺。

方义：本病病在筋肉，"在筋守筋"，故以局部取穴为主。四白、攒竹、丝竹空、鱼腰、阳白、睛明、承泣、颧髎均为眼周穴，可疏调眼周局部气血以息风止痉；"面口合谷收"，合谷与太冲相配为"四关"穴，合用风池、翳风可养肝荣筋，息风止

痉；眼睑属脾，下睑为胃经所过，三阴交为脾经穴，足三里为胃经合穴，二穴合用，补益脾胃，生化气血，荣养筋肉，根据经筋理论，足太阳经筋为"目上冈"，足阳明经筋为"目下冈"，故上睑痉挛选昆仑，下睑痉挛选足三里。

2. 成药应用

（1）人参养荣丸

用法：口服，每次9g，每日2次。

功效主治：温补气血。用于心脾不足，气血两亏，形瘦神疲，食少便溏，病后虚弱。

制剂规格：每丸9g。

（2）当归补血丸

用法：口服，每次6~9g，每日2次。

功效主治：补养气血。用于身体虚弱，气血两亏。

制剂规格：每丸9g。

注意事项：忌油腻食物；高血压患者慎用；本品宜饭前服用；月经提前、量多、色深红或经前、经期腹痛拒按，乳房胀痛者不宜服用；按照用法用量服用，小儿及孕妇应在医师指导下服用；服药2周或服药期间症状无改善，或症状加重，或出现新的严重症状者，应立即停药并去医院就诊。对本品过敏者禁用，过敏体质者慎用。

（四）其他疗法

1. 耳针法

取眼、神门、肝、心、脾，每次2~3穴，毫针针刺，瞤动严重、频繁者强刺激，留针20~30分钟；或撳针埋藏、王不留行籽按压。

2. 头针法

取枕上正中线、枕上旁线，按头针疗法常规操作。

3. 穴位注射法

取翳风、阳白、下关、足三里，用丹参注射液或维生素B族，每穴0.5~1ml，每

日或隔日 1 次。

4. 梅花针叩刺法

采用梅花针叩刺眼周（上至眉弓上 1 cm，下至眶下缘 1 cm，内侧至鼻梁中部，外侧至太阳穴附近）及重点穴位，如患侧攒竹、鱼腰、太阳、睛明、上明、四白、球后等。

5. 雷火灸法

取患侧睛明、攒竹、鱼腰、太阳、瞳子髎、承泣、四白、风池、合谷等穴，使用雷火灸，从眼眶近穴，再到全身的远穴，循环进行，再雀啄灸。

6. 物理疗法

用电刺激器产生脉冲电方法，以阈上 10~20V 的强度、1 秒的时间间隔刺激面肌痉挛的最强运动点，一般是面神经分支支配眼、口区域。如以上区域经电刺激后，痉挛强度无变化，再刺激耳上区面神经主干分支。其机制可能是电刺激抑制了过多的神经冲动，同时有规律地间断刺激矫正了不规律兴奋冲动的传导。疗程一般是 6~12 周，疗效较好。操作简单、可反复进行，一般无严重并发症。

（五）医家诊疗经验

1. 陈全新针灸治疗面肌痉挛临证经验

陈全新教授从事针灸临床、教学、科研 50 余年，具有丰富的临床经验，独创"飞针"疗法，陈老崇尚华佗"针灸不过数处"之法，精于辨证，处方严谨、用穴精当。陈老认为面肌痉挛病因当责之于"风"，病机为风滞经络，内风、外风均可引发本病。并将本病分为风袭经络型、虚风内动型。选取太阳、风池、合谷、颊车、翳风、舞蹈震颤区等。表证者配外关、大椎；鼻塞不通者加印堂；头痛者加大杼。耳穴取肝、目、神门、口、面颊、肺等。同时指出，直接针刺或电针面部抽动局部反而会加剧肌肉痉挛，故应避开病变部位，循经取穴。

2. 于书庄针灸治疗面肌痉挛临证经验

于书庄教授提出"临证五问"，主张针灸辨证"更需辨经，先察后取"，他研究了针灸、艾灸、火针、放血法的不同治疗作用，发现了"隐性循经感传现象"，对周围性面神经麻痹后遗症治疗有独创之处。

于老认为，面肌瞤动是经常反复发作且难以治愈的疾病，在局部痉挛中最为常见。本病诱发因素十分复杂，应从病因病机以及病属何经两方面理解。于老认为该病可分为风寒稽留型、气血亏虚型、肝肾阴虚型、阴虚阳亢型、脾虚湿重型、肾阳不振型和痰火内盛型等七种，其中以前三种最常见。于老曾运用"行气法"治疗面肌痉挛，获得了较为满意的近期疗效和稳定的远期疗效，远远优于常规治疗。同时他认为，行气感传的距离与激发次数密切相关，激发次数越多，感传越远，疗效越好。

五、预后转归

导致眼睑瞤动的病因有很多，一般来说，由过劳引起者，一般经过治疗和休息、调护，可以缓解甚至消除。若属继发性者，则应积极治疗原发病。部分症状严重者，可发展为面肌痉挛。面神经痉挛则应积极治疗，否则迁延难愈。

六、预防调护

（1）一旦发病后宜及早治疗，尽快控制病情，以免迁延转变。

（2）埋针法又称为皮内针治疗，其采用的针具称为揿针。中医学认为揿针可调节卫气，刺激皮部，激发卫外功能于病邪之处。局部勿过度刺激，勿经常过度按摩患侧面肌。

（3）患者应注意勿用冷水洗脸，遇风雨寒冷时，注意头面部保暖。

（4）适当增加维生素 B 族的摄入，如

维生素 B_1、B_{12}（甲钴胺）等，多食新鲜蔬菜、水果、粗粮、豆类和鱼类等。

（5）平时保持心情愉悦，维持情绪稳定，劳逸适度，保证充足睡眠。

主要参考文献

[1] 贾建平，陈生弟. 神经病学 [M]. 7版. 北京：人民卫生出版社，2017.

[2] 于振中. 针坛名师——于书庄（北京针灸名家丛书）[M]. 北京：中国中医药出版社，2013.

[3] 张洁怡，李颖，马碧茹，等. 陈全新治疗面肌痉挛的经验浅析 [J]. 中华中医药杂志，2020，35（3）：1289-1292.

[4] 李嘉健，郭静，于振中，等. 书山勤径，庄德唯馨——记近代针灸名家于书庄 [J]. 中国针灸，2014，34（11）：1123-1126.

[5] 李凯庆，于天洋，夏雪，等. 针灸治疗面肌痉挛的研究进展 [J]. 河北中医，2022，44（7）：1219-1223.

第五节　近视

近视是指在不使用工具调节时，眼睛看不清远物、只能看清近物的症状。也就是说，在屈光静止的前提下，远处的物体不能在视网膜汇聚，而是在视网膜之前形成焦点，因而造成视觉变形，导致远方的物体模糊不清。若将远方的目标向眼移近，发出的光线对眼呈一定程度地散开，形成焦点就向后移，目标物离眼的位置愈近，近视眼的程度愈深。

近视眼一般发生在青少年，在发育生长阶段度数逐年加深，到发育成熟以后即不发展或发展缓慢。处于生长发育期的青少年出现近视现象，大多表现出视疲劳、视力障碍及眼位偏斜等情形，成为影响青少年视力的主要眼病。其近视度数很少超过6D、眼底不发生退行性变化、视力可以通过配镜矫正者，称为单纯性近视。另一种近视发生较早（在5~10岁之间即可发生），且进展很快，25岁以后继续发展，近视度数可达15D以上，常伴有眼底改变，视力不易矫正，称为变性近视。此外，习惯上常将3D以下近视称为轻度近视，3~6D者称为中度近视，6D以上者称为高度近视。其病理表现大多为眼球前后轴过长（称为轴性近视）和眼的屈光力较强（称为屈率性近视）。

一、病因病机

（一）西医学认识

近视的发生，一般认为是由多种因素导致。近年来，许多证据表明环境和遗传因素共同参与了近视的发生，但其发生和发展，与灯光照明不足、阅读姿势不当、近距离伏案工作较久等有密切关系。

（二）中医学认识

中医学认为，本病与先天禀赋不足、后天发育不良、劳心伤神、不良用眼等有关。历代眼科医家，遵循"阳主发越、阴主收敛"理论，从"阴盛阳衰"角度论治近视。其病因病机如下。

（1）肝气血不足　肝藏血，开窍于目，肝血充足，能够濡养双目，则目能视物；如果劳神或用眼过度会使肝的气血消耗，双目失于濡养，从而损害视力。隋代的巢元方在《诸病源候论》中指出："夫目不能远视者，由目为肝之精华，若劳伤脏腑，肝气不足，兼受风邪，使精华之气衰弱，故不能远视。"《银海精微》指出："能近视不能远视者，何也？血虚气不足也。"明代的《景岳全书》同样认为"久视伤血"。

（2）禀赋不足　因为先天性的各种原因导致肝木、肾水或心阳方面有缺陷引起近视。明代傅仁宇在《审视瑶函》中称

"禀受生成近觑"。

（3）阳虚 心阳耗损，神光不得发越；或脾虚气弱，化源不足等，使心、肝、肾阳气亏虚，加上用眼不当，使目络瘀阻，目失濡养，导致神光不足而发病。正如《景岳全书》卷二十七指出："不能远视者，阳气不足也。"清代的大型医书《医宗金鉴》中记载"近视清明远视昏，阳光不足被阴侵"，即是此意。

（4）玄府闭密 玄府，即汗孔。刘完素认为玄府畅通，则真精充盈，神光发远而目明；玄府闭密，则真精亏乏，气机不利，升降出入失常，神光郁遏而发生近视。

（5）脾伤湿生 有的医家认为脾和眼睛联系紧密，由于各种原因，脾受到损伤，水谷精微不能输布全身引起全身脏腑功能失常，因而导致近视。如李东垣所云："五脏六腑之精气皆禀受于脾，上贯于目。"

二、临床诊断

1. 心阳不足证

（1）临床证候 视近清楚，视远模糊。全身无明显不适，或面色㿠白，心悸神疲。舌淡，脉弱。

（2）辨证要点 视近清楚，视远模糊。面色㿠白，心悸神疲。舌淡，脉弱。

2. 肝肾两虚证

（1）临床证候 视近怯远，眼前黑花渐生。可有头晕耳鸣、夜眠多梦、腰膝酸软等全身症状。脉细。

（2）辨证要点 视近怯远，眼前黑花渐生，头晕耳鸣，腰膝酸软。脉细。

3. 脾虚气弱证

（1）临床证候 视近清楚，视远模糊。久视则双目疲劳，喜垂闭。或病后体虚，食欲不振，四肢乏力。舌淡红，苔薄白，脉弱。

（2）辨证要点 视近清楚，视远模糊。食欲不振，四肢乏力。舌淡红，苔薄白，脉弱。

脉弱。

4. 肝血不足证

（1）临床证候 视近清楚，视远模糊。久视则双目疲劳，视物变形，眼底可见黄斑萎缩斑或出血，面色少华，爪甲不荣。舌淡，苔薄白，脉弱。

（2）辨证要点 视近清楚，视远模糊。久视则眼底可见黄斑萎缩斑或出血，爪甲不荣。舌淡，苔薄白，脉弱。

三、鉴别诊断

1. 青盲

青盲表现为视力下降，与近视类似。但是黑睛与瞳神之气色、形态正常。开始时视物渐糊不明，似有薄纱遮挡，或视野缩小，以后日渐加重，犹如隔雾视物，直至失明。

2. 胬肉攀睛

胬肉攀睛也可以出现视力下降，与近视类似。本病为睑裂部位的白睛上出现薄膜，渐渐变厚，有血丝相伴，红赤高起，而成胬肉，渐向黑睛攀侵。胬肉多呈三角形，形状酷似昆虫的翅膀，自眦角开始。如自觉眼部涩痒，胬肉头尖高起而体厚，赤瘀如肉，发展较为迅速，每可侵及黑睛中央，障漫黑睛则视而不见。

3. 雀目

雀目，即夜盲症，本病患者在入暮或光线暗淡处视物不见、分辨不清等，与近视类似。但是在明亮环境下，视力又能恢复。

四、临床治疗

（一）影响针灸疗效的要素

（1）近视程度 屈光度的不同，标志着近视程度的不同和病理损害的轻重，两者呈正相关。屈光不正越轻，视力损害越轻，针刺治疗疗效越好。针刺可以减小近视患者的屈光度，但是不能纠正真性近视的屈光不正。

（2）年龄　年龄越小，见效越快，疗效越好。青少年近视患者本人、患者家长、学校老师应对近视予以充分重视，以预防为主，尽早治疗。

（3）病程　病程越短，疗效越好；病程长者，只要坚持治疗，也能取得一定的疗效。

（4）其他因素　针刺治疗时未戴过眼镜者，见效快，疗效好，故已戴眼镜矫正视力的患者，在治疗期间最好不要戴眼镜。父母均有近视者，疗效差。

（二）辨病治疗

近视的治疗，一般宜区分真性近视和假性近视。假性近视者，应改变不良用眼习惯，增加营养和锻炼，视力可逐渐恢复。真性近视者，在针灸综合治疗无效的情况下，应散瞳检影验光，应尽早佩戴合适的眼镜以矫正视力。

（三）辨证治疗

中医治疗一般以补益肝肾、养血明目、健脾强心为主要原则。本病虽以虚证为主，但是变证复杂，常虚中夹实，或以实证为主。临证应审证求因，遵循"急则治其标、缓则治其本"的辨证原则。选穴一般以局部穴位为主，再根据肝经、心经与目系的联系，选取该经相关穴位；并根据肝开窍于目理论，选取肝俞。然后再辨证取其他穴位。具体选穴原则如下。

治法：补益肝肾，养血明目，健脾养心。

主穴：睛明、承泣、四白、太阳、风池、光明。

配穴：肝肾两虚者，加肝俞、肾俞、太冲、太溪滋补肝肾；脾弱气虚者，加脾俞、胃俞、足三里、三阴交等健脾益气；

心阳不足者，加心俞、膈俞、内关、神门等温补心阳；肝血不足者，加肝俞、肾俞、太溪、三阴交等柔肝养血。

操作：针刺睛明穴时，嘱患者闭目，医者押手拇指轻推眼球向外侧固定，刺手持针，于眶缘和眼球之间缓慢直刺0.5~1寸，不宜提插捻转，以防止刺破血管引起血肿；针刺承泣穴时，嘱患者闭目，以押手拇指向上轻推眼球，刺手持针，紧靠眶缘缓慢直刺0.5~1寸，不宜提插捻转，以防刺破血管引起血肿；四白穴直刺0.2~0.3寸，从上向下可斜刺0.5~0.8寸，不宜捻转；太阳穴直刺或斜刺0.2~0.3寸；针刺风池穴时，针尖微下，向鼻尖方向斜刺0.5~0.8寸；光明穴直刺0.5~0.8寸；其余配穴均常规针刺。

方义：睛明、承泣、四白、太阳均位于眼周，可通经活络，益气明目，是治疗眼疾的常用穴；风池为足少阳与阳维之交会穴，内与眼络相连，光明为足少阳胆经络穴，与肝相通，两穴相配，可疏调眼络，养肝明目。

（四）其他疗法

1. 耳穴疗法

取神门、心、肝、肾、眼、目，每次2~4穴，毫针中等刺激，留针30分钟；或揿针埋藏，或王不留行籽贴压。

2. 皮肤针叩刺法

轻度或中度叩刺眼部周围穴位及风池穴，每日1次。

3. 头皮针法

选取枕上旁线、枕上正中线，按头针常规操作，每日1次。

4. 眼针法

取1区：肺、大肠。2区：肾、膀胱。3区：上焦。4区：肝、胆。

5. 穴位注射法

选用当归注射液或维生素B_1、B_{12}注射

液，眼部周围穴位注射，每穴 0.2ml，隔日
1 次。

6. 中药熏洗法

金银花、连翘、菊花、蝉蜕、丝瓜络、
荆芥、防风、蒲公英各 15g，桂枝、丁香、
昆布各 30g，混匀后加水 2000ml，加热至
出蒸汽，以蒸汽持续熏蒸双目，或者加小
毛巾同煮后，以毛巾热敷双目。

（五）医家诊疗经验

钟梅泉教授采用梅花针治疗青少年近
视眼、远视眼、共同性斜视、儿童弱视及
其他疾患，均收到满意疗效。钟氏通过反
复实践，证明梅花针叩刺对轻度近视疗效
满意，对近视较深患者，治愈难度大，但
是也能收效。钟氏认为，近视患者，可在
第 1~2 颈椎两侧触及结节、条索及压痛，
第 5~10 胸椎两侧可发现条索及压痛，腰
椎两侧可见疱状软性物。正光穴处可触摸
到结节、小条索或肌张力改变，压痛明
显。治疗要从整体出发，辨证论治。采
取常规穴位针刺，后颈部、眼区、颞部、
第 5~10 胸椎水平两侧及腰部行梅花针叩
刺，同时教育患儿用眼卫生，保证充足
睡眠。

五、预后转归

随着生活方式的改变和学习、工作压
力的增大，近视人数日益增加，青少年所
占比例较大。针灸对于轻中度近视疗效肯
定，对假性近视疗效显著。年龄越小、病
程越短，治愈率越高。

目前青少年近视除戴眼镜外，尚无其
他更积极有效的方法。近视眼的自然恢复
率很低，一般而言，基础视力差，或中高
度近视，痊愈越困难。若没有予以矫正，
则高度近视可发生视网膜穿孔或脱离。两
眼视力不等、相差较多，副眼的伴随程度
降低，久之便废弃不用，形成斜视。近视

眼眼房角处滤帘结构不正常，眼内的房水
流出阻力较大，容易引起眼压升高，严重
者可发展为青光眼，造成视力渐渐丧失。
眼球的退行性变引起晶状体营养障碍，发
生混浊，形成并发性白内障，早期就对视
力产生明显的影响。近视眼眼部血液供应
差，视网膜缺血，产生一种新生血管生长
因子，这些因子可促使视网膜下衍生出新
生血管，这些新生血管管壁极薄，极易破
裂出血，出血后形成黄斑出血。出血吸收
后，新生血管可再破裂、再出血，多次出
血后局部形成瘢痕，致黄斑变性，黄斑变
性可永久性损害视力。

六、预防调护

儿童和青少年要积极预防近视，注意
用眼卫生，养成良好的用眼习惯。近距离
用眼时间不宜过长，隔 45~60 分钟休息
10~15 分钟，休息时应远眺。近距离用眼时
的光线要适中，不能太刺眼或太暗，保持
正确的坐姿。避免坐车阅读、躺在床上阅
读或伏案歪头阅读等不良的用眼习惯。使
用电脑、电视、数码等电子产品的时间要
有限制。营养均衡，多食绿叶蔬菜以补充
维生素，适量补充富含蛋白质、脂肪类及
钙质的食品，如牡蛎、肉类、肝、蛋类、
花生、小麦、豆类、杂粮等。

用眼疲劳时，可尝试以下保健方法。

（1）眼珠运动法　头向上下左右旋转
时，眼珠也跟着一起移动。

（2）眨眼法　头向后仰并不停地眨眼，
使血液畅通。眼睛轻微疲劳时，只要做 2~3
次眨眼运动即可。

（3）热冷敷交替法　一条毛巾浸入热
水中，另一条毛巾浸入冷水中，先以热毛
巾热敷双眼约 5 分钟，然后再以冷毛巾冷
敷五分钟。

（4）看远看近法　看远方 3 分钟，再
看手掌 1 分钟，然后再看远方。这样远近

交换几次，可以有效消除眼睛疲劳。

（5）坚持做眼保健操。

主要参考文献

［1］石学敏．针灸学（新世纪全国中医药院校规划教材）［M］．2版．北京：中国中医药出版社，2002．

［2］张明明，任孟伟，杨安，等．中医古籍文献对近视的认识［J］．中国中医眼科杂志，2020，30（5）：356-359．

［3］黄坤，李秀红．青少年近视的影响因素研究进展［J］．预防医学，2020，32（6）：578-582．

第六节　斜视

斜视是指双眼注视目标时，呈现一眼眼位偏斜的眼病。斜视主要分为共同性斜视和麻痹性斜视两大类，属眼外肌疾病。共同性斜视的临床表现为眼位偏向颞侧、眼球无运动障碍、无复视；而麻痹性斜视有眼球运动的受限、出现复视，且有全身症状，如眩晕、恶心、步态不稳等。本病属中医学"目偏视"的范畴，相当于"显斜"，主要和风邪袭络、肝风内动及外伤等有关，系邪中经络，气血不和，筋脉失养，弛张不收，目珠维系失衡所致。

一、病因病机

（一）西医学认识

共同性斜视发生的原因，是视觉形成的过程中患有眼病所致，如屈光不正，屈光间质混浊，眼底或视神经的病变等，或者一些中枢神经疾病也可导致该病。这些眼病通过阻碍双眼视觉功能的建立和发展，从而导致眼位的偏斜状态。麻痹性斜视发生原因为颅内疾病、眼眶局部的病变、全身性疾病。

（二）中医学认识

斜视属于中医学"目偏视""风牵偏视""目偏视风牵"的范畴。《诸病源候论》谓："睛不正则偏视，此患亦有从小而得之者，亦有长大而方病之者，皆由目之精气虚，而受风邪所涉故也。"根据目偏视的性质、程度、方向的不同，可见以下病名：①小儿通睛，指眼球自幼向内偏斜。②神珠将反，指黑睛偏斜一侧，但可见黑睛。③瞳神反背，指黑睛偏斜一侧，不露黑睛，仅露白睛。④堕睛，是指眼睛向下偏斜，不能上转的眼病。⑤目仰视，是指黑睛向上偏斜，不能下转的眼病。

目前所说的共同性斜视在中医认为乃因年幼时患目病；或热性疾病，风热攻脑，脑筋急缩；或头面外伤，经络受损，失于治疗，气血凝定；或婴幼儿期，小儿头部侧向一侧，视之过久所致。麻痹性斜视多因正气不足，卫外失固，风邪乘虚侵入经络，使其眼筋缓缩不利；或脾失健运，聚湿生痰，复感风邪，风痰阻络，使眼筋转动不灵所致。

二、临床诊断

（一）辨病诊断

本病以两眼不能同时注视目标为主要表现，斜视根据临床表现及相关检查进行诊断。

（二）辨证诊断

本病的发生，常因外邪中络引起。但外风引动内风者亦不少见。其发病常与痰阻、气滞、血瘀等相关。

1.卫外失固，风邪中络证

（1）临床证候　黑睛猝然偏斜，转动受限，视一为二，起病多有恶寒，发热，头痛。舌淡，苔薄白，脉浮。

（2）辨证要点　黑睛猝然偏斜，视一为二，恶寒，发热。舌淡，苔薄白，脉浮。

2. 肝血不足，风中脉络证

（1）临床证候　黑睛偏斜，视一为二，面色无华，平时头晕耳鸣。舌淡，苔薄白，脉细。

（2）辨证要点　眼球偏斜，平素头晕耳鸣，面色无华。舌淡，苔薄白，脉细。

3. 脾虚湿盛，风痰阻络证

（1）临床证候　猝然眼斜，转动失灵，视一为二，平素纳呆食少，头晕，泛吐涎沫。舌淡，苔厚腻，脉弦滑。

（2）辨证要点　眼斜，纳呆，头晕，泛吐涎沫。舌淡，苔厚腻，脉滑。

4. 肝阳化风，夹痰上扰证

（1）临床证候　黑睛猝然偏斜不动，素有头晕耳鸣，腰膝酸软，失眠多梦。舌红，苔黄，脉数。

（2）辨证要点　黑睛猝然偏斜，素有阴亏阳亢症状。舌红，苔黄，脉数。

5. 气虚血滞，脉络瘀阻证

（1）临床证候　患者有中风病史，后遗目珠偏斜，口眼歪斜，半身不遂，或肢体麻木，面色萎黄。舌淡，或有瘀斑，苔白，脉细。

（2）辨证要点　患者有中风病史，伴眼斜。舌淡，或有瘀斑，苔白，脉细。

6. 风火上攻，热迫筋急证

（1）临床证候　小儿高热，二目斜视，烦躁不宁，四肢抽搐。舌青紫，脉弦数。

（2）辨证要点　高热，斜视，四肢抽搐。舌青紫，脉弦。

7. 阴虚邪恋，风痰滞络证

（1）临床证候　在热性病后，目珠偏斜，视一为二，口干鼻燥。舌红，脉细数。

（2）辨证要点　热性病后，目珠偏斜，口鼻干燥。舌红，脉细数。

8. 颅脑外伤，筋脉受损证

（1）临床证候　外伤之后，目珠偏斜，或伴同侧颜面部麻木，知觉迟钝。舌有瘀点，脉涩。

（2）辨证要点　外伤史及目珠偏斜。

三、鉴别诊断

本病需与中风引起的口眼歪斜相鉴别，若斜视伴见半身不遂，语言不利，甚至猝然昏仆，属内科中风。

四、临床治疗

（一）提高临床疗效的要素

关于斜视的治疗，目的在于祛邪通络，使气血运行恢复正常。临床上应给合身体情况辨证施治，还可配合针灸，以提高疗效。应当注意的是，本病病因复杂，有全身因素与局部因素的不同，有实证、虚证的不同。临证要审病因，辨虚实，并宜及早从治。病初，病位尚浅，气血未定，尚能挽回。久之气血凝结，筋脉已固，再欲调治，既非易事，尤其是小儿患者。

（二）辨病治疗

要针对原发病采取相应的措施进行治疗。

（三）辨证治疗

（1）针灸处方1

治法：息风平肝，化瘀通络。

主穴：风池、合谷、太冲、太溪、光明。

配穴：内直肌麻痹加攒竹、睛明、印堂；外直肌麻痹加太阳、瞳子髎；上直肌麻痹加上明、攒竹；下直肌麻痹加承泣、四白；上斜肌麻痹加球后、四白；下斜肌麻痹加丝竹空、上明。

操作：风池、风府穴应注意掌握针刺的方向、角度和深度，切忌向上斜刺，以免刺入枕骨大孔；针刺眼部穴位尤其是眼眶内的腧穴，手法要轻柔，不提插捻转，避免伤及眼球或引起眼内出血；余穴常规针刺，可加电针。

方义：风池祛风通络，合谷活血通络，太冲、太溪滋阴潜阳，平肝息风；光明清泻肝胆，化瘀通络。

（2）针灸处方2

治法：疏通经筋，通络活血。

主穴：睛明、太阳、鱼腰、球后、合谷。

配穴：风邪袭络加风池、外关；肝风内动加太冲、太溪；外伤瘀滞加承泣、内关；风痰入络加风池、丰隆。内直肌麻痹加攒竹、印堂；外直肌麻痹加瞳子髎；上直肌麻痹加上明、攒竹；下直肌麻痹加承泣、四白；上斜肌麻痹加四白；下斜肌麻痹加丝竹空、上明。

操作：针刺眼部穴位睛明、太阳、鱼腰、球后尤其是眼眶内的腧穴，手法要轻柔，不提插捻转，避免伤及眼球或引起眼内出血；余穴常规针刺，可加电针。

方义：睛明、太阳、鱼腰、球后为局部取穴，疏调眼部经筋；合谷活血通络。

（四）医家诊疗经验

洪亮教授指出，麻痹性斜视患者突然眼球转动失灵，视物昏花，视一为二，不论其初始病因为何，待其形成，皆属正虚邪干，乃风、痰、虚、瘀四个主因，互为因果，相互作用所致。发病阶段不同，辨证不同，应以辨证为主结合辨病指导临床遣方组药，所谓"同病异治，异病同治"也。切不可一味使用中药，忽视了对患者原发病的治疗。做到衷中参西，辨病与辨证结合，方可收效。洪亮教授认为，在辨病为前提，辨证为手段的基础上，开出适宜患者的方药，再结合针刺治疗，尤其是尽可能选取眼周的穴位，可明显缩短病程，改善自觉症状，减轻心理负担，临床效果明显。针刺穴位常选取睛明、瞳子髎、上明、承泣、攒竹、太阳、阳白、四白、鱼腰、球后、百会、四神聪、风池、合谷等，再结合中医辨证论治取外关、足三里、丰隆、太溪等。中药结合针刺，内外同治，方能事半功倍。

五、预后转归

各类斜视患者抑制的范围、深度、部位不同。斜视眼的黄斑部是抑制最深的部位。发病年龄越小，斜视的病程越长，双眼抑制就越明显，损伤的双眼视觉程度就越重，预后就越差。所以为了改善斜视患者的预后，我们应把恢复患者双眼的视觉功能作为首要目标。从各种斜视患者的双眼视觉检查开始，分析患者双眼视觉功能损伤的程度，针对不同类型的斜视患者，进行必要的检查，综合分析检查结果，确定诊疗方案，让那些具备恢复双眼视觉功能条件的患者提高生活质量，最大限度恢复和提高双眼视觉功能。

六、预防调护

在婴幼儿时期，不可让其逼近视物，仰卧时不可让头经常侧视一侧光亮处，以免日久形成斜视。

斜视在临床上比较常见，诊断较为简单，但对其采取有效的治疗，则较为困难。根据调查研究，对斜视患者采取积极有效的心理护理及眼部护理，可以明显地提高其治疗效果。另外，进行有效的心理护理，使患者配合检查与手术治疗，对于治疗斜视来说至关重要，护理工作者应当仔细揣摩患者的心理活动，使患者产生依赖感、信赖感。在儿童时期及早治疗斜视，可减少以后的视觉劣势，维持一个比较稳定的眼位平衡，使患者终身受益。而对成年斜视患者来说，治疗效果仍不明显，因此，眼科医学工作者必须在儿童时期发现和治疗斜视。

主要参考文献

[1] 庄建福. 斜视及弱视研究新进展 [J]. 福建医药杂志, 2003, 25（4）: 175-176.

[2] 胡凤超, 吴晶晶. 对于斜视患者的护理观察 [J]. 求医问药, 2012, 10（2）: 660.

[3] 王丽娜, 宋金鑫, 闫春妮, 等. 眼肌型重症肌无力诊疗进展 [J]. 中国斜视与小儿眼科杂志, 2022, 30（1）: 48+39-40+27.

[4] 周鸣, 贺斌. 大剂量甲泼尼龙治疗多发性硬化的临床疗效 [J]. 临床合理用药杂志, 2020, 13（33）: 84-85.

[5] 邹蕾蕾, 黄莉雯, 刘睿, 等. 固定性斜视的研究及治疗进展 [J]. 中国斜视与小儿眼科杂志, 2013, 21（1）: 55-56+36.

[6] 肖胜燕, 李慧丽, 杨娇, 等. 针刺联合中药治疗麻痹性斜视临床观察 [J]. 中国中医药现代远程教育, 2022, 20（3）: 115-118.

[7] 王海燕, 葛巍, 李汝杰, 等. 洪亮诊疗麻痹性斜视学术思想与临证经验探析 [J]. 江西中医药大学学报, 2018, 30（6）: 22-24.

第七节　青光眼

青光眼是一种眼内压间断或者持续性升高的眼病，持续的眼压升高会引起眼球各部分组织和视功能的损害，如果不及时诊治，视野可以全部丧失，导致失明。青光眼是导致人类失明的三大致盲眼病之一。

一、病因病机

（一）西医学认识

西医学将本病分为原发性和继发性青光眼。原发性青光眼按房角的开闭情况分为闭角型和开角型，病因尚不十分清楚，部分与遗传有关。

（二）中医学认识

早在隋唐时期，文献中就有对青光眼的记载。如巢元方在《诸病源候论·目青盲候》中提出："青盲者，谓眼本无异，瞳子黑白分明，直不见物耳。但五脏六腑之精气，皆上注于目，若脏虚有风邪痰饮乘之，有热则赤痛，无热但内生障，是脏腑血气不荣于睛，故外状不异，只不见物而已。是之谓青盲。"之后，医者根据青光眼的证候类型、临床特征、预后转归，称之为青风、绿风、黄风、黑风、乌风内障。本病属瞳神疾患，瞳神在脏属肾，肝肾同源，肝藏血，肾藏精，精血充盈，上润目窍，方能视万物，察纤毫。若因情志内伤，痰湿阻络，风火上攻，阴虚阳亢，则导致气血失和，经脉不利，气滞血瘀，玄府痹阻；或因肝病犯脾，脾失健运，使眼内水液排泄困难，久之神水郁积，则可酿成本病。

二、临床诊断

（一）辨病诊断

闭角型青光眼和开角型青光眼可根据临床表现及相关检查进行诊断。

（二）辨证诊断

本病在急性发作期辨证多属实和热，病位属肝胆，重在辨别风、火、痰、郁的主次。而疾病的缓解期或慢性期，证候多为虚实交杂，病位属肝肾或肝胃，重点在辨别阴虚、阳虚之轻重，及兼火、兼风、兼饮之差异。

1. 肝气郁结证

（1）临床证候　患侧头额疼痛剧烈，目赤肿痛难忍，瞳神散大，伴视力下降，眼珠变硬，善急易怒，胸闷暖气，食少纳呆，呕吐，泛恶，口苦。舌红苔黄，脉弦数。

（2）辨证要点　眼胀痛，头额剧痛，瞳神散大，眼珠变硬，胸闷嗳气。

2.肝肾两虚证

（1）临床证候　头目胀痛，瞳神散大，视物昏花，观灯光有虹晕，眼珠变硬，心烦失眠，眩晕耳鸣，口燥咽干，五心烦热，腰膝酸软。舌红少苔，或舌绛少津，脉弦细而数或细数。

（2）辨证要点　头目胀痛，瞳神散大，视物昏花，心烦失眠。

3.心脾两虚证

（1）临床证候　眼症不明显，视物渐模糊，或术后眼压稳定，但视力渐降。兼心悸神疲，面色萎黄，食少，腹胀，便溏。舌淡苔白，脉细弱。

（2）辨证要点　视力渐降，心悸神疲，腹胀便溏。舌淡，脉细弱。

4.脾虚湿盛证

（1）临床证候　眼球时而胀痛，或头痛，头重如裹，身重无力，食少纳差，小便不利。舌质淡，体胖，脉细弦。

（2）辨证要点　时而眼胀头痛，食少纳差。舌质淡，脉细弦。

三、鉴别诊断

（一）西医学鉴别诊断

青光眼临床须与全身其他系统疾病相鉴别，如脑血管疾病或胃肠系统疾病常伴有头痛、恶心、呕吐、脉搏加快、体温升高等相关症状，与急性闭角型青光眼急性发作期相似。主要鉴别点在于本病有明显的眼部症状。因此只要详细询问病史并进行相关的眼部检查，就可以进行鉴别。

（二）中医学鉴别诊断

青光眼须与绿风内障相鉴别。绿风内障转入慢性者，其自觉症状不明显，易被误诊为青风内障。但前者常有典型小发作史，而青风内障无自觉症状；前者的视盘凹陷常较青风内障浅；前者前房为窄角且有粘连，而后者多为宽角。在高眼压情况下检查房角，如房角敞开，则为青风内障。

四、临床治疗

（一）提高临床疗效的要素

青光眼的健康教育应更加普及。早期发现、早期诊断、早期治疗是提高青光眼临床疗效的要素。

（二）辨病治疗

临床可进行局部及全身降眼压药物治疗，降眼压药物治疗主要通过增加房水的流出、抑制房水生成等机制发挥作用。除此之外还可采用激光治疗、手术治疗、视神经保护治疗。

（三）辨证治疗

1.辨证论治

（1）肝气郁结证

治法：疏肝开郁明目。

处方：目窗为主穴，配以太冲、膻中、内关。

操作：目窗穴平刺0.5~0.8寸，太冲穴直刺0.5~0.8寸，膻中穴平刺0.3~0.5寸，内关穴直刺0.5~1.0寸。均施以提插捻转平补平泻手法。

方义：目窗穴为足少阳胆经之穴，局部取穴可宣散局部气血，太冲穴为足厥阴肝经的原穴，肝胆互为表里经，且肝主目，取两穴则有疏肝、开郁、明目之效；膻中穴为气之会，且为心包经募穴，与本经的络穴内关穴配伍，共奏理气解郁之效。

（2）肝肾两亏证

治法：滋补肝肾明目。

处方：目窗、肝俞、肾俞、太溪。

操作：目窗穴平刺 0.5~0.8 寸，肝俞、肾俞和太溪穴直刺 0.5~0.8 寸。均施以提插捻转平补平泻手法。

方义：目窗穴局部取穴，可宣散局部气血，为足少阳胆经之穴，可明目；肝俞和肾俞为足太阳膀胱经穴，两穴相配伍，具有滋补肝肾之功效；太溪穴为足少阴肾经的原穴，具有滋阴益肾之效。

（3）心脾两虚证

治法：养心益脾明目。

处方：目窗、心俞、脾俞、神门。

操作：目窗穴平刺 0.5~0.8 寸，心俞和脾俞穴直刺 0.5~0.8 寸，神门穴直刺 0.3~0.5 寸。均施以提插捻转补法手法。

方义：目窗穴局部取穴，可宣散局部气血，为足少阳胆经之穴，可明目；心俞和脾俞为足太阳膀胱经穴，两穴配伍可以养心益脾；神门为手少阴心经原穴，可补益心气。

（4）脾虚湿盛证

治法：健脾化湿，佐以平肝。

处方：足三里、三阴交、行间。

操作：足三里直刺 1~2 寸，三阴交直刺 1~1.5 寸，行间穴直刺 0.5~0.8 寸。均施以提插捻转平补平泻手法。

方义：足三里穴为足阳明胃经的合穴，具有生发胃气、燥化脾湿之效；三阴交为足太阴脾经的络穴，可补脾土、助运化；行间穴为足厥阴肝经的荥穴，具有平肝明目之效。

2. 成药应用

（1）将军定痛丸

用法：每次 6g，每日 2 次。

功效：泻火逐痰，平肝息风。用于头目胀痛剧烈，甚至目珠变硬，颠顶疼痛，视力下降，畏光流泪，抱轮红赤或白睛混赤，胞睑肿胀，黑睛浑浊，瞳神散大而展缩不灵，动辄眩晕。

注意事项：食后临卧茶清吞之。

（2）复方归苓片

用法：每次 4 片，每日 2 片。

功效主治：健脾祛湿，祛痰活血。治疗各型青光眼。

（四）其他疗法

1. 穴位注射

维生素 B_{12} 加山莨菪碱，行肝俞、肾俞穴注射，对小视野青光眼有提高视力、扩大视野的作用。

2. 中药外敷

黄连粉适量，研成细末，水调成糊状，敷足心（涌泉穴）。

（五）医家诊疗经验

张任主任在长期的临床实践中发现，针刺法主要适用于原发性开角型青光眼，对正常眼压（低眼压性）青光眼疗效最佳。这类青光眼的西医学治疗手段较少，预后也不佳，故针刺可作为首选之法。其次，针刺对青睫综合征疗效也佳。青睫综合征即青光眼睫状体炎综合征，其确切病因不明，可反复发作。临床实践发现，针刺对降低眼压、控制睫状体炎症有着较明显的效果。对于慢性闭角型青光眼和其他类型的继发青光眼，针刺可以作为一种辅助治疗方法，用以改善证候。治疗以经穴中的经验效穴及经外穴中的新穴为主。对于青光眼，目前临床上降眼压的经验效穴有太阳、风池、行间 3 穴，张任主任发现目窗穴效果更佳，并替代了临床上操作不便的行间穴。为了改善视神经损伤情况，则多选用新穴，如新明、上明、球后、上睛明等。另外，为了加强和维持疗效，尚采用皮肤针和耳穴。

五、预后转归

该病是由眼压升高、低血流灌注压及其他诸多因素所致的视神经损害，是不可逆性的致盲性眼病。青光眼导致失明的主要因素是视神经受到损伤，并因此而导致视野受损。他起病隐匿，初期没有自觉症状且不易被察觉，患者常常求医时，已到病情后期，虽给予积极处理，也仅只能控制眼压，防止青光眼性视神经损害进一步恶化。如耽误诊断，患者视功能损害程度逐渐加重，最终会致盲，极大地影响了患者的工作及生活质量。应及早使患者觉悟。降眼压仍是唯一有效的手段，能减轻青光眼引起的视野破坏，因此，研究和开发降眼压药对青光眼治疗具有极其重要的意义。

六、预防调护

1. 生活调理

（1）注意保持心情愉悦开朗，适度运动，促进新陈代谢。

（2）日常的生活应当有规律，进食不宜过量无度。避免不良刺激和情绪上的大起大落，少吃辛辣和刺激性强的食物，保持大便通畅，最重要的是保持充足睡眠，不要过度疲劳。

2. 饮食调理

饮食宜低盐低脂且富有营养，多摄入新鲜水果、蔬菜、豆制品等，忌辛苦辣食物、浓茶、烟酒、黑咖啡等以及强刺激性的调味品，如葱、蒜、辣椒等；注意限制饮水，避免一次性过量饮水，单次饮水量不超过 500ml，若服用中药汤剂应少量多次温服。

3. 精神调理

虽然青光眼是终生性的眼病，但是早期发现，早期治疗，坚持定期随访，则预后较好。因此，要帮助患者树立战胜疾病的信心，做好长期治疗的心理准备。

主要参考文献

[1]李美玉. 青光眼学［M］. 北京：人民卫生出版社，2004.

[2]余敏斌，李劲嵘. 青光眼药物治疗的新概念［J］. 中华眼科杂志，2006，42（3）：283-286.

[3]钟姗. 青光眼临床治疗的研究进展［J］. 临床眼科杂志，2009，17（4）：375-377.

[4]杨路，王丽. 新生血管性青光眼的治疗新进展［J］. 现代实用医学，2017，29（9）：1126-1128+1148.

[5]葛坚. 我国原发性青光眼诊断和治疗专家共识（2014 年）［J］. 中华眼科杂志，2014，50（5）：382-383.

[6]薛春霞. α2-肾上腺素能受体激动剂酒石酸溴莫尼定的临床应用［J］. 安徽医药，2005（3）：225-226.

[7]周仲瑜，何伟. 针刺治疗原发性慢性单纯性青光眼 41 例［J］. 中医药学刊，2004，22（7）：1350.

[8]李志勇. 针刺调整眼压的即时疗效观察［J］. 上海针灸杂志，2002，22（8）：509.

[9]徐红，王顺，郭梦虎. 张仁针灸治疗青光眼经验［J］. 中国针灸，2012，32（5）：444-447.

第八节　暴盲

暴盲是眼科的常见急症之一，是由于视衣（视网膜）、目系（视神经、眶内血管和视路等）脉络阻滞，气机郁闭，导致神光离散，而出现视力急剧下降以致失明的内障眼病。相当于西医学的多种急性视力障碍眼底病，如视网膜中央动脉阻塞、视网膜中央静脉阻塞、眼底出血、急性视神经炎以及由癔病、脑炎、鼻窦炎、糖尿病、各种中毒及传染病、维生素缺乏等原因引起的眼睛突然失明。以单眼发病为多。本节以视网膜中央动脉阻塞及视网膜中央静脉阻塞为主论述。

本病多因七情郁结，气滞血瘀；或气虚不足，行血无力，气血瘀滞；或过食肥甘，脾失健运，痰浊阻络；或阴虚阳亢，肝风内动，上扰清窍等，致气血失和，眼内脉道瘀滞而发病。本病若不及时治疗，可致目系萎缩。

一、病因病机

（一）西医学认识

（1）视网膜中央动脉阻塞是一种严重的急性视网膜缺血性病变。多由视网膜中央动脉管壁硬化，使管壁增厚、狭窄、血栓形成或血管痉挛，栓子脱落所致。

（2）视网膜中央静脉阻塞是一种有血栓形成的视网膜血管病。与高血压、动脉硬化、高血脂、血液黏稠度和血液流变学等密切相关。

（二）中医学认识

引起视网膜动、静脉阻塞的病因诸多，但最终都会导致血脉运行不畅，属于典型的血瘀证。肝主疏泄主条达，若因情志不畅则肝郁气滞，气滞则血瘀；或暴怒伤肝，气火上逆，血随气逆，壅遏于上，亦致目络瘀滞。脾主运化，位居中州，为气机运化枢纽，气机不利则致气滞，气滞不能运血则血脉瘀滞。肾为先天之本，为一身阴阳之根，阴虚不能制阳则虚火内生，向上熏灼目络，气血运行紊乱，日久必致血瘀，并且阴虚本身亦可导致血瘀，即水少舟停，血脉枯滞；阳气虚弱则血脉失于温运和推动而瘀滞不通。另外，心主血脉，在五行属火，心火上逆则血脉壅滞，导致血瘀，日久灼伤脉络导致出血；肺主气，其华在皮毛，肺气不固，则外邪入里化热，火热上犯，亦致目络壅滞及络破血溢等。

二、临床诊断

（一）辨病诊断

视网膜中央动脉完全阻塞者表现为突然发生一眼无痛性视力丧失，患者在发病前突然出现一过性黑矇，可数日1次或1日多次出现。分支动脉阻塞者则在视野相应区域突然出现遮挡。

视网膜中央静脉阻塞多见于中老年患者，常单眼发病，视力急剧下降，常伴有高血压、动脉硬化、糖尿病、高血脂等病变。眼底病变：视盘边缘不清，充血，可被出血遮盖或部分遮盖。视网膜动脉细，静脉高度纤曲、扩张、断流，血栓可呈阶段状。

（二）辨证诊断

1. 气滞血瘀证

（1）临床证候　视力显著下降，伴见头痛目胀，烦躁口渴，易怒，便结。多在情志不舒或暴怒后突然发病，视力骤降，伴胸胁胀痛，嗳气。舌质暗，脉弦或涩。

（2）辨证要点　视力骤降，情志不舒。舌质暗，脉弦或涩。

2. 肝阳上亢证

（1）临床证候　视力骤降，平素性情急躁易怒，伴有头目昏眩，腰酸肢软，失眠心烦。舌暗红，脉弦。

（2）辨证要点　视力骤降，平素性情急躁易怒。舌暗红，脉弦。

三、鉴别诊断

1. 青盲

青盲是逐渐失明，本病是猝然发病。

2. 绿风内障

绿风内障也能骤然失明，但其有头目剧痛，抱轮红赤，黑睛混浊，瞳神散大而微呈淡绿等特征，与本病不红不痛而突然失明不同。

四、临床治疗

（一）提高临床疗效的要素

（1）抓住时机，及时治疗　动物实验

证实：视网膜能耐受缺血90~100分钟。阻塞在1小时内解除，视力多能恢复；3~4小时以内周边视力可能恢复，但中心视力多半不能恢复，阻塞时间在4小时以上者，恢复罕见。

（2）注意治疗原发病　本病由多种因素造成，根据可能的病因降低血压，治疗颈动脉病，有炎症应用糖皮质激素、吲哚美辛等药物以及营养神经药物。

（3）慎用纤溶制剂　应用此类药物之前应检查纤维蛋白原及溶血酶原时间，低于正常不宜应用。

（4）重视激光治疗　由于视网膜中央静脉阻塞病程较长，不同阶段有不同的症状和并发症，故要选择适当时机。要充分估计激光治疗时间，明确治疗的目的，减轻黄斑水肿，稳定视力，或封闭新生血管以减少出血，因为有的治疗并不增加视力，仅预防其并发症的发生。做激光前两周做FFA，了解静脉阻塞的情况，早期由于出血面大不宜做激光，一般3~6个月后待大部分出血已吸收后再做为佳。

（二）辨病治疗

视网膜中央动脉阻塞采用降低眼压、吸氧、血管扩张药、纤溶制剂方法及其他和病因治疗。视网膜中央静脉阻塞采用纤溶制剂、抗血小板聚集剂、皮质类固醇类药、降低血液黏滞度、激光治疗、扩张血管剂、其他治疗等。

并发症的治疗：黄斑囊样水肿可用高压氧治疗；玻璃体积血长时间不吸收者用玻璃体切割术；新生血管性青光眼可应用全视网膜光凝。

（三）辨证治疗

1.辨证论治

（1）气滞血瘀证

治法：活血通窍。

处方：睛明、天柱、膈俞、肝俞、内关、合谷。

操作：睛明穴针刺深约1寸，不宜做大幅度捻转或反复捣刺，以防出血。天柱穴针向鼻尖刺，深1寸。膈俞、肝俞穴针向椎体方向斜刺深1.2寸。诸穴针刺得气后留针30分钟，均用提插捻转泻法，每周3次，15次为1个疗程。

方义：睛明为眼部腧穴，具有活血通络、行气明目的作用；天柱属足太阳膀胱经，可疏风通络，清头明目；膈俞为八会穴之血会，养血活血通脉；肝俞是肝脏经气传输之处，可补肝滋阴养血；内关为八脉交会穴，可理气通络；合谷属手阳明大肠经，为原穴，可疏风清热、调阳明经气。

（2）肝阳上亢证

治法：平肝潜阳息风。

处方：风池、瞳子髎、太冲、光明、球后。

操作：风池穴针向鼻尖斜刺1.2寸，球后穴沿眼眶下壁，向眶底部针刺深约1.2寸，用捻转泻法。余穴均用提插捻转泻法。每周3次，每次30分钟，15次为1个疗程。

方义：瞳子髎、光明、球后均为眼部腧穴，具有活血通络、行气明目的作用；风池为胆经的腧穴，具有平肝息风、清肝明目的功效；太冲为肝经原穴，可滋阴潜阳，补益肝肾。

2.成药应用

（1）血栓通胶囊

药物组成：三七、黄芪、丹参、玄参。

用法：1次1粒，1日3次。

功效主治：活血祛瘀，通脉活络。用于脉络瘀阻引起的视力下降以致失明。

（2）杞菊地黄丸

药物组成：熟地黄、山茱萸（制）、山药、牡丹皮、茯苓、泽泻、枸杞子、菊花。

用法：1次1丸，1日2次。

功效主治：滋肾养肝，用于肝肾阴亏所致的眩晕、耳鸣、目涩畏光、视物昏花。

（3）复明片

药物组成：熟地黄、山药、人参、枸杞、山茱萸、石斛、女贞子、生地黄、羚羊角、泽泻、茯苓、槟榔、谷精草、夏枯草、石决明。

用法：1次1.5g，1日3次。

功效主治：滋补肝肾，养阴生津，清肝明目。用于肝肾阴虚所致的羞明畏光、视物模糊；青光眼，初、中期白内障见上述证候者。

（4）复方丹参滴丸

药物组成：丹参、三七、冰片。

用法：1次20丸，1日3次。

功效主治：活血化瘀，理气止痛。用于气滞血瘀所致的胸痹，症见胸闷、心前区刺痛。

（5）云南白药

药物组成：三七、重楼、麝香、金铁锁、草乌、白及、冰片、披麻草。

用法：1次0.25~0.5g，1日4次。

功效主治：活血化瘀，用于跌打损伤、瘀血肿痛引起的眼睛突然失明。

（四）其他疗法

1.耳针

可选用王不留行籽贴于目1、目2、肝、皮质腺等耳穴处，以达到促进渗出吸收、提高视力的目的。

2.穴位注射

（1）复方樟柳碱2~4ml，注射双侧肾俞穴，有促进黄斑水肿渗出的吸收。

（2）复方丹参注射液2ml，注射双侧足三里，有促进渗出吸收、提高视力的作用。

3.眼穴注射

处方：双侧四白、球后、承泣、太阳、丝竹空、鱼腰、攒竹、瞳子髎。操作方法：每次选取2个穴位，每个穴位常规消毒后

针刺，提插捻转，得气后立即注入中药针剂0.1ml，病程小于3个月者用香丹注射液，大于3个月者用莪术注射液，10次为1个疗程，隔日1次。适应证：气滞血瘀型视网膜静脉阻塞所致的暴盲。

（五）医家诊疗经验

吴明霞教授认为，暴盲早期及时治疗十分重要。一旦视神经萎缩后，治疗难度就大大增加；其次提倡运用针灸这种绿色疗法来治疗，减少药物治疗带来的不良反应。五轮学说是一种眼与脏腑密切联系的理论，自古至今被广泛运用于对眼部疾病的诊疗中。此理论源于《灵枢》，最早载于《太平圣惠方·眼论》，即"肝属木曰风轮，在眼为黑睛……肾属水曰水轮，在眼为瞳仁"。吴教授运用五轮学说结合脏腑辨证治疗该病效果显著。本病最主要的症状为视力下降，即神光弱，《审视瑶函·内外二障论》曰："在五脏之中，唯肾水神光……辨析万物，明察秋毫。"说明视功能与瞳神最为密切，而五轮学说中瞳神属水轮在脏属肾，肾与膀胱相表里，故瞳神功能与此两脏密切相关。另《审视瑶涵·目为至宝论》曰："神光者……夫神光缘于命门，通于胆，发于心。"论述了神光与胆的密切关联，而五轮学说中胆为风轮的脏腑分属。由此可见神光，即视功能，与肝、胆、肾、膀胱四个脏腑功能最为密切，故吴教授从此四脏辨证入手来治疗该病。该患者由于年老体弱，肝肾不足及情志抑郁、气机不畅以致津停目系。精血不能上养于目，故视物不能。故吴教授以补益肝肾、行气活血为治疗原则，首选肝俞、肾俞补益肝肾，两穴为背俞穴，具有调节脏腑功能、补益经脉气血之功。《黄帝内经》有云："凡十一脏皆取于胆。"风池穴乃胆经俞穴，故取之可传输五脏六腑精气上注于目。睛明穴为足太阳膀胱经之起始穴，手足太阳、足阳明、

阴跷脉、阳跷脉五脉交会穴，具有通经明目之效。光明穴为胆经络穴，一穴连两经，有疏肝利胆行气之功。三阴交为肝、脾、肾三经的交会穴，针刺该穴不仅可以补脾益气补血，还可滋补肝肾以滋阴养血明目。合谷、太冲合称四关，《席弘赋》中指出：睛明治疗眼病无效果时，不能缺少合谷、太冲穴。合谷属阳经、太冲属阴经，合谷属腑、太冲属脏，两者共用，共奏疏肝理气、活血通络之效。足三里为胃经的下合穴，脾胃为后天之本，胃经气血下循聚集于此，且胃经为"多血多气"之经，治疗眼病时可调动全身精微物质直达病所以达治疗之效，另采取温针疗法可加强条达疏通气血之效。

五、预后转归

视网膜动脉阻塞对视力的危害极大，有人进行视网膜中央动脉阻塞实验室的电生理及病理生理学方面的研究，证明视网膜缺血2~4小时，由于细胞间质水肿，细胞核及膜的破裂可导致神经节细胞层及内颗粒发生不可逆的损害。总之视网膜缺血的持续时间越长，视力预后越差。临床上经过及时的治疗，往往可使一部分患者恢复视力。部分患者在经过初步的急救处理后视功能可能无明显的改善，只要患眼尚存光感，都不应该放弃治疗，运用综合方法坚持一段时间的治疗，视功能往往可得到一定程度的提高。

视网膜静脉阻塞病程长，并不断变化发展，在各个阶段中产生不同的并发症。故本病的预后与类型、阻塞部位、阻塞程度和并发症有关。一般来讲，总干阻塞比分支阻塞预后差；缺血型比非缺血型预后差；视网膜动脉灌注不良者预后差；有合并症者预后差。如长期黄斑水肿，特别是囊样水肿和/或黄斑拱环破裂者预后差，有新生血管者预后更差。

六、预防调护

（一）预防

（1）注意休息，避免劳累。参加力所能及的体育活动，促使血液流畅。

（2）注意气候的影响，本病可因热而病，夏秋两季天气炎热，当防止外邪诱发本病。

（3）注意用眼卫生，视久、过用目力则易致视疲劳，视疲劳也可诱发本病。

（4）饮食宜清淡，少食或忌肥甘厚味和辛辣之品。

（5）保持情志舒畅，注意摄生调养。

（二）调护

（1）戒烟忌酒，多食蔬菜水果及清淡饮食，少食肥甘厚味。可在治疗的同时配合饮食疗法。

（2）视网膜中央动脉阻塞，可严重影响视力，出现视力骤然下降或丧失，恢复慢，容易造成患者的心理压力。肝开窍于目，性喜条达而恶抑郁，情绪变化对眼疾有较大影响。故在治疗同时，应嘱患者一定保持心情舒畅，避房事，注意休息。

主要参考文献

[1] 吴绪平，张淑蓉，金来星. 现代针灸治疗大成 [M]. 北京：中国医药科技出版社，2006.

[2] 王富春，洪杰. 针灸对症治疗学 [M]. 北京：科学技术文献出版社，2008.

[3] 王启才等. 实用针灸临床辨证论治精要 [M]. 北京：中医古籍出版社，2004.

[4] 陈汉平，吴绍德. 中国针灸手册 [M]. 上海：上海科学技术文献出版社，2004.

[5] 焦国瑞. 针灸临床经验辑要 [M]. 北京：人民卫生出版社，2006.

[6] 陈明英. 活血药穴位注射配桃红四物汤治

疗视网膜中央静脉阻塞70例[J].陕西中医,2007,28(10):1394.

[7]肖文峥,谢立科,谢万坤,等.视网膜静脉阻塞的中医病机与治疗研究现状[J].北京中医药,2012,31(10):798–800.

[8]李妍,杨瑶华.视网膜中央静脉阻塞治疗新进展[J].中国疗养医学,2013,22(8):695.

[9]王海燕,洪亮.视网膜中央动脉阻塞的中医药治疗现状[J].江西中医药,2012,43(2):74–76.

[10]桑海滨.基于古今针灸文献治疗眼病的理论及组方规律的研究[D].广州中医药大学,2016.

[11]尚姗姗.视神经炎流行病学及中医证候学研究[D].北京中医药大学,2014.

[12]郑敏,宫晓红,夏燕婷,等.补阳还五汤联合"韦氏三联九针"治疗视网膜分支动脉阻塞3则[J].中国中医眼科杂志,2021,31(10):742–744+753.

[13]叶炎生,吴明霞.吴明霞教授从"五轮学说"论治暴盲1例[J].按摩与康复医学,2019,10(11):60–61.

附：中心性视网膜炎

中心性视网膜炎是由于视网膜色素上皮屏障功能失常，形成黄斑部神经上皮浆液性脱离为特征的较为常见的眼底病之一。多发于20~45岁的健康人，男多于女，常单眼发病，有时也可为双眼，有自愈和反复倾向。本病属于中医的"视瞻昏渺"，如《证治准绳·杂病》中的"视瞻昏渺"就与该病的某些自觉症状相似。

一、病因病机

（一）西医学认识

关于本病的病因，尚不清楚，有关病因探讨，虽有缺血、感染、炎症、免疫反应及代谢障碍等说法，但缺乏有力证据。现已公认本病是由于色素上皮细胞的屏障功能受损所致。色素上皮细胞之间的封闭小带是脉络膜与视网膜之间的一道屏障，一旦此小带受损，将使色素上皮细胞的屏障功能受损，脉络膜毛细血管的渗漏液经过此损害区进入视网膜下神经上皮下积存，从而引起神经上皮的浆液性脱离，发为本病。

（二）中医学认识

本病的形成与脏腑功能失调密切相关，当某脏腑功能失调，出现偏盛偏衰，精气不能上行灌输，或脏腑受邪，邪随经脉上冲于目时，均可引起本病。

二、临床诊断

（一）辨病诊断

多见于男性青壮年，常单眼发作，亦可双眼受累，有自限倾向，病程长且反复。突然视物模糊，有雾感，视物有变小的感觉，视力障碍程度不一，病程长或多次反复可致永久性视力障碍。可根据临床表现及相关检查进行辨别。

（二）辨证诊断

1. 气滞血瘀证

（1）临床证候　自觉眼珠隐痛，视力渐降，或眼前有带色阴影遮隔，视物变形，情志不舒，头晕胁痛，口苦咽干。脉弦细数。

（2）辨证要点　眼珠隐痛，视力渐降，情志不舒，口苦咽干。脉弦细数。

2. 肝肾阴虚证

（1）临床证候　自觉视昏，视物显小，眼前有灰色中心暗影，眼干涩微胀，眩晕耳鸣，虚烦睡眠欠佳，口干不欲饮。舌质红，苔少而薄白，脉弦细数。

（2）辨证要点　自觉视昏，眼干涩微胀，眩晕耳鸣。舌质红，苔少而薄白，脉弦细数。

三、鉴别诊断

青盲

青盲临床表现为整体的视力下降，昏昧不清，无固定遮挡和变形这些自觉症状，与本病患者眼前有固定黑影遮挡，伴有视物变形等症状不同，可鉴别。

四、临床治疗

（一）提高临床疗效的要素

（1）重视本病的预后　本病是一种自限性疾病，一般于3~4个月时水肿吸收，视力恢复，若不能自愈，才给予治疗。

（2）正确应用激光光凝很重要　光凝的适应证：①有明显荧光渗漏。渗漏点位于视盘黄斑纤维束以外，离中心凹250um以上，浆液性脱离严重。②有面积较大，伴有1PD以上的色素上皮脱离。③病程3个月以上，仍见荧光素渗漏，并有持续存在的浆液性脱离。

（3）肾上腺皮质激素可以诱发或使神经上皮层下浆液性渗出加剧，甚至形成泡状视网膜脱离，禁用。

（二）辨病治疗

临床可采用口服药物、激光治疗以及光动力疗法。

（三）辨证治疗

1. 辨证论治

（1）气滞血瘀证

治法：清热疏肝，行气活血。

主穴：攒竹、瞳子髎。

配穴：肝郁者，加光明、太冲；胃热者，加合谷、内庭。

操作：攒竹穴向下透睛明，以小幅度捻转之泻法使针感向整个眼区扩散。光明、合谷穴，施以提插捻转泻法。瞳子髎，直刺，用捻转泻法。急性期每日1次，待症状改善后，可改为隔日1次。7~10日为1个疗程。

方义：攒竹、瞳子髎位于眼部，为治眼病要穴，具有活血通络、行气明目的作用；目为肝之窍，太冲为足厥阴肝经的原穴，与光明原络互用，养肝明目。合谷为手阳明大肠经原穴，与胃经相交接，可疏风清热、通降肠胃浊气，内庭为足阳明胃经荥穴，清胃泻火。

（2）肝肾阴虚证

治法：滋阴降火。

主穴：睛明、承泣。

配穴：酌情选配肝俞、肾俞。

操作：睛明穴、承泣穴深刺1~1.5寸，略施平补平泻之法，提插及捻转幅度均宜轻宜小，避免伤及血管，刺激至针感扩及整个眼区及眼球。肝俞穴用提插捻转补法，肾俞先补后泻，以补法为主。每日1次，10次为1个疗程。

方义：睛明、承泣均位于眼部，可疏通局部气血，具有活血通络、行气明目的作用；肝俞、肾俞是肝肾经气传输之处，可调补肝肾，滋阴养血降火。

2. 成药应用

加减驻景丸

用法：每次8g，日服2次。

功效主治：补益肝肾，填精养血。用于肝肾气虚，两目昏暗，视物不明。

制剂规格：蜜糊为丸，如梧桐子大。

（四）其他疗法

1. 昆布离子导入疗法

适应证：渗出明显的中心性浆液性视网膜脉络膜（中浆）。

药液配制：昆布 10g，氯化钠 9g，尼泊金 0.5g，蒸馏水 100ml，将昆布洗净后剪成碎片，用 95% 乙醇浸泡 24 小时，回收乙醇，余液蒸发至无醇味，加入氯化钠、尼泊金溶解后加蒸馏水至全量，过滤，分装，消毒后备用。

治疗方法：用直流电 2% 昆布液阴离子眼枕法导入。取 2 个 3.5cm*5cm 的椭圆形电极置于眼部，另取 1 个 6cm*10cm 的电极置于颈部（眼部为阴极，颈部为阳极），电流强度为 0.05~0.2mA/cm^2，每日 1 次，每次 20 分钟，15 次为 1 个疗程，间隔 3~5 天再行第 2 疗程，1% 昆布液滴眼，每日 4 次。（《眼科疾病新疗法》）

2. 玻璃体腔注射贝伐单抗

贝伐单抗通过抑制人类血管内皮生长因子（VEGF）的生物学活性而起作用。有研究认为抗 VEGF 抗体可以降低患者脉络膜的高通透性和脉络膜毛细血管层的缺血，通过玻璃体腔注射贝伐单抗来治疗急慢性中浆利用的就是这种假说。但相关报道还比较少，需要大样本、对照试验来证实抗 VEGF 药的有效性和安全性。

（五）医家诊疗经验

中心性浆液性视网膜脉络膜炎（中浆）是眼科难治性内眼疾病，多因精神紧张、情绪波动、感染、损伤、过敏、烟酒刺激等使黄斑部脉络膜血流循环障碍，毛细血管渗透性增加，形成黄斑部病变，而致视力下降，视物昏蒙不清或视物变形。单眼发病多，也有双侧先后或同时发病者。该病中医称"视瞻昏渺"，多从浊邪上攻、气滞血瘀、心脾两虚、肝肾不足等方面辨证治疗。杨贤海主任在临床中总结治疗中心性浆液性视网膜脉络膜炎经验，临床采用腹针治疗本病，腹针处方：中脘、下脘、气海、关元、商曲（双）、上风湿点（双）、中脘上五分旁开三分（双）。分候气、行气、催气三步行针后，神阙穴加灸，留针 30 分钟。在留针过程中，患者倍感身体轻松，眼胀明显减轻，患者平素劳力劳心过度而致心脾两虚，心脾虚则气血不足，气血不足则目失所养而不能视物。中脘、下脘健脾胃补后天，气海、关元培肾固本，本组处方通过补后天之脾胃以养先天之气血，气血足则目有所养而能视。按腹针理论，中脘上五分旁开三分处相当于腹全息的"眼点"，针刺此处，即有针刺"眼"的作用。商曲与上风湿点相配，有较好的疏通颈部至头面部气血的作用。

五、预后转归

本病一般预后较好，初次发病 90% 患者视力可恢复正常。但容易复发，如果多次复发，视力会遭到永久性损害。对轻症病例，本病有不经治疗而自愈的倾向。

六、预防调护

（一）预防

（1）调节饮食，多食用富含维生素、高蛋白的饮食，起居规律，避免疲劳过度。

（2）患者因视力低下而郁闷烦躁或悲观时，应稳定情绪，避免症状加重。

（二）调护

（1）保护眼睛，避免用眼过度，注意用眼卫生。

（2）保证充足的睡眠。

（3）避免刺激性食物。补充维生素等营养，多吃新鲜的蔬菜和水果。不暴饮暴食，不偏食挑食。不吸烟、饮酒和喝咖啡。

主要参考文献

[1] 吴绪平，张淑蓉，金来星. 现代针灸治疗大成［M］. 北京：中国医药科技出版社，2006.

[2] 王富春, 洪杰. 针灸对症治疗学 [M]. 北京：科学技术文献出版社, 2008.

[3] 陈汉平, 吴绍德. 中国针灸手册 [M]. 上海：上海科学技术文献出版社, 2004.

[4] 高春贤. 以睛明穴为主穴针刺治疗中心性视网膜炎的疗效探讨 [J]. 医学信息, 2011, 24 (11): 391.

[5] 薛友余. 中心性浆液性脉络膜视网膜病变治疗进展 [J]. 滨州医学院学报, 2012, 35 (6): 453.

[6] 庄仪. 针刺治疗中心性浆液性视网膜脉络膜炎 42 例 [J]. 临床医药实践, 2009, 29 (18): 2135.

[7] 杨贤海, 柴进华, 袁发慧. 腹针治疗五官科疾病验案三则 [J]. 中华中医药杂志, 2007 (8): 532-534.

第九节　视神经萎缩

视神经萎缩是由于多种病因所导致视神经纤维的退行性变和传导功能障碍。其特征为患眼视力下降、视盘色淡（或苍白）、视野缺损，临床上一般分为原发性视神经萎缩和继发性视神经萎缩两类，常见原因有炎症、缺血、外伤、肿瘤压迫、中毒、遗传等。原发性视神经萎缩（或单纯性视神经萎缩）病变位于筛板后视路，萎缩过程是下行性的，如脊髓劳、外伤、球后视神经炎、眶内压迫及遗传性等。继发性视神经萎缩（或非单纯性视神经萎缩）病变在筛板之前，萎缩过程是上行性的，如视神经乳头炎、视神经盘水肿、脉络膜视网膜炎、视网膜色素变性等。

本病属于中医学"青盲"范畴，多因先天禀赋不足、肝肾亏损、精气血不足不能上荣于目，致使目系失养；或脏腑功能失调、情志郁结致使肝气郁滞，脉络瘀阻，目中玄府闭塞，精气血不能上注于目，以致神光耗散，视力缓降所致。

一、病因病机

（一）西医学认识

视神经萎缩是由于多种病因所导致的视神经纤维的退行性变和传导功能障碍。表现为视盘颜色变淡或苍白，视力下降、视野改变。西医学认为，原发病在球后视神经、视交叉、视束，萎缩过程是下行的，为原发性视神经萎缩，其病因多为外伤、炎症、肿瘤、遗传性神经病等；原发病在视盘、视网膜或脉络膜，萎缩过程是上行的，为继发性视神经萎缩，病因多为视神经乳头炎、视网膜色素变性、青光眼、药物中毒等。

（二）中医学认识

视神经萎缩属于中医学"青盲"的范畴。如《诸病源候论》曰："青盲者，谓眼本无异，瞳子黑白分明，直不见物耳。"《证治准绳》曰："青盲者，瞳神不大不小，无缺无损，仔细视之，瞳神内并无些少别样气色，俨然与好人一般，只是看不见。"分别论述了本病的临床特征。

中医学认为，本病的病位在目系，与肝肾心脾有关，总的病机为目系精、气、血的衰微致使目系失去荣养，或目系气血不畅导致目中玄府闭塞，致目视不明。肝肾亏损，精气血不足不能上荣于目，目系失养，目窍萎闭，神光遂没；脾肾阳虚精微不化或湿邪上蒙清窍，致使视物不清；久病心营亏损，热病后期，阴精耗伤；七情郁结致肝失条达、肝气不舒、脉络瘀滞，精气血不能荣养目系。此外，头眼部外伤或肿瘤压迫目系，颅内手术等也可使目系受损，致脉道不通，玄府闭阻，形成本病。也可由青风内障、高风内障、暴盲等病演变而成。

一、临床诊断

（一）辨病诊断

（1）视力减退且不能矫正。

（2）眼底可见视盘呈灰白或苍白色、蜡黄色，边界清楚或模糊，伴或不伴视盘血管减少。

（3）有明确的视野缺损。

（4）电生理 P100 波潜时和（或）振幅有明确异常。

（5）色觉不同程度障碍。

（6）瞳孔对光反射减弱或有相对性传入瞳孔阻滞。

其中（1）（2）（3）（4）为诊断的必备条件。

（二）辨证诊断

1.气血瘀滞证

（1）临床证候　外眼无异常，视物模糊或昏朦，头重眼胀，或头部外伤后视力丧失，头痛健忘。舌色暗，脉涩，或沉迟。

（2）辨证要点　视神经萎缩。舌色暗，脉涩，或沉迟。

2.肝肾亏虚证

（1）临床证候　外眼无异常，视力进行性下降以致不辨人物、明暗，同时伴见双眼干涩，头晕耳鸣，腰膝酸软。舌红苔白，脉细或沉细。

（2）辨证要点　视神经萎缩，腰膝酸软。舌红苔白，脉细或沉细。

三、鉴别诊断

本病当与视瞻昏渺相鉴别。视瞻昏渺表现为眼外观无异常，视力逐渐下降，目昏日增，或眼前有黑花飞舞，或眼前有灰色或黄褐色阴影，视物变形等。

四、临床治疗

（一）影响针灸疗效的要素

（1）病因　病因明确者，在切断病因情况下，疗效较好。尤其是因血液循环障碍或青光眼引起的视神经萎缩，尽早治疗是取得疗效的关键。

（2）严重程度　视神经的损伤程度是决定疗效的最重要因素，视神经损伤程度轻，疗效好。视神经损伤严重，有黑矇、无光感症状，即基础视力太差，疗效较差。

（3）病程和调护　病程越短者，针刺治疗效果越好；视神经萎缩的病程长，治疗起效慢，患者易产生急躁或抑郁情绪，丧失治疗信心，甚至消极对待生活。

（二）辨病治疗

原发性视神经萎缩患者即使视力损害已经非常严重，手术后也可得到较快的恢复。外伤引起的视神经管骨折所致的视神经萎缩，如果能及时通过手术减压、清除骨折片从而减轻对视神经的压迫，也可得到较好疗效。

继发性视神经萎缩是由多种原因引起的，常见的有缺血、视神经炎、外伤、视神经压迫、脱髓鞘疾病等。通常继发性视神经萎缩多发于视盘四周炎症及变性以后，没有非常有效的治疗方法。在该病早期通过积极治疗视盘炎并尽早解除颅内高压，可有一定的疗效。

（三）辨证治疗

1.辨证论治

（1）气血瘀滞证

治法：活血化瘀，理气明目。

处方：①攒竹、鱼腰、丝竹空、合谷、三阴交。②球后、四白、风池、心俞、曲池。

操作：两组处方交替应用，留针

30~40分钟，用泻法或平补平泻手法，每日或隔日1次。攒竹穴向下透睛明，以小幅度捻转之泻法使针感向整个眼区扩散。眼部穴位针刺后提插及捻转幅度均宜轻宜小，避免伤及血管，至针感扩及整个眼区及眼球。

方义：攒竹、鱼腰、丝竹空、球后、四白均为眼部腧穴，具有活血通络、行气明目的作用，风池为胆经的腧穴，具有平肝息风、清肝明目的功效；合谷善于疏风通络，三阴交为肝、脾、肾三阴经交会穴，调脾气，养肝血，益肾精；心俞为心之背俞穴，可理气活血；曲池为手阳明大肠经之合穴，可调和气血，疏经通络。

（2）肝肾亏虚证

治法：补益肝肾，滋阴明目。

处方：①睛明、瞳子髎、三阴交、光明、太冲。②球后、承泣、膈俞、肝俞、肾俞、太溪。

操作：两组处方交替应用，留针30~40分钟，用泻法或平补平泻手法，每日或隔日1次。睛明穴、承泣穴深刺1~1.5寸，略施平补平泻之法，提插及捻转幅度均宜轻宜小，避免伤及血管，至针感扩及整个眼区及眼球。

方义：睛明、瞳子髎、光明、球后、承泣均为眼部腧穴，可疏通局部气血，三阴交为肝、脾、肾三阴经交会穴，调脾气，养肝血，益肾精；膈俞为八会穴之血会，养血活血通脉；肝俞、肾俞是肝肾经气传输之处，可调补肝肾，滋阴养血降火。太冲、太溪分别为肝经、肾经的原穴，滋阴潜阳，补益肝肾。

2.成药应用

（1）复方丹参片

用法：每次4片，每日3次。

功效：活血化瘀通络。

制剂规格：片重0.32g。

注意事项：孕妇慎用。

（2）八珍丸

用法：每次服1~2丸，每日2次。

功效：益气养血。

制剂规格：每丸重9g。

注意事项：忌不易消化食物。感冒发热患者不宜服用。有高血压、心脏病、肝病、糖尿病、肾病等慢性病，病情严重者，应在医师指导下服用。儿童、孕妇、哺乳期女性应在医师指导下服用。服药4周症状无缓解，应去医院就诊。对该药品过敏者禁用，过敏体质者慎用。

（3）杞菊地黄丸

用法：每次服1~2丸，每日2次。

功效：滋补肝肾，明目。

制剂规格：小蜜丸，每丸9g。

注意事项：忌不易消化食物；感冒发热患者不宜服用；有高血压、心脏病、肝病、糖尿病、肾病等慢性病，病情严重者，应在医师指导下服用；儿童、孕妇、哺乳期女性应在医师指导下服用；服药4周症状无缓解，应去医院就诊；对本品过敏者禁用，过敏体质者慎用。

（四）其他疗法

1.电针法

处方：主穴取球后、睛明、上明、外明、承泣、上睛明；配穴取翳明、肝俞、胆俞、风池、光明、三阴交、瞳子髎、曲池、合谷、足三里、太溪。

操作：每次取主、配穴各2~3个，接电针仪，用断续波，频率26次/分钟，每次12分钟。每日1次，10次为1个疗程。

2.皮肤针法

处方一：风池、太阳、瞳子髎、丝竹空、攒竹、膈俞、肝俞、胆俞、肾俞。

操作：眼眶周围穴用轻刺激手法叩刺，其他部位用中等强度刺激。隔日1次，20次为1个疗程

处方二：眼眶、T5~T12夹脊穴、风池、

肝俞、胆俞、肾俞。

操作：眼眶周围宜轻度叩刺，余穴可用中等强度叩刺。隔日1次，15次为1个疗程。

3. 耳压法

处方：眼、肝、肾、皮质下。

操作：耳郭皮肤常规消毒后，将王不留行籽用胶布贴压上述耳穴，用手轻轻按压，使之产生疼痛或胀痛。每次贴双耳，嘱患者每日按压5~7次，每次3~5分钟，每隔3日换1次，5次为1个疗程。

4. 艾条温和灸法

处方：双侧承泣、风池穴。

操作：艾条温和灸双侧承泣、风池穴，每穴治疗10~20分钟，灸至穴位局部皮肤微微泛红为度。每日1次，20日为1个疗程，配合复方樟柳碱注射液1ml穴位注射，患侧太阳、球后穴每穴0.5ml，隔日治疗1次，20日为1个疗程，

5. 耳尖点刺放血法

操作：用一次性采血针或三棱针，在耳尖穴直刺1.5mm深，挤出30~40滴血。每日或隔日治疗1次，10次为1个疗程。

6. 穴位注射法

操作：取患侧风池、太阳、球后、肝俞、肾俞穴，用2ml一次性注射器抽取复方丹参注射液、神经生长因子或复方樟柳碱注射液，每穴0.2~0.5ml，注射完毕可以看到有一个较大的皮丘，嘱患者按压1分钟即可，每日1次，14日为1个疗程。

7. 药物直流电离子导入法

采用离子导入仪，选用中药导入液或维生素 B_1、B_{12} 交替离子导入。将衬垫（约4层纱布厚）浸泡在导入液中约3分钟，嘱患者轻闭双眼，将衬垫紧贴在患眼上，取两个直径为3~4cm的圆形电极置于衬垫上，调节眼罩带松紧带固定好以免滑落。另取一个6cm×10cm的电极放于枕部，调整电流量为2~5mA，以患者无疼痛感为宜，每日治疗1次，每次约15分钟，10次为1个疗程，根据病情需要治疗2~4个疗程。

8. 脉冲电针疗法

脉冲电针针患侧新明穴Ⅰ（翳风穴前5分处）、新明穴Ⅱ（眉梢上1寸外开5分处），采用疏密波，1次30分钟，10日为1个疗程；配合球后注射疗法（注射胞二磷胆碱或神经生长因子1支）。

（五）医家诊疗经验

视神经萎缩目前尚无满意的治疗药物。赖新生教授以针刺疗法配合穴位注射治疗，取得良好疗效。眼部穴位为主穴，但因该区针刺容易伤及眼球和血管而有一定的难度和风险，且据临床观察，成人承泣、上睛明进针需达1.2~1.3寸深才有效，故操作时一定要注意避免伤及眼球和血管。进针时用力宜轻，针下不应该有阻力，如有阻力，可能针尖触及血管或眼眶壁或眼球，此时不应勉强进针，可将针体慢慢退出少许或出针，调整方向再进针。如果患者有凝血功能障碍或精神过度紧张不能配合，则不宜选用眼部穴位。眼周组织较疏松，反复刺激容易损伤、结疤，故眼部腧穴以2~3天针1次、6次为1个疗程、疗程间休息15天为宜。一般治疗1个疗程后开始见效，坚持治疗6个疗程效果最佳。五官疾病乃针刺治疗的主要适宜病证。人体官窍诸疾往往药之不及，而毫针有"七星上应，众穴主持"之独特功效，针刺得法取效甚捷。赖教授强调视神经萎缩针刺眼部穴位时应有柔和而较长时间的得气和针感，患者自觉有沉胀酸紧的针感遍及全眼，有的会柔和发散至同侧耳部或额部、颠顶。部分患者留针过程中的这种针感慢慢显现，得气始终自然舒适为经气来复现象，此种情况往往效果明显。赖教授强调针眼部穴位时应掌握"正指直刺，无针左右"的基本原则，而且要将"治神"贯穿整个针刺

治疗过程，操作时要专心致志，心无旁骛，所谓"神在秋毫，属意病者"。

五、预后转归

西医学对本病无有效的治疗方法。针灸是目前治疗的首选方法，有一定疗效。总体而言，本病预后较差。部分病例经长时间的针刺治疗，可以恢复一定的视力，但苍白的视神经盘不易改变。

本病为多种眼病的结局，积极治疗原发病至关重要。颅内占位性病变者，早期多表现为原发性视神经萎缩，经手术治疗颅内病变后，有时可以恢复到理想的视力。但在全身症状表现不明显时极易误诊、漏诊，以致长期按视神经萎缩病治疗，贻误治疗最佳时机，造成失明。因此，对原因不明的单纯性视神经萎缩，要详细重复检查视野、视觉诱发电位，必要时复查CT或MRI，并做内分泌学检查，谨慎排除颅内肿瘤的可能性。视神经炎病理损害持续发展可引起视神经萎缩，积极防治视神经炎有重要意义。

六、预防调护

（一）预防

（1）调节饮食，多食用富含维生素、高蛋白的饮食，规律起居，养成良好的生活习惯，避免疲劳过度。

（2）积极治疗已存在的全身及局部病变。

（3）当视力低下引起患者郁闷烦躁或悲观情绪时，应稳定患者情绪，避免加重症状。

（4）对有家族史、尚未发病的青少年应定期进行眼科检查。

（二）调护

（1）保护眼睛 避免长时间看电脑、书籍，在工作时要保持适当的姿势，使眼球暴露于空气中的面积减小到最低。过度用眼会造成眼睛疲劳，致使视神经萎缩疾病更加严重。

（2）注意用眼卫生。

（3）保证充足的睡眠。

（4）避免刺激性食物；补充维生素等营养，多吃新鲜的蔬菜和水果；不暴饮暴食，不偏食挑食，不吸烟、饮酒和喝咖啡。

主要参考文献

[1]吴绪平，张淑蓉，金来星.现代针灸治疗大成[M].北京：中国医药科技出版社，2006.

[2]王富春，洪杰.针灸对症治疗学[M].北京：科学技术文献出版社，2008.

[3]王启才等.实用针灸临床辨证论治精要[M].北京：中医古籍出版社，2004.

[4]焦国瑞.针灸临床经验辑要[M].北京：人民卫生出版社，2006.

[5]冀璐，宋芬芬，吕小龙.直流电中药离子导入联合穴位注射治疗视神经萎缩临床研究[J].现代中医药，2021，41（6）：87-89.

[6]赵新，张林旭，路雪婧.基于数据挖掘初探国医大师廖品正辨治视神经萎缩用药规律[J].中草药，2020，51（14）：3747-3752.

[7]林少贞.赖新生教授治疗视神经萎缩经验[J].上海针灸杂志，2008（7）：1-2.

第十节　中耳炎

中耳炎是累及中耳（包括咽鼓管、鼓室、鼓窦及乳突气房）全部或部分结构的炎性病变。其可分为非化脓性及化脓性两大类。最常见的化脓性中耳炎可分为急性化脓性中耳炎和慢性化脓性中耳炎。

急慢性化脓性中耳炎多属于"脓耳"范畴。如《灵枢·厥病》曰："耳痛不可刺者，耳中有脓。"这是类似于本病的最早记载。《丹溪心法·卷四》曰："热气乘虚入耳，聚热不散，脓汁出，为之脓耳。"《婴童百问·耳病第三十五问》曰："脓耳者，常有红脓出是也。"其中新病急发，耳内流脓黄稠量多，耳膜红肿穿孔者，称为急脓耳；反复发作，耳内流脓，耳膜穿孔，经年累月不愈者，又称慢脓耳。

一、病因病机

（一）西医学认识

急性化脓性中耳炎是中耳黏膜的急性化脓性炎症。临床上以耳痛、耳内流脓、鼓膜充血或穿孔为特点。多见于儿童。各种致病菌（肺炎链球菌、流感嗜血杆菌、铜绿假单胞菌等）引起的机体抵抗力下降、小儿腺样体肥大、慢性扁桃体炎、慢性鼻窦炎等是本病的诱因。

慢性化脓性中耳炎是中耳黏膜、骨膜或深达骨质的慢性化脓性炎症，以长期或间断流脓、鼓膜紧张部穿孔和听力下降为特点，常因急性中耳炎未获恰当的治疗迁延而来。鼻腔、鼻窦及咽部的慢性疾病亦可导致中耳炎反复发作，经久不愈。

（二）中医学认识

1. 急脓耳

（1）风热外犯，侵袭耳窍　肺主气，贯耳而行，又肺主表，为五脏之华盖。风热外侵，首先犯肺，若邪气猛烈，或擤鼻不当，治疗不及时，常使邪气循经上窜空窍，壅阻耳窍，经脉阻塞，使窍内肿痛难忍、失聪等。

（2）肝胆火盛，上蒸耳窍　足少阳胆经之脉，其支者从耳后入耳中出走耳前。外感风热外邪，或湿热邪毒浸渍，最易引动肝胆之火升发，循经上蒸，壅结耳窍为患。邪毒蒸灼耳窍肌膜，致血肉败腐而成脓耳。如为婴儿，因正气未充，邪毒甚者，最易内陷而蒙蔽心包，成为脓耳之重症。

2. 慢脓耳

（1）脾胃虚弱，湿浊上困　脾主运化水湿，肺主通调水道。肺气通于鼻而贯耳。脾虚则运化失司，水湿难行，阻碍肺气之通调作用。水之上源不行，耳窍之气难行。耳为清空之窍，以空虚通达为用。脾虚清阳不升，浊阴不降，气滞湿聚，实满为患，则耳内流脓水缠绵不休。若湿蕴化热，湿热蕴积，则易致脓耳时发，迁延不愈。

（2）肾元亏损，邪毒滞耳　耳为肾窍，肾气充沛，阴阳调和，耳内清虚则耳聪听敏。若病久及肾，肾元亏损，则肾水不润耳窍，窍失濡养而为病。若阴水不足，内风扰动而生鸣，脓耳则反复不愈。若邪毒停聚，肾虚骨脆，易为邪犯，成穿膜蚀骨之势，为脓耳之重症。

二、临床诊断

（一）辨病诊断

急性化脓性中耳炎鼓膜穿孔前症状明显，有发热、食欲减退。小儿症状较成人重，可有高热、惊厥，常伴呕吐、腹泻等消化道症状。鼓膜穿孔后，体温逐渐下降，全身症状明显减轻。耳部出现耳痛、耳鸣及听力下降、耳溢液，早期鼓膜松弛部充血，后弥漫性充血，且标志不清、鼓膜向外膨出、纯音测听为传导性聋。

慢性化脓性中耳炎出现反复流脓、听力下降、耳鸣、鼓膜紧张部穿孔表现，纯音测试为传导性聋或混合性聋。

（二）辨证诊断

1. 急脓耳

（1）风热外侵证

①临床证候：发病较急，耳内疼痛、闷胀，耳鸣如闻机器声，听力下降，伴有发热、恶寒、头疼鼻塞流涕等；如为儿童，多见高热，啼哭不已，烦躁不安；耳膜急

性充血，呈鲜红色或暗红色，耳膜略外凸。舌质淡红，舌苔薄黄，脉浮数。

②辨证要点：发病较急，耳内疼痛、闷胀，伴有发热，恶寒。舌质淡红，舌苔薄黄，脉浮数。

（2）肝胆火盛证

①临床证候：耳痛剧烈，痛引头脑，犹如鸡啄；耳聋；常于剧痛数小时后耳内突然流脓，随脓出而耳痛缓解、热减；耳膜充血，呈暗红色，外凸；中央性穿孔者，可见有搏动性的脓液溢出，色黄，质黏，量多；全身症状可见发热，口苦咽干，面红，溲赤便秘。舌质红，舌苔黄腻，脉弦数。

②辨证要点：耳痛剧烈，痛引头脑，脓出痛减，发热，口苦咽干，溲赤便秘。舌质红，舌苔黄腻，脉弦数。

2. 慢脓耳

（1）脾虚湿困证

①临床证候：长期耳流脓水，量多而呈黏液状，可拉成丝，无臭味；耳膜色白或灰白色，中央性穿孔，耳道内积脓，锤骨柄残剩，传音性耳聋；纳呆腹胀，倦怠乏力，便溏。舌质淡，舌苔白滑，脉细滑。

②辨证要点：长期耳流脓水，量多而呈黏液状，纳呆腹胀，倦怠乏力，便溏。舌质淡，舌苔白滑，脉细滑。

（2）肾元亏损证

①临床证候：耳内流脓，日久不愈，时流时止，止而复流，脓液量不多，但有奇臭味，或有干酪样物；听力减退明显，耳膜紧张部大穿孔，听小骨缺损，传导性聋或混合性聋；腰膝酸软，头晕目花，虚烦失眠。舌质淡，苔薄，脉细弱。

②辨证要点：耳内流脓，时流时止，有奇臭味，或有干酪样物，腰膝酸软，头晕虚烦。舌质淡，苔薄，脉细弱。

三、鉴别诊断

1. 耳菌（中耳肿瘤）

耳菌（中耳肿瘤）反复发作者，常因邪毒滞留、分泌物刺激而发生恶变可能，其分泌物常为血性、微臭。检查中耳或耳道，有赘生物如菌，触之易出血，有严重听力减退，疼痛及张口困难等，严重者有复视、咽下困难、声嘶、面瘫等症。中耳组织病理检查可明确诊断。

2. 耳疮

耳疮可有外耳道流脓、皮肤红肿增厚、管腔变狭。耳道内有灰褐色或绿色的臭味分泌物。由于耳道狭窄使听力减退。耳膜光泽消失、增厚。

3. 耳膜疮（慢性肉芽肿性鼓膜炎）

本病耳流脓较少、无臭味，发病缓慢，听力减退不明显或轻微减退，无耳痛。耳膜局限性或弥漫性充血、混浊、增厚。耳膜表面或耳道深部有局限性米粒样颗粒状肉芽组织，或有浅表溃疡，肉芽组织随耳膜而活动，中耳乳突 X 线无异常发现。

四、临床治疗

（一）提高临床疗效的要素

尽早诊治是提高临床疗效的重要因素。早期中耳炎随病程进展，炎症有向中耳腔系统后部区域扩散的趋势。随着病情的进展，一方面咽鼓管被渗液充满、阻塞，中耳腔系统后部区域的空气被黏膜吸收，且得不到来自咽鼓管的空气补充，此时在鼓窦、乳突气房形成负压；另一方面，炎性产物刺激中耳腔系统后部区域的黏膜和骨组织，使血管扩张，也会产生一定量的渗出液，使鼓窦和乳突气房积液逐渐增多。对早期中耳炎，特别是对咽鼓管通气功能不良、渗液较多者，宜尽早给足量抗生素、激素，行鼓膜切开或鼓膜置管等综合治疗，使炎性病变尽快消退，阻止病变向中耳后部区域扩展形成慢性中耳炎。

（二）辨病治疗

治疗原则为消除病因、控制感染、清除病灶、通畅引流和恢复听力，可采取药物及手术疗法。

（三）辨证治疗

1. 辨证论治

（1）急脓耳

①风热外侵证

治法：疏散风热，解毒消肿。

主穴：翳风、耳门、外关、行间、曲池。

配穴：脓出热减者，加阴陵泉以利湿排脓。

操作：主穴均用泻法，阴陵泉用补法，得气后留针30~40分钟，每日或隔日1次。

方义：耳为手少阳经所辖，翳风、耳门属手少阳经，疏散风热、聪耳启闭；外关为手少阳三焦经之络穴，有和解少阳、清热泻火、疏通少阳经气之功；行间为肝经荥穴，可疏肝泻火，清热凉血；曲池为手阳明大肠经之合穴，可疏风泻热、疏经通络。

②肝胆火盛证

治法：清利肝胆，解毒消肿。

主穴：翳风、耳门、外关、行间、丘墟。

配穴：脓耳陷动风者，加百会以解毒开窍。

操作：诸穴均用泻法，得气后留针30~40分钟，每日或隔日1次。

方义：耳为手少阳经所辖，翳风、耳门属手少阳经，疏散风热、聪耳启闭；外关为手少阳三焦经之络穴，有和解少阳、清热泻火、疏通少阳经气之功；行间为肝经荥穴，可疏肝泻火，清热凉血；丘墟属足少阳胆经穴，可疏肝利胆、疏经通络。

（2）慢脓耳

①脾虚湿困证

治法：健脾渗湿，补托排脓。

处方：完骨、听会、中渚、脾俞。

操作：完骨、听会、中渚穴均用泻法，脾俞穴用补法，得气后留针30~40分钟，每日或隔日1次。

方义：耳为手、足少阳经所辖，完骨、听会属足少阳胆经，配循经远取的手少阳胆经穴中渚，通上达下，疏导少阳经气，宣通耳窍；脾俞为脾之背俞穴，可益气健脾渗湿。

②肾元亏损证

治法：补肾培元，扶正祛邪。

主穴：颅息、听宫、肾俞、关元。

配穴：肾阴虚者，加三阴交；肾阳虚者，加太溪。

操作：颅息、听宫穴均用泻法，肾俞、关元、三阴交、太溪穴均用补法，得气后留针30~40分钟，每日或隔日1次。关元穴可加灸法。

方义：耳为手、足少阳经所辖，颅息属手足少阳胆经，听宫为手太阳经与手、足少阳经之交会穴，可疏导少阳经气，宣通耳窍；肾俞为肾之背俞穴，可补肾助阳；关元为元阴元阳交关之所，可振奋元阳、温补元阳。

2. 成药应用

（1）白冰连滴耳液

药物组成：黄连、明矾、冰片等。

用法：彻底清除耳道分泌物，用3%过氧化氢清洗、消毒棉球拭干后，滴入白冰连滴耳液，3~5滴/次，4次/日。

功效：清热解毒，止痛消肿，防腐生肌。

（2）复方黄连滴耳液

药物组成：黄连、冰片、麝香的甘油混合剂。

用法：将药液滴于病耳耳道内，3~6滴/次，

2 次 / 日。

功效：清热解毒，止痛消肿。

（四）其他疗法

1. 艾灸疗法

用消毒棉签蘸过氧化氢，将外耳道拭净后，点燃艾条，在距翳风穴（患侧）皮肤约 3cm 距离处，以雀啄法薰灸，一直灸至穴周围皮肤潮红，按之有灼热感即止，1日 1 次，5 次为 1 个疗程。

2. 吹耳疗法（吹耳散）

清洁外耳道后，用 1 张薄纸片卷成半圆柱状，将适量制作好的中药粉末（黄连 50g、金银花 40g、青黛 10g、儿茶 15g、冰片 20g 混匀，碾成细末）吹入患处。7 日为 1 个疗程，共治疗 1~3 个疗程。

3. 激光疗法

用氦-氖激光照射听宫、听会、耳门等穴，以疏通气血，祛邪排脓。

4. 超短波、微波疗法

用超短波或微波照射患耳耳道深部，以达到活血通络祛邪的目的，每日 1 次，5~10 次为 1 个疗程。

（五）医家诊疗经验

董春燕主任根据多年临床工作经验，探索出一套治疗化脓性中耳炎的方法，收效较为满意。针刺疗法所取主穴为耳门、听宫、听会、翳风、阳池、外关等，配穴为肾俞、合谷、曲池、足三里等。手法为平补平泻，进针深度按规范要求。每次留针半小时以上，隔日施针 1 次，5 次为 1 个疗程，可连续进行 3 个疗程，疗程间可休息 1 天。疗效不佳时可采取耳部及周围诸穴留针法（12 小时以上）。肢体诸穴如常。如患耳系单侧者，则耳部穴位仅取患侧，患耳系双侧者则同时并取，而肢体诸穴，无论患耳系单侧或双侧均应两侧取穴。施针时应注意先上而后下，先左而后右，先

阳背而后阴腹，除主穴外应交替选穴。另外可采用蒜灸疗法，以新鲜大蒜 1~2 头洗净及橡皮膏卷备用。具体方法是先将两脚洗净，取大蒜瓣，用小刀切成厚约 3mm 的小片 2 片，分别贴于双侧足心、涌泉穴处，用约 5cm 长之橡皮膏 2 条交叉固定蒜片，使之不致滑落。穿好鞋袜，走路、工作如常。如此每日更换蒜片 1 次，5 天为 1 个疗程，一般 1 个疗程可获愈。必要时还可进行多个疗程，疗程间休息 3 天左右。此法疗效显著。

五、预后转归

（一）预后

（1）急脓耳及时治疗，用药正确，邪毒消除，耳膜穿孔愈合，则可望痊愈。

（2）慢脓耳反复发作，常遗留耳膜穿孔，甚者听骨链缺损，听力减退。

（二）转归

（1）急脓耳反复发作，转而成为慢脓耳。经年累月，患者听力逐渐减退，最终影响学习、工作。

（2）慢脓耳间歇期，虽然耳流脓停止，但常因耳膜及中耳其他部位组织的病变，使耳膜与鼓室内壁粘连、耳咽管堵塞等。

（3）如果耳膜穿孔在紧张部后上边缘，则可因上皮移植进入中耳腔，或因耳膜穿孔在松弛部，终因中耳引流不畅而形成胆脂瘤，并致严重的颅内外合并症，使听力进一步损害。

六、预防调护

（一）预防

（1）注意擤鼻方法、姿势及用力程度，尤其在有上呼吸道感染时更应注意。

（2）积极治疗鼻窦、口腔、咽部疾患。患本病后不宜游泳、沐浴，洗头时应注意

避免使污水入耳。

（3）孕妇哺乳时应注意哺乳姿势，以免乳汁进入婴儿耳，同时要避免污水入婴儿耳。

（4）干耳后适当时间，可考虑行耳膜修补、鼓室成型或中耳乳突根治术，以清除病灶，封闭中耳腔等。

（5）加强检查治疗，及早发现中耳胆脂瘤，防止脓耳变证的发生。

（二）调护

（1）婴幼儿患本病时，症状较严重，且变化多易因邪毒内陷心包危及生命，故应及早防范。

（2）一旦患脓耳，治疗中特别应注意外用药的应用。在施用外用药时尤其要注意彻底清除耳道脓液及一切妨碍引流及治疗的病变组织，以保持耳道通畅，使药物在中耳内充分发挥治疗作用。

主要参考文献

［1］王富春，洪杰.针灸对症治疗学［M］.北京：科学技术文献出版社，2008.

［2］王启才等.实用针灸临床辨证论治精要［M］.北京：中医古籍出版社，2004.

［3］焦国瑞.针灸临床经验辑要［M］.北京：人民卫生出版社，2006.

［4］夏秀.艾灸法治疗急性化脓性中耳炎110例分析［J］.中医误诊学杂志，2008，8（11）：2737.

［5］吕维克.吹耳散治疗急性化脓性中耳炎50例［J］.内蒙古中医药，2007，19（2）：19.

［6］王省，张西安，杨艳.针刺治疗聘耳验案［J］.上海针灸杂志，2005（10）：6.

第十一节　耳鸣

耳鸣是耳科临床上常见的症状，在外部无声源刺激或电刺激的情况下，耳部或头部的主观声音感觉。主观耳鸣不应包括声音幻觉，也不应包括血管搏动声、腭咽肌痉挛的咔嗒声、咽鼓管异常开放的呼吸声等来自身体其他部位的声音，这些可称为体声，也就是说，以前被称为"客观耳鸣"。目前还没有客观检测耳鸣是否存在的方法。许多全身和局部疾病都可以引起耳鸣，耳鸣通常会引起烦躁、焦虑和抑郁症，严重者可影响患者工作和生活。

一、病因病机

（一）西医学认识

根据流行病学调查，耳鸣患者约占美国总人口的17%，其中7%的患者在寻求医疗救助，3.5%的患者严重影响了工作、生活和社会活动，0.8%的患者无法正常生活和工作，甚至想自杀。目前引起耳鸣的病因病机尚不明确。耳鸣发生的依据是已知听觉系统的三个重要特征：①听觉通路的各个层面，特别是较低层面神经元的存在不同程度的自发电生理活动。②听觉系统可根据外部声音大小不断调整自适应，进行增益或压缩处理。③听觉系统存在中枢抑制或反馈抑制。

（二）中医学认识

《黄帝内经》中首次对耳鸣病机进行了探讨，书中多次提及耳鸣，从脏腑经络、五运六气及气血津液虚实盛衰等方面论述了耳鸣的病因病机。此后，历代医家根据《黄帝内经》中提出的各种观点，对耳鸣的病因病机进行了进一步探讨，直至明清时代，才产生了较为完整的认识。从以下几个方面进行阐述。

（1）"五运六气"说　古人用"五运六气"来计算和推测气候变化，从而总结出气候变化规律，《黄帝内经》中有多处提到运气和耳鸣的关系。比如《素问·五常政大论篇》说："厥阴司天，风气下临，脾气上从……目转耳鸣。"《素问·至真要大论篇》中也说："厥阴司天，客胜耳鸣掉眩。"后来少见关于五运六气论耳鸣的病因病机，再后来医家认识到耳鸣的发生，并不能简单地概括为五运六气，在研究耳鸣与气候变化关系时，众多医家都关注外邪侵袭机体、正邪相搏的机制，而在"运气"学说中没有讨论。

（2）风邪外袭说 《诸病源候论·卷二十九·耳病诸候》中特别列"耳鸣候"，认为耳鸣的病机是"劳动经血、血气不足、宗脉虚、风邪乘虚、顺脉入耳、与气相击、故为耳鸣"。《外台秘要·卷二十二》《太平圣惠方·卷三十六》中也记载了"风邪乘虚，随脉入耳"致耳鸣的观点。《圣济总录·卷一百十四·卷三十六》还提出风邪外袭引起气脉内结的观点："肾气虚，风邪干之，再思劳心，气脉内结击而鸣。"《丹溪心法·卷四》称耳鸣为"虚聋"，它最初是"其声嘈嘈，眼见黑光，为之虚聋"。《奇效良方·卷五十八》中引用了这句话，将"虚聋"改为"虚鸣"。《杂病源流犀烛·卷二十三·耳病源流》称耳鸣为"虚聋""其鸣，亦似蝉鸣，或似钟鼓，或如水激，不一而足""肾气虚，宗脉虚，乘风而鸣"。历代医家多肯定外风侵袭会导致耳鸣的观点，认为风邪只有"乘虚而入"才能侵害机体。虚是指心气虚或肾虚，导致血脉空虚，外风乘虚而入，袭击机体，导致耳鸣。

（3）肝胆火热说 《素问·六元正纪大论篇》中首先提出"木郁之发……甚则耳鸣旋转"。历代医家对肝木之气郁结，失于条达，久郁化火，上扰清窍，导致耳鸣的病机进行了阐明。例如，《明医杂著·卷三》认为耳鸣"多先有痰火在上，又感恼怒而得，怒则气上，少阳之火客于耳也"。根据《医贯·卷五·耳论》，"若怒便聋而

或鸣者，属肝胆经气实"。《景岳全书·卷二十一七·耳证》认为，这种耳鸣耳聋是肝胆气逆。《辩证录·卷三》也将肝胆之火作为耳鸣的重要病因且常和风火相兼伴发"耳内如沸水声，或如蝉鸣，此少阳胆气不舒，风邪乘之，火不得散，故患此病……盖胆受风火邪，灼干胆汁，仅用祛风泻火之汤，胆汁愈干，肝胆火愈热""火借风威，愈烧愈旺，耳病愈重"。由此可见，肝火上扰引起的耳鸣结论比较统一，所以沿用至今。

（4）痰火壅结说 痰火壅结、上扰耳窍，遂致耳鸣这一病理机制在宋元前并不为医家所重视，直到《丹溪心法·卷四》提出"耳鸣因酒过者"后，医家才开始对此进行探讨。《明医杂著·卷三》明确指出："耳鸣证或鸣如蝉，或左或右，时有闭塞，世人多以肾虚治无效，殊不知此是痰火上升，郁于耳中而为鸣，郁甚则壅闭矣"。同时指明痰火与肝胆火、饮食的关系："其平昔饮酒厚味，上焦有痰火""大抵此证多先有痰火在上，又感恼怒而得。怒则气上，少阳之火客于耳也"。所以痰火上扰也是引起耳鸣的主要病机。

（5）阳盛内热说 古人对火扰清窍的认识，除了肝火和痰火外，还有不明脏腑的内火，及外感热邪、阳热亢盛引起的火。这样的热论也以《黄帝内经》为首发。根据《素问·脉解篇》，"太阳所谓耳鸣者，阳气万物盛上而跃，故耳鸣也"。金元四大家的"火热论"派刘河间对此进行了解释，在《素问玄机原病式·卷二》中，"耳为肾之窍，交会手太阳、少阳、足厥阴、少阴、少阳之经，若水虚火实而热气上甚，客其经络，冲于耳中，则鼓其听户，随其脉气之微甚而作诸音声也。经言阳气万物盛上而跃，故耳鸣是也"。"热气上甚"，意味着火热上扰，对后世分析耳鸣的病因有很大影响。关于火热的论述，后来经过医家的

发展，进一步认识到"火"中必须区分肝胆之火、痰火、阴虚阳亢而出现的虚火，因此不再用"火"来概述。

（6）肾虚说 肾主耳，耳鸣与肾虚的关系，一开始就受到医家的重视。《灵枢·海论》提出"髓海不足，脑转耳鸣"，明确肾精不足、髓海空虚与耳鸣的关系。《灵枢·决气》篇还从肾主水、津液亏虚的角度，提出阴虚与耳鸣的关系，"脱液者……耳鸣"。随后，《诸病源候论·卷二十九·耳病诸候》提出肾精不足、宗脉虚、风邪乘袭、随脉入耳导致耳鸣的理论。唐宋医家一直沿用，《外台秘要·卷二十二》《圣济总录·卷一百十四》等书中均有类似记载。在《丹溪心法卷四》中，他提出："耳内哄哄然，亦是阴虚。"分别从肾阴阳两虚两个方面探讨肾虚引起的耳鸣。《医贯·卷五·耳论》明确列举了肾阴虚和肾阳虚的不同症状。阴虚者，"耳中哄哄然，是无阴也"，阳虚者，"耳中潮声蝉声，无休止时，妨害听闻"。《辨证录·卷三》基于《医学正传》观点发挥，提出肾阴不足、心火亢盛导致心肾不交引起耳鸣发生的机制，一直为后人所接受。

（7）脾气虚弱说 脾主运化，提升清阳之气，滋养清窍。脾虚不运，清阳不升，浊阴不降，可致耳鸣。这一点在《素问·通评虚实论篇》中已有描述。这里的肠胃实际上是指脾胃。《灵枢·口问》篇也写道"胃中空，则宗脉虚。虚则下溜，脉有所竭者，故耳鸣""上气不足……耳为之苦鸣"。这些观点阐释了脾胃不足、中气虚弱引起耳鸣。《医贯卷五·耳论》在论述耳鸣时也提出"阳气虚"一证，以补中益气汤治疗，实指脾气虚弱。

（8）血虚血瘀说 血脉滞涩引起的耳鸣，在《素问·邪气脏腑病形篇》中首先引出"心脉……微涩为血溢、维厥、耳鸣"。心主血脉，这里的心脉微涩，包括心血不足和血脉滞涩两个方面。据《济生方·耳门》中"肾气通于耳，心寄窍于耳，风寒暑湿燥热，得之于外，应乎肾，忧愁思虑得之于内，系乎心，心气不平，上逆于耳，亦致聋馈、耳鸣"。揭示了由于心的功能异常引起的耳鸣。宋朝以前多有"心气不平""心脉涩"的实证论述，以后就有"血虚"的一面了。

总之，历代医家对耳鸣病因病机的认识，主要有虚实两个方面。实者多为风邪外袭、肝火扰动、痰火壅滞；虚者以肾虚和脾虚为主。另外，关于"阳盛""火热""心脉涩""血虚""心肾不交"等方面，也有认识。正是以这些理论为指导归纳总结，成为目前我们对耳鸣病因病机分析的系统理论。

二、临床诊断

（一）辨病诊断

以耳鸣为主，无明显听力变化和头晕者，可诊断为耳鸣。耳鸣的初步诊断并不难，但明确诊断，并不容易。耳鸣是许多全身和局部疾病的症状，其诱发和影响的因素较多，因为它与患者的心理状态波动有紧密联系。

（二）辨证诊断

耳鸣是多种疾病的常见症状，其病因复杂多端。临床上可分为虚、实两种。实证者，多因外感邪气或脏腑实火上扰耳窍而致；虚证者，多为脏腑虚损所致。分述如下。

1. 风邪外袭证

（1）临床证候 开始感冒症状多，继之猝然耳鸣、耳塞，伴有头痛，恶风，发热，口干。舌质红，苔薄白或薄黄，脉浮数。

（2）辨证要点　感冒后猝然耳鸣，伴有头痛，恶风，发热。舌质红，苔薄白或薄黄，脉浮数。

2.肝胆火盛证

（1）临床证候　耳鸣每于郁怒之后突发或加重，或有耳胀痛，伴头痛，面赤，口苦咽干，心烦易怒，大便秘结。舌红，苔黄，脉弦数。

（2）辨证要点　耳鸣于郁怒后突发或加重，伴头痛，面赤，心烦易怒，大便秘结。舌红，苔黄，脉弦数。

3.痰火郁结证

（1）临床证候　耳鸣如蝉，闭塞如聋，伴头晕目眩，胸闷痰多。舌红，苔黄腻，脉弦滑。

（2）辨证要点　耳鸣如蝉，闭塞如聋，伴头晕目眩，胸闷痰多。舌红，苔黄腻，脉弦滑。

4.肾精亏损证

（1）临床证候　耳鸣夜间尤甚，兼失眠，头晕，腰膝酸软。舌红，苔少或无，脉细弦或细弱。

（2）辨证要点　耳鸣夜间尤甚，腰膝酸软。舌红，苔少或无，脉细弦或细弱。

5.脾胃虚弱证

（1）临床证候　耳鸣时轻时重，遇劳加重，休息则减，伴神疲乏力，食少腹胀，大便易溏。舌淡，苔薄白或微腻，脉细弱。

（2）辨证要点　耳鸣时轻时重，遇劳加重，伴神疲食少，腹胀便溏。舌淡，苔薄白或微腻，脉细弱。

三、鉴别诊断

幻听：幻听与耳鸣的共同特点是没有声源的情况下却听到了响声，只是响声的内涵完全不同。一种为有意义的响声，如讲话声、唱歌声、音乐声等；另一种为单调乏味、没有任何意义的响声。前者为幻听，后者为耳鸣。

四、临床治疗

（一）影响针灸疗效的要素

（1）耳鸣类型　一般而言，功能性耳鸣的针灸疗效要优于器质性原因所致的耳鸣。

（2）针刺介入时机　病程越短，症状越轻，针刺疗效越好。对于病程较长的患者，只要不完全丧失听力，经过治疗，许多患者的症状就会明显减轻，或达到不影响工作和正常生活的治疗效果。因此，针灸应尽早介入治疗，可提高疗效。

（3）年龄　临床观察表明，针刺治疗耳鸣，一般以25岁以下疗效较好，26~40岁疗效次之，超过40岁的患者疗效较差。

（4）耳区穴位的刺法　耳部穴位深刺较一般穴位困难，如不能正确掌握进针的方向，易碰到骨壁，因此在进针时遇到阻力，可以略向外提，稍改变一下角度，然后再行刺入，这样就能达到深刺的目的，治疗时一定要强调针感向耳内放射，否则，针刺疗效将受影响。

（二）辨病治疗

西医学多采取减轻内耳水肿、改善患者的内耳血液循环、改善供血供氧、增强组织对缺血的耐受性、营养神经、纠正紊乱的耳神经功能等对症治疗。

（三）辨证治疗

1.辨证论治

治法：风邪外袭、肝胆火盛、痰火郁结者，治宜疏风泻火、化痰开窍，仅针刺，用泻法；脾胃虚弱、肾精缺损者，治宜健脾益气、补肾补精；脾胃虚弱弱者，针灸并用，用补法；肾精亏虚者，以针刺为主，用补法或平补平泻。取耳区局部和手、足少阳经腧穴为主。

主穴：耳门、听宫、听会、翳风、中渚、侠溪。

配穴：风邪外袭者加风池、外关、合谷以疏风清热；肝胆火盛者加行间、丘墟、足临泣以泻肝胆之火；痰火郁结者加丰隆、内庭以豁痰泻火；肾精亏损者加肾俞、太溪、关元补肾填精、上荣耳窍；脾胃虚弱者加气海、足三里、脾俞补益脾胃、濡养耳窍。

操作：耳周穴位的针感要求向耳底或耳周传导；余穴常规刺法；气海、足三里、加温灸或温针灸。每日1次。

方义：耳由手、足少阳经所主，耳门、听会为手、足少阳经与手、足少阳经的交会穴，气通到耳内，有疏散风热、聪耳开闭之功，是治疗耳疾要穴，配手少阳经局部翳风穴，与循经远取的中渚、侠溪，能通上达下，疏导少阳经气，宣通耳窍。

2.成药应用

（1）外感风热证　银翘解毒丸：每次6g，每日2~3次。药物组成：金银花、连翘、桔梗、薄荷、淡豆豉、淡竹叶、牛蒡子（炒）、荆芥、芦根、甘草。功效：辛凉解表，清热解毒

（2）肝火上扰证　龙胆泻肝丸：每次1~2丸，每日2次。药物组成：柴胡、车前子、当归、生地黄、木通、黄芩、龙胆、泽泻、栀子、炙甘草。功效：清肝胆，利湿热。

（3）气滞血瘀证　血府逐瘀丸：每次9~18g，每日2次。药物组成：当归、赤芍、桃仁、红花、川芎、地黄、牛膝、枳壳（麸炒）、桔梗、柴胡、甘草。功效：活血祛瘀，行气止痛。

（4）中气不足证　益气聪明丸或补中益气丸。益气聪明丸：每次1~2丸，每日2次。药物组成：升麻、葛根、黄柏、白芍等。功效：益气升阳，聪耳明目。补中益气丸：每次3g，每日3次。药物组成：黄芪、甘草、党参、白术、当归、升麻、柴胡、陈皮等。功效：调补脾胃，益气升阳，甘温除热。

（5）肝血亏损证　归脾丸：每次6~9g，每日3次。药物组成：党参、白术（炒）、黄芪（炙）、茯苓、远志（制）、酸枣仁（炒）、龙眼肉、当归、木香、大枣（去核）、甘草（炙）。功效：益气健脾，养血安神。

（6）肾阴亏虚证　杞菊地黄丸或耳聋左慈丸。杞菊地黄丸：每次9g，每日2次。药物组成：熟地黄、山茱萸（制）、山药、牡丹皮、茯苓、泽泻、枸杞子、菊花。主治：肝肾阴亏所致的眩晕、耳鸣、目涩畏光、视物昏花。耳聋左慈丸：每次6g，每日2次。药物组成：熟地黄、山茱萸、茯苓、牡丹皮、山药等。主治：肝肾阴虚导致的耳鸣，耳聋，头晕目眩。

（7）肾阳不足证　左归丸：每次9g，每日2次。药物组成：大怀熟地黄、山药（炒）、枸杞子、山茱萸肉、川牛膝（酒洗，蒸熟）、菟丝子（制）、鹿胶（敲碎，炒珠）、龟甲。主治：真阴不足所致的自汗盗汗，头晕眼花，耳聋失眠，口燥舌干，腰酸腿软。

（四）其他疗法

1.耳针法

取穴：肾、肝、胆、三焦、内耳、外耳、颞、皮质下。每次选3~5穴，毫针浅刺，留针30分钟，或用王不留行籽贴压。

2.头针法

取双侧颞后线，豪针快速刺入头皮至一定深度，快速捻转约1分钟，留针30分钟。隔日1次。

3.穴位注射法

取翳风、完骨、肾俞、阳陵泉等穴。用丹参注射液或维生素B_{12}注射液，每穴0.5~1ml。

4. 物理治疗

①磁疗：可使用磁片贴敷耳穴肾上腺、内耳、脑垂体等，也可用王不留行籽贴敷诸穴，或配合针灸治疗。②离子导入、局部超短波或微波照射。

5. 磁石塞耳法

把1块磁石含于口中，将细铁块放在外耳道上，每次30分钟左右，每天2~3次，取磁铁之气相感而使耳窍气通，耳鸣得止。

（五）医家诊疗经验

1. 韩景献教授针灸治疗耳鸣、耳聋

天津中医药大学韩景献教授以三焦针法为基础，结合"实证重泻少阳经""虚证重补小肠经"针法治疗耳鸣、耳聋。韩教授认为气血、津液、精的濡养是耳窍聪灵的物质基础，三焦是气血津液精升降出入的通道，是气化的总司，有总领五脏六腑功能活动的作用。机体脏腑功能下降导致三焦整体气化异常，气血生化不足，肾精缺损，精气不能上达耳窍，气血津液升降进出通道阻滞，日久则生风、火、湿、热诸邪及痰、瘀血、浊毒等病理产物，堵塞耳道，耳窍堵塞。虚实的两端皆致耳失润养，耳窍失荣，发为耳鸣、耳聋。选取膻中穴、中脘穴、气海穴、血海穴、足三里、外关穴。方中以膻中、中脘、气海分别调理上、中、下三焦，配以外关、足三里、血海共奏通调三焦、益气调血、固本培元之功。

2. 艾炳蔚针灸治疗耳鸣、耳聋经验

艾炳蔚教授认为情志问题与耳鸣、耳聋是互为因果，相辅相成的关系，运用针灸治疗耳鸣耳聋，针灸配穴时常选穴百会、印堂、太冲以安神定志，聚精宁神，从而达到治病与兼顾调神的效果。艾教授在古法苍术灸的基础上，结合临床实际操作的可行性，以姜片代替苍术，将姜片切成

0.2~0.3cm厚，其上以针扎数孔，在针刺治疗后将隔姜灸置于患耳，大小以能覆盖整个耳朵为度，共灸两壮，隔日1次，1周3次。经临床观察发现，大部分经针后隔姜灸治疗的患者听力恢复较单纯针刺者显著加快。艾教授常在辨证取穴的基础上加上夹脊穴，通经活血，以改善椎–基底动脉供血，从而达到治疗疾病的目的。艾教授认为耳鸣、耳聋多是由肝胆火旺或肾经亏虚导致，故在治疗时除耳周局部取穴外常配伍肝经及肾经腧穴共同治疗。辨证是中医诊疗的基本思想，应根据每个患者的病史、症状、体征、舌苔、脉象等四诊和参，辨证论治，不能以偏概全。胆经、大肠经、小肠经及三焦经均循行于耳周或入耳中，然"针灸不过数处"，艾教授认为耳门、听宫、听会俱在耳前，三穴名虽异，功用却相同，同存一巢，表面虽可强分，穴底终归一处，故三穴中只取听宫一穴。"经络所过，主治所及"，故又取率谷、下关，率谷为胆经腧穴，位于耳尖直上入发际1.5寸，从西医学来看，该穴在头部晕听区附近，晕听区是大脑皮质颞上回中部（听觉中枢）在头皮上的投影区，布有耳颞神经和枕大神经，针刺该区域可提高听觉中枢皮质诱发电位波幅，从而达到良好的治疗效果。下关穴位于面部耳前方，当颧弓与下颌切迹形成的凹陷中，该穴浅层有耳大神经和耳颞神经分布，与率谷穴同用可增强疗效。

五、预后转归

（一）预后

耳鸣应及早寻找病因进行治疗，如治疗得当，随着疾病的减轻，耳鸣也可减轻或消失。但是1/3的患者耳鸣很难治好。

（二）转归

耳鸣是耳聋的先兆症状，也是眩晕的先兆症状，也可与眩晕、耳聋同时出现。如果治疗不当，可引起永久性耳鸣耳聋。

一侧长期耳鸣不愈，要警惕鼻咽部及其他部位的肿瘤，定期做相应检查。

六、预防调护

（一）预防

（1）加强身体锻炼，增强体质，注意保暖，清洁卫生，是预防风热外袭引起耳鸣的关键。

（2）患感冒、鼻塞、急咽痹等疾病，应及早治疗。鼻涕多者应采用摸鼻涕时吸入后吐或单侧擦的方法，不要用力过大以防止鼻涕液进入耳窍引起耳鸣。

（3）保持心情舒畅，避免过度抑郁和愤怒，是预防肝火上扰引起耳鸣的主要措施，患有肝火上扰或肝阳上亢之头痛、眩晕等症者，应及早治疗，以免一症不愈又患上其他疾病。

（4）注意饮食调理，减少肥甘饮食，防止积聚成痰，是预防痰火壅结引起耳鸣的重要措施。忌食或少吃辛辣火辣的食物，对于防止肝火、痰火及肾精不足，虚火搅动耳鸣者具有重要意义。

（5）注意劳逸结合，避免思虑严重、疲劳日久、房劳过度，对于防止脾气虚弱、心血不足、肾精不足、肾元虚损引起的耳鸣是必要的。

（二）调护

（1）风热外袭耳鸣者，根据其发热等症状程度，进行适当的调节。另外，也要注意用煎汤服药等护理。

（2）注意肝火上扰、痰火壅结引起耳鸣者，均应注意精神安慰，避免精神刺激，加重病情。

（3）虚证耳鸣夜间严重、烦躁，患者常以其妨碍睡眠，故睡前用少量热水泡脚，或用手用力按压涌泉穴，使其发热，可使火归原，引导其阴阳和合，从而减轻耳鸣症状容易入睡。睡前也可以用耳机听柔和的音乐（把音量调小，以刚刚听到为准），减轻耳鸣的影响，让患者入睡，也有帮助。此外，睡眠前要注意戒掉浓茶、咖啡、可可、酒类等刺激性饮料，戒掉吸烟习惯。

主要参考文献

［1］孔昭遐，屠佑生. 新编实用针灸学［M］. 合肥：安徽科学技术出版社，2012.

［2］孙红兵，石少伟，孙学全. 针灸临证集验［M］. 北京：人民军医出版社，2009.

［3］赵建新，佘延芬. 针灸名家医案精选导读［M］. 北京：人民军医出版社，2007.

［4］杜元灏，石学敏. 中华针灸临床诊疗规范［M］. 南京：江苏科学技术出版社，2007.

［5］承淡安. 针灸师承录［M］. 北京：人民军医出版社，2008.

［6］许文斌，温明菲，于建春，等. 韩景献教授治疗耳鸣耳聋经验介绍［J］. 上海针灸杂志，2013，32（9）：759.

［7］余丽，高扬，张瑞，等. 艾炳蔚运用针灸治疗耳鸣、耳聋经验［J］. 河南中医，2018，38（12）：1814-1817.

第十二节　鼻炎

鼻炎是指鼻腔黏膜或黏膜下组织的炎症。表现为充血或水肿，患者常出现鼻塞、清水涕、鼻痒、咽喉不适、咳嗽等症状。

由鼻腔分泌的稀薄液体样物质被称为鼻涕或鼻腔分泌物，其作用是清除灰尘、细菌以帮助维持肺部健康。通常，细菌和灰尘混合的鼻涕会被吸入喉咙，最终进入胃部，但由于分泌量少，因此通常不受关注。当鼻内发生炎症时，鼻腔内会分泌大量的鼻涕，可因感染而变黄，流经咽喉可引起咳嗽，在鼻涕量非常大的情况下也可通过前鼻孔流出。

鼻炎的表现多种多样。从鼻腔黏膜的病理学变化来说，有慢性单纯性鼻炎、慢性肥厚性鼻炎、干酪性鼻炎、萎缩性鼻炎等；从发病急缓及病程长短来说，可分为急性鼻炎和慢性鼻炎。另外，虽然发病缓慢、病程较长，但由于有特定的原因，所以有过敏性鼻炎（即过敏性鼻炎）、慢性鼻炎等有特定名称的鼻炎。本书将分别介绍最常见的鼻炎。

一、病因病机

（一）西医学认识

鼻炎的发病因素分为局部原因（包括急性鼻炎反复发作或未获彻底治疗，鼻腔及鼻窦慢性疾病的影响，慢性扁桃体炎和腺体肥大等邻近感染病灶，鼻腔用药不当或时间过长）、职业及环境因素、全身因素（如许多慢性疾病，缺乏维生素等，营养不良，内分泌失调，长期慢性烟酒中毒等）。

（二）中医学认识

慢性鼻炎的发生常与外感时邪有关，风寒暑湿燥火诸邪犯肺，稽留不去，鼻失宣畅，气息出入受阻，或因饮食劳倦伤脾，脾气虚弱，运化失健，升降失职，湿浊困鼻，或因邪毒久留不去，壅阻鼻窍脉络，气血运行不畅而发病。本病发病缓慢，病程较长，不同的患者往往有不同的病因和病机。

二、临床诊断

（一）辨病诊断

（1）慢性单纯性鼻炎　间歇性或交替性鼻塞，双侧下鼻甲暗红色，光滑肿胀，黏膜柔软富有弹性，对血管收缩剂敏感。

（2）慢性肥厚性鼻炎　双侧鼻腔持续性鼻塞，症状较重，下鼻甲肥厚，表面不平整，状如桑椹，触之有牢固感，对血管收缩剂无反应。

（二）辨证诊断

1.肺经风热证

（1）临床证候　多见于发病初期。鼻塞，鼻涕量多、色白或微黄，鼻痒，发热恶寒，头痛，咳嗽。苔薄白，脉浮数。

（2）辨证要点　鼻塞，鼻涕量多，发热恶寒。苔薄白，脉浮数。

2.胆腑郁热证

（1）临床证候　鼻涕浓浊，量多，色黄或黄绿，或有腥臭味，头痛鼻塞，鼻痒，口苦咽干，心烦易怒，小便黄赤。舌红，苔黄，脉弦数。

（2）辨证要点　鼻涕浓浊，量多，口苦咽干，心烦易怒，小便黄赤。舌红，苔黄，脉弦数。

3.脾胃湿热证

（1）临床证候　多见于后期。鼻塞重而持续，流涕缠绵不愈，鼻涕黄浊而量多，鼻痒，嗅觉减退，头昏闷或重胀，胸脘痞闷，纳呆食少。苔黄腻，脉滑数。

（2）辨证要点　鼻塞流涕缠绵不愈，胸脘痞闷，纳呆食少。苔黄腻，脉滑数。

三、鉴别诊断

（一）西医学鉴别诊断

1.感冒

感冒的鼻塞、喷嚏、流涕等症状与鼻

炎类似，但通常鼻痒不明显，且常伴有发热、头痛、乏力、四肢酸痛等全身不适症状。若感冒病程超过 2 周，可能继发细菌感染。大约 2% 的感冒可继发细菌感染，肺炎链球菌、流感嗜血杆菌和卡他莫拉菌为常见病原菌，患者外周血白细胞总数和中性粒细胞数增加，可与鼻炎相鉴别。

2.慢性鼻窦炎

慢性鼻窦炎常有交替性鼻塞，但脓涕擤出后可改善。如有鼻甲肥厚明显或存在鼻息肉则鼻塞持续且严重。流脓涕，量多，呈脓性或黏脓性，积存于中鼻道或嗅裂。X 线鼻窦摄片和 CT 鼻窦扫描可辅助诊断。

3.脑脊液鼻漏

脑脊液鼻漏的临床症状为单侧水样鼻漏，无鼻痒和喷嚏，可有外伤史。鼻腔漏出液含糖量高，与脑脊液相同。β2 转铁蛋白、β2 示踪蛋白检测有助于鉴别诊断。

（二）中医学鉴别诊断

1.鼻息肉

鼻息肉的鼻塞多为单侧，呈渐进性，鼻涕量多，检查见鼻腔内赘生物，可与鼻炎鉴别。

2.鼻渊

鼻渊症见鼻塞，鼻涕量多，呈黏脓性或脓性，头昏痛等，无鼻痒、咽喉不适等症状。检查见鼻道内脓性分泌物多。

四、临床治疗

（一）影响针灸疗效的要素

（1）分类 慢性鼻炎临床上主要分为三类，即单纯性鼻炎、肥厚性鼻炎和萎缩性鼻炎。一般来说，针灸治疗单纯性鼻炎的疗效优于其他两种。对于萎缩性鼻炎，同时进行针刺和局部点滴效果较好。慢性肥厚性鼻炎是鼻黏膜、黏膜下层及鼻甲骨的肥厚性变化，一般是由慢性单纯性鼻炎

发展而来的，因此对慢性鼻炎应早发现早治疗，以免延误治疗时机。

（2）刺灸法 本病以局部刺灸法为主，因此，不论如何选取穴位，局部阿是穴和经穴强刺激量和手法的准确性是改善本病症状的关键，如针刺迎香、颧髎一定要达到一定的刺激量，否则将影响针刺的疗效。

（3）患者的配合 烟酒过度可影响鼻黏膜血管舒缩，发生障碍，所以治疗期间，应忌烟酒。对于过敏性鼻炎应注意避免过敏原，否则影响针刺疗效。

（二）辨病治疗

1.病因治疗

慢性鼻炎可由外界因素、局部因素、机体因素致病，可以通过积极治疗慢性扁桃体炎、慢性咽喉炎等上呼吸道炎症及全身性疾病达到去除致病因素的目的，同时可通过改变工作生活环境、保持良好的饮食作息习惯、锻炼身体以增强机体免疫功能来达到预防慢性鼻炎的发生。

2.局部治疗

局部治疗是将药物制剂、理疗等手段应用于局部而产生治疗效果，具有直达病所、起效快的优点。

（三）辨证治疗

1.辨证论治

（1）肺经风热证

治法：通利鼻窍。取局部穴为主。

处方：迎香、印堂、上迎香、通天、列缺、合谷、尺泽、少商。

操作：常规针刺，迎香宜斜向上透刺上迎香穴。

方义：迎香夹于鼻旁，印堂位于鼻上，上迎香位于鼻旁，均是治鼻渊要穴，近取三穴，共奏疏散鼻部郁热而通鼻窍之功效。远取列缺、合谷为表里经配穴，可清泻肺热。通天善通鼻窍。诸穴合用，为三部配

穴法。尺泽和少商为肺经穴位，可清肺经之热。

（2）胆腑郁热证

治法：通利鼻窍。取局部穴为主。

处方：迎香、印堂、上迎香、通天、列缺、合谷、阳陵泉、侠溪。

操作：常规针刺，迎香宜斜向上透刺上迎香穴。

方义：迎香夹于鼻旁，印堂位于鼻上，上迎香位于鼻旁，均是治鼻渊要穴，近取三穴，共奏疏散鼻部郁热而通鼻窍之功效。远取列缺、合谷为表里经配穴，可清泻肺热。通天善通鼻窍。诸穴合用，为三部配穴法。阳陵泉为足少阳胆经下合穴，侠溪为足少阳胆经荥穴，可清泄胆腑郁热。

（3）脾胃湿热证

治法：通利鼻窍。取局部穴为主。

处方：迎香、印堂、上迎香、通天、列缺、合谷、阴陵泉、曲池。

操作：常规针刺，迎香宜斜向上透刺上迎香穴。

方义：迎香夹于鼻旁，印堂位于鼻上，上迎香位于鼻旁，均是治鼻渊要穴，近取三穴，共奏疏散鼻部郁热而通鼻窍之功效。远取列缺、合谷为表里经配穴，可清泻肺热。通天善通鼻窍。诸穴合用，为三部配穴法。阴陵泉位于足太阴脾经，善利脾胃湿邪，阴陵泉、曲池合用，利湿清热。

2. 成药应用

鼻渊舒口服液

用法：每次 10ml，每日 2~3 次。

功效主治：通利鼻窍。适用于因感冒引起的鼻塞不通、流黄稠涕，以及急慢性鼻炎，副鼻窦炎。

制剂规格：每支 10ml。

（四）其他疗法

1. 穴位注射

取迎香穴，每侧注入当归注射液

0.5m1，隔日 1 次，7 次为 1 个疗程。

2. 温熨

以荜茇、天南星研末，炒热包裹，温熨囟前。

3. 下鼻甲注射

毛冬青注射液注入下鼻甲黏膜下，每侧 2ml，每周 1 次，3 次 1 个疗程。

4. 艾灸

取穴：水沟、迎香、风府、百会。手法：灸至局部发热为度，隔日 1 次。加减：肺气虚者配肺俞、太渊，脾虚者配脾俞、胃俞、足三里。

5. 耳针

耳穴取内鼻、外鼻、肾上腺、肺，每次取穴 2~3 个，留针或贴压王不留行籽，嘱每日自行按压 3~5 次，每 3 天换 1 次。

6. 涂鼻

（1）复方鼻炎膏　将软膏尖端插入鼻腔挤入油膏，每日 3 次。

（2）枯矾、冰片、黄连各 20g，共研细末。将新鲜猪胆汁制成糊状放入瓶中，密闭保存。使用时让患者取仰卧位，目的是让药液吸入鼻腔内，每次将瓶内药物注入少量小纱布块，制成小纱布球，塞鼻腔内。双侧鼻孔交替栓塞入药纱布球，早晚各 1 次，留置 2 小时，2 周为 1 个疗程。

7. 吹鼻

碧云散吹鼻，每日 3~4 次。

8. 鼻炎栓塞鼻

金银花、蒲公英各 15g、薄荷、辛夷、白芷、连翘、荆芥、防风、藿香各 10g、细辛 3g、甘草 6g。各药均研磨成细末，用纱布包住药粉包在适合鼻孔大小的圆筒形药栓中，用 60% 乙醇浸泡 12 小时备用。使用时将药栓塞入患侧鼻孔内（双侧鼻炎交替使用），每天 1~2 次，每次 2 小时。

（五）医家诊疗经验

张正教授提出脏腑虚弱、经络气机失

和为过敏性鼻炎的主要病机，主张以"通、补"为本病的治疗法则，运用贺氏针灸的"微通法""强通法"和"温通法"为主的三通法治疗本病。借助针灸"通"之力，达到补脏腑之虚，散邪之壅滞，调气机之滞，血气和调，阴阳平和，从而邪去正安，达到标本兼治的效果。

五、预后转归

慢性鼻炎经过治疗可以痊愈，如失治日久波及邻近器官，可引起咽部、鼻窦和中耳的病变，亦可因呼吸不畅而对身体的健康和发育产生不良影响。

六、预防调护

预防慢性鼻炎的发生，应从如下几方面着手。

1. 生活调理

（1）生活环境　应避免空气污浊，亦不宜居住在密闭的空调环境，注意维持环境正常的温度和湿度，保持空气新鲜和洁净，避免粉尘、工业废气、汽车尾气和有毒物质的刺激，如不得已处于不良环境中，要采取有效的防护措施，以保护鼻不受损伤。

（2）注意气候变化，注意保暖，避免受寒。

（3）劳逸适度，不可过劳，注意早睡（晚上 11 点以前）以免虚火上炎。

（4）积极预防急性鼻炎的发生，平时应加强体育锻炼，增强体质，接触急性鼻炎患者时应采取防护措施（如环境消毒、戴口罩等）。

（5）急性鼻炎患者应及时治疗，应在医生指导下选用滴鼻剂，不宜长期使用鼻炎净等药物，以防发生药物性鼻炎。

（6）慢性鼻炎患者多有气血运行不畅的表现，故适当的体育运动有助于患者的恢复。如久坐伏案工作者应安排时间休息，

活动头颈部。患者可在医生指导下自我按摩、气功等体育方法（但忌游泳、潜水等），只要坚持，日久必对慢性鼻炎的治疗大有裨益。

2. 饮食调理

戒除烟、酒等不良嗜好，忌食冷饮和辛辣肥腻的食物，以免发生肺气受损和脾胃积滞。不要滥用补品，忌食发物，以免损伤正气和使邪气滞留难去。

3. 保健按摩

先将双手鱼际相互摩擦发热，然后将双手鱼际按在鼻两侧，沿鼻根迎香来回摩擦至局部有热感，每日 2~3 次。将双手的中指在鼻梁的两侧摩擦 20~30 次，使表里发热。按摩鼻子可疏通面部经络，使血气畅通，驱散邪气。

主要参考文献

［1］孔昭遐，屠佑生. 新编实用针灸学［M］. 合肥：安徽科学技术出版社，2012.

［2］孙红兵，石少伟. 孙学全针灸临证集验［M］. 北京：人民军医出版社，2009.

［3］李云英，刘森平. 耳鼻喉科专科病中医临床诊治［M］. 北京：人民卫生出版社，2000.

［4］石学敏. 针灸治疗学［M］. 2 版. 北京：人民卫生出版社，2001.

［5］赵建新，佘延芬. 针灸名家医案精选导读［M］. 北京：人民军医出版社，2007.

［6］杜元灏，石学敏. 中华针灸临床诊疗规范［M］. 南京：江苏科学技术出版社，2007.

［7］汤臣建，李季，王理臻，等. 熊大经教授治疗过敏性鼻炎辨治思路［J］. 四川中医，2022，40（1）：1–2.

［8］张应鹏. 玉屏通窍方联合西医常规治疗慢性鼻炎 130 例临床观察［J］. 中国中医药科技，2019，26（5）：775–776.

［9］徐杨，王旭. 从心肺论治慢性鼻炎［J］. 中医药临床杂志，2019，31（7）：1276–1278.

[10] 刘联合. 中西医结合治疗慢性鼻炎近远期疗效观察 [J]. 新中医, 2017, 49 (12): 107–109.

[11] 黄永红, 江伊乐, 陈海, 等. 张正采用贺氏针灸三通法治疗过敏性鼻炎经验 [J]. 广州中医药大学学报, 2022, 39 (9): 2171–2174.

[12] 孟娟, 徐睿, 叶菁, 等. 变应性鼻炎的分类和诊断专家共识 (2022, 成都) [J]. 中国眼耳鼻喉科杂志, 2022, 22 (3): 215–224.

第十三节　鼻出血

鼻出血, 中医又称"鼻衄", 发病多为鼻部的脉络损伤, 血液溢于脉外所致, 因感受外邪、饮食、情志、劳倦等因素而诱发。

一、病因病机

(一) 西医学认识

西医学认为, 鼻出血是一个复杂的临床问题, 其病因有局部和全身两个方面。局部原因分为鼻损伤、鼻腔、鼻咽部肿瘤, 全身性疾病分为循环系统疾病、血液病、风湿热、其他包括维生素缺乏, 汞、砷、磷、苯中毒, 长期服用水杨酸类药物, 急性传染病如麻疹、猩红热、斑疹伤寒、伤寒、疟疾、流感、流行性出血热等, 尿毒症, 高热, 败血症及严重全身疾病发生弥漫性血管内凝血 (DIC), 内分泌失调等。

(二) 中医学认识

(1) 火邪为患　主张火邪为患的学者较多, 认为本病的病因多是火, 火的成因有肺素有热或为风热、燥热之邪所侵, 肺热或风热之邪上充清道, 或阳明胃经热盛内燔, 循经上炎, 或肝郁化火上逆, 血随火动, 蒸迫鼻窍脉络, 或肝肾阴虚, 虚火上炎, 血液升腾, 均可损伤鼻部的脉络, 血液妄行溢于鼻中可致鼻衄。刘惠明认为导致火邪为患的原因是: ①肺胃热盛迫血妄行; ②肝肾阴虚, 虚火上炎损伤脉络。袁正瑶也认为导致鼻衄证的主要原因除了肺热壅盛, 损伤脉络, 血溢肺窍而成外, 还有因胃热熏蒸, 上循其络, 迫血妄行, 或因肝火偏旺, 血随火升, 从清窍溢出。吴安庆认为肝火上扰, 冲击阳明之络, 阳明络伤则血上溢。黄兆铨等认为顽固性鼻出血的主要病因是鼻为清窍, 血液不循常道溢于鼻窍, 多为肝火上炎, 血随火升, 灼伤血络, 妄行脉络之外所致, 治当平肝潜阳、降气宁血, 以"疏其血气, 令其条达, 而致和平"。干祖望认为火邪为患致病除了胃火及肝火之外, 还有心火、肺火、五志之火, 他们都能逼血妄行, 治以清火凉血, 每获良效。王瑛等认为肺主气, 司呼吸, 外合皮毛, 开窍于鼻, 故肺燥时鼻窍亦燥, 燥则易致发生鼻衄, 而脾不足, 易致胃热炽盛, 阳明之热上行致鼻衄。黄朝年等根据《丹溪心法》中"阳常有余, 阴常不足"的理论认为出血是由于阳盛阴虚之故, 鼻出血也不例外, 即使是气血亏虚者也常常因血虚生内热, 血无所归, 上逆至衄。刘云认为冲为血海, 冲脉隶于阳明而附于肝, 经行此, 血责之于肝与冲脉为病。经行之时血海旺盛, 冲气随肝经气火上逆, 经血不循常道, 而随气火妄行, 损伤阳络而为鼻衄。

(2) 气滞血瘀　张泽仁根据《血证沦》中"气滞则血瘀""气为血帅, 血为气母"的理论, 并根据临床观察, 认为气滞造成气机紊乱, 升降失常, 使血行不畅, 血脉壅阻, 血不循经, 脱离脉道, 溢于鼻中则出现鼻衄。治疗主张祛瘀与止血并投, 用血府逐瘀汤加止血药双管齐下, 临床用之多验。

二、临床诊断

（一）辨病诊断

鼻出血多见于鼻部外伤（机械、手术、气压性）、肿瘤（鼻腔或鼻咽或鼻窦良性、恶性肿瘤）、炎症（鼻部非特殊性炎症或特异性感染），以及引起静脉压或动脉压升高、凝血功能障碍或血管张力改变的局部或全身性疾病。出血量因发病因素不同而有所不同，可能会间歇性反复出血。也有持续性出血，血液可从前鼻孔流出，也可从后鼻孔流入咽部。除外伤外，单侧多发，若双侧鼻孔皆有血流，常为一侧鼻腔血液向后流动，由后鼻孔流向对侧。除一般局部原因或全身性原因引起的鼻出血，出现相应的疾病体征外，还可出现鼻部体征。

（二）辨证诊断

鼻出血是鼻科常见的急病，也会因大量出血而休克死亡，所以治疗该病例时，要尽快确定出血部位，估计出血量，并判断出血的原因，应积极有效进行止血处理。对严重失血甚至休克者应在积极止血的同时给予抗休克治疗。血止后，根据病因治疗。

1. 肺经郁热证

临床证候：鼻出血，发作突然，量多，颜色红，鼻咽干燥，伴有咳嗽，痰黄，口干体热。舌质红，苔薄白且干，脉数。

2. 胃热炽盛证

临床证候：鼻血量大，颜色深红，烦渴引饮，牙龈红肿，出血，大便秘结，小便短红。舌质红，苔黄，脉滑数。

3. 肝火上炎证

临床证候：鼻出血，来势汹汹，颜色深红，伴烦躁不安，头痛头晕，口苦咽干，胸胁胀满，面红目赤。舌质红，苔黄，脉弦数。

4. 阴虚火旺证

临床证候：鼻出血，时作时止，血色红，量不多，伴口干不欲饮，耳鸣目眩，五心烦热。舌红，少苔，脉细数。

5. 脾虚气弱证

临床证候：鼻血渗出，易淋漓不止，色泽淡红，面色无华，神怠懒言，头晕目眩，食少便溏。舌淡，苔薄，脉缓弱。

三、鉴别诊断

1. 上消化道出血

上消化道出血其血色鲜红或呈褐色，可经口呕吐而出，常混有食物残渣，或并发黑便，呕血量大时鲜血喷射而出，须及时抢救，常危及生命。鼻出血血色多为鲜红、淡红，无黑便。

2. 咯血

临床表现为咳嗽痰中带血，或咯血量多，呼吸气急，多为气管、支气管、肺组织出血，血随咳嗽而出，主要是火热灼伤肺络，破血妄行，血经口咯出，可与鼻出血鉴别。

四、临床治疗

（一）提高临床疗效的要素

根据患者的出血部位、鼻黏膜情况、出血原因及出血量等，选择不同的止血手段。

（二）辨病治疗

鼻出血是鼻科常见的急病，具有突然（反复）鼻部间歇性或持续性出血的临床特点，治疗时应及时有效止血，控制症状。

（三）辨证治疗

1. 辨证论治

治法：肺经郁热，胃热炽盛，肝火上

炎者，治宜清热泻火、凉血止血，针刺用泻法，只针不灸；脾虚虚弱者，治宜健脾益气，针灸并用，用补法；阴虚火旺者，治宜滋阴降火，只针刺，平补平泻。取鼻腔局部和手阳明经穴为主。

主穴：迎香、印堂、上星、合谷。

配穴：肺经郁热者，加少商、尺泽以清泻肺热；胃热炽盛者，加内庭、厉兑以清热泻火；肝火上炎者，加太冲、行间以清泻肝火；阴虚火旺者，加太溪、太冲以养阴清热；脾虚气弱者，加足三里、三阴交以健脾益气统血。

操作：迎香朝鼻根方向透刺；火热太盛时，印堂、上星、少商、厉兑均可用三棱针点刺出血；余穴常规针刺。

方义：迎香为手阳明经穴，位于鼻旁，是治疗鼻病的要穴，上星归属督脉，印堂也在督脉循行线上，下行鼻柱，可泄阳经之热、清鼻窍之火，合谷是手阳明经原穴，能清头面热，止鼻血。

2. 成药应用

（1）止血宝胶囊

用法：口服，每次 4~6 粒，每日 2~3 次。

功效主治：凉血止血，用于鼻出血。

制剂规格：每粒 0.3g。

（2）云南红药胶囊

用法：口服，每次 2~3 粒，每日 3 次。

功效：止血镇痛，活血散瘀。

制剂规格：每丸 0.25g。

注意事项：服后 1 日内，忌食蚕豆及鱼类等。

（3）止血片

用法：口服，每次 4 片，每日 3 次；中量或大量出血，每次 8 片，每日 3~4 次；可配合其他药物。

功效主治：清热凉血，止血。用于因血热引起的鼻衄。

注意事项：忌食辛辣食物；不宜和感冒药同时服用；月经量多、色淡、质稀、

伴有气短、便溏、头晕、心慌等气血亏虚引起的月经过多者，不宜服用本药；月经量多、色黑、血块多，伴腹痛拒按，因血瘀引起的月经量多者，不宜服用本药；月经量过多，合并严重贫血者不宜服用本药；平素月经量正常，突然出现月经过多，应去医院就诊；服药三天后出血不见减少，应去医院就诊；按照用法用量服用，服药过程中出现不良反应时应停药，并向医师咨询；对本品过敏者禁用，过敏体质者慎用。

（4）血宁冲剂

用法：开水冲服。每次半袋至 1 袋，每日 2 次。

功效主治：凉血止血，泻火解毒。用于鼻衄的辅助治疗。

制剂规格：每袋 9g。

（四）其他疗法

1. 冷湿敷法

将冷水浸湿的毛巾或冰袋贴在患者的额头或颈部，使血液冷却凝固，放慢流动，减少其涌出势头，达到止血效果。

2. 压迫法

用手捏住鼻翼一侧或两侧以达到压迫止血的目的。

3. 滴鼻法

采用具有止血作用的香墨浓研，滴鼻。或采用滴鼻灵（广东省中医院经验方）滴鼻，适用于各类鼻血。

4. 吹鼻法

选用马勃粉、三七末、白及粉、血余炭、云南白药等具有止血作用的粉末喷雾喷入，或放置在消毒棉片上涂抹（或填塞）出血部位，具有收敛止血的作用。

5. 穴位按摩法

按压出血侧的迎香或太溪穴，或加压患者头部前发际正中线 1~2 寸处（或双侧风池穴）。

6. 皮肤针法

取百会、风池、迎香、内关、鼻区、第1~4颈夹脊、第3~10胸夹脊。鼻区、百会、迎香轻敲，其余部位中度叩刺。

7. 耳针法

取内鼻、外鼻肺、肾上腺、神门、额穴。毫针浅刺，留针20分钟，也可以王不留行籽贴压。

（五）医家诊疗经验

蒋中晋擅长以针灸治疗耳鼻喉科疾病，积累了大量临床经验，鼻衄指鼻中出血，血得寒则凝，遇热则行。巢氏在《诸病源候论》中说"热乘于血，则气亦胜也，血气俱热，血随气发出于鼻，为鼻衄"。所以大抵鼻衄多属火热迫血妄行，鼻中络脉破裂所致。"肺开窍于鼻，肝藏血，其脉贯肺，足太阳走目内眦络鼻"，故鼻与诸络有关。《黄帝内经》中说"足太阳之别，别走少阳……虚则衄血"。蒋老针刺治疗鼻衄取上星、合谷，手阳明与手太阴为表里，又与足阳明经相接，故取合谷以清泄诸经之热；督脉为诸阳之海，阳热迫血妄行，故用上星清泻督脉，使亢热渐平，而血自止。如太阴热盛，兼见咳嗽气粗，可加少商、天府；阳明热盛，症见口渴引饮，可加厉兑、商阳；厥阳热盛，症见胁痛易怒，可加太冲、太溪；太阳热盛，症见项强恶风，可加委中、腕骨。太阳与少阴互为表里，飞扬是足太阳的络穴，刺之可调节二经的虚实，故《黄帝内经》中取飞扬治鼻衄。如衄血不止，且症见面赤、心烦、足冷。此为上实下虚，可灸涌泉，导热下行。如衄血过多，反复发作，面色苍白、短气，此为气血俱虚，可灸上星，并灸气海、血海以补气摄血。

五、预后转归

一般的鼻出血经及时、有效的治疗，症状、体征可以很快消失，但若治疗失当，或反复发作，缠绵不愈，可引致全身系统功能紊乱，影响患者的生活质量和工作，有时因大量出血可引起休克，甚至死亡。严重鼻衄是一种危重急症，往往危害患者的生命安全，故治疗上应予以足够的重视。及时进行迅速、有效的止血，出现呼吸或循环衰竭时应给予及时的对症处理，以挽救患者的生命。

六、预防调护

由于鼻衄的发生与鼻部的血管破裂有关，因而要注意预防致病因素对身体的影响，除上述因素外，重视饮食调理，加强身体的抗病能力，避免发病，为此应注意以下几点。

1. 生活调理

注意气候的影响，特别是秋冬季节气候干燥，鼻黏膜易干燥结痂，应注意保持鼻部湿润，防止外邪诱发致病。尽量避免接触可诱发鼻黏膜干燥结痂的各种因素如刺激性气体、液体及气雾剂、油漆、粉尘等。多数鼻衄患者，平素鼻腔常有发痒或干燥感，应改变挖鼻习惯，以避免损伤鼻部血管而诱发鼻衄。鼻衄发作之时，由于患者精神紧张或失血过多可发生休克，症见往往全身汗出，甚至大汗淋漓，汗出湿衣，此时应及时更换内衣，注意保暖，以免受凉，加重病情。

2. 饮食调理

饮食宜清淡和清润，对以往曾经诱发鼻衄发病的食品，如煎、炸、辛、辣等应避免服用，杜绝内生火，劫阴之源。临床上在鼻衄缓解期可行药膳疗法，通常以补益为本，润肺、补脾、补肾。

3. 精神调理

鼻衄的患者应避免精神刺激及过度劳累，因精神刺激、过劳均可导致鼻衄的发作，不利于机体的康复。在缓解期，应注意适当参加体育活动或健身活动，以增加身体的抗病能力。

主要参考文献

［1］孔昭遐，屠佑生. 新编实用针灸学［M］.
合肥：安徽科学技术出版社，2012.

［2］赵建新，佘延芬. 针灸名家医案精选导读
［M］. 北京：人民军医出版社，2007.

［3］孙红兵，石少伟. 孙学全针灸临证集验
［M］. 北京：人民军医出版社，2009.

［4］李云英，刘森平. 耳鼻喉科专病中医临床
诊治［M］. 北京：人民卫生出版社，2000.

［5］杜元灏，石学敏. 中华针灸临床诊疗规范
［M］. 南京：江苏科学技术出版社，2007.

［6］蒋中晋. 耳鼻咽喉科常见病针灸治疗简
介［J］. 中国中西医结合耳鼻咽喉科杂志，
2003（2）：97–99.

第十四节　牙痛

牙痛是一种常见病。其表现为牙龈红
肿、冷热刺激痛、颊部肿胀等。牙痛多由
牙龈炎、牙周炎或龋齿引起的牙髓（牙神
经）感染引起。牙龈炎是一种常见的牙周
组织疾病。由于不注意口腔卫生，牙齿被
牙齿周围的食物残渣、细菌等组成的软质
牙垢和硬质牙结石长期刺激，以及不正确
的刷牙习惯、缺乏维生素等原因导致的。

一、病因病机

（一）西医学认识

牙痛是口腔科临床上最常见的症状，
就其发病原因，有学者认为不外乎热（包
括胃腑积热、大肠实热及风热上攻）、寒
（包括风寒袭表及风寒犯脑）、郁（情志不
舒，气机郁滞）、瘀（血运受阻，瘀于血
脉）、虚（包括脾虚失运，化源不足以及肾
阴亏损，虚火上炎）、痰（痰浊流窜，经
脉痹阻）及湿（膏粱厚味，生湿化热）等

有关。从牙髓炎所致牙痛的病因病理来看，
其病因主要为寒、热、虚三方面。如《中
医口腔病证学》中将牙痛病因归纳为热
（外感风热、胃火上炎）、寒（风寒凝滞）、
虚（虚火上炎）三个方面。全国高等医药
院校试用教材《中医耳鼻喉科学》则将牙
痛病因归纳为热（外感风热及胃火上蒸）、
虚（虚火上炎）两个方面。

（二）中医学认识

1. 阳明脉虚，风冷乘之学说

《诸病源候论·卷二十九·牙齿病诸
候》中曰："手阳明之支脉入于齿，若髓气
不足，阳明脉虚，不能荣于齿，为风冷所
伤，故疼痛也。"齿为骨之余，有髓充养，
手足阳明之支脉均入齿。若手足阳明脉气
不足，不能上养于齿，或髓气不足，不能
上荣于齿，风冷乘虚侵袭，阻滞经络，不
通则痛，导致牙痛，此谓风冷牙痛。后世
众多医家赞同这一观点，并有所发挥。《太
平圣惠方·第三十四卷》中载有治齿风疼
痛极效方，药用升麻、防风、细辛等祛风
药物。《圣济总录》遵循《诸病源候论》的
理论说："牙齿疼痛有二，手阳明脉虚，风
冷乘之而痛者，谓之风痛。"并提出用藁本
汤、升麻散等治之。《洪氏集验方》提出：
"牙痛有四。一曰热，二曰冷，三曰风，四
曰蚛。"并说："风用猪牙皂角、僵蚕、蜂
房、川草、乌之类。"

2. 肾阴亏虚，虚火上炎学说

《口齿类要·齿痛》曰："肾经虚热而痛
者，六味丸补之。"《辨证录·卷三》又曰：
"人有牙齿疼痛，至夜而甚，呻吟不卧者，
此肾火上冲之故也。然肾火之上冲，非实火
也。"二者均说明肾阴亏虚，虚火上炎，灼烁
牙龈，骨髓空虚，牙失所养，致牙齿疼痛。

3. 风热上攻学说

《普济方·卷六十五·牙齿门》中云：
"夫齿之为痛者五：一曰风热……风气袭虚

客于齿间，乘于血气，故令龈肿，热气加之，脓汁遗臭，此风热之为齿痛。"风为阳邪，其性向上，风袭齿间，阻滞气血，既可郁而化热形成风热，又可热邪交织为风热，风热作用于齿与龈导致齿痛、龈肿，甚则溢脓。《杂病源流犀烛·卷二十三·口齿唇舌病源流》中说："风热痛，由外风与内热相搏，齿龈肿痛，有脓水流出，且臭秽是也，急以荆芥煎汤含漱，内服药（犀角升麻汤）。"《辨证录·卷三》亦云："火生于风，牙齿之痛，未有不兼风者，治火而不治风，恐非妙法。"这些均说明风热（或风火）上攻可致牙痛。

4. 热痰毒气上攻学说

《普济方·卷六十五·牙齿门》中说："热则生痰，毒气上攻，灌注经络最能发痛，外证壅盛，漱唾交冲，此毒痰之为齿痛。"《杂病源流犀烛·卷二十三·口齿唇舌病源流》中说："五为痰毒痛，平素有热，热生痰，痰流毒，痰毒灌注经络，上攻牙齿而痛，更兼痰盛咳嗽。"均指出了热盛生痰，痰热上攻而导致牙痛的病机。

5. 胃火上攻学说

《灵枢·杂病》说："齿痛，不恶清饮，取足阳明。"这里是说齿痛甚，喜冷饮，为足阳明胃经有热，应取足阳明胃经的穴位治之。这种胃火牙痛的理论为后世"胃火上攻"学说的形成奠定了基础。如《寿世保元》中说："论一切牙齿肿痛，皆属胃经火盛。多辛热厚味及服温暖之药过多，以致胃热，上下牙痛，牵引头脑而热，甚齿喜冷恶热者。"《辨证录·卷三》亦曰："人有牙痛日久，上下牙床尽腐烂者，致饮食不能用，日夜呼号，此乃胃火独盛。"这种"胃火独盛，上攻于齿"所致牙痛，一直为历代医家所重视，并延续至今。

6. 大肠热盛，循经上犯学说

《灵枢·杂病》提出："齿痛……恶清饮，取手阳明。"是说齿痛若恶冷水应针

刺手阳明经穴位。引申其意即手阳明大肠经有热可致恶清饮的齿痛，其病因为大肠热盛，循经上犯于齿，阻滞经络，不通则痛。后世医家在治疗牙痛时多推崇此说。如《医林绳墨》曰："牙痛之证，变证多端，而实本于手足阳明二经也。盖因火、因风、因热、因痰、因气而作者，皆有阳明聚热之所生也。"又《张氏医通·卷八·七窍门下·齿》曰："因服补胃热药，致上下牙疼痛不可忍，牵引头脑，满面发热大痛，乃手阳明经中热甚而作，其齿喜冷恶热，清胃散加兰香。"《口齿类要·齿痛》提出："大肠热而齿肿痛者，清胃散治之，重者调胃丸清之。"

7. 湿热上蒸于齿学说

此学说最早见于《口齿类要·齿痛》。其曰："湿热盛而痛者，承气汤下之，轻者清胃散调之。"后世医家在此基础上逐渐完善，成为治疗牙痛的主要学说之一。如《辨证录·卷三》中曰："人有上下齿痛甚，口吸凉气则暂止，闭口则复作，人以为阳明之火盛也，谁知是湿热壅于上下之齿而不散乎……且湿从下受易于行，湿从上感难于散，故湿热感于齿牙之间，散之尤难……湿重不散，而火且更重矣，所以经年累月而痛不能止也。"这里指出了湿热牙痛的发病机制、症状特点及治疗特点。在治疗上李时珍《本草纲目》中载有秦艽治阳明湿热，黄芩治中焦湿热，黄连治胃火湿热等。

8. 六郁脉阻，不通而痛学说

最早提出六郁牙痛学说的当属明代薛己。在其《口齿类要·齿痛》中曰："六郁而痛者，越鞠丸解之。"《医林绳墨》中赞同这一观点，曰："牙痛之症，变化多端，而实本于手足阳明二经也。盖因火、因风、因热、因痰、因气而作者，皆由阳明聚热之所生。何也？气郁则生痰，痰生热，热生风，风胜又化火也。"指出气郁生痰化热生

风致火，熏灼牙齿，而致牙痛。

9. 中气虚寒，齿失所养学说

此学说最早见于明代薛己的《口齿类要·齿痛》。其曰"中气虚而痛者，补中益气汤补之。"《医贯·卷之五·齿论》中曰："风齿痛遇劳即发或午后热甚；或口渴面黧；或遗精者，皆脾肾虚热，补中益气汤送八味丸，或十全大补汤。"以后个别医家同意此观点，但和者较寡。

10. 肾经虚寒，齿失温养学说

《素问·上古天真论篇》说"丈夫八岁，肾气实，齿更发长""三八肾气平均，筋骨劲强，故真牙生而长极""五八肾气衰，发堕齿槁"。指出了肾与齿的生理病理关系。历代医家根据这一观点，提出了肾经虚寒，齿失温养而致齿痛的学说。但在宋以前多有方无论，宋代以后则有论有方。《三因极一病证方论·卷之十六·齿病证治》中说："安肾丸（补骨脂、胡芦巴、茴香、川楝子、川续断、桃仁、杏仁、山药、茯苓）、八味丸并治虚雍，牙齿痛疼浮肿。"明代《口齿类要·齿痛》中提出："肾经虚寒而痛者，还少丹补之，重者八味丸主之。"还少丹方药为肉苁蓉、远志、茴香、巴戟天、山药、枸杞子、熟地黄、石菖蒲、山茱萸、杜仲、牛膝、楮实子、五味子、茯苓。

11. 大寒犯脑，脑痛连齿学说

最早提出此学说的当属《口齿类要·齿痛》，其曰："大寒犯脑，白芷散；风寒入脑者，羌活附子汤。"后世医家赞同此观点的有清代的何梦瑶、沈金鳌、林佩琴等。如何梦瑶在《医碥·卷四杂症·齿》中说："亦有头脑感受风寒，脑痛连齿者，羌活附子汤发之，此肾经虚而犯风寒也。"沈金鳌在《杂病源流犀烛·卷二十三·口齿唇舌病源流》中亦曰："齿之为病，大约有七……四为寒痛，由客寒犯脑，故齿连头而痛，宜羌活附子汤、细辛散。"林佩琴在《类证治裁》中说："客寒犯脑，齿连头俱痛，羌活附子汤、细辛散。"

12. 血齿痛学说

此学说最早见于《世医得效方》曰："灵脂醋治恶血齿痛。上用川五灵脂米醋煎汁，含咽。"恶血，即瘀血，瘀血阻络，不通则痛，而致牙痛。以后《杂病源流犀烛·卷二十三·口齿唇舌病源流》赞同此观点，明确提出："齿之为病，大约有七……六为瘀血痛，由风热挟攻龈间，令血出瘀滞，故痛如针刺。宜加减甘露饮加升麻，或以五灵脂醋煎，含漱，效。若齿痛龋，数年不愈者，亦当作阳明蓄血治之，凡好饮者，多致此疾。宜桃仁承气汤料细末，蜜丸服之。"瘀血齿痛，独辟蹊径，临床应细心揣摩用之，往往效果极佳。

13. 虫蚀齿间，龋齿牙痛学说

在甲骨文中就已有了"龋"字，说明在殷商时期人们对此病就有了认识。以后在《黄帝内经》中论及，但最早明确提出此学说的当属《诸病源候论》。其中说："又有虫食于牙齿，则齿根有孔，虫居其间，又传受余齿，亦皆疼痛。"从此"牙虫致痛"成了历代医家公认的齿痛病因。

综上所述，历代医家将齿痛的病因分为风冷、风热、胃火、肠热、湿热、痰毒、六郁、痛血、中气虚弱、寒邪犯脑、肾阴亏虚、肾经虚寒及龋齿牙痛这13种病因，这些病因从不同侧面客观地反映了牙痛病因的本质，为现代认识和研究牙痛的病因奠定了基础。

二、临床诊断

（一）辨病诊断

临床上，主要根据病因、症状及患牙对外界刺激的反应进行分析判断。由于牙髓炎的主要症状是疼痛，而且疼痛的特征，可以从疼痛的性质、程度、发作方式疼痛的时间和病程、对冷刺激的反应等来加以分析。由于患者不能明确地指出患牙部位，因此，确定患牙部位是重要的，经详细检查可疑牙齿，借助牙髓活力测试，一般可确定患牙。

（二）辨证诊断

1. 风火外袭证

临床证候：发作急袭，牙痛剧烈，牙龈红肿，喜冷恶热，可伴有发热，口渴，脸颊肿胀。舌红，苔薄黄，脉浮数。

2. 胃火炽盛证

临床证候：牙痛剧烈，牙龈红肿出血，遇热更甚，伴有口臭，尿赤，便秘。舌红，苔黄，脉洪数。

3. 虚火上炎证

临床证候：牙齿隐隐作痛，时作时止，下午或晚上加重，长时间牙龈萎缩，甚至牙根松动，腰膝酸软，伴头晕。舌质红软，苔少或无苔，脉细数。

三、鉴别诊断

1. 鼻渊（上颌窦炎）

急性鼻渊（急性上颌窦炎）患者面部持续性胀痛，重者头颈部放射性痛或半侧头痛，下午或久坐后加重，感冒历史较多，上颌窦壁压痛。

2. 面痛（三叉神经痛）

面痛（三叉神经痛）为电击样、阵发性疼痛，其疼痛常在接触某点（扳机点）时突然发生，温度改变不影响疼痛。

3. 颌骨恶性肿瘤压迫和神经侵害疼痛

颌骨肿瘤压迫或神经侵害时发生疼痛，其相应的神经分布区域有麻木感，尤其是上颌窦、翼腭凹区的肿瘤较为隐匿，应注意检查，可拍X线片以助确诊。

4. 干槽症

干槽症常发生在拔牙4~5天后，查查见牙槽窝内骨外露，有臭味，可刮出灰白色死骨，温度刺激不引起疼痛。

四、临床治疗

（一）影响针灸疗效的要素

（1）病史　牙痛发病时间长短与疗效关系密切，发病短者效果好，反之疗效差。针灸治疗急性牙痛疗效优于慢性牙痛。

（2）牙痛类型　临床研究证明，针灸对实火、风火牙痛的疗效优于虚火牙痛，青壮年较老年人疗效好。针刺对各种不同程度的牙痛有良好的镇痛效果，尤其对龋齿、急性根尖周围炎和冠周炎的神经痛效果较好。

（3）刺络出血量　实火牙痛刺络放血量也与临床疗效密切相关，放血量大，消炎镇痛作用好，病程也可缩短。一般耳尖、内庭放血至少10滴以上。

（二）辨病治疗

牙痛可见于龋病、牙周病、牙髓病等多种疾病中，根据不同疾病的特点，临床治疗方法各不相同。龋病发病过程中，浅龋、中龋是最佳治疗时机，但此时患者疼痛不明显容易忽视，当病变发展到深龋时，牙齿疼痛难忍，所以应早期发现积极治疗，目前主要治疗方法为充填修复术。牙周病主要治疗手段包括局部给药法、龈上洁治术、龈下刮治法、牙龈切除术等。牙髓病的主要治疗手段包括去髓术、干髓术、根管治疗术、开髓引流术等，除了针对病因治疗外，也需要积极对症口服止痛药物缓解疼痛。

（三）辨证治疗

治法：风火外袭、胃火炽盛者，治宜清热泻火、消肿镇痛，只针刺，用泻法；虚火上炎者，治宜养阴清热、降火止痛，单纯针刺，用平补平泻法。取面颊局部和手、足阳明经穴为主。

主穴：颊车、下关、合谷、二间、内庭。

配穴：风火外袭者加翳风、风池；胃火炽盛者加厉兑穴、曲池以泻火止痛；虚火上炎者加太溪、照海以滋养肾阴，降火止痛；上牙痛可以加太阳、颧髎穴；下牙痛可加大迎、承浆穴。

操作：先针刺局部腧穴，然后针刺远端腧穴，强刺激，用泻法；二间、内庭可点刺出血。牙痛严重者每日治疗2次。

方义：手阳明大肠经入下齿，足阳明胃经入上齿。颊车、下关均为足阳胃经局部经穴，合谷、二间、内庭分别为手足阳明经远端穴，可清泄阳明的火热邪。并用诸穴，清热泻火，通络止痛。

（四）其他疗法

1. 耳针法

取面颊、牙痛点、三焦、神门、交感、上颌、下颌、口、肾等，可针或用王不留行籽按压。

2. 指压法

前3齿上牙痛取迎香、水沟，下牙痛取承浆；后3齿上牙痛取同侧下关、颧突凹处，下牙痛取耳垂、下颌角连线中点、颊车、大迎。实施按、压、揉，以压法为主。

3. 电针法

取颊车、下关、合谷、二间穴。针刺得气后接脉冲电流，用密波强刺激20~30分钟。

4. 穴位贴敷法

捣碎大蒜，睡前贴双侧阳溪穴，发泡后取下。用于治疗龋齿疼痛。

5. 穴位注射法

取颊车、下关、合谷、翳风穴。每次选择1~2个，使用复方氨林巴比妥注射液，每穴0.5~1ml。

（五）医家诊疗经验

王民集教授采用太阳透刺下关穴法和针刺万应穴法治疗各种牙痛，取穴少而疗效好，充分彰显了针灸的优势和中医的"简、便、廉、验"。一患者右侧上牙根疼痛2天。现症见患者牙痛剧烈，并向四周放射，局部红肿，影响进食，并伴有口腔异味，口干，腹胀满，大便干、2天1行，舌红，苔黄，脉弦滑数。王教授综合分析，诊断为胃火牙痛。治宜清胃泻火。取穴：太阳透刺下关穴配内庭穴。穴位定位：太阳穴在头部，当眉梢与目外眦之间，向后约1横指的凹陷中，为经外奇穴；下关穴位于面部，在颧弓下缘中央与下颌切迹之间的凹陷中，为足阳明胃经的经穴。操作方法：嘱患者取坐位，于患侧太阳穴处消毒，取直径为0.35mm、长度为75mm规格的毫针，先在太阳穴处直刺约3分深，然后使针尖向下，斜刺约30°，透过颧骨内孔至下关穴，得气后，患者会有较强的酸麻沉胀感，再施以泻法，留针1小时。针刺1次，牙痛明显减轻。针刺2次后病愈。临床中各类牙痛常因外感风热邪气、过食肥甘辛辣或胃火之邪上扰等引起，邪气郁于牙根，阻滞经络，不通则痛，或肝肾阴虚，不荣则痛，齿为骨之余，龈为胃之络，暴痛必因胃火，缓痛必兼肾虚。患者因食辛辣之品而胃火上攻，出现牙痛，治当泻火通络止痛，故取太阳、下关和内庭穴。另外还可取万应穴，万应穴位于耳屏前，下有三叉神经的分支上颌支、下颌支经过，故针刺该穴有止牙痛之功效。王教授采用针灸治疗牙痛，无论证属实证、热证还是虚证，选用一种方法即可奏效，屡试不爽。

五、预后转归

（1）本病若及时进行早期治疗，可终止其发展，恢复患牙的功能。不但组织破坏少，患者痛苦少，而且疗效也好。

（2）若未及时治疗或方法不当，感染继续向深部发展，引起牙痛、牙槽风等证，可能导致牙体丧失。给患者造成严重痛苦。

六、预防调护

（1）注意口腔卫生，饭后漱口，早晚刷牙，保持牙齿洁净。

（2）及时治疗口腔疾病，如龋齿、牙宣等。

（3）患者应进流质或半流质饮食，温度适宜。

（4）忌食过甜过酸食物，以免受刺激而加重病情。

主要参考文献

[1] 孔昭遐，屠佑生. 新编实用针灸学 [M]. 合肥：安徽科学技术出版社，2012.

[2] 赵建新，余延芬. 针灸名家医案精选导读 [M]. 北京：人民军医出版社，2007.

[3] 孙红兵，石少伟. 孙学全针灸临证集验 [M]. 北京：人民军医出版社，2009.

[4] 熊大经. 实用中医耳鼻咽喉口齿科学 [M]. 上海：上海科学技术出版社，2001.

[5] 王永钦. 中医耳鼻咽喉口腔科学 [M]. 北京：人民卫生出版社，2001.

[6] 承淡安. 针灸师承录 [M]. 北京：人民军医出版社，2008.

[7] 李小蓉. 口腔门诊常见病就诊患者状况调查分析 [J]. 现代医院，2005，5（9）：163-165.

[8] 周学东，凌均棨，梁景平，等. 龋病临床治疗难度因素及处理 [J]. 华西口腔医学杂志，2017，35（1）：1-7.

[9] 华志祥，蔡传宝. 龋齿治疗中微创去腐技术的临床观察 [J]. 口腔医学研究，2016，32（6）：652-653.

[10] 张安荣. 牙周炎治疗的临床研究 [J]. 医药产业资讯，2006，3（12）：36-37.

[11] 杨丽，马列娜. 牙周刮治在重度牙周病治疗中的效果 [J]. 中国社区医师，2016，32（18）：84-85.

[12] 鲁颖娟，宇文婷，阮毅. 急性牙周脓肿三种治疗方法的疗效分析 [J]. 中华临床医杂志（电子版），2014，8（22）：4010-4013.

[13] 杨艳玲. 去髓术、根管治疗术一次法治疗慢性牙髓炎疗效观察 [J]. 现代中西医结合杂志，2015，24（6）：626-628.

[14] 陈莉，张英. 针灸治疗牙痛临床研究进展 [J]. 上海针灸杂志，2015，34（5）：483-486.

[15] 张林落，朱姗，马将. 王民集教授针刺治疗牙痛二法之验案浅析 [J]. 中医研究，2015，28（4）：40-41.

第十五节　咽喉肿痛

咽喉肿痛是指以咽喉部红肿疼痛为特点的常见咽喉疾患之一。常见于多种外感及咽喉部疾病。包括急性咽炎、急性扁桃体炎等疾病。中医称之为"喉痹"。古人根据临床表现的不同，又有"喉闭""嗌痛""音哑""乳蛾"等称谓。

一、病因病机

（一）西医学认识

咽喉肿痛，包括西医学中的急性咽炎、急性扁桃体炎、扁桃体周围脓肿等疾病。本病的主要病理改变为咽黏膜充血、浆液渗出、黏膜上皮及黏膜下水肿，可有白细胞浸润、黏液腺分泌增多，黏膜表面可有稠厚的黏液，黏膜下血管及黏液腺周围有淋巴细胞浸润，咽壁淋巴滤泡充血。

（二）中医学认识

咽喉肿痛的主要病因是风热、痰火及阴虚。病机是外感风热，热邪熏灼肺金郁于咽喉，或过食辛辣，引动胃火上蒸，消灼津液，炼液成痰，痰火蕴结于咽喉，或因肾阴亏耗，虚火上炎，阴液不能上润咽喉，发为本病。

二、临床诊断

（一）辨病诊断

（1）起病较急。

（2）咽痛，咽部干燥灼热，吞咽不利，甚至吞咽困难。

（3）咽部红肿，咽后壁淋巴滤泡红肿并有黄白色点状渗出物。咽腭弓及腭垂水肿，甚至咽侧索亦红肿，两侧下颌角淋巴结肿大并有压痛。

（4）有畏寒、发热、头痛、全身不适等症，或仅有全身不适。

（5）血液检验有白细胞计数升高。

（二）辨证诊断

1. 实证

（1）临床证候　咽部红肿疼痛，吞咽不适，伴发热，可有高热，汗出，头痛，咳嗽，或口渴喜饮，口气臭秽，大便秘结。舌红，苔黄，脉数。

（2）辨证要点　咽部红肿疼痛，吞咽不适，大便秘结。舌红，苔黄，脉数。

2. 虚证

（1）临床证候　咽干微肿，疼痛，吞咽不适，午后或入夜尤甚，或咽部异物感，干咳痰少而稠，手足心热。舌红，苔少，脉细数。

（2）辨证要点　咽干微肿，疼痛，吞咽不适。舌红，苔少，脉细数。

三、临床治疗

（一）提高临床疗效的要素

急性咽炎可分为急性单纯性咽炎、急性水肿性咽炎和急性坏死性咽炎。以急性单纯性咽炎多见，针灸治疗急性单纯性咽炎效果较好。本病急性期针灸疗效较好，因此应早发现，早治疗。若治疗不当，或反复发作，可转为慢性咽炎，甚者可引起急性鼻炎、鼻窦炎、急性中耳炎、急性喉炎气管炎等并发症，针灸效果欠佳。

（二）辨病治疗

咽喉肿疼多见于急性咽炎、急性扁桃体炎、急性会厌炎等。急性咽炎是由病毒感染引起，可表现出咽喉部疼痛、发热等。检查可见咽部黏膜充血肿胀。治疗上可给予抗病毒治疗，如蒲地蓝口服液，一般治疗疗程为一周。扁桃体炎和急性会厌炎，是由细菌感染引起的，均可用抗生素治疗，如青霉素、甲硝唑等。但会厌炎还需用激素治疗，如地塞米松等。

（三）辨证治疗

1. 实证

主穴：少商、列缺、合谷、曲池、内庭。

配穴：高热者，加大椎；便秘者，加支沟、大横、照海。

操作：取手太阴、手足阳明经腧穴为主。针用泻法。

方义：少商为手太阴经的井穴，浅刺出血可清泄肺热，为治咽喉肿痛之要穴。针刺列缺可解表祛邪而利咽喉，合谷配曲池祛邪退热之功更佳，曲池配内庭能清泄阳明之实热。

2. 虚证

主穴：太溪、照海、鱼际。

配穴：阴虚者，配三阴交；咽干者，加廉泉。

操作：取手太阴、足少阴经腧穴为主。针刺时宜用补法。

方义：太溪为足少阴经原穴，照海为足少阴经和阴脉之交会穴，两脉均循行于喉咙，取两穴以调理两经经气；鱼际为手太阴荥穴，可利咽清肺之虚热。三穴同用，可使虚火得清，不致灼伤阴液，适用于阴虚咽喉肿痛。

（四）其他疗法

1. 耳针

取咽喉、扁桃体、耳轮，用毫针泻法，留针30分钟。也可取耳背静脉刺血，先用手揉耳使之充血，再在静脉怒张处点刺1~2点，放血2~3滴，每日1次，每次须更换位置。

2. 穴位注射

取合谷穴，用0.5~1%盐酸普鲁卡因，每次注入0.5ml，每日1次，或用维生素B_{12}注射液，注射大椎、曲池穴，每次注射0.5ml，每日1次。但儿童一般不应在合谷行穴位注射。以免导致鱼际肌挛缩。

3. 皮肤针

取第4~7颈椎两侧，中、重度叩刺，每日1~2次。

（五）医家诊疗经验

李志道教授通过多年的临床探索发现，手太阴肺经经脉上治疗肺系疾病最有效的穴位为鱼际穴，针刺时应多紧贴掌骨的赤白肉际缘，直刺0.3~0.5寸（同身寸），用泻法浅留针。尤擅治疗咽喉肿痛，他认为少商穴采用刺络出血是实热证的首选治疗方法。虚证或实证的咽喉肿痛均可用毫针针刺鱼际穴利咽消肿，效果立竿见影。外感之邪客于肺，壅闭肺窍，失于清肃，邪郁而热盛津伤，熏灼咽喉，故咽干灼痛，可见咽喉红肿，运用鱼际疏外风、清肺热之功以清利咽喉。肺阴亏虚，津液因受虚火煎灼失濡润之功，加之咽喉娇嫩易为虚火灼伤，故咽喉干痒疼痛，则见咽喉红嫩肿胀，金破不鸣，故而闻及声音嘶哑，针刺鱼际穴以清虚热、养肺阴、生肺津达润咽利喉之效。李教授采用互动式针刺法，医者意守病所，患者配合主动吞咽，用以治疗外邪郁而化热，燔灼咽喉所致的咽喉肿痛，强调医患要共同"守神"，医者做到令志在针，患者宁神凝意，疗效突出。

四、预后转归

急性咽炎经及时正确的治疗，多数预后良好，素体虚弱、嗜好烟酒、起居不节者，则病程较长。若失治，反复发作，可转为慢性咽炎。

主要参考文献

[1]阮岩. 中医耳鼻喉科学［M］. 北京：人民卫生出版社，2012.

[2]何慧，姚玉芳，顾欢，等. 后溪穴治疗咽喉肿痛的基础理论研究及临床应用［J］. 江西中医药大学学报，2016，28（1）：57-59.

第十二章　急性病症

第一节　高热

高热是指腋下体温超过39℃的急性症状，超过41℃则称为超高热，常见于各系统急性感染性疾病以及非感染性疾病，如暑热病、颅内损伤、恶性肿瘤，结缔组织病等。本病属中医热病范畴，《素问·刺热篇》《灵枢·热病》《素问·水热穴论篇》中对热病有详细记载，并有针治热病之论。《伤寒论》称"日晡潮热"及其他中医典籍中出现的"壮热""实热"等，均属于高热的范畴。

一、病因病机

（一）西医学认识

（1）急性感染性疾病　最为常见，如细菌、病毒引起的呼吸系统、消化系统、泌尿系统及皮肤感染等均可引起高热。

（2）急性非感染性疾病　暑热病、药物热、结缔组织病、内分泌代谢疾病、神经功能紊乱、恶性肿瘤、风湿热等可引起高热。

（二）中医学认识

外感六淫邪气是引起高热的主要病因，六淫邪气以温邪、风寒之邪和疫病之气多见。正邪相争或体内阳热过盛是其主要病机，吴又可在《温疫论》指出发热病机："阳气通行，温养百骸，阳气壅郁，而火郁又根于气。"

二、临床诊断

（一）辨病诊断

本病多急性起病，主要表现为体温升高，超过39℃。病因不同，临床表现亦不相同，常见的急性感染性疾病以高热伴见呼吸系统、消化系统、泌尿系统等症状为主。黄疸常见于肝脏的细菌或病毒性炎症、肿瘤；伴寒战者多见于细菌感染，如败血症、深部脓肿等；伴多汗者常见于结缔组织病、败血症等。早期无特殊性明显临床表现和体征者，结合病史特点考虑败血症、结核病、伤寒等。

（二）辨证诊断

1. 风热袭表证

（1）临床证候　高热，恶寒，头身疼痛，鼻塞咽痛，咳嗽，咳痰黄稠，咽干，口渴，头痛。舌红，苔黄，脉浮数。

（2）辨证要点　高热，恶寒，头身疼痛，鼻塞咽痛。舌红，苔黄，脉浮数。

2. 气分热盛证

（1）临床证候　高热，汗出，烦渴引饮，小便黄赤，大便秘结。舌红，苔黄，脉洪数。

（2）辨证要点　高热，汗出，烦渴引饮。舌红，苔黄，脉洪数。

3. 热入营血证

（1）临床证候　高热夜甚，心烦，口渴喜饮，或斑疹隐隐，或衄血，尿血，便血，甚者出现神昏谵语，抽搐。舌红绛而干，脉细数。

（2）辨证要点　高热夜甚，或斑疹隐隐，甚者神昏谵语，抽搐。舌红绛而干，脉细数。

三、鉴别诊断

高热病因繁多，各大系统疾病均可导致高热，需详问病史并结合体征及辅助检查等，查明病因，鉴别诊断。

四、临床治疗

（一）提高临床疗效的要素

1.分主次

即分清高热与其兼症之主次。对于外感高热，不以热型、热势作为判断依据，均应以高热主症。对于内伤高热，则应审其高热发于劳伤、饮食、痰血等的不同，而辨高热与兼症的主次关系。

2.审标本

即审清高热与其兼症的标本关系。利于掌握急救处置的先后。如高热出血兼见腹痛，其病机主为热毒内陷，损伤脉络，迫血妄行，瘀阻腹内，治当清热凉血为本。

3.察传变

即察明高热与其变证的关系。凡高热并发昏仆、厥逆、出血、抽搐等变证，均提示邪毒内传，营血耗伤。此时除治高热外，还应加用开窍、固脱、凉血、息风之剂，以应其急。

（二）辨病治疗

高热临床采取降温、糖皮质激素、抗感染药物、诊断性治疗等方法。

（三）辨证治疗

1.辨证论治

（1）风热袭表证

治法：疏风解表。

处方：大椎、十二井穴、十宣、外关、曲池、合谷、鱼际、风池。

操作：大椎刺络拔罐放血，十二井穴、十宣可视高热情况用三棱针点刺出血，余穴用泻法，1日1次，每次留针30分钟。

方义：大椎属督脉穴，总督一身之阳，为泄热要穴；十二井穴、十宣在四肢末端，为阴阳经交接之处，刺之可调节阴阳、开

窍苏厥、泄热祛邪；外关为手少阳经络穴，且通于阳维脉，可宣达三焦之气，疏散风热；曲池位于肘部，乃经气运行之大关，能通上达下，通里达表，为手阳明大肠经穴，大肠经与肺经相表里，肺主皮毛，刺之既可清外在之风热，又能泄内在之火邪，是表里双清之要穴，合谷为手阳明经之原穴，能清泄阳明热邪；鱼际为手少阴肺经之荥穴，与风池共奏疏风解表、清解肺热之效。

（2）气分热盛证

治法：清热泻火。

处方：大椎、十二井穴、十宣、外关、曲池、合谷、尺泽、内庭。

操作：大椎、十二井穴、十宣操作同前，余穴用泻法，1日1次，每次留针30分钟。

方义：在上述清热泻热要穴组方的基础上，去鱼际、风池疏风解表，加用尺泽、内庭。尺泽为肺经之合穴，具有清解肺热之功；内庭为足阳明胃经之荥穴，荥主身热，善治热病，诸穴共用，清解气分热盛。

（3）热入营血证

治法：清热凉血。

处方：大椎、十二井穴、十宣、风池、曲池、合谷、血海、委中。

操作：大椎、十二井穴、十宣操作同前，余穴用泻法，1日1次，每次留针30分钟。

方义：在上述清热泻热要穴组方的基础上，去外关、鱼际，加用血海、委中。血海属于足太阴脾经，是治疗血证的要穴；委中为膀胱经的下合穴，此穴主泄四肢之热。凡热病汗不出，小便难，衄血不止，脊强反折，瘈疭癫疾，足热厥逆不得屈伸，取其经血立愈，诸穴共奏清营凉血之功。

2.成药应用

（1）清开灵口服液

用法：每次20~30ml，每日2次，口服。

功效主治：清热解毒，镇静安神。用于治疗外感风热时毒，火毒内盛所致的高热不退，烦躁不安，咽喉肿痛，舌质红绛，苔黄，脉数者。

制剂规格：每支 10ml。

注意事项：忌烟、酒及辛辣、生冷、油腻食物；不宜在服药期间同时服用滋补性中药；风寒感冒者不适用；久病体虚患者如出现腹泻时慎用；有高血压、心脏病、肝病、糖尿病、肾病等慢性病严重者应在医师指导下服用；儿童、孕妇、哺乳期女性、年老体弱及脾虚便溏者应在医师指导下服用；发热体温超过 38.5℃ 的患者，应去医院就诊；服药 3 天症状无缓解，应去医院就诊；对本品过敏者禁用，过敏体质者慎用。

（2）连花清瘟胶囊

用法：每次 4 粒，每日 3 次，口服。

功效主治：清瘟解毒，宣肺泄热。可用于治疗流行性感冒属热毒袭肺证，症见发热或高热，恶寒，肌肉酸痛，鼻塞流涕，咳嗽，头痛，咽干咽痛，舌偏红，苔黄或黄腻等。

制剂规格：每粒 0.35g。

注意事项：忌烟、酒及辛辣、生冷、油腻食物；不宜在服药期间同时服用滋补性中药；风寒感冒者不适用；高血压、心脏病患者慎用；有肝病、糖尿病、肾病等慢性病严重者应在医师指导下服用；儿童、孕妇、哺乳期女性、年老体弱及脾虚便溏者应在医师指导下服用；发热体温超过 38.5℃ 的患者，应去医院就诊；严格按用法用量服用，本品不宜长期服用；服药 3 天症状无缓解，应去医院就诊；对本品过敏者禁用，过敏体质者慎用。

（3）喜炎平注射液

用法：每次 250~500mg，每日 1 次。

功效主治：清热解毒，止咳止痢。用于扁桃体炎、支气管炎、细菌性痢疾等。

制剂规格：每支 5ml。

注意事项：本品严禁与其他药物在同一容器内混合使用。如需联合使用其他药物，在换药时建议冲洗输液管，以免药物相互作用产生不良反应；有药物过敏史者慎用。给药前应先询问患者是否为过敏体质，是否有药物过敏史，针对这类用药患者应特别加强观察，以便出现药品不良反应时及时进行处理；药物性状改变时禁用；严格控制输液速度，儿童以 30~40 滴/分钟为宜，成人以 30~60 滴/分钟为宜。滴速过快可能导致头晕、胸闷、局部疼痛。稀释溶媒的温度要适宜，确保输液时药液为室温，一般在 20~30℃ 之间为宜，老人、婴儿等特殊人群应慎重使用，初次使用的患者应加强监测，加强用药监护。用药过程中，应密切观察用药反应，特别是开始 30 分钟，如发现异常，应立即停药，采用积极救治措施，救治患者。

（四）其他疗法

1. 刮痧

选穴：脊柱两侧和背俞穴。操作：用刮痧板蘸适量食油或清水，刮至皮肤红紫色为度。

2. 耳针

选穴：耳尖、耳背静脉、肾上腺、神门。操作：耳尖、耳背静脉用三棱针点刺出血，一般可出血 1~5 滴，余穴用毫针强刺激。

（五）医家诊疗经验

周楣声先生应用各类灸法如灸架熏灸、周氏万应点灸笔快速点灸等治疗流行性出血热，收效良好。头痛发热合并颜面潮红或青紫浮肿，以及球结膜充血等症是流行性出血热早期症状，艾灸大椎或再加大椎左右上下各一寸（简称大椎五针），亦可火针代灸，乃是祛风解表、泄热止头痛的首选穴组，再随证加用太阳、风池诸穴，在发热期与阳气怫郁，腠理不宣阶段，疗效较好。三棱针点刺手足诸井穴亦有泄热解表之功，并可防止热毒入营，取得良好效果。其首倡"热证贵灸"，夯实了灸法治疗热病、急病的理论与实践基础。

五、预后转归

高热的疗效评定标准如下。①痊愈：腋下体温降至 36~37.5℃；②好转：腋下体温降至 37.5~39℃；③无效：腋下体温仍在 39℃以上。外感高热多为急性起病，属实证，积极治疗后，一般预后良好，若失治误治，累及他脏，或为内伤高热，病因不明，则预后较差。

六、预防调护

（一）预防

（1）常备退热药，动态监测体温，腋温达 38℃及以上需口服退热药物，以防高热引起抽搐、昏迷等变证。

（2）积极防治感染，阻止病原体进一步蔓延。

（3）注意气候变化，随时增减衣物，避免感冒发热。积极参加体育锻炼，加强体质，增强肌体免疫力。

（4）注意起居有节，劳逸结合。保持室内空气畅通，避免空气污染，避免与花粉及其他过敏原接触。

（二）调护

（1）注意营养，不宜多食寒凉、辛辣及肥甘之物，戒烟酒等。

（2）做好防寒保暖，注意休息，防止病情加重。

（3）保持心情舒畅，避免急躁，避免郁怒伤身。

（4）多饮水，补充发热消耗的水分，可食用富含水分的水果，如西瓜、苹果、雪梨、甘蔗等，使热从小便而出。此外，还应注意保持大便通畅。

主要参考文献

[1] 梁燕，李艳红，王艳君，等. 高玉瑃教授治疗小儿高热经验介绍 [J]. 中国中医急症，2016，25（9）：1702-1704+1745.

[2] 金红光. 高热的针灸治疗 [J]. 世界最新医学信息文摘（连续型电子期刊），2014（31）：306-306.

[3] 张则甫，靳淑红，李闪闪，等. 从和解少阳论治癌性发热 [J]. 中医学报，2022，37（2）：285-288.

[4] 刘庚鑫，张星，张格第，等. 寒湿发热病机与辨治探要 [J]. 中医杂志，2022，63（23）：2207-2212.

[5] 吴子建，吴焕淦，胡玲，等. 周楣声先生之《灸绳》对灸法学的贡献 [J]. 中国针灸，2018，38（5）：549-552+554.

[6] 刘壮竹，林淑娴. 中医古籍关于热病饮食宜忌的探析 [J]. 中国中医药现代远程教育，2022，20（2）：73-75.

第二节　中暑

中暑是在高温天气、湿度较大和密闭环境中，体温中枢调节功能出现障碍、汗腺功能衰竭或水和电解质大量流失等而出现相关临床表现的疾病。根据其发病机制和临床表现，通常将中暑分为热痉挛、热衰竭和热射病，上述三种情况可渐进发展，也可交叉发生。中医病名亦有"中暑"，古时多与"中热"相区别，后渐统称为中暑。如清代《医宗金鉴》中云："中暑汗出身壮热，头痛大渴烦不宁，气乏神倦两足冷，加味人参白虎灵。"中医学认为本病是时行热性病，主要表现为高热汗出、肤燥无汗、口渴烦躁、头痛、呕恶腹痛,其则神昏抽搐。又称"中暍""发痧",因中暑而昏厥者则称"暑厥"。

一、病因病机

(一)西医学认识

在大气温度升高(>32℃)、湿度较大(>60%)、不能充分适应高热环境和长时间工作、剧烈运动,又没有做好降温措施时极容易发生中暑。中暑的常见原因为环境温度过高、产热增加、散热障碍、汗腺功能障碍等。

(二)中医学认识

中医学认为,中暑乃正气虚弱感受暑热之邪侵袭,邪热内郁而成,古称"中暍",民间又称"发痧"。中医学中,此病多在夏季高温或烈日下劳作,或处于气候炎热湿闷的环境,暑热或暑湿秽浊之邪卒中脏腑,热闭心神,或热盛津伤,气阴两脱而发。可夹杂他邪,暑季炎热,多雨而潮湿,热蒸湿动,故暑多以夹湿。暑为夏病之首,农历四月初二为立夏,按月份可分"初夏""仲夏"和"长夏",即"三夏"。李时珍在《本草纲目》中说:"此皆湿热之气郁遏熏蒸,酿为霪雨,人受其气则生病。"继而是"三伏",分"初伏""中伏"和"末伏"。裴吉生在《伤暑全书》中曰:"业医者苟于一年间延医之证,按日记之,自必以暑症居多数,故专治感症之医温,夏秋之间,其门如市,一过其时,遂无问津者,此尤足征六气感症中最多者为暑病。"

二、临床诊断

(一)辨病诊断

高温环境下,出现心慌胸闷、大量出汗、口渴、头晕、恶心、乏力等临床症状,甚者昏迷,应当首先考虑中暑。若还能从事一般工作,为中暑前驱症状。中暑可分为三种。①热痉挛:大幅度运动后大量出汗,再饮用低张液体后发生头晕、头痛、肢体和腹壁肌群痛性痉挛,伴活动受限,有时腹痛和急腹症表现相似,无体温升高、神志障碍等。②热衰竭:多发于小儿、老人和慢性病患者。严重热应激时,体内钠和体液流失过多导致循环容量不足所致。表现为多汗、疲乏、无力、头晕、头痛、恶心、呕吐、肌痉挛、心率增快、晕厥等。中心体温增高≤40℃,无神志障碍。③热射病:高热,中心体温>40℃伴神志障碍,早期表现为脑、肝、肾和心脏器官的受损。

(二)辨证诊断

1.阳暑证

(1)临床证候　发热汗出,烦躁口渴,头晕,全身乏力,身重,心慌胸闷,或呕恶腹痛。舌红,苔黄腻,脉数或洪大。

(2)辨证要点　发热汗出,烦躁口渴,头晕,全身乏力。舌红,苔黄腻,脉数或洪大。

2.阴暑证

(1)临床证候　头晕心慌,面色白,四肢乏力,汗出肢冷,身不热,胸脘痞闷,甚者可猝然昏仆。舌红,苔白腻,脉弱或缓。

(2)辨证要点　头晕心慌,面色白,四肢乏力,汗出肢冷,胸脘痞闷。舌红,苔白腻,脉弱或缓。

3.暑厥证

(1)临床证候　昏不知人,高热,肤燥无汗,谵妄,或见四肢抽搐,小便不利。舌紫有瘀斑,苔黄燥,脉细数而微。

(2)辨证要点　昏不知人,高热,谵妄或四肢抽搐。舌紫有瘀斑,苔黄燥,脉细数而微。

三、临床治疗

（一）提高临床疗效的要素

及时离开高温环境并早期治疗。治疗应快速降温，迅速降温决定了患者预后好坏。

（二）辨病治疗

中暑类型和病因不同，但基本治疗措施相同。先兆中暑者当立刻将患者转移到阴凉通风的环境，及时口服淡盐水或含盐清凉饮料。症状轻者在以上必要措施以外，对于有循环功能紊乱的患者，可经静脉滴注5%葡萄糖盐水，同时密切观察其生命体征，直至恢复正常。热射病有预后差，死亡率高的特征，幸存者可能出现不可逆性脑损伤。可采用降温治疗（迅速降温是治疗基础，降温时间速度决定预后好坏）、治疗并发症及密切监测患者生命体征。

（三）辨证治疗

1.阳暑证

治法：祛暑清热，行气利湿。

处方：大椎、风池、曲池、内关、足三里、委中。

操作：大椎、风池、曲池、委中行泻法，大椎、曲池、委中可点刺出血，内关、足三里用补法。

方义：大椎为督脉穴，与手足三阳经交会，能宣散全身阳热之气，为退热要穴；风池为足少阳胆经穴，能疏调头部气机，疏风清热，醒脑开窍；曲池为手阳明大肠经之合穴，亦为十三鬼穴之一，能清泄阳明与气血分之热，清邪热，通血气；内关为手厥阴心包经之络穴，亦为八脉交会穴，通于阴维脉，可维系、调节诸阴经之气，通心络、强心醒神；足三里为足阳明胃经之合穴，调理气血，通经活络；委中为足

太阳膀胱经之合穴，有泄热凉血、醒神开窍之功。诸穴合用，共奏祛暑清热、行气利湿之功。

2.阴暑证

治法：益气固脱，行气活血。

处方：百会、内关、大椎、气海、关元、肺俞、心俞、肝俞、胆俞。

操作：百会温灸或点刺出血；大椎用泻法；内关、气海、关元用补法；背俞穴可以梅花针叩刺至皮肤潮红或微微渗血。

方义：百会为督脉穴，为醒神苏厥开窍之要穴；内关为手厥阴心包经之络穴，能宁心安神；大椎与手足三阳经交会，为退热要穴；气海、关元为任脉穴，二穴共用可升阳补气、回阳救逆；肺俞、心俞、肝俞、胆俞位于足太阳膀胱经上，太阳经少气多血，故可补气行气活血。诸穴合用，共奏益气固脱、行气活血之功。

3.暑厥证

治法：清泄暑热，苏厥醒神。

处方：水沟、合谷、足三里、大椎、十宣。

操作：水沟、合谷、大椎、十宣行泻法，大椎、十宣可点刺出血；足三里行补法。

方义：水沟为督脉穴，为醒神苏厥开窍之要穴；合谷为手阳明大肠经之原穴，能清泄阳明与气血分之热；足三里为足阳明胃经之合穴，能调理气血，通经活络；大椎为督脉穴，与六条阳经交会，可宣散全身阳热之气，为退热要穴；十宣位于四肢末端，为阴阳经交接之所，既可清热泻火，又可凉血调神。诸穴合用，共奏清泄暑热、苏厥醒神之功。

（四）其他疗法

1.刮痧疗法

刮百会、大椎、关元、神阙、曲泽、内关、劳宫、委中、涌泉诸穴，各穴刮

50~80下。刮痧前，迅速将患者移到阴凉通风处，解开衣服，采取降温措施，刮后好转不明显者应送医院诊治。

2. 按摩疗法

拇指按揉天柱、合谷、大椎、曲池、水沟诸穴各3~5分钟。如突然晕倒、神志不清或神昏严重者，应先掐水沟穴，待神志清醒后再按揉其他穴位。

3. 敷贴疗法

小儿中暑烦躁不能入睡，使用黄瓜叶加适量食盐，将其捣碎，外敷在小儿脚底。

4. 塞鼻塞耳疗法

中暑时取4根葱白，切成6cm的小段，塞入两侧耳孔和鼻孔，并用力指压小腿肚。

5. 药茶疗法

（1）取茶叶、藿香、佩兰各5g，沸水冲泡，代茶频饮。

（2）取金银花15g，菊花10g，淡竹叶6g。水煎取汁，自然冷却后兑入蜂蜜，代茶频饮。

（五）医家诊疗经验

1. 孙学全教授针灸治疗急症中暑经验

孙学全教授针灸采用醒脑开窍法治疗急症中暑，能开窍醒神，主要用于治疗风、火、痰闭阻经脉，蒙蔽清窍或肝阳上亢，气机逆乱致神昏、谵语、厥逆等症，还可治疗流行性脑脊髓膜炎、流行性乙型脑炎、休克、中暑、热射病、电击伤、一氧化碳中毒、农药中毒、青霉素过敏、输液反应等。孙老主要选水沟、内关、百会、印堂、十二井（放血）、十宣（放血）、十趾端（放血）、委中、尺泽、涌泉等。处方释义：人中又称水沟，为手足阴阳经之交会穴，具有通调督脉、开窍醒神之功，为神昏急救之要穴，内关为心包经穴，别走三焦经，通于阴维，有宁心安神之功。研究表明，电针水沟和百会穴可通过抑制海马神经元自噬水平，缓解脑缺血，减轻神

经受损程度。印堂、百会可益脑醒神，助阳通表。

2. 殷克敬针灸治疗急症中暑经验

殷教授认为针灸治疗急症具有独特的优势。①调节平衡阴阳。急症救治，关键在于迅速有效地平衡逆乱之阴阳。这与针灸的基本作用"调阴与阳"（《灵枢·根结》）十分契合。②急速及时，简便，费用低廉。殷老认为急症来势急，发展变化快，治疗上强调应对一个"急"字。这正是针灸的长处，它不受处所、时间、设备、药物等各种环境条件的限制，随时随地可用，且费用低。③适应范围广，安全。一般情况下，正确掌握针灸操作方法，极少产生不良反应，安全有保证。总之，殷克敬教授认为针灸对某些急症有转危为安、化险为夷之功，在临床急症治疗中往往有独着先鞭的特点，针灸可救急，苏厥醒神开窍，镇静豁痰。殷教授采用针灸治疗中风、晕厥、中暑、小儿惊厥等病证。采用水沟醒脑开窍启闭；百会镇惊息风宁神；内关宽胸利气；十宣泄热开窍；三阴交、涌泉调和水火；金津、玉液放血利窍启闭。

四、预后转归

中暑病严重威胁人民群众生命健康。热射病病死率为20%~70%。发病初始体温不能决定预后，30分钟内的降温速度才是决定因素。若能在发病30分钟内将直肠内温度降至40℃以下，死亡率可有效降低。器官衰竭数目决定预后。无尿、昏迷或心力衰竭患者病死率高。昏迷超过6~8小时或DIC者预后不良。血乳酸浓度可作为判断预后的指标。

五、预防调护

（一）预防

（1）加强防中暑的宣传教育工作，穿

透气舒适衣服。在高温室外，戴遮阳帽多饮水。

（2）炎热天气减少在户外活动，避免在正午时间暴露在烈日下太久。

（3）改善老年人、有慢性疾病病史者、产褥期女性的居住环境。

（4）改善高温环境中的作业条件，多饮渗透压＜200mOsm/L的钾、钙盐防暑饮料。

（5）中暑者恢复后，避免阳光下剧烈活动防止复发。

（二）调护

出现头晕、出汗等早期症状时，立即离开高温现场。避免夏季高温下行高强度体力劳动，避免在穿不透气的衣物，不断补充水和防止电解质的丧失。高温下作业需改善劳动条件，加强防护措施，尽可能补充水分和盐分。有中暑倾向者，应避免在高温下工作。

主要参考文献

［1］葛均波，徐永健. 内科学［M］. 北京：人民卫生出版社，2016.

［2］高树中，杨骏. 针灸治疗学［M］. 北京：中国中医药出版社，2016.

［3］赵吉平，李瑛. 针灸学［M］. 北京：人民卫生出版社，2016.

［4］沈洪，刘中民. 急诊与灾难医学［M］. 北京：人民卫生出版社，2015.

［5］周波，王伊莞，童炜炜. 刺络拔罐治疗中暑疗效观察［J］. 上海针灸杂志，2010，29（8）：530.

［6］刘喆滢，吉晶晶，洪欣欣，等. 重症中暑临床救治方法现状与研究进展［J］. 中华重症医学电子杂志（网络版），2019，5（2）：176-184.

［7］钟林翠，宋景春，高燕，等. 中暑患者发生热射病危险因素分析［J］. 创伤与急危重病医学，2022，10（2）：97-99+104.

［8］徐光勋，张胜男，姚卫海. 中暑中医诊疗专家共识意见［J］. 北京中医药，2022，41（8）：862-864.

［9］陈一飞，郝征. 浅析王孟英《温热经纬》中"暑邪"医学思想［J］. 中国中医基础医学杂志，2019，25（7）：874-875+936.

［10］龚俊，杨渝，陈玺. 警惕夏天的杀手——热射病［J］. 创伤外科杂志，2022，24（9）：717-718+721.

［11］钟坚娥，冯雯雯，孙红兵，等. 孙学全教授针灸治疗急症九大法则［J］. 中国中医急症，2022，31（9）：1455-1458.

［12］杜旭，王瑞辉. 殷克敬针灸治疗中医急症学术思想及缺血性中风临床经验［J］. 时珍国医国药，2018，29（6）：1463-1465.

第三节　抽搐

抽搐是指骨骼肌痉挛性痫性发作及其他不自主的骨骼肌发作性痉挛。根据其发病原因可将抽搐分为痫性抽搐、高热性抽搐、低钙血性抽搐、其他不明原因性抽搐和假性抽搐五类。其中强直-阵挛性抽搐及局限阵挛性抽搐均来自大脑神经元的异常放电，可归于癫痫的运动性发作。抽搐是不随意运动的表现，临床上常见的症状有如下几种：惊厥，强直性痉挛，肌阵挛，震颤，舞蹈样动作，手足徐动，扭转痉挛，肌束颤动，习惯性抽搐。

一、病因病机

（一）西医学认识

目前对本病的确切病因尚未十分清楚。既往认为精神因素、遗传因素、中枢神经递质代谢异常，可能与多巴胺功能异常有关。但近年来随着遗传学、电生理学、神经药理学和生化等方面的研究，有学者认为该病与中枢神经系统的器质性损伤、性激素和兴奋性神经递质的作用有关，基底神经节和边缘系统的特殊部位发育异常可能与本病有关，而这些发育异常均在性激素的控制下，并间接地受兴奋性氨基酸（EAA）神经递质的影响。

（二）中医学认识

抽搐，亦名瘛疭，又名搐搦、抽风等，指手足交替伸缩，抽动不止的病证。《灵枢·热病》："热病数惊，瘛疭而狂。"《伤寒明理论》卷三："瘛者筋脉急也，疭者筋脉缓也。急者则引而缩，缓者则纵而伸。或缩或伸，动而不止者，名曰瘛疭。"多由热盛伤阴，风火相扇，痰火壅滞，或因风痰，痰热所致。治宜平肝息风、清心泻火。

二、临床诊断

（一）辨病诊断

典型症状为无先兆突然发作，持续时间一般不超过2分钟，持续时间较短暂，除轻微患者部分性抽搐发作，其他患者一般伴有意识状态改变，抽搐依据其表现形式可分为强直-阵挛性抽搐、局限阵挛性抽搐及抽搐持续状态三类，临床表现各异。除详询病史、症状及体格检查外，相关实验室检查应根据病情有选择地进行，以协助诊断。

（二）辨证诊断

1. 热盛生风证

（1）临床证候　四肢抽搐，壮热，神昏，汗大出，渴欲冷饮。舌质红，苔黄燥，脉洪数。

（2）辨证要点　抽搐，壮热，神昏，汗大出，渴欲冷饮。舌质红，苔黄燥，脉洪数。

2. 痰热化风证

（1）临床证候　壮热烦躁，昏迷惊厥，喉间痰鸣，牙关紧闭或口吐白沫，二便失禁。舌红绛，苔黄腻，脉滑数。

（2）辨证要点　壮热烦躁，昏迷惊厥，喉间痰鸣。舌红绛，苔黄腻，脉滑数。

3. 肝阳上亢证

（1）临床证候　头剧痛，呕吐，神昏，偏瘫，面红气促。舌红苔黄，脉弦有力。

（2）辨证要点　头剧痛，神昏，面红气促。舌红苔黄，脉弦有力。

三、临床治疗

（一）提高临床疗效的要素

（1）对本病的治疗应重视药物和心理治疗并重的原则，对患者应多关怀、多鼓励，不可妄加指责，造成患者自卑心理。

（2）要针对患者的具体情况采取个体化治疗。由于每个患者的症状轻重、个性特点及所处环境有所不同，因此，治疗时要特别注意针对不同特点及时调整治疗方案，尽量减少药物不良反应。

（3）多数学者认为本病与风、痰有关，且虚中有实，或虚实夹杂，治疗时需虚实兼顾。所以在临床治疗上应谨守病机，在扶正去邪总原则的指导下，重用镇肝息风药物。对实证者应用清肝泻火，镇肝息风，或清火涤痰，平肝宁神；对虚实夹杂者，则治以缓肝理脾，强土制木或潜阳息风，养血柔肝；祛风除痰，消除病因，也是治疗本病的关键。近年来临床实践证明活血化瘀药物对本病有可靠疗效，常用药物有钩藤、白芍、全蝎、赤芍、红花等。

（4）心理、行为治疗及习惯训练等对于本病康复有重要作用。加强疾病知识宣教，良好的家庭和社会环境有助于消除患者心理障碍，促进康复。

（二）辨病治疗

西医学对症处理本病，如应用多巴胺

受体阻滞剂、肾上腺素能神经 α2 受体兴奋剂，同时应重视一般治疗，合理安排患者的日常生活和活动，避免过度兴奋、紧张和疲劳，推荐患者进行健康有益的文体活动。

（三）辨证治疗

1. 辨证论治

（1）热盛生风证

治法：清热凉肝，息风止痉。

处方：大椎、曲池、合谷、太冲、内关、水沟。神昏加用十宣、涌泉。

操作：毫针用泻法。大椎、曲池、十宣可点刺出血。

方义：督脉入络脑，水沟为督脉要穴，可调神行气；内关为手厥阴心包经腧穴，心主血脉，可调理心神，宽胸理气，助水沟开窍醒神。大椎、曲池具有泄热功能，合谷、太冲相配称为开四关，为息风止痉之首选穴。神昏加用十宣、涌泉可开窍醒神。

（2）痰热化风证

治法：清热化痰，息风止痉。

处方：阴陵泉、丰隆、内关、水沟、大椎、曲池、太冲、足三里。

操作：毫针用泻法。大椎、曲池可点刺出血。

方义：水沟为督脉要穴，可醒脑开窍；心主血脉，内关为手厥阴心包经穴，可调理心气，活血通络，助水沟开窍醒神。大椎、曲池具有泄热功能，太冲为肝之原穴，能平肝息风，疏肝理气，丰隆为化痰要穴，以豁痰开窍。足三里为胃之合穴，阴陵泉为脾经合穴，合则泄热，针刺二穴具有泄热功能。

（3）肝阳上亢证

治法：育阴潜阳，平肝息风。

处方：内关、合谷、水沟、太冲、行间、三阴交、太溪、阳陵泉。

操作：毫针用虚补实泻法。

方义：合谷、太冲相配称为开四关，为息风止痉之首选穴；行间为肝之荥穴，能平肝息风，清肝泻火；督脉入络脑，水沟为督脉要穴，可开窍醒神，调神导气；三阴交为足三阴经交会穴，能调节肝经；太溪为肾之原穴，能育阴潜阳；内关为手厥阴心包经穴，宽胸理气；阳陵泉为筋会，能柔肝养筋。

2. 成药应用

（1）当归龙荟丸

用法：每服 20 丸，生姜汤送下。

功效主治：有清泻肝胆实火之功效，适用于本病肝火亢盛引起的抽动症。

制剂规格：炼蜜为丸，如小豆大，小儿服如麻子大。

注意事项：①忌发热诸物。②非实火者不可轻投。

（2）礞石滚痰丸

用法：口服，每次 6~12g，每日 1 次。

功效主治：具有降火逐痰的功效，适用于因实热顽痰上扰所致抽动等症。

制剂规格：每袋 6g。

注意事项：孕妇忌服。

（3）泻青丸

用法：口服，每次 7g，每日 2 次。

功效主治：具有清肝泻火的功效，适用于肝经热盛、肝阳上亢之抽动频作。

制剂规格：每袋 7g。

注意事项：过敏体质者慎用，孕妇忌服。

（四）其他疗法

1. 耳针法

选皮质下、肝、脾、缘中、耳中、心。每次选 3~4 穴，毫针刺，强刺激。热盛生风可予以埋针法或压丸法。

2. 耳压疗法

取心、肝、脾、肾上腺、皮质下、脑

点、内分泌、丘脑等。每周于上述穴位处贴压王不留行籽，每穴每日按压3次，每次2~3分钟，隔日重新埋王不留行籽1次，15次为1个疗程，双耳互替。

3.推拿疗法

沿督脉自百会穴向下经风府穴至长强穴，主要穴位为百会、风府、大椎、哑门、身柱、神道、灵台、脊中、命门、腰阳关、腰俞、长强等穴。用推、揉、按、摩4种手法配合交替使用，自上而下反复进行，每日中午、睡前各1次，每次半小时，其中风府穴、长强穴推拿时间可相对延长。

（五）医家诊疗经验

1.周德安教授针灸治疗抽搐经验

周德安教授擅长应用针灸治疗风邪，包括治疗外风导致的面瘫，治疗内风扰动所致的诸如中风、头晕、癫疾、脏躁等疾患。针对中风病设有专门针灸处方。周教授对于"开四关"法有深刻的认识，对于肝阳上亢、肝风内扰、肝郁化火等证所致中风先兆、头晕头痛、惊痫抽搐，诸症常使用"开四关"法平肝息风、清热泻火、镇静安神，取得良好疗效。

2.胡芝兰教授针灸治疗癫痫抽搐经验

胡教授认为因脑为髓海，头为精明之府，诸阳之会，有广泛的经络联系，故针灸治疗选穴以脑及其相联系的经络穴位为主；癫痫的发生与七情失调、饮食失节、劳倦过度和卒受惊恐等引起肝、脾二脏功能失调导致的痰蒙心窍有关，故针灸治疗以调理肝脾、祛痰开窍为原则。鸠尾在上腹部，前正中线上，在胸剑结合部下1寸。本穴是任脉络穴，亦为膏之原，具有镇静豁痰之功，善治癫狂痫。《席弘赋》言"鸠尾能治五般痫"，《胜玉歌》载"后溪、鸠尾及神门，治疗五痫立便痊"。腰奇在骶部，当尾骨端直上2寸，骶角之间凹陷中。腰奇为经外奇穴，亦在督脉的循行路线

上，是督、任、冲三脉交会部位。"冲脉、任脉皆起于胞中，上循脊里，为经络之海"（《甲乙经》卷二第二），"督脉起于下极之俞，并于脊里，上系风府，入属于脑"（《难经·二十八难》），因三脉交会的脊里正是腰奇所在部位，故腰奇是治疗癫痫的经验效穴。鸠尾穴为任脉之络穴，腰奇通于督脉，任督两脉在上汇聚于脑，脏腑精气由任脉入目而居于脑，后出项中（风府）又注之于督脉，督脉统领一身之阳，任脉统领一身之阴。鸠尾与腰奇相配，使元阳、元阴之气上濡于脑，阴升阳降，阴阳交合，补益脑髓而为脑神之用。胡教授选用脾俞、肝俞、中脘、合谷、太冲、丰隆六穴。脾俞为脾之背俞穴，是脾之精气输注于背部的穴位，有补益脾气的功效，中脘为胃之募穴，是胃之气汇聚于胸腹部的穴位，有调理脾胃之功效，与脾俞相配，为表里经俞募配穴法，共奏补固后天之本的作用。肝俞为肝之背俞穴，是肝之气输注于背部的穴位，有疏肝养肝之功效，合谷与太冲是经典的开四关的配穴法，可祛风开窍、镇静安神，是治疗神志疾病常用穴位，与肝俞配伍，可行疏肝养血、安神定治之功。丰隆为胃经上的络穴，是祛痰之要穴，治痰蒙清窍之病证每多用之。此六穴合用，达疏肝理脾、开窍安神之功效。癫痫的发病部位为脑，病机为大脑功能失常，故胡教授选取百会、四神聪、风池等在头部的穴位以直达病所、消除病证。四神聪是经外奇穴，在百会前、后、左、右各开1寸处，共有四穴，《太平圣惠方》载"神聪四穴，理头风目眩，狂乱疯痫，针入三分"，是治疗神志疾病的验穴，现代有研究表明癫痫患者异常脑电波发出部位是枕大神经分布区，如大发作患者有1/3的异常脑电波是四神聪所在处，用四神聪治疗大发作癫痫患者效果最好；百会穴位居颠顶部，为督脉经穴，是手足三阳、督脉之

会，通达阴阳脉络，连贯周身经穴，可调节机体的阴阳平衡，且与脑密切联系，亦是调节大脑功能的要穴，风池为胆经穴位，是头部祛风要穴，可调节头颈部血液循环，改善头部供血。有试验研究显示，针刺风池、百会能使癫痫大鼠海马体结构内环磷酸腺苷（cAMP）、环磷酸鸟苷（cGMP）含量明显下降，从而起到抗癫痫的作用。

四、预后转归

本病大多预后良好，也有少数病例症状迁延甚至终身不愈。如处理不当，易发生多种心理行为异常，如自卑、暴躁等问题，严重者甚至发展为精神分裂症或其他精神疾病。

五、预防调护

（一）预防

（1）注意生活调理 少食寒凉厚味食品，以免损伤脾胃。

（2）注意心理治疗 开展心理咨询，行为教育，调整好情绪，减轻思想压力预防精神过度紧张。

（二）调护

（1）注意休息 本病与情绪有密切关系，情绪紧张或疲劳过度均可使病情加重，故应强调休息。

（2）在治疗过程中要经常综合评定患者的抽动症状、心理行为表现和社会适应情况，给予正确的教育与管理，恰当鼓励，及时解除患者精神负担。

（3）药物治疗时除应观察疗效外，要注意药物不良反应，针对不同药物的特点及时采取措施。

（4）对于严重病例，特别是伴有严重精神、行为障碍及自我伤人行为者应加强监护或住院治疗。

主要参考文献

[1] 邬光福. 熄风化痰法治疗难治性癫痫的经验总结［D］. 北京中医药大学，2019.

[2] 巩克波，刘远昌，武志华. 清肝息风汤辅助治疗多发性抽动症临床研究［J］. 中国中医药现代远程教育，2019，17（23）：46-49.

[3] 陈明玲. 从阴虚风动论治面肌痉挛的临床研究［D］. 南京中医药大学，2019.

[4] 朱鹏程，陈燕妮，吴敏，等. 基于药性理论的吴敏教授治疗抽动障碍用药特色研究［J］. 世界中医药，2020，15（6）：930-933.

[5] 丘宇慧，黄遂和，郭歆，等. 基于数据挖掘的中药治疗面肌痉挛用药规律研究［J］. 中国中医药信息杂志，2019，26（5）：114-117.

[6] 荆红存. 以静制动法针刺治疗面肌痉挛疗效观察［J］. 上海针灸杂志，2014，33（11）：1051.

[7] 刘晓宁，刘宁. 药物配合穴位埋药线治疗癫痫23例［J］. 西部中医药，2014，27（6）：119-121.

[8] 侯聪慧. 中药配合针刺治疗儿童热性惊厥的临床疗效评估［J］. 黑龙江医药，2020，33（2）：341-342.

[9] 曾培，王倩. 化痰开窍法治疗癫痫机制探讨［J］. 中医学报，2020（5）：994-997.

[10] 肖波，周罗. 癫痫最新临床诊疗指南：机遇与挑战并存［J］. 协和医学杂志，2017，8（Z1）：122-126.

[11] 刘慧林. 周德安学术思想与临床经验总结及隔姜隔盐灸神阙法治疗中风后排尿障碍的临床研究［D］. 北京中医药大学，2011.

[12] 张珊珊，王伟. 胡芝兰教授针灸治疗癫痫经验撷菁［J］. 广西中医药大学学报，2016，19（4）：37-38.

第四节　昏厥

昏厥又称晕厥、昏倒，是指一过性全脑血液低灌注导致的短暂意识丧失，晕厥的临床表现是迅速可自行缓解的短暂意识丧失，其伴随症状可有全身张力丧失、乏力、头晕、眼前发黑、意识模糊、血压下降等。因昏厥就诊的患者占急诊科就诊人数的3%，占所有住院人数的6%，其患病率和发病率与年龄成正相关，复发率为30%。中医学认为昏厥属于"厥证"范畴，以突然昏倒，不省人事，四肢厥冷为主症，主要病机为气机逆乱，升降乖戾，气血阴阳不相顺接。

一、病因病机

（一）西医学认识

晕厥可以大致分为以下三大类。神经介导的反射性晕厥：包括血管迷走性晕厥、情境性晕厥、颈动脉窦综合征和不典型反射性晕厥。心源性晕厥：是由于心输出量骤然降低引起急性脑缺血发作而诱发的晕厥。包括机械性或结构性心脏病、心律失常引起的晕厥，是最危险的一类晕厥，严重者可导致猝死。直立性低血压（OH）和直立不耐受综合征：包括早发型OH，经典型OH、延迟型（进展型）OH合并反射性晕厥、直立位反射性晕厥和体位性心动过速综合征。

（二）中医学认识

中医学认为，引起厥证的病因主要有以下几种。

1.情志内伤

七情刺激，气逆为患，以恼怒为多。若所愿不遂，肝气郁结，郁久化火，肝火上炎，气血并走于上，以致阴阳不相顺接发为厥证。

2.体虚劳倦

先天亏虚，复加空腹劳累，以致中气不足，脑海失养，或长期睡眠不足，阴阳气血亏耗，亦会成为发病原因。

3.亡血失津

如因大汗吐下，气随津耗，或因创伤出血，或血证失血过多，以致气随血脱，阳随阴消，神明失主而致厥。

4.饮食不节

嗜食肥甘厚味，脾胃受损，运化失常，以致聚湿生痰，痰浊阻滞，气机不畅，日久积累，痰越多则气越阻，气越滞则痰越盛，痰浊上涌，清阳被阻，则发为昏厥。或暴饮暴食，胃脘填塞，气机阻滞，上下不通，阴阳升降受阻，引起昏厥。

昏厥的病机以气机逆乱，升降乖戾，气血阴阳不相顺接为主。情志失调，肝疏泄、调畅气机的功能失调，轻则气郁，重则气逆，逆而不顺则气厥。气盛恼怒之人，气机逆乱，清窍壅塞，发为气厥实证。素来虚弱之人，因恐吓，清阳不升，神明失养，则发为气厥虚证。肝阳偏亢之人，暴怒伤肝，肝阳上亢，肝气上逆，血随气升，气血逆行，发为血厥实证；大量失血之人，气随血脱，气无以上达清窍，神明失养，昏不识人，发为血厥虚证。因情志过极、饮食不节等，使气机逆乱、痰随气升、阻于神明者，发为痰厥。

二、临床诊断

（一）辨病诊断

以突然昏倒，不省人事，或伴四肢厥冷为主要临床表现。发病时常伴有恶心、汗出、醒后感头晕、疲乏、口干、但无失语、瘫痪等后遗症，缓解后一如常人。发病之前，常有先兆症状，如头晕、视物模糊、面色苍白、出汗、疲乏无力等，继而突然昏仆，不知人事，呈一过性，移时可苏醒。既往或有类似发作史。发病前常有明显的情绪变动、精神刺激、过度劳累等诱因，或有大量失血亡津，暴饮暴食病史。

（二）辨证诊断

1. 气厥

临床证候：实证为突然昏倒，不省人事，口噤握拳，呼吸气粗，或四肢厥冷；苔薄白，脉伏或沉弦。虚证为眩晕昏仆，面色苍白，呼吸微弱，汗出肢冷；舌质淡，脉沉微。

2. 血厥

临床证候：实证为突然昏倒，不省人事，牙关紧闭，面赤唇紫；舌红，脉多沉弦。虚证为突然昏厥，面色苍白，口唇无华，四肢震颤，目陷口张，自汗肤冷，呼吸微弱；舌质淡，脉芤或细数无力。

3. 痰厥

临床证候：突然昏厥，喉有痰声，或呕吐涎沫，呼吸气粗。苔白腻，脉沉滑。

4. 暑厥

临床证候：发于暑热夏季，头晕头痛，胸闷身热，面色潮红，突然昏仆，不省人事。舌红而干，苔薄黄，脉洪数。

5. 食厥

临床证候：暴饮暴食后，突然昏厥，气息滞塞，脘腹胀满，呕恶酸腐。舌苔厚腻，脉滑实。

三、鉴别诊断

1. 厥证与眩晕

眩晕包括头晕、视物旋转不稳，甚至无法站立、耳鸣，但无异常精神表现。与厥证突然昏倒、不省人事有很大差别。

2. 厥证与中风

中风以老年人为多见，常有素体肝阳亢盛。中脏腑者，可见突然昏仆，并伴有口眼㖞斜、偏瘫等症，神昏时间较长，苏醒后有偏瘫，口眼歪斜及失语等后遗症。厥证可发生于任何年龄，昏倒时间较短，醒后无后遗症。但血厥之实证重者可发展为中风。

3. 厥证与痫病

痫病常有先天因素，以青少年多见。病情重者，虽亦者突然昏仆，不省人事，但发作时间短暂，且发作时常伴有嚎叫，抽搐，口吐涎沫，两目上视，小便失禁等。常反复发作，每次发作症状均相似，苏醒缓解后如常人。厥证之昏倒，仅表现为四肢厥冷，无叫吼、吐沫、抽搐等症。可做脑电图检查，以资鉴别。

4. 厥证与昏迷

昏迷为多种疾病发展到一定阶段所出现的危重症候。一般来说发生较为缓慢，有临床过程，先轻后重，由烦躁、嗜睡、谵语逐渐发展，一旦昏迷，持续时间一般较长，恢复较难，苏醒后原发病仍然存在。厥证常为突然发生，昏倒时间较短，常因情志刺激、饮食不节、劳倦过度、亡血失津等导致发病。

四、临床治疗

（一）提高临床疗效的要素

对于晕厥患者应进行评估与危险分层，详细询问病史、体格检查和心电图检查，明确是否发生晕厥，是否能确定晕厥的病因，是否为高危患者。由于病因的不同，晕厥的预后可能良好，也可能危及生命。明确诊断是采取适当治疗措施和预防复发的关键。因此，快速判断晕厥的原因进行干预处理是提高临床疗效的关键。

（二）辨病治疗

治疗晕厥根据特定的发病机制实行不同的治疗方案。

（三）辨证治疗

治法：苏厥醒神开窍。实证只针不灸，针用泻法；虚证针灸并用，重灸，用补法。取督脉腧穴为主。

主穴：水沟、百会、内关、中冲、涌泉、足三里。

配穴：气厥实证，配太冲、行间疏肝理气；气厥虚证，配足三里、气海益气升阳。血厥实证，配行间、涌泉引降肝火，导血下行；血厥虚证配关元、膈俞、足三里补虚固脱。痰厥，配中脘、丰隆健脾开窍豁痰。热厥，配大椎、中冲泻热启闭。寒厥，灸神阙、关元温阳散寒。

操作：实证、热证针用泻法，百会点刺出血，合谷向后溪透刺，太冲向涌泉透刺，或同时针刺"五心穴"（百会、双劳宫、双涌泉）。虚证、寒证针灸并用，重灸补法，神阙隔盐灸，或重灸"五心穴"。

方义：本病病位在脑，督脉络于脑，总督诸阳，水沟、百会为督脉经穴，功善苏厥醒脑开窍。心主神明，手厥阴心包经、足少阴肾经皆络于心，"病在脏者取之井"，故取两经井穴中冲、涌泉及心包经络穴内关，以醒神宁心，足三里补气升阳。以上六穴相配，共奏苏厥开窍之功，以治疗昏厥。

（四）其他疗法

1. 指针

紧急情况下用拇指重力掐按水沟、合谷、内关穴，以患者出现疼痛反应并苏醒为度。

2. 三棱针

实证昏厥取大椎、百会、太阳、委中、十宣，点刺出血。

3. 耳针

取心、脑、神门、下屏尖、下脚端。每次选2~3穴，实证用强刺激，虚证用弱刺激，留针30分钟，每5分钟捻转1次。

4. 电针

实证可在针刺得气的基础上加用电针仪，连续波刺激直至患者苏醒。

5. 艾灸法

艾灸乃中医学的精粹。艾灸火力传导向下的温热刺激，可温通人体经脉，能升阳祛寒、扶正祛邪。葛洪在《肘后备急方》中记载："卒中鬼邪，灸承浆、人中……先腹痛者灸中脘、先洞泄者灸天枢，先呕吐者灸巨阙，先手足冷者灸三阴。"现代研究报道，李梅村等艾灸百会、神阙等穴，配以人参汤治疗气厥虚证患者，须臾即醒；司徒铃灸中脘穴三壮治疗痰厥患者，灸完苏醒；林凌等艾灸百会、足三里治疗晕针患者，患者片刻后恢复正常。因此，灸法治疗晕厥疗效确切。

（五）医家诊疗经验

张士杰教授擅长运用古法针刺，最著名之处在于应用太溪穴单穴治疗很多种疾病，如晕动症、晕厥。张教授以针灸治疗因情志刺激而发生昏厥的患者，经针刺治疗后，意识朦胧解除，但有人言："此病当于针刺时放声痛哭，否则难以治愈。"因此经常抽噎，唏嘘不止。每天发作十余次。双脉沉弦，舌淡红，苔薄白。《灵枢·口问》中说"此阴气盛而阳气虚，阴气疾而阳气徐，阴气盛而阳气绝，故为唏。补足太阳泻足少阴"。悲哀抽息名为唏，此患者因悲而病，悲则心系急，肺布叶举而上焦不通，热气郁于中，则气消，气消则阳气虚而阴气盛，故而唏。阳病治阴，张教授针刺取太溪，一次即痊愈。另一患者水合氯醛中毒，在食堂就餐时突然昏倒，该单位医务室人员针刺水沟、内关等穴无效，急送医院。因病情危急，未待胃内容物及尿毒物分析，即请针灸科会诊。见此患者神志昏迷，呼之不应，呼吸缓慢、浅表不足以息，脸色苍白，瞳孔缩小似针芒，尺肤湿冷，双脉沉细。此乃肾厥。针刺双侧肾原太溪穴，气调后，患者即苏醒，为进一步抢救治疗创造了时间和条件。

五、预后转归

昏厥的预后取决于病因，反射性晕厥为一过性，可自行恢复不需要药物治疗，预后较好，无生命危险，无后遗症，但反复和不可预测的发作可能致残。心源性晕厥应积极明确原因，进行针对性治疗，心源性晕厥最为严重，可导致猝死。脑源性晕厥应积极治疗原发病。晕厥如未能够得到及时正确的处理，则有可能发展为昏迷、抽搐甚至危及生命。

六、预防调护

（一）预防

（1）避免诱因（如闷热、拥挤环境、脱水等），加强锻炼，注意营养，增强体质。

（2）加强思想修养，陶冶情操，避免不良的精神和环境刺激。

（3）加强健康教育及改变生活方式。

（二）调护

（1）已发厥证者，加强护理，密切观察病情变化，采取相应救治措施。

（2）患者苏醒后，消除其紧张情绪，针对不同的病因予以不同的饮食调养。

（3）所有厥证患者，应严禁烟酒及辛辣香燥之品，以免助热生痰，加重病情。

主要参考文献

[1] 沈坚，周伟成，许鑫，等. 针刺人中、合谷穴在急性散打性昏厥中的应用 [J]. 中国运动医学杂志，2014，33（9）：921-922.

[2] 赵春哲，张晓岩，靳颖，等. 排尿性昏厥56例分析 [J]. 临床医药文献电子杂志，2014，1（14）：2698+2701.

[3] 魏莉娜. 心源性昏厥120例临床分析 [J]. 当代医学，2013，19（15）：71-72.

[4] 陈士玉，王彩霞.《内经》"厥"及相关病名探析 [J]. 辽宁中医杂志，2011，38（8）：1542-1543

[5] 陈惠平，曹克将. 晕厥的常见病因与鉴别诊断 [J]. 中华全科医学，2015，13（1）：4-5.

[6] 刘际华. 晕厥患者临床分析及急诊处理 [J]. 中国卫生标准管理，2014，5（22）：17-18.

[7] 徐平，李静. 老年晕厥患者的临床评估及观察探讨 [J]. 基层医学论坛，2014，18（29）：4029-4030.

[8] 刘立公，顾杰. 昏厥证的古代针灸治疗特点探讨 [J]. 中国针灸，2000（4）：63-64.

[9] 王雪梅，高希言. 针灸百会穴治疗血管迷走性晕厥56例 [J]. 中国针灸，2011，31（11）：974.

[10] 郭南京. 论针灸急救 [J]. 辽宁中医药大学学报，2013，11（15）：187-188.

[11] 肖静，张超，庞亚飞，等. 针灸在急救中的作用与思考 [J]. 上海针灸杂志，2019，38（10）：1195-1199.

[12] 中华心血管病杂志编辑委员会，中国生物医学工程学会心律分会，中国老年学和老年医学学会心血管病专业委员会，等. 晕厥诊断与治疗中国专家共识（2018）[J]. 中华心血管病杂志，2019，47（2）：96-107.

[13] 林凌，蔡树杰，林汉梅. 艾灸救治晕厥即刻效应35例观察 [J]. 天津中医，2001（6）：17.

[14] 李峥. 张士杰学术思想与临床经验总结及针刺太溪穴、曲泉穴治疗KOA的临床研究 [D]. 北京中医药大学，2011.

第五节 虚脱

虚脱是以面色苍白，虚汗淋漓，头昏

眼花，肢冷汗出，二便失禁，神志淡漠，或昏迷，肢冷汗出，血压下降，或烦躁，甚则不省人事、脉微欲绝等为特征的危重证候。

一、病因病机

（一）西医学认识

虚脱指全身性外周循环障碍，是临床危急重症，患者出现虚汗淋漓，面色苍白，恶心呕吐，头昏眼花，血压下降，心跳加快，甚或二便失禁，晕扑倒地。常发生在恐惧、惊吓、疼痛、疲劳、饥饿、晕血、晕针等情况下。由于毛细血管管壁损伤、外周血管急剧收缩、血管再通或再扩张，导致血浆大量流向血管外，特点是每分钟血流量和循环血量锐减，血液相对浓缩，致使周身缺氧，脑循环血量急速降低。另有研究者认为外周循环障碍是由组织胺引发的，但实验中局部的组织胺未有明显增多。出血、外伤、低血糖、冻伤、烧伤等常见诱因可导致虚脱，中毒性机制亦可导致虚脱，如变态反应性与传染病性虚脱。中枢系统的直接障碍也可引起虚脱，如脑外伤、尿崩症、脑部手术等。

（二）中医学认识

虚脱属于中医"脱证"范畴，是以亡阴、亡阳为主要表现的一种病证。可由大泻、大汗、大吐、失血，或因六淫之邪外侵、情志内伤、久病体虚、药食过敏、中毒等，严重耗损气血津液，导致脏腑阴阳失调，气血难以供养全身，重者阴阳不相顺接，导致阴竭阳衰，出现亡阴亡阳之危象。阴不敛阳，阳不固阴，阴阳外越致阴阳离绝为其主要病机。

二、临床诊断

（一）辨病诊断

（1）突然昏仆，不省人事，或伴四肢逆冷的临床表现。

（2）发病之前，常有先兆症状，如面色苍白、视物模糊、头晕、汗出等，而后突然发生晕倒，不省人事，呼之可醒。发病时常常伴随汗出恶心，四肢逆冷，苏醒后遗留头晕、口干、疲乏，但无失语、流涎、抽搐、瘫痪等症状。

（3）曾有相似病证发生。发作前常有强烈精神情绪的改变，或有暴饮暴食史，或有大出血病史，或平素痰盛宿疾者。

（二）辨证诊断

主症多见神志淡漠，反应迟钝或烦躁不安，或昏迷，面色苍白或发绀，尿量减少，肢冷肤凉，张口自汗，血压下降，脉微无力或芤大。亡阳者，兼见呼吸衰弱，唇紫，舌胖大，脉细弱。亡阴者，可见口渴，烦躁，唇舌干红，脉细数且无力。甚者可阴阳俱脱。

1. 亡阳证

（1）临床证候　神情淡漠，四肢厥冷，呼吸微弱。苔白舌淡，脉微欲绝。

（2）辨证要点　神情淡漠，四肢厥冷。苔白舌淡，脉微欲绝。

2. 亡阴证

（1）临床证候　发热口渴，烦躁不安，唇舌干红，脉细数或沉微欲绝。

（2）辨证要点　发热口渴，唇舌干红，脉细数或沉微欲绝。

3. 阴阳俱脱证

（1）临床证候　为虚脱之重症，神志不清，昏迷状，鼻息微弱，呼吸急促，心音低远，四肢湿冷，脉微欲绝，为危候。

（2）辨证要点　神志不清，昏迷状，

鼻息微弱，呼吸急促，四肢湿冷，脉微欲绝。

三、鉴别诊断

1. 与中风鉴别

中风以中、老年人多见，素体常有肝阳亢盛。其中脏腑者，突然昏倒，伴有口歪眼斜、偏瘫等症，昏迷时间较长，醒后常留有偏瘫、口歪眼斜、失语、步履蹒跚等后遗症。

2. 与痫病鉴别

痫病多因先天受邪，以幼儿、青少年为多见。痫病之病情重者，也可表现为骤然昏倒，不省人事，呼之不应，但持续时间较短，发作时常伴有抽搐、嚎叫、两目上视、口吐涎沫、二便失禁等。常数日一发，或一日多发，每次发作症状相似，苏醒后却如常人。发作时可行脑电图检查，用以诊断。

3. 与昏迷鉴别

昏迷并非单独存在的疾病，而是多种疾病发展恶化到一定程度后发生的危重证候。临床上，其发生过程较为缓慢，存在昏迷前过程，一般由轻转重，由烦躁、嗜睡、谵语逐渐发展，一旦出现昏迷，则昏迷时间较长，需立即处理，完全恢复较慢，醒后患者的原发病仍存在。

四、临床治疗

（一）提高临床疗效的要素

（1）卧床休息　要减少活动量，注意休息，避免身体过度运动，改善虚脱引起的全身疲乏和精神不振的症状。

（2）多喝水　可以多喝温水或者蜂蜜水，有利于补充体内的水分，纠正体内的电解质紊乱，使患者身体逐渐恢复。

（3）口服用药　多数患者可以在医生指导下使用生脉饮、补中益气丸等药物治疗，可以起到补气和升压的作用，有利于患者身体好转。除此方法以外，还可以通过针灸、艾灸、静脉补液等方式治疗，需要及时到医院就诊。

（二）辨病治疗

如果是因为炎症反应出现了体温持续升高而导致虚脱，应该给予退热剂，比如选择布洛芬、对乙酰氨基酚等。细菌感染所引起虚脱，可以选择敏感的抗生素，比如选择青霉素类、头孢菌素类、大环内酯类等药物。并且随时检查生命体征以及电解质、血压、血糖等指标来调整治疗方案。

（三）辨证治疗

虚脱可由多种病因引起，骤然发作，病情危急，应根据不同病因采取针对性的处理措施，中医学的针灸疗法可作为抢救措施。但仍应积极治疗虚脱的原发病，必要时需联合西医急救措施。要密切监测虚脱重症患者的生命体征，加强护理。

治法：回阳固脱，苏厥救逆。以督脉及手厥阴经穴为主。

主穴：素髎、水沟、内关。

配穴：昏迷者，加涌泉、中冲；肢冷脉微者，加关元、百会、神阙。

操作：素髎、水沟用泻法；内关用补法。配穴中冲、涌泉用点刺法，关元、神阙、百会用灸法。

方义：素髎归属督脉，有开窍醒神、升阳救逆之功效，急刺可使血压上升。水沟亦为昏厥救急之要穴。内关属心包经穴，可调补心气，助气血运行以养神窍。三穴合用，能回阳固脱。

（四）其他疗法

1. 耳针法

选肾上腺、皮质下、心。毫针刺，中等刺激强度。

2.艾灸法

选百会、膻中、神阙、关元、气海。艾炷直接灸，每次选2~3穴，灸至脉复汗收为止。

3.穴位注射法

取关元、足三里。用参麦注射液或参附注射液，每穴1ml。

（五）医家诊疗经验

吴炳煌教授创立徒手急救法，擅长治疗虚脱、昏厥、血晕、晕针、晕灸、休克等。点切水沟穴：医者以拇指指甲点切水沟穴，并向上推压鼻中隔，使指感（酸、胀、麻）直达鼻根部，甚者泪水溢出。可醒脑开窍，适用于虚脱、晕厥、昏迷及休克。点按机关穴：机关穴位于下颌角与下颌支交界处，当颊车穴上2分，即在下颌角前上方之咬肌上，手指抓耳廓，部分提起作为固定点，两手中指指尖同时点按两侧穴位。可醒脑开窍、开口噤，适用于各类昏迷、休克同时合并牙关紧闭者。有人把这种疗法称为"指针"疗法。该疗法最早见于《素问·举痛论篇》中"寒气客于肠胃之间，膜原之下，血不得散，小络急引故痛，按之则气血散，故按之痛止"。后来晋代葛洪在《肘后备急方》里记载有"爪其病人人中，取醒"以救猝死。在《针灸大全》中杨氏医案记载有腰痛之甚用指针治疗之病例如"性畏针，进以手指于肾俞穴行补泻之法"而减轻患者之痛苦。吴教授极富开拓创新精神，临床实践中总结出该急救法。该法简便易行，无论何时、何地都能施以救急。

五、预后转归

虚脱的预后取决于病因和救治是否及时，无器质性疾病的虚脱患者经祛除病因后可很快恢复，预后较好，无生命危险。由于心脏病、体液丢失、霍乱、癌症、肺炎等疾病的终末期造成的极度疲乏和体弱的状态，若抢救不及时，则预后差，死亡率高。

六、预防调护

加强锻炼，注意休息，防止过度疲劳，注意营养，增强体质。注意思想修养，避免恶性的精神和环境刺激。一旦出现虚脱，应立刻到当地医院就医。虚脱的处理一般包括保持平卧、保暖、制动、吸氧、开通静脉通道快速补充血容量等，及时诊断、积极治疗引起休克的原发病因是防止休克发生的最有效措施。患者苏醒后，要消除其紧张情绪，针对不同的病因，予以不同的饮食调养。

主要参考文献

［1］杨静，朱明军，李彬.中医药治疗血管迷走性晕厥研究进展［J］.中华中医药杂志，2018，33（3）：1011-1013.

［2］于文幸，余健.针刺开窍醒神法治疗晕厥38例［J］.中国中医急症，2006，15（4）：420-421.

［3］周仲瑛.中医内科学［M］.2版.北京：中国中医药出版社，2012.

［4］王宗银.针灸急救进入世界急救医学体系可行性研究［C］//科技创新辉煌——中国创新成果与学术精典.四川省成都市大邑县第三人民医院，2011：6.

［5］夏兴军.针灸人中、涌泉、百会、十宣急救要穴169例急诊临床观察［J］.实用中医内科杂志，2013，27（15）：77-78.

［6］胡斌，马巧琳.针灸治疗低血糖症48例［J］.中国针灸，2006（10）：712.

［7］洪昆达，万甜，王林林，等.吴炳煌教授徒手急救法临床经验介绍［J］.中国针灸，2011，31（3）：260-262.

第六节　心绞痛

心绞痛是指因冠状动脉供血不足，心肌暂时性缺血与缺氧而引起的，以胸前区疼痛为突出表现的临床综合征。典型的心绞痛是指突然发作的以胸骨下后方或心前区压榨性、闷胀性或窒息性疼痛为主要表现，可放射到左肩、左上肢。疼痛时间一般持续5~15分钟，较少超过15分钟，一般伴有面色苍白、冷汗出、焦虑、恐惧感、濒死感。可间隔数日发作，也可一日频发数次，休息或舌下含服硝酸甘油后症状可得到缓解。40岁以上患者多见，男性发病率较女性高，急性循环衰竭、过激、受惊、劳累、饱食、受凉等为常见诱因。

一、病因病机

（一）西医学认识

心绞痛40岁以上患者多见，男性发病率较女性高。危险因素有高龄、吸烟、酗酒、高脂血症等。

（二）中医学认识

本病属中医学"心痛""胸痹"范畴，是以胸闷心痛，甚则心痛彻背，短气喘息不得卧等为主症的心脉疾病，以中、老年发病者居多。本病的发生多与寒邪侵袭、情志逆乱、饮食失衡、久病体虚等因素有关。该病的主要病机为心脉痹阻，病位在心，亦与肝、脾、肾等他脏相关。其病机有实有虚。实不外乎血瘀寒凝、气滞痰浊，导致痹阻胸阳，心脉受阻；虚不外乎为气虚阳衰、阴伤等，加之肝、脾、肾三脏亏虚，心脉失养。且虚实可相兼为病，如气滞血瘀、寒凝气滞、痰瘀交阻等，在本病的发生发展中，多为先实后虚，也有先虚后实者。

二、临床诊断

（一）辨病诊断

多表现为压榨性疼痛、闷痛，或咽喉部、胸骨后突发紧缩感，部分患者可能仅表现为胸闷、咳嗽，根据症状和辅助检查可分为典型性和不典型性心绞痛两种。

（二）辨证诊断

1. 心血瘀阻证

（1）临床证候　心胸疼痛，如刺如绞，痛有定处，夜间加重，甚则心痛彻背，背痛彻心，或痛引肩背，伴有胸闷咳喘，迁延不愈，可因喜怒无度、劳累而加重。舌紫暗，有瘀斑，苔薄，脉弦涩。

（2）辨证要点　心胸疼痛，如刺如绞，痛有定处。舌紫暗，有瘀斑，苔薄，脉弦涩。

2. 气滞心胸证

（1）临床证候　心胸满闷，隐痛阵发，时常太息，遇情志不遂时容易诱发或加重，或兼有脘部胀闷，得嗳气或矢气则舒解。苔薄或薄腻，脉细弦。

（2）辨证要点　心胸满闷，时常太息，遇情志不遂时容易诱发或加重，得嗳气或矢气则舒解。苔薄或薄腻，脉细弦。

3. 痰浊闭阻证

（1）临床证候　胸闷重，心痛微，痰多气促，肢体沉重，形体肥胖，遇阴雨天易发作或加重，伴有倦怠乏力，纳呆便溏，咳吐痰涎。舌胖大，边有齿痕，苔浊腻或白滑，也可见水滑苔，脉滑。

（2）辨证要点　胸闷重，心痛微，痰多气促，肢体沉重，形体肥胖，咳吐痰涎。舌胖大边有齿痕，苔浊腻或白滑，脉滑。

4. 寒凝心脉证

（1）临床证候　猝然心痛如绞，心痛彻背，喘息难以卧，常因气温骤降或骤感风寒而发病或加重，伴形寒，甚则手足厥冷，冷汗自出，胸闷气短，心悸，面色苍白。苔薄白，脉沉紧、沉弦或沉细。

（2）辨证要点　猝然心痛如绞，心痛彻背，常因气温骤降或骤感风寒而发病或加重，伴形寒，甚则手足厥冷。苔薄白，脉沉紧、沉弦或沉细。

5.气阴两虚证

（1）临床证候　心胸隐痛，时作时休，心悸气短，动则加重，伴倦怠乏力，语声低微，心烦口干，大便干结，面色㿠白，易汗出。舌淡红，舌胖，边有齿痕，苔薄白，脉虚细缓或结代。

（2）辨证要点　心胸隐痛，时作时休，心悸气短，动则加重，伴倦怠乏力，易汗出。苔薄白，脉虚细缓或结代。

6.心肾阴虚证

（1）临床证候　心痛憋闷，心悸盗汗，虚烦不寐，腰酸膝软，头晕耳鸣，口干，大便秘结。舌红少津，苔薄或剥脱，脉细数或促代。

（2）辨证要点　心痛憋闷，心悸盗汗，虚烦不寐，腰酸膝软，头晕耳鸣。舌红少津，苔薄或剥脱，脉细数或促代。

7.心肾阳虚证

（1）临床证候　心悸而痛，胸闷气短，动则加重，自汗，面色㿠白，神倦畏寒，四肢欠温或肿胀。舌淡胖，边有齿痕，苔白或腻，脉沉细迟。

（2）辨证要点　心悸而痛，胸闷气短，动则加重，自汗，面色㿠白，神倦畏寒，四肢欠温或肿胀。苔白或腻，脉沉细迟。

三、鉴别诊断

1.胸痹与悬饮鉴别

胸痹、悬饮都可表现为胸痛，但胸痹为当胸疼痛或闷痛，可朝左肩或左臂内侧等部位放射，常因饱餐、酗酒、受寒、劳累、情绪激动而突然发作，持续时间较短，休息或服药后症状可减轻。悬饮病位在胸胁，多为胀痛，常持续发作，常伴有咳唾转卧、呼气时痛感增加，合并有咳嗽、咳痰等症状。

2.胸痹与胃脘痛鉴别

脘在心下，心在脘上，故心痛有胃脘当心而痛之称，因发作时部位相近，常需鉴别。不典型胸痹者，疼痛也可在胃脘部，不易区分。但胸痹常以闷痛为主，持续时间短，虽多于饱食后发作，但休息、服药后多有缓解。胃脘痛也与饮食相关，见于饥饿或饱食后，多表现为胀痛，局部查体可有压痛，持续时间较长，多伴随泛酸、嗳气、嘈杂、呃逆等症状。

3.胸痹与真心痛鉴别

真心痛乃胸痹的进一步发展，属于危急重症。症见心痛剧烈，甚则持续不解，伴有汗出、肢冷、面白、唇紫、手足厥逆、脉微或结代。

四、临床治疗

（一）影响针灸疗效的要素

（1）病情　心肌缺血后不久，电镜下表现为心肌纤维肌浆水肿，轻度的线粒体肿胀和糖原减少，是可逆性损伤，此时，针刺可改善心肌缺血，促进因缺氧而受到损伤的线粒体结构恢复。另外，针刺对急性期心肌缺血引起的低排、高阻等心脏血流动力学紊乱有明显的调整作用。因此，在病情初期、急性期，针刺疗法效果较好。当心肌出现慢性形态学改变的情况时，针灸只能发挥部分缓解症状的效果。

（2）人格因素　研究表明，针灸疗法对于不同人格的冠心病患者，疗效不一，按由强到弱的顺序排序，依次为多血质、胆汁质、黏液质、抑郁质，表明针灸治疗冠心病与患者的人格因素息息相关。

（二）辨病治疗

（1）急性期治疗　发作时立刻休息，一般患者在停止活动后症状即可消除。较重的发作，可使用药物治疗如硝酸酯制剂。

（2）缓解期治疗　应尽量避免各种已知的诱发因素。调节饮食，特别是一次进食不应过饱，禁绝烟酒。调整日常生活与工作量，减轻精神负担，保持适当的体力活动，但以不致发生疼痛症状为度，一般不需卧床休息。在初次发作（初发型）或发作加重（恶化型）时，或卧位型、变异型、中间综合征、梗死后心绞痛等，疑为心肌梗死前奏的患者，应休息一段时间。使用作用持久的抗心绞痛药物，以防心绞痛发作，可单独交替应用或联合应用作用持久的药物。

（三）辨证治疗

本病以疏调心气，活血通络为基本治疗原则。可根据心主血脉，心包代心受邪等理论和具体证型选穴。

具体选穴原则如下。根据"经脉所过，主治所及"规律选穴：心经"起于心中，出属心系"，可选神门、通里活血通络止痛；"心包经起于胸中，出属心包络"，选心包经郄穴郄门缓急止痛，络穴内关通络止痛；肾经"络心，注胸中"，选太溪滋肾阴，使水火相济；脾经"注心中"，选三阴交益气补血。

局部选穴：可在胸背部选取穴位，如心俞、厥阴俞、巨阙、膻中等。

辨证取穴：心血瘀阻选膈俞、内关以祛瘀通络；寒凝心脉选气海、关元以温阳散寒；痰浊内阻选太渊、丰隆以化痰浊；心气虚弱选足三里、太溪以滋阴益气；心肾阴虚选肾俞、太溪、三阴交以滋阴益肾；心肾阳虚选关元、足三里、脾俞以益气温阳。

（1）处方1

主穴：局部取膻中、心俞穴。远端取内关、大陵穴。

配穴：血瘀加膈俞、血海、太冲；痰浊加阴陵泉、丰隆；气虚加气海；血虚阴虚加三阴交、足三里。

操作：诸穴常规操作。

方义：膻中、心俞调理心气，内关、大陵活血通络。

（2）处方2

主穴：局部取心俞、巨阙、膈俞、膻中穴。远端取阴郄、内关穴。

配穴：寒凝心脉加厥阴俞；痰浊内阻加中脘、丰隆；心气虚弱加神门、气海；心肾阴虚加三阴交、太溪；心肾阳虚加肾俞、命门；舌紫暗加中冲、少冲。

操作：诸穴常规操作。

方义：心俞、巨阙调心气化瘀血，膈俞、膻中行气活血，祛瘀通络，阴郄、内关缓急止痛。

（四）其他疗法

1.耳针法

取心、内分泌、交感、肾、神门穴。每次治疗一侧单耳，采用毫针刺，平补平泻法。

2.皮内针法

皮内针法常取背俞穴、心包经穴。如心俞、肺俞、小肠俞、内关、膈俞、胆俞穴等。留针2~3天。

3.穴位贴敷法

穴位贴敷法选心俞、肺俞、膈俞、胆俞穴等，常敷以活血化瘀之剂。

（五）医家诊疗经验

1.国医大师贺普仁治疗心绞痛经验

国医大师贺普仁在历代医家的经验基础上进一步发挥，对于疼痛的发生机制有更深的见解。他认为疼痛是一种感觉功能，感觉属于神的活动，神由心所主，《灵枢》有云："任物者谓之心。"所以疼痛也是气血往复传至心而产生的感觉。贺普仁对于针灸治痛有独特见解，主要通过三条路径来实现：第一是治本之法，病因治疗，此为贺老最常应用的临床思路，寒证多取温通法，即火针、艾灸，血瘀多取强通法，即泻血，气滞则取行气法，从而使邪去，脉通，痛止。贺老认为，本证主因气滞血瘀或胸阳痹阻所致，法当行气通阳，活血止痛。取任脉、膀胱经、手厥阴经穴为主，针用泻法。临床治疗时也可灵活运用。贺老一友人在谈话时突然左心前疼痛，憋闷，胸有紧迫感，心乱不安，四肢凉。随即倒卧于床上。友人素日嗜酒，每日必饮半斤。症见面色苍白，神情恍惚。脉结代不整。贺老辨证属心阳不振，气滞血瘀。治以强心通脉，活血化瘀。取内关、膻中、然谷（放血）穴。下针后马上疼痛减轻，胸部紧迫感消失，然谷放血后心律不齐有改善，但仍有叁伍不调。起针后半小时诸症消失，骑自行车回家。一周后家访，患者诉一直上班，未休息，未再发生类似症状。贺老说然谷为足少阴肾经之荥穴。心绞痛多为心阳不振，气滞血瘀所致，胸部又为肾经所过，心经与肾经为同名经，刺然谷放血可祛胸中之瘀血，菀陈则除之，调畅胸中之气机，振奋阳气以止痛。

2. 薄智云腹针治疗心绞痛经验

腹针大家薄智云提出推广标准化的腹针治疗心绞痛。从传统经络理论思考腹针，可以看到腹部正中有任脉循行，旁开任脉是肾经、冲脉、胃经、脾经、肝经、胆经等。薄教授常用的腹针处方是以任脉的中脘、下脘、气海、关元，肾经的气穴、气旁、阴都，胃经的天枢、滑肉门、外陵，脾经的大横为主。他的归元处方以任脉关元、气海、虚里、下脘、中脘为主穴，另随证加减，辅以其他配穴，对于腹针疗法的理论依据，薄教授认为以神阙为核心的经络系统是形成于胚胎期的调控系统，也是经络系统的母系统，因此具有向全身输布气血的功能与机体宏观调控的作用。

五、预后转归

本病的长期预后与冠状动脉病变的数目相关，左心衰竭与否也是决定性的判定因素。当左心衰竭同时伴有主要冠状动脉病变或同时存在多个冠状动脉严重病变时，预后往往不良。左主干支发生病变的5年生存期约为45%。左前降支病变患者的长期预后比回旋支单支血管病变和右冠状动脉患者差。冠心病患者往往因情绪波动和精神刺激而反复发作和加重，因此，避免精神刺激非常重要，患者应保持恬静乐观的心态。忌暴饮暴食，少食肥甘，禁食辛辣之品。适当多吃些蔬菜水果，保持大便通畅，睡眠应充足，注意气候变化及劳逸适度。如出现心痛剧烈，汗出肢冷，脉沉细或结代，多见于急性心肌梗死等，应争分夺秒采取综合抢救措施。

六、预防调护

（一）预防

注意调摄精神，避免情绪波动。注意生活起居，寒温适宜。注意饮食调节，禁烟限酒。注意劳逸结合，坚持适当活动。

1. 控制盐的摄入量

盐的主要化学成分是氯化钠，长久以往超量进食氯化钠，易发生高血压，进而引起血管内皮受损。对于心绞痛患者建议每日盐的摄入量应少于6g。

2. 控制脂肪的摄入量

高脂饮食易使血液黏稠度升高，血脂变高，高脂血症是心绞痛的重要诱因之一。做菜烧饭时减少食用油的用量，油类进入人体后，易转化为脂肪。推荐使用不含双键脂肪酸的植物油，如茶油、亚麻籽油等，代替动物油，建议每人每日油的摄入量控制在5~8匙。

3. 少食动物内脏

动物内脏里含有大量的脂肪醇，例如心、肝、肾等，进食过多易导致血脂升高，建议少食用。

4. 戒烟戒酒

烟酒有害健康，过度吸烟可造成动脉粥样硬化，冠状动脉粥样斑块在冠状动脉内形成，造成冠状动脉管腔狭窄，导致心脏供血不足，心肌缺血。酗酒也会造成血液黏稠度升高。它不仅诱发心绞痛，也诱发急性心肌梗死。

5. 多吃健康食物

建议进食富含膳食纤维和维生素的食物，如水果、粗粮、蔬菜等，多吃豆类和海鱼有利于冠心病的防治。多进食软化血管，防止斑块形成的食物，如木耳、洋葱、山楂、葡萄柚等。

6. 少食刺激性食物，切忌暴饮暴食

少饮浓茶、咖啡，少吃辣椒、芥末、咖喱等刺激性食物，三餐不宜吃得过饱，可少食多餐，避免急性心肌梗死的发生。

（二）调护

1. 注意调畅神志，减少情绪波动

《灵枢·口问》有言："心者，五脏六腑之大主也。"表明精神情志的改变可影响心脏，使心脏受损。后世亦有"七情之由作心痛"的阐述。因此防治心绞痛因注重精神调护，切勿喜怒无常、过于激动或忧思无度。

2. 生活起居有度，寒温适中

巢元方有言："痛者，风凉邪气乘于心也。"沈金鳌认为"大寒触犯心君"，即寒邪可诱发胸痹心痛。历代医家认为心绞痛的发生与气温变化相关，因此要避风寒，居家应通风、安静，避免六淫邪气外侵。

3. 纠正饮食嗜好

中医学认为，过食膏粱厚味易产生痰浊，阻塞经络，"脉道不适，气不往来"，影响气的正常运行，发为本病。故饮食宜清淡低盐，食勿过饱。多吃水果及富含纤维素的食物，保持大便通畅。另外烟酒等刺激之品，有碍脏腑功能，应禁止。

4. 注意劳逸结合，坚持适量活动

推荐1周有5日做半小时有氧活动。发作时患者应立刻平卧休息。缓解期切勿过于劳累，保证睡眠充足，坚持适当的活动量，如朱丹溪所言做到动中有静，动中有节。

主要参考文献

[1] 徐桂琴，查必祥，司晓华，等. 基于CNKI探讨针灸在治疗冠心病心绞痛中的应用[J]. 内蒙古中医药，2022，41（7）：163-167.

[2] 朱丽德孜·赛尔克，杨果，刘思远，等. 冠心病中医体质类型、客观化及临床应用研究进展[J]. 世界中医药，2022，17（1）：142-146.

[3] 王子焱，范金茹. 冠心病心绞痛中医现代研究进展[J]. 中西医结合心脑血管病杂志，2020，18（24）：4161-4164.

[4] 杨剑锐，朱杰，马忠. 针灸治疗冠心病稳定型心绞痛的研究进展[J]. 新疆中医药，2020，38（6）：87-90.

[5] 王阶，陈光. 冠心病稳定型心绞痛中医诊疗专家共识[J]. 中医杂志，2018，59（5）：447-450.

[6] 张宁，孙佳，杨硕，等. 基于针灸治疗的冠心病心绞痛的病因病机初探[J]. 实用心脑肺血管病杂志，2018，26（1）：72-77.

[7] 李虎. 近二十年针灸治疗冠心病心绞痛腧穴应用规律研究[D]. 山东中医药大学，2016.

[8] 张泽. 基于循证医学的中医特色疗法治疗

冠心病心绞痛的临床疗效评价 [D]. 辽宁中医药大学, 2014.

[9] 贺林. 国医大师贺普仁教授针灸三通法原理 [J]. 环球中医药, 2009, 2（06）：454-456.

[10] 王桂玲, 贺普仁. 贺普仁教授临床经验选 [J]. 中国针灸, 2003（9）：47-49.

[11] 周炜. 薄智云腹针疗法临床应用探析 [J]. 北京中医药, 2013, 32（2）：104-105.

第七节　胃肠痉挛

胃肠痉挛是指胃肠平滑肌突发阵阵强烈收缩而引起剧烈腹痛、胃痛，属于急腹症范畴。胃痉挛多见于西医学的胃溃疡、急性胃炎、胃癌和胃神经官能症等疾病，更常见于胃受寒，饮食生冷食物后。肠痉挛好发于儿童，有反复发作史，腹部受寒也是导致肠痉挛的常见原因。

一、病因病机

（一）西医学认识

胃肠痉挛是由于胃肠平滑肌突发阵阵强烈收缩而引起的剧烈腹痛、胃痛，属于急腹症范畴。腹部受寒是导致肠痉挛的常见原因。饮食不当（如暴饮暴食、进食大量生冷或食用易产气的食物）诱发，也可能是气温变化，感受寒凉使人出现肠痉挛，还可能是由于蛔虫等肠寄生虫的毒素刺激导致。上述情况都可能导致肠壁组织短暂性缺血，或诱发副交感神经兴奋，致使胃肠平滑肌痉挛，从而引起腹痛。

（二）中医学认识

本病属中医学"胃脘痛""腹痛"等范畴。中医学认为，本病多由饮食积滞，寒积胃肠，或进食生冷，外受风寒，寒性收引，导致胃肠络脉拘挛，腑气不通，不通则痛。其病位在胃、肠，病性属实或虚实夹杂。

二、临床诊断

（一）辨病诊断

单纯性胃肠痉挛：有进食大量生冷食物或腹部受寒病史，也可在强烈的情绪变化后，胃脘或腹部突然较剧烈的疼痛，常有里急后重的感觉，有便感但难解，当矢气或少量解大便后痛减或完全消失。

继发性胃肠痉挛：突然剧烈的胃痛或腹痛，常伴痞闷，或胀满、嗳气、泛酸、嘈杂、恶心、呕吐等症，有明确的原发胃肠疾患，如急性胃炎、胃溃疡、胃癌等病。通过临床表现、相关检查可辨别。

（二）辨证诊断

1. 饮食积滞证

临床证候：暴饮暴食或暴食后剧烈运动，脘腹疼痛势如刀绞、拒按，伴恶心欲呕，嗳气泛酸，面色苍白，冷汗出。苔白腻，脉弦紧。

2. 寒客胃肠证

临床证候：脘腹受寒或进食生冷食物后，疼痛剧烈，如刀绞，腹皮挛急，喜暖喜按，汗出肢冷，面色苍白。苔白，脉紧。

3. 肝郁气滞证

临床证候：大怒后突然脘腹疼痛如刀绞，胸腹胀闷，嗳气不止，腹皮挛急。苔白，脉弦紧。

三、鉴别诊断

1. 胃肠痉挛与真心痛鉴别

真心痛属于胸痹心痛证中最严重的类型，且发夕死，夕发旦死。老年人、熬夜者多见，男性多于女性。曾有胸痹病史，一般为胸部刺痛、闷痛或绞痛，疼痛难忍，痛引肩背，多伴气短、心悸、冷汗出、唇甲青紫等症，十分危重。两者病史、病因、临床表现多不相同，心电图、心梗三项、心肌酶等检查可协助鉴别诊断。

2.胃肠痉挛与胁痛鉴别

胃肠痉挛与胁痛可从病位、临床表现和伴随症状方面进行鉴别。后者病位在肝胆，与脾胃有关，临床表现多为胁肋部疼痛、胀痛，常常伴有口苦、太息、胸闷，也可见发热恶寒等表证。

四、临床治疗

（一）影响针灸疗效的要素

（1）病因　单纯性胃肠痉挛，针灸治疗疗效显著，针灸后可立即见效而痊愈；由胃肠器质性病变所引起的胃肠痉挛，针灸治疗也有很好的止痛效果，但只是临时缓解，应积极治疗原发病。

（2）刺法　治疗胃肠痉挛时，一定要按先远端后局部的针刺顺序，远端选穴可起到移神止痛的效果，并且要进行较强的刺激，应持续行针，转移患者注意力，这对于提高针灸疗效至关重要。

（二）辨病治疗

患者可以在医生的指导下使用解痉镇痛的药物，缓解症状，常用药物包括硫酸阿托品注射液、盐酸消旋山莨菪碱注射液、盐酸贝那替嗪片等。患者应该避免进食辛辣刺激性食物，平时应多喝热水，可以适当进行锻炼，从而有效改善胃肠痉挛。

（三）辨证治疗

本病以疏调胃肠气机、理气镇痛为基本治疗原则。根据大小肠皆属于胃经等理论，主要从足阳明胃经选穴，也可配合局部选穴和辨证选穴。具体选穴原则如下。

辨经选穴：胃肠痉挛以足阳明胃经腧穴为主，选特定穴如下合穴、郄穴等，还可选梁丘、足三里、上巨虚、下巨虚等穴。另外，内关通阴维脉，阴维为病苦心痛，可选内关穴和胃缓急。

局部选穴：可选天枢、中脘、上脘、下脘、关元、归来、腹结等。

配穴：饮食积滞者，选四缝、腹结、脾俞、胃俞、建里、公孙；寒客胃肠者，选中脘、神阙、气海、关元；肝郁气滞者，选期门、膻中、太冲、支沟。

（四）其他疗法

1.指针

取至阳穴或背部压痛点，用拇指的指腹部点压按摩并弹拨5分钟，稍停5分钟后，再重复以上操作。

2.推拿点穴

胃肠痉挛患者可腹部按摩中脘、气海、关元、天枢，腿部按摩梁丘、足三里。也可对背部、四肢等部位以摩、擦、揉、按、捏、拿、合、分、轻拍等手法。

（五）医家诊疗经验

张景洲认为针刺筋缩穴可有效缓解胃肠痉挛，筋缩又名筋束穴，最早见于《素问》，该穴在后正中线上，第9胸椎棘突下凹陷中，因对痉挛证显效而得名。筋泛指筋肉，缩有抽搐之意。穴当肝俞中央，考肝属木，在体主筋，该穴主治狂痫瘛疭、痉挛抽搐诸疾，故名筋缩。该穴平足太阳经上的肝俞穴。俞穴乃脏腑经气输注与背部的穴位，肝主筋，故挛缩之症可归于肝。因筋束穴距肝俞较近，临床上常取一针透两穴之手法，寒则先泻后补或补之灸之，热则用水针或泻针出气。

五、预后转归

胃肠痉挛好发于年轻人，尤其是室外作业的工人或学生。针刺疗法治疗胃肠痉挛具有见效快、疗效高、简便易行的特点，是一种可靠、易于掌握的治疗方法。若经治疗疼痛不能缓解者，应查明原因，给予相应的处理。

六、预防调护

饮食方面，注意进食规律，促使胃肠消化液的分泌趋于规律，有利于食物的消化。用餐注意定时定量，平日吃饭若十分规律，突然暴饮暴食一次，平日剂量的胃肠消化液则不足以消化大量食物，易造成消化不良；进食的食物温度应适中，太烫或太凉，都会损伤胃肠黏膜，最好在食物处于温热状态时进餐；提倡细嚼慢咽，口腔咀嚼越充分，食物进入胃肠后消化得越容易，消化不良的发生率也越低。

少进食刺激性食物。生冷食物会损害胃肠黏膜，常吃易诱发胃肠道炎症，进而导致消化不良。少进食油炸食品，油炸食物不易消化，导致胃肠负担增加，诱发消化不良，同时，油炸食物因热量较高，易造成高血脂、肥胖等健康问题。少进食腌制食物，腌制食物含盐量高且长期浸泡，有损胃肠黏膜。某些腌制物可能含有致癌成分，如亚硝酸盐、黄曲霉素等，不宜多食。

饮水也应注意时间。若餐后饮水，则胃液会被稀释，胃肠消化能力相应降低，因此，餐前一小时内尽量不要饮水。另外要注意保暖防寒，胃肠受凉后易发生胃肠胀气、消化功能受损等情况，因此，注意胃部保暖可一定程度避免消化不良的发生。

主要参考文献

［1］李展宗. 中医治疗胃脘痛的研究进展［J］. 中华针灸电子杂志，2022，11（3）：126-128.

［2］翟嘉丽，何叶舟，戴榕清，等. 针灸治疗胃脘痛的选穴规律分析［J］. 湖北民族大学学报（医学版），2022，39（1）：20-27.

［3］辛奕君，黄超原，赵志敏，等. 古方治疗胃脘痛用药规律研究［J］. 新中医，2021，53（21）：55-58.

［4］刘纳川. 针灸治疗胃脘痛选穴及配伍规律文献研究［D］. 黑龙江中医药大学，2021.

［5］马财芝，符云，于春鹏. 针刺中脘联合艾灸神阙及背部俞穴治疗胃肠痉挛的临床研究［J］. 临床医药文献电子杂志，2018，5（13）：56-57.

［6］陶国斌，徐芹，朱红林，等. 芍药甘草汤治疗急性胃肠痉挛性腹痛的效果分析［J］. 内蒙古中医药，2017，36（20）：29-30.

［7］张声生，周强. 胃脘痛中医诊疗专家共识意见（2017）［J］. 中医杂志，2017，58（13）：1166-1170.

［8］刘舒音，李济同，孔丹阳，等. 针刺筋缩穴治疗胃脘痛60例的临床观察［J］. 世界最新医学信息文摘，2016，16（A4）：228-229.

第八节　胆绞痛

胆绞痛在西医学中常见于急性胆囊炎、胆石症和胆道蛔虫病。中医学认为胁痛可见于西医学的急慢性肝炎、胆囊炎、胆结石、胆道蛔虫病、肋间神经痛。胁痛是指以一侧或两侧胁肋部疼痛为主要表现的病证。胁，指侧胸部，为腋以下至第十二肋骨部的总称。

胁痛一证，最早见于《黄帝内经》，书中明确指出了本病的发生主要与肝胆病变相关。《灵枢·五邪》云："邪在肝，则两胁中痛。"《诸病源候论》指出胁痛的发病主要与肝、胆、肾相关："胸胁痛者，由胆与肝及肾之支脉虚，为寒所乘敞也。"《严氏济生方》认为胁痛的病因主要是由于情志不遂所致。《景岳全书》将胁痛分为外感与内伤两大类，指出其病位主要在肝胆，但与他脏有关："胁痛之病，本属肝胆二经，以二经之脉皆循胁肋故也，然而心、肺、脾、胃、肾与膀胱亦皆有胁痛之病。"《证治汇补》对胁痛的病因和治疗原则进行了较为全面系统的描述。

一、病因病机

（一）西医学认识

胆绞痛在西医学中常见于急性胆囊炎、胆石症和胆道蛔虫病。

急性胆囊炎是胆囊的急性化脓性炎症，80% 伴有胆囊结石，是临床常见的急腹症之一。胆道蛔虫病是蛔虫从小肠逆行进入胆道，引起胆管和奥狄括约肌痉挛，以患者突然发作的上腹部疼痛为主要临床特征。临床表现为上腹中部和右上腹突发的阵发性剧烈绞痛或剑突下"钻顶"样疼痛，可向肩胛区或右肩放射，伴有恶心、呕吐，有时吐出蛔虫，继发感染时有发热。疼痛时间数分钟到数小时，一日发作数次。间隔期疼痛可消失或很轻微。

（二）中医学认识

本病属于中医学"胁痛""黄疸""胆心痛""胆胀"等范畴。中医学认为，本病主要责之于肝、胆，又与脾、胃、肾有关。胆为中清之腑，肝主疏泄，性喜条达，若嗜食肥甘，肝胆气郁，或湿热虫毒蕴阻，则肝失条达，胆失疏泄通降，胆汁排泄不畅，瘀积日久化热，湿热蕴结，煎熬胆液则成砂石。初期以气滞、血瘀、湿热为主，日久又可化热伤阴，致肝肾阴虚，故临床可见虚实夹杂之证。

二、临床诊断

（一）辨病诊断

胆绞痛临床症状与胆石的形态、数量、大小无关。但与胆石部位有关，典型的胆绞痛病发作是右上腹绞痛，向腰背部放射，

为阵发性、可持续性痛，阵发性加剧，一般无黄疸。体征见右上腹压痛，肌紧张，有时可触到肿大的胆囊，Murphy 征阳性。可通过临床表现与相关检查进行诊断。

（二）辨证诊断

1. 肝胆气滞证

（1）临床证候　右胁或剑突下绞痛，恶心呕吐，口苦厌油，或有发热。舌苔薄黄，脉弦。

（2）辨证要点　右胁或剑突下绞痛，恶心呕吐。舌苔薄黄，脉弦。

2. 肝胆湿热证

（1）临床证候　右胁或剑突下剧痛，牵引肩背，恶心呕吐，口干口苦，寒热往来，身目黄染，尿短赤，大便干结。舌红，苔黄腻，脉弦数或滑数。

（2）辨证要点　右胁或剑突下剧痛，恶心呕吐，口干口苦，身目黄染，尿短赤，大便干结。舌红，苔黄腻，脉弦数或滑数。

3. 热毒郁肝证

（1）临床证候　寒战高热，右胁绞痛，全身发黄，恶心呕吐，腹部胀满，大便秘结，水便短黄，心烦易怒，甚至神昏谵语。舌质红绛，舌苔黄腻，脉弦数。

（2）辨证要点　寒战高热，右胁绞痛，全身发黄，心烦易怒，甚至神昏谵语。舌质红绛，舌苔黄腻，脉弦数。

4. 肝郁脾虚证

（1）临床证候　右上腹胀痛，痞闷不舒，纳呆，腹胀，嗳气，便溏。舌苔白，脉弦细。

（2）辨证要点　右上腹胀痛，痞闷不舒，腹胀，便溏。舌苔白，脉弦细。

5. 肝胆瘀滞证

（1）临床证候　右上腹疼痛，痛有定处，状如针刺或刀割。舌质紫暗或有斑点，脉弦涩。

（2）辨证要点　右上腹疼痛，痛有定

处。舌质紫暗或有斑点，脉弦涩。

三、鉴别诊断

胆绞痛与悬饮相鉴别：悬饮亦可见胁肋疼痛，但其表现为饮留胁下，胸胁胀痛，持续不已，伴见咳嗽、咯痰、呼吸时疼痛加重，常喜向病侧睡卧，患侧胁间饱满，叩呈浊音，或兼见发热，一般不难鉴别。

四、临床治疗

（一）影响针灸疗效的要素

（1）结石的种类 结石的种类分为3种，以胆固醇为主的胆固醇结石，质硬表面光滑。以胆红素为主的胆红素结石，质软易碎，有的似软泥一团，有的呈沙粒状，大小不等。由胆固醇、胆红素和钙盐等混合形成的混合性结石。相对而言，针灸排石治疗胆红素结石优于胆固醇结石，胆红素结石又以泥沙样结石疗效更好。

（2）结石的部位和大小 结石的分布有3种，即胆囊结石、胆总管结石、肝内胆管结石。从解剖部位上看，胆总管的结石最易排出，其次是肝内胆管，再次是胆囊结石。从3个部位的结石形成实质看，胆囊结石多为胆固醇结石或以胆固醇为主的混合结石，主要是由于胆汁代谢异常、胆固醇过饱和而析出结晶所致，而胆总管、肝内胆管结石是胆红素结石。针灸治疗胆石症的疗效依次为胆总管结石、肝内胆管结石和胆囊结石。结石的大小也关系着针刺治疗的成功与否，针刺治疗胆石症一般以结石直径在1cm左右为佳，如果结石直径超过2~3cm则应采取手术治疗。针灸排石的适应证为肝内、外胆管泥沙样结石，或较小的石块直径在1cm左右。

（3）年龄及病程 针灸治疗胆石症青壮年患者排石较老年患者排石快。病程短者结石排出率较高，病程较长患者结石排出率较低，针刺疗效有较明显差异。

（4）合并症 合并胆囊炎、高脂蛋白血症、糖尿病等患者，疗效不及单纯性胆石症，且前者疗程需要延长，但一般临床症状也可在短期（一般3~5次）内获得明显改善。

（5）电针刺激参数 有学者研究认为，合理选择电针参数的组合，对提高针灸疗效有重要意义。前20分钟电针给予100赫兹的电脉冲刺激，以消炎利胆，促进胆汁分泌。再20分钟给予600赫兹的电脉冲刺激，刺激强、频率快，可产生抑制作用，使胆囊舒张，奥狄括约肌收缩，使结石松动、解体，有利于排石。后20分钟再给予100赫兹低频电脉冲刺激，以加强胆囊收缩，使奥狄括约肌开放，还胆汁节律性通过，胆总管也规律性收缩，从而实现排石目的。

（二）辨病治疗

目前胆绞痛的治疗方式为手术治疗或保守治疗。发生胆绞痛后可进行手术治疗，从而避免胆绞痛反复发作。根据患者的身体情况以及意愿，选择手术治疗或保守治疗。

（三）辨证治疗

治法：疏肝利胆，行气止痛。取足少阳胆经腧穴及相应背俞穴、募穴为主。

主穴：局部取日月、期门、胆俞。远端取阳陵泉、胆囊、丘墟、太冲穴。

配穴：肝胆气滞者，加膻中、内关、支沟；肝胆湿热者，加曲池、阴陵泉、侠溪；热毒郁肝者，加大椎、行间、耳尖；肝郁脾虚者，加脾俞、足三里、三阴交；肝胆瘀滞者，加肝俞、膈俞、血海；肝肾阴虚者，加肝俞、肾俞、太溪、三阴交；蛔虫妄动者，加百虫窝、迎香、四白以安蛔、驱蛔。

操作：日月、期门沿肋间隙由内向外斜刺，不可直刺、深刺，以免伤及内脏。其余腧穴常规操作。胆石症发作期每日治疗2次。

方义：日月、期门、胆俞疏肝利胆，阳陵泉、胆囊、丘墟利胆排石，太冲为肝经原穴，疏肝理气。

（四）其他疗法

1. 指针

取胆俞或其附近的阳性反应点。以拇指重力点压10~20分钟。

2. 耳针

取肝、胆、直肠下段、腹、胸、神门、交感、胃、脾穴。每次选3~4穴，毫针强刺激，动留针30分钟。每日1次。

3. 电针

在针刺的基础上选腹部、下肢穴接电针仪，用连续波、快频率强刺激30~60分钟。每日1~2次。

4. 穴位注射

取右上腹部的压痛点、日月、期门、阳陵泉、胆囊穴。用654-2注射液，每穴注入0.5~1ml。每日1次。

五、预后转归

胆结石一般不易发现，只有当胆石嵌顿出现胆绞痛时才被发现。大部分胆石症通过保守治疗可缓解症状。如果胆石嵌顿急性绞痛持续不解，出现发热、黄疸等症状者，应该立即采取手术治疗。胆结石的预后取决于病程的长短及黄疸的程度和持续时间。一般结石直径在1cm左右者，应尽可能采取保守疗效。手术后也可应用针灸或中药进行疏肝利胆治疗，以促进残留结石排出胆道。大多数胆道蛔虫病经对症治疗后症状缓解，预后良好。

六、预防调护

在饮食方面要避免不洁食物，禁食辛热、油腻、酒辣之品。注意起居有常，不妄作劳。本病在发病初期，应卧床休息，恢复期和转为慢性久病患者，可适当参加体育活动。保持心情舒畅。胆囊结石的一级预防措施主要有以下2个方面：①由于胆囊结石的形成与胆汁中胆固醇浓度过饱和有关，因此控制饮食中胆固醇的过多摄入是维持胆汁稳定性的重要手段。在日常生活中，合理调整膳食结构，少食含胆固醇较多的脂肪类食物，多食富含高蛋白的食物、蔬菜及新鲜水果，妊娠期女性尤其要引起足够的重视。另外平时要进行适当的体育锻炼，防止脂肪在体内过度积存。②每年应定期体检，包括肝胆B超检查，便于早期发现、早期治疗。

预防胆道蛔虫病，要注意饮食卫生，不吃不洁的生冷食物，生食的蔬菜瓜果一定要洗净后才能食用；养成良好的卫生习惯，不可随地大便；蛔虫病的传播途径为蛔虫排出的虫卵随大便排出体外，继而污染周围环境，又可污染蔬菜瓜果等。一旦吞食，即可感染，要做到饭前便后洗手，勤剪指甲，儿童不要吮吸指头。

主要参考文献

[1] 胥骅凌. 阿是穴四花刺法治疗胆绞痛的即时镇痛效应研究［D］. 成都中医药大学，2021.

[2] 顾林铭，钟竹銮，罗小芳. 不同手术时机行腹腔镜胆囊切除术对老年急性胆囊炎的影响［J］. 中国当代医药，2020，27（19）：104-107.

[3] 陈文定，张惠明. 不同手术方式对急性胆囊炎肠胃功能恢复的影响［J］. 临床医药文献电子杂志，2019，6（10）：45-46.

[4] 刘林勋，杨金煜，叶成杰，等. 基于东京

指南（2018）下中度（Ⅱ级）急性胆囊炎行腹腔镜胆囊切除中转开腹危险因素分析［J］. 中华普外科手术学杂志（电子版），2020，14（5）：512-516.

［5］何英，邱玲玲，胡维，等. 某院使用间苯三酚治疗胆绞痛的有效性和安全性观察［J］. 海峡药学，2019，31（12）：164-165.

［6］罗布占堆，舒柏荣，郝晋奇，等. 双氯芬酸钠利多卡因注射液在治疗胆绞痛的临床疗效［J］. 西藏医药，2020，41（2）：34-36.

［7］吴晓亮，陆斌，孙建华，等. 吴旭教授针灸治疗急性上腹痛临证经验举隅［J］. 中国针灸，2014，34（3）：289-291.

第九节　泌尿系绞痛

泌尿系绞痛是由泌尿系结石引发的剧痛症，是以阵发性剧烈腰痛或侧腹部绞痛并沿输尿管向下或向上放射，伴不同程度的尿痛、尿血为主要特征。上尿路结石约占70%，多见于20~40岁的青壮年，下尿路结石多发于10岁以下的儿童。

泌尿系结石属于中医学中的"石淋""血淋""砂淋"范畴。一般以小便排出砂石者为石淋，溺血而痛者为血淋。病位在膀胱及肾，与肝、脾有关。

一、病因病机

（一）西医学认识

尿路结石在肾和膀胱内形成，绝大多数结石起源于肾乳头，脱落后可移至尿路任何部位并继续成长，小结石可随尿液自然排出。输尿管有三个生理狭窄处，结石沿输尿管管道移动，常停留或嵌顿于三个生理狭窄处，以输尿管下1/3处最常见。尿路结石的直接刺激可引起尿路黏膜充血、水肿、糜烂或脱落。体积较大或嵌顿在管腔内的结石可在局部引起溃疡、肉芽肿或瘢痕性狭窄，偶可发生恶性变。这些病理生理改变与结石的部位、大小、数目、继发炎症等密切相关。

（二）中医学认识

中医学认为，本症多因湿热蕴结下焦，膀胱气化不利所致。外感湿热之邪蕴结于下焦，或嗜好肥甘厚腻之品，脾胃运化失常，积湿生热，下注膀胱，或情志不畅，肝失疏泄，气郁化火，侵及膀胱引起。气滞常致血瘀，故结石常夹瘀滞，也可由肾气虚弱，无以行气化水，影响膀胱气化而成。

二、临床诊断

（一）辨病诊断

发作时腰腹绞痛，痛及前阴，面色苍白，冷汗，恶心呕吐。可伴有发热恶寒，小便涩痛频急，或有排尿中断。肉眼可见血尿，或小便有砂石排出。尿常规检查有红细胞。做肾系B超检查，或X线腹部平片、肾盂造影等可明确结石部位，必要时做膀胱逆行造影。

（二）辨证诊断

1. 下焦湿热证

（1）临床证候　腰腹绞痛，小便涩痛，黄赤浑浊，淋漓不畅，大便干结。舌红，苔黄腻，脉弦滑数。

（2）辨证要点　小便涩痛，黄赤浑浊，淋漓不畅。舌红，苔黄腻，脉弦滑数。

2. 肾气不足证

（1）临床证候　腰腹隐痛，少腹坠胀，排尿无力，甚则点滴而下，腰膝酸软。舌淡，苔薄，脉弦细。

（2）辨证要点　腰腹隐痛，排尿无力，腰膝酸软。舌淡，苔薄，脉弦细。

三、鉴别诊断

（一）西医学鉴别诊断

1. 急性肾炎

急性肾炎发作时可出现血尿，但无典型肾区绞痛，尿液中除红细胞外，还有蛋白质、白细胞和管型。

2. 肾结核

少数无痛性血尿的肾结石须与肾结核相区别。肾结石发病过程比较缓慢，早期可无特殊不适，在尿常规检查时可发现异常，多"终末血尿"，少数患者可有大量全程血尿，血尿和尿频对本病诊断十分重要，伴有不同程度的全身性中毒症状，如微热、盗汗、贫血等。

3. 肾肿瘤

少数无痛性血尿的肾结石应与肾肿瘤相区别。后者早期无特殊症状，其典型症状表现为血尿、腰痛与腰部肿块，常以血尿为首发症状，腰痛多为持续性钝痛，有时可因血块通过输尿管引起剧烈的肾绞痛，注意与泌尿系结石相鉴别。

（二）中医学鉴别诊断

1. 背痛、尻痛、胯痛

背痛指背膂以上的部位疼痛；尻痛指尻骶部位的疼痛；胯痛指尻尾以下及两侧胯部的疼痛。疼痛部位不同，应予以鉴别。

2. 肾痹

肾痹指腰背强直弯曲，不能屈伸，行动困难而言，多由骨痹日久发展而成。

四、临床治疗

（一）影响针灸疗效的要素

（1）结石部位　泌尿系结石可分为上尿路结石和下尿路结石，针灸治疗中下段结石疗效较好。临床观察结果显示，针灸可缓解结石所致的泌尿系绞痛，还能促进一些小结石的排出。

（2）结石大小　针灸的排石疗效与结石所在的部位、结石的大小和形状有关。一般来说，输尿管中下段结石、直径小于1cm的结石、表面光滑的结石，尤其是输尿管结石直径小于4mm者，自排率可达到80%~90%，针灸具有良好的促排石效果。输尿管上段以及肾盂内的结石，直径大于1cm的结石，表面粗糙、有棱角或结石日久粘连者，疗效较差。如在针灸治疗期间，患者出现腰腹部疼痛阵发性加剧，多为排石的先兆。若疼痛突然消失，则说明结石已经进入膀胱或已排出体外。

（3）取穴与针刺法　选穴时，应结合结石所在部位进行取穴。针灸操作时应对腰部、腹部穴位适当深刺，加大刺激量，可应用电针，使肾盂、输尿管的蠕动增强，加速排石。

（二）辨病治疗

治疗方案有以下几种：病因治疗、药物治疗、体外冲击波碎石、经皮肾镜取石或碎石术、输尿管镜取石或碎石术、腹腔镜输尿管取石（适用于输尿管结石＞2cm，原来考虑开放手术，或经体外超声波碎石、输尿管镜手术治疗失败者）、开放手术治疗等。

（三）辨证治疗

1. 辨证论治

（1）下焦湿热证

治法：清热利湿，通淋止痛。取肾和膀胱的背俞穴、募穴为主。

处方：京门、肾俞、中极、膀胱俞、三阴交、阴陵泉、委阳、水泉。

操作：平补平泻。

方义：肾俞、膀胱俞、委阳属足太阳膀胱经，可补肾，能清利膀胱湿热，京门穴属足少阳胆经，中极穴属任脉，可补肾固本益气，肾经郄穴、水泉是肾经气血深聚之处，既治循经之症，亦可作为阴经郄穴治急性血症，有通经调血、疏利下焦之功。三阴交为足三阴经交会之处，统治脾、肝、肾三阴经所主疾患，肝藏血，脾统血，肾藏精，精血同源，气血互生，具有补血分之虚、清血分之热、行血分之滞、活血分之瘀。阴陵泉属脾经，可健脾利湿。

（2）肾气不足证

治法：补肾气，通淋止痛。取肾和膀胱的背俞穴、募穴为主。

处方：京门、肾俞、中极、膀胱俞、三阴交、命门、气海、关元、水泉。

操作：命门、气海、关元用补法，可加用艾灸，余穴平补平泻。

方义：肾俞、膀胱俞属足太阳膀胱经，可补肾，京门穴属足少阳胆经，气海、关元、中极穴属任脉，命门属督脉，可补肾固本益气，肾经郄穴、水泉是肾经气血深聚之处，既治循经之症，亦可作为阴经郄穴治急性血症，有通经调血、疏利下焦之功。三阴交为足三阴经交会之处，统治脾、肝、肾三阴经所主疾患，肝藏血，脾统血，肾藏精，精血同源，气血互生，具有补血分之虚、清血分之热、行血分之滞、活血分之瘀。

2.成药应用

（1）尿感灵颗粒

用法：每次1包，每日3次，开水冲服。

功效主治：清热解毒，通淋利尿。用于治疗膀胱湿热所致淋症。症见尿频、尿急、尿道涩痛、尿色偏黄，小便淋漓不尽等。

（2）肾石通冲剂

用法：每次1包，每日2次，开水冲服。

功效主治：清热利湿，活血止痛，化石，排石。

制剂规格：每袋15g。

注意事项：含延胡索，具有肝毒性，服用会增加肝损伤风险；孕妇禁用。

（3）五淋化石丸

用法：每次5丸，每日3次，口服。

功效主治：用于通淋利湿，化石止痛。用于治疗淋证、癃闭、尿路感染、尿路结石、前列腺炎、膀胱炎、肾盂肾炎、乳糜尿。

制剂规格：每10丸重2.5g。

注意事项：忌辛辣、生冷食物；感冒发热患者不宜服用；有高血压、心脏病、肝病、糖尿病、肾病等慢性病严重者应在医师指导下服用；青春期少女及围绝经期女性应在医师指导下服用；平素月经正常，突然出现月经过少，或经期错后，或阴道不规则出血者应去医院就诊；服药1个月症状无缓解，应去医院就诊；对该品过敏者禁用，过敏体质者慎用。

（四）其他疗法

1.平衡针灸法

穴取平衡针灸"腰痛穴"，该穴位于位于印堂穴上1.5寸，交叉取穴，即左腰痛针刺方向向右，右腰痛针刺方向向左，平刺1寸左右，眼眶上神经出现酸麻胀的针感后，不行提插捻转，留针30分钟。

2.腕踝针法

穴取下2、下5，必要时加下1、下6。下2：内踝上3寸，靠近胫骨后侧缘处。下5：外踝上3寸，靠近胫骨后侧缘处。下1：内踝上3寸，靠近胫骨内侧缘处。下6：外踝上3寸，靠近胫骨外侧缘处。若效果不佳，加同侧下1、下6，一般10~30分钟见效。效果不佳，加刺双侧三阴交，起效后，留针30分钟。

3.灸法

适用于输尿管结石，穴取关元、肾俞、三阴交、气海，可配膀胱俞、中极。每穴艾灸 5 分钟，每日 1 次，10 次为 1 个疗程。

4. 穴位注射法

尿路结石属于血瘀型可选用当归注射液或丹参注射液，属气虚型可选用黄芪注射液。方法：选用肾俞、足三里等穴。穴位处皮肤常规消毒，以 5ml 注射器抽取上述注射液 4ml，垂直进针，得气后回抽无血，可每穴注射 2ml，隔日 1 次，10 次为 1 个疗程。

（五）医家诊疗经验

1. 张永树耳穴压丸治疗泌尿系结石所致疼痛经验

张永树老先生在临床工作中总结出耳穴压丸法治疗泌尿系结石等疾病显效明显，尤其是在镇痛方面优于其他疗法，其镇痛效果迅速，有很大比例可即刻生效。目前研究表明，耳穴疗法对镇痛、降压、降糖等方面具有明显的即刻效应。

2. 黄荣活针灸治疗泌尿系结石经验

黄荣活擅长以针灸治疗泌尿系结石，运用针刺加拔火罐疗法，对患者进行治疗，结果表明镇痛总有效率达到 100%。运用针刺配合耳穴贴压治疗，排石率为 78.35%，他认为泌尿系结石主要病机为肾虚湿热，黄老认为，针刺的时机要把握准确，针下应悉心审慎，候气之虚实。若针下气迟不至，则需加强行针，或加配穴位，若针下久不应，判断为经气绝，则不应再行针。若人体局部萎软无力，或麻木或疼痛，经气不达，则不应只在局部行强刺激针法，应当在附近另寻其穴位，或在同经远处取穴，引导经气达病所，此时需要有耐心，静待经气来复。若逢严重虚证的患者，不论刺在何腧穴，候至何时，针下均无得气感，这是经气将绝之兆，不能再用针刺治疗，故得气与否与行针候气，不仅是决定疗效的关键，又可知病情轻重。

五、预后转归

目前对于泌尿系结石的治疗可分为手术与非手术两种。体外超声波碎石逐渐成为最主要的治疗方法，但目前各种疗法均不能解决结石的复发。针灸在促进排石和缓解疼痛方面有一定的作用。对结石部位进行叩击、热敷或推拿有利于结石的排出，可根据结石的位置采取不同的体位进行叩击，输尿管、肾上盂结石采取坐位或站立位叩击。肾盏、肾中盂结石取患侧向上的侧卧位叩击。肾下盏结石采取头低臀高、患侧向上的侧卧位叩击。本病不主张卧床休息，患者应进行适当的体育锻炼，以利于结石下移，排出体外。平时大量饮水可增加尿量，起到冲刷尿道的作用，促进细小结石的排出，也有利于感染的引流。泌尿系结石患者应选择草酸含量低的食物，忌食高嘌呤类食物，从而预防草酸钙结石和尿酸结石的形成。

六、预防调护

（一）预防

（1）大量饮水　可增加尿量，稀释尿中形成结石物质的浓度，减少晶体沉积。也有利于结石的排出。

（2）调节饮食　可根据结石成分、代谢状态等调节食物构成。高钙摄入者应减少含钙食物的摄取，少食奶制品、豆制品、坚果类等食品。

（3）特殊性预防　进行完整的代谢状态检查后可采用对应方案治疗，经积极治疗，避免结石的生成。

（二）调护

（1）平时饮食应清淡，忌食辛辣厚腻之品，切忌饮酒过度，少食腌制食品。

（2）适当多饮水，避免服用对肾脏有

损害的药物。

（3）积极进行体育锻炼，增强体质。若结石在肾盂或输尿管内，可做一些较剧烈的运动，如跳绳、跑步、登山，以利于结石下移或排除。

主要参考文献

［1］杜元灏，石学敏. 中华针灸临床诊疗规范［M］. 南京：江苏科学技术出版社，2007.

［2］吴在德，吴肇汉. 外科学［M］. 6版. 北京：人民卫生出版社，2003.

［3］王艳英. 从痰瘀互结论治泌尿系结石107例［J］. 河北中医杂志，2011，33（6）：832-833.

［4］张敬武. 张敬武老中医临证心得集［M］. 太原：山西科学技术出版社，2013.

［5］张明强，秦国政，王定国，等. 针灸治疗泌尿系结石的系统评价和Meta分析［J］. 成都中医药大学学报，2019，42（1）：75-80.

［6］李雪珺. 桂派中医大师黄荣活针灸学术经验研究［D］. 广西中医药大学，2021.

第十三章 其他

第一节 戒断综合征

戒断综合征是指因停用或减少精神性物质所导致的综合征，常见的有戒毒综合征、戒烟综合征、戒酒综合征等。中医学无此病名，但在"咳嗽""郁证""多寐""虚损"等疾病中有类似的表现。本病的病因为脏腑功能失调，气血不和，心神、脑神失其调神主神作用发为本病。本节重点介绍戒毒综合征。

一、病因病机

（一）西医学认识

西医学认为，长期吸食毒品可导致神经内分泌紊乱，脑啡呔的分泌受抑制，一旦外源性成瘾物质停止供应，就会出现体内阿片类物质缺乏，诱发出一系列难以忍受的戒断综合征。

（二）中医学认识

毒品成瘾属中医"毒癖"范畴。阿片类毒品多辛香，味苦温，辛香则开泄气道，苦温可助火升阳。吸毒者引邪入内，毒邪随气机升降出入，气滞痰凝，故有气、痰、火相应为病，使五脏六腑阴阳失调，功能紊乱，久则成瘾。长期吸食，烟毒稽留，耗气伤血，损阴及阳，累及脏腑，损伤正气，形成正虚邪实的病机。

二、临床诊断

（一）辨病诊断

（1）因减少所用物质，至少有下列3项精神症状：①意识障碍；②注意力不集中；③内感性不适；④幻觉或错觉；⑤妄想；⑥记忆减退；⑦判断力减退；⑧情绪改变，如坐立不安、焦虑、抑郁、易激惹、情绪脆弱；⑨精神运动性兴奋或抑制；⑩不能忍受挫折或打击；⑪睡眠障碍，如失眠；⑫人格改变。

（2）因停用或减少所用物质，至少有下列2项躯体症状或体征：①寒战、体温升高；②出汗、心率过快或过缓；③手颤加重；④流泪、流涕、打哈欠；⑤瞳孔放大或缩小；⑥全身疼痛；⑦恶心、呕吐、厌食，或食欲增加；⑧腹痛腹泻；⑨粗大震颤或抽搐。

结合症状、体征、病史、实验室检查及影像学检查可诊断。

（二）辨证诊断

1. 肝风扰动证

（1）临床证候　性情暴躁，烦扰不安，抽搐谵妄，毁衣损物，碰伤头身，彻夜不眠，眼红口苦，涕泪齐下，腹痛腹泻。舌红，苔黄，脉弦滑数。

（2）辨证要点　性情暴躁，烦扰不安，抽搐谵妄，眼红口苦。舌红，苔黄，脉弦滑数。

2. 脾肾两虚证

（1）临床证候　精神疲乏，肢体困倦，萎靡不振，口流涎沫，不思饮食，头晕不寐，心悸气促，腹痛腹泻，汗出流泪，肌肉震颤甚至发抖，虚脱，卧床不起，遗粪遗尿。舌淡，苔白，脉沉细弱。

（2）辨证要点　精神疲乏，肢体困倦，不思饮食，腹痛腹泻，肌肉震颤甚至发抖，虚脱。舌淡，苔白，脉沉细弱。

3.心肾不交证

（1）临床证候　精神恍惚，烦扰不安，眠而易醒，头晕心悸，口淡乏味，不思饮食，四肢无力。舌红，苔白，脉弦细。

（2）辨证要点　精神恍惚，烦扰不安，眠而易醒，心悸。舌红，苔白，脉弦细。

三、鉴别诊断

1.精神错乱或精神分裂

患者往往具有某种性格倾向或素质，在某种精神创伤或刺激下而发病，持续时间长，经过心理性治疗可恢复。而戒断综合征有精神性物质使用史，是由停用或减少该精神性物质而导致。

2.癫痫

癫痫主要表现为突然意识丧失，发则仆倒，不省人事，强直抽搐，口吐涎沫，两目上视，或口中怪叫，移时苏醒，醒后一如常人，多发生于青少年，尤其是儿童。癫痫多由遗传因素、脑损伤、环境因素引起。而戒断综合征患者多为成年人，且为阿片类物质依赖者。

四、临床治疗

（一）影响针灸疗效的要素

（1）最佳刺激量　针刺治疗戒断综合征的刺激方式可分为3种，即持续刺激（如埋针治疗）、断续刺激（如毫针治疗）和持续刺激并用断续刺激（如毫针治疗并用埋针治疗）。

（2）患者耐受性　电针戒毒疗效的好坏决定于患者接受电针治疗的决心与毅力，对电针产生的酸麻胀痛要有一定的忍耐性。

（二）辨病治疗

一般分为急性期的脱毒治疗和脱毒后防止复吸及社会心理康复治疗。脱毒是指通过躯体治疗减轻戒断症状，预防由于突然停药可能引起的躯体健康问题的过程。由于吸毒者的特殊性，阿片类的脱毒治疗一般在封闭的环境中进行。

（三）辨证治疗

1.辨证论治

治法：镇静安神，息风除痰。

主穴：头部取水沟、风池穴。肢体取合谷、内关、劳宫、丰隆穴。

配穴：肝风扰动者，加太冲、太溪；脾肾两虚者，加脾俞、肾俞、三阴交；心肾不交者，加心俞、肾俞、太溪；腹痛、腹泻者，加天枢、足三里；烦躁惊厥者，加神门、中冲。

操作：水沟刺向鼻中隔，刺激强度要大；风池应注意针刺的方向、角度和深浅，以防刺伤延髓。劳宫、合谷可加电针，选2赫兹电刺激参数。其他穴位按常规操作。

方义：水沟为手足阳明与督脉之会，可通窍络而清神志，风池、合谷祛风，内关为心包经络穴，通阴维脉，可宁心安神，劳宫为心包经荥穴，可清热息风，丰隆为化痰要穴，可健脾化痰。

2.成药应用

（1）济泰片

用法：第1~4日每次4~5片，每日3次；第5~10日，每日2~4片，每日3次。

功效主治：活血行气，散寒止痛，温肾健脾，清心安神，用于治疗缓解阿片类吸毒成瘾者断毒时的戒断症状。

制剂规格：每片0.4g。

注意事项：本品含有洋金花，应严格控制剂量，以免中毒；伴有咳嗽咯痰，咳痰不利者慎用；心脏病，高血压者及前列腺肥大患者慎用。

（2）十复生胶囊

用法：每日口服2次，每次2粒，疗程2周。

功效主治：滋阴补肾，清心安神，

制剂规格：每粒 0.45g。

注意事项：患者如有睡眠不好，可服用辅助睡眠药物；服药期间忌食酸性食物；忌与毒友接触。

（四）其他疗法

1. 耳针法

主穴：肺。

配穴：交感、神门、肝、脾、肾。

操作：仅取主穴，或酌加配穴，或单用配穴。主穴取双侧耳廓，用 0.5 寸长毫针，针刺得气后，通以电针，连续波，频率为 300~1000 赫兹为宜，强度以患者能耐受为度，电针时间 30 分钟至 1 小时，每日 2 次，7 日为 1 个疗程。主穴也可于前 3 日每日针刺 2~3 次，后 5 日每日针刺 1 次。

2. 梅花针扣叩击法

采用梅花针叩击至阳穴及其周围敏感区，治疗海洛因戒断综合征，以中度手法，每日叩刺 1 次，每次叩刺 5 分钟，使局部轻微点刺出血，再用细火针快速点刺以上部位。

（五）医家诊疗经验

林国华教授认为，烟草依赖病机多为虚实夹杂，烟草辛热，久吸可灼伤阴分，炼液成痰，流散于心脑，蒙蔽神窍。在治疗的过程中，戒除烟瘾是首要任务，减轻戒断症状是成功的关键，停止吸烟后产生的戒断综合征是患者复吸的主要原因。林教授认为此病病位在脑，脑为元神之府，是人体精神活动的指挥官。而督脉与脑关系密切，从督脉论治，通督调神，是治疗烟草依赖的基本原则。《针灸大成》云："百会主头风中风言语謇涩，口噤不开，惊悸健忘，忘前失后，心神恍惚，脑重鼻塞，头痛目眩，百病皆治。"针刺百会穴可调整人体全身阳气，安神定志，缓解患者焦虑抑郁、头痛不安、注意力不集中等症状。

印堂穴位于额部两眉头之间，是"上丹田"藏神之处。印堂穴虽属经外奇穴，但其位于督脉循行路线之上，与督脉相通，可治疗督脉所及部位病证。印堂穴具有宁心安神的作用，可改善患者易怒、睡眠障碍等症状。印堂穴与百会穴同用，可加强督脉对经气的调整，充养脑髓，发挥通督调神的作用。百会穴向后斜刺，进针后行平补平泻手法。印堂穴采用提捏进针法，进针后不行手法，得气后静卧留针 3 分钟。

林教授治疗烟草依赖时，常用耳穴压豆辅助控制尼古丁戒断综合征，其常用穴为神门、肺、胃、内分泌、皮质下、交感、口。耳穴神门，有镇惊安神、控制戒断综合征之效；耳穴肺合手太阴肺经，有宣肺理气、清热祛湿之功；耳穴胃，有清热解毒、养血安神之效；耳穴内分泌，可以调节体内激素分泌，促进机体新陈代谢，调和阴阳；耳穴皮质下为脑在耳廓的相应功能区，有健脑益智、镇静安神的功效，刺激此区域能够清除大脑皮质病理兴奋灶；耳穴交感又名下脚端，为内脏活血要穴，具有滋阴清热、养心安神的功效；耳穴口，有清热活络的功效，刺激此区域可协助控制戒断综合征。林师在多年的临床工作中，发现此组耳穴兼顾镇惊安神、滋阴清热、调和阴阳等功效，对烟草依赖患者的戒断综合征有良好的疗效。

五、预后转归

戒断综合征患者的决心和毅力在本病的预后起关键性作用。成瘾的防治有脱毒、康复和监督三个环节，缺一不可。针灸戒毒由于针刺疗法价格低廉、操作方便且具有较好的镇痛效果。家庭及社会的配合是巩固疗效、断绝复吸必不可少的因素，应高度重视。

六、预防调护

养成良好的生活方式，勿吸食毒品。对于戒毒人员，可采用社会心理干预，主要包括认知治疗、行为治疗、群体治疗、家庭治疗等。

主要参考文献

[1]吴焕金，方剑乔，汪庆淇.针灸治疗疑难病症的现代研究[M].上海：上海科学技术出版社，2001.

[2]江开达.精神病学高级教程[M].北京：人民军医出版社，2009.

[3]杜元灏，石学敏.中华针灸临床诊疗规范[M].南京：江苏科学技术出版社，2007.

[4]宋树立，白晓菊，高学敏，等.海洛因依赖稽延性戒断症状760例中医证候分类及其计量诊断的初步探讨[J].中国中西医结合杂志，2005，25(1)：34-45.

[5]周放良，阎雪飞，李贤翠，等.海洛因依赖的中医证候诊断学研究[J].湖南中医药导报，2003，9(3)：7-8.

[6]宋月晗，李峰，刘洋，等.康复期劳教戒毒人员中医证候分析[J].中国药物滥用防治杂志，2009，15(2)：68-70.

[7]白晓菊，高学敏，宋树立，等.中医中药戒毒用药规律研究[J].中国中药杂志，2006(1)：73-76.

[8]童艳，瞿巧钰，朱超，等.论针灸戒毒作用机制[J].辽宁中医药大学学报，2020，22(6)：103-107.

[9]廖艺祖，曾婧纯，罗镇科，等.林国华基于"通督调神，养肺清胃"治疗岭南地区烟草依赖经验撷要[J].中医药导报，2022，28(5)：167-170.

第二节 慢性疲劳综合征

慢性疲劳综合征是一种以原因不明的疲劳为主要表现的症候群，常伴咽痛、头痛、肌肉酸痛等躯体不适及注意力不集中、记忆力减退、睡眠障碍等神经、精神症状，而且体格及实验室检查无异常表现。慢性疲劳综合征好发于20~50岁年龄组，以女性多见。

慢性疲劳综合征可归于中医学的"失眠""心悸""郁证""虚劳"等疾病中。中医学认为，本病与肝、脾、肾关系密切。其病机主要在于劳役过度、情志内伤等因素，导致肝、脾、肾功能失调所致。

一、病因病机

（一）西医学认识

慢性疲劳综合征的病因及发病机制未完全阐明，迄今为止其病因推测可能与感染、免疫异常、内分泌代谢紊乱、精神神经疾病有关。

（二）中医学认识

中医学对慢性疲劳综合征无明确的记载，多认为本病属中医虚劳、郁证范畴，病机主要由情志内伤、劳逸过度、饮食不洁等，致肝脾肾功能失调。肝主疏泄、藏血、主筋，人之运动由筋所主，筋依赖血之濡养，因此，肝与本病关系密切。脾主四肢肌肉，脾虚则运化失常，精微不布，筋肉失养而易于疲劳。肾藏精，能主骨生髓，肾精不足则筋骨无力，髓海空虚，发为本病。

二、临床诊断

（一）辨病诊断

患者具有临床评定的、不能解释的、持续的或反复发作的慢性疲劳，该疲劳时不是持续劳力的结果，休息后不能充分地缓解，并已导致工作、教育、社会、个人活动水平较以前有明显的下降。

（二）辨证诊断

1.气血两虚证

（1）临床证候　神疲乏力，少气懒言，气短自汗，头晕眼花，心悸失眠，面色无华。舌淡苔薄，脉细弱无力。

（2）辨证要点　神疲乏力，少气懒言，气短自汗，面色无华。舌淡苔薄，脉细弱无力。

2.肝脾不调证

（1）临床证候　神疲乏力，胸胁胀满，善太息，精神抑郁，食少纳呆，腹胀便溏，或腹痛欲泻，泻后痛减。舌淡，苔白或腻，脉弦。

（2）辨证要点　神疲乏力，胸胁胀满，善太息，或腹痛欲泻，泻后痛减。舌淡，苔白或腻，脉弦。

3.脾肾阳虚证

（1）临床证候　神疲乏力，面色㿠白，形寒肢冷，腰酸膝冷，腹部冷痛，下利清谷，或五更泄泻，面浮肢肿，阳痿遗精，宫寒不孕。舌淡胖，苔白滑，脉沉细。

（2）辨证要点　神疲乏力，面色㿠白，形寒肢冷，腰酸膝冷，下利清谷。舌淡胖，苔白滑，脉沉细。

三、鉴别诊断

（一）西医学鉴别诊断

本病主要与以下疾病相鉴别。

（1）原发病的存在能够解释慢性疲劳，如甲状腺功能减退症、失眠、药物不良反应所致的医源性疲劳。

（2）临床诊断明确，现有医疗条件下治疗困难的一些疾病持续存在引起的慢性疲劳，如乙肝病毒或丙肝病毒感染者。

（3）过去或现在主要诊断为精神抑郁性情绪失调或具有抑郁性特征的双极情绪失调，各类精神分裂症、妄想症、痴呆、神经性厌食或神经性贪食。

（二）中医学鉴别诊断

1.痿证

本病也有肢体软弱无力，但多以下肢痿痹多见，严重者可见足不能任地，手不能握物，久则肌肉痿削，甚至瘫痪，有助于鉴别。

2.眩晕

眩晕之气血亏虚者可见神疲乏力，面色㿠白等临床表现，但眩晕有头晕目眩，甚者如坐舟船，旋转不定，不能站立，或伴有恶心、呕吐、汗出等症，有助于鉴别。

四、临床治疗

（一）影响针灸疗效的要素

（1）年龄　针灸对儿童、青少年缓解效果好，对于成年人的疗效不及前者，成年人功能损害常持续存在，完全恢复的患者相对较少。

（2）病情　针灸治疗本病的疗效与发病状态、症状程度、躯体功能、情绪状态等密切相关。有研究表明，无明显的思维不清晰、躯体症状少、睡眠中不经常被惊醒、睡眠时间较少和已婚者等疲劳症状针灸改善较为明显。

（二）辨病治疗

药物疗法如抗抑郁药、免疫疗法、营养支持、抗病毒药物、抗氧化剂、非甾体抗炎药（NSAIDS）、抗焦虑药、兴奋性药物、抗过敏药、升压药等被应用于慢性疲劳综合征的治疗。非药物疗法，如行为认知疗法（理性情绪治疗技术和认知重构等）、休息、运动疗法都具有一定的疗效。

（三）辨证治疗

1.辨证论治

（1）气血两虚证

治法：益气养血。取足阳明胃经、足太阴脾经穴为主。

处方：四神聪、合谷、足三里、悬钟、气海、关元、三阴交、血海。

操作：气海、关元可加用灸法，余穴用补法。

方义：四神聪镇静安神，足三里、三阴交、关元、血海，健脾益气，养阴活血，合谷位于手阳明大肠经，可治疗神志病，悬钟为八会穴之骨会，能益气血、强筋骨。气海升胸中郁闷之气，益全身之元气，共同调理一身之气机。

（2）肝脾不调证

治法：疏肝健脾。取足厥阴肝经、足太阴脾经为主。

处方：四神聪、合谷、足三里、阳陵泉、悬钟、太冲、太白。

操作：太冲用泻法，余穴用平补平泻法。

方义：四神聪镇静安神，足三里健脾益气，合谷位于手阳明大肠经，可治疗神志病，悬钟为八会穴之骨会，阳陵泉为筋会，两穴合用可益气血、强筋骨。合谷、太冲两穴相配，可开四关，太白属脾经，诸穴相配，可疏肝健脾，共同调理一身之气机。

（3）脾肾阳虚证

治法：温肾健脾。取足少阴肾经、足太阴脾经穴为主。

处方：四神聪、合谷、足三里、悬钟、气海、关元、然谷、神阙、太白。

操作：神阙用灸法，余穴用补法。

方义：四神聪镇静安神，足三里、关元，健脾益气，养阴活血，合谷位于手阳明大肠经，可治疗神志病，悬钟为八会穴之骨会，能益气血、强筋骨。然谷为肾经穴，太白为脾经之腧穴，两穴合用，可补肾健脾，气海、神阙升胸中郁闷之气，补益全身之元气，共同调理一身之气机。

2.成药应用

（1）乌灵胶囊

用法：温水冲服，每天3次，每次3粒。

功效主治：补肾健脑，养心安神。用于治疗心肾不交型失眠、抑郁等。

制剂规格：每粒0.33g。

注意事项：忌烟、酒及辛辣、油腻食物。服药期间要保持乐观情绪，切忌生气恼怒。有高血压、心脏病、糖尿病、肝病、肾病等慢性病严重者应在医师指导下服用；孕妇慎用；儿童及年老体弱者应在医师指导下服用；服药7天症状无缓解，应去医院就诊；对本品过敏者禁用，过敏体质者慎用。

（2）逍遥丸

用法：口服，每次6~9g，每日1~2次。

功效主治：疏肝健脾，养血调经。用于治疗肝郁脾虚所致的郁闷不舒、胸胁胀痛、头晕目眩、食欲减退、月经不调。

制剂规格：每袋6g。

注意事项：忌生冷及油腻难消化的食物；服药期间要保持情绪乐观，切忌生气恼怒；有高血压、心脏病、肝病、糖尿病、肾病等慢性病严重者应在医师指导下服用；平素月经正常，突然出现经量过多、经期延长，或月经过少、经期错后，或阴道不规则出血者应去医院就诊；儿童、年老体弱、孕妇、哺乳期女性及月经量多者应在医师指导下服用；服药3天症状无缓解，应去医院就诊；对本品过敏者禁用，过敏体质者慎用。

（3）苁蓉益肾颗粒

用法：每次 2g，每日 2 次。

功效主治：补肾填精。用于肾气不足，腰膝酸软，记忆衰退，头晕耳鸣，四肢无力。

制剂规格：每袋 2g。

注意事项：忌辛辣、生冷食物；感冒发热患者不宜服用；有高血压、心脏病、肝病、糖尿病、肾病等慢性病严重者应在医师指导下服用；青春期少女及围绝经期女性应在医师指导下服用；平素月经正常，突然出现月经过少或经期错后，或阴道不规则出血者应去医院就诊；服药 1 个月症状无缓解者，应去医院就诊；对本品过敏者禁用，过敏体质者慎用。

（四）其他疗法

1. 体针法

体针治疗慢性疲劳综合征须采用补法。临床应用体针治疗慢性疲劳综合征选穴多，并根据辨证配用其他穴位。

2. 灸法

灸法选穴以五脏背俞穴、百会、关元、足三里为主穴，施以温针灸、艾炷灸、温和灸等。以上述穴位所具有的通调脏腑气机、补益人体正气的作用，结合艾灸的温通、补益作用，补益气血，调理脏腑，使得气血充沛，脏腑气机条达，从而缓解慢性疲劳综合征患者的疲劳、肌痛、睡眠障碍等症状。隔盐灸神阙，除具有回阳救逆的作用外，还可扶助人体气血、阴阳，调节脏腑经络，不失为治疗本病的又一种较好的方法。

3. 耳针法

耳与脏腑经络有着密切的联系，分布于耳廓上的穴位能够调节脏腑经络的功能，治疗人体的各种疾病，故可在耳穴上采用针刺、埋针或压豆的方法调节人体的功能。

其常用主穴为神门、交感、内分泌、皮质下，另据辨证配以心、肝、脾、肾、胃等穴。

4. 穴位贴敷法

药物的选取以人参、黄芪、当归、生地黄、熟地黄、肉桂、川乌、香附、延胡索、川芎等补益气血、滋阴壮阳、疏经通络的中药为主，选穴多为五脏背俞穴、神阙穴。

5. 磁穴疗法

本法是以经络腧穴理论为依据，利用磁场作用于人体来治疗疾病的方法。磁疗有调和气血、疏通经络、化瘀消肿、镇静安神、镇痛止泻等作用，适应证较广。

6. 拔罐疗法

拔罐疗法是以罐为工具，利用燃烧、蒸气、抽气等造成负压，使罐吸附于施术部（穴）位，产生温热刺激，使局部发生充血或瘀血现象，从而达到治疗目的的一种自然疗法。

7. 刮痧疗法

刮痧疗法是用光滑扁平的器具蘸上润滑液体，或用手指钳拉患处以达到治病目的的一种简单自然疗法。

（五）医家诊疗经验

孙申田教授针灸治疗慢性疲劳综合征取穴如下。①头针：情感区（也称额区，共三针，第一针在神庭与印堂穴之间，其余第二和第三针在目内眦直上，平行于第一针）、感觉区（也称中央后回区，相当于大脑皮质中央后回在头皮上的投影部位，自运动区向后移 1.5cm 的平行线即为感觉区）、百会、安眠。②腹针：腹一区（共三针，第一针位于剑突下 0.5 寸，第二和第三针为其旁开 0.5 寸）、腹五区（脐上下左右各旁开 0.5 寸的四点，共四针）。③体针：双侧神门、足三里、三阴交、太冲、大钟，共计 17 穴。选穴出发点有三。其一，从中医辨证角度选穴，孙老认为肝、脾、肾三脏阴阳失调，气血不足为本病病机，故首选多气多血之经，足阳明胃经要穴足三里穴，再加三阴交穴补肾健脑、活血化瘀，辅以治疗认知能力低下的经验穴神门、大钟，以上穴位共同起到补益脾肾、活血健脑、扶助正气的作用。其二，从现代神经功能解剖角度出发选穴，慢性疲劳综合征患者存在大脑功能异常，在头部取穴可调节脑区功能状态，情感区相当于大脑额叶，与认知能力关系密切，感觉区相当于大脑皮质中央后回的位置，该位置是人体感觉的高级中枢，同时也是督脉、胆经和膀胱经三条经脉循行的交汇区域，以上二区能调节脑区供血，从而改善大脑认知功能，降低人体对疲劳的敏感性，提高机体对外界应激因素的适应能力。其三，从神经－内分泌角度选穴，孙申田腹针是根据腹部是人类第二大脑的理论假说（腹脑学说）及脑肠肽理论研发的，其中情感一区、情感五区分别对应头部的额叶和顶叶，有效刺激二区能振奋精神、充实气血、健脑益智，改变机体内环境，提高人体抗病能力。关于行针手法，经颅重复针刺激法是孙申田教授创制的，孙老认为手法是实现针刺疗效的关键要素之一，通过200次以上捻转手法作用于头部穴位，使足量的刺激信号穿透颅骨作用于大脑内部特定区域，经神经系统向大脑感觉中枢发出特殊的针感信息，利用大脑对针感的良性反馈过程提高患者的神经可塑性，影响神经递质的释放与传递，对认知功能障碍具有很好的疗效，配合手及电针治疗能将生物信号传至大脑皮质，继而激活全脑功能，发挥醒脑开窍、凝神催眠的双重疗效，从而达到调和脏腑阴阳、补肾健脾、益智安神的功效。

五、预后转归

目前对慢性疲劳综合征预后转归影响的观察结论不一，研究结果显示完全恢复正常的病例极少，一部分患者的症状得到改善，但也有一些病例病情未出现变化。

六、预防调护

保持乐观的心态。具有健脾养胃、滋阴补肾作用的食物都是预防和治疗慢性疲劳综合征的良好食疗材料。如小麦、牛奶、小米、葵花籽、莲子、核桃、牛肉、羊肉、鱼等。

主要参考文献

[1] 杜元灏，石学敏. 中华针灸临床诊疗规范[M]. 南京：江苏科学技术出版社，2007.

[2] 李俊良. 慢性疲劳综合征的研究概况[J]. 中外医疗，2013，32（22）：197-198.

[3] 刘洋，彭玉清，葛辛，等. 慢性疲劳综合征从肝论治的理论基础[J]. 中医药信息，2013，30（3）：109-110.

[4] 苏玲玲，胡玲，张婷，等. 慢性疲劳综合征病因病机和治疗特点初探[J]. 新中医，2013，7（45）：5-6.

[5] 杨丽洁. 足三里烧山火针法为主治疗脾肾阳虚型慢性疲劳综合征临床疗效研究[J]. 四川中医，2013，31（11）：128-130.

[6] 谢和平. 慢性疲劳综合征的研究现状及中医药治疗进展[J]. 广州中医药大学学报，2011，28（2）：210-214.

[7] 陈晓琴，江志秀，徐志鹏，等. 艾灸涌泉穴治疗慢性疲劳综合征睡眠障碍38例[J]. 中国针灸，2013，5（33）：450.

[8] 汪瑛，肖伟，汪节，等. 雷火灸治疗慢性疲劳综合征疗效观察[J]. 上海针灸杂志，2013，10（32）：827-828.

[9] 聂霞，何玲，职璞，等. 穴位注射治疗慢

性疲劳综合征 30 例 [J]. 陕西中医学院学报, 2013, 9（36）：62–63.

[10] 钟晓玲, 童伯瑛, 惠倩倩, 等. 针灸治疗慢性疲劳综合征的机制研究进展与思考 [J/OL]. 世界中医药, 1–8.

[11] 王铁刚, 孙忠人, 杨添淞, 等. 孙申田头针、腹针联合治疗改善慢性疲劳综合征患者的认知功能 [J]. 神经损伤与功能重建, 2023, 18（5）：259–263+268.

第三节　竞技紧张综合征

竞技紧张综合征包括比赛紧张综合征和考场紧张综合征, 是在竞技前或竞技过程中由于精神紧张出现的神经、消化、心血管等系统的一系列症状, 是一种心理和生理双重紊乱的病态综合征, 常见于运动员和学生。

竞技紧张综合征, 是因竞技者思想压力太大, 精神负担过重、情绪高度紧张, 大脑细胞高度兴奋超过了它的一定的活动能力而过度疲劳, 导致自主神经功能紊乱所致。典型表现是竞技者在竞技前或竞技过程中出现心慌、失眠、口干、烦躁、食欲下降、恶心、呕吐、腹痛、手足发热以及女性痛经等症状, 严重者突然记忆力衰减, 手指震颤等。中医学属"心悸""失眠""晕厥"范畴。

一、病因病机

（一）西医学认识

竞技紧张综合征的原因如下。①竞技者本身心理素质不稳定或心理承受能力欠佳, 自律神经协调功能差。②竞技者对自己的要求比较高, 期望值过高, 发现理想与现实差距大时, 心理负担过重, 精神过度紧张和疲劳, 唯恐失败。③竞技者对自己信心不足, 虽然成绩很好, 仍对比赛或考试的信心不足, 过分看重比赛或考试结果, 自卑心理严重。④竞技者平时训练、学习、生活没有规律, 训练、学习方法不科学, 不能做到劳逸结合, 从而造成不良的身心状态。

（二）中医学认识

竞技紧张综合征, 中医学里没有相应的病名, 根据其心慌、失眠、口干、烦躁、食欲下降等临床症状可以归属"心悸""失眠""晕厥"等范畴。中医学认为竞技紧张综合征的发生与心、肝、脾、肺、肾、胆等脏有着密切的关系。而肝藏魂, 肺藏魄, 肾藏志, 心主神, 脾主思, 凡十一脏皆取决于胆。若由于恐吓、惊吓、学习压力大等原因导致心、肝、脾、肺、肾、胆等脏受损, 就会出现心神不宁, 魂魄不安, 神思涣散, 情志不稳, 胆虚惶恐不定等紧张综合征的症状。"惊则气乱, 恐则气下", 故其基本病机是"气机逆乱"。其病位主要在胆, 影响及心、肝、脾、肺、肾等脏腑。

二、临床诊断

（一）辨病诊断

考前 1 个月内开始出现情绪紧张、焦虑不安、健忘失眠、恐惧、过分担心学习成绩下降、纳差等表现。可根据临床表现及 Sarason 考试焦虑量表（TAS）评分诊断, TAS 评分 < 12 分为轻度焦虑, 12~20 分为中度焦虑, > 20 分为重度焦虑。

（二）辨证诊断

1. 心虚胆怯证

（1）临床证候　神志恍惚, 惊惕不安, 心悸胆怯, 夜寐多梦易惊, 大便黏稠。舌淡红, 苔薄白, 脉弦细。

（2）辨证要点　神志恍惚, 惊惕不安, 心悸胆怯, 多梦易惊。舌淡红, 苔薄白,脉弦细。

2. 心火伤阴证

（1）临床证候　心烦不安，胸闷失眠，面赤，口渴，形瘦面红，心烦不寐，吐舌，口舌生疮。舌红苔黄，脉细数。

（2）辨证要点　心烦不安，胸闷失眠，形瘦面红，心烦不寐。舌红苔黄，脉细数。

3. 脾虚心悸证

（1）临床证候　沉闷少语，坐卧不宁，惊惕不安，少寐多梦，健忘，周身酸痛，疲软懒动，食少纳呆，便溏。舌淡，苔薄白，脉弦细。

（2）辨证要点　沉闷少语，惊惕不安，食少纳呆，便溏。舌淡，苔薄白，脉弦细。

4. 肝郁气逆证

（1）临床证候　胸胁胀闷不舒，情绪激动不宁，烦躁不安，腹痛，腹胀，纳呆，便溏色青。舌尖边红，脉弦。

（2）辨证要点　胸胁胀闷不舒，情绪激动不宁，腹胀。舌尖边红，脉弦。

5. 肾虚气乱证

（1）临床证候　神志不宁，惊慌恐惧，惶惶不可终日，夜眠不安，失眠多梦，腰酸背痛，五更腹泻。舌暗苔白，脉沉弦。

（2）辨证要点　神志不宁，惊慌恐惧，惶惶不可终日，腰酸背痛。舌暗苔白，脉沉弦。

三、鉴别诊断

癫证：多由思虑太过，情志抑郁，以致肝失条达，脾气不运，津液凝滞为痰，痰浊上逆，神明失常，发为癫证。其表现为沉默呆滞，精神抑郁，表情淡漠，或喃喃自语，语无伦次，或时悲时喜，哭笑无常，胡思乱想，多疑易惊，不思饮食，舌苔薄腻，脉弦细或弦滑。二者不难鉴别。

四、临床治疗

（一）提高临床疗效的要素

先明确病因，缓解紧张情绪，释放心理压力，合理饮食、睡眠等。

本病病机是气机逆乱，其病位主要在胆，影响及心、肝、脾、肺、肾等脏腑。治疗上以补心益胆、安神定志、疏肝解郁为法。

（二）辨病治疗

1. 药物治疗

西医治疗竞技紧张综合征的首选药物主要是抗焦虑药，此类药物可以缓解焦虑、紧张、恐惧等情感症状，有些药物在稳定情绪的同时，兼有镇静催眠、松弛肌肉的作用。

2. 心理疗法

竞技紧张焦虑的药物疗法不良反应多，且不能根本上解决考前焦虑的病因，因而心理疗法尤为重要。积极的情绪能使心身以自然的频率共振，进入和谐状态，从而减缓压力，导致感知和情绪深层改变、直觉的创造性的增加、认知改善，有利于内分泌系统平衡。

（三）辨证治疗

1. 心虚胆怯证

治法：补心益胆，安神定志。取手少阴心经、足少阳胆经穴为主。

处方：心俞、胆俞、大陵、丘墟、神门。

操作：针用补法，并灸。1日1次，每次留针30分钟，10次为1个疗程。

方义：心俞、大陵、神门宁心安神，胆俞、丘墟益胆镇惊。

2. 心火伤阴证

治法：滋阴降火，安神定志。取手少

阴心经、足少阴肾经穴为主。

处方：大钟、大陵、三阴交、神门。

操作：针用补法，并灸。1日1次，每次留针30分钟，10次为1个疗程。

方义：大陵、神门可醒神开窍、宁心定志，三阴交、大钟滋阴降火。

3.脾虚心悸证

治法：健脾养心，益气安神。取足太阴脾经、手少阴心经穴和背俞穴为主。

处方：心俞、脾俞、三阴交、神门、足三里。

操作：针用补法，并灸。1日1次，每次留针30分钟，10次为1个疗程。

方义：脾俞、三阴交、足三里健脾益气，心俞、神门养心安神。

4.肝郁气逆证

治法：疏肝理气解郁。取足厥阴肝经、足少阳胆经穴为主。

处方：期门、太冲、阳陵泉、支沟、内关、足三里。

操作：针用补法，并灸。1日1次，每次留针30分钟，10次为1个疗程。

方义：期门为肝之募穴，太冲为肝之原穴，两穴用泻法可疏肝理气；阳陵泉、支沟相配可调理少阳经气，止胸胁胀痛；内关可宽胸解郁；足三里能健脾和胃，平降胃气。

5.肾虚气乱

治法：补肾安神。取任、督脉穴为主。

处方：百会、四神聪、神门、肾俞、命门、关元、三阴交。

操作：针用补法，并灸。1日1次，每次留针30分钟，10次为1个疗程。

方义：百会、四神聪镇静安神，益聪定志。神门补心气，安神定志。肾俞、命门补肾阳。关元、三阴交补益下元，助阳以安神。

（四）其他疗法

1.耳针法

取脑、神门、心、交感、内分泌、肾等穴，每次选用2~3穴，局部消毒，用毫针刺，留针15~20分钟，每日1次。

2.皮肤针法

四神聪穴分别从4个不同方位叩刺，反复操作10遍左右。背俞穴从心俞到肾俞叩刺，5~10分钟，内关、神门、足三里、三阴交单用皮肤针叩刺，每穴每次2分钟。

3.独穴疗法

百会穴用2%碘酒消毒后，取1.5寸毫针以150°分别向前、后、左、右将针平刺入帽状腱膜下层，做苍龟探穴手法，中等刺激，要求患者有明显针感，留针30分钟。每日1次，10日为1个疗程。

（五）医家诊疗经验

庄礼兴教授根据疾病的主要矛盾，将心身相关疾病细分为"心身疾病"和"身心疾病"两类，并据此选择针灸治疗方案，"心身疾病"指由神志异常引起躯体症状的病理过程。庄礼兴教授通常采用以调神为主的针刺处方，即四神针（百会穴前、后、左、右各旁开1.5寸）、神庭、印堂、神门、三阴交。伴有睡眠障碍者加申脉、照海，气郁明显者加合谷、太冲，怵惕易惊者以内关代替神门，躯体疼痛明显者加素髎、水沟。对于"身心疾病"而言，躯体原发病是神志异常的直接原因，当躯体症状缓解后神志异常也会随之好转，故治疗采用调神为辅的针刺处方，即先根据患者的躯体症状选取相应穴位，如颈椎病常取颈三针（天柱、颈百劳、大杼）、颈肩穴等。针对患者下腹部游走性疼痛，紧张时疼痛加重，神清，精神疲倦，胃纳一般，眠差多梦，小便频繁，大便正常，舌淡暗、边有齿痕、苔薄白，脉弦细，采用针刺联合耳穴贴压治疗。针刺取穴：四神针、神庭、印堂、合谷、太冲、三阴交、气海、中极。取耳穴：肝、神门、交感、皮质下。操作同前，合谷、太冲、三阴交三穴施以导气同精法，气海、中极直刺25~30mm。四神针、气海、中极接电针仪，庄教授"以调神为主"和"以调神为辅"的治疗思路施以针刺，疗效显著。

五、预后转归

竞技紧张综合征的预后一般较好，大多急性发作的患者经过行为治疗、心理治疗、社会支持治疗症状可缓解。但慢性患者预后通常不佳，少数患者若病程很长，或经常反复发作，则治疗比较困难。具有明显紧张性格特征的患者治疗也较困难，且易复发。

六、预防调护

（一）预防

防止竞技紧张综合征，在比赛或考试前坚持有规律的生活。事实证明，比赛或临考之前，加班加点地训练或复习，用减少睡眠和文娱活动的方式来增加学习时间，这样害处甚多，因为持续、紧张的学习，会使神经系统、内分泌和血管系统处于持久的紧张状态，从而导致神经系统功能失调，甚至出现衰竭，因此，比赛或考前一定要有节奏、劳逸适度、有张有弛，应保持充足的睡眠。

（二）调护

（1）深呼吸 深呼吸可以缓和即将爆发出来的情绪反应，鼻子吸气，慢慢地流经腹部，然后到肋骨，再慢慢地从鼻子呼出这些气，而且轻轻地放松，只要几秒钟的动作就可以使自己焕然一新了。

（2）肌肉放松 在一方面尽可能收紧肌肉，让身体松弛下来，比如说先从手开始，拉紧你手上的肌肉，保持几秒钟，然后放松下来，一步一步，将自己的全身肌肉全部放松。

（3）浸泡热水 时间不要超过15分钟。温水浴有同样的作用。

（4）散步 散步能让不良情绪慢慢地放松下来。

（5）运动 多进行运动，通过运动来放松自己的身体。

（6）兴趣 做一些自己感兴趣的事情，可以很好地放松自己。

（7）合理饮食 饮食调节是重要的减压手段之一，如避免饮用含咖啡因等饮料，避免食用人参、刺五加，有助于保持头脑的清醒，同时可缓解压力。压力会导致体内缺乏维生素和镁，因此适当补充这些维生素和矿物质是有益的。适度多饮水，避免食用含糖量很高的食品，如果汁、干果等。

主要参考文献

［1］甘君学，仇裕丰. 实用针灸独穴疗法［M］. 南京：江苏科学技术出版社，2008.

［2］石学敏. 针灸学［M］. 北京：中国中医药出版社，2006.

［3］石学敏. 针灸治疗学［M］. 上海：上海科学技术出版社，2000.

［4］王富春，王洪峰，徐晓红，等. 临床针方［M］. 北京：科学技术文献出版社，2004.

［5］赵正芳. 耳穴贴压配合心理疗法治疗考前紧张综合征疗效观察［D］. 广州中医药大学，2017.

［6］唐荣，罗帮龙，罗阳. 2008年至2010年我院第二类精神药品应用分析［J］. 中国药业，2012，21（20）：84-85.

［7］张开权. 电针治疗竞技综合征21例［J］. 中国针灸，2004，24（5）：306.

［8］王琳. 针灸疗法防治竞技综合征［J］. 河南

中医，2004，24（5）：16.

［9］姜忠华，张维芝．耳压法治疗竞技综合症
　　100例［J］．社区医学杂志，2005，3（7）：70.

［10］穆青．耳穴贴压治疗竞技综合征63例［J］.
　　中国医药指南，2010，8（2）：54-55.

［11］王毓婷，于珺，庄礼兴．庄礼兴"调神针
　　法"治疗心身疾病经验撷菁［J］．中国针
　　灸，2023，43（4）：401-404.

第四节　美容

　　中医美容是在中医理论指导下，研究损容性疾病的防治和损容性生理缺陷的掩饰和矫正，以达到防病健身、延年驻颜、维护和创塑人体神形之美为主要目的的行为。针灸美容就是从中医学整体观念出发，以针灸方法为手段，通过对局部皮肤及穴位的刺激，达到养护皮肤、美化容颜、延缓衰老，治疗面部皮肤病为目的的一种方法。

一、病因病机

（一）西医学认识

　　环境因素包括阳光、湿度、温度、风、污染；自身因素包括睡眠、水分、营养、压力、运动、饮食习惯、药物。

（二）中医学认识

　　面部为"诸阳之会"，人身十二经脉中的六支阳经均上连头面，是全身气血、阳气贯注的地方，也是神气集中的部位，面部表情、神态是神气表现的重要内容。面部的肌肉、皮肤和五官既需要全身气血的滋养和濡润，也需要脏腑精气的上达。在面部的不同部位分属于不同的脏腑和经络。如前额属心，下颌属肾，左颊属肝，右颊属肺，鼻部属脾。

　　五脏即心、肝、脾、肺、肾，通过经脉、气血、津液与人体皮肤、五官、须发、四肢九窍构成一个有机体，五脏六腑气血的盛衰直接关系到机体的健康和面容的容枯。五脏通过经脉、络脉、阳气阴血及津液的运动而散布体表以滋补、滋养皮肤，抗御外邪侵袭，从而保持面部色红润、肌肉丰满、皮肤毛发润泽等。所以五脏六腑强盛是体态健康美丽的保证，气血充盈是体态健康美丽润泽，容貌不枯的根本。气血是构成人体和维持人体生命活动的最基本物质之一，气血旺盛是面部美容的物质基础。故中医非常重视脏腑、气血在美容中的作用，通过润五脏补益气血使身体健壮、容颜长驻。

　　针灸驻颜美容是通过针灸的养生保健和治疗影响美容的相关疾病两方面发挥作用的。具体来说，它是通过以下几个方面来达到美容的目的。

　　（1）调理经络以调气养气　用针灸方法疏通经络，行气以活血，维持人体各部分功能活动的协调和相对平衡，使人体气机升降出入有序。而气机是气的根本运动形式，气机正常，人的生命活动就正常。

　　（2）调理脏腑功能以调精养精　中医认为，五脏藏精而不泻，六腑传导而不藏，通过经络、穴位调理脏腑功能，做到收藏有节，使精血各有所藏，精足而养，才能精足而化气。

　　（3）调理性情以调神养神　《红炉点雪》中说："颜色憔悴，良由心思过度。"故中医理论把颜面气色、性格情志和脏腑功能作为一个整体来看待，即面色本身可以反映人体脏腑功能以及性格特征，这也是中医针灸用于驻颜美容的深刻原理所在。

　　（4）通过刺激面部经络腧穴，可以使局部组胺和乙酰胆碱等神经递质增加，刺激血管扩张，促进血液、淋巴循环，增加局部营养供应，为皮肤各层组织补充充足的营养和水分，达到祛病养颜、保健美容

的效果。

（5）针刺还能促进局部肌肉收缩、增强肌肉弹性、预防肌肉松弛，用于防治皱纹。

（6）同时针刺对于皮肤的状态具有双向调节作用，通过神经的调节，既能抑制皮脂腺分泌，改善皮肤油腻，又可以促进油脂分泌，防止皮肤干燥，使皮肤处于健康、正常的生理状态。

二、临床诊断

（一）辨病诊断

由于各种原因所致的皮肤或皮下组织为病损部位的一类疾病，根据皮损不同，分类不同，可分为痤疮（又称"痤疮样疹""面部皮肤病""皮脂腺疾病"）、慢性荨麻疹、神经性皮炎、带状疱疹、黄褐斑、扁平疣、银屑病。

（二）辨证诊断

外部容貌只是人体这个有机整体的一部分，它的荣衰与脏腑、经络、气血有密切联系。只有脏腑功能正常，气血旺盛，才能青春常驻。因此，美容应当从补益脏腑，调理经络气血着手，这才是真正的美容方法。而针灸美容就是从这种整体观念出发，滋补脏腑气血，保健身体，使健康与美容相辅相成。

1. 气血不足证

（1）临床证候　头晕，面色萎黄，精神疲惫，疲倦无力，自汗，唇色苍白，毛发枯槁，皮肤干燥、粗糙少光泽，弹性差。舌淡苔薄，脉细弱。

（2）辨证要点　头晕，面色萎黄，精神疲惫，唇色苍白。舌淡苔薄，脉细弱。

2. 气滞血瘀证

（1）临床证候　面色晦暗，或有黑斑、雀斑，表情呆滞，胸胁胀闷，急躁易怒，

胁下痞块，刺痛拒按，女性可见月经闭止，或痛经，经色紫暗有块。舌质紫暗，或见瘀斑，脉涩。

（2）辨证要点　面色晦暗或有斑，胸胁胀闷，急躁易怒，胁下刺痛拒按。舌紫暗，或见瘀斑，脉涩。

3. 湿热蕴结证

（1）临床证候　皮肤红肿疼痛，或有脓疱，伴口臭，便秘尿黄。舌红，苔黄腻，脉滑。

（2）辨证要点　皮肤红肿疼痛，便秘尿黄。舌红，苔黄腻，脉滑。

4. 肝气郁结证

（1）临床证候　面部黄褐斑，皮肤晦暗，烦躁，易怒，胸胁胀痛，腹部胀满，内分泌紊乱。舌边红，苔薄，脉弦。

（2）辨证要点　面部黄褐斑，皮肤晦暗，烦躁易怒，胸胁胀痛。舌边红，苔薄，脉弦。

三、临床治疗

（一）提高临床疗效的要素

针灸用于美容有一定疗效，需坚持长期治疗，治疗期间避免日光照射。如因服用某些药物或使用化妆品引起者，需停用药物及化妆品。针灸美容包括针法和灸法两种。其中针刺法采用银针刺入穴位及患处皮肤，再施以适当手法，使患者产生酸麻胀痛及冷热等感觉，达到美容及健身祛病的目的。灸法则是运用艾炷等药物放在相应的穴位及部位上用火点燃，通过药物的渗透及局部热效应，使肌体产生各种生理反应，达到美容抗衰老以及治病的目的。针刺美容与针刺治疗其他疾病稍有不同，这是因为美容施针侧重于增进机体代谢能力、疏通经络、调节脏腑气血、滋养容颜。而针刺治病则着眼于纠正机体阴阳、气血的偏盛偏衰。美容意在滋养、调节，治病

则为去邪疗疾。

（二）辨病治疗

（1）物理疗法　包括紫外线、冷冻、红蓝光、激光、光动力治疗。

（2）A型肉毒素面部除皱　A型肉毒素可明显改善眉间皱纹，缓解面部及眼睑抽搐。

（3）整形美容术。

（三）辨证治疗

1.气血不足证

治法：益气补血。取足阳明胃经穴、任脉穴为主。

处方：气海、关元、脾俞、足三里。

操作：针用补法，并灸。1日1次，每次留针30分钟，10次为1个疗程。

方义：气海、关元为气血生化之源，可生化气血，使体内气血旺盛，以濡养周身组织器官。脾俞、足三里能补益脾胃，化生气血。

2.气滞血瘀证

治法：理气行滞，活血化瘀。取足厥阴肝经穴、任脉穴为主。

处方：气海、行间、三阴交、血海。

操作：针用补法，并灸。1日1次，每次留针30分钟，10次为1个疗程。

方义：气海配三阴交理气活血，通调冲任。行间配血海疏肝理气，活血祛瘀。

3.湿热蕴结证

治法：清利湿热，通腑泄热。取手阳明大肠经穴、足阳明胃经穴、足太阴脾经穴为主。

处方：合谷、曲池、足三里、三阴交、血海、内庭。

操作：针用补法，并灸。1日1次，每次留针30分钟，10次为1个疗程。

方义：肺俞与大肠经相表里，合谷配曲池能疏泄肌肤之郁热，清利湿热。合治内腑，荥主身热，取胃之下合穴足三里、内庭，通腑泄热。三阴交、血海清热凉血，运脾化湿。

4.肝气郁结证

治法：疏肝理气，解郁祛斑。取足厥阴肝经穴为主。

处方：太冲、足临泣、内关、膻中。

操作：针用补法，并灸。1日1次，每次留针30分钟，10次为1个疗程。

方义：太冲为肝经原穴，足临泣为胆经腧穴，针泻两穴以疏肝解郁，内关系心包经穴，又是八脉交会穴，通心、胸、胃，以理气宽胸。任脉穴膻中为气之会穴，能调气机，解郁滞。

（四）其他疗法

1.耳针法

耳穴取内分泌，常规消毒，用0.5寸毫针垂直刺入该点，以抵达耳软骨为度，行捻转手法，中等刺激强度，留针30分钟。每日或隔日1次，10次为1个疗程。也可耳压王不留行籽或磁珠，平时自我按压数次。每5~7天更换1次。

2.电子火针法

该疗法主要用于治疗黄褐斑，病变局部常规消毒后，将电子火针对准病变中心部位，迅速烧灼基底部即可，烧灼后局部涂碘伏，再用碘伏棉球敷盖最后用胶布固定。

3.独穴疗法

阿是穴：在颜面皮损部位取阿是穴。常规消毒后，选用细针，如用34号毫针或美容针，可沿皮刺，进针后轻微捻转，刺激不宜大。均留针30分钟，期间捻针3~4次，每日1次，10次为1个疗程。

合谷：取双侧穴位，按毫针操作常规做提插捻转行针，中等刺激强度，留针20~30分钟。每日1次，10次为1个疗程。

三阴交：以毫针常规刺法，刺入1.5寸

左右，行提插捻转手法，得气后留针30分钟，每日1次，一般10次为1个疗程。

（五）医家诊疗经验

喻文球教授教授根据多年临床经验，制定了本病辨证论治的法则。他认为本病可分为肝郁气滞型、肝肾不足型、脾虚湿蕴型、气滞血瘀型四个基本证型。采用面针围刺，局部常规消毒后，采用0.25mm×13mm一次性针灸针，在黄褐斑片边缘正常皮肤处平刺进针，针尖刺向病灶中心部位，刺入皮下2~3mm，针尖所在处皮肤微突起，形成一个小丘。根据病变范围的大小，每隔1~1.5cm刺入1针，每侧面部刺10~15针，留针30分钟，10次为1个疗程。现代研究表明，围刺法可以通过对皮部的经络调整，破坏病理性经络环、重新建立生理性经络环，使机体恢复内稳态，同时抑制黑色素细胞增生、加速黑色素颗粒降解、缩短皮肤新陈代谢时间，喻教授治疗本病同时注重心理疏导，西医学认为，情绪致病的原因可能是通过下丘脑 - 垂体而导致的释放促色素激素而致色素沉着。另外，副交感神经过度兴奋时产生黑色素促进因子也可使色素加深。喻教授认为黄褐斑的发生与肝的关系极为密切，肝主情志，心理因素、精神活动的疏导具有重要作用。过分抑郁和思虑可加重肝气郁结，若患者心情舒畅，没有心理压力，积极配合治疗，则疗效明显。患者配合好，医师治疗正确，治疗黄褐斑的效果就很好，反之则疗效不佳。

四、预后转归

五脏六腑强盛是体态健康美丽的保证，气血充盈是体态健康美丽、润泽容貌不枯的根源。气血是构成人体和维持人体生命活动的最基本物质之一，气血旺盛是表现在面的物质基础。因而脏腑功能健全、气血旺盛则容颜常驻。反之，则易于容貌焦枯。

五、预防调护

（一）预防

（1）避免阳光直晒。
（2）保持皮肤温度与湿度。
（3）注意清洁皮肤。

（二）调护

（1）保持良好的心态，乐观的情绪。
（2）保证充足的睡眠。
（3）营养平衡。
（4）适当的运动。
（5）不抽烟、不喝酒、不滥用药物。

主要参考文献

[1] 甘君学，仇裕丰. 实用针灸独穴疗法 [M]. 南京：江苏科学技术出版社，2008.

[2] 石学敏. 针灸学 [M]. 北京：中国中医药出版社，2006.

[3] 石学敏. 针灸治疗学 [M]. 上海：上海科学技术出版社，2000.

[4] 王富春，王洪峰，徐晓红，等. 临床针方 [M]. 北京：科学技术文献出版社，2004.

[5] 郭长青. 实用针灸抗衰老 [M]. 北京：学苑出版社，2006.

[6] 宋鹏. 局部围刺结合背俞穴治疗黄褐斑临床观察 [J]. 针灸临床杂志，2010，26（4）：29-30.

[7] 丁喜艳，耿向东，姚红艳，等. 微针结合体针治疗黄褐斑16例 [J]. 中医研究，2010，23（3）：66-67.

[8] 朱玉. 针刺配合梅花针叩刺治疗黄褐斑50例 [J]. 陕西中医，2010，31（4）：476-478.

[9] 魏凌霄，周剑萍. 围刺法结合体针治疗黄褐斑临床观察 [J]. 中华中医药学刊，2010，28（8）：1776-1778.

[10] 张海山，高希言. 针刺走罐刺络治疗黄

褐斑疗效观察［J］. 中国针灸，2009，29
（2）：119-120.

［11］郭义，方剑乔. 实验针灸学［M］. 3 版. 北
京：中国中医药出版社，2012.

［12］宣敏，程飚. 皮肤衰老的分子机制［J］.
中国老年学杂志，2015，35（15）：4375-
4380.

［13］沈丹丹，喻治达，王万春. 喻文球治疗黄
褐斑经验拾萃［J］. 实用中西医结合临床，
2014，14（12）：65-66.

第五节　抗衰老

衰老是一种自然规律。从生物学上讲，衰老是生物随着时间的推移，自发的必然过程，它是复杂的自然现象，表现为结构的退行性变和功能的衰退，适应性和抵抗力减退。在生理学上，把衰老看作是从受精卵开始一直到老年的个体发育史。从病理学上，衰老是应激和劳损，损伤和感染，免疫反应衰退，营养失调，代谢障碍以及疏忽和滥用药物积累的结果。

中医古籍中也有深刻的阐述和丰富实践。《素问·上古天真论篇》中详细论述了女子以七、男子以八为基数递进的生长、发育、衰老的肾气盛衰曲线，明确指出机体的生、长、壮、老、已，受肾中精气的调节，总结出衰老的内因是"肾"起主导作用。

一、病因病机

（一）西医学认识

本病病因为过度氧化、细胞寿命、精神因素、蛋白质老化、内分泌功能减退、微循环障碍、荷尔蒙缺失。关于疾病机制目前有 2 种学说，生物分子自然交联学说和自由基学说。

（二）中医学认识

中医理论认为，人体的生长、发育、衰老与脏腑功能和经络气血的盛衰关系密切。当机体气血不足，经络之气运行不畅，脏腑功能减退，阴阳失去平衡，均会导致和加快衰老，表现为精神不振、健忘、形寒肢冷、纳差少眠、腰膝无力、发脱齿摇、气短乏力，甚则面浮肢肿等。

《黄帝内经》中的观点是脾虚衰老说的主要理论依据之一。其提出阳明脉衰是女子最早出现的衰老变化，阳明为多气多血之经，泛指脾胃而言。阳明脉衰，也就是脾胃的虚衰。脾胃为后天之本，气血生化之源，若脾胃虚弱，气血生化不足，元气失养，脏脏组织受损，机体抵抗力削弱，外邪乘虚致病，因病而衰。《素问·上古天真论篇》云"五七，阳明脉衰，面始焦，发始堕"，说明衰老是从"阳明脉衰"开始的。人之所生，赖于水谷之养。非精血无以立形体之基，非水谷无以成形体之壮，是以水谷之海本赖先天为之主，而精血之海又必赖后天为之资，此脾胃之气所关于人生者不小。故脾虚是导致衰老的原因，为历代医家所重视。

肾虚是衰老的主因。《素问·上古天真论篇》云："天寿过度，气脉常通，而肾气有余也。"强调肾气在生命活动过程中的重要作用，指出肾气盛衰决定人体强弱和寿命的长短。文中有关女子七七、男子八八的一段论述，则更为详细、精辟地阐明了肾气在人体生、长、壮、老、衰过程中的作用，把肾气的盛衰、肾精的盈亏、天癸的至竭与衰老的发生发展紧密联系起来，充分说明了人体生长、发育、衰老和肾气的密切关系，强调衰老与否、衰老的速度、寿命的长短很大程度上取决于肾气的强弱。肾气虚损日久会导致其他脏腑虚损，则因虚致实，导致痰、瘀、湿、滞等病理产物

滋生，以至虚实夹杂，变生他病，加速衰老。因此，衰老以虚为本，以实为标。

二、临床诊断

（一）辨病诊断

第一阶段为轻度衰老（25~35岁）：精力不旺、体力透支、萎蘼不振、易疲劳、记忆力下降、易感冒、睡眠不好、食欲不振、皮肤黯淡无光、出现色斑、免疫力下降、注意力不集中、身体有某种不适或疼痛，但医生查不出问题，轻微皱纹出现。

第二阶段为中度衰老（35~45岁）：情绪波动、烦躁不安、焦虑、失眠、多疑、记忆力减退、月经紊乱、性欲减退、乳房萎缩、腹胀、严重色斑、皮肤干燥、弹性减退、毛孔粗大、皱纹加深、潮热出汗。

第三阶段为严重衰老（45~55岁）：人体进入快速衰老期，机体全面老化，各种疾病缠身；女性45岁左右停经后，由于卵巢萎缩，雌性激素分泌减少，皮肤失水起皱、乳房下垂、体型趋胖，更容易引起心理焦虑、抑郁等心理疾病。女性进入快速衰老期。

（二）辨证诊断

1.肾阴虚证

（1）临床证候 头晕耳鸣，腰膝酸痛，失眠多梦，潮热盗汗，五心烦热，咽干颧红，男子兼见遗精，女子经少或经闭。舌红少津，脉细数。

（2）辨证要点 头晕耳鸣，腰膝酸痛，失眠多梦，潮热盗汗，五心烦热。舌红少津，脉细数。

2.肾阳虚证

（1）临床证候 腰膝酸软而痛，男子阳痿早泄，女子宫寒不孕，畏寒肢冷，浮肿，腰以下为甚，面色白，头目眩晕，面色黧黑无泽，小便频数，清长，夜尿多。

舌淡胖，苔白，脉沉弱而迟。

（2）辨证要点 腰膝酸痛，畏寒肢冷，浮肿腰以下为甚，面色黧黑，小便清长，夜尿多。舌淡胖，苔白，脉沉弱而迟。

3.肾阴阳两虚证

（1）临床证候 五心烦热，盗汗或自汗，四肢发凉，遗精失眠，多梦。舌红无苔，脉细数或舌淡苔白，脉沉迟。

（2）辨证要点 五心烦热，盗汗或自汗，四肢发凉。舌红无苔，脉细数或舌淡苔白，脉沉迟。

三、临床治疗

（一）提高临床疗效的要素

脾为后天之本，与胃相表里，主受纳水谷，为气血生化之源，以荣养五脏六腑、形体百骸。脾肾关系极为密切，脾气得健，肾气亦旺，肾阳充足，亦能暖脾土。脾肾阳虚，则生化乏源，人体生长发育等功能下降，随之衰老。故治疗上应重视脾肾之本。肾气是脏腑、经络的根本，元气、阴精的生发之源。肾气实指肾之精气，包括肾阴、肾阳。肾阴阳旺盛，脏腑及全身的各种生理功能才能维持正常。故肾虚则早衰寿短。保持机体阴阳动态平衡，可减慢或防止衰老的发生与发展。

（二）辨病治疗

治疗方案包括服用维生素类抗氧化剂、微量元素、酶类抗氧化剂、银杏叶提取物、抗衰老激素、营养素类单胺氧化酶抑制剂、免疫调节剂等。

（三）辨证治疗

1.肾阴虚证

治法：滋阴补肾。取足少阴肾经穴为主。

处方：肾俞、太溪、三阴交、志室、

关元。

操作：针用补法，并灸。1日1次，每次留针30分钟，10次为1个疗程。

方义：肾俞、太溪滋补肾水，三阴交调补三阴而育阴潜阳，志室、关元培补肾元以填精。

2. 肾阳虚证

治法：温肾助阳。取督脉、背俞穴为主。

处方：肾俞、命门、三阴交、关元。

操作：针用补法，并灸。1日1次，每次留针30分钟，10次为1个疗程。

方义：肾俞、命门、关元能温补肾阳，三阴交补土，强化源以养先天。

3. 肾阴阳两虚证

治法：滋阴补肾，阴中求阳。取任脉、督脉、背俞穴为主。

处方：肾俞、命门、三阴交、关元、中极。

操作：针用补法，并灸。1日1次，每次留针30分钟，10次为1个疗程。

方义：中极、关元均为任脉与足三阴经的交会穴，针刺两穴可以培元固本，益肾助阳，用灸法更增强温补作用。配三阴交填补肾精，肾俞可以振奋肾之元气，灸命门可以鼓动命门之火。

（四）其他疗法

1. 耳针法

选皮质下、内分泌、肾、心、脑穴。毫针刺，两耳交替应用，每日1次，每次留针20分钟，或用王不留行籽贴压。

2. 皮肤针法

百会穴单用皮肤针叩刺，任脉、督脉轻叩，以皮肤微红为度，每日1次，10天为1个疗程。

3. 独穴疗法

（1）足三里

①毫针刺法：两侧足三里穴交替针刺，进针1~1.5寸，行提插捻转手法，得气后留

针，采用补法或平补平泻法，30分钟后起针，20次为1个疗程。

②灸法：可用艾条温和灸，每穴10分钟，隔日1次，或隔两日1次。

（2）神阙

①温和灸：将点燃的艾条一端对准神阙施灸，距离2~3cm，灸10~15分钟，以局部皮肤红润为度，每日或隔日1次，10次为2个疗程，疗程间隔2~3天，连续施灸3个疗程。

②隔附子饼灸：药饼的制法，是将附子研成细末，以黄酒调和，制成直径约3cm、厚约0.8cm的附子饼，中间以针穿刺数孔，上置艾炷，放在神阙穴，点燃施灸。每次灸3~5壮，每日或隔日1次，10次为1个疗程。本法有温肾补阳的作用，故多用于命门火衰者。

（3）关元

艾条温和灸：每穴10分钟，每日或隔日1次，10次为1个疗程，连续施灸3个疗程。

（4）命门

①温和灸：用艾条点燃灸，每穴10分钟，每日或隔日1次，10次为1个疗程，连续施灸3个疗程。

②隔附子饼灸：每次灸3~5壮，每日或隔日1次，10次为1个疗程。连续施灸3个疗程。

（五）医家诊疗经验

吴中朝教授认为，衰老疾病是衰老体质的表现，所涉及的疾病和症状总不离其总的病机阳虚血瘀，可以采取温阳益气、温阳活血的方式，再结合患者的实际情况进行辨证辨病论治。在艾灸温阳、温补、活血的基础上配合针刺及药物治疗，将病、证、药三者有机结合，病证机制和针灸治疗机制对应，是灸抗衰老和防治相关疾病取效的关键步骤。吴中朝不仅重视艾的产

地和质量，在临床中也采用多种艾灸方式进行治疗。麦粒灸小而精确，热力直接，常用于精准穴位灸疗，能较好地调整脏腑功能，直接补益穴位局部及其所对应脏腑的阳气，可用于脂代谢紊乱、过敏性疾病、脏腑虚弱性疾病、消化道疾病、风湿和类风湿等。悬提灸多用于穴位及穴位周围、局部疼痛性疾病的治疗，患者可自行操作，适合老年患者自身防病治病，有温经、祛湿、补益阳气的作用，常用于长寿保健灸、热敏灸、寒湿性疼痛类疾病的治疗中。艾灸能温阳散寒，对于剧烈的寒湿腰痛，吴中朝认为，用量足、灸时够才能有显著效果。神阙穴、足三里是抗衰老的基础艾灸方，治疗高脂血症时，他在基础方中增加了三阴交。血脂属于人体内的阴浊，依赖脾胃的运化和代谢方能去除，肾为元阳所出，元气充盛方能使脾气健旺，肝主疏泄，脾的运化功能也有赖于肝气条达。三阴交是肝、脾、肾三条阴经的交会穴，可同调肝、脾、肾三经之气，并可同泻三阴经的湿浊，是针对高脂血症的辨病用穴。另外，又将高脂血症患者辨证分型为气虚痰浊、阴虚阳亢、脾肾阳虚，并在神阙、足三里、三阴交的基础上，分别增加了丰隆、太溪、关元穴，充分体现了其辨证选穴施灸及精准选穴的思路。

四、预后转归

衰老兼有他病者，要积极治疗他病，否则他病又可促成衰老，单纯衰老，加强预防与调理会延缓衰老的进程。

五、预防调护

（一）预防

（1）乐观的心态。
（2）不熬夜。
（3）避免经常暴晒。
（4）不抽烟喝酒。
（5）减少运用面部表情。
（6）需要经常喝水。
（7）卸妆要彻底。
（8）远离刺激性的食物，多吃维生素。

（二）调护

1. 生活要有规律

谈到生活规律，就是指一天安排要形成良好的规律，可根据一年四季适当调整起居饮食时间，也就是中医所说的"顺应四时"。生活有规律可以使人体各个系统功能保持正常，有利于营养的消化吸收，使人有充沛的体力去工作。传统养生学认为，人生于天地之间，其生命活动就要与大自然的变化保持一致，需要根据四季气候变化的规律来改变自己的日常生活规律，以顺应自然，这就是"天人相应"的思想。

2. 饮食要合理

随着人们生活水平的提高，物质极大丰富，工作、社会交往频繁，人们外出就餐次数增多，极易造成饮食的不合理。中医所言"膏粱厚味，足生大疔"，即是指多食肥甘厚味，可使人生疮长疔。可根据身体情况做到营养合理，荤素搭配，食量适度。人到中年后，要多吃蔬菜、水果、低脂肪。这样可以预防心脑血管疾病或延迟中老年性疾病的发生。中医养生认为，为了健康，各种味道的食物都应该均衡进食。

3. 坚持适当运动

生命在于运动，适当的运动有助于调节消化系统功能，对慢性胃炎可起辅助治疗作用；又可防止腿脚的退化；另外，能改善心肺功能，降低血压；还可以使人精力充沛，提高工作效率，改善睡眠质量等。同时，适度的运动亦可促进血液循环和新陈代谢，调节和兴奋大脑神经中枢，增强和提高免疫力。

主要参考文献

［1］甘君学，仇裕丰. 实用针灸独穴疗法［M］. 南京：江苏科学技术出版社，2008.

［2］石学敏. 针灸学［M］. 北京：中国中医药出版社，2006.

［3］石学敏. 针灸治疗学［M］. 上海：上海科学技术出版社，2000.

［4］王富春，王洪峰，徐晓红，等. 临床针方［M］. 北京：科学技术文献出版社，2004.

［5］蒋文波，四种微量元素与抗衰老的关系密切［J］. 健康报，2006，6（16）：1.

［6］李勤劳，刘敏，赵子剑. 抗衰老激素的研究进展［J］. 陕西中医学院学报，2004，4（25）：62.

［7］郭长青. 实用针灸抗衰老［M］. 北京：学苑出版社，2006.

［8］邹权. 腹背推拿治疗法抗衰老作用研究［D］. 长春中医药大学，2011.

［9］金晓哲，吴景东，闫海慧. 针刺足三里对小鼠皮肤光老化的影响［J］. 中国美容医学，2011，19（1）：104.

［10］周劲草，陈仲杰，姜楠，等. 吴中朝灸治衰老病证经验［J］. 中国中医基础医学杂志，2021，27（11）：1793-1795+1837.

附

录

临床常用检查参考值

一、血液学检查

指标			标本类型	参考区间
红细胞（RBC）	男			$(4.0\sim5.5)\times10^{12}/L$
	女			$(3.5\sim5.0)\times10^{12}/L$
血红蛋白（Hb）	新生儿			170~200g/L
	成人	男		120~160g/L
		女		110~150g/L
平均红细胞血红蛋白（MCV）				80~100fl
平均红细胞血红蛋白（MCH）				27~34pg
平均红细胞血红蛋白浓度（MCHC）				320~360g/L
红细胞比容（Hct）（温氏法）	男		全血	0.40~0.50L/L
	女			0.37~0.48L/L
红细胞沉降率（ESR）（Westergren法）	男			0~15mm/h
	女			0~20mm/h
网织红细胞百分数（Ret%）	新生儿			3%~6%
	儿童及成人			0.5%~1.5%
白细胞（WBC）	新生儿			$(15.0\sim20.0)\times10^9/L$
	6个月至2岁时			$(11.0\sim12.0)\times10^9/L$
	成人			$(4.0\sim10.0)\times10^9/L$
白细胞分类计数百分率	嗜中性粒细胞			50%~70%
	嗜酸性粒细胞（EOS%）			0.5%~5%
	嗜碱性粒细胞（BASO%）			0~1%
	淋巴细胞（LYMPH%）			20%~40%
	单核细胞（MONO%）			3%~8%
血小板计数（PLT）				$(100\sim300)\times10^9/L$

二、电解质

指标		标本类型	参考区间
二氧化碳结合力（CO_2-CP）	成人	血清	22~31mmol/L
钾（K）			3.5~5.5mmol/L
钠（Na）			135~145mmol/L
氯（Cl）			95~105mmol/L
钙（Ca）			2.25~2.58mmol/L
无机磷（P）			0.97~1.61mmol/L

三、血脂血糖

指标		标本类型	参考区间
血清总胆固醇（TC）	成人	血清	2.9~6.0mmol/L
低密度脂蛋白胆固醇（LDL-C）（沉淀法）			2.07~3.12mmol/L
血清三酰甘油（TG）			0.56~1.70mmol/L
高密度脂蛋白胆固醇（HDL-C）（沉淀法）			0.94~2.0mmol/L
血清磷脂			1.4~2.7mmol/L
α- 脂蛋白			男性（517±106）mg/L
			女性（547±125）mg/L
血清总脂			4~7g/L
血糖（空腹）（葡萄糖氧化酶法）			3.9~6.1mmol/L
口服葡萄糖耐量试验服糖后 2 小时血糖			< 7.8mmol/L

四、肝功能检查

指标		标本类型	参考区间
总脂酸		血清	1.9~4.2g/L
胆碱酯酶测定（ChE）（比色法）	乙酰胆碱酯酶（AChE）		80000~120000U/L
	假性胆碱酯酶（PChE）		30000~80000U/L
铜蓝蛋白（成人）			0.2~0.6g/L
丙酮酸（成人）			0.06~0.1mmol/L
酸性磷酸酶（ACP）			0.9~1.90U/L
γ- 谷氨酰转移酶（γ-GGT）	男		11~50U/L
	女		7~32U/L

指标			标本类型	参考区间
蛋白质类	蛋白组分	清蛋白（A）	血清	40~55g/L
		球蛋白（G）		20~30g/L
		清蛋白/球蛋白比值		（1.5~2.5）：1
	总蛋白（TP）	新生儿		46.0~70.0g/L
		＞3岁		62.0~76.0g/L
		成人		60.0~80.0g/L
	蛋白电泳（醋酸纤维膜法）	α_1球蛋白		3%~4%
		α_2球蛋白		6%~10%
		β球蛋白		7%~11%
		γ球蛋白		9%~18%
乳酸脱氢酶同工酶（LDiso）（圆盘电泳法）		LD_1		（32.7±4.60）%
		LD_2		（45.1±3.53）%
		LD_3		（18.5±2.96）%
		LD_4		（2.90±0.89）%
		LD_5		（0.85±0.55）%
肌酸激酶（CK）（速率法）		男		50~310U/L
		女		40~200U/L
肌酸激酶同工酶		CK-BB		阴性或微量
		CK-MB		＜0.05（5%）
		CK-MM		0.94~0.96（94%~96%）
		CK-MT		阴性或微量

五、血清学检查

指标	标本类型	参考区间
甲胎蛋白（AFP，αFP）	血清	＜25ng/ml（25μg/L）
小儿（3周~6个月）		＜39ng/ml（39μg/L）
包囊虫病补体结合试验		阴性
嗜异性凝集反应		（0~1）：7
布鲁斯凝集试验		（0~1）：40
冷凝集素试验		（0~1）：10
梅毒补体结合反应		阴性

指标		标本类型	参考区间
补体	总补体活性（CH50）（试管法）	血浆	50~100kU/L
补体经典途径成分	C1q（ELISA 法）	血清	0.18~0.19g/L
	C3（成人）		0.8~1.5g/L
	C4（成人）		0.2~0.6g/L
免疫球蛋白	成人		700~3500mg/L
IgD（ELISA 法）	成人		0.6~1.2mg/L
IgE（ELISA 法）			0.1~0.9mg/L
IgG	成人		7~16.6g/L
IgG/ 白蛋白比值			0.3~0.7
IgG/ 合成率			−9.9~3.3mg/24h
IgM	成人		500~2600mg/L
E- 玫瑰花环形成率		淋巴细胞	0.40~0.70
EAC- 玫瑰花环形成率			0.15~0.30
红斑狼疮细胞（LEC）		全血	阴性
类风湿因子（RF）（乳胶凝集法或浊度分析法）		血清	＜ 20U/ml
外斐反应	OX19		低于 1∶160
Widal 反应（直接凝集法）	O		低于 1∶80
	H		低于 1∶160
	A		低于 1∶80
	B		低于 1∶80
	C		低于 1∶80
结核抗体（TB-G）			阴性
抗酸性核蛋白抗体和抗核糖核蛋白抗体			阴性
抗干燥综合征 A 抗体和抗干燥综合征 B 抗体			阴性
甲状腺胶体和微粒体胶原自身抗体			阴性
骨骼肌自身抗体（ASA）			阴性
乙型肝炎病毒表面抗原（HBsAg）			阴性
乙型肝炎病毒表面抗体（HBsAb）			阴性
乙型肝炎病毒核心抗原（HBcAg）			阴性

指标	标本类型	参考区间
乙型肝炎病毒 e 抗原（HBeAg）	血清	阴性
乙型肝炎病毒 e 抗体（HBeAb）		阴性
免疫扩散法		阴性
植物血凝素皮内试验（PHA）		阴性
平滑肌自身抗体（SMA）		阴性
结核菌素皮内试验（PPD）		阴性

六、骨髓细胞的正常值

指标		标本类型	参考区间
增生程度		骨髓	增生活跃（即成熟红细胞与有核细胞之比约为 20∶1）
粒系细胞分类	原始粒细胞		0~1.8%
	早幼粒细胞		0.4%~3.9%
	中性中幼粒细胞		2.2%~12.2%
	中性晚幼粒细胞		3.5%~13.2%
	中性杆状核粒细胞		16.4%~32.1%
	中性分叶核粒细胞		4.2%~21.2%
	嗜酸性中幼粒细胞		0~1.4%
	嗜酸性晚幼粒细胞		0~1.8%
	嗜酸性杆状核粒细胞		0.2%~3.9%
	嗜酸性分叶核粒细胞		0~4.2%
	嗜碱性中幼粒细胞		0~0.2%
	嗜碱性晚幼粒细胞		0~0.3%
	嗜碱性杆状核粒细胞		0~0.4%
	嗜碱性分叶核粒细胞		0~0.2%
红细胞分类	原始红细胞		0~1.9%
	早幼红细胞		0.2%~2.6%
	中幼红细胞		2.6%~10.7%
	晚幼红细胞		5.2%~17.5%

指标		标本类型	参考区间
淋巴细胞分类	原始淋巴细胞		0~0.4%
	幼稚淋巴细胞		0~2.1%
	淋巴细胞		10.7%~43.1%
单核细胞分类	原始单核细胞		0~0.3%
	幼稚单核细胞		0~0.6%
	单核细胞		0~6.2%
浆细胞分类	原始浆细胞		0~0.1%
	幼稚浆细胞		0~0.7%
	浆细胞	骨髓	0~2.1%
其他细胞	巨核细胞		0~0.3%
	网状细胞		0~1.0%
	内皮细胞		0~0.4%
	吞噬细胞		0~0.4%
	组织嗜碱细胞		0~0.5%
	组织嗜酸细胞		0~0.2%
	脂肪细胞		0~0.1%
分类不明细胞			0~0.1%

七、血小板功能检查

指标		标本类型	参考区间
血小板聚集试验（PAgT）	连续稀释法	血浆	第五管及以上凝聚
	简易法		10~15s 内出现大聚集颗粒
血小板黏附试验（PAdT）	转动法	全血	58%~75%
	玻璃珠法		53.9%~71.1%
血小板第 3 因子		血浆	33~57s

八、凝血机制检查

指标		标本类型	参考区间
凝血活酶生成试验		全血	9~14s
简易凝血活酶生成试验（STGT）			10~14s
凝血酶时间延长的纠正试验		血浆	加甲苯胺蓝后，延长的凝血时间恢复正常或缩短 5s 以上
凝血酶原时间（PT）		全血	30~42s
凝血酶原消耗时间（PCT）	儿童		> 35s
	成人		> 20s
出血时间（BT）		刺皮血	（6.9±2.1）min，超过 9min 为异常
凝血时间（CT）	毛细管法（室温）	全血	3~7min
	玻璃试管法（室温）		4~12min
	塑料管法		10~19min
	硅试管法（37℃）		15~32min
纤维蛋白原（FIB）		血浆	2~4g/L
纤维蛋白原降解产物（PDP）（乳胶凝聚法）			0~5mg/L
活化部分凝血活酶时间（APTT）			30~42s

九、溶血性贫血的检查

指标		标本类型	参考区间
酸化溶血试验（Ham 试验）		全血	阴性
蔗糖水试验			阴性
抗人球蛋白试验（Coombs 试验）	直接法	血清	阴性
	间接法		阴性
游离血红蛋白			< 0.05g/L
红细胞脆性试验	开始溶血	全血	4.2~4.6g/L NaCl 溶液
	完全溶血		2.8~3.4g/L NaCl 溶液
热变性试验（HIT）		Hb 液	< 0.005
异丙醇沉淀试验		全血	30min 内不沉淀
自身溶血试验			阴性
高铁血红蛋白（MetHb）			0.3~1.3g/L
血红蛋白溶解度试验			0.88~1.02

十、其他检查

指标		标本类型	参考区间
溶菌酶（lysozyme）		血清	0~2mg/L
铁（Fe）	男（成人）		10.6~36.7μmol/L
	女（成人）		7.8~32.2μmol/L
铁蛋白（FER）	男（成人）		15~200μg/L
	女（成人）		12~150μg/L
淀粉酶（AMY）（麦芽七糖法）			35~135U/L
		尿	80~300U/L
尿卟啉		24h 尿	0~36nmol/24h
维生素 B$_{12}$（VitB$_{12}$）		血清	180~914pmol/L
叶酸（FOL）			5.21~20ng/ml

十一、尿液检查

指标			标本类型	参考区间
比重（SG）			尿	1.015~1.025
蛋白定性		磺基水杨酸		阴性
		加热乙酸法		阴性
蛋白定量（PRO）		儿童	24h 尿	＜ 40mg/24h
		成人		0~80mg/24h
尿沉渣检查		白细胞（LEU）	尿	＜ 5 个 /HP
		红细胞（RBC）		0~3 个 /HP
		扁平或大圆上皮细胞（EC）		少量 /HP
		透明管型（CAST）		偶见 /HP
尿沉渣 3h 计数	白细胞（WBC）	男	3h 尿	＜ 7 万 /h
		女		＜ 14 万 /h
	红细胞（RBC）	男		＜ 3 万 /h
		女		＜ 4 万 /h
	管型			0/h

指标			标本类型	参考区间
尿沉渣 12h 计数	白细胞及上皮细胞		12h 尿	< 100 万
	红细胞（RBC）			< 50 万
	透明管型（CAST）			< 5 千
	酸度（pH）			4.5~8.0
中段尿细菌培养计数			尿	< 10^6 菌落 /L
尿胆红素定性				阴性
尿胆素定性				阴性
尿胆原定性（UBG）				阴性或弱阳性
尿胆原定量			24h 尿	0.84~4.2μmol/（L·24h）
肌酐（CREA）	成人	男		7~18mmol/24h
		女		5.3~16mmol/24h
肌酸（creatine）	成人	男		0~304μmol/24h
		女		0~456μmol/24h
尿素氮（BUN）				357~535mmol/24h
尿酸（UA）				2.4~5.9 mmol/24h
氯化物（Cl）	成人	以 Cl⁻ 计		170~255mmol/24h
		以 NaCl 计		170~255mmol/24h
钾（K）	成人			51~102mmol/24h
钠（Na）	成人			130~260mmol/24h
钙（Ca）	成人			2.5~7.5mmol/24h
磷（P）	成人			22~48mmol/24h
氨氮				20~70mmol/24h
淀粉酶（Somogyi 法）			尿	< 1000U/L

十二、肾功能检查

指标			标本类型	参考区间
尿素（UREA）			血清	1.7~8.3mmol/L
尿酸（UA）（成人酶法）	成人	男		150~416μmol/L
		女		89~357μmol/L

指标			标本类型	参考区间
肌酐（CREA）	成人	男	血清	53~106μmol/L
		女		44~97μmol/L
浓缩试验	成人		尿	禁止饮水 12h 内每次尿量 20~25ml，尿比重迅速增至 1.026~1.035
	儿童			至少有一次比重在 1.018 或以上
稀释试验				4h 排出所饮水量的 0.8~1.0，而尿的比重降至 1.003 或以下
尿比重 3 小时试验			尿	最高尿比重应达 1.025 或以上，最低比重达 1.003，白天尿量占 24 小时总尿量的 2/3~3/4
昼夜尿比重试验				最高比重＞ 1.018，最高与最低比重差 ≥ 0.009，夜尿量＜ 750ml，日尿量与夜尿量之比为（3~4）：1
酚磺肽（酚红）试验（FH 试验）	静脉滴注法			15min 排出量＞ 0.25
				120min 排出量＞ 0.55
	肌内注射法			15min 排出量＞ 0.25
				120min 排出量＞ 0.05
内生肌酐清除率（Ccr）	成人		24h 尿	80~120ml/min
	新生儿			40~65ml/min

十三、妇产科妊娠检查

指标			标本类型	参考区间
绒毛膜促性腺激素（hCG）			尿或血清	阴性
绒毛膜促性腺激素（HCG STAT）（快速法）	男（成人）		血清，血浆	无发现
	女（成人）	妊娠 3 周		5.4~7.2IU/L
		妊娠 4 周		10.2~708IU/L
		妊娠 7 周		4059~153767IU/L
		妊娠 10 周		44186~170409IU/L
		妊娠 12 周		27107~201615IU/L
		妊娠 14 月		24302~93646IU/L
		妊娠 15 周		12540~69747IU/L
		妊娠 16 周		8904~55332IU/L
		妊娠 17 周		8240~51793IU/L
		妊娠 18 周		9649~55271IU/L

十四、粪便检查

指标	标本类型	参考区间
胆红素（IBL）	粪便	阴性
氮总量		< 1.7g/24h
蛋白质定量（PRO）		极少
粪胆素		阴性
粪胆原定量	粪便	68~473μmol/24h
粪重量		100~300g/24h
细胞		上皮细胞或白细胞偶见 /HP
潜血		阴性

十五、胃液分析

指标		标本类型	参考区间
胃液分泌总量（空腹）		胃液	1.5~2.5L/24h
胃液酸度（pH）			0.9~1.8
五肽胃泌素胃液分析	空腹胃液量		0.01~0.10L
	空腹排酸量		0~5mmol/h
	最大排酸量		3~23mmol/L
细胞			白细胞和上皮细胞少量
细菌			阴性
性状			清晰无色，有轻度酸味含少量黏液
潜血			阴性
乳酸（LACT）			阴性

十六、脑脊液检查

指标		标本类型	参考区间
压力（卧位）	成人	脑脊液	80~180mmH$_2$O
	儿童		40~100mmH$_2$O
性状			无色或淡黄色
细胞计数			（0~8）×10^6/L（成人）
葡萄糖（GLU）			2.5~4.4mmol/L
蛋白定性（PRO）			阴性

指标			标本类型	参考区间
蛋白定量（腰椎穿刺）				0.2~0.4g/L
氯化物（以氯化钠计）	成人		脑脊液	120~130mmol/L
	儿童			111~123mmol/L
细菌				阴性

十七、内分泌腺体功能检查

指标			标本类型	参考区间
血促甲状腺激素（TSH）（放免法）			血清	2~10mU/L
促甲状腺激素释放激素（TRH）				14~168pmol/L
促卵泡成熟激素（FSH）	男			3~25mU/L
	女	卵泡期	24h尿	5~20IU/24h
		排卵期		15~16IU/24h
		黄体期		5~15IU/24h
		月经期		50~100IU/24h
促卵泡成熟激素（FSH）	男			1.27~19.26IU/L
	女	卵泡期	血清	3.85~8.78IU/L
		排卵期		4.54~22.51IU/L
		黄体期		1.79~5.12IU/L
		绝经期		16.74~113.59IU/L
促肾上腺皮质激素（ACTH）	上午8:00		血浆	25~100ng/L
	下午18:00			10~80ng/L
催乳激素（PRL）	男			2.64~13.13µg/L
	女	绝经前（<50岁）		3.34~26.72µg/L
		黄体期（>50岁）		2.74~19.64µg/L
黄体生成素（LH）	男		血清	1.24~8.62IU/L
	女	卵泡期		2.12~10.89IU/L
		排卵期		19.18~103.03IU/L
		黄体期		1.2~12.86IU/L
		绝经期		10.87~58.64IU/L

指标			标本类型	参考区间
抗利尿激素（ADH）（放免）			血浆	1.4~5.6pmol/L
生长激素（GH）（放免法）	成人	男	血清	< 2.0μg/L
		女		< 10.0μg/L
	儿童			< 20.0μg/L
反三碘甲腺原氨酸（rT₃）（放免法）				0.2~0.8nmol/L
基础代谢率（BMR）			—	−0.10~+0.10（−10%~+10%）
甲状旁腺激素（PTH）（免疫化学发光法）			血浆	12~88ng/L
甲状腺 ¹³¹I 吸收率	3h ¹³¹I 吸收率		—	5.7%~24.5%
	24h ¹³¹I 吸收率		—	15.1%~47.1%
总三碘甲腺原氨酸（TT₃）			血清	1.6~3.0nmol/L
血游离三碘甲腺原氨酸（FT₃）				6.0~11.4pmol/L
总甲状腺素（TT₄）				65~155nmol/L
游离甲状腺素（FT₄）（放免法）				10.3~25.7pmol/L
儿茶酚胺总量			24h 尿	71.0~229.5nmol/24h
香草扁桃酸	成人			5~45μmol/24h
游离儿茶酚胺	多巴胺		血浆	血浆中很少被检测到
	去甲肾上腺素（NE）			0.177~2.36pmol/L
	肾上腺素（AD）			0.164~0.546pmol/L
血皮质醇总量	上午 8:00			140~630nmol/L
	下午 16:00			80~410nmol/L
5- 羟吲哚乙酸（5-HIAA）	定性		新鲜尿	阴性
	定量		24h 尿	10.5~42μmol/24h
尿醛固酮（ALD）				普通饮食：9.4~35.2nmol/24h
血醛固酮（ALD）	普通饮食（早6时）	卧位	血浆	（238.6 ± 104.0）pmol/L
		立位		（418.9 ± 245.0）pmol/L
	低钠饮食	卧位		（646.6 ± 333.4）pmol/L
		立位		（945.6 ± 491.0）pmol/L
肾小管磷重吸收率			血清/尿	0.84~0.96
肾素	普通饮食	立位	血浆	0.30~1.90ng/（ml·h）
		卧位		0.05~0.79ng/（ml·h）
	低钠饮食	卧位		1.14~6.13ng/（ml·h）

指标			标本类型	参考区间
17-生酮类固醇	成人	男	24h 尿	34.7~69.4μmol/24h
		女		17.5~52.5μmol/24h
17-酮类固醇总量（17-KS）	成人	男		34.7~69.4μmol/24h
		女		17.5~52.5μmol/24h
血管紧张素Ⅱ（AT-Ⅱ）		立位	血浆	10~99ng/L
		卧位		9~39ng/L
血清素（5-羟色胺）（5-HT）			血清	0.22~2.06μmol/L
游离皮质醇			尿	36~137μg/24h
（肠）促胰液素			血清、血浆	（4.4±0.38）mg/L
胰高血糖素	空腹		血浆	空腹：17.2~31.6pmol/L
葡萄糖耐量试验（OGTT）	口服法	空腹	血清	3.9~6.1mmol/L
		60min		7.8~9.0mmol/L
		120min		< 7.8mmol/L
		180min		3.9~6.1mmol/L
C 肽（C-P）	空腹			1.1~5.0ng/ml
胃泌素			血浆空腹	15~105ng/L

十八、肺功能

指标		参考区间
潮气量（TC）	成人	500ml
深吸气量（IC）	男性	2600ml
	女性	1900ml
补呼气容积（ERV）	男性	910ml
	女性	560ml
肺活量（VC）	男性	3470ml
	女性	2440ml
功能残气量（FRC）	男性	（2270±809）ml
	女性	（1858±552）ml
残气容积（RV）	男性	（1380±631）ml
	女性	（1301±486）ml

指标		参考区间
静息通气量（VE）	男性	（6663±200）ml/min
	女性	（4217±160）ml/min
最大通气量（MVV）	男性	（104±2.71）L/min
	女性	（82.5±2.17）L/min
肺泡通气量（VA）		4L/min
肺血流量		5L/min
通气/血流（V/Q）比值		0.8
无效腔气/潮气容积（VD/VT）		0.3~0.4
弥散功能（CO吸入法）		198.5~276.9ml/（kPa·min）
气道阻力		1~3cmH$_2$O/（L·s）

十九、前列腺液及前列腺素

指标			标本类型	参考区间
性状			前列腺液	淡乳白色，半透明，稀薄液状
细胞	白细胞（WBC）			＜10个/HP
	红细胞（RBC）			＜5个/HP
	上皮细胞			少量
淀粉样小体				老年人易见到，约为白细胞的10倍
卵磷脂小体				多量，或可布满视野
量				数滴至1ml
前列腺素（PG）（放射免疫法）	PGA	男	血清	13.3±2.8nmol/L
		女		11.5±2.1nmol/L
	PGE	男		4.0±0.77nmol/L
		女		3.3±0.38nmol/L
	PGF	男		0.8±0.16nmol/L
		女		1.6±0.36nmol/L

二十、精液

指标	标本类型	参考区间
白细胞	精液	< 5 个 /HP
活动精子百分率		射精后 30~60min 内精子活动率为 80%~90%，至少 > 60%
精子数		39×10^6/ 次
正常形态精子		> 4%
量		每次 1.5~6.0ml
黏稠度		呈胶冻状，30min 后完全液化呈半透明状
色		灰白色或乳白色，久未排精液者可为淡黄色
酸碱度（pH）		7.2~8.0

《当代中医专科专病诊疗大系》
参 编 单 位

总主编单位

开封市中医院　　　　　　　　　　广州中医药大学第一附属医院

海南省中医院　　　　　　　　　　广东省中医院

河南中医药大学　　　　　　　　　四川省第二中医医院

执行总主编单位

首都医科大学附属北京中医医院　　北京中医药大学深圳医院（龙岗）

中国中医科学院广安门医院　　　　北京中医药大学

安阳职业技术学院　　　　　　　　云南省中医医院

常务副总主编单位

中国中医科学院西苑医院　　　　　沈阳药科大学

吉林省辽源市中医院　　　　　　　中国中医科学院望京医院

江苏省中西医结合医院　　　　　　河南中医药大学第一附属医院

中国中医科学院眼科医院　　　　　山东中医药大学第二附属医院

北京中医药大学东方医院　　　　　四川省中医药科学院中医研究所

山西省中医院　　　　　　　　　　北京中医药大学厦门医院

副总主编单位

辽宁中医药大学附属第二医院　　　包头市蒙医中医医院

河南大学中医院　　　　　　　　　重庆中医药学院

浙江中医药大学附属第三医院　　　天水市中医医院

新疆哈密市中医院（维吾尔医医院）中国中医科学院西苑医院济宁医院

河南省中医糖尿病医院　　　　　　黄冈市中医医院

贵州中医药大学

广西中医药大学第一附属医院

辽宁中医药大学第一附属医院

南京中医药大学

三亚市中医院

辽宁中医药大学

辽宁省中医药科学院

青海大学

黑龙江省中医药科学院

湖北中医药大学附属医院

湖北省中医院

安徽中医药大学第一附属医院

汝州市中西医结合医院

湖南中医药大学附属醴陵医院

湖南医药学院

湖南中医药大学

咸宁市中医医院

中国中医科学院

南阳理工学院张仲景国医国药学院

长垣中西医结合医院

成都中医药大学附属医院

成都中医药大学第二附属医院

兰州市中医医院

扬州市中医院

高安市中医医院

馆陶县中医医院

江西中医药大学

辽宁中医药大学附属第三医院

盐城市中医院

河南省人民医院

云南中医药大学

常务编委单位
（按首字拼音排序）

安钢职工总医院

安徽中医药大学第二附属医院

安阳市中西医结合医院

安阳市中医院

安阳市肿瘤医院

百色市中医医院

北海市中医医院

北京市昌平区中西医结合医院

北京市平谷区中医医院

北京中医药大学第三附属医院

澄迈县中医院

赤水市中医医院

重庆市北碚区中医院

重庆市中医院

重庆医科大学中医药学院

重庆医药高等专科学校

重庆中医药学院第一临床学院

德江县民族中医医院

防城港市中医医院

福建中医药大学附属康复医院

广西中医药大学

广西中医药大学第一附属医院（仙葫院区）

广元市中医医院

桂林市中医医院

海口市中医医院

河南省骨科医院
河南省洛阳正骨医院
河南省中西医结合儿童医院
河南省中医药研究院
河南省中医院
河南中医药大学第二附属医院
河南中医药大学第三附属医院
南昌市洪都中医院
南京市中医院
黑龙江省中医医院
湖北省妇幼保健院
湖北省中医院
湖南中医药大学第一附属医院
黄河科技学院附属医院
江苏省中西医结合医院
焦作市中医院
开封市第二中医院
开封市儿童医院
开封市光明医院
开封市中心医院
来宾市中医医院
兰州市西固区中医院
梨树县中医院
辽宁省肛肠医院
聊城市中医医院
洛阳市中医院
南京市溧水区中医院
南京中医药大学苏州附属医院
南阳市骨科医院
南阳张仲景健康养生研究院
南阳仲景书院
内蒙古医科大学

宁波市中医院
宁夏回族自治区中医医院暨中医研究院
宁夏医科大学附属银川市中医医院
平顶山市第二人民医院
平顶山市中医医院
钦州市中医医院
青海大学医学院
山西中医药大学
陕西省中医药研究院
陕西省中医医院
陕西中医药大学第二附属医院
上海市浦东新区光明中医医院
上海中医药大学附属岳阳中西医结合医院
上海中医药大学附属上海市中西医结合医院
上海中医药大学针灸推拿学院
深圳市中医院
沈阳市第二中医医院
苏州市中西医结合医院
天津市中医药研究院附属医院
天津武清泉达医院
天津医科大学总医院
田东县中医医院
温州市中西医结合医院
梧州市中医医院
武穴市中医医院
徐州市中医院
义乌市中医医院
银川市中医医院
英山县人民医院
张家港市中医医院

长春中医药大学附属医院

浙江省中医药研究院基础研究所

镇江市中医院

郑州大学第二附属医院

郑州大学第三附属医院

郑州大学第一附属医院

郑州市中医院

中国疾病预防控制中心传染病预防控制所

中国中医科学院针灸研究所

编委单位
（按首字拼音排序）

安阳市人民医院

鞍山市中医院

白城中医院

北海市人民医院

北京市海淀区医疗资源统筹服务中心

重庆两江新区中医院

重庆市江津区中医院

东港市中医院

福建省立医院

福建中医药大学附属第三人民医院

福建中医药大学附属人民医院

福建中医药大学国医堂

福建中医药大学中医学院

广西中医药大学第一附属医院仁爱分院

广西中医药大学附属国际壮医医院

贵州省第二人民医院

合浦县中医医院

河南科技大学第一附属医院

河南省立眼科医院

河南省眼科研究所

河南省职业病医院

河南医药健康技师学院

鹤壁职业技术学院医学院

滑县中医院

滑县第三人民医院

焦作市儿童医院

焦作市妇女儿童医院

焦作市妇幼保健院

开封市妇幼保健院

开封市苹果园卫生服务中心

开封市中医肛肠病医院

林州市中医院

灵山县中医医院

隆安县中医医院

那坡县中医医院

南乐县中医院

南乐益民医院

南乐中医肛肠医院

南宁市武鸣区中医医院

南阳名仁中医院

南阳市中医院

宁夏回族自治区中医医院

平顶山市第一人民医院

平南县中医医院

濮阳市第五人民医院

濮阳市中医医院

日照市中医医院

融安县中医医院

563

三门峡市中医院　　　　　　　　　邢台市中医院

厦门市中医院　　　　　　　　　　兴安界首骨伤医院

陕西省中医药研究院　　　　　　　兴化市人民医院

商水县中医院　　　　　　　　　　沂源县中医医院

上海仁爱医院　　　　　　　　　　长治市上党区中医院

石家庄市中医院　　　　　　　　　昭通市中医医院

天门市中医医院　　　　　　　　　郑州大学第五附属医院

尉氏县中医院　　　　　　　　　　郑州市金水区总医院

温县中医院　　　　　　　　　　　郑州澍青医学高等专科学校

温州市中医院　　　　　　　　　　中国人民解放军陆军第 83 集团军医院

湘潭市中医医院　　　　　　　　　中国中医科学院中医临床基础医学研究所

新乡市中医院　　　　　　　　　　珠海市中西医结合医院

新乡医学院第三附属医院